国家卫生和计划生育委员会"十二五"规划教材

全国高等医药教材建设研究会"十二五"规划教材

全国高等学校器官-系统整合教材

Organ-systems-based Curriculum

供临床医学及相关专业用

女性生殖系统疾病

主　编　李　旭　徐丛剑

副 主 编　刘彩霞　李雪兰　漆洪波

U0207861

编　　者（以姓氏笔画为序）

马玉燕（山东大学）　　　辛晓燕（第四军医大学）

王志坚（南方医科大学）　宋薇薇（中国医科大学）

王谢桐（山东大学）　　　张卫社（中南大学）

王新宇（浙江大学）　　　陈敦金（广州医科大学）

付　艳（吉林大学）　　　林仲秋（中山大学）

邢爱耘（四川大学）　　　赵爱民（上海交通大学）

乔　杰（北京大学）　　　徐丛剑（复旦大学）

刘彩霞（中国医科大学）　郭　丰（南通大学）

李　旭（西安交通大学）　曹云霞（安徽医科大学）

李　真（第三军医大学）　鹿　欣（复旦大学）

李小平（北京大学）　　　程文俊（南京医科大学）

李奇灵（西安交通大学）　程蔚蔚（上海交通大学）

李雪兰（西安交通大学）　漆洪波（重庆医科大学）

学术秘书　李奇灵（西安交通大学）

器官-系统

整合教材

OSBC

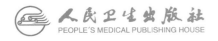

人民卫生出版社

PEOPLE'S MEDICAL PUBLISHING HOUSE

图书在版编目（CIP）数据

女性生殖系统疾病 / 李旭，徐丛剑主编 . —北京：人民卫生出版社，2015

ISBN 978-7-117-20610-5

Ⅰ.①女…　Ⅱ.①李…　②徐…　Ⅲ.①女生殖器－疾病－诊疗－医学院校－教材　Ⅳ.①R711.7

中国版本图书馆 CIP 数据核字（2015）第 078087 号

人卫社官网　www.pmph.com	出版物查询，在线购书
人卫医学网　www.ipmph.com	医学考试辅导，医学数据库服务，医学教育资源，大众健康资讯

女性生殖系统疾病

主　　编：李　旭　徐丛剑

出版发行：人民卫生出版社（中继线 010-59780011）

地　　址：北京市朝阳区潘家园南里 19 号

邮　　编：100021

E - mail：pmph @ pmph.com

购书热线：010-59787592　010-59787584　010-65264830

印　　刷：三河市潮河印业有限公司

经　　销：新华书店

开　　本：850×1168　1/16　　印张：44

字　　数：1211 千字

版　　次：2015 年 8 月第 1 版　　2021 年 6 月第 1 版第 4 次印刷

标准书号：ISBN 978-7-117-20610-5/R·20611

定　　价：106.00 元

打击盗版举报电话：010-59787491　　**E-mail：WQ @ pmph.com**

（凡属印装质量问题请与本社市场营销中心联系退换）

20 世纪 50 年代,美国凯斯西储大学(Case Western Reserve University)率先开展以器官 - 系统为基础的多学科综合性课程(organ-systems-based curriculum, OSBC)改革,继而遍及世界许多国家和地区,如加拿大、澳大利亚和日本等国家和地区的医学院校。1969 年,加拿大麦克马斯特大学(McMaster University)首次将"以问题为导向"的教学方法(problem-based learning, PBL)应用于医学课程教学实践,且取得了巨大的成功。随后的医学教育改革不断将 OSBC 与 PBL 紧密结合,出现了不同形式的整合课程与 PBL 结合的典范,如 1985 年哈佛大学建立的"新途径(New pathway)"课程计划、2003 年约翰·霍普金斯大学医学院开始的"Gene to society curriculum"新课程体系等。世界卫生组织资料显示,目前全世界约有 1700 所医药院校在开展 PBL 教学。

20 世纪 50 年代起,我国部分医药院校即开始 OSBC 教学实践。20 世纪 80 年代,原西安医科大学(现西安交通大学医学部)和原上海第二医科大学(现上海交通大学医学院)开始 PBL 教学。随后,北京大学医学部、复旦大学上海医学院、浙江大学医学院、四川大学华西医学院、中国医科大学、哈尔滨医科大学、汕头大学医学院、辽宁医学院等一大批医药院校开始尝试不同模式的 OSBC 和 PBL 教学。但长期以来,缺乏一套根据 OSBC 要求重新整合的国家级规划教材一直是制约我国 OSBC 和 PBL 教育发展的瓶颈。2011 年,教育部、原卫生部联合召开了全国医学教育改革工作会议,对医学教育综合改革进行了系统推动,提出深化以岗位胜任力为导向的教育教学改革,把医学生职业素养和临床能力培养作为改革关键点,积极推进基础医学与临床课程整合,优化课程体系;积极推进以问题为导向的启发式、研讨式教学方法改革;积极推进以能力为导向的学生评价方式;强化临床实践教学,严格临床实习实训管理,着力提升医学生临床思维能力和解决临床实际问题的能力。

2013 年 6 月,全国高等医药教材建设研究会、人民卫生出版社和教育部临床医学改革西安交通大学项目组共同对国内主要开展 OSBC 和 PBL 教学的医药院校进行了调研,并于同年 10 月在西安组织全国医学教育专家,对我国医学教育中 OSBC 和 PBL 教学现状、教材使用等方面进行了全面分析,确定编写一套适合我国医学教育发展的 OSBC 和 PBL 国家级规划教材。会议组建了"全国高等学校临床医学及相关专业器官 - 系统整合规划教材评审委员会",讨论并确定了教材的编写思想和原则、教材门类、主编遴选原则及时间安排等。2014 年 3 月,本套教材主编人会议在西安召开,教材编写正式启动。

本套教材旨在适应现代医学教育改革模式,加强学生自主学习能力,服务医疗卫生改革,培养创新卓越医生。教材编写仍然遵循"三基""五性""三特定"的特点,同时坚持"淡化学科,注重整合"的原则,不仅注重学科间知识内容的整合,同时也注重了基础医学与临床医学的整合,以及临床医学与人文社会科学、预防医学的整合。

整套教材体现五个特点。①纵横对接：基础与临床纵向贯通，实现早临床、多临床、反复临床；预防、人文和社会科学等学科横向有机融合，实现职业素养、道德和专业素质的综合培养。②"双循环"与"单循环"的对接：根据我国医学教育目前存在的 OSBC 和 PBL 师资不足以及传统教学机构设置等实际情况，此次教材编写中，各系统基础课程教材与临床课程教材暂时分开编写，即实现所谓"双循环"。器官 - 系统整合教材编写和课程实施最终将实现各系统基础与临床课程的全面整合，即所谓"单循环"打通。③点与面的对接：基础或临床的每个知识点都考虑与整个系统的对接与整合，同时做到知识、创新、岗位胜任力统一。④基础与临床的对接：教材编写和教学虽然按各器官 - 系统的基础课程和临床课程体系进行，但基础课程教材前瞻临床问题，临床课程教材回顾基础知识，相互对接，解决临床问题。组织一个共同的编委会进行基础与相应临床课程的教材编写，基础课程教材有相应领域的临床专家参与编写，临床课程教材也有相关的基础医学专家参与编写，以解决整合与交叉重复问题。⑤教与学的对接：变教材为学材，促进学生主动学习、自主学习和创新学习。

本套教材分为三类共 27 种，分别是导论与技能类 4 种，基础医学与临床医学整合教材类 21 种，PBL 案例教材类 2 种。

导论与技能类教材包括《器官 - 系统整合课程 PBL 教程》《基础医学导论》《临床医学导论》和《临床技能培训与实践》。

基础医学与临床医学整合类教材包括《运动系统》《运动系统损伤与疾病》《血液与肿瘤》《血液与肿瘤疾病》《中枢神经系统与感觉器官》《神经与精神疾病》《内分泌系统》《内分泌与代谢系统疾病》《病原与宿主防御系统》《感染性疾病》《心血管系统》《心血管系统疾病》《呼吸系统》《呼吸系统疾病》《消化系统》《消化系统疾病》《泌尿系统》《泌尿系统疾病》《生殖系统》《女性生殖系统疾病》和《儿童疾病与生长发育》。

PBL 案例类教材包括《生物医学 PBL 教学案例集》和《临床医学 PBL 教学案例集》。

为便于学生同步掌握重点内容，并兼顾准备国家执业医师资格考试复习，除 2 种 PBL 案例集、PBL 教程和《临床技能培训与实践》外，每种教材均编写了与之配套的学习指导及习题集。

本套教材主要用于长学制和五年制临床医学及相关专业教学，也可作为国家卓越医生培养计划及"5+3"住院医师规范化培训教材使用。

24	感染性疾病	主审	李兰娟	翁心华					
		主编	杨东亮	唐红	副主编	毛青	蔺淑梅		
25	感染性疾病学习指导及习题集	主编	唐红	杨东亮	副主编	毛青	蔺淑梅		
26	心血管系统	主审	杨宝峰						
		主编	臧伟进	吴立玲	副主编	王国平	黄岚		
27	心血管系统学习指导及习题集	主编	吴立玲	臧伟进	副主编	王国平	黄岚	裴建明	
28	心血管系统疾病	主审	葛均波						
		主编	马爱群	王建安	副主编	肖颖彬	刘锦纷	陈晓平	夏黎明
29	心血管系统疾病学习指导及习题集	主编	郑小璞	马爱群	副主编	孙彦隽	刘志军	黄莹	
30	呼吸系统	主编	郑煜	陈霞	副主编	艾静	罗自强	郭雪君	
31	呼吸系统学习指导及习题集	主编	陈霞	郑煜	副主编	艾静	罗自强	郭雪君	
32	呼吸系统疾病	主审	钱桂生						
		主编	杨岚	沈华浩	副主编	王长征	郭述良	朱文珍	
33	呼吸系统疾病学习指导及习题集	主编	沈华浩	杨岚	副主编	王长征	郭述良	朱文珍	
34	消化系统	主编	董卫国		副主编	魏云巍	富冀枫		
35	消化系统学习指导及习题集	主编	董卫国		副主编	富冀枫	魏云巍		
36	消化系统疾病	主编	赵玉沛	吕毅	副主编	姜洪池	唐承薇	府伟灵	
37	消化系统疾病学习指导及习题集	主编	吕毅	赵玉沛	副主编	张太平	胡兵	刘连新	
38	泌尿系统	主审	郭应禄	唐孝达					
		主编	徐长福	魏强	副主编	张宁	赵成海	陈斌	
39	泌尿系统学习指导及习题集	主编	徐长福	魏强	副主编	张宁	赵成海	陈斌	任淑婷
40	泌尿系统疾病	主审	刘志红	孙颖浩					
		主编	陈江华	王子明	副主编	陈楠	邹和群	安瑞华	
41	泌尿系统疾病学习指导及习题集	主编	王子明	陈江华	副主编	陈楠	邹和群	安瑞华	
42	生殖系统	主编	李和	黄辰	副主编	谭文华	谢遵江		
43	生殖系统学习指导及习题集	主编	黄辰	谢遵江	副主编	徐锡金	周劲松	郝爱军	李宏莲
44	女性生殖系统疾病	主编	李旭	徐丛剑	副主编	刘彩霞	李雪兰	漆洪波	
45	女性生殖系统疾病学习指导及习题集	主编	徐丛剑	李旭	副主编	刘彩霞	李雪兰	漆洪波	鹿欣
46	儿童疾病与生长发育	主审	许积德						
		主编	孙锟	母得志	副主编	高亚	武军驻	黄松明	祝益民
47	儿童疾病与生长发育学习指导及习题集	主编	母得志	孙锟	副主编	高亚	黄松明	祝益民	罗小平
48	生物医学 PBL 教学案例集	主编	夏强	钱睿哲	副主编	李庆平	潘爱华		
49	临床医学 PBL 教学案例集	主编	李宗芳	狄文	副主编	侯晓华	陈世耀	武宇明	
50	器官-系统整合课程 PBL 教程	主审	陈震寰						
		主编	曹永孝		副主编	梅文瀚	黄亚玲		

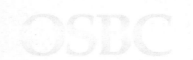
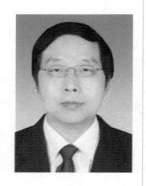

李旭

教授／主任医师，医学博士，博士生导师，1982年毕业于原西安医学院，陕西省妇产科专业三秦人才，卫生部妇产科专业中青年突出贡献专家。现任西安交通大学第一附属医院转化医学中心主任、陕西省医学遗传学分会主任委员、中华医学遗传学分会常委，并担任《中国妇幼健康研究杂志》主编，《中华妇产科杂志》《中华医学遗传学》和《国际遗传学》等杂志编委。

从事妇产科医疗、教学和科研工作33年。参编全国高等学校医学研究生规划教材《妇产科学》（第2版）和《中华妇产科学》，主编、副主编专著3部。主要研究方向为妇科肿瘤遗传学和遗传病的产前诊断，率先提出了影响逆转录病毒载体细胞内稳定性的因素，并克隆鉴定了癌相关的长非编码RNA基因UCA1和UCA1a。参与国家自然科学基金重点项目1项，承担国家自然科学基金面上项目4项，在国内外学术刊物发表论文200多篇，其中SCI收录论文60余篇。获陕西省政府科技进步二等奖4项，国家发明专利3项。曾在美国加州大学圣地亚哥医学院完成人类分子遗传学博士后研究，并于2004年和2012年分别获得全国优秀医院院长称号。

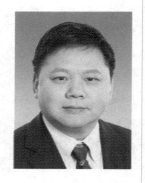

徐丛剑

教授，医学博士，博士生导师。现任复旦大学附属妇产科医院院长、复旦大学生殖发育研究院执行院长、复旦大学上海医学院妇产科学系主任、"女性生殖内分泌相关疾病"上海市重点实验室主任。兼任国家卫生标准委员会医疗机构管理标准专业委员会委员、国家医学考试中心医师资格考试临床类别试题开发专家委员会委员，中华医学会妇科肿瘤分会委员、中国医师协会中西医结合医师分会委员、中国妇幼保健协会产后母婴康复管理委员会理事长兼专家委员会主任、中国医疗保健国际交流促进会妇产科专业委员会副主任委员、《中华妇产科杂志》编委等学术职务。

从事妇产科临床及教学工作至今近30年。作为负责人承担国家863计划专题项目、"十一五"国家科技支撑计划项目、国家自然科学基金等科研项目近20项。以第一作者或通讯作者在JCO及Cancer Res、JPR等国内外重要杂志发表论文70余篇，其中SCI收录40余篇。以第一完成人获教育部科技进步二等奖、教育部技术发明二等奖、中华医学奖三等奖各1项，发明专利授权4项、实用新型专利授权2项。荣获"新世纪百千万人才工程"国家级人选、上海市优秀学科带头人、上海市领军人才等称号，为享受国务院特殊津贴专家。

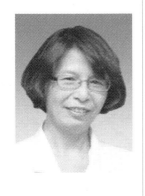

刘彩霞

教授,博士生导师,中国医科大学附属盛京医院妇产科教研室主任、产科主任。中华医学会辽宁省围产医学分会主任委员、辽宁省母胎医学中心主任、辽宁省产科疾病转化医学中心主任、辽宁省围产急救中心主任、辽宁省产前诊断中心副主任、中国优生科学协会妇儿临床分会副主任委员,全国产前诊断技术专家等。2014年国家卫生和计划生育委员会公益性行业科研专项项目负责人。

从事教学工作近30余年,获得第八届辽宁省普通高等学校本科"教学名师",辽宁省教学成果一等奖、二等奖,国家精品课程、辽宁省精品课程、辽宁省PBL优秀教学,承担省部级以上科研课题18项,培养博士及硕士研究生42名,发表SCI及核心期刊学术论文共计100余篇。

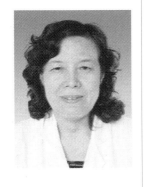

李雪兰

教授,医学博士,研究生导师。现任西安交通大学第一附属医院妇产科副主任。中国优生科学协会妇儿专业委员会常委,陕西省医学会围产医学分会副主任委员,西安市医学会围产医学分会主委。

从事临床、教学工作25年。主要研究方向围产医学。对各种妊娠相关疾病,尤其是妊娠高血压疾病、急危重妊娠疾病方面有深入的研究。在国内外杂志发表科研及教学论文40余篇,主编、副主编、参编专著10余部。

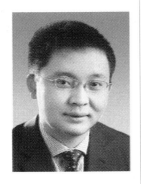

漆洪波

教授、医学博士、博士生导师。重庆医科大学附属第一医院产科主任,重庆市高危妊娠诊治中心、重庆市产前诊断中心和胎儿医学中心主任,"中国-加拿大-新西兰联合母胎医学实验室"主任,重庆市围产医学会主任委员、中华医学会围产医学分会委员等职,《中华妇产科杂志》等12部杂志编委。

从事医疗教学工作20多年,为《妇产科学》专升本教材第3版主编,国家卫生和计划生育委员会住院医师规范化培训教材《妇产科学》副主编,参编五年制《妇产科学》第8版、八年制《妇产科学》第3版。发表论文240多篇,获国家自然科学基金资助6项,省部级奖3项。

　　进入 21 世纪之后,科学技术的创新不仅极大地促进了临床医学的发展,也给医学人才的培养带来了新的挑战。如何培养能适应个体化医学要求的卓越医生成为当前医学教育的核心问题。为了适应医学科学理论和临床技能迅速发展以及国内临床医学专业教学改革的需要,适应国家卓越医生培养计划和"5+3"人才培养模式,教育部、国家卫生和计划生育委员会及全国高等医药教材建设研究会启动了首套全国高等学校临床医学专业"器官 - 系统"整合规划教材的编写工作。此套教材遵循临床医学专业卓越医生的培养目标要求,教材内部"淡化学科,注重整合";相应基础区段和临床区段教材实现对接、协调、统一;教材整体优化,以器官系统为切入点,不断完善课程体系的整合和教材体系的创新。

　　按照整套教材编写的指导思想,围绕女性生殖系统疾病,来自全国知名医学院校的 26 位工作在临床和教学一线的妇产科专家结合妇产科教学和临床实践,进行了反复的研究讨论,尝试着对解剖学、组织胚胎学、遗传学、生理学、病理学、药理学、产科学、妇科学等相关课程中与临床密切相关的内容进行了探索性的整合,编写了本部器官 - 系统整合教材《女性生殖系统疾病》。本书在内容安排上既保持了教材的"三基"(基本理论、基本知识、基本技能)、"五性"(思想性、科学性、先进性、启发性、适用性)、"三特定"(特定目标、特定对象、特定限制)原则,又尝试在"器官 - 系统"整合上进行了一定程度的创新。

　　全书分为 4 篇,产科篇、妇科篇、特殊检查篇、诊断治疗篇。在编写过程中参阅了 7 本国内外教材和各种指南,在既往《妇产科学》教材的基础上进行"器官 – 系统"整合,增加了乳腺疾病、妊娠合并妇科肿瘤、妇科恶性肿瘤化疗和放疗原则、肿瘤遗传咨询与靶向治疗、妇产科常见手术等章节。全书共 32 章,各章节注重治疗、预防、保健及康复等内容的融合,具有一定的深度和广度。每个知识点都力争考虑到整个系统的对接和整合,和基础教材《生殖系统》进行对接;强调基础与临床贯通,临床回首基础,尽量做到知识、创新、职业胜任力统一;通过有机融合预防、人文和社科等学科知识,强化职业素养、道德和素质的综合训练;试图将《女性生殖系统疾病》由教材变成学材,培养学生主动学习、自主学习和创新学习的能力。

　　本教材适用对象以五年制和长学制临床医学专业学生为主,也可以作为年轻医务人员的参考用书。

　　本教材的成稿与刊印,凝聚了全体编委和编辑的智慧和心血,他们对妇产科专业的奉献,对卓越医生的期盼都体现在每个章节的字里行间,在此谨表示诚挚的感谢。我们深知,《女性生殖系统疾病》教材中的内容和编排难免会有许多不妥之处。真诚希望广大师生和妇产科同道们在临床教学和实践过程中发现问题,及时指正,并帮助我们不断完善,使其成为能适合国家卓越医生培养计划和"5+3"人才培养模式的临床医学专业教材。

李　旭　西安交通大学第一附属医院
徐丛剑　复旦大学附属妇产科医院
2015 年 2 月 8 日

19

21

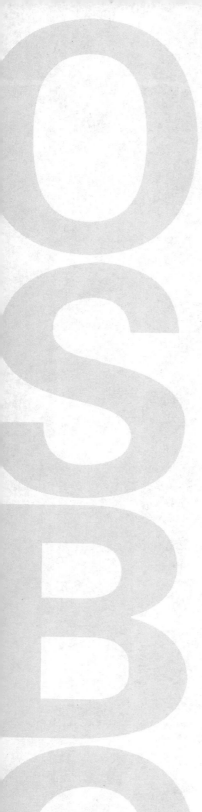

器官-系统
整合教材
O S B C

第一章　女性一生各阶段的生理特点

人从胎儿形成到衰老是一个渐进的生理过程。女性一生大致分为胎儿期、新生儿期、儿童期、青春期、性成熟期(生育期)、绝经过渡期、绝经后期七个阶段。各个阶段有不同的生理特征,以生殖系统的变化最为显著。

(一) 胚胎 - 胎儿期(embryonic-fetal period)

受精卵是由父亲的精子和母亲的卵子结合形成的新个体。其 23 对染色体中的 1 对性染色体 XX 或 XY 决定着胎儿的性别及性发育。在胚胎早期,男性和女性生殖系统是相似的(属于性未分化阶段),直到胚胎 7 周时生殖腺才开始有性别的形态学特征(性分化阶段)。若胚胎的细胞核型为 46,XX,则原始生殖细胞和体细胞膜上无 H-Y 抗原,未分化性腺就向卵巢方向分化,在第 10 周后,形成最初的卵巢。在第 12 周时,从外生殖器才能分辨出男女。约在人胚胎第 16 周时,出现原始卵泡。约在 5 个月后,原始的生殖细胞开始大量退化消失,保留下来的卵原细胞进一步生长并分化为初级卵母细胞。至出生时,胎儿卵巢内有 100 万 ~200 万个初级卵母细胞,且全部进入第一次成熟分裂,但停止在分裂前期,由于初级卵母细胞不是干细胞,不能自我复制,故出生后初级卵母细胞不再增多,而只能减少。

当生殖腺分化为卵巢时,则中肾旁管发育,中肾管退化参与形成卵巢冠。中肾旁管充分发育而形成输卵管、子宫和阴道穹隆部。阴道其余部分由尿生殖窦后壁的窦结节演变而成。第 5 个月时,实心的阴道板演变成中空的阴道,内端与子宫相通,外端以处女膜与阴道前庭相隔,处女膜在出生前后穿通。

在胚胎 - 胎儿期,女性胎儿细胞在分化以及演化过程中可导致子宫等畸形,如双子宫、双角子宫、纵隔子宫、阴道闭锁等,见第二十五章。

(二) 新生儿期(neonatal period)

分娩后 4 周内为新生儿期。女性胎儿在母体内受到胎盘及母体卵巢所产生的女性激素影响,出生时新生儿外阴较丰满,乳房略隆起或少许泌乳(在生后几天内可能出现乳房泌乳或肿大,应每天清洗干净新生儿乳头,以免乳腺口堵塞而导致新生儿乳腺炎)。阴道上皮细胞及子宫内膜受雌激素的影响而增生,出生后由于脱离母体环境,来自母体的雌激素突然中断,血中雌激素水平迅速下降,使增生的阴道上皮细胞和子宫内膜发生脱落,初生女婴的阴道中可有像白带一样的白色黏液。少数女婴在第 1 周末还有血性分泌物,一般不必处理。这些反应持续 2~3 周后自然消退,此后性器官呈未发育的幼稚型。

(三) 儿童期(childhood)

从出生后 4 周到 10 或 12 岁为儿童期。8 岁以前为儿童早期,性器官处于安静期。下丘脑 - 垂体 - 卵巢轴的功能处于抑制状态,这与下丘脑、垂体对低水平雌激素的负反馈及中枢性抑制因素高度敏感有关。此期生殖器为幼稚型,表现为子宫小,宫颈较长,子宫体与宫颈之比为 1:2,子宫肌层很薄;卵巢狭长,卵巢皮质中无发育的卵泡,无雌激素分泌;阴道狭长,上皮薄,无皱襞,细胞内缺乏糖原,阴道酸度低,抗感染力弱,容易发生炎症,常见有外阴阴道炎,多见于 3~7 岁的女童,见第十四章第二节;女童大阴唇较薄,未能覆盖小阴唇及阴道口,外生殖器娇嫩的皮肤和黏膜暴露在外,除了容易感染外也容易受损伤,如骑车、跨越栏杆、沿楼梯扶手滑行时导致外阴骑跨伤，以及外阴部触及硬物而导致的外阴损伤和血肿。

在儿童期后期（8岁以后），下丘脑-垂体-卵巢轴功能发展，下丘脑促性腺激素释放激素抑制状态解除，卵巢内的卵泡受垂体促性腺激素的影响有一定发育并分泌性激素，生殖器官开始生长发育，表现为子宫体生长显著，子宫体与子宫颈的比例逐渐变为1∶1；卵巢形态逐步变为扁卵圆形，卵巢内的卵泡受垂体促性腺激素的影响，有一定的发育并分泌性激素，但是这些卵泡未发育成熟即萎缩闭锁；阴唇增大，阴道增深，其表层细胞增厚；乳房的腺管和腺体均开始增生；子宫、输卵管及卵巢逐渐向盆腔内下降；皮下脂肪在胸、髋、肩部及耻骨前面堆积，开始显现女性特征。生殖器肿瘤发生于幼女时少见，但在月经初潮后会增加，常见的肿瘤为未成熟畸胎瘤、无性细胞瘤、内胚窦瘤等，见第十七章第二节。

另外，在9岁以前一些女童出现第二性征发育完善或部分器官发育完善时称为性早熟，见第二十三章第四节。

（四）青春期（adolescence）

青春期是儿童到成人的一段过渡时期，是人生理和心理发展的一个特殊阶段，是生殖器官、内分泌轴、体格逐渐发育至成熟的阶段，是个人向社会化发展的重要阶段。青春期的起点和期限受遗传和环境因素如气候、生活条件、社会经济、文化等因素的影响，个体差异极大。世界卫生组织规定10~19岁年龄段为青春期（即少年期）。

同时根据不同阶段的主要发育变化，将青春期又分为青春早期、青春中期和青春晚期。每一阶段持续时间2~3年。青春早期主要表现为身高生长迅速加快，性器官和第二性征开始发育；青春中期以性器官和第二性征发育为主要特征，表现为月经初潮；青春后期体格生长极其缓慢，但仍有增长，性器官及第二性征继续发育达到成人水平。

青春期少女的生理特点：

（1）生长迅速：出现继乳儿期后人体生长发育的第二个突增阶段，一般在12岁左右出现突增高峰，每年增长可达5~7cm，最高可达9~10cm。体重也有很大幅度增加。

（2）下丘脑-垂体-卵巢轴的发育及性激素的分泌：下丘脑-垂体-卵巢轴的迅速发育及其功能的充分发挥，是青春期神经内分泌变化的主要组成部分。

青春期即将开始时，中枢性负反馈抑制状态解除，GnRH开始呈脉冲式释放，通过垂体门脉系统进入腺垂体，引发促性腺激素（FSH和LH）和卵巢性激素水平升高，从开始LH夜间睡眠时阵发性升高，到青春期开始后，白天也阵发性升高，FSH水平也上升，促进卵泡发育，分泌雌激素、孕酮，少女的性发育逐渐成熟。

（3）肾上腺功能初现：肾上腺功能初现是肾上腺的青春期，它是指自8~9岁左右肾上腺开始分泌肾上腺雄激素并逐渐增加的过程。女孩在青春期开始前2年左右，体内肾上腺皮质开始分泌雄激素，促进阴毛、腋毛、皮脂腺等发育，并促进骨骼生长。

（4）生殖器官的迅速发育与成熟：青春期少女第一性征的变化是在促性腺激素作用下，卵巢增大，卵泡开始发育并分泌激素，生殖器官从幼稚型转变为成人型。阴阜隆起，大小阴唇肥厚并有色素沉着；阴道长度及宽度增加，阴道黏膜变厚并出现皱襞；子宫增大，尤其宫体明显增大，子宫体与宫颈的比例为2∶1；输卵管变粗，弯曲度减小，黏膜出现许多皱襞与纤毛；卵巢增大，皮质内有不同发育阶段的卵泡，致使卵巢表面稍呈凹凸不平。此时虽已初步具有生育能力，但整个生殖系统的功能尚未完善。

（5）月经初潮与阴道分泌物：少女出现第一次生理性子宫出血为月经初潮，是青春期的重要标志。月经初潮平均晚于乳房发育2.5年，月经来潮提示卵巢产生的雌激素足以使子宫内膜增殖，在波动性变化的雌激素影响下，子宫内膜脱落出血。由于此时中枢对雌激素的正反馈机制尚未成熟，即使卵泡发育成熟也不能排卵，所以初潮后第1~3年，月经周期常不规则，见第二十三章第三节。到青春晚期，有周期性排卵，月经周期规则，已经具有生育功能。

（6）第二性征的发育：第二性征主要表现在乳房、毛发、体型、体力、嗓音、举止等方面。

1）乳房：第二性征最早出现的发育，平均为10~11岁，先于月经初潮。

2）阴毛：在乳房发育后出现。分为5期：

Ⅰ期：阴毛未发育；

Ⅱ期：大阴唇部位开始出现少许色浅而细软的阴毛；

Ⅲ期：阴毛变粗，颜色加深并开始呈现卷曲，且分布范围扩大，向耻骨联合处蔓延。

Ⅳ期：阴毛更多，但与成年女性相比仍较稀疏，范围也较小。

Ⅴ期：阴毛更多，呈倒三角形分布，基本与成年妇女相似。

3）腋毛：多在阴毛长全后出现，由稀疏到浓密，色素逐渐加深。

4）骨骼、肌肉与脂肪分布：女性皮下脂肪在臀、髋、胸及肩部更加丰满，形成女性特有的躯体健美外形。

5）嗓音：女孩的音调在青春期变高，比男子声音委婉动听，这是因为女性在变声期结束时女性声带短而薄。

青春期少女常见的健康问题包括青春期无排卵型异常子宫出血、原发性闭经、痛经、青春期性发育延迟、多毛症等，见第二十三章；生殖系统肿瘤如卵巢肿瘤等，见第十五、十六、十七章。

（五）性成熟期（生育期）（latency period）

又称生育期，是卵巢生殖功能与内分泌功能最旺盛的时期。一般自18岁左右开始，历时约30年，此期妇女性功能旺盛，卵巢功能成熟并分泌性激素，可以规律的周期性排卵。生殖器官各部及乳房在卵巢分泌的性激素作用下发生周期性变化。

（六）绝经过渡期（menopausal transition）

指从开始出现绝经趋势直至最后一次月经的时期。一般从40岁后开始，历时短至1~2年，长至10~20年。表现为卵泡数目明显减少且易发生卵泡发育不全，卵巢体积逐渐缩小，卵巢生殖功能出现较早减退；继之内分泌功能减退，主要是雌激素和孕激素的变化，先是孕激素的下降，后是雌激素特别是雌二醇水平的逐渐减少，于是月经不规律，常表现为无排卵性月经。最终由于卵巢内卵泡自然耗竭或剩余的卵泡对垂体促性腺激素丧失反应导致卵巢功能衰竭，出现月经永久性停止，称为绝经。同时出现生殖器官萎缩和第二性征渐渐消退、女性体型逐渐消失，并表现一些如骨关节疼痛、疲乏、情绪问题、失眠、潮热出汗、心悸等症状。这些症状的严重程度、持续时间的长短，与很多因素，如遗传背景、受教育程度、职业、经济条件等有关。在此期需要关注雌激素降低后心血管疾病、骨质疏松、脑血管病变等老年退化性问题。同时注意常见妇科疾病如围绝经期综合征、无排卵型异常子宫出血、恶性肿瘤等，见第二十三章及第十七章。

（七）绝经后期（postmenopause）

为绝经后的时期。在早期阶段，卵巢虽然停止分泌雌激素，但其间质仍能分泌少量的雄激素，此期由雄激素在外周转化而来的雌酮成为循环中的主要雌激素。妇女60岁后，生殖器官进一步萎缩老化，主要表现为雌激素水平低落，不足以维持女性第二性征，易发生老年性阴道炎，骨代谢失常引起骨质疏松，易发生骨折。

【小结】

1. 女性一生经历胎儿期、新生儿期、儿童期、青春期、性成熟期（生育期）、绝经过渡期、绝经后期。

2. 胎儿期决定了卵泡的数目，10周岁以前，性器官处于安静期；青春期是儿童向成人的过渡阶段，此期发生巨大变化；成熟期生殖功能旺盛，历经30年之后逐渐向绝经期过渡。

3. 根据不同阶段的变化，合理安排好人生计划，并进行不同阶段的健康呵护。

Note

【思考题】

对女性一生不同时期应进行的保健服务是什么？

（李雪兰）

参考文献

1. 丰有吉，沈铿 . 妇产科学 . 第 2 版 . 北京：人民卫生出版社，2010.

2. 谢幸，苟文丽 . 妇产科学 . 第 8 版 . 北京：人民卫生出版社，2013.

第二章　胚胎形成及附属物

妊娠是胚胎（embryo）和胎儿（fetus）在母体内发育成长的过程。成熟卵子受精是妊娠的开始，胎儿及其附属物自母体排出是妊娠的终止。由一个受精卵发育成长为具备各项生命功能的个体，经历了非常复杂、变化极为协调的生理过程，期间胎儿附属物起了重要作用。

第一节　胚胎的形成及胎儿发育

一、受精及着床

获能的精子与次级卵母细胞相遇于输卵管，结合形成受精卵的过程称为受精（fertilization）。受精发生在排卵后 12 小时内，整个受精过程约需 24 小时。晚期囊胚种植于子宫内膜的过程称受精卵着床（implantation）。

（一）受精卵形成

精液射入阴道内，精子离开精液经宫颈管、子宫腔进入输卵管腔，在此过程中精子顶体表面的糖蛋白被生殖道分泌物中的 α、β 淀粉酶降解，同时顶体膜结构中胆固醇与磷脂比率和膜电位发生变化，降低顶体膜稳定性，此过程称为精子获能（capacitation），需 7 小时左右。卵子（次级卵母细胞）从卵巢排出，经输卵管伞部进入输卵管内，当停留在输卵管壶腹部等待的精子与卵子相遇，精子头部顶体外膜破裂，释放出顶体酶（含顶体素、玻璃酸酶、酯酶等），溶解卵子外围的放射冠和透明带，称为顶体反应（acrosome reaction）。借助酶的作用，精子穿过放射冠和透明带。只有发生顶体反应的精子才能与次级卵母细胞融合，精子头部与卵子表面接触时，卵子细胞质内的皮质颗粒释放溶酶体酶，引起透明带结构改变，精子受体分子变性，阻止其他精子进入透明带，这一过程称为透明带反应（zona reaction）。穿过透明带的精子外膜与卵子胞膜接触并融合，精子进入卵子内。随后卵子迅即完成第二次减数分裂形成卵原核，卵原核与精原核融合，核膜消失，染色体相互混合，形成二倍体的受精卵（zygote），完成了受精过程。

受精后 30 小时，受精卵借助输卵管蠕动和输卵管上皮纤毛推动向宫腔方向移动。同时开始进行有丝分裂，形成多个子细胞，称为分裂球（blastomere）。受透明带限制，分裂球子细胞虽增多，并不增大，以适应在狭窄的输卵管腔中移动。受精后 50 小时为 8 细胞阶段，至受精后 72 小时分裂为 16 个细胞的实心细胞团，称为桑椹胚（morula），随后早期囊胚（early blastocyst）形成。受精后第 4 日早期囊胚进入宫腔。受精后第 5~6 日早期囊胚的透明带消失，总体积迅速增大，继续分裂发育，晚期囊胚（late blastocyst）形成。

（二）受精卵着床

受精卵着床经过定位（apposition）、黏附（adhesion）和侵入（invasion）3 个过程。①定位：透明带消失，晚期囊胚以其内细胞团端接触子宫内膜，着床部位多在子宫后壁上部；②黏附：晚期囊胚黏附在子宫内膜，囊胚表面滋养细胞分化为两层，外层为合体滋养细胞，内层为细胞滋养细胞；③侵入：滋养细胞穿透侵入子宫内膜、内三分之一肌层及血管，囊胚完全埋入子宫内膜中且被内膜覆盖。

Note

受精卵着床必须具备的条件:①透明带消失;②囊胚细胞滋养细胞分化出合体滋养细胞;③囊胚和子宫内膜同步发育且功能协调;④孕妇体内分泌足够量的孕酮,子宫有一个极短的窗口期允许受精卵着床(图 2-1)。

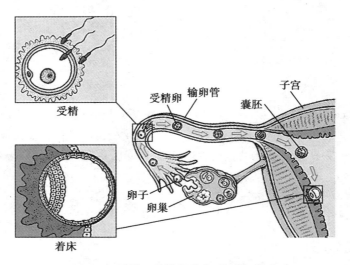

图 2-1　受精及受精卵发育、输送与着床

任何因素干扰了受精卵形成、输送或着床的过程,可能导致:

1. 不孕　如男性无精、少精、弱精;子宫/输卵管发育异常、炎症粘连;卵巢排卵障碍等导致精卵不能相遇于输卵管。

2. 输卵管妊娠　受精卵形成后,由于输卵管功能异常(炎症粘连、发育异常等)不能正常输送受精卵至子宫腔,受精卵着床于输卵管,导致异位妊娠。

3. 生化妊娠　指受精卵形成后,由于各种原因干扰了受精卵着床,表现为发生在妊娠5周内的早期流产,血中可以检测到 hCG 升高,或者尿妊娠试验阳性,但超声检查看不到孕囊,提示受精卵着床失败,又被称为"亚临床流产"。

二、胚胎、胎儿发育特征

临床工作中以孕周(gestational week)来表达妊娠时限。孕周从末次月经第 1 日开始计算,通常比排卵或受精时间提前 2 周,比着床提前 3 周;全过程约为 280 日(40 周)。妊娠 10 周(受精后 8 周)内的人胚称为胚胎,是器官分化、形成的时期。自妊娠 11 周(受精第 9 周)起称为胎儿,是生长、成熟的时期。

以 4 周(一个妊娠月)为一孕龄单位,描述胚胎及胎儿发育的特征。

4 周末:可以辨认出胚盘与体蒂。

8 周末:胚胎初具人形,头大,占整个胎体近一半。能分辨出眼、耳、鼻、口、手指及足趾,各器官正在分化发育,心脏已形成。

12 周末:胎儿身长约 9cm,顶臀长 6~7cm。外生殖器已可初辨性别。胎儿四肢可活动。

16 周末:胎儿身长约 16cm,顶臀长 12cm,体重约 110g。从外生殖器可确认胎儿性别。头皮已长出毛发,胎儿已开始出现呼吸运动。皮肤菲薄呈深红色,无皮下脂肪。部分孕妇已能自觉胎动。

20 周末:胎儿身长约 25cm,顶臀长 16cm,体重约 320g。皮肤暗红,出现胎脂,全身覆盖毳毛,并可见少许头发。开始出现吞咽、排尿功能。自该孕周起胎儿体重呈线性增长。胎儿运动明显

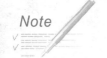
Note

增加,10%~30% 时间胎动活跃。

24 周末:胎儿身长约 30cm,顶臀长 21cm,体重约 630g。各脏器均已发育,皮下脂肪开始沉积,因量不多,皮肤呈皱缩状,出现眉毛和睫毛。细小支气管和肺泡开始发育。出生后可有呼吸,但生存力极差。

28 周末:胎儿身长约 35cm,顶臀长 25cm,体重约 1000g。皮下脂肪不多,皮肤粉红,表面覆盖胎脂。瞳孔膜消失,眼睛半张开。四肢活动好,有呼吸运动。出生后可存活,但易患特发性呼吸窘迫综合征。

32 周末:胎儿身长约 40cm,顶臀长 28cm,体重约 1700g。皮肤深红仍呈皱缩状。生活力尚可,出生后注意护理能存活。

36 周末:胎儿身长约 45cm,顶臀长 32cm,体重约 2500g。皮下脂肪较多,身体圆润,面部皱褶消失。指(趾)甲已达指(趾)端。出生后能啼哭及吸吮,生活力良好,能存活。

40 周末:胎儿身长约 50cm,顶臀长 36cm,体重约 3400g。皮肤粉红色,皮下脂肪多,外观体形丰满。足底皮肤有纹理。男性睾丸已降至阴囊内,女性大小阴唇发育良好。出生后哭声响亮,吸吮能力强,能很好存活。

三、药物及辐射对胚胎、胎儿发育的影响

在胚胎形成及胎儿发育时期,一些致畸物会导致子代永久性的结构异常或功能损害。这些致畸物可分为化学性、物理性及生物性,其中药物和辐射是妊娠期最可能接触到的致畸物。

(一)药物对胚胎、胎儿发育的影响

胎儿在母体内生长发育,母胎具有各自的血液循环。通过胎盘的结构和功能,母儿之间进行充分的物质交换,既保证胚胎、胎儿的生长发育,同时妊娠期母体摄入的药物亦可通过胎盘进入胎儿体内。在临床上,一方面可通过母体用药达到治疗胎儿的目的,如早产孕妇使用糖皮质激素以促进胎儿肺成熟,或母体用药治疗胎儿心律失常;另一方面,妊娠期药物使用不当也可对胎儿造成危害。

一般人群中新生儿出生缺陷的发生率为 2%~3%。根据美国药物和食品管理局(FDA)的数据,由药物导致的出生缺陷不到 1%。但国内外妊娠期用药仍是普遍的现象,据报道 40%~70% 孕妇在孕早期服用过(维生素片除外)平均 2~3 种药物。20 世纪 50 年代末和 60 年代初,新药沙利度胺(thalidomide,反应停)用于孕妇早孕反应的镇静和止吐剂,以后发现不少胎儿出生时有上肢短小、下肢合并而呈海豹状,故称之为海豹样畸形(sirenomelus)。20 世纪 70 年代初美国报道孕期应用人工合成己烯雌酚可以增加后代阴道透明细胞腺癌发生率和生殖道畸形发生率。

妊娠期母体各系统器官生理性改变所致的母亲药代动力学的特点、胎盘对药物的转运、胎儿药物代谢动力学的特点等都与妊娠期用药对胎儿的影响有关,而用药时的胎龄及所使用药物的性质更为重要。

1. 药物代谢与运转

(1)孕妇的药物代谢动力学特点:妊娠期为适应胎儿生长发育的需要,在多种激素影响下母体各个系统均有明显的生理性改变,母体药代动力学特点与非妊娠期有很大差异。

1)药物的消化与吸收:受孕激素的影响,妊娠期胃肠系统的张力和活动力减弱,排空延迟,药物在胃肠道停留时间长,吸收更完全。妊娠晚期增大的子宫压迫下肢,血液回流不畅,会影响药物经皮下或肌内注射的吸收,如需快速起作用者,应采用静脉注射。

2)药物分布:从妊娠早期开始孕妇血容量增加,至妊娠 32~34 周达到高峰,以后持续至分娩。其中血浆容积增加约 50%,多于血液有形成分的增加,血液呈稀释状态,药物吸收后稀释度也增加,为达到有效治疗浓度,药物需要量高于非孕期。

Note

3) 药物与蛋白结合：孕期血液稀释，单位体积血清蛋白含量降低，其中白蛋白下降更明显，药物与白蛋白结合减少，血液内游离药物增多，导致到达组织和通过胎盘的药物增多。

4) 肝的代谢作用：妊娠期高雌激素水平使胆汁在肝脏中淤积，药物从肝脏清除减慢。

5) 药物排出：妊娠早期肾血流量开始增加，最高达 35%，肾小球滤过率增加 50%，以后整个孕期维持高水平，药物从肾脏排出加速。

(2) 胎盘对药物的转运：药物进入胎儿体内主要通过胎盘，也可通过胎儿吞咽羊水，自胃肠道吸收少量药物。妊娠期几乎所有的药物都能通过胎盘，运转到胎儿体内，也能从胎儿再运转到母体。药物交换的速度与程度与绒毛面积呈正相关。妊娠晚期绒毛面积为中期妊娠的 12 倍，妊娠足月胎盘的绒毛表面积达 12~14m^2，不仅有利于物质交换也使药物转运增加。

药物本身的特点和母体胎儿循环中药物的浓度差是影响药物转运速度和程度的主要因素。分子量小（小于 500Da）、脂溶度高、非结合的（与血浆蛋白结合率低）、非离子化程度高的药物容易通过胎盘。通过胎盘的速度与胎盘血流速度呈正相关。

(3) 胎儿的药物代谢动力学特点

1) 药物分布：胎儿的肝、脑等器官在身体的比例相对较大，血流最多，药物主要分布在这些器官。经胎盘交换后，胎儿大部分血流经肝脏分布至心和脑。这些血液循环特点，使药物到达心脏、肝脏和中枢神经系统的浓度增加。

2) 药物与蛋白结合：胎儿血浆蛋白结合能力较低，且一种药物和蛋白结合后，可阻碍其他药物或体内内源性物质与蛋白结合，使胎儿体内游离型药物浓度增加。

3) 药物代谢：胎儿肝脏线粒体酶系统功能低，分解药物的酶系统活性不完善，对药物解毒能力极低。

4) 药物排泄：胎儿肾脏功能发育不全，肾小球滤过率低，排泄缓慢，使药物在血内或组织内半衰期延长，消除率下降，容易引起药物在胎儿体内蓄积中毒。

2. 妊娠期药物致畸的影响因素　影响药物对胎儿作用最主要的因素是用药时的胎龄，同时还与药物的致畸性（FDA 分类）及胚胎接触药物的剂量和持续时间等有关。

(1) 用药时胎龄

1) 着床前期：指受精后 2 周内（停经后 4 周内），即孕卵着床前后是受精卵卵裂形成胚囊的时期。此期药物对胚胎的影响是"全"或"无"的效应。如果药物对胚胎有损害，表现为胚胎早期死亡，导致流产，即"全"；否则，胚胎继续发育，不出现异常，即"无"。

2) 胚胎期：受精后第 3 周至 8 周以内（停经第 5~10 周以内），是胚胎各器官分化发育阶段。此阶段对有害药物及其他致畸物敏感，可导致结构异常或胚胎死亡（自发性流产），称为致畸高度敏感期。不同器官分化发育的关键时期对相应的有害药物敏感（图 2-2）。

3) 胎儿期：受精后第 9 周直至妊娠足月（停经第 11 周以后），是胎儿各器官继续发育成熟、功能完善阶段。此期对致畸原的敏感性下降，仍有部分器官可能受到有害物质的损害，如神经系统、生殖系统，可表现为胎儿生长发育迟缓、某些特异性生理功能缺陷。

(2) 药物的致畸性：美国药物和食品管理局（FDA）根据药物对胎儿的危害性，将药物危害等级分为 A、B、C、D、X 级。

A 级：对照研究显示无害，已证实此类药物对人胎儿无不良影响，妊娠期使用是安全的。如适量的维生素 A、B、C、D、E 及叶酸等，但大剂量的维生素 A，即可致畸，而成为 X 类药物。

B 级：对人类无危害证据，动物实验对胎畜无害，但在人类尚无充分研究。如硫酸镁、胰岛素、泼尼松、地高辛、毛花苷丙以及青霉素类、头孢菌素类、大环内酯类、甲硝唑、乙胺丁醇等抗感染药。

C 级：不能除外危害性，动物实验可能对胎畜有害或缺乏研究，在人类尚无有关研究。这一类药物或者问世时间不够长或者较少在孕妇中应用，故难以有比较确切的结论。本类药物在权衡对孕妇的益处大于对胎儿的危害之后方可使用。如阿司匹林、倍他米松、地塞米松、氢化可的

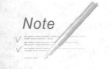

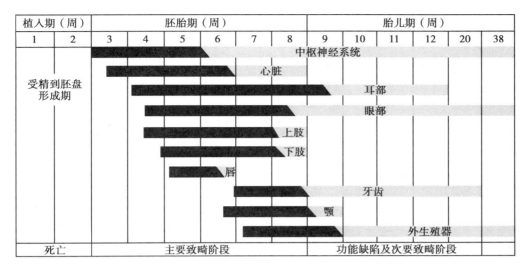

植入期（周）		胚胎期（周）						胎儿期（周）					
1	2	3	4	5	6	7	8	9	10	11	12	20	38

图 2-2　胎儿各系统器官分化发育时期

松、硝苯地平、呋塞米、甘露醇、氨基水杨酸钠、异烟肼及大多数抗病毒药、喹诺酮类等。

D 级：有对胎儿危害的明确证据，在妊娠期特别是早期妊娠阶段尽可能不用。尽管有危害性，但孕妇用药后有绝对的好处，如孕妇有严重疾病或受到死亡威胁急需用药时，仍可考虑应用。如氨基糖苷类、四环素类、抗肿瘤药物等。

X 级：在动物或人类的研究均表明它可使胎儿异常，或根据经验认为在人、或在人及动物，都是有害的药物。本类药物禁用于妊娠或将要妊娠的患者。如沙利度胺和己烯雌酚等。

尽管这种建立于 1979 年的药物分级系统在指导孕期用药选择时起到一定作用，但 FDA 已意识到这种主要建立在动物实验基础上的药物分级系统用于复杂的妊娠期临床治疗的选择是不足甚至是不当的。从 2011 年起 FDA 已筹划在循证基础上建立新的妊娠及哺乳期用药分级系统。

3. 妊娠期用药原则

（1）提倡使用临床成熟应用的药物，尽量避免使用新药。多数新药的妊娠期用药安全信息有限。

（2）小剂量用药有效应避免使用大剂量用药，单一用药有效应避免联合用药；严格掌握用药剂量和用药持续时间，注意及时停药。

（3）妊娠期用药尽量选用 A、B 类药物，孕早期尽量避免使用 C、D 类药物。

（4）如孕妇已用了某种可能致畸的药物，应根据用药剂量、持续时间及用药时孕周等因素综合考虑处理方案。早孕期间用过明显致畸药物可考虑终止妊娠。由于药物引起的畸形仅占先天畸形原因中的 1%，也不宜过分夸大孕期用药对胎儿的危害。任何终止妊娠的决定均需权衡利弊，谨慎考虑。

（二）辐射对胚胎、胎儿发育的影响

妊娠期接触的辐射主要是医学影像检查，分为离子辐射（如 X-射线、CT）和非离子辐射（如超声扫描术、MRI）。离子辐射波长短，能量高，可改变 DNA 分子结构或产生自由基损伤组织。X-射线对胚胎、胎儿可能的危害包括流产、胎儿生长受限、小头畸形及智力发育障碍等。孕早期及妊娠期接触 X-射线往往引起孕妇及家人的焦虑，甚至导致不必要的人工流产。事实上，X-射线导致的胎儿畸形发生率很低。

1. 离子辐射危害胚胎、胎儿的影响因素

（1）暴露于 X-射线的时期：2003 年国际放射防护委员会提出：①妊娠 8~15 周胎儿对放射线敏感，易导致智力发育迟滞。射线量达 0.1Gy 时，严重智力发育迟滞的风险为 4%；射线量达 1.5Gy 时，严重智力发育迟滞的风险为 60%；②妊娠 16~25 周，放射线对胎儿的影响较小；③尚无证据

Note

显示放射线对孕 8 周前及 25 周后胚胎、胎儿的影响，即使放射剂量大于 0.5Gy。

（2）放射线剂量：①X- 射线剂量 <0.05Gy 不增加胎儿畸形、发育迟缓及流产的风险；X- 射线剂量 <0.2Gy 未见明显的畸形。常规 X- 射线的诊断剂量很少超过 0.1Gy，0.1Gy 相当于 1000 次胸部 X 摄片的放射剂量。②用于肿瘤放疗的放射剂量往往大于 2.5Gy，可导致小头畸形、智力发育迟缓、眼发育异常及生长发育迟缓等。

（3）X- 射线检查器官距子宫的距离：被检查器官离胎儿越远，对胎儿的危害越小。侧位 X- 胸片是最常见的 X- 摄片，胎儿接受到的放射剂量很少，约 0.0007Gy；外伤后的四肢、头颅 X- 摄片的放射量对胎儿影响也很小；腹部 X- 摄片由于胎儿直对 X- 射线，接受的射线量高，约 0.001Gy。头颅 CT 扫描是妊娠期神经系统疾病、子痫等常用的检查方法，由于远离胎儿，对其影响可忽略不计。胸部 CT 对肺血管栓塞的诊断价值较高，被多数胸科协会推荐用于妊娠期的诊断。腹部 CT 虽然对阑尾炎等腹部疾病有较大的诊断价值，但妊娠期使用有争议，可考虑使用腹部 MRI 检查。

（4）其他：受检部位射线需穿透的厚度，设备型号、使用年限，技术方法等。

2. 超声影像技术　超声影像学技术的发展促进了产科学及胎儿医学的发展，超声检查已成为产科临床工作不可缺少的诊断及治疗辅助技术。目前，无证据显示诊断剂量的超声检查对胎儿有辐射影响，但强调对孕妇进行有医学指征的超声检查。

3. 磁共振成像术（MRI）　MRI 为非离子辐射，能提供比超声更清晰的组织图像。2013 年美国放射协会有关 MRI 安全的专家共识是：胎儿发育不受 MRI 暴露的影响，妊娠期有指征地进行 MRI 检查是安全的。

4. 妊娠期影像学诊断技术使用原则　美国妇产科协会（American College of Obstetricians and Gynecologists, ACOG）2009 年对妊娠期放射线、超声、磁共振使用的技术指南为：

（1）单次诊断性 X- 射线的射线剂量不会对胎儿造成危害，特别是小于 0.05Gy 射线剂量不增加流产和胎儿畸形的风险。

（2）当有明确的医学指征时，高剂量的离子辐射诊断不应禁用于孕妇；但根据妊娠期的适应证，尽量选用非离子辐射技术如超声、MRI 检查取代 X- 射线检查。

（3）超声影像技术和 MRI 检查在孕期使用对胎儿无明确危害。

（4）当孕妇接触多次诊断性 X- 射线检查后，放射专家对胎儿可能接受的放射量进行估算有助于胎儿安全性的评估。

（5）妊娠期禁用放射性放射性核素碘治疗。

（6）X- 射线及 MRI 的对比剂有助于诊断，尚无胎儿危害的证据；但妊娠期仅在权衡对胎儿的利大于弊时才使用对比剂。

【小结】

1. 受精卵形成并着床是胚胎早期发育的两个重要过程，任何因素干扰了这些过程均可导致不孕或早期流产。

2. 妊娠 24 周后出生胎儿可能存活，但生存力极差；28 周后生存力逐渐增加；37~42 周为足月成熟儿。

3. 药物对胎儿的影响最主要的因素是用药时的胎龄，还与药物致畸的可能性（FDA 分类）及胚胎接触药物的剂量和持续时间等有关。受精后第 3 周至 8 周以内，为致畸高度敏感期。妊娠期尽量选用 A、B 类药物。

4. 单次诊断性 X 线的射线剂量不会对胎儿造成危害，孕期使用超声和 MRI 对胎儿无明确危害。

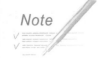

【思考题】

胚胎、胎儿发育的特征如何影响有害物质的致畸性?

第二节　胎儿附属物及异常

胎儿附属物包括胎盘、胎膜、脐带和羊水,它们对维持胎儿宫内的生命及生长发育起重要作用。

一、胎盘

胎盘是最重要的胎儿附属物,胎儿-胎盘循环的建立是母胎之间物质交换的基础。胎盘具有气体交换、营养物质吸收、代谢物排泄、合成以及免疫功能。

(一)胎盘形成及足月胎盘

1. 胎盘的形成　晚期囊胚着床后,着床部位的滋养层细胞迅速分裂增殖,内层为细胞滋养细胞,是分裂生长的细胞;外层为合体滋养细胞,是执行功能的细胞,由细胞滋养细胞分化而来。滋养层内面有一层胚外中胚层,与滋养层共同组成绒毛膜。与底蜕膜相接触的绒毛营养丰富发育良好,称为叶状绒毛膜。胎盘的主要结构叶状绒毛形成历经三个阶段:①初级绒毛:绒毛膜表面长出呈放射状排列的合体滋养细胞小梁,绒毛膜深部增生活跃的细胞滋养细胞伸入其中,形成合体滋养细胞小梁的细胞中心索;②次级绒毛:初级绒毛继续增长,胚外中胚层长入细胞中心索,形成间质中心索;③三级绒毛:约在受精后第3周末,胚胎血管长入间质中心,绒毛内血管形成。一个初级绒毛干及其分支形成一个胎儿叶,一个次级绒毛干及其分支形成一个胎儿小叶。每个胎盘有 60~80 个胎儿叶、200 个胎儿小叶。

每个绒毛干中均有脐动脉和脐静脉,随着绒毛干一再分支,脐血管越来越细,最终形成胎儿毛细血管进入三级绒毛,此时,胎儿-胎盘循环建立。绒毛之间的间隙称绒毛间隙(intervillous space)。在滋养细胞侵入子宫壁的过程中,子宫螺旋血管破裂,直接开口于绒毛间隙,绒毛间隙充满母体血液,游离绒毛悬浮于其中,母儿间物质交换在悬浮于母血的绒毛处进行(图2-3)。

2. 胎盘的结构　胎盘(placenta)由胎儿部分的羊膜和叶状绒毛膜以及母体部分的底蜕膜构成。

(1)羊膜(amnion)为附着在胎盘胎儿面的半透明薄膜。羊膜光滑,无血管、神经

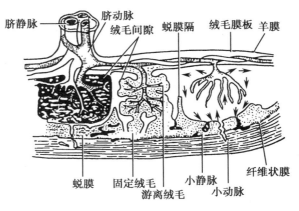

图 2-3　胎盘结构与胎儿-胎盘循环模式图

及淋巴。正常羊膜厚 0.02~0.05mm,电镜见上皮细胞表面有微绒毛,使羊水与羊膜间进行交换。

(2)叶状绒毛膜(chorion frondosum)为胎盘的主要结构。

(3)底蜕膜来自胎盘附着部位的子宫内膜,占胎盘很小部分。固定绒毛的滋养层细胞与底蜕膜共同形成绒毛间隙的底,称为蜕膜板。从此板向绒毛膜伸出蜕膜间隔,不超过胎盘厚度的2/3,将胎盘母体面分成肉眼可见的 20 个左右母体叶。

3. 足月胎盘　妊娠足月胎盘呈盘状,多为圆形或椭圆形,平均重量 470g,直径约 22cm,中央厚度约 2.5cm,边缘薄。胎盘分胎儿面和母体面(图2-4)。胎儿面被覆羊膜,呈灰白色,光滑半透明,脐带动静脉从胎盘脐带附着处分支向四周呈放射状分布直达胎盘边缘,脐动脉位于脐静

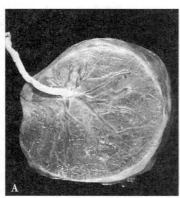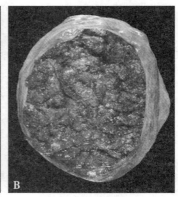

图 2-4 足月胎盘
A. 胎儿面；B. 母体面

脉上，其分支穿过绒毛膜板，进入绒毛干及其分支。母体面呈暗红色，被蜕膜间隔形成的若干浅沟分成母体叶。

妊娠晚期，母体子宫螺旋动脉的血液以每分钟约 500ml 流量进入绒毛间隙，胎儿血液同样以每分钟约 500ml 流量流经胎盘；妊娠足月胎盘的绒毛表面积达 12~14m²，相当于成人肠道总面积。母儿之间有一个巨大的交换面积，胎儿体内含氧量低、代谢废物浓度高的血液经脐动脉流至绒毛毛细血管，与绒毛间隙中的母血进行物质交换后，脐静脉将含氧量高、营养物质丰富的血液带回胎儿体内，以保证胎儿宫内生长发育。胎儿血和母血不直接相通，之间隔有绒毛毛细血管壁、绒毛间质及绒毛滋养细胞层，构成母胎界面（maternal-fetal interface），有胎盘屏障（placental barrier）作用。

（二）胎盘功能

胎盘介于胎儿与母体之间，是维持胎儿宫内生长发育的重要器官。具有物质交换、防御、合成以及免疫功能。

1. 物质交换功能 包括气体交换、营养物质供应和排出胎儿代谢产物。物质交换及转运方式有：①简单扩散：物质通过细胞质膜从高浓度区扩散至低浓度区，不消耗能量，如 O_2、CO_2、水、钠钾电解质等；②易化扩散：物质通过细胞质膜从高浓度区向低浓度区扩散，不消耗能量，但需特异性载体转运，如葡萄糖的转运；③主动运输：物质通过细胞质膜从低浓度区逆方向扩散至高浓度区，需要消耗能量及特异性载体转运，如氨基酸、水溶性维生素及钙、铁等；④其他：较大物质，如大分子蛋白质、免疫球蛋白等可通过细胞质膜裂隙，或通过细胞膜内陷吞噬，形成小泡向细胞内移动等方式转运。

（1）气体交换：母胎间 O_2 和 CO_2 在胎盘中以简单扩散方式交换，相当于胎儿呼吸系统的功能。

1）氧交换：母体子宫动脉血氧分压（PO_2）为 95~100mmHg，绒毛间隙内血 PO_2 为 40~50mmHg，而胎儿脐动脉血 PO_2 于交换前为 20mmHg，经绒毛与绒毛间隙的母血进行交换后，胎儿脐静脉血 PO_2 为 30mmHg 以上，氧饱和度达 70%~80%，母体每分钟可供胎儿氧 7~8ml/kg。尽管 PO_2 升高不多，但胎儿血红蛋白对 O_2 的亲和力强，能从母血中获得充分的 O_2。

2）二氧化碳交换：母体子宫动脉血二氧化碳分压（PCO_2）为 32mmHg，绒毛间隙内血 PCO_2 为 38~42mmHg，较胎儿脐动脉血 PCO_2 48mmHg 稍低，但 CO_2 的扩散速度比 O_2 快 20 倍，故胎儿 CO_2 容易通过绒毛间隙直接向母体迅速扩散。

（2）营养物质供应：葡萄糖是胎儿代谢的主要能源，以易化扩散方式通过胎盘，胎儿体内的葡萄糖均来自母体。氨基酸、钙、磷、碘和铁以主动运输方式通过胎盘。脂肪酸、钾、钠、镁，维生素 A、D、E、K 以简单扩散方式通过胎盘。胎盘中还含有多种酶（如氧化酶、还原酶、水解酶等），能将复杂化合物分解为简单物质，如将蛋白质分解为氨基酸、脂质分解为脂肪酸等，也能将简单

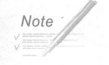

Note

物质合成后供给胎儿,如葡萄糖合成糖原、氨基酸合成蛋白质等。

(3) 排出胎儿代谢产物:胎儿代谢产物如尿素、尿酸、肌酐、肌酸等,经胎盘转输入母血,由母体排出体外。

2. 防御功能　胎盘屏障的防御作用极为有限。各种病毒(如风疹病毒、巨细胞病毒等)及大部分药物均可通过胎盘。细菌、弓形虫、衣原体、螺旋体不能通过胎盘屏障,但可在胎盘部位形成病灶,破坏绒毛结构后进入胎体感染胚胎及胎儿。母血中免疫抗体如 IgG 能通过胎盘,使胎儿在生后短时间内获得被动免疫力。

3. 合成功能　胎盘合体滋养细胞能合成多种激素、酶和细胞因子,对维持正常妊娠起重要作用。激素有蛋白、多肽和甾体激素,如人绒毛膜促性腺激素、人胎盘生乳素、雌激素、孕激素等。酶有缩宫素酶、耐热性碱性磷酸酶等。另外还能合成前列腺素、多种神经递质和多种细胞因子与生长因子。

(1) 人绒毛膜促性腺激素(human chorionic gonadotropin,hCG):为分子量 36 700 的糖蛋白,与 FSH、LH 和促甲状腺激素一样,均由 α、β 亚基组成,α 亚基几乎相同,相互间能发生交叉反应,β-hCG 亚基羧基端最后的 24 个氨基酸片段为其所特有,故临床利用 β-hCG 的特异抗血清测定母体血清 β-hCG。受精后第 6 日滋养细胞开始分泌微量 hCG,在受精后 10 日可自母血清中测出,成为诊断早孕的最敏感方法。着床后 10 周血清 hCG 浓度达高峰,持续约 10 日迅速下降,至妊娠中晚期血清浓度仅为峰值的 10%,产后 2 周内消失。hCG 的功能:①维持月经黄体寿命,使月经黄体增大成为妊娠黄体,增加甾体激素的分泌以维持妊娠;②促进雄激素芳香化转化为雌激素,同时能刺激孕酮的形成;③抑制植物血凝素对淋巴细胞的刺激作用,hCG 能吸附于滋养细胞表面,以免胚胎滋养层被母体淋巴细胞攻击;④刺激胎儿睾丸分泌睾酮,促进男胎性分化;⑤能与母体甲状腺细胞 TSH 受体结合,刺激甲状腺活性。

(2) 人胎盘生乳素(human placental lactogen,hPL):为分子量 22 279 的单链多肽激素,有 191 个氨基酸。妊娠 5~6 周用放免法可在母体血浆中测出 hPL,随妊娠进展其分泌量持续增加,至妊娠 34~36 周达高峰并维持至分娩,产后迅速下降,产后 7 小时即测不出。hPL 的功能:①促进乳腺腺泡发育,刺激乳腺上皮细胞合成乳白蛋白、乳酪蛋白和乳珠蛋白,为产后泌乳作准备;②有促进胰岛素生成作用,使母血胰岛素值增高;③通过脂解作用提高游离脂肪酸、甘油浓度,以游离脂肪酸作为能源,抑制对葡萄糖的摄取,使多余葡萄糖运送给胎儿,成为胎儿的主要能源,也为蛋白质合成的能量来源;④抑制母体对胎儿的排斥作用。

(3) 雌激素:妊娠早期由卵巢黄体产生,妊娠 10 周后主要由胎儿-胎盘单位合成。至妊娠末期,雌三醇值为非孕妇女的 1000 倍,雌二醇及雌酮值为非孕妇女的 100 倍。

雌激素生成过程:母体胆固醇在胎盘内转变为孕烯醇酮后,经胎儿肾上腺胎儿带转化为硫酸脱氢表雄酮(dehydroisoandrosterone,DHAS),再经胎儿肝内 16α-羟化酶作用,形成 16α-羟基硫酸脱氢表雄酮(16α-OH-DHAS)后,在胎盘合体滋养细胞硫酸酯酶作用下,去硫酸根形成 16α-OH-DHA,随后经胎盘芳香化酶作用成为 16α-羟基雄烯二酮,最终形成游离雌三醇。

(4) 孕激素:妊娠早期由卵巢妊娠黄体产生。妊娠 8~10 周后,胎盘合体滋养细胞是产生孕激素的主要来源。母血孕酮值随妊娠进展逐渐增高,至妊娠足月达 312~624nmol/L,其代谢产物为孕二醇,24 小时尿排出值为 35~45mg。孕激素在雌激素协同作用下,对妊娠期子宫内膜、子宫肌层、乳腺以及母体其他系统的生理变化起重要作用。

(5) 缩宫素酶(oxytocinase):为分子量约 30 万的糖蛋白。随妊娠进展逐渐增多,至妊娠末期达高值。主要作用是灭活缩宫素分子,维持妊娠。当胎盘功能不良,如死胎、子痫前期、胎儿生长受限时,血中缩宫素酶呈降低。

(6) 细胞因子与生长因子:如表皮生长因子(epidermal growth factor,EGF)、神经生长因子、胰岛素样生长因子(insulin like growth factor,IGF)、肿瘤坏死因子-α(tumor necrosis factor-α,

TNF-α),白细胞介素(interleukin,IL)-1、2、6、8等,上述因子在胚胎和胎儿营养及免疫保护中起一定作用。

4. 免疫功能　胎儿是同种半异体移植物(semiallogenic graft)。正常妊娠母体能容受、不排斥胎儿,其具体机制目前尚不清,可能与早期胚胎组织无抗原性、母胎界面的免疫耐受以及妊娠期母体免疫力低下有关。

（三）胎盘异常

胎盘是最重要的胎儿附属物,妊娠期逐渐增加的子宫血流量及胎儿-胎盘循环的建立保障了母胎之间的物质交换。各种胎盘形态、结构及功能的异常,可导致胎儿血供减少,影响胎儿生长发育甚至缺氧、死亡,也是导致产科出血性疾病的重要原因。

1. 形态和大小异常

（1）双叶胎盘(bipartite placenta):典型的胎盘是一个圆形或椭圆形的盘状结构。双叶胎盘是两个大小一致,分开的胎盘,脐带附着于连接两者的绒毛板或胎膜上。偶然可见三个或以上分开的胎盘叶,称为多叶胎盘。双叶或多叶胎盘增加胎盘前置、出血的几率。

（2）副胎盘(succenturiate lobes):主胎盘以外的胎膜上有一个或多个胎盘小叶形成,是较多见的一种胎盘异常。脐带附着于主胎盘上,无脐带胶质保护的血管分支沿胎膜行走至副胎盘小叶(图 2-5)。如果这些裸露的血管正好覆盖在子宫颈口,称为血管前置(vasa previa),一旦撕裂,就会导致胎儿失血,危及胎儿生命。分娩时,胎儿及主胎盘娩出后,副胎盘滞留子宫腔还可导致子宫收缩不良及产后出血。

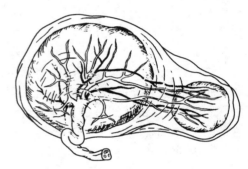

图 2-5　副胎盘

（3）膜状胎盘(placenta membranacea):是一种罕见的胎盘异常。大部分或全部的胎膜上附着绒毛小叶,胎盘呈膜状。这种异常胎盘发生前置胎盘及胎盘粘连、植入的几率增加,可导致出血。轮状胎盘(ring-shaped placenta)的胎盘呈环状,属于膜状胎盘的一种,据报道增加了产前出血及胎儿生长受限的几率。

（4）巨大胎盘(huge placenta):随着妊娠进展,胎盘厚度逐渐增加,如果胎盘厚度大于 40mm 为巨大胎盘。病理基础为绒毛肿大,常见原因为母亲糖尿病、严重贫血,胎儿水肿或梅毒、弓形体、巨细胞病毒所致的感染。

2. 胎盘附着、剥离异常　妊娠期胎盘正常附着位置在子宫体部。分娩过程中,胎儿娩出后宫腔体积缩小,胎盘从子宫壁剥离,随之娩出。各种病理因素所致的胎盘附着部位、深度及剥离时间的异常,均增加出血的几率,是严重的产科并发症。

（1）前置胎盘:当胎盘附着在子宫下段,达到或覆盖子宫颈内口,位置低于胎儿先露部,称为前置胎盘。其是产前出血的常见原因,也易发展为产后出血。(详见第九章第二节)

（2）胎盘粘连、植入、穿透(placenta accreta,increta,and percreta):为胎盘滋养细胞不同程度侵入子宫肌层所导致的胎盘异常附着。其是产后出血的高危因素,甚至是危及生命的大出血,也是产科子宫切除的主要原因。(详见第九章)

（3）胎盘早剥:妊娠 20 周后,正常位置的胎盘在胎儿娩出前剥离称为胎盘早剥。胎盘早剥易发生出血、凝血功能障碍及胎儿宫内窘迫、死亡等母儿严重并发症(详见第九章)。

3. 胎盘循环障碍

（1）子宫胎盘血液供给障碍:妊娠期母体多种疾病可影响到胎盘血液供给,进而危害胎儿,如妊娠期高血压疾病、心功能不全、贫血、肺功能不良等。子宫胎盘血供减少或母血 PO_2 降低,容易发生胎儿宫内生长受限或胎儿窘迫。

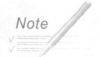

（2）胎盘绒毛间隙病损：包括胎盘绒毛组织中的纤维素沉积、血栓、梗死等。少量的病损在成熟胎盘中是常见的现象，表现为胎盘表面或绒毛间的黄白色小结节，但如果胎盘绒毛间隙中上述病损较多，可导致胎盘功能不良，影响胎儿生长发育。

4. 胎盘肿瘤

（1）妊娠期滋养细胞疾病（gestational trophoblastic disease）：是一组妊娠期发生的滋养细胞异常增生性疾病。（详见第二十章）

（2）绒毛膜血管瘤（chorioangioma）：为胎盘良性肿瘤，由血管及绒毛基质组成。小的绒毛膜血管瘤往往无症状。直径 >5cm 的绒毛膜血管瘤可因胎盘内动静脉血管交通支形成，导致胎儿贫血、水肿，其出血、早产、羊水异常和胎儿生长受限的发生率也增加。

（3）胎盘转移性肿瘤：胎盘恶性转移性肿瘤很罕见。有报道黑色素瘤、白血病、淋巴瘤、乳腺癌发生胎盘转移，肿瘤细胞常局限于绒毛膜间隙，但黑色素瘤可转移至胎儿。

二、胎膜

（一）胎膜的组成

胎膜（fetal membranes）是由外层的平滑绒毛膜（chorion leave）和内层的羊膜组成。囊胚表面非着床部位的绒毛膜在发育过程中缺乏营养，逐渐退化萎缩成平滑绒毛膜。羊膜为无血管膜，结实、坚韧而柔软，与覆盖胎盘、脐带的羊膜层相连。至妊娠晚期平滑绒毛膜与羊膜轻轻贴附并能分开。

（二）胎膜的作用

胎膜的重要作用是维持羊膜腔的完整性，对胎儿起到保护作用。胎膜能转运溶质和水，参与羊水平衡的维持；能合成血管活性肽、生长因子和细胞因子，参与血管张力的调节。胎膜含大量花生四烯酸（前列腺素前身物质）的磷脂，且含能催化磷脂生成游离花生四烯酸的溶酶体，在分娩发动上有一定作用。

（三）胎膜早破

胎膜早破是最常见的胎膜异常。临产前发生胎膜破裂，称为胎膜早破（premature rupture of membranes，PROM）。发生率国外报道为 5%~15%，国内为 2.7%~7%。未足月胎膜早破（preterm premature rupture of membranes，PPROM）指在妊娠 20 周以后、未满 37 周发生的胎膜破裂。妊娠满 37 周后的胎膜早破为足月胎膜早破。

【病因】

1. 生殖道感染　　病原微生物上行性感染或血行感染，可引起胎膜炎。细菌可以产生蛋白酶、胶质酶和弹性蛋白酶，这些酶可以直接降解胎膜的基质和胶质，使胎膜局部抗张能力下降而破裂。在胎膜早破中，约 40% 有绒毛膜炎存在的证据。

2. 羊膜腔压力增高　　双胎妊娠、羊水过多、巨大儿等宫内压力增加，覆盖于宫颈内口处的胎膜自然成为薄弱环节而容易发生破裂。

3. 胎膜受力不均　　头盆不称、胎位异常使胎先露部不能衔接，前羊膜囊所受压力不均，导致胎膜破裂。

4. 其他　　一些有创检查，如羊水穿刺、绒毛活检、人工剥膜以及妊娠晚期性生活频繁等均有可能导致胎膜早破。

【母儿危害】

1. 对母体的影响　　感染与胎膜早破互为因果关系。胎膜早破可致上行性感染、绒毛膜羊膜炎发生率高，甚至可导致母亲全身感染、败血症。

2. 对胎儿的影响　　胎膜早破发生的孕周越早，围产儿预后越差，包括围产儿死亡及新生儿各种并发症（神经系统后遗症等）。孕周较早的未足月胎膜早破还可因羊水过少压迫胎儿，影响胎儿发育。横位、臀位或胎头高浮的胎膜早破发生脐带脱垂的风险明显增加,突然发生的胎膜早破可导致胎盘早剥。绒毛膜羊膜炎是 PPROM 的主要并发症。伴发绒毛膜羊膜炎者,胎儿及新生儿病死率明显增加,包括感染、呼吸窘迫综合征、早发性抽搐、脑室内出血及脑室周围白质软化等。

【诊断】

1. 临床表现   90% 患者感觉阴道内有较多液体流出,有时仅感外阴较平时湿润,流出液体呈尿样清亮,有时可混有胎脂或胎粪,破膜初期往往无腹痛等其他产兆。

2. 产科检查   孕妇取平卧位,两腿屈膝分开,可见液体自阴道流出;阴道窥器打开时,可见液体自宫颈流出或后穹隆较多积液;肛诊或阴道检查上推胎先露部,可见阴道流液。阴道流液并见到胎脂样物质可作为诊断胎膜早破的直接证据。

3. 辅助检查

(1)阴道液 pH 测定:正常阴道 pH 为 4.5~5.5,羊水 pH 为 7.0~7.5。若 pH≥6.5,提示胎膜早破,准确率 90%。血液、精液、阴道用药及细菌污染可出现假阳性。

(2)阴道液涂片检查:取阴道后穹隆积液置于载玻片上,干燥后镜检可见羊齿植物叶状结晶,准确率达 95%。

(3)B 型超声检查:羊水量减少可协助诊断。

4. 绒毛膜羊膜炎的诊断依据:①母体心动过速≥100 次 / 分、胎儿持续心动过速≥160 次 / 分;②母体发热≥38℃;③子宫压痛,阴道流液有臭味;④母体白细胞计数≥15×10^9/L、中性粒细胞≥90%,C- 反应蛋白与降钙素原升高。出现上述任何一项表现应考虑有绒毛膜羊膜炎。隐匿性羊膜腔感染时,无明显发热,但常出现母胎心率增快。

【治疗】

1. 足月胎膜早破的处理   足月胎膜早破常是即将临产的征兆。如具备阴道分娩的条件,可期待观察,一般在破膜后 12 小时内自然临产。若 12 小时未临产,可予以药物引产。

2. 未足月胎膜早破的处理(表 2-1)

表 2-1   未足月胎膜早破推荐处理措施(ACOG,2013 年)

孕周	处理措施
≥34 周	分娩,通常引产
	推荐预防性使用抗 B 族链球菌抗生素
32~33^{+6} 周	期待治疗,除非已证实胎儿肺成熟
	推荐抗 B 族链球菌抗生素预防性治疗
	皮质类固醇 - 未达成共识,有些专家推荐
	若无禁忌证,推荐使用抗生素延长孕周
24~31^{+6} 周	期待治疗
	推荐预防性使用抗 B 族链球菌抗生素
	推荐单疗程使用皮质类固醇
	宫缩抑制药 - 未达成共识
	若无禁忌证,推荐使用抗生素延长孕周
<24 周	咨询医生
	期待治疗或引产
	不推荐预防性使用抗 B 族链球菌抗生素
	不推荐使用皮质类固醇
	抗生素 - 延长孕周证据不足

ACOG:美国妇产科协会

Note

（1）期待疗法：适用于妊娠28~34周，胎膜早破不伴感染者。妊娠24周后的胎膜早破，家属对胎儿期盼者，也可行期待治疗；但孕周越早，围产儿结局越差。

1）预防感染：破膜超过12小时，应给予抗生素预防感染，能降低胎儿及新生儿肺炎、败血症及颅内出血的发生率，也能大幅度减少绒毛膜羊膜炎及产后子宫内膜炎的发生率。建议选用青霉素或氨苄西林或红霉素3~7日预防感染。

2）抑制宫缩：用法见第十一章第一节。

3）促胎肺成熟：适用于24~35周、无感染征象的胎膜早破，详细用法见第十一章。

（2）终止妊娠：妊娠34周后的胎膜早破、胎肺已成熟，或诊断绒毛膜羊膜炎者，应终止妊娠。

三、脐带

（一）脐带的组成

脐带（umbilical cord）是连接胎儿与胎盘的条索状组织，胎儿借助脐带悬浮于羊水中。足月妊娠的脐带长30~100cm，平均约55cm，直径0.8~2.0cm。脐带表面有羊膜覆盖呈灰白色，内有一条脐静脉，两条脐动脉，脐血管周围为含水量丰富来自胚外中胚层的胶样组织，称为华通胶（Wharton jelly），有保护脐血管的作用（图2-6）。

（二）脐带的作用

脐带是母胎间物质交换的重要通道。脐动脉将胎儿体内含氧量低、代谢废物浓度高的血液带至胎盘，与绒毛间隙中的母血进行物质交换后，脐静脉将含氧量高、营养物质丰富的血液带回胎儿体内，以保证胎儿宫内生长发育。

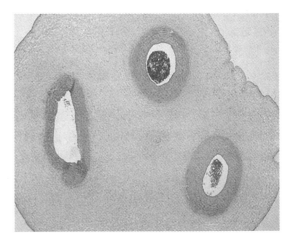

图2-6 脐带的横切面

（三）脐带异常

各种原因导致脐带血流受阻时，可影响胎儿宫内生长发育，严重时可致胎儿宫内缺氧，甚至危及胎儿生命。

1. 脐血管异常

（1）单脐动脉（single umbilical artery）：脐带中仅有一条动脉，是较常见的脐血管异常，占活产新生儿的0.63%，围产儿死亡的1.92%以及双胎妊娠的3%。大多数病例产前B型超声可诊断。胎儿畸形常伴有单脐动脉，且非整倍体染色体的几率明显增加，最常见为心血管系统及泌尿生殖系统畸形。有研究报道，单脐动脉与胎儿生长受限的发生也有相关性。但如果仅发现单脐动脉，而没有其他结构异常，新生儿预后良好。

（2）脐带狭窄（cord stricture）：指脐带局部的狭窄，通常接近脐带附着胎盘处。病理特点为狭窄处缺乏华通胶及脐血管的狭窄、闭塞。可导致产前不明原因的死胎，需产后检查及病理诊断。

2. 脐带的异常附着

正常情况下，脐带附着于胎盘胎儿面的近中央处。

（1）球拍状胎盘（battledore placenta）：脐带附着于胎盘边缘，是较常见的脐带附着异常。分娩过程中对母儿多无影响，偶尔会在娩出胎盘时脐带撕裂。

（2）脐带帆状附着（cord velamentousinser-tion）：脐带附着于胎膜上，脐带血管通过羊膜与绒毛膜间进入胎盘（图2-7）。无华通胶保护的脐带血管容易受胎儿先露压迫，可导致脐血循环受阻及胎儿窘迫。脐带帆状附着的发生率约1%，多见于前置胎盘及多胎妊娠。

（3）前置血管（vasa previa）：脐带帆状附着或副胎盘，当胎膜上的脐血管覆盖宫颈内口，称为

Note

前置血管。其是一种少见但极其危险的疾病，报道的发生率约 1/5200。裸露的脐血管介于子宫颈与胎儿先露之间容易受压，尤其危险的是当胎膜破裂时，前置血管被撕裂，导致胎儿急速出血，出血达 200~300ml 即可导致胎儿死亡。产前超声诊断及 34~35 孕周择期剖宫产手术，是降低其对胎儿危害的重要措施。

3. 脐带真结与假结　脐带真结(true knots)是胎儿运动的结果，发生率约 1%。其死胎的风险增加 4~10 倍，更多见于单绒毛膜单羊膜囊双胎。脐带真结产前诊断困难，分娩时容易出现胎心的异常及胎儿急性缺氧(图 2-8)。脐带假结(false knots)是脐血管和华通胶的局部膨出，卷曲似结，不具有特殊的临床意义(图 2-9)。

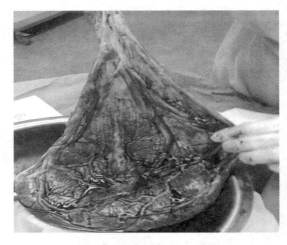

图 2-7　脐带的帆状附着

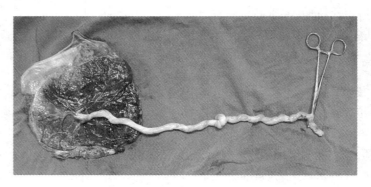

图 2-8　脐带真结

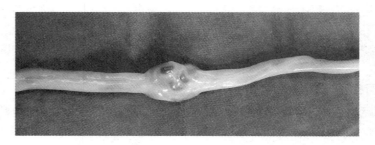

图 2-9　脐带假结

4. 脐带长度异常　正常长度为 30~100cm，平均长度为 55cm。脐带短于 30cm 者，称为脐带过短(excessive short cords)。妊娠期间脐带过短常无临床征象，也有报道可能与胎儿生长受限、先天畸形有关。临产后因胎先露部下降，脐带被牵拉过紧，容易发生产时胎儿窘迫，死胎风险增加 2 倍。脐带过长(excessive long cords)者易发生脐带绕颈、绕体，打结、脱垂或脐带受压的风险增加。目前尚不能通过产前超声准确诊断脐带长度。

5. 脐带缠绕　脐带围绕胎儿身体，称为脐带缠绕(cord entanglement)，其中 90% 为脐带绕颈(nuchal cord)，与脐带过长、羊水过多及胎动频繁等有关。据报道，脐带绕颈一周、二周、三周的发生率分别为 20%~34%，2.5%~5% 及 0.2%~0.5%。脐带绕颈对胎儿的影响与脐带缠绕松紧、缠绕周数及脐带长短有关。产程中，随着胎先露的下降，脐带缠绕使脐带相对变短，使脐带容易受压，可导致胎儿血液循环受阻，胎儿缺氧、窒息。尽管约 20% 的脐带绕颈可因脐带受压出现中、重度的胎心变异减速,但一般围产儿结局良好,不是剖宫产术的指征。产前超声可诊断出大多数的脐带绕颈。

6. 脐带扭转　通常脐带血管顺脐带纵轴呈左旋状扭转,称为脐带扭转(torsion of cord)。生理性扭转可达 6~11 周,或脐带扭曲指数(每厘米脐带扭转圈数)为 0.2~0.4。脐带过度扭转可导致胎儿生长受限及产时胎儿酸中毒。

7. 脐带脱垂　胎膜未破时脐带位于胎先露部前方或一侧,称为脐带先露(presentation of umbilical cord)或隐性脐带脱垂。胎膜破裂脐带脱出于宫颈口外,降至阴道内甚至露于外阴部,称为脐带脱垂(prolapse of umbilical cord)。多见于臀位、横位等胎位异常及胎头高浮、羊水过多等(图 2-10)。

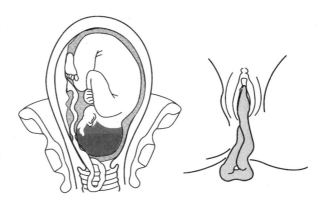

图 2-10　脐带脱垂

【母儿危害】

胎膜未破时的脐带先露,宫缩时胎先露一过性压迫脐带可导致胎心率异常。胎膜已破者脐带脱垂,脐带受压于胎先露部与骨盆之间,引起急性胎儿缺氧。若脐带血液循环阻断超过 7~8 分钟,可致胎死宫内。脐带脱垂增加了急诊剖宫产率及手术助产率。

【诊断】

有脐带脱垂危险因素存在时,应警惕脐带脱垂的发生。临产后应加强胎心监护,当胎动、宫缩后胎心率突然变慢时,应改变孕妇体位,立即行阴道检查,了解有无脐带脱垂和脐带血管有无搏动。在胎先露部旁或其前方以及阴道内触及脐带者,或脐带脱出于外阴者,即可确诊。B 型超声及彩色多普勒超声等有助于诊断脐带先露。

【处理】

(1) 脐带先露:头位、胎头衔接者,密切观察胎心率,避免过早人工破膜,产程进展顺利,可经阴道分娩。足先露、肩先露者,应行剖宫产术。

(2) 脐带脱垂:发现脐带脱垂,胎心尚好,胎儿存活者,应争取尽快娩出胎儿,以急诊剖宫产为主。如果宫口已开全,短期内可经阴道分娩者,行阴道助产术。

四、羊水

充满在羊膜腔内的液体,称为羊水(amniotic fluid),是胎儿生存的空间。

(一) 羊水来源和组成

1. 羊水的来源　①妊娠早期的羊水主要来自母体血清经胎膜进入羊膜腔的透析液;②妊娠中期以后,胎儿尿液成为羊水的主要来源,使羊水的渗透压逐渐降低;③妊娠晚期胎儿肺参与羊水的生成,每日 600~800ml 液体从肺泡分泌至羊膜腔;④羊膜、脐带胶质及胎儿皮肤渗出液体,但量少。

2. 羊水的吸收　①约 50% 由胎膜完成;②胎儿吞咽羊水,足月妊娠胎儿每日可吞咽羊水 500~700ml;③脐带每小时能吸收羊水 40~50ml;④孕 20 周前,胎儿角化前皮肤有吸收羊水的功能,但量很少。

3. 母体、胎儿、羊水三者间的液体平衡　羊水在羊膜腔内不断进行液体交换,以保持羊水量相对恒定。母儿间的液体交换主要通过胎盘,每小时约 3600ml。母体与羊水的交换主要通过胎膜,每小时约 400ml。羊水与胎儿间主要通过胎儿消化管、呼吸道、泌尿道以及角化前皮肤进行交换。

4. 羊水量、性状及成分 妊娠期羊水量逐渐增加,妊娠 38 周约 1000ml,此后羊水量逐渐减少。妊娠 40 周羊水量约 800ml。过期妊娠羊水量明显减少,可减少至 300ml 以下。妊娠早期羊水为无色澄清液体;妊娠足月羊水略混浊、不透明,可见羊水内悬有白色小片状物(胎脂、胎儿脱落上皮细胞、毳毛、毛发、少量白细胞、白蛋白、尿酸盐等),提示胎儿已成熟。羊水中含大量激素和酶。足月妊娠时羊水比重为 1.007~1.025,pH 约为 7.20,内含水分 98%~99%,1%~2% 为无机盐及有机物。

(二)羊水的功能

1. 保护胎儿 羊膜腔内恒温,适量的羊水对胎儿有缓冲作用,避免胎儿受到挤压,防止胎肢粘连,避免子宫肌壁或胎儿对脐带直接压迫所致的胎儿窘迫。临产宫缩时,羊水能使宫缩压力均匀分布,避免胎儿局部受压所致的胎儿窘迫。胎儿吞咽或吸入羊水可促进胎儿消化道和肺的发育,孕期羊水过少可引起胎儿肺发育不良。

2. 保护母体 妊娠期减少胎动所致的不适感;临产后,前羊水囊借助楔形水压扩张宫口及阴道;破膜后羊水冲洗阴道,减少感染机会。

(三)羊水量异常

正常妊娠时羊水的产生与吸收处于动态平衡中。若羊水产生和吸收失衡,将导致羊水量异常。

1. 羊水过多 妊娠期间羊水量超过 2000ml,称为羊水过多(polyhydramnios)。发生率约为 0.5%~1%。羊水量在数日内急剧增多,称为急性羊水过多;羊水量在数周内缓慢增多,称为慢性羊水过多。

【病因】

(1)胎儿结构畸形:明显的羊水过多常伴有胎儿畸形。常见的胎儿结构畸形以神经系统和消化道畸形最常见。神经系统畸形主要是无脑儿、脊柱裂等神经管缺陷。神经管畸形因脑脊膜暴露,脉络膜组织增殖,渗出液增加;抗利尿激素缺乏,导致尿量增多。消化道畸形主要是食管及十二指肠闭锁,使胎儿不能吞咽羊水,导致羊水积聚而发生羊水过多。羊水过多的原因还有腹壁缺陷、膈疝、心脏畸形、先天性胸腹腔囊腺瘤、胎儿脊柱畸胎瘤等畸形。

(2)妊娠期糖尿病:妊娠期糖尿病未治疗或血糖控制不好者,母体高血糖致胎儿体内血糖增高,产生高渗性利尿,使胎盘胎膜渗出增加,导致羊水过多。

(3)其他:母儿 Rh 血型不合、胎儿免疫性水肿、胎盘绒毛血管瘤、重度贫血等,均可导致羊水过多。

(4)特发性羊水过多:约 1/3 羊水过多的原因不明,表现为轻度羊水过多,一般妊娠结局良好。

【母儿危害】

(1)对母体的影响:羊水过多孕妇易并发妊娠期高血压疾病;宫腔压力大易发生胎膜早破;突然破膜宫腔内压力骤然降低,易发生胎盘早剥;产后子宫收缩乏力,产后出血发生率明显增多。

(2)对胎儿的影响:胎儿畸形、胎位异常、早产、胎膜早破、脐带脱垂、胎盘早剥、糖尿病新生儿并发症等均增加围产儿病死率。羊水过多的程度越重,围产儿的病死率越高。

【诊断】

(1)临床症状:妊娠中晚期感子宫增大明显。慢性羊水过多症状较缓和,孕妇往往无明显不适。急性羊水过多,羊水迅速增多,子宫于数日内明显增大,孕妇自觉腹部迅速增大、胀痛,因横膈抬高,出现呼吸困难,甚至发绀,不能平卧。产检时测量子宫底高度及腹围大于同期孕周,胎位不清,胎心遥远或听不清。巨大的子宫压迫下腔静脉,影响静脉回流,可出现下肢及外阴部水肿或静脉曲张。

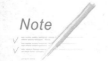

（2）辅助检查：B 型超声检查是最重要的辅助检查方法，不仅能测量羊水量，还可了解有无胎儿畸形、胎儿水肿及双胎等。B 型超声诊断羊水过多的标准：①羊水最大暗区垂直深度（amniotic fluid volume AFV）：≥8cm 诊断为羊水过多，其中 8~11cm 为轻度羊水过多，12~15cm 为中度羊水过多，>15cm 为重度羊水过多；②羊水指数（amniotic fluid index，AFI）：≥25cm 诊断为羊水过多，其中 25~35cm 为轻度羊水过多，36~45cm 为中度羊水过多，>45cm 为重度羊水过多。其他的辅助检查如母体糖耐量试验、Rh 阴性血型抗体滴定度测定、病原体感染（细小病毒 B19、梅毒等）检测等有助于诊断羊水过多的原因。

【处理】

羊水过多者首先需了解有无胎儿畸形及染色体异常。根据孕周、病因及羊水过多症状的轻重进行相应处理。

（1）羊水过多合并胎儿畸形：如无治疗希望，应及时终止妊娠。

（2）羊水过多合并正常胎儿，胎肺不成熟者，应尽量延长孕周。寻找病因，积极治疗糖尿病、贫血等母体疾病。母儿血型不合胎儿溶血者，必要时可行宫内输血治疗。

无明显自觉症状者，注意休息，取左侧卧位以改善子宫胎盘循环，必要时给予镇静药。定期复查 B 型超声以便了解羊水指数及胎儿生长情况。自觉症状明显者，可使用药物或经腹羊膜腔穿刺放出适量羊水，缓解压迫症状。前列腺素合成酶抑制药（如吲哚美辛）有抗利尿作用，能抑制胎儿排尿，减少羊水量。由于吲哚美辛可使胎儿动脉导管提前闭合，不宜长时间应用，仅限于孕 32 周前使用。放羊水速度不宜过快，每小时约 500ml，一次放羊水量不超过 1500~2000ml；并可通过放出的羊水做卵磷脂/鞘磷脂（L/S）比值、羊水泡沫试验等确定胎儿肺成熟度，也可同时羊膜腔内注入地塞米松促进胎儿肺成熟。

（3）分娩期应警惕脐带脱垂和胎盘早剥的发生。如果需要人工破膜，应行高位破膜，使羊水缓慢流出，避免宫腔内压力骤然下降，发生胎盘早剥；羊水流出过程中密切观察孕妇血压、心率变化。胎儿娩出后及时应用宫缩剂及观察子宫收缩情况，预防产后出血发生。

2. 羊水过少　妊娠晚期羊水量少于 300ml 者，称为羊水过少（oligohydramnios）。羊水过少的发生率为 0.5%~5.5%，相应的围产儿发病率及死亡率均明显升高。

【病因】

羊水过少主要与羊水产生减少或羊水外漏增加有关。部分羊水过少的原因不明。

（1）胎儿畸形：以胎儿泌尿系统畸形为主，如胎儿肾阙如（Potter 综合征）、肾发育不良、输尿管或尿道梗阻、膀胱外翻、先天性腹肌缺损综合征（梅干腹综合征）等引起少尿或无尿，导致羊水过少。染色体异常、脐膨出、膈疝、法洛四联症、水囊状淋巴管瘤、甲状腺功能低下等也可引起羊水过少。

（2）胎盘功能减退：过期妊娠、胎儿生长受限和子痫前期等均能导致胎盘功能减退，胎盘血液供应减少，羊水的产生减少而导致羊水过少。

（3）羊膜病变：某些原因不明的羊水过少与羊膜通透性改变，以及炎症、宫内感染有关。胎膜破裂，羊水外漏速度超过羊水生成速度，可导致羊水过少。

（4）孕妇服用某些药物，如前列腺素合成酶抑制药、血管紧张素转化酶抑制药等有抗利尿作用，使用时间过长，可发生羊水过少。

【母儿危害】

（1）对孕妇的影响：手术分娩率和引产率均增加。

（2）对胎儿的影响：羊水过少时，围产儿病死率明显增高。死亡原因主要是胎儿缺氧和胎儿畸形。羊水过少如发生在妊娠早、中期，也可称为早发型羊水过少，胎儿预后差，胎儿畸形率高，如先天性无肾所致的羊水过少可引起 Potter' 综合征（肺发育不全、长内眦赘皮襞、扁平鼻、耳大位置低、铲形手及弓形腿等），预后极差，多数患儿娩出后即死亡。早发型羊水过少还因胎膜与胎体粘连造成胎儿畸形,甚至肢体短缺;而且羊水过少使胎儿各部分受压引起胎儿肌肉骨骼畸形,如斜颈、曲背、手足畸形等。早发型羊水过少还可导致胎儿肺发育不全,明显增加新生儿病死率。妊娠晚期羊水过少主要与胎盘储备功能减低有关,容易发生胎儿宫内缺氧,特别是伴发胎儿生长受限者;分娩时子宫收缩脐带受压,可出现胎心变异减速和晚期减速,胎儿宫内酸中毒。

【诊断】

(1) 临床表现:羊水过少的临床症状多不典型。孕妇于胎动时感腹痛,胎盘功能减退时常有胎动减少。检查见宫高腹围较同期孕周小,合并胎儿生长受限者更明显。子宫敏感,轻微刺激易引发宫缩。阴道检查时,发现前羊膜囊不明显,胎膜紧贴胎儿先露部,人工破膜时羊水流出极少。

(2) 辅助检查

1) B 型超声检查:为最重要的辅助检查方法。妊娠晚期羊水最大暗区垂直深度(AFV)≤2cm 为羊水过少,≤1cm 为严重羊水过少。羊水指数(AFI)≤5cm 诊断为羊水过少。B 型超声检查还能及时发现胎儿生长受限,以及胎儿肾阙如、肾发育不全、输尿管或尿道梗阻等畸形。

2) 羊水量直接测量:破膜时以容器置于外阴收集羊水,或剖宫产时用吸引器收集羊水,羊水量少于 300ml 即可诊断羊水过少。

3) 胎儿染色体检查:羊水过少合并胎儿宫内生长受限或胎儿畸形者,需排除胎儿染色体异常。可做羊水细胞培养,或采集胎儿脐带血细胞培养,作染色体核型分析。

【处理】

根据胎儿有无畸形和孕周大小选择治疗方案。

(1) 羊水过少合并胎儿畸形如无治疗希望,应及时终止妊娠,阴道分娩。

(2) 羊水过少合并正常胎儿。

1) 期待治疗:妊娠未足月,胎肺不成熟者,可行期待治疗,延长孕周。期待治疗期间加强胎儿监护非常重要,特别是伴有胎儿生长受限者,包括孕妇自行计数胎动,胎儿电子监护,胎儿生物物理评分,B 型超声动态监测羊水量及脐动脉收缩期最高血流速度与舒张期最低血流速度(S/D)的比值。意欲增加羊水量的治疗方法不少,但治疗效果都不确定,如左侧卧位休息、输液、扩容治疗等。有报道,胎儿宫内生长受限合并羊水过少、心磷脂抗体阳性的病例给予阿司匹林或联合肝素治疗可改善妊娠结局。

2) 终止妊娠:对妊娠已足月、胎儿可宫外存活者,应及时终止妊娠。合并胎盘功能不良、胎儿窘迫,或破膜时羊水少且胎粪严重污染者,估计短时间不能结束分娩的,应采用剖宫产终止妊娠,以降低围产儿病死率。对胎儿宫内状况良好、人工破膜羊水清亮者,可以严密监护下阴道试产。对于羊水过少的病例也可采用羊膜腔灌注液体,以降低产时胎心变异减速发生率、羊水粪染率及剖宫产率。

【小结】

1. 胎盘是重要的胎儿附属物,胎儿 - 胎盘循环的建立为母胎之间物质交换的基础;胎盘具有气体交换、营养物质吸收、代谢物排泄、合成以及免疫的功能;各种胎盘形态、结构及功能的异常,可使胎儿血供减少,影响胎儿生长发育甚至缺氧、死亡,也是产科出血性疾病的重要原因之一。

2. 胎膜保持羊膜腔的完整性,对胎儿起到保护作用。胎膜早破可诱发子宫收缩及增加感染的风险;未足月胎膜早破处理应依据孕周及胎肺成熟、有无感染征象等决定期待治疗或终止妊娠。

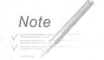

3. 脐带内的脐动脉、脐静脉血流是母儿之间物质交换的通道;部分脐带异常导致脐带血流受阻时,可影响胎儿宫内生长发育;严重时可致胎儿宫内缺氧。

4. 羊水对胎儿和母体有保护作用;在羊膜腔内母儿间进行液体交换以保持量的相对恒定。羊水过多与胎儿畸形、多胎妊娠、妊娠期糖尿病等因素有关;羊水过少与胎儿畸形、胎盘功能减退等因素有关。

【思考题】

胎盘形成、结构的哪些特点使其成为最重要的胎儿附属物? 胎盘异常会导致什么后果?

(邢爱耘)

参考文献

1. 丰有吉,沈铿.妇产科学.第 2 版.北京:人民卫生出版社,2010.
2. 谢幸,苟文丽.妇产科学.第 8 版.北京:人民卫生出版社,2013.
3. Cunningham FG,Leveno KJ,Bloom SL,et al.Williams Obstetrics.24th ed.New York:McGraw-Hill Companies,2014.

Note

第三章　正常妊娠

在正常妊娠的过程中,提供及时准确的妊娠诊断和产前检查,开展针对性强的孕前、孕期保健和遗传咨询服务是提高母婴安全和新生儿健康水平的重要措施。

第一节　孕前保健与遗传咨询

孕前保健(preconception care)是以提高出生人口素质、减少出生缺陷和先天残疾发生为宗旨,为准备怀孕的夫妇提供健康教育与咨询、健康状况评估与指导为主要内容的保健服务。遗传咨询(genetic counseling)是由从事医学遗传的专业人员或咨询医师,对咨询者提出的家族中遗传性疾病的发病原因、遗传方式、诊断、预后、复发风险、防治等问题予以解答,并对其婚育问题提出医学建议。

出生缺陷(birth defects)是指出生前已经存在的结构或功能异常,其产生的原因包括遗传、环境以及两者的共同作用。出生缺陷的防治可分三级:一级预防指受孕前干预,防止出生缺陷儿的发生。二级预防指产前干预,在出生缺陷胎儿发生之后,通过各种手段检出严重缺陷的胎儿,阻止出生;或通过胎儿干预,矫正畸形。三级预防指产后干预,在缺陷胎儿出生之后,及时诊断,给予适宜的治疗,防止致残。遗传咨询、产前筛查和产前诊断是出生缺陷防治过程中十分重要的环节。许多预防出生缺陷的干预措施需要在妊娠前开始,致畸的危险因素需要设法在孕前避免,遗传性疾病的风险需要在孕前进行分析和指导,许多内科疾病也应该在妊娠前得到有效的医疗控制,如糖尿病、高血压等,否则会给妊娠期的母婴安全带来威胁。

一、常见病患者的孕前咨询

(一)心脏病

心脏病患者孕前风险控制的关键是对心功能状态能否胜任妊娠做出正确的判断,以确保母儿的健康。心脏病合并妊娠是我国孕产妇死亡排名第二位的原因。无论妊娠期、分娩期、产褥期均可能使心脏病患者心脏负担加重而诱发心力衰竭。预后与心脏功能分级、心脏病的类型、心排出量增加导致的临床并发症以及用药等有关。

【心脏功能分级】

详细询问既往心脏病史、心脏病类型、患病时间、有无心衰史、胜任劳动强度等情况。详细查体,是否有发绀、杵状指、颈静脉怒张及心脏轻度扩大、心脏杂音等体征,进行必要的辅助检查如X线、心电图及超声心动图等。

纽约心脏协会(NYHA)依据患者生活能力状况,将心功能分为4级。

Ⅰ级:一般体力活动不受限。

Ⅱ级:一般体力活动轻度受限,活动后心悸、轻度气短,休息时无症状。

Ⅲ级:一般体力活动明显受限,休息时无不适,轻微活动即感不适,心悸、呼吸困难,或既往有心衰史。

Ⅳ级:一般体力活动严重受限,不能进行任何体力活动,休息时有心悸、呼吸困难等心力衰竭表现。

根据客观检查手段（心电图、负荷试验、X线及超声心动图等）评估心脏病的严重程度，将心脏病分为4级。

A级：无心血管病的客观依据。

B级：客观检查表明属于轻度心血管病患者。

C级：客观检查表明属于中度心血管病患者。

D级：客观检查表明属于重度心血管病患者。

根据检查进行判断，将患者的两种分级并列，如心功能Ⅱ级C、Ⅰ级B等。

【对妊娠的影响】

心脏病对孕妇的影响：孕妇的总血容量较非孕期增加，妊娠32~34周达高峰，较妊娠前增加40%~45%，血容量增加引起心排出量增加和心率加快，使心脏负担加重；分娩期为心脏负担最重的时期，每次宫缩有250~500ml的血液挤入体循环，极易发生心衰，甚至死亡，故可增加剖宫产的概率。产后3日内仍是心脏负担较重的时期，除子宫收缩使一部分血液进入体循环外，妊娠期组织间潴留的液体回到体循环，仍应警惕心力衰竭的发生。

心脏病对胎儿的影响：心脏病患者一旦妊娠或妊娠后心功能恶化，出现流产、早产、死胎、胎儿生长受限、胎儿宫内窘迫及新生儿窒息的发生率均明显增高。某些治疗心脏病的药物可通过胎盘到达胎儿体内，对胎儿也存在潜在的毒性反应。某些先天性心脏病与遗传因素有关，双亲中任何一方患有先天性心脏病，其子代先天性心脏病的再发风险较正常人群增加5倍。

【妊娠风险控制】

世界卫生组织（WHO）提出：心脏病变重、心功能为Ⅲ~Ⅳ级、既往有心力衰竭史、有肺动脉高压、右向左分流的先天性心脏病、严重心律失常、风湿热活动期、心脏病并发细菌性心内膜炎、急性心肌炎等，均为极高危患者，孕妇死亡率高，不宜妊娠。心功能Ⅰ、Ⅱ级者，可以妊娠，但应严密观察、定期随诊。先天性心脏病患者为多基因遗传性疾病，再发风险高，妊娠后还应该进行产前诊断，例如行染色体检查和胎儿心动超声检查以排查心脏畸形。

【孕前保健指导】

1. 对于先天性心脏病或具有心血管疾病潜在风险的女性，孕前应根据病史，进行超声心动图和运动试验等检查，使用世界卫生组织危险分级的方法，对患者心功能状态和妊娠风险评估后决定是否可以妊娠。该方法将危险程度从低危到高危共分为4级：Ⅰ级为低危患者，未发现孕妇死亡率的增加；Ⅳ级为极高危患者，孕妇死亡率高，不宜妊娠。属于Ⅳ级的情况有：任何原因的肺动脉高压；有严重症状的心功能不全，既往发生过围生期心肌病，左室功能受损者；严重二尖瓣狭窄和有症状的严重主动脉狭窄等。未经过手术治疗的房间隔或者室间隔缺损、已经修复的法洛四联症和大多数心律失常则属于Ⅱ级，可根据具体情况考虑妊娠。还可使用纽约心功能分级标准进行心脏功能评估，心功能Ⅲ、Ⅳ级为高风险，不宜妊娠。对于可以手术治疗的先天性心脏病患者，应尽可能在孕前选择手术，之后再进行孕前风险评估。

2. 对于合并先天性心脏病或先天性心律失常、心肌病、主动脉疾病或与心血管疾病相关的遗传性疾病的妇女，应在妊娠前提供遗传咨询。所有患有先天性心脏病的夫妇，经过专科医生评估后可以妊娠者，应加强孕期保健，并告知应进行产前诊断，评估子代再发先天性心脏病的风险。

（二）高血压

高血压是一种常见的以体循环动脉血压升高为主的综合征。

【诊断】

高血压：在未使用降压药物的情况下，收缩压≥140mmHg和（或）舒张压≥90mmHg。在未使用降压药物的情况下，非同日3次测量血压后即可进行诊断。

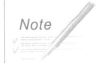
Note

【对妊娠的影响】

孕前优生健康检查发现的高血压疾病,往往为慢性高血压疾病。需要注意以下情况:①孕前严重高血压(>160/110mmHg)或有高血压心脏病等并发症,在孕期病情可能加重,引起心衰、脑血管意外等严重并发症,危及生命;②慢性高血压疾病患者容易并发子痫前期,且治疗困难,易导致早产、宫内发育迟缓、子痫、脑血管意外等严重并发症;③部分降血压药物可能对胎儿有致畸的风险;④因生育期妇女年龄较轻,一旦发现高血压疾病,需要排除继发性的高血压疾病,如嗜铬细胞瘤、肾性高血压等。

【妊娠风险控制】

慢性高血压疾病,无明显并发症者,需要孕前药物控制血压,待血压平稳后在密切监测下可以妊娠。血压≥160/100mmHg 者,尤其合并肾脏功能不全、心脏扩大者,不宜妊娠。

【孕前保健指导】

1. 患有高血压的育龄女性,计划妊娠前首先要咨询专科医生,确定身体状况能否胜任妊娠,在高血压得到有效控制的情况下再妊娠。

2. 发现血压增高者,建议转诊至产科或心内科进一步检查明确诊断,必要时应行继发性高血压原因筛查。

3. 为尽量减少药物对胎儿产生的不良反应,应在医生的指导下选择对胎儿影响较少的降压药,调整药物剂量并对其效果进行监测。

4. 慢性高血压合并糖尿病、高血脂者要在专科医生指导下治疗。

5. 严重高血压伴冠状动脉硬化、心功能不全、肾功能减退者,不宜妊娠。

(三) 贫血

贫血是指外周血中单位容积内血红蛋白浓度、红细胞计数和(或)血细胞比容低于相同年龄、性别和地区的正常标准。一般指:血红蛋白(Hb)<110g/L,血细胞比容(HCT)<0.3,红细胞计数(RBC)<3.5×10^{12}/L。常伴有其他非特异性的症状、体征,如疲劳、注意力不集中,结膜、指甲苍白等。根据红细胞平均容积(MCV),贫血可分为小细胞、大细胞和正常细胞性贫血。其中缺铁性贫血(小细胞低色素)是所有贫血中最常见的一种,在育龄女性中较为常见。

【对妊娠的影响】

女性正常妊娠期循环血容量增加以适应子宫胎盘及各组织器官增加的血容量,对维持胎儿生长发育极为重要。妊娠 6~8 周开始增加,至妊娠 32~34 周达高峰,增加 40%~45%,平均增加1450ml,维持此水平直至分娩。其中血浆平均增加 1000ml,红细胞增加 450ml,血浆容量增加多于红细胞增加,导致生理性血液稀释。孕前贫血如不纠正会导致妊娠期症状加重。

贫血对孕妇的影响:轻度贫血影响不大,可降低分娩时对产后出血的耐受性。重度贫血(红细胞计数 <1.5×10^{12}/L、血红蛋白 <60g/L、血细胞比容 <0.13)时可引起贫血性心脏病的发生;胎盘缺血易发生妊娠期高血压疾病或其他心脏病;贫血导致产妇抵抗力降低,易并发褥感染;全血容量减少、凝血机制差,易发生产后大出血、失血性休克,可增加孕产妇的死亡率。

贫血对胎儿的影响:患重症贫血时,可造成胎儿生长受限、胎儿宫内窘迫、早产或胎死宫内,贫血还会影响胎儿的智力。

【妊娠风险控制】

极重度贫血(Hb<30g/L,RBC<1.0×10^{12}/L)和重度贫血(Hb 30~59g/L,RBC 1.0×10^{12}/L~2.0×10^{12}/L)者不宜妊娠。中度贫血者(Hb 60~89g/L,RBC 2.0×10^{12}/L~3.0×10^{12}/L)治疗后再妊娠,孕期密切监测。轻度贫血者(Hb 90~109g/L,RBC 3.0×10^{12}/L~3.5×10^{12}/L)治疗后即可妊娠。患白血病、再生障碍性贫血等严重疾病,暂时不宜妊娠,需要治愈后再次专科评估是否可以妊娠。

【孕前保健指导】

1. 中度以上贫血(Hb<90g/L)的女性,应在贫血得到彻底纠正后再考虑妊娠。

Note

2. 积极寻找贫血原因并及时针对病因治疗。女性患者要注意月经量,排除月经过多导致的贫血。

3. 原因不明或经过补充铁剂治疗后仍然不能纠正贫血的患者,应转诊至血液内科进行诊治。

4. 调整饮食,增加含铁和蛋白质丰富食物的摄入。

5. 贫血纠正后,孕期要适当增加营养,定期检查,继续注意防治贫血。

(四) 甲亢

甲状腺功能亢进(甲亢)是由多种因素引起的甲状腺激素分泌过多所致的一种常见内分泌疾病。甲亢合并妊娠者并不多见,国人的发病率为 0.2‰ ~1‰。但是一旦妊娠、分娩期间出现甲亢危象时,可危及孕产妇的生命。

【诊断标准】

1. 临床高代谢的症状和体征。

2. 甲状腺肿和(或)甲状腺结节。

3. 血清激素改变　妊娠期甲状腺激素结合球蛋白(TBG)增高,引起血清 TT_4 和 TT_3 增高,故妊娠期甲亢的诊断应依赖血清 FT_4、FT_3 和 TSH 测定,表现为 FT_4、FT_3 增高,TSH 降低;妊娠合并 Graves 病患者的促甲状腺激素受体抗体(TRAb)阳性。

4. 心血管系统改变　心动过速,休息时心率超过 90 次 / 分;脉压大,超过 6.7kPa(>50mmHg)。体检可见心脏跳动弥散而有力,心界可能扩大;心尖部可闻收缩期吹风样杂音,心音响亮。甲状腺毒症患者有 10% 合并房颤。

【对妊娠的影响】

对孕妇的影响:易并发子痫前期、妊娠期糖尿病及胎盘早剥等。在分娩、手术、感染、精神紧张、疲劳、饥饿等应激情况下易发生甲亢危象,导致心、肝功能衰竭,水电解质紊乱,甚至可造成生命危险。

对胎儿的影响:未控制的甲亢发生流产、早产、胎儿宫内生长受限、足月低体重等的危险性提高。母体的 TSAb 可以通过胎盘刺激胎儿的甲状腺引起胎儿或新生儿甲亢。

【妊娠风险控制】

如果患者甲亢未控制,建议经过治疗,病情稳定后怀孕,孕期密切监测甲状腺功能。如果患者正在接受抗甲状腺药物治疗,血清 TT_3 或 FT_3、TT_4 或 FT_4 及 TSH 达到正常范围,改用对胎儿影响小的药物(首选丙硫氧嘧啶)后可以怀孕。如果患者为妊娠期间发现甲亢,在告知妊娠及胎儿可能存在的风险后,如患者选择继续妊娠,则首选丙硫氧嘧啶治疗。甲亢患者出现严重的并发症时,不宜妊娠。

【孕前保健指导】

建议妇女孕前均进行甲状腺功能检测,特别是向有甲状腺疾病史的妇女宣传孕前、孕期控制治疗病情的重要性和甲亢的危害性。必要时转诊,由内分泌科和产科医生共同确定能否妊娠。

(五) 甲减

甲状腺功能减退简称甲减,是由于甲状腺激素的合成,分泌或生物效应不足而引起的一种综合征。在妊娠早期,在胎儿甲状腺功能完全建立之前(即妊娠 20 周以前),胎儿脑发育所需的甲状腺激素主要来源于母体,母体的甲状腺激素缺乏可以导致后代的智力发育障碍。因此,甲状腺功能检查是孕前优生检查的重要内容之一,孕前优生健康检查至少应在计划怀孕前 3~6 个月开始。

【诊断标准】

1. 病史及症状　有引起甲减的病因如甲状腺手术、甲亢治疗;Graves 病、桥本甲状腺炎病史和家族史等。症状主要表现以代谢率减低和交感神经兴奋性下降为主。

2. 血清 TSH 检查　原发性甲减患者 TSH 水平增高。血清游离甲状腺素指数（FT$_4$I）低于正常，提示体内有生物活性的甲状腺激素处于缺乏状态。TSH 增高，TT$_4$ 和 FT$_4$ 降低的水平与病情程度相关。仅有 TSH 升高，TT$_4$、FT$_4$ 正常，称为亚临床甲状腺功能减退。

【对妊娠的影响】

对孕妇的影响：可导致难产、子痫前期、胎盘早剥、产后出血、心功能不全等。临床上甲减患者生育能力减低。

对胎儿的影响：自发性流产、胎儿窘迫、早产以及低出生体重儿的发生率增加。母体的甲状腺激素缺乏还可以导致后代的智力发育障碍。

【妊娠风险控制】

孕前已经确诊的甲减，需要治疗调整，使血清 TSH 达到正常值范围内，再考虑怀孕，妊娠后仍需密切监测甲状腺功能，必要时继续补充甲状腺素。甲减患者，如果出现严重的并发症，不宜妊娠。

【孕前保健指导】

1. 建议妇女孕前进行甲状腺功能检测，特别是对有甲状腺疾病史的妇女要宣传孕前、孕期控制治疗病情的重要性。

2. 围孕期用药安全问题　①妊娠期间，L-T$_4$（优甲乐）替代剂量通常较非妊娠状态时增加30%~50%；②既往无甲减病史，妊娠期间诊断为甲减，应立即进行 L-T$_4$ 治疗，目的是使血清 TSH 尽快达到妊娠时特异性正常值范围。

（六）糖尿病

糖尿病是代谢缺陷性疾病，由于糖代谢功能紊乱而造成。妊娠期间高血糖的主要危害是引起围生期母婴不良妊娠结局和死亡率增加，包括母亲发展为 2 型糖尿病、胎儿在宫内发育异常、新生儿畸形、巨大儿（增加母婴在分娩时发生合并症与创伤的危险）和新生儿低血糖发生的风险增加等。糖尿病患者在准备怀孕之前，应到专科门诊进行孕前糖尿病评估，根据病情确定是否适宜妊娠。

【诊断标准】

孕前糖尿病的诊断，我国目前采用世界卫生组织（1999 年）关于孕前糖尿病诊断，满足以下任何一项标准应诊断为糖尿病：

空腹血葡萄糖（FPG）水平≥7.0mmol/L（126mg/dl）。

糖化血红蛋白≥6.5%。

糖尿病症状 + 任意时间血葡萄糖水平≥11.1mmol/L（200mg/dl）。

【对妊娠的影响】

对孕妇的影响：妊娠期高血压及子痫前期发生风险增加，可能与存在严重胰岛素抵抗状态及高胰岛素血症有关；感染是糖尿病主要的并发症，与糖尿病有关的妊娠期感染包括：出现反复发作的外阴阴道假丝酵母菌病、肾盂肾炎及产褥感染；羊水过多发生率较非糖尿病孕妇多 10 倍，其原因可能是胎儿高血糖、高渗性利尿致胎尿排出增多有关；原有病情加重，酮症酸中毒，甚至危及孕妇生命；巨大儿导致剖宫产率增加。

对胎儿的影响：巨大儿或大于胎龄儿，发生率高达 25%~42%。其原因为孕妇血糖高，胎儿长期处于母体高血糖所致的高胰岛素血症环境中，促进蛋白、脂肪合成和抑制脂解作用，导致躯体过度发育；自然流产和早产、胎儿生长受限、足月小样儿、围产儿死亡及胎儿畸形发生率增加，新生儿可发生低血糖、呼吸窘迫综合征、产伤、高胆红素血症、低血钙、红细胞增多症等并发症。

【妊娠风险控制】

合并以下情况之一的糖尿病患者不宜妊娠：10 岁前发病，或病程≥20 年，或合并单纯性视网

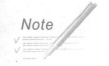

Note

膜病;糖尿病性肾病;眼底有增生性视网膜病变或玻璃体积血;冠状动脉粥样硬化性心脏病;有肾移植史。

合并以下情况之一的糖尿病患者,孕前将血糖控制在良好、稳定状态下可以妊娠:20 岁以后发病,病程小于 10 年;发病年龄 10~19 岁,或病程达 10~19 年。

【孕前保健指导】

1. 糖尿病妇女应计划妊娠 在糖尿病未得到满意控制之前应采取避孕措施。糖尿病患者血糖控制不理想的孕妇,易导致胎儿畸形、死胎、流产等。应告知已孕的糖尿病妇女,在妊娠期间强化血糖控制的重要性,以及高血糖可能对母婴带来的危险。

2. 在计划妊娠之前应认真地回顾糖尿病及其相关病史。

3. 由内科医师和妇产科医师共同评估是否适合妊娠。

4. 如计划妊娠,应在受孕前进行如下准备 全面检查;停用口服降糖药物,改用胰岛素控制血糖;严格控制血糖,加强血糖监测;严格将血压控制在 130/80mmHg 以下;停用他汀类及贝特类调脂药物;加强糖尿病教育,戒烟戒酒。

(七) 乙型肝炎

乙型病毒性肝炎是由乙型肝炎病毒(HBV)引起的、主要通过血液途径传播的肝脏疾病,简称乙型肝炎。由于受病毒因素、宿主因素及环境因素影响,HBV 感染后可出现不同的结局或临床类型,如急性乙型肝炎、慢性乙型肝炎、慢性乙型肝炎病毒携带者等。

【诊断标准】

1. 有乏力、恶心呕吐、食欲减退、肝大等症状,黄疸型者巩膜及皮肤可出现黄染,伴有皮肤瘙痒。

2. 肝脏损伤时血清 ALT 和 AST 活性升高,但并无病因特异性。

3. 血清 HBV 标志物检测(乙型肝炎病毒五项检查)可确诊。

4. 慢性 HBV 感染通常分为 3 个连续阶段。免疫耐受期:血清 HBsAg 和 HBeAg 为阳性,血清 HBV-DNA 水平较高,血清转氨酶正常或轻度升高。免疫激活期:血清 HBV-DNA 水平下降而血清转氨酶水平升高,反复出现临床症状和转氨酶的波动。低水平复制或无复制期:通常出现 HBeAg 和 HBeAb 的血清学转换,HBeAb 转为阳性,HBV 可在非常低的水平进行复制。

【对妊娠的影响】

早期妊娠患急性乙型病毒性肝炎后胎儿畸形率增加近 2 倍,妊娠中晚期合并肝炎早产、流产、死胎和死产的发生率明显增高,存在母婴垂直传播,母婴垂直传播率为 3%~10%。妊娠期高血压疾病的发生率增加,可能与醛固酮的灭活能力下降有关。产后出血发生率增加,是由于肝功能损害使凝血因子产生减少致凝血功能障碍,尤其是重型肝炎常并发弥散性血管内凝血(DIC)。

【妊娠风险控制】

目前的医疗手段虽然很难治愈乙型病毒性肝炎,但是孕前通过医疗干预可以控制该疾病,在妊娠期还需要密切的医疗监控。

【孕前保健指导】

1. 如乙型肝炎病毒五项检查均为阴性,建议注射乙肝疫苗预防。

2. HBsAg(-)/HBsAb(-)接种乙肝疫苗。

3. HBsAg(-)/HBsAb(+)无须处理。

4. HBsAg(+)/HBeAb(+)/HBcAb(+),检测 HBV-DNA 病毒拷贝数,如 HBV-DNA<10^3 拷贝 /ml,可以准备妊娠。如 HBV-DNA≥10^5 拷贝 /ml,肝功能异常,暂不宜妊娠,转诊到肝病专科诊治,可以显著降低 HBV 宫内感染率,因 HBeAg 阳性和 HBV-DNA 阳性是 HBV 宫内感染的高危因素。

(八) 系统性红斑狼疮

系统性红斑狼疮(systemic lupus erythematosus,SLE)是自身免疫介导的、以免疫性炎症为突出表现的弥漫性结缔组织病。血清中出现以抗核抗体为代表的多种自身抗体和多系统受累是系统性红斑狼疮的两个主要临床特征。该病多发于 15~45 岁的生育年龄女性。

【诊断标准】

目前普遍采用美国风湿病学会 1997 年推荐的分类标准(表 3-1)。该分类标准的 11 项目中,符合 4 项或 4 项以上者,在除外感染、肿瘤和其他结缔组织病后,可诊断为系统性红斑狼疮。11 条分类标准中,免疫学异常和高滴度抗核抗体更具有诊断意义。一旦患者免疫学异常,即使临床诊断不够条件,也应密切随访,以便尽早做出诊断和及时治疗。

表 3-1　美国风湿病学会 1997 年推荐的系统性红斑狼疮分类标准

1. 颊部红斑	固定红斑,扁平或高起,在两颧突出部位
2. 盘状红斑	片状高起于皮肤的红斑,黏附有角质脱屑和毛囊栓;陈旧病变可发生萎缩性瘢痕
3. 光过敏	对日光有明显反应,引起皮疹,从病史中得知或可观察到
4. 口腔溃疡	观察到的口腔或鼻咽部溃疡,一般为无痛性
5. 关节炎	非侵蚀性关节炎,累及 2 个或更多的外周关节,有压痛、肿胀或积液
6. 浆膜炎	胸膜炎或心包炎
7. 肾脏病变	尿蛋白定量(24 小时)>0.5g 或 +++,或管型(红细胞、血红蛋白、颗粒或混合管型)
8. 神经病变	癫痫发作或精神病,除外药物或已知的代谢紊乱
9. 血液学疾病	溶血性贫血,或白细胞减少,或淋巴细胞减少,或血小板减少
10. 免疫学异常	抗 dsDNA 抗体阳性,或抗 Sm 抗体阳性,或抗磷脂抗体阳性(包括抗心磷脂抗体、狼疮抗凝物、至少持续 6 个月的梅毒血清试验假阳性三者中具备一项阳性)
11. 抗核抗体	在任何时候和未用药物诱发"药物性狼疮"的情况下,抗核抗体滴度异常

【对妊娠的影响】

对孕妇的影响:系统性红斑狼疮的女性患者若妊娠,将会影响其病情,有 1/3 患者病情加重,妊娠期疾病发作的概率可增加,少数可并发肾衰竭甚至死亡。

对胎儿的影响:系统性红斑狼疮影响妊娠,有很高的流产、早产、子痫、胎儿生长受限和死胎、死产风险,还可引起胎儿和新生儿狼疮。

【妊娠风险控制】

妊娠生育曾经被列为系统性红斑狼疮的禁忌证,如今大多数患者在疾病控制后,可以安全地妊娠生育。

【孕前保健指导】

一般来说,在无重要脏器损害、病情稳定 1 年或 1 年以上,细胞毒免疫抑制药(环磷酰胺、甲氨蝶呤等)停药半年,激素仅用小剂量维持时(≤10mg/d)方可妊娠。非缓解期的系统性红斑狼疮患者妊娠生育,存在流产、早产、死胎和诱发母体病情恶化的危险,因此病情不稳定时不应怀孕。患者在妊娠后,需要产科和风湿科医生双方共同随访诊治。出现病情活动时,还可以根据病情需要加大激素剂量,泼尼松龙经过胎盘时被灭活,但是地塞米松和倍他米松可以通过胎盘屏障,影响胎儿,故不宜选用。在妊娠前 3 个月至妊娠期应用环磷酰胺、甲氨蝶呤等免疫抑制药,可影响胎儿生长发育,有致畸风险。对于有习惯性流产病史和抗磷脂抗体阳性的孕妇,主张口服低剂量阿司匹林(50~100mg/d),和(或)小剂量低分子肝素抗凝,防止流产或死胎。

(九) 子宫肌瘤

子宫肌瘤是女性常见的良性肿瘤,由平滑肌及结缔组织组成,常见于 30~50 岁的妇女。因子宫肌瘤多无或很少有症状,临床报道的发病率远低于真实的发病率。

【诊断标准】

根据病史和体征,诊断多无困难。B 型超声是常用的辅助检查,子宫肌瘤的超声表现各异:

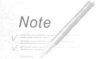
Note

可单发,也可多发,呈结节性、边界清楚的均匀性低回声肿块;可出现在浆膜下、黏膜下或肌层;子宫肌瘤发生变性或坏死时,肌瘤内相应部位出现低回声区或无回声区;肌瘤钙化时可出现强回声,后方伴声影。

【对妊娠的影响】

不同位置以及不同大小的子宫肌瘤,对妊娠的影响作用不同。黏膜下子宫肌瘤发生不孕的概率较高;肌壁间或浆膜下子宫肌瘤不大时,对受孕影响极小,但是容易发生流产;子宫肌瘤患者妊娠期间,肌瘤有发生变性、坏死的风险。

【妊娠风险控制】

妊娠前应该通过超声检查和妇科检查确定子宫肌瘤的位置、大小、数目,综合评估妊娠风险后再妊娠。子宫肌瘤患者在整个妊娠期间,都需要监测肌瘤的变化。

【孕前保健指导】

较小的非黏膜下的肌瘤可以直接妊娠。如果临床症状明显、肌瘤较大、肌瘤变性或较大的黏膜下肌瘤,建议治疗后再妊娠。

（十）精神疾病

精神疾病指严重的心理障碍。患者的认识、情感、意志、动作行为等心理活动均可出现持久的明显的异常,不能正常地学习、工作、生活,动作行为难以被一般人理解,在病态心理的支配下,有自杀或攻击、伤害他人的动作行为。常见的精神疾病有精神分裂症、抑郁症、躁狂症等。妊娠合并精神分裂症在产科临床中并不多见,但对孕妇及胎儿、周围人都可能造成危害,因此需要加以关注。妊娠合并精神分裂症的发病率为 0.003%~0.006%。

【疾病对妊娠的影响】

围孕期抑郁与早产、低出生体重有关。抗抑郁、焦虑、镇静药大部分是对人类有致畸证据的药物,可能会增加胎儿致畸的风险。父母一方患病,子代发病的机会为 5%~10%,高于正常人群。

【妊娠对疾病的影响】

不影响疾病的恢复和转归。但可因妊娠、分娩诱发原有疾病复发,如既往有产后抑郁症,再发风险为 50%~70%。

【妊娠风险控制】

精神疾病患者发作期,不宜妊娠;有精神疾病史的患者,孕期均应接受遗传咨询,遗传风险高的不宜妊娠;部分控制精神疾病的药物有明显致畸作用,服用这类药物的患者不宜妊娠;遗传风险低,病情缓解,且控制疾病的药物无明显的致畸作用者,可在密切监测下妊娠。

【孕前保健指导】

1. 如双亲之一有精神异常,子代的发病率约为 12%,两者均异常发病率约为 40%。

2. 准备妊娠时,建议到精神心理或神经科咨询能否妊娠及何时妊娠。

3. 目前缺乏有效干预措施预防妊娠期、产后抑郁的发作,及早识别发作征象,及早就医是降低不良妊娠结局的有效方法。

4. 对已痊愈 2 年以上的精神分裂症妇女可停药妊娠。对已患病正在服抗精神疾病药物,且近期内有发作,夫妻双方均患病、服用大量药物或对胎儿有明显影响的妇女不宜妊娠。

5. 对病情没有稳定,持续服用抗精神病药物但考虑妊娠的患者,妊娠前减少口服药剂量至最低治疗水平。

（十一）癫痫

癫痫是一组由大脑神经元异常放电,导致短暂的中枢神经系统功能障碍为特征的一种慢性脑部疾病,具有突发性和反复发作的特点。癫痫是很常见的神经系统疾病,其人群患病率约0.5%,除脑外伤所致癫痫外,男女发病率基本相同。癫痫发作期及服用抗癫痫药物后可以对妊娠产生不良影响。

Note

【诊断标准】

1. 临床表现 癫痫的诊断主要依靠临床表现,如突然神志丧失并全身抽搐;分为单纯或复杂部分性发作(全身某个部位的感觉异常或阵挛性抽搐,或精神模糊,或出现一些无意识的动作等)。

2. 脑电图异常改变及抗癫痫药物的效应等可协助诊断。如怀疑可能有某种原发病变,应选择其他相应的检查方法以明确诊断,如头颅 CT、磁共振成像、正电子发射断层扫描检查等。

【疾病对妊娠的影响】

原发性癫痫有家族史者,其发病率较普通人群增高 6~10 倍。

对孕妇的影响:在怀孕期还可以导致胎盘早剥,引起子宫大出血、胎膜早破、宫内感染等;妊娠期癫痫频率可能发生改变,有报道 15%~37% 的患者癫痫发作增加;患癫痫的孕妇(含用药治疗者)有 85%~90% 的机会获得正常婴儿;早产及妊娠期高血压疾病的发生率为正常人群的 2~3 倍。

对胎儿的影响:癫痫如控制不好,可导致胎儿宫内反复缺氧,进而造成胎儿脑损伤,分娩后易发生脑瘫、智力低下;抽搐发作时可致胎盘血流量减少,导致宫内缺氧,造成子代抽搐性疾病发生的危险性增加,如高热惊厥;抗癫痫药物可造成唇裂、先天性心脏病、颜面异常等先天畸形;癫痫有遗传风险。

对男性的影响:某些抗癫痫药物可损害精子质量,而引发不育、流产;也可影响男性性功能;癫痫如控制不好,反复缺氧,影响性腺生精功能。

【妊娠对疾病的影响】

1. 部分患者在孕期中发作频度增加,5%~14% 的发作减少,其余无变化。

2. 血药浓度监测发现,足月时血药浓度较早孕期平均降低 40%,可能为发作频度增加的原因。游离药物浓度的测定对调整药量有指导意义。

【妊娠风险控制】

原发性癫痫有遗传风险,夫妇双方均为患者,最好不要生育;夫妇一方为患者,孕前应进行遗传咨询,遗传高风险者不宜妊娠;癫痫发作期,不宜妊娠;病情得到控制后,改用对胎儿影响小的药物,治疗 2 年癫痫未发作者,可考虑停药准备妊娠。

【孕前保健指导】

1. 夫妇双方均为癫痫患者,子女发生癫痫的危险性约为 20%~25%,最好不要生育;一方为癫痫患者,其子女发生癫痫的可能性约为 5%,故遗传影响不是很大,一般可生育。

2. 癫痫发作期,不宜妊娠。应控制病情,改用对胎儿影响小的药物后,考虑妊娠。治疗后 2 年癫痫未发作者,可停药准备妊娠。整个孕期密切监测,预防癫痫复发。

3. 转诊神经内科,由专科医生确定能否妊娠、妊娠最佳时机及指导安全用药。

4. 应用单一药物,以卡马西平较为安全,但其致畸作用尚未肯定;联合用药比单一用药致畸率高。

5. 抗癫痫药可降低体内叶酸水平,如女性患者准备怀孕,应经专科医生评估适宜怀孕后在医生指导下补充叶酸。

二、遗传病患者及高风险人群的孕前咨询

遗传性疾病已成为人类常见病、多发病。病情严重者可导致终生残疾,给患者带来痛苦,给家庭、国家造成严重的精神和经济负担。遗传咨询是在临床遗传学、细胞遗传学、分子遗传学的基础上,及时确定遗传性疾病患者和携带者,并对其后代患病风险进行预测,商讨应对策略,从而减少遗传病儿的出生,降低遗传性疾病的发生率,提高人群遗传素质和人口质量。

遗传咨询应在婚前或孕前进行,可帮助咨询者理解相关疾病的性质,了解对疾病的风险以

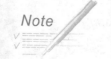

及防治的各种可能性,最后做出自己的决定。

咨询的对象为遗传病高风险人群:①夫妇双方或家系成员患有某些遗传病或先天畸形者,曾经生育过遗传病患儿或先天畸形的夫妇;②不明原因智力低下或先天畸形儿的父母;③不明原因的反复流产或有死胎、死产等病史的夫妇;④孕期接触不良环境因素及患有某些慢性疾病的夫妇;⑤常规检查或常见遗传病筛查发现异常者;⑥其他需要咨询者,如婚后多年不育的夫妇,或35岁以上的高龄孕妇。

（一）常染色体显性遗传病

【特点】

突变基因位于常染色体上,为显性致病基因;父母之一为患者;同胞中患病率约为1/2,没有性别差异;具有不同的外显率。常见疾病如成骨发育不全、遗传性舞蹈病等。

【婚育医学指导】

双方之一为严重遗传病,可以结婚,若无条件做产前诊断,建议不宜生育。

（二）常染色体隐性遗传病

【特点】

突变基因位于常染色体上,为隐性致病基因;患者是致病基因的纯合体,父母双方都是隐性致病基因携带者;同胞中患病率约为1/4,没有性别差异;近亲结婚时,子代的发病率明显增高。较为常见的有先天性聋(哑)、视网膜色素变性、苯丙酮尿症、肝豆状核变性等。

【婚育医学指导】

一方为患者,对方正常,其子女均不发病,但都是致病基因携带者,可以生育;一方为携带者与正常人结婚,其子女均不发病,可以生育;双方均是同一种隐性遗传病患者,子女100%患病,可以结婚,建议不宜生育。

（三）X连锁显性遗传病

【特点】

突变基因位于X染色体上,为显性致病基因;女性患者多于男性,患者双亲中往往有一方为患者;男性症状重于女性。常见疾病有抗维生素D佝偻病、遗传性慢性肾炎等。

【婚育医学指导】

男方为患者,女方正常,所生女孩都是患者,可以通过测胎儿性别进行选择,保留男孩;女方是患者,男方正常,所生男孩和女孩患病率均为1/2,故应建议"可以结婚,不宜生育"。

（四）X连锁隐性遗传病

【特点】

突变基因位于X染色体上,为隐性致病基因;男性为患者,女性通常为携带者。常见如甲型及乙型血友病、红绿色盲等。

【婚育医学指导】

男方患病,女方正常,所生男孩均正常,女孩也不发病,但都是致病基因携带者,不影响生育;女方患病,男方正常,所生的子女中,男孩都发病,女孩都是携带者,可通过检测胎儿性别选择保留女孩;女性携带者与正常男性结婚,后代中女孩都不发病,但其中有1/2为携带者,儿子1/2为患者,可以通过测胎儿性别进行选择,保留女孩。

（五）多基因遗传病

【特点】

由2对或2对以上致病基因积累导致的疾病,环境因素参与其中。常见的疾病有唇腭裂、神经管畸形、多指(趾)、先天性心脏病等。

【婚育医学指导】

患病风险率低于10%,远比单基因遗传病低,可以生育;家庭中患病人数愈多,其子代患病风险愈高,如精神分裂症者,应提出"可以结婚,建议不宜生育"的医学意见。

（六）染色体病

【特点】

由染色体数目异常或结构异常所造成的疾病。染色体数目异常多见,如21-三体、45,X0、47,XXY等。染色体结构异常主要有平衡易位、倒位、缺失等。染色体病多为综合征,患者可出现智力低下并伴有多发畸形。

【婚育医学指导】

高龄孕妇(指35岁及以上者),子代患病风险高,应做产前诊断;任何一方为染色体数目异常或染色体结构异常的夫妇,女方怀孕时应做产前诊断。

【小结】

开展各种常见病和遗传病的孕前咨询需要及时明确疾病的诊断,评估所患疾病对妊娠的影响,给予患者合理的治疗,并依据患者的病情、身体状况和疾病的遗传特点进行妊娠指导。

【思考题】

1. 孕前保健的宗旨和内容是什么?

2. 哪些人群应该属于遗传病高风险人群? 他们应该在何时寻求遗传咨询?

(李 旭)

第二节 妊娠诊断

妊娠期全过程从末次月经的第1日开始计算,孕龄为280日,即40周。临床上分为3个时期:第13周末之前称为早期妊娠(first trimester),第14~27周末为中期妊娠(second trimester),第28周及其后称为晚期妊娠(third trimester)。受精卵种植后,身体的某些器官发生解剖、生理和生化的变化以适应妊娠,这种变化贯穿整个妊娠过程。

【妊娠期生殖系统的变化】

1. 子宫 妊娠后随着宫腔的增大,子宫变成一个相对薄壁的肌性器官以容纳胚胎、胎儿、胎盘和羊水,是妊娠期变化最大的器官。

（1）子宫大小:妊娠足月时,子宫的容量平均为5L,最高可达20L或更大,是非孕时的500~1000倍。子宫重量至足月时,可达1100g。妊娠早期子宫略呈球形且不对称,受精卵着床部位的子宫壁明显突出。妊娠12周后,增大子宫逐渐超出盆腔,在耻骨联合上方可触及。妊娠晚期的子宫轻度右旋,与乙状结肠占据在盆腔左侧有关。子宫增大主要是由于肌细胞的肥大、延长所致(肌细胞由非孕时的长20μm,宽2μm至妊娠足月时的长500μm,宽10μm),也与少量肌细胞数目的增加及结缔组织增生有关。细胞质内富含有收缩功能的肌动蛋白(actin)和肌球蛋白(myosin),成为临产和产后子宫收缩的物质基础。子宫肌壁厚度非孕时约1cm,至妊娠中期逐渐增厚达2.0~2.5cm,至妊娠末期又逐渐变薄为1.0~1.5cm或更薄。早期子宫各部增大迅速,宫底在妊娠后期增长最快,因宫体含肌纤维最多,子宫下段次之,宫颈最少,以适应临产后子宫收缩力由宫底向下递减,利于胎儿的娩出。自妊娠12~14周起,子宫可出现不规则的无痛性收缩。这种宫缩的特点为稀发、不规律和不对称,随妊娠进展而逐渐增加,但宫缩时宫腔内压力通常为5~25mmHg,持续时间不足30秒,不伴宫颈的扩张。这种生理性无痛宫缩被称为Braxton Hicks

收缩。

（2）子宫血流量：妊娠期子宫血管扩张、增粗，子宫血流量增加，以适应胎儿 - 胎盘循环的需要。孕早期子宫血流量为 50ml/min，主要供应子宫肌层和蜕膜。妊娠足月时子宫血流量为 450~650ml/min，其中 80%~85% 供应胎盘。子宫螺旋血管走行于子宫肌纤维之间，子宫收缩时血管被紧压，子宫血流量明显减少。虽然，过强的子宫收缩可导致胎儿宫内缺氧，但另一方面，有效的子宫收缩也是产后使子宫胎盘剥离面迅速止血的主要机制。

（3）子宫内膜：受精卵着床后，在孕激素、雌激素作用下子宫内膜腺体增大，腺上皮细胞内糖原增加，结缔组织细胞肥大，血管充血，此时的子宫内膜称为蜕膜（decidua）。按蜕膜与囊胚的关系，将蜕膜分为 3 部分：①底蜕膜（basal decidua）：是指囊胚着床部位的子宫内膜，与叶状绒毛膜相贴，以后发育称为胎盘的母体部分；②包蜕膜（capsular decidua）：是指覆盖在囊胚表面的蜕膜，随囊胚发育逐渐突向宫腔；③真蜕膜（true decidua）：是指底蜕膜及包蜕膜以外覆盖子宫腔其他部分的蜕膜，妊娠 14~16 周羊膜腔明显增大，包蜕膜和真蜕膜相贴近，宫腔消失（图 3-1）。

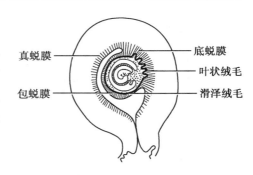

图 3-1　早期妊娠子宫蜕膜与绒毛的关系

（4）子宫峡部：位于宫体与宫颈之间最狭窄的组织结构为子宫峡部。非孕时长约 1cm，妊娠后子宫峡部变软，逐渐伸展拉长变薄，扩展成宫腔的一部分，临产后伸展至 7~10cm，成为产道一部分，称为子宫下段，是产科手术学的重要解剖结构。

（5）宫颈：在激素作用下，宫颈充血、水肿，宫颈管内腺体增生、肥大，使宫颈自妊娠早期逐渐变软，呈紫蓝色。宫颈的主要成分为富含胶原的结缔组织，其在不同时期的重新分布，能促使妊娠期宫颈关闭并维持至足月，分娩期宫颈扩张以及产褥期宫颈迅速复旧。妊娠期宫颈黏液增多，形成黏稠的黏液栓，富含免疫球蛋白及细胞因子，可保护宫腔免受外来感染的侵袭。

2. 卵巢　妊娠期卵巢排卵和新卵泡发育均停止。一般情况下，妊娠妇女卵巢内有一个黄体，产生大量雌激素及孕激素，并在妊娠 6~7 周达到高峰，以维持妊娠。妊娠 10 周后黄体功能由胎盘取代，黄体开始萎缩。在卵巢表面和其下层有时能见到类似于子宫内膜基质的蜕膜样改变。妊娠后，卵巢静脉的管腔直径明显增大，可从 0.9cm 达妊娠足月时的 2.6cm。

3. 输卵管　妊娠期输卵管伸长，但肌层增厚不明显。黏膜层上皮细胞稍扁平，在基质中见蜕膜细胞，有时黏膜呈蜕膜样改变。

4. 阴道和外阴　妊娠期阴道黏膜变软，水肿充血呈紫蓝色（Chadwick 征），阴道皱襞增多，周围结缔组织变疏松，肌肉细胞肥大，伸展性增加，有利于分娩时胎儿的通过。阴道脱落细胞及分泌物增多呈白色糊状。阴道上皮细胞含糖原增加，乳酸含量增多，使阴道 pH 降低，不利于致病菌生长，可防止感染。妊娠期外阴部充血，皮肤增厚，大小阴唇色素沉着，大阴唇内血管增多，结缔组织松软，故伸展性增加，有利于分娩时胎儿的通过。妊娠时由于增大的子宫压迫，盆腔及下肢静脉血回流障碍，部分孕妇可有外阴或下肢静脉曲张，产后多自行消失。

【妊娠期乳房的变化】

妊娠期间胎盘分泌大量雌激素和孕激素，分别刺激乳腺腺管和腺泡的发育，垂体催乳素、人胎盘生乳素、胰岛素和皮质醇等对乳腺的发育成熟也起作用。乳房于妊娠早期开始增大，充血明显，有明显的静脉显露。孕妇自觉乳房发胀是早孕的常见表现。随着乳腺腺泡增生导致乳腺增大并出现结节。乳头增大变黑，易勃起。乳晕颜色加深，其外围的皮脂腺肥大形成散在的结节状隆起，称为蒙氏结节（Montgomery's tubercles）。妊娠末期，尤其在接近分娩期挤压乳房时，可有少量淡黄色稀薄液体溢出，称为初乳（colostrum）。妊娠期间乳腺充分发育，为泌乳做好准备，但并无乳汁分泌,与大量雌、孕激素抑制乳汁生成有关。产后胎盘娩出,雌、孕激素水平迅速下降,新生儿吸吮乳头,乳汁开始分泌。哺乳妇女妊娠后乳汁会明显减少。

【妊娠期骨骼、关节及韧带的变化】

在妊娠期间骨质通常无改变,仅在妊娠次数过多、过密又不注意补充维生素 D 及钙时,能引起骨质疏松。部分孕妇自觉腰骶部及肢体疼痛不适,可能与由胎盘分泌的松弛素(relaxin)使骨盆韧带及椎骨间的关节、韧带松弛有关。部分孕妇耻骨联合松弛、分离,导致明显疼痛、活动受限,产后往往消失。妊娠晚期孕妇重心向前移,为保持身体平衡,孕妇头部与肩部应向后仰,腰部向前挺,形成典型的孕妇姿势。

【早期妊娠的诊断】

早期妊娠也称早孕,是胚胎形成、胎儿器官分化的重要时期。早期诊断主要是确定妊娠、胎数、胎龄,排除异位妊娠等情况。主要临床表现为停经、早孕反应、乳房和生殖器官的变化。血、尿人绒毛膜促性腺激素升高是确定妊娠的主要指标。妊娠早期超声检查是确定宫内妊娠的金指标。

1. 症状

(1)停经(cessation of menses):育龄期有性生活史的健康妇女,平时月经周期规律,一旦经期延迟,应考虑到妊娠。停经 10 日以上,应高度怀疑妊娠。若停经 2 个月以上,则妊娠的可能性更大。停经是妊娠最早的症状,但不是妊娠的特有症状。妊娠后偶尔也会出现类似月经的子宫出血,有时误认为是月经,常见于妊娠早期。这种出血持续时间短且量少,由于囊胚种植所致,是生理性出血,经产妇妊娠期出血是初产妇的 3 倍以上。但是妊娠期间任何时间阴道出血都必须引起重视,排除引起严重妊娠并发症的可能性。

(2)早孕反应(morning sickness):在停经 6 周左右出现畏寒、头晕、流涎、乏力、嗜睡、缺乏食欲、喜食酸物、厌恶油腻、恶心、晨起呕吐等症状,称为早孕反应。多在停经 12 周左右自行消失。

(3)尿频:前倾增大的子宫在盆腔内压迫膀胱所致。当子宫增大超出盆腔后,尿频症状自然消失。

2. 体征

(1)妇科检查:阴道黏膜和宫颈阴道部充血呈紫蓝色。停经 6~8 周时,双合诊检查子宫峡部极软,感觉宫颈与宫体之间似不相连,称为黑加征(Hegar sign)。子宫逐渐增大变软,呈球形。停经 8 周时,子宫为非孕时的 2 倍,停经 12 周时为非孕时的 3 倍,在耻骨联合上方可触及。6~8 周时宫颈通常软似嘴唇,非妊娠妇女的宫颈触之似鼻软骨。妊娠过程中,有时宫颈管张开可容1 指尖。在某些炎症及癌变的情况下妊娠宫颈较硬,仅在分娩开始时变软。

(2)乳房的改变:妊娠相关的乳房改变在初产妇具有特征性改变(见妊娠期乳房变化),经产妇改变不明显。

3. 辅助检查

(1)妊娠试验(pregnancy test):受精卵着床后不久,即可用放射免疫法测出受检者血液中 hCG 升高。临床上多用早早孕试纸法检测受检者尿液,结果阳性者结合临床表现可以诊断为妊娠。

(2)超声检查:妊娠早期超声检查的主要目的是确定宫内妊娠、胎数,排除异位妊娠和滋养细胞疾病,估计孕龄,排除盆腔肿块或子宫异常(图 3-2)。停经 35 日时,宫腔内见到圆形或椭圆形妊娠囊(gestational

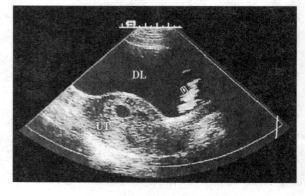

图 3-2　早孕期 B 型超声图像

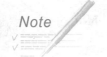

sac,GS);妊娠 6 周时,可见到胚芽和原始心管搏动。停经 14 周 B 型超声检查可以排除严重的胎儿畸形,如无脑儿。B 型超声测量指标有胎儿颈项透明层(nuchal translucency,NT)和胎儿鼻骨(nose bone)等,可作为孕早期染色体疾病筛查的指标。彩色多普勒超声可见胎儿心脏区彩色血流,可以确诊为早期妊娠、活胎。

(3) 宫颈黏液检查:吸出宫颈黏液,涂抹在玻璃片上干燥几分钟,显微镜下检查可判断卵巢周期和是否妊娠。在月经周期的第 7~18 天,干燥后的宫颈黏液可以看到羊齿状结晶,21 天后,开始出现椭圆体。羊齿状宫颈黏液结晶需依赖分泌物中氯化钠的浓度。1% 的氯化钠就能看到典型的羊齿状结晶,低于这个浓度,可以见到椭圆体。在有雌激素而无孕激素产生时宫颈黏液中的氯化钠较丰富,孕酮分泌后,即使雌激素分泌并不减少,宫颈黏液中氯化钠的含量也会显著下降,使羊齿状结晶消失。即使妊娠期间产生的雌激素量明显多于正常月经周期,但因孕酮分泌多,仍会使羊齿状结晶消失。如果存在大量稀薄的宫颈黏液且干燥后见到羊齿状结晶,可排除妊娠。

(4) 基础体温(basal body temperature,BBT)测定:双相型体温的已婚妇女出现高温相 18 日持续不降,早孕可能性大。高温相持续超过 3 周,早期妊娠的可能性更大。

【中、晚期妊娠的诊断】

中晚期妊娠是胎儿生长和各器官发育成熟的重要时期,主要的妊娠诊断是判断胎儿生长发育情况、宫内状况和发现胎儿畸形。主要的临床表现有子宫增大和胎动。听到胎心音能确诊妊娠且为活胎。超声可检测胎儿生长发育并在妊娠 18~24 周筛查胎儿结构畸形,彩色多普勒超声可了解子宫和胎儿动脉血流。

1. 病史和症状　有早期妊娠经过,自觉腹部逐渐增大。初孕妇于妊娠 20 周感到胎动,经产妇感觉略早于初产妇。胎动随妊娠进展逐渐增强,至妊娠 32~34 周达高峰,妊娠 38 周后逐渐减少。正常胎动每小时 3~5 次。

2. 体征和检查

(1) 子宫增大:腹部检查时见增大子宫,手测子宫底高度或尺测耻骨上子宫长度可以估计胎儿大小及孕周(表 3-2)。子宫底高度因孕妇的脐耻间距离、胎儿发育情况、羊水量、单胎、多胎等有差异。不同孕周的子宫底增长速度不同,妊娠 20~24 周时增长速度较快,平均每周增长 1.6cm,至 36~40 周增长速度减慢,每周平均增长 0.25cm。正常情况下,子宫高度在妊娠 36 周时最高,至妊娠足月时因胎先露入盆略有下降。

表 3-2　不同妊娠周数子宫底高度及子宫长度

妊娠周数	手测子宫底高度	尺测子宫长度(cm)
12 周末	耻骨联合上 2~3 横指	
16 周末	脐耻之间	
20 周末	脐下 1 横指	18(15.3~21.4)
24 周末	脐上 1 横指	24(22.0~25.1)
28 周末	脐下 3 横指	26(22.4~29.0)
32 周末	脐与剑突之间	29(25.3~32.0)
36 周末	剑突下 2 横指	32(29.8~34.5)
40 周末	脐与剑突之间或略高	33(30.0~35.3)

(2) 胎动(fetal movement,FM):指胎儿的躯体活动。一般在妊娠 18 周后 B 型超声检查可发现,妊娠 20 周后孕妇可感觉到胎动,检查者的手放在孕妇腹部能够感觉到间歇不等的胎动。在妊娠早期,胎动幅度较小,并随孕期进展逐渐增强,至孕晚期时,胎动明显,有时在腹部检查可以

Note

看到或触到胎动。

（3）胎体（fetal body）：妊娠 20 周后，经腹壁能触到子宫内的胎体。妊娠 24 周后触诊能区分胎头、胎背、胎臀和胎儿肢体。胎头圆而硬，有浮球感；胎背宽而平坦；胎臀宽而软，形状不规则；胎儿肢体小且有不规则活动，随妊娠进展，通过四步触诊法能够查清胎儿在子宫内的位置。

（4）胎心音：听到胎心音能够确诊为妊娠且为活胎。于妊娠 12 周用多普勒胎心听诊仪能够探测到胎心音；妊娠 18~20 周用一般听诊器经孕妇腹部能够听到胎心音。胎心音是双音，似钟表"滴答"声，速度较快，正常时每分钟 110~160 次。胎心音应与子宫杂音、母亲脉搏、脐带杂音、胎动引起的声音和母亲小肠气体的声音相鉴别。脐带杂音是由血流通过脐动脉引起的，这是一种锐利的、吹口哨般与胎儿脉搏同步发生的声音，能够在约 15% 的孕妇中听到。子宫杂音是柔和的、吹风样和母亲脉搏同步发生的声音，通常在子宫下段听诊最清楚，是由于血流通过扩张的子宫血管而产生。

3. 辅助检查　超声检查不仅能显示胎儿数目、胎产式、胎先露、胎方位、有无胎心搏动、胎盘位置及其与宫颈内口的关系、羊水量、评估胎儿体重，还能测量胎头双顶径、股骨长等多条径线，了解胎儿生长发育情况。在妊娠 18~24 周，可采用超声进行胎儿系统检查，筛查胎儿的结构畸形。

彩色多普勒超声可以检测子宫动脉、脐动脉、胎儿动脉的血流速度波形。妊娠中期子宫动脉血流波动指数（pulsatile index，PI）和阻力指数（resistance index，RI）可以评估子痫前期的风险，妊娠晚期的脐动脉 PI 和 RI 可以评估胎盘的血流，胎儿大脑中动脉（middle cerebral artery，MCA）的收缩期峰值可以判断胎儿贫血的程度。

【胎姿势、胎产式、胎先露、胎方位】

妊娠 28 周以前胎儿小，羊水相对较多，胎儿在子宫内活动范围较大，胎儿位置不固定。妊娠 32 周后，胎儿生长迅速，羊水相对减少，胎儿与子宫壁贴近，胎儿的姿势和位置相对恒定，但亦有极少数胎儿的姿势和位置在妊娠晚期发生改变。胎方位甚至在分娩期仍可改变。

正常的胎姿势为胎头俯屈，颏部贴近胸壁，脊柱略前弯，四肢屈曲交叉于胸腹前。纵产式有头先露和臀先露，横产式为肩先露。枕先露以枕骨、面先露以颏骨、臀先露以骶骨、肩先露以肩胛骨为指示点。每个指示点与母体骨盆入口的不同位置构成不同胎位。

1. 胎姿势（fetal attitude）　胎儿在子宫内的姿势称为胎姿势。正常胎姿势为胎头俯屈，颏部贴近胸壁，脊柱略前弯，四肢屈曲交叉于胸腹前，其体积及体表面积均明显缩小，整个胎体成为头端小、臀端大的椭圆形。

2. 胎产式（fetal lie）　胎体纵轴与母体纵轴的关系称为胎产式（图 3-3）。胎体纵轴与母体纵轴平行者，称为纵产式（longitudinal lie），占足月妊娠分娩的 99.75%；胎体纵轴与母体纵轴垂直者，称为横产式（transverse lie），仅占足月分娩总数的 0.25%；胎体纵轴与母体纵轴交叉者，称为

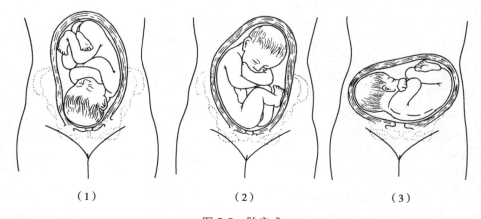

（1）　　　　　　　　　　（2）　　　　　　　　　　（3）

图 3-3　胎产式
（1）纵产式 - 头先露；(2)纵产式 - 臀先露；(3)横产式 - 肩先露

斜产式,斜产式属暂时的,在分娩过程中多转为纵产式,偶尔转成横产式。

3. 胎先露(fetal presentation)　先进入骨盆入口的胎儿部分称为胎先露。纵产式有头先露和臀先露,横产式为肩先露。根据胎头屈伸程度,头先露分为枕先露、前囟先露、额先露及面先露(图 3-4)。臀先露分为混合臀先露、单臀先露、单足先露、双足先露(图 3-5)。横产式时最先进入骨盆的是胎儿肩部,为肩先露。偶尔胎儿头先露或臀先露与胎手或胎足同时入盆,称为混合先露(图 3-6)。

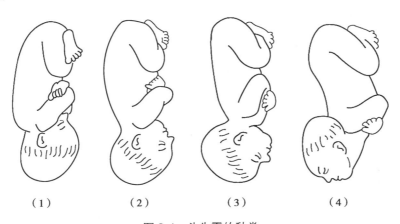

（1）　　　　　（2）　　　　　（3）　　　　　（4）

图 3-4　头先露的种类
(1) 枕先露;(2) 前囟先露;(3) 额先露;(4) 面先露

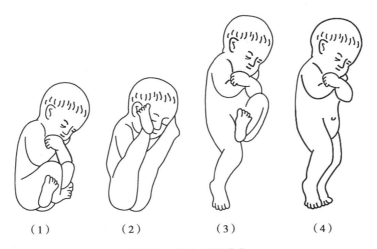

（1）　　　　　（2）　　　　　（3）　　　　　（4）

图 3-5　臀先露的种类
(1) 混合臀先露;(2) 单臀先露;(3) 单足先露;(4) 双足先露

4. 胎方位(fetal position)　胎儿先露部的指示点与母体骨盆的关系称为胎方位。枕先露以枕骨、面先露以颏骨、臀先露以骶骨、肩先露以肩胛骨为指示点。每个指示点与母体骨盆入口左、右、前、后、横不同而有不同的胎位。头先露、臀先露各有 6 种胎方位,肩先露有 4 种胎方位。如枕先露时,胎头枕骨位于母体骨盆的左前方,应为枕左前位,余类推。

【妊娠鉴别诊断】

1. 盆腔或腹腔肿瘤　妊娠子宫有时会误诊为盆腔或腹腔肿瘤,反之不常见。妊娠早期数周时子宫的

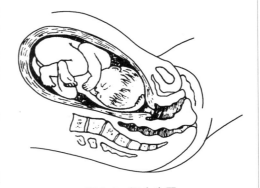

图 3-6　混合先露

改变可被误认为子宫肌瘤、宫腔积血或者子宫腺肌症,这些原因引起的增大子宫通常质硬而且没有停经史。

　　2. 假性妊娠(spurious pregnancy)　假性妊娠,或称假孕,通常见于近绝经期或强烈希望妊娠的妇女,可出现所有和妊娠相关的主要症状。脂肪堆积、小肠胀气或腹水可引起腹部增大;虽然没有明确的停经史,但下次月经时间、出血量和出血持续时间无法预测;有时发生乳房增大、溢乳、乳晕着色。可有晨起呕吐,可能为精神因素。假孕妇女感觉到的胎动通常为小肠蠕动或腹部肌肉收缩。这些症状可发生于一些不常见的情况,如分泌 hCG 的滋养细胞肿瘤,外源性注射 hCG,异位分泌 hCG 的肿瘤如支气管癌和系统性红斑狼疮,也见于药物或垂体分泌高泌乳素引起的中枢性闭经。基于 hCG 和血清泌乳素水平的假性妊娠诊断流程见图 3-7。诊断假性妊娠并不困难,双合诊检查可触到未增大变软的子宫。但对于某些妇女,使其相信没有妊娠则有一定的困难(图 3-7)。

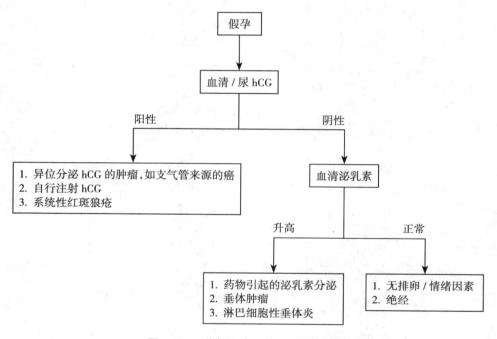

图 3-7　一些假孕原因的鉴别诊断步骤

【小结】

　　1. 子宫是妊娠期及分娩后变化最大的器官。

　　2. 妊娠早期超声检查是确定宫内妊娠的金指标。

　　3. 妊娠中晚期要判断胎儿生长发育情况、宫内状况和发现胎儿畸形。

【思考题】

　　1. B 超在妊娠各期诊断中起到什么样的作用?

　　2. 在妊娠的各期如何鉴别活胎还是死胎?

(李　旭　李奇灵)

第三节　产前检查与孕期保健

一、产前检查

产前检查(antenatal care)与孕期保健是降低孕产妇死亡和出生缺陷的重要措施。通过对孕妇及胎儿的孕期监护,能够及早发现并治疗妊娠期并发症或合并症,及时发现胎儿异常,结合孕妇及胎儿的具体情况,确定分娩方式,保障母婴安全。

围生期是指产前、产时和产后的一段时期。国内采用的围生期是指从妊娠满28周至产后1周。

【产前检查的方案及内容】

(一)产前检查的时间、次数及孕周

合理的产前检查时间及次数不仅能保证孕期保健的质量,也能节省医疗卫生资源。针对发展中国家无合并症的孕妇,世界卫生组织(2006年)建议孕期至少需要4次产前检查,孕周分别为妊娠<16周、24~28周、30~32周和36~38周。

根据目前我国孕期保健的现状和产前检查项目的需要,推荐产前检查孕周分别是:妊娠6~13^{+6}周,14~19^{+6}周,20~24周,24~28周,30~32周,33~36周,37~41周。有高危因素者,酌情增加次数。

(二)产前检查的内容

应详细询问病史,进行全面的体格检查、产科检查及必要的辅助检查。

1. 病史　①年龄:<18岁或≥35岁为妊娠的高危因素,≥35岁者为高龄孕妇。②职业:从事接触有毒物质或放射线等工作的孕妇,增加了母儿不良结局的风险。建议计划妊娠前或妊娠后调换工作岗位。③推算及核对预产期:推算方法是按末次月经第一日算起,月份减3或加9,日数加7。若孕妇仅记住农历末次月经第一日,应由医师为其换算成公历,再推算预产期。必须指出,有条件者应根据早期超声,特别是11~13^{+6}周超声检查的结果核对预产期,尤其对记不清末次月经日期或于哺乳期无月经来潮而受孕者,更加需要用超声结果来推算预产期。④月经史及既往孕产史:询问初潮年龄、月经周期。经产妇应了解有无难产史、死胎死产史、分娩方式、新生儿情况以及有无产后出血史,了解末次分娩或流产的时间及转归。⑤既往史及手术史:了解有无高血压、心脏病、结核病、糖尿病、血液病、肝肾疾病等,注意其发病时间及治疗情况,并了解做过何种手术。⑥本次妊娠过程:了解妊娠早期有无早孕反应、病毒感染及用药史;胎动开始时间;有无阴道流血、头痛、心悸、气短、下肢浮肿等症状。⑦家族史:询问家族有无结核病、高血压、糖尿病、双胎妊娠及其他与遗传相关的疾病。⑧丈夫健康状况:着重询问有无遗传性疾病等。

2. 体格检查　观察发育、营养及精神状态;注意步态及身高,身材矮小(<145cm)者常伴有骨盆狭窄;注意检查心脏有无病变;检查脊柱及下肢有无畸形;检查乳房发育情况、乳头大小及有无凹陷;测量血压和体重,注意有无水肿。

3. 产科检查　孕妇排尿后仰卧,头部稍垫高,露出腹部,双腿略屈曲稍分开,使腹肌放松。检查者站在孕妇右侧进行检查。

(1) 视诊:注意腹形及大小。腹部有无妊娠纹、手术瘢痕及水肿等。

(2) 触诊:用四步触诊法检查子宫大小、胎产式、胎先露、胎方位以及胎先露部是否衔接(图3-8)。在做前3步手法时,检查者面向孕妇,做第4步手法时,检查者则应面向孕妇足端。软尺测量宫高(耻联上缘至子宫底的距离)及腹围(经肚脐绕腹部一周的长度)。绘制妊娠图,宫高异常者,需做进一步的检查如重新核对预产期、超声等。腹部向下悬垂(悬垂腹,多见于经产妇),要

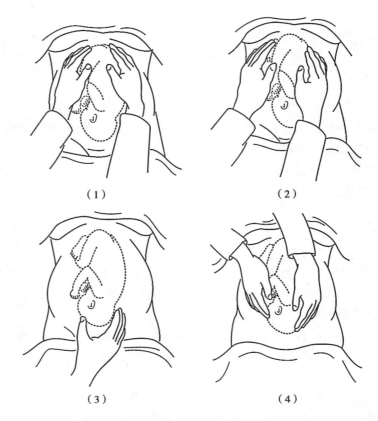

图 3-8　胎位检查四步触诊法

考虑可能伴有骨盆狭窄。

第 1 步手法：检查者两手置子宫底部，了解子宫外形并测得宫底高度，估计胎儿大小与妊娠周数是否相符。然后以两手指腹相对轻推，判断宫底部的胎儿部分，胎头硬而圆且有浮球感，胎臀软而宽且形状不规则。

第 2 步手法：检查者左右手分别置于腹部左右侧，一手固定，另手轻轻深按检查，触及平坦饱满者为胎背，可变形的高低不平部分是胎儿肢体，有时感到胎儿肢体活动。

第 3 步手法：检查者右手拇指与其余 4 指分开，置于耻骨联合上方握住胎先露部，进一步查清是胎头或胎臀，左右推动以确定是否衔接。若胎先露部仍浮动，表示尚未入盆。若已衔接，则胎先露部不能推动。

第 4 步手法：检查者左右手分别置于胎先露部的两侧，向骨盆入口方向向下深按，再次核对胎先露部的诊断是否正确，并确定胎先露部入盆的程度。

（3）听诊：胎心在靠近胎背上方的孕妇腹壁上听得最清楚。枕先露时，胎心在脐右（左）下方；臀先露时，胎心在脐右（左）上方；肩先露时，胎心在靠近脐部下方听得最清楚（图 3-9）。

4. 骨盆测量

（1）骨盆外测量：外测量各径线可间接判断骨盆的大小及形态。已有充分的证据表明骨盆外测量并不能预测产时头盆不称。但是作为产科检查的基本技能仍需了解每个径线的测量方法及其意义：①髂棘间径（interspinal diameter, IS）：测量两髂前上棘外缘的距离，正常值为 23~26cm

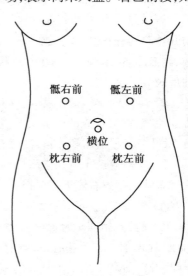

图 3-9　不同胎方位胎心音听诊部位

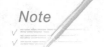

（图 3-10）。②髂嵴间径（intercrestal diameter，IC）：测量两髂嵴外缘的最宽距离，正常值为
25~28cm（图 3-11）。③骶耻外径（external conjugate，EC）：孕妇取左侧卧位，右腿伸直，左腿屈曲，
测量第 5 腰椎棘突下至耻骨联合上缘中点的距离，正常值为 18~20cm，此径线可间接推测骨盆
入口前后径的长度，是骨盆外测量中最重要的径线（图 3-12）。④坐骨结节间径或称出口横径
（transverse outlet，TO）：孕妇取仰卧位，两腿弯曲，双手紧抱双膝，测量两坐骨结节内侧缘的距离，
正常值为 8.5~9.5cm（图 3-13）。⑤出口后矢状径（posterior sagittal diameter of outlet）：为坐骨结节
间径中点至骶骨尖端的长度。检查者戴指套的右手示指伸入孕妇肛门向骶骨方向，拇指置于孕
妇体外骶尾部，两指共同找到骶骨尖端，用尺放于坐骨结节径线上，用骨盆出口测量器一端放在
坐骨结节间径的中点，另一端放在骶骨尖端处，测量器标出的数字即为出口后矢状径值，正常值
为 8~9cm（图 3-14）。出口后矢状径值与坐骨结节间径值之和 >15cm 时，表明骨盆出口狭窄不

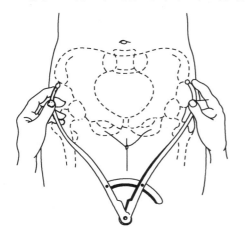

图 3-10　测量髂棘间径

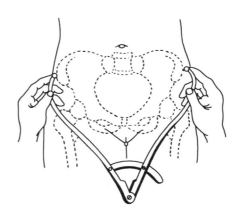

图 3-11　测量髂嵴间径

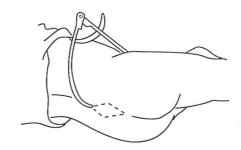

图 3-12　测量骶耻外径

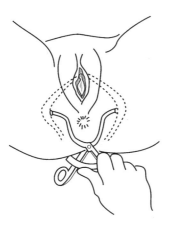

图 3-13　测量坐骨结节间径

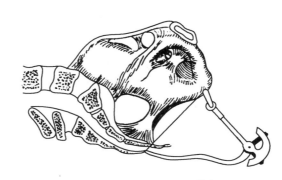

图 3-14　测量出口后矢状径

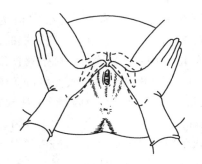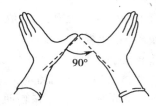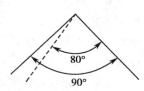

图 3-15　测量耻骨弓角度

明显。⑥耻骨弓角度（angle of pubic arch）：用左右手拇指指尖斜着对拢，放置在耻骨联合下缘，左右两拇指平放在耻骨降支上，测量两拇指间角度，为耻骨弓角度（图 3-15），正常值为 90°，小于80°为异常。此角度反映骨盆出口横径的宽度。

　　（2）骨盆内测量（internal pelvimetry）：①对角径（diagonal conjugate，DC）：耻骨联合下缘至骶岬前缘中点的距离。正常值为 12.5~13cm，此值减去 1.5~2.0cm 为骨盆入口前后径长度，又称真结合径（true conjugate）。方法为在孕 24~36 周时，检查者将一手的食、中指伸入阴道，用中指尖触到骶岬上缘中点，食指上缘紧贴耻骨联合下缘，另一手食指固定标记此接触点，抽出阴道内的手指，测量中指尖到此接触点距离即为对角径（图 3-16）。②坐骨棘间径（bi-ischial diameter）：测量两坐骨棘间的距离，正常值约为 10cm。测量方法是一手食、中指放入阴道内，分别触及两侧坐骨棘，估计其间的距离（图 3-17）。③坐骨切迹宽度（incisura ischiadica）：代表中骨盆后矢状径，其宽度为坐骨棘与骶骨下部间的距离，即骶棘韧带宽度。将阴道内的食指置于韧带上移动，若能容纳 3 横指（5.5~6cm）为正常，否则属中骨盆狭窄（图 3-18）。

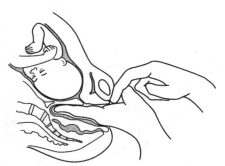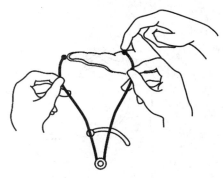

图 3-16　测量对角径

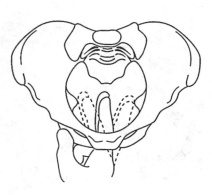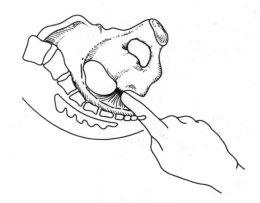

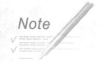
Note

图 3-17　测量坐骨棘间径　　　　图 3-18　测量坐骨切迹宽度

5. 辅助检查及健康教育　参照中华医学会妇产科学分会产科学组制定的"孕前和孕期保健指南(第 1 版)",辅助检查及健康教育详见表 3-2。

表 3-2　产前检查的方案及内容

检查次数	常规检查及保健	备查项目	健康教育
第 1 次检查(6~13^{+6}周)	1. 建立孕期保健手册; 2. 确定孕周、推算预产期; 3. 评估孕期高危因素; 4. 血压、体质量与体质量指数、胎心率; 5. 血常规、尿常规、血型(ABO 和 Rh)、空腹血糖、肝功和肾功、乙型肝炎表面抗原、梅毒螺旋体、HIV 筛查	1. HCV 筛查; 2. 地中海贫血筛查; 3. 甲状腺功能筛查; 4. 血清铁蛋白; 5. 宫颈细胞学检查; 6. 宫颈分泌物检测淋球菌和沙眼衣原体; 7. 细菌性阴道病的检测; 8. 早孕期非整倍体母体血清学筛查(10~13^{+6}周); 9. 早孕期超声检查,妊娠11~13^{+6}周超声测量胎儿 NT 厚度; 10. 妊娠 10~12 周绒毛活检; 11. 心电图	1. 营养和生活方式的指导; 2. 避免接触有毒有害物质和宠物; 3. 慎用药物; 4. 孕期疫苗的接种; 5. 改变不良生活方式,避免高强度的工作、高噪音环境和家庭暴力; 6. 继续补充叶酸 0.4~0.8mg/d 至 3 个月,有条件者可继续服用含叶酸的复合维生素
第 2 次检查(14~19^{+6}周)	1. 分析首次产前检查的结果; 2. 血压、体质量、宫底高度、腹围、胎心率; 3. 中孕期非整倍体母体血清学筛查(15~20^{+0}周)	羊膜腔穿刺检查胎儿染色体(16~21 周)	1. 中孕期胎儿非整倍体筛查的意义; 2. Hb<105g/L,补充元素铁60~100mg/d; 3. 开始补充钙剂,600mg/d
第 3 次检查(20~24周)	1. 血压、体质量、宫底高度、腹围、胎心率; 2. 胎儿系统超声筛查(18~24周); 3. 血常规、尿常规	宫颈评估(超声测量宫颈长度,早产高危者)	1. 早产的认识和预防; 2. 营养和生活方式的指导; 3. 胎儿系统超声筛查的意义
第 4 次检查(24~28周)	1. 血压、体质量、宫底高度、腹围、胎心率; 2. 75g OGTT、尿常规	1. 抗 D 滴度复查(Rh 阴性者); 2. 宫颈阴道分泌物 fFN 检测(早产高危者)	1. 早产的认识和预防; 2. 营养和生活方式的指导; 3. 妊娠期糖尿病筛查的意义
第 5 次检查(30~32周)	1. 血压、体质量、宫底高度、腹围、胎心率、胎位; 2. 产科超声检查; 3. 血常规、尿常规	超声测量宫颈长度或宫颈阴道分泌物 fFN 检测	1. 分娩方式指导; 2. 开始注意胎动; 3. 母乳喂养指导; 4. 新生儿护理指导
第 6 次检查(32~36周)	1. 血压、体质量、宫底高度、腹围、胎心率、胎位; 2. 尿常规	1. GBS 筛查(35~37 周); 2. 肝功、血清胆汁酸检测(32~34 周,怀疑 ICP 孕妇)。 3. NST 检查(34 孕周开始); 4. 心电图复查(高危者)	1. 分娩前生活方式的指导; 2. 分娩相关知识; 3. 新生儿疾病筛查; 4. 抑郁症的预防
第 7~11 次检查(37~41 周)	1. 血压、体质量、宫底高度、腹围、胎心率、胎位、宫颈检查(Bishop 评分); 2. 尿常规	1. 产科超声检查; 2. NST 检查(每周 1 次)	1. 新生儿免疫接种; 2. 产褥期指导; 3. 胎儿宫内情况的监护; 4. 超过 41 周,住院并引产

二、胎儿健康状况的评估

(一)确定是否为高危儿

高危儿包括:①孕龄 <37 周或≥42 周;②出生体重 <2500g;③小于孕龄儿或大于孕龄儿;④生后 1 分钟内 Apgar 评分 0~3 分;⑤产时感染;⑥高危妊娠产妇的新生儿;⑦手术产儿;⑧新生儿的兄姐有严重的新生儿病史或新生儿期死亡等。

(二)胎儿宫内状况的监测

1. 妊娠早期行妇科检查确定子宫大小及是否与妊娠周数相符;超声检查最早在妊娠第 5 周即可见妊娠囊及探测到胎心音。

2. 妊娠中期借助手测宫底高度或尺测宫底高度以及腹围,协助判断胎儿大小及是否与妊娠周数相符;超声检查胎儿大小以及各器官有无发育异常;每次产前检查时都需听取胎心率。

3. 妊娠晚期

(1)手测或尺测宫底高度,胎动计数,听取胎心率。超声检查不仅能测得胎头双顶径值,且能判定胎位及胎盘位置、胎盘成熟度。

(2)电子胎儿监护(electronic fetal monitoring, EFM):近年来,电子胎儿监护在产前和产时的应用越来越广泛,已经成为产科医生不可缺少的辅助检查手段。其优点是能连续观察并记录胎心率(fetal heart rate, FHR)的动态变化,同时描记子宫收缩和胎动记录,反映三者间的关系。EFM 的评价指标见表 3-3。

表 3-3　电子胎儿监护的评价指标

名称	定义
胎心率基线	指 10 分钟内除外胎心周期性或者一过性变化及显著胎心变异的胎心率平均水平,至少观察 2 分钟。 正常胎心率基线:110~160 次 / 分(bpm);胎心过速:胎心率基线 >160 次 / 分;胎心过缓:胎心率基线 <110 次 / 分
基线变异	指胎心率基线存在的振幅及频率的波动。按照胎心率基线的振幅波动分为:①消失型:缺乏变异;②微小变异:变异幅度≤5bpm;③中等变异(正常变异):变异幅度 6~25bpm;④显著变异:变异幅度 >25bpm
胎心加速	指胎心率突然显著增加。 孕 32 周及以上的胎心加速标准:胎心加速 >15bpm,持续时间 >15 秒,但不超过 2 分钟; 孕 32 周以下的胎心加速标准:胎心加速 >10bpm,持续时间 >10 秒,但不超过 2 分钟; 延长加速:胎心加速持续 2~10 分钟。胎心加速≥10 分钟则考虑胎心率基线变化
早期减速	指伴随宫缩胎心率的对称性的渐进的减慢及恢复。胎心率渐进性的减慢指从开始到胎心率最低点的时间≥30 秒,胎心率的减慢程度是从开始下降到胎心率最低点,早期减速的最低点与宫缩高峰一致;大部分早期减速的开始、最低值及恢复与宫缩的开始、峰值及结束相一致(图 3-19)
晚期减速	指伴随宫缩胎心率的对称性的渐进的减慢及恢复。胎心率渐进性的减慢指从开始到胎心率最低点的时间≥30 秒,胎心率的减慢程度是从开始下降到胎心率最低点。晚期减速的发生延后于宫缩,胎心率最低点晚于宫缩高峰。大部分晚期减速的开始、最低值及恢复延后于宫缩的开始、峰值及结束(图 3-20)
变异减速	指胎心率的突然的显著的减慢。胎心率突然的减慢指从开始到胎心率最低点的时间 <30 秒,胎心率的减慢程度是从开始下降到胎心率最低点。变异减速程度应≥15bpm,持续时间≥15 秒,但不超过 2 分钟。变异减速与宫缩无固定关系(图 3-21)

续表

名称	定义
延长减速	指胎心率显著的减慢。延长减速程度应≥15bpm，持续时间≥2分钟，但不超过10分钟，胎心减速≥10分钟则考虑胎心率基线变化
正弦波	胎心基线呈现平滑的正弦波样摆动，频率固定，3~5次/分，持续≥20分钟
宫缩	正常宫缩：观察30分钟，10分钟内有5次或者5次以下宫缩。 宫缩过频：观察30分钟，10分钟内有5次以上宫缩。当宫缩过频时应记录有无伴随胎心率变化

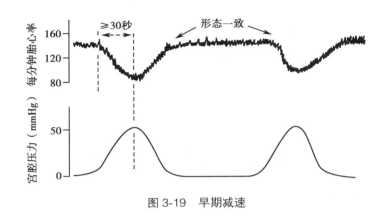

图 3-19　早期减速

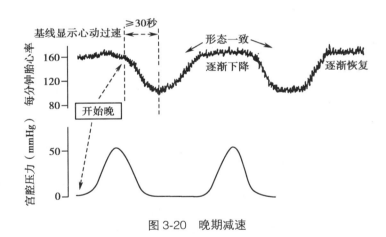

图 3-20　晚期减速

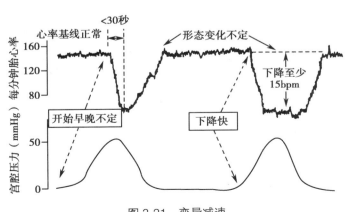

图 3-21　变异减速

Note

（3）预测胎儿宫内储备能力：①无应激试验（none-stress test，NST），用于产前监护；②宫缩应激试验（contraction stress test，CST）包括自然临产后所做的 CST（用于产时监护）和缩宫素激惹试验（oxytocin challenge test，OCT），OCT 的原理为用缩宫素诱导宫缩并用电子胎儿监护仪记录胎心率的变化。OCT 可用于产前监护及引产时胎盘功能的评价。若多次宫缩后连续重复出现晚期减速，胎心率基线变异减少，胎动后无 FHR 增快，为 OCT 阳性。若胎心率基线有变异或胎动后FHR 加快，无晚期减速，为 OCT 阴性，提示胎盘功能良好。

（4）NST 的判读：参照 2007 年加拿大妇产科医师学会（Society of Obstetricians and Gynecologists of Canada，SOGC）指南，见表 3-4。

表 3-4　NST 的结果判读及处理

参数	正常 NST（先前的"有反应型"）	不典型 NST（先前的"可疑型"）	异常 NST（先前的"无反应型"）
基线	110~160bpm	100~110bpm；>160bpm，<30 分钟；基线上升	胎心过缓 <100bpm；胎心过速 >160bpm，超过 30 分钟；基线不确定
变异	6~25bpm（中等变异）；≤5bpm，小于 40 分钟	40~80 分钟内≤5bpm	≤5bpm，≥80 分钟；≥25bpm，>10 分钟；正弦型
减速	无减速或偶发变异减速持续短于 30 秒	变异减速持续 30~60 秒	变异减速持续时间超过 60 秒；晚期减速
加速（足月胎儿）	40 分钟内两次或者两次以上加速超过 15bpm，持续 15 秒	40~80 分钟内两次以下加速超过 15bpm，持续 15 秒	大于 80 分钟两次以下加速超过 15bpm，持续 15 秒
加速（<32 周的胎儿）	40 分钟内两次或者两次以上加速超过 10bpm，持续 10 秒	40~80 分钟内两次以下加速超过 10bpm，持续 10 秒	大于 80 分钟两次以下加速超过 10bpm，持续 10 秒
处理	观察或者进一步评估	需要进一步评估	积极处理；全面评估胎儿状况；BPP 评分；及时终止妊娠

（5）CST 或 OCT 的电子胎儿监护三级判读系统：参照 2009 年美国妇产科医师学会（American College of Obstetricians and Gynecologists，ACOG）指南，见表 3-5。

（6）胎儿生物物理相（biophysical profile，BPP）评分：是综合电子胎儿监护及超声检查所示某些生理活动，以判断胎儿有无急、慢性缺氧的一种产前监护方法，可供临床参考。常用的是 Manning 评分法（表 3-6）。但由于 BPP 评分较费时，且受诸多主观因素的影响，故临床应用日趋减少。

表 3-5　三级电子胎儿监护判读标准

（一）第 I 类电子胎儿监护　满足下列条件：胎心率基线 110~160bpm；基线变异为中度变异；无晚期减速及变异减速；存在或者缺乏早期减速；存在或者缺乏加速。
此类电子胎儿监护结果提示胎儿酸碱平衡正常，可常规监护，不需采取特殊措施

（二）第 II 类电子胎儿监护　除了第 I 类和第 III 类电子胎儿监护外的其他情况均划为第 II 类。
此类电子胎儿监护结果尚不能说明存在胎儿酸碱平衡紊乱，但是应该综合考虑临床情况、持续胎儿监护、采取其他评估方法来判定胎儿有无缺氧，可能需要宫内复苏来改善胎儿状况

（三）第 III 类电子胎儿监护　有两种情况：
1. 胎心率基线无变异并且存在下面任何一种情况　①复发性晚期减速；②复发性变异减速；③胎心过缓（胎心率基线 <110 次 / 分）。
2. 正弦波型　该类电子胎儿监护提示胎儿存在酸碱平衡失调即胎儿缺氧，应该立即采取相应措施纠正胎儿缺氧，包括改变孕妇体位、吸氧、停止缩宫素使用、抑制宫缩、纠正孕妇低血压等措施，如果这些措施均不奏效，应该紧急终止妊娠

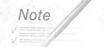
Note

表 3-6　Manning 评分法

指标	2 分（正常）	0 分（异常）
NST（20 分钟）	≥2 次胎动，FHR 加速，振幅≥15bpm，持续≥15 秒	<2 次胎动，FHR 加速，振幅 <15bpm，持续 <15 秒
FBM（30 分钟）	≥1 次，持续≥30 秒	无或持续 <30 秒
FM（30 分钟）	≥3 次躯干和肢体活动（连续出现计一次）	≤2 次躯干和肢体活动
FT	≥1 次躯干伸展后恢复到屈曲，手指摊开合拢	无活动，肢体完全伸展，伸展缓慢，部分恢复到屈曲
AFV	≥1 个羊水暗区，最大羊水池垂直直径≥2cm	无或最大羊水池垂直直径 <2cm

（7）彩色多普勒超声血流监测：应用该技术监测胎儿血流动力学，可以对妊娠的进展与结局、胎儿宫内状况做出客观判断，为临床选择适宜的终止妊娠的时机提供有力的证据。常用的指标包括脐动脉和胎儿大脑中动脉的 S/D 比值、RI 值（阻力指数）、PI 值（搏动指数）、脐静脉和静脉导管的血流波形等。其中 S/D 为收缩期峰值流速（S）/ 舒张末期流速（D），RI 为［S–D］/S，PI 为［S–D］/ 平均流速。不同孕周的 S/D、PI 与 RI 值不同。较公认的判断异常的标准如下：①脐动脉的舒张末期血流频谱消失或倒置，预示胎儿在宫内处于缺氧缺血的高危状态；②当胎儿大脑中动脉的 S/D 比值降低，提示血流在胎儿体内重新分布，预示胎儿宫内缺氧；③出现脐静脉或静脉导管搏动时预示胎儿处于濒死状态；④脐动脉血流指数大于各孕周的第 95 百分位数或超过平均值 2 个标准差，预示胎儿宫内状况可能不佳。

（三）胎盘功能检查

1. 胎动　胎动减少 50% 以上，警惕胎盘功能减退。

2. 电子胎儿监护、胎儿生物物理监测与彩色多普勒超声血流监测是目前最常用的方法。具体内容详见本章节。

（四）胎儿肺成熟度监测

1. 孕周　妊娠满 34 周（经早孕超声核对）胎儿肺发育基本成熟。

2. 卵磷脂 / 鞘磷脂比值（lecithin/sphingomyelin，L/S）　若羊水 L/S≥2，提示胎儿肺成熟。也可用羊水振荡试验（泡沫试验）（foam stability test）间接估计 L/S 值。

3. 磷脂酰甘油（phosphatidyl glycerol，PG）　PG 阳性，提示胎肺成熟。

三、孕期营养和体重管理

（一）孕期营养的重要性

妇女怀孕以后，每天所吃的食物除了维持自身的机体代谢所需要的营养物质外，还要供给体内胎儿生长发育所需。研究表明，孕期营养不良与流产、早产、难产、死胎、畸胎、低出生体重、巨大胎儿、妊娠期贫血、钙营养不良、子痫前期、妊娠期糖尿病、产后出血等相关，所以保证孕妇的营养需要，指导孕妇合理摄入蛋白质、脂肪、碳水化合物、维生素和矿物质等，对改善母儿结局和优生优育十分重要。

（二）孕期的营养需要

1. 热能　孕期总热能的需要量增加，包括提供胎儿生长，胎盘、母体组织的增长，蛋白质、脂肪的贮存以及增加代谢所需要的热能。妊娠早期不需要额外增加能量，妊娠 4 个月后至分娩，在原基础上每日增加能量 200kcal。我国居民的主要热能来源是主食，孕妇每天应摄入主食 200~450g。

2. 蛋白质　孕期对蛋白质的需要量增加,妊娠早期不需要额外增加蛋白质,孕中晚期胎儿生长加速,需要增加蛋白质,中期增加 15g/d,晚期增加 20g/d。蛋白质的主要来源是动物性食品如鸡蛋、奶制品等,孕妇每天应摄入 200~300g 动物性食品,250~500g 奶制品。

3. 碳水化合物　是提供能量的主要物质,宜占总热量的 50%~60%。孕中晚期,每天增加大约 35g 的主粮类即可。

4. 脂肪　脂肪占总能量的 25%~30%,过多摄入会导致超重,易引起妊娠并发症,但长链不饱和脂肪酸已经证实对胎儿的脑部和眼睛的发育有帮助,所以适当多吃鱼类水产品尤其是海鱼类、核桃等食物有一定的好处。

5. 维生素　维生素是调节身体代谢及维持多种生理功能所必需的,也是胎儿生长发育所必需的,尤其在胚胎发育的早期,供给不足或过量都可能导致胎儿畸形的风险,孕中晚期胎儿快速成长需要的维生素也增加,因此整个孕期都需要增加维生素的摄入。

6. 无机盐和微量元素　无机盐中的钙、镁,微量元素如铁、锌、碘等是胎儿生长发育所必需的营养物质,缺乏易导致胎儿发育不良,早期缺乏还易发生畸形。孕期血容量增大,较容易发生生理性贫血,因此微量元素也是整个孕期都必需增加摄入的。

7. 膳食纤维　膳食纤维虽然不被人体吸收,但其可降低糖、脂肪的吸收和减缓血糖的升高,预防、改善便秘和肠道功能,妊娠期应该多吃含膳食纤维丰富的食物如蔬菜、低糖水果、粗粮类。

（三）孕期的膳食指南及膳食宝塔

1. 孕早期

（1）膳食清淡、适口:易于消化,并有利于降低怀孕早期的妊娠反应。包括各种新鲜蔬菜和水果、大豆制品、鱼、禽、蛋以及各种谷类制品。

（2）少食多餐:进食的餐次、数量、种类及时间应根据孕妇的食欲和反应的轻重及时进行调整,少食多餐,保证进食量。

（3）保证摄入足量富含碳水化合物的食物:怀孕早期应保证每天至少摄入 150g 碳水化合物（约合谷类 200g）,因妊娠反应严重而不能正常进食足够碳水化合物的孕妇应及时就医,避免对胎儿早期脑发育造成不良影响。

（4）多摄入富含叶酸的食物并补充叶酸:怀孕早期叶酸缺乏可增加胎儿发生神经管畸形及早产的危险。妇女应从计划妊娠开始多摄取富含叶酸的动物肝脏、深绿色蔬菜及豆类,并建议每日补充叶酸 400μg。

（5）戒烟、禁酒:烟草中的尼古丁和烟雾中的氰化物、一氧化碳可导致胎儿缺氧和营养不良、发育迟缓。酒精亦可通过胎盘进入胎儿体内造成胎儿宫内发育不良、中枢神经系统发育异常等。

2. 孕中、晚期

（1）适当增加鱼、禽、蛋、瘦肉等优质蛋白质的来源,建议孕中晚期每日增加 50~100g。海产品可满足孕期碘的需要。

（2）适当增加奶类的摄入:奶类富含蛋白质,也是钙的良好来源。从孕中期开始,每日应至少摄入 250ml 的牛奶或相当量的奶制品以及补充 300mg 的钙,或喝 500ml 的低脂牛奶。

（3）常吃含铁丰富的食物:孕妇是缺铁性贫血的高发人群,给予胎儿铁储备的需要,孕中期开始要增加铁的摄入量,如动物血、肝脏、瘦肉等,并可在医生指导下补充小剂量的铁剂。

（4）适量身体活动,维持体重的适宜增长,每天进行不少于 30 分钟的中等强度的身体活动,如散步、体操等,有利于体重适宜增长和自然分娩。

（5）禁烟戒酒,少吃刺激性食物:烟草、酒精对胚胎发育的各个阶段有明显的毒性作用,因此禁烟戒酒是必须的。浓茶、咖啡也应尽量避免,同样,刺激性食物尽量少吃。

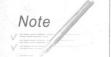

（四）体重管理

1. **孕期体重增长**　孕期体重增长可以影响母儿的近远期健康。近年来超重与肥胖孕妇的增加,孕期体重增长过多增加了大于胎龄儿、难产、产伤、妊娠期糖尿病等的风险;孕期体重增长不合适与胎儿生长受限、早产儿、低出生体重等不良妊娠结局有关。因此要重视孕期体重管理。2009 年美国医学研究所(Institute of Medicine,IOM)发表了基于不同体重指数的孕期体重增长建议(表 3-7),尽管该推荐并没有考虑年龄、孕产次、吸烟、种族等因素,对多胎妊娠孕期增重建议的证据也不够充分,但目前该建议仍是临床开展孕期体重管理的基础。应当在第一次产检时确定 BMI［体重(kg)/身高(m)^2］,提供个体化的孕期增重、饮食和运动指导,对于超重和肥胖的孕妇只要胎儿生长是合适的,允许低于相应的增重标准,同时要监护产科并发症和胎儿生长情况,为今后提供更多有循证证据的临床数据。

表 3-7　2009 年美国 IOM 的孕期体重增长建议

孕前体重分类	BMI(kg/m^2)	孕期总增重范围(kg)	孕中晚期体重增长速度 (平均增重范围 kg/周)
低体重	<18.5	12.5~18	0.51(0.44~0.58)
正常体重	18.5~24.9	11.5~16	0.42(0.35~0.50)
超重	25.0~29.9	7~11.5	0.28(0.23~0.33)
肥胖	≥30	5~9	0.22(0.17~0.27)

2. **运动指导**　孕期运动是体重管理的另一项措施。通过运动能增加肌肉力量和促进机体新陈代谢;促进血液循环和胃肠蠕动,减少便秘;增强腹肌、腰背肌、盆底肌的能力;锻炼心肺功能,释放压力,促进睡眠。根据个人喜好可选择一般的家务劳动、散步、慢步跳舞、步行上班、孕妇体操、游泳、骑车、瑜伽和 Kegel 运动等形式。但孕期不适宜开展跳跃、震动、球类、登高(海拔 2500 米以上)、长途旅行、长时间站立、潜水、滑雪、骑马等具有一定风险的运动。

四、孕期常见症状及处理

1. **消化系统症状**　于妊娠早期出现恶心、晨起呕吐者,可给予维生素 B_6 10~20mg,每日 3 次口服;消化不良者,可给予维生素 B_1 20mg、干酵母 3 片及胃蛋白酶 0.3g,饭时服用,每日 3 次。若已属妊娠剧吐,则按该病处理。

2. **贫血**　孕妇于妊娠后半期对铁需求量增多,仅靠饮食补充明显不足,应适时补充铁剂,补充元素铁 60~100mg、维生素 C 300mg,每日 3 次口服。

3. **腰背痛**　妊娠期间由于关节韧带松弛,增大的子宫向前突使躯体重心后移,腰椎向前突使背伸肌处于持续紧张状态,常出现轻微腰背痛。若腰背痛明显者,应及时查找原因,按病因治疗。必要时卧床休息、局部热敷及服止痛片。

4. **下肢及外阴静脉曲张**　于妊娠末期应尽量避免长时间站立,可穿有压力梯度的弹力袜,晚间睡眠时应适当垫高下肢以利静脉回流。分娩时应防止外阴部曲张的静脉破裂。

5. **下肢肌肉痉挛**　是孕妇缺钙表现。补充钙剂,600mg/d;每日 1~2 次口服。

6. **下肢浮肿**　孕妇于妊娠后期常有踝部及小腿下半部轻度浮肿,经休息后消退,属正常现象。若下肢浮肿明显,经休息后不消退,应想到妊娠期高血压疾病、合并肾脏疾病或其他合并症,查明病因后及时给予治疗。

7. **痔疮**　于妊娠晚期多见或明显加重,系因增大的妊娠子宫压迫和腹压增高,使痔静脉回流受阻和压力增高导致痔静脉曲张。应多吃蔬菜,少吃辛辣食物,必要时服缓泻剂软化大便,纠正便秘。

8. 便秘　妊娠期间肠蠕动及肠张力减弱,加之孕妇运动量减少,容易发生便秘。应养成每日按时排便的良好习惯,并多吃纤维素含量高的新鲜蔬菜和水果,必要时口服缓泻剂,睡前口服果导片1~2片,或用开塞露、甘油栓,使大便滑润容易排出,但禁用硫酸镁,也不应灌肠,以免引起流产或早产。

9. 仰卧位低血压　于妊娠末期,孕妇若较长时间取仰卧姿势,由于增大的妊娠子宫压迫下腔静脉,使回心血量及心排出量减少,出现低血压。此时若改为侧卧姿势,使下腔静脉血流通畅,血压迅即恢复正常。

【小结】

我国采用的围生期定义是指妊娠满28周至产后1周。产前检查推荐的检查孕周分别是:妊娠6~13^{+6}周,14~19^{+6}周,20~24周,24~28周,30~32周,33~36周,37~41周。有高危因素者,酌情增加产检次数。产前检查的内容包括详细询问病史、全面体格检查、产科检查及必要的辅助检查。评估胎儿健康的技术有多种,其中电子胎儿监护和超声多普勒血流监测是判断胎儿宫内状况的重要监测手段。孕期合理营养对胎儿正常生长发育很重要。可参考美国IOM的标准推荐孕期体重增长的范围。孕期用药要遵循孕妇用药的基本原则。

【思考题】

1. 产前检查的方案推荐的孕周是哪些?为什么要推荐以上孕周?
2. 早期减速、晚期减速和变异减速的区别有哪些?
3. NST和OCT的作用有哪些?
4. 为什么要个体化推荐孕期体重的增长范围?

(漆洪波)

参考文献

1. 丰有吉,沈铿.妇产科学.第2版.北京:人民卫生出版社,2010.
2. 谢幸,苟文丽.妇产科学.第8版.北京:人民卫生出版社,2013.
3. Cunningham FG,Leveno KJ,Bloom SL,et al.Williams Obstetrics.24th ed.New York:McGraw-Hill Companies,2014.
4. 刘倩竹,刘梅林.2011欧洲心脏病学会妊娠心血管疾病诊治指南解读.中华心血管病杂志,2012,40(9):807-807.
5. 中华医学会内分泌学分会,中华医学会围产医学分会.妊娠和产后甲状腺疾病诊治指南.中华内分泌代谢杂志,2012,28(5):354-371.
6. American Diabetes Association.Standards of Medical Care in Diabetes-2014.Diabetes Care,2014,37 Suppl 1:S14-80.
7. Bertsias GK,Ioannidis J P,Aringer M,et al.EULAR recommendations for the management of systemic lupus erythematosus with neuropsychiatric manifestations:report of a task force of the EULAR standing committee for clinical affairs.Ann Rheum Dis,2010,69(12):2074-2082.
8. 中华医学会风湿病学分会.系统性红斑狼疮诊断及治疗指南.中华风湿病学杂志,2010,14(5):342-346.
9. 中华医学会妇产科学分会产科学组.孕前和孕期保健指南.中华妇产科杂志,2011,46

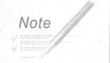
Note

（2）：150-153.

10. American College of Obstetricians and Gynecologists.ACOG Practice Bulletin No. 106：Intrapartum Fetal Heart Rate Monitoring：Nomenclature，Interpretation，and General Management Principles.ACOG Practice Bulletin.Obstet Gynecol，2009，114（1）：192-202.

Note

第四章　分　娩

妊娠满28周及以上,胎儿及其附属物从临产开始到由母体娩出的全过程称为分娩(delivery)。妊娠满28周至不满37周(196~258日)期间分娩,称为早产(premature delivery);妊娠满37周至不满42周(259~293日)期间分娩,称为足月产(term delivery);妊娠满42周及其后(294日及294日以上)分娩,称为过期产(postterm delivery)。

第一节　分　娩　生　理

在临产之前,子宫颈开始软化并保持结构的完整性,子宫肌细胞内钙离子增加,细胞的反应性逐步恢复,分娩启动,收缩的敏感性增加。来自母亲和胎儿的内分泌和旁分泌信号触发子宫收缩,在有效产力的作用下,子宫颈口逐渐开大,胎儿下降。由于人类骨产道的不规则和足月胎儿的胎头径线较大,足月胎头需要随着骨盆各平面的变化而被动性地进行一系列的转动,最终完成分娩。

一、分娩动因

分娩发动的原因至今没有统一的定论,也不能用一个机制来解释,现认为分娩发动是由多因素,包括机械性刺激、子宫功能性改变及胎儿成熟等综合因素导致的。

1. 机械性刺激　又称子宫张力理论。随着妊娠的进展,宫内容积增大,宫壁的伸展张力增加,子宫壁能动收缩的敏感性增加;妊娠末期羊水量逐渐减少而胎儿却不断在生长,胎儿与子宫壁,特别是子宫下段、宫颈部密切接触;此外,在子宫颈部有Frankenhauser神经丛,胎儿先露部下降压迫此神经丛,均可刺激引发子宫收缩。

2. 子宫功能性改变　在内分泌激素的作用下,子宫通过肌细胞间隙连接以及细胞内钙离子水平增高发生子宫功能性改变。特别是缩宫素的作用,与子宫肌细胞上的缩宫素受体结合后,启动细胞膜上的离子通道,使细胞内游离的钙离子增加,促发子宫收缩。另一方面,胎盘分泌的缩宫素酶可降解缩宫素,两者的平衡被认为是分娩发动的关键。

3. 胎儿成熟　胎儿成熟后,胎儿肾上腺皮质可产生大量硫酸脱氢表雄酮(DHAS),DHAS可经胎儿胎盘单位合成雌三醇并参与分娩发动。随着分娩的临近,雌激素水平明显增高,雌激素与孕激素比值由早期的1:10增加到3:10,雌激素水平增高可通过:①促使子宫功能性改变;②影响前列腺素的产生,子宫肌层、子宫内膜及宫颈黏膜均能产生前列腺素,前列腺素不仅能诱发宫缩,还能促宫颈成熟,对分娩发动起主导作用;③促进肌动蛋白蓄积,使子宫体部肌动蛋白分布增多,收缩力增强,有利于胎儿娩出;④使肌细胞膜电位活性增高,对缩宫素的敏感性增加,并促宫颈成熟等作用而参与分娩发动。

二、分娩机制

分娩机制(mechanism of labor)指在分娩过程中,胎先露部通过产道时,在产力作用下为适应骨盆各平面的不同形态而进行的一系列、被动的转动,使其能以最小径线通过产道的全过程。

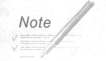
Note

包括衔接、下降、俯屈、内旋转、仰伸、复位及外旋转等动作。以临床上最常见的枕左前位为例详加说明。

1. **衔接** 胎头双顶径进入骨盆入口平面,胎头颅骨最低点接近或达到坐骨棘水平,称衔接(engagement)(图 4-1)。胎头以半俯屈状态进入骨盆入口,故由于枕额径大于骨盆入口前后径,以枕额径衔接。胎头矢状缝落在骨盆入口右斜径上,胎头枕骨在骨盆左前方。经产妇多在分娩开始后胎头衔接,部分初产妇在预产期前 1~2 周内胎头衔接。胎头衔接表明不存在头盆不称。若初产妇已临产而胎头仍未衔接,应警惕有头盆不称。

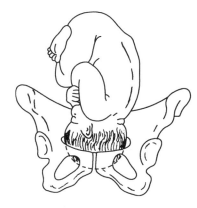

图 4-1 胎头衔接

2. **下降** 胎头沿骨盆轴前进的动作称下降(descent)。下降动作贯穿于分娩全过程,与其他动作相伴随。下降动作呈间歇性,宫缩时胎头下降,间歇时胎头又退缩。注意观察胎头下降程度,作为判断产程进展的重要标志之一。胎头在下降过程中,受骨盆底的阻力发生俯屈、内旋转、仰伸、复位及外旋转等动作。肛提肌收缩力将胎头枕部推向阻力小、部位宽的前方,枕左前位的胎头向前旋转 45°。胎头向前向中线旋转 45°,后囟转至耻骨弓下。

3. **俯屈** 当胎头以枕额径进入骨盆腔后,继续下降至骨盆底时,原来处于半俯屈的胎头枕部遇肛提肌阻力,借杠杆作用进一步俯屈(flexion)(图 4-2),使下颏接近胸部,变胎头衔接时的枕额周径(平均 34.8cm)为枕下前囟周径(平均 32.6cm),以最小径线适应产道,有利于胎头继续下降。

4. **内旋转** 胎头到达中骨盆为适应骨盆纵轴而旋转,使其矢状缝与中骨盆及骨盆出口前后径相一致的动作称为内旋转(internal rotation)。内旋转从中骨盆平面开始至骨盆出口平面完成,以适应中骨盆及骨盆出口前后径大于横径的特点,有利于胎头下降。枕先露时,胎头枕部到达骨盆底最低位置。

5. **仰伸** 内旋转完成后,当完全俯屈的胎头下降达到阴道外口时,宫缩和负压继续迫使胎头下降,而肛提肌收缩力又将胎头向前推进,两者共同作用使胎头沿骨盆轴下段向下、向前,当胎头枕部达耻骨联合下缘,以耻骨弓为支点,胎头逐渐仰伸(extention),胎头顶、额、鼻、口、颏依次娩出(图 4-3)。

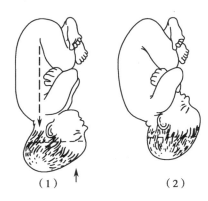

图 4-2 胎头俯屈

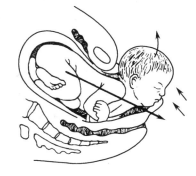

图 4-3 胎头仰伸

6. **复位及外旋转** 胎头娩出时,胎儿双肩径沿骨盆入口左斜径下降。胎头娩出后,为使胎头与胎肩恢复正常关系,胎头枕部再左旋转 45°,称为复位(restitution)。胎肩继续下降,右前肩向中线旋转 45°时,胎儿双肩径转成与骨盆出口前后径一致,胎头枕部则需向外继续左旋 45°以保持胎头与胎肩垂直,称为外旋转(external rotation)。

Note

7. 胎儿娩出　胎头娩出后,前肩在耻骨下先娩出,随即后肩娩出(图4-4)。双肩娩出后,胎体及下肢取侧位娩出。

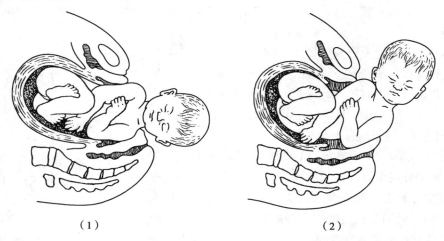

（1）　　　　　　　　　　　　　（2）

图 4-4　胎肩娩出
(1) 前肩娩出 ;(2) 后肩娩出

【小结】

　　分娩是指妊娠满 28 周及以后,胎儿及其附属物从临产开始到从母体内全部娩出的过程。满 28 周至不满 37 足周期间的分娩称早产;妊娠满 37 周至不满 42 足周期间的分娩称足月产;而满 42 周及其以后的分娩称过期产。
　　分娩机制包括衔接、下降、俯屈、内旋转、仰伸、复位及外旋转等动作。

【思考题】

1. 试述分娩的定义。
2. 试述枕先露的分娩机制。

第二节　正 常 分 娩

一、分娩临床经过

(一) 先兆临产

分娩前出现的预示孕妇不久将临产的症状称先兆临产。

1. 假临产(false labor)　孕妇在分娩发动前,常出现假临产。其特点是宫缩引起下腹部轻微紧缩感,持续时间短(多小于 30 秒)且不恒定,间歇时间长且不规律,宫缩强度不增加,常在夜间出现、清晨消失,宫颈管不短缩,宫口不扩张,给予镇静药物能抑制假临产的宫缩。

2. 胎儿下降感(lightening)　又称轻松感。多数孕妇感到上腹部较前舒适,进食量增多,呼吸较前轻快,系胎先露部下降进入骨盆入口使宫底下降所致。因压迫膀胱常有尿频症状。

3. 见红(show)　在分娩发动前 24~48 小时内,因宫颈内口附近的胎膜与该处的子宫壁分离,毛细血管破裂经阴道排出少量血液,与宫颈管内的黏液相混排出,称见红,是分娩即将开始的比较可靠征象。若阴道流血量较多,超过平时月经量,不应认为是先兆临产,应想到妊娠晚期出血如前置胎盘、胎盘早剥、前置血管破裂等。

（二）临产及其诊断

临产的标志为有规律且逐渐增强的宫缩,持续 30 秒或以上,间歇 5~6 分钟,伴随着进行性的宫颈管消失、宫口扩张及胎先露部下降,用强的镇静药不能抑制宫缩。

早产临产的定义为出现规则宫缩(20 分钟≥4 次,或者 60 分钟≥8 次),伴有宫颈的进行性改变,宫颈扩张 1cm 以上,宫颈展平≥80%。

（三）总产程及产程分期

总产程(total stage of labor)即分娩全过程,指从开始出现规律宫缩直到胎儿胎盘娩出的全过程。临床上分为 3 个产程。

第一产程(first stage of labor)又称宫颈扩张期:自规律宫缩开始至宫口开全(10cm)。然而,由于整个妊娠期正常的子宫收缩呈间歇性和不规则性,且分娩时初始的规律宫缩较轻微稀发,确定规律宫缩起始的准确时间非常困难,也就是说临产时间很难确定。

第一产程包括潜伏期和活跃期。潜伏期是指从开始出现规律宫缩至宫口扩张 6cm,此期扩张速度较慢。活跃期是指宫口扩张 6cm 以上至宫口开全,此期宫口快速开大为特征(每小时至少扩张 1cm)。

第二产程(second stage of labor)又称胎儿娩出期:从宫口开全到胎儿娩出的全过程。

第三产程(third stage of labor)又称胎盘娩出期:从胎儿娩出后到胎盘胎膜娩出,即胎盘剥离和娩出的全过程,约需 5~15 分钟,不应超过 30 分钟。

二、正常分娩的产程监护与处理

（一）第一产程

自规律宫缩开始至宫口开全(10cm)。

【临床表现】

1. 规律宫缩　临产初期,宫缩持续 30~40 秒,间歇 5~6 分钟。随后宫缩强度逐渐增加,持续时间逐渐延长,间歇时间逐渐缩短。当宫口近开全时,宫缩持续时间可达 1 分钟或以上,间歇时间仅 1~2 分钟。

2. 宫口扩张　随着规律宫缩的逐渐加强,宫颈管逐渐缩短、消失,宫口逐渐扩张。潜伏期是指从开始出现规律宫缩至宫口扩张 6cm,此期扩张速度较慢。活跃期是指宫口扩张 6cm 以上至宫口开全,进入活跃期后宫口扩张速度加快。当宫口开全时子宫下段及阴道形成宽阔的软产道。临床上是通过阴道检查或肛门检查确定宫口的扩张程度。若宫口不能如期扩张则应高度重视。

3. 胎头下降　胎头下降在宫口扩张潜伏期不明显,活跃期下降加快。胎头下降程度通过肛门检查及阴道检查判断,以胎头颅骨最低点与坐骨棘平面的关系标明。坐骨棘平面是判断胎头高低的标志。胎头颅骨最低点平坐骨棘平面时。以"S-0"表达;在坐骨棘平面上 1cm 时,以"S-1"表达;在坐骨棘平面下 1cm 时,以"S+1"表达;余依此类推(图 4-5)。

4. 胎膜破裂　宫缩使宫腔内压力增高,羊水向阻力较小的宫颈管方向流动,使此处胎膜膨隆渐形成前羊膜囊,其内有羊水 20~50ml,称前羊水。正常产程时胎膜应在宫口近开全时破裂。破膜后孕妇自觉阴道有水流出。若胎膜过早破裂,应注意头盆不称。

【产程监护及处理】

1. 一般监护　包括精神安慰、血压测量、

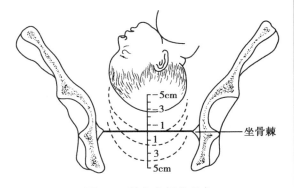

图 4-5　胎头高低的判定

饮食、活动与休息、排尿与排便等。

（1）对产妇进行精神安慰，耐心讲解分娩是生理过程，增强产妇对自然分娩的信心。若产妇精神过度紧张，宫缩时喊叫不安，应在宫缩时指导做深呼吸动作，或用双手轻揉下腹部。若产妇腰骶部胀痛时，用手拳压迫腰骶部，常能减轻不适感。

（2）第一产程期间每隔 4~6 小时测量一次生命体征，包括血压、脉搏、体温、血压、呼吸。若发现血压升高（宫缩时血压常升高 5~10mmHg，间歇期恢复原状）或体温升高，应酌情增加测量次数，完善相关检查（如尿常规、血常规）并给予相应处理。

（3）饮食：鼓励产妇少量多次进食，吃高热量易消化食物，并注意摄入足够水分，以保证精力和体力充沛。

（4）注意活动与休息：产妇可在病室内活动，加速产程进展。若初产妇宫口近开全，或经产妇宫口已扩张 4~6cm 时，根据先露高低的程度，可卧床并行左侧卧位。

（5）排尿与排便：临产后，鼓励产妇每 2~4 小时排尿一次，以免膀胱充盈影响宫缩及胎头下降。因胎头压迫引起排尿困难者，应警惕有头盆不称，必要时导尿。初产妇宫口扩张 <4cm、经产妇 <2cm 时可行温肥皂水灌肠，既能清除粪便避免分娩时排便污染，又能通过反射作用刺激宫缩加速产程进展。但胎膜早破、阴道流血、胎头未衔接、胎位异常、有剖宫产史、宫缩强、估计 1 小时内即将分娩以及患严重心脏病等，均不宜灌肠。

2. 宫缩的监护　有条件的地方尽可能用胎儿监护仪客观地描记宫缩曲线。监护仪有内监护和外监护两种，以外监护较常用。其方法是将测量宫缩强度的压力探头放置在宫体接近宫底部，以腹带固定于产妇腹壁上，连续描记曲线 40 分钟，必要时延长或重复数次。宫口开大近全后有条件者行持续胎心监护，重点观察宫缩持续时间、强度及间歇时间，并认真及时记录，发现异常及时处理。此外，临床上也采用触诊法观察宫缩，即助产人员将一手手掌放在产妇腹壁上，根据宫缩时宫体部隆起变硬，间歇时松弛变软的规律进行观察。

3. 胎儿的宫内状况的监测和评估　包括间断听诊及胎心监护，第一产程推荐入产房后至少进行一次胎心监护，之后的产程进展中可进行持续监护或间断听诊。如进行间断听诊，应至少听诊 60 秒，并包括宫缩前、中、后。如间断听诊异常，建议持续监护。

4. 宫口扩张及胎头下降　第一产程重点是宫颈口扩张，2014 年中华医学会妇产科分会产科学组发布了"新产程标准及处理的专家共识（2014）"，建议废弃 Friedman 产程图，采用表 4-1 辅助宫口扩张及胎头下降的观察。以宫口扩张 6cm 作为活跃期的标志，正常情况下，活跃期宫口扩张速度为≥1cm/h。

表 4-1　初产妇与经产妇宫口扩张平均时间和第 95 百分位时间

类别	初产妇（h）	经产妇（h）
第一产程宫口扩张程度		
4~5cm	1.3（6.4）	1.4（7.3）
5~6cm	0.8（3.2）	0.8（3.4）
6~7cm	0.6（2.2）	0.5（1.9）
7~8cm	0.5（1.6）	0.4（1.3）
8~9cm	0.5（1.4）	0.3（1.0）
9~10cm	0.5（1.8）	0.3（0.9）
第二产程		
分娩镇痛（硬脊膜外阻滞）	1.1（3.6）	0.4（2.0）
未行分娩镇痛（硬脊膜外阻滞）	0.6（2.8）	0.2（1.3）

宫口扩张及胎头下降过程中需进行以下检查：

（1）阴道检查：检查者手指向后触及尾骨尖端，了解其活动度，再查两侧坐骨棘是否突出并确定胎头位置，然后了解宫口扩张大小。未破膜者可在胎头前方触到有弹性的羊膜囊，已破膜者可直接触到胎头。若无胎头水肿且位置较低，宫口开大，同时了解矢状缝及囟门，确定胎方位。若触及有血管搏动的条索状物，应高度警惕脐带先露或脐带脱垂，需及时处理。由于阴道检查能了解骨盆大小，并直接触清宫口四周边缘，准确估计宫口扩张、宫颈管消退、胎膜是否已破、胎先露部及位置，并可减少肛查时手指进出肛门次数以降低感染几率，因此阴道检查已逐渐取代肛门检查。如宫口扩张及胎头下降程度不明、疑有脐带先露或脐带脱垂、轻度头盆不称经试产4小时，产程进展缓慢等，此检查尤为重要。阴道检查在严密消毒后进行，并不增加感染机会。但产程中应该适当限制阴道检查次数。

（2）肛门检查：肛门检查亦能了解骨盆及宫颈情况，确定胎头下降程度。

5. 破膜时的监护 一旦破膜应立即听胎心，同时观察羊水流出量、颜色及性状。胎头仍浮动者需卧床以防脐带脱垂，破膜超过12小时仍未分娩者应给予抗生素预防感染。

（二）第二产程

又称胎儿娩出期，从宫口开全到胎儿娩出。第二产程时限：初产妇第二产程不超过3小时（硬脊膜外阻滞下不超过4小时），经产妇不超过2小时（硬脊膜外阻滞下不超过3小时）。

【临床表现】

1. 屏气 宫口开全后，胎膜大多已自然破裂。胎头下降加速，当胎头降至骨盆出口而压迫骨盆底组织时，产妇有排便感，不自主地向下屏气。

2. 胎头拨露与着冠 随着胎头的下降，会阴逐渐膨隆和变薄，肛门括约肌松弛。宫缩时胎头进一步下降露出阴道口外，并不断增大，宫缩间歇时，胎头又回缩到阴道内，反复数次，称胎头拨露。当胎头双顶径越过骨盆出口时，宫缩间歇胎头也不回缩，称胎头着冠（图4-6）。

3. 胎儿娩出 胎头着冠后，会阴体极度扩张，当胎头枕骨到达耻骨联合下时，出现仰伸等一系列动作，娩出胎头。随后胎肩及胎体相应娩出，后羊水随之流出，完成胎儿娩出全过程。

【产程监护及处理】

1. 重点监护 对胎儿宫内状态的评估，主要是对胎心的评估，并注意羊水的性状。每5~10分钟听诊一次胎心或持续胎心监护，并应用三级电子胎儿监护判读标准进行评估。如可疑胎儿宫内窘迫，应在实施宫内复苏措施的同时尽快结束分娩。指导产妇用力：产妇双足蹬在产床上，两手握住产床上的把手，宫缩时先行深吸气屏住，然后如解大便样向下用力屏气以增加腹压，以加速产程进展。对于耻骨弓偏低的产妇，可指导产妇双手抱膝用力，以充分利用骨盆后矢状径。

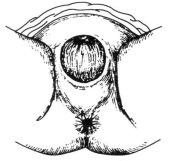

图4-6 胎头着冠

评估第二产程进展。宫口开全后，若仍未破膜，常影响胎头下降，应行人工破膜术。行阴道检查时应注意胎先露的位置，产瘤及大小，宫缩时先露下降的程度。当第二产程进展缓慢时可对胎位进行评估，必要时手转胎位。随着产程进展，会阴渐膨隆和变薄，肛门括约肌松弛，可以出现排便。于宫缩时胎头露出于阴道口，露出部分不断增大。

2. 接产准备 初产妇宫口开全、经产妇宫口扩张4cm以上且宫缩规律有力时，应做好接产准备。①消毒外阴：让产妇取膀胱截石位，在臀下放一便盆，先用肥皂液擦洗外阴部，顺序是大阴唇→小阴唇→阴阜→大腿内上1/3→会阴及肛门周围。然后用温开水冲净肥皂水。消毒前用消毒干纱布球盖住阴道口，防止冲洗液流入阴道。随后取下阴道口的纱布球和臀下的便盆，臀下铺消毒巾。②准备接产：接产者严格按无菌操作规程洗手、戴手套及穿手术衣，打开产包，铺好消毒巾准备接产。

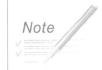

3. 接产　其目的是帮助胎儿按分娩机制娩出及保护会阴防止损伤。接产要领:协助胎头俯屈的同时,注意保护会阴,尽量使胎头以最小径线(枕下前囟径)在宫缩间歇时缓缓地通过阴道口。此步骤是防止会阴撕裂的关键,需产妇与接产者充分合作方能做到。接产者还必须正确娩出肩,娩出时也要注意保护好会阴。

4. 保护会阴　在会阴部盖消毒巾,接产者右肘支在产床上,右手拇指与其余四指分开,利用手掌大鱼际肌顶住会阴部。每当宫缩时胎头拨露,会阴体变薄,应开始保护会阴,右手向上内方托压,同时左手应轻轻下压胎头枕部,协助胎头俯屈和使胎头缓慢下降。宫缩间歇时,保护会阴的右手稍放松,以免压迫过久引起会阴水肿。值得注意的是,胎头娩出后,右手仍应注意保护会阴,不要急于娩出胎肩。双肩娩出后,保护会阴的右手方可放松。

5. 会阴切开术　会阴切开指征:会阴过紧或胎儿过大,估计分娩时会阴撕裂难以避免者或母儿有病理情况急需结束分娩者。具体操作详见第三十二章第二节。

会阴侧切术并不能降低会阴Ⅲ度裂伤的发生率,因此并不推荐常规进行会阴侧切术,推荐仅在具有合适的指征时进行侧切术,包括:肩难产、臀位分娩、产钳术和胎吸术、枕后位、预计若不行会阴侧切术会造成严重会阴裂伤,以及会阴过紧、胎儿过大、母儿有病理情况需要立即结束分娩。(图 4-7)

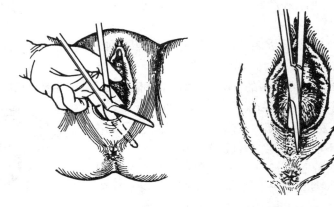

图 4-7　会阴正中切开术及会阴后 - 侧切开术

6. 协助胎儿娩出　接产者站在产妇右侧,当胎头拨露使阴唇后联合紧张时,在会阴保护下左手轻轻下压拨露出的胎头枕部,协助胎头俯屈及下降。胎头着冠后,应控制娩出力,左手协助胎头仰伸,此时若宫缩强,嘱产妇张口哈气消除腹压作用,让产妇在宫缩间歇时向下屏气,使胎头缓慢娩出。胎头娩出后左手自鼻根向下挤压,挤出口鼻内的黏液和羊水,然后协助胎头复位及外旋转,使胎儿双肩径与骨盆出口前后径相一致。接产者的左手向下轻压胎儿颈部,使前肩从耻骨弓下先娩出,再托胎颈向上使后肩从会阴前缘缓慢娩出。双肩娩出后,保护会阴的右手方可放松。然后双手协助胎体及下肢相继以侧位娩出,并记录胎儿娩出时间(图 4-8)。

7. 脐带绕颈的处理　脐带绕颈占妊娠的 13.7%~20.0%。当胎头娩出见有脐带绕颈一周且较紧时,可用手将脐带顺胎肩推下或从胎头滑下。若脐带绕颈过紧或绕颈 2 周或以上,可先用两把血管钳将其一段夹住从中剪断脐带,注意勿伤及胎儿颈部(图 4-9)。

8. 新生儿处理　断脐后继续清除呼吸道黏液和羊水,用新生儿吸痰管轻轻吸除新生儿咽部及鼻腔羊水,以免发生吸入性肺炎。当确认呼吸道黏液和羊水已吸净而仍未啼哭时,可用手轻拍新生儿足底。新生儿大声啼哭表示呼吸道已通畅。阿普加评分(apgar score):判断有无新生儿窒息及窒息严重程度,是以出生后 1 分钟内的肌张力(activity)、脉搏(pulse)、反射(grimace)、肤色(appearance)、呼吸(respiration)5 项体征为依据,每项为 0~2 分。满分为 10 分,属正常新生儿。7 分以上只需进行一般处理;4~7 分缺氧较严重,需清理呼吸道、人工呼吸、吸氧、用药等措施才

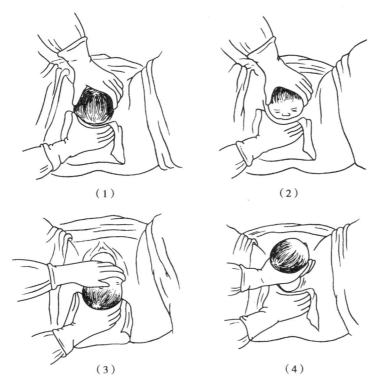

图 4-8　接产步骤

(1)保护会阴,协助胎头俯屈;(2)协助胎头仰伸;(3)助前肩娩出;(4)助后肩娩出

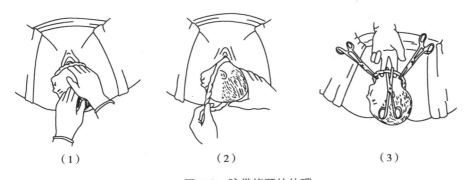

图 4-9　脐带绕颈的处理

(1)将脐带顺肩部推上;(2)把脐带从头上退下;(3)用两把血管钳夹住,从中间剪断

能恢复;4 分以下缺氧严重,需紧急抢救,行喉镜在直视下气管内插管并给氧。缺氧较严重和严重的新生儿,应在出生后 5 分钟、10 分钟时分别评分,直至连续两次均≥8 分为止。详见表 4-2。

表 4-2　新生儿 Apgar 评分法

体征	0分	1分	2分
每分钟心率	0	<100 次	≥100 次
呼吸	0	浅慢,不规则	佳,哭声响亮
肌张力	松弛	四肢稍屈曲	四肢屈曲,活动好
喉反射	无反射	有些动作	咳嗽,恶心
皮肤颜色	全身苍白	身体红,四肢青紫	全身粉红

　　1 分钟评分反映在宫内的情况,是出生当时的情况;而 5 分钟及以后评分则反映复苏效果,与预后关系密切。其中皮肤颜色最灵敏,心率是最终消失的指标。临床恶化顺序为皮肤颜色 - 呼吸 - 肌张力 - 反射 - 心率。复苏有效顺序为心率 - 反射 - 皮肤颜色 - 呼吸 - 肌张力。肌张力恢复越快,预后越好。

（三）第三产程

又称胎盘娩出期，从胎儿娩出到胎盘娩出。

【临床表现】

1. 胎盘剥离征象　胎儿娩出后，宫腔容积明显缩小，胎盘不能相应缩小，而与子宫壁错位剥离。剥离面有出血形成胎盘后血肿，在宫缩的作用下，剥离面不断扩大，直到完全剥离娩出。在此过程中，所能观察到的胎盘剥离征象：①宫底升高达脐上，宫体变硬呈球形；②剥离的胎盘降至子宫下段，使阴道口外露的一段脐带自行延长；③阴道少量流血；④耻骨联合上方轻压子宫下段，外露的脐带不再回缩（图4-10）。

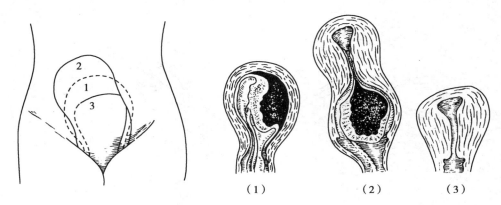

图 4-10　胎盘剥离时子宫的形状
(1)胎盘剥离开始；(2)胎盘降至子宫下段；(3)胎盘娩出后

2. 胎盘剥离及排出的方式　有胎儿面娩出式及母体面娩出式两种。胎儿面娩出式即胎盘从中央开始剥离而后向周围剥离，胎儿面先排出，随后少量阴道流血，常见；母体面娩出式为胎盘从边缘开始剥离，血液沿剥离面流出，先有较多阴道流血，再有胎盘母体面排出，不常见。

【产程监护及处理】

1. 处理脐带　清理新生儿呼吸道约需 30 秒。随后用 75% 乙醇消毒脐带根部周围，在距脐根 0.5cm 处结扎脐带，用 20% 高锰酸钾液或碘酒消毒脐带断面（药液切不可接触新生儿皮肤，以免发生皮肤灼伤）。待脐带断面干后，以无菌纱布包盖好，再用脐带布包扎。目前一般用气门芯、脐带夹、双重丝线结扎脐带等方法。处理脐带时，应注意新生儿保暖。

2. 处理新生儿　擦净新生儿足底胎脂。打足印及踇趾印于新生儿病历上，经详细体格检查后，系以标明新生儿性别、体重、出生时间、母亲姓名和床号的手腕带和包被。将新生儿抱给母亲，让母亲将新生儿抱在怀中进行首次吸吮乳头。

3. 协助胎盘娩出　当确认胎盘已完全剥离时，于宫缩时以左手握住宫底（拇指置于子宫前壁，其余 4 指放于子宫后壁）并按压，同时右手轻拉脐带，协助娩出胎盘。当胎盘娩出至阴道口时，接产者用双手捧住胎盘，向一个方向旋转并缓慢向外牵拉，协助胎盘胎膜完整剥离排出（图4-11）。若在胎膜排出过程中，发现胎膜部分断裂，可用血管钳夹住断裂上端的胎膜，再继续向原方向旋转，直至胎膜完全排出。胎盘胎膜排出后，按摩子宫，刺激其收缩以减少出血。注意观察并测量出血量。接产者切忌在胎盘尚未完全剥离时用手按揉、下压宫底或牵拉脐带，以免引起胎盘部分剥离而出血或拉断脐带，甚至造成子宫内翻。

4. 检查胎盘、胎膜　将胎盘铺平，先检查胎盘母体面胎盘小叶有无缺损，然后将胎盘提起，检查胎膜是否完整，再检查胎盘胎儿面边缘有无血管断裂。及时发现副胎盘，副胎盘为一较小的胎盘，与正常胎盘相邻，两者间有血管相连（图4-12）。若有副胎盘、部分胎盘残留或较多胎膜残留时，应在无菌操作下伸手入宫腔取出残留组织并进行清宫术。

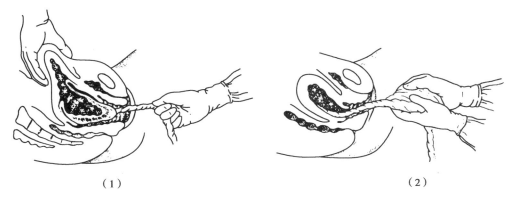

|（1）|（2）|

图 4-11 协助胎盘娩出

5. 检查软产道 应仔细检查会阴、小阴唇内侧、尿道口周围、阴道、阴道穹隆及宫颈有无裂伤。若有裂伤,应立即缝合。

6. 预防产后出血 遇有产后出血高危因素的产妇(产后出血史、分娩次数≥5 次、双胎妊娠、羊水过多、滞产、巨大儿等),可在胎儿前肩娩出时静注缩宫素 10~20U,也可在胎儿前肩娩出后立即肌注缩宫素 10U 或缩宫素 10U 静脉推注,均能促使胎盘迅速剥离,减少出血。若胎盘未完全剥离而出血多时,应行手取胎盘术。第三产程超过 30 分钟,胎盘仍未排出但出血不多时,应排空膀胱后,再轻轻按压子宫及静注子宫收缩剂,仍不能使胎盘排出时,应行手取胎盘术。若胎盘娩出后出血多时,可经下腹部直接注入宫体肌壁内或肌注麦角新碱 0.2~0.4mg,并将缩宫素 20U 加于 5% 葡萄糖液 500ml 内静脉滴注。

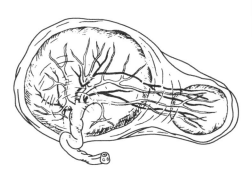

图 4-12 副胎盘

[附] 手取胎盘术

术者更换手术衣及手套,再次消毒外阴,将右手合拢呈圆锥状直接伸进宫腔,手掌面朝向胎盘母体面,手指并拢以掌尺侧缘轻慢地将胎盘从边缘开始逐渐与子宫壁分离,左手则在腹部按压宫底,亦可让助手帮助按压宫底(图 4-13)。等确认胎盘已全部剥离方可取出胎盘。

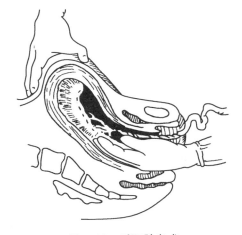

图 4-13 手取胎盘术

【小结】

先兆临产的症状包括:胎儿下降感、假临产及见红。一旦出现有规律且逐渐增强的宫缩,持续 30 秒或以上,间歇 5~6 分钟,且伴随着宫缩,有进行性的宫颈管消失、宫口扩张及胎先露部下降,即为临产。分娩全过程即总产程,是指从规律宫缩开始至胎儿胎盘娩出的过程,临床分为三个产程。分别为:第一产程是指从规律宫缩开始到宫口开全(10cm)。宫口扩张 6cm 作为活跃期起点。第二产程是指从宫口开全到胎儿娩出。初产妇产程不超过

3 小时(硬脊膜外阻滞下不超过 4 小时),经产妇不超过 2 小时(硬脊膜外阻滞下不超过 3 小时)。第三产程,是指从胎儿娩出到胎盘娩出。一般 5~15 分钟,不超过 30 分钟。各产程均有相应的监护内容和处理措施。

【思考题】

1. 试述临产开始的诊断标准。
2. 试述产程的定义及分类。
3. 试述阴道自然分娩接产的要领及保护会阴的时机。
4. 试述胎盘剥离的征象。

(漆洪波)

第三节　异常分娩

影响分娩的主要因素为产力、产道、胎儿及精神心理因素,这些因素在分娩过程中互相影响。任何一个或一个以上的因素发生异常以及四个因素相互不能适应,而使分娩进展受到阻碍,称异常分娩(abnormal labor)或难产(dystocia)。

一、概论

异常分娩时,必须早期识别,同时综合分析产力、产道、胎儿及精神心理因素,如骨盆狭窄可导致胎位异常及宫缩乏力,宫缩乏力亦可引起胎位异常,其中宫缩乏力和胎位异常可以纠正,从而转化为正常。医护人员应积极寻找异常分娩的原因,及时作出正确判断,恰当处理,保证分娩顺利和母胎安全。

【原因】

最常见为产力、产道及胎儿异常。

1. 产力异常　包括各种收缩力异常(子宫、腹肌及膈肌、肛提肌),其中主要是子宫收缩力异常。子宫收缩力异常又分为收缩乏力(协调性子宫收缩乏力及不协调性子宫收缩乏力)及过强(协调性子宫收缩过强及不协调性子宫收缩过强)。子宫收缩乏力可致产程延长或停滞,子宫收缩过强可引起急产或严重的并发症。

2. 产道异常　包括骨产道异常及软产道异常,以骨产道狭窄多见。骨产道狭窄(入口、中骨盆、出口),可导致产力异常或胎位异常。骨产道过度狭窄,即使正常大小的胎儿也难以通过(头盆不称)。

3. 胎儿异常　包括胎位异常(头先露异常、臀先露及肩先露等)及胎儿相对过大。

【临床表现】

胎先露异常、胎儿发育异常、骨产道严重狭窄或软产道异常,在产前容易诊断。而多数的异常分娩是在分娩过程中表现出来的。

1. 母体表现

(1) 产妇全身衰竭症状:产程延长,产妇烦躁不安、体力衰竭、进食减少。严重者出现脱水、代谢性酸中毒及电解质紊乱,肠胀气或尿潴留。

(2) 产科情况:表现为子宫收缩乏力或过强、过频;宫颈水肿或宫颈扩张缓慢、停滞;胎先露下降延缓或停滞。严重时,子宫下段极度拉长、出现病理缩复环、子宫下段压痛、血尿、先兆子宫破裂甚至子宫破裂。头盆不称或胎位异常时,先露部与骨盆之间有空隙,前后羊水交通,前羊膜囊受力不均,宫缩时胎膜承受压力过大而发生胎膜早破。因此,胎膜早破往往是异常分娩的征兆,必须查明有无头盆不称或胎位异常。

2. 胎儿表现

(1) 胎头未衔接或延迟衔接:临产后胎头高浮,宫口扩张 6cm 以上胎头仍未衔接或才衔接为衔接异常,提示入口平面有严重的头盆不称或胎头位置异常。

(2) 胎位异常:胎头位置异常是导致头位难产的首要原因,有胎方位衔接异常如高直位,有内旋转受阻如持续性枕后位及枕横位,胎头姿势异常如胎头仰伸呈前顶先露、额先露及面先露,胎头侧屈呈前不均倾。胎头位置异常使胎头下降受阻,宫颈扩张延缓、停滞,继发宫缩乏力。

(3) 胎头水肿或血肿:产程进展缓慢或停滞时,胎头先露部位软组织长时间受产道挤压或牵拉使骨膜下血管破裂,形成胎头水肿(又称产瘤)或头皮血肿。

(4) 胎儿颅骨缝过度重叠:分娩过程中,通过颅骨缝轻度重叠,可以缩小胎头体积,有利于胎儿娩出。但骨产道狭窄致产程延长时,胎儿颅骨缝过度重叠,表明存在明显头盆不称。

(5) 胎儿窘迫:产程延长,尤其第二产程延长,导致胎儿缺氧,胎儿代偿能力下降或失代偿可出现胎儿窘迫征象。

3. 产程曲线异常

(1) 潜伏期延长(prolonged latent phase):从临产规律宫缩开始至宫口扩张 6cm 称为潜伏期。初产妇 >20 小时,经产妇 >14 小时为潜伏期延长,但不能作为剖宫产的单独指征。

(2) 活跃期停滞(arrested active phase):从宫口扩张 6cm 开始至宫口开全称为活跃期。当破膜且宫口扩张≥6cm 后,如宫缩正常,而宫口停止扩张≥4 小时可诊断活跃期停滞;如宫缩欠佳,宫口停止扩张≥6 小时可诊断活跃期停滞。活跃期停滞可作为剖宫产的指征。

(3) 第二产程延长(protracted second stage):①对于初产妇,如行硬脊膜外阻滞,第二产程超过 4 小时,产程无进展(包括胎头下降、旋转)可诊断第二产程延长;如无硬脊膜外阻滞,第二产程超过 3 小时,产程无进展可诊断。②对于经产妇,如行硬脊膜外阻滞,第二产程超过 3 小时,产程无进展(包括胎头下降、旋转)可诊断第二产程延长;如无硬脊膜外阻滞,第二产程超过 2 小时,产程无进展则可以诊断。

【处理】

原则应以预防为主,尽可能做到产前预测,产时及时识别,针对原因适时处理。无论出现哪种产程异常,均需仔细评估子宫收缩力、胎儿大小与胎位、骨盆狭窄程度以及头盆关系是否相称等,综合分析决定分娩方式。

1. 阴道试产　若无明显的头盆不称,原则上应进行阴道试产。试产过程中,若出现不同产程异常,再进行及时处理。

(1) 潜伏期延长:由于难以确定准确的临产时间而使潜伏期延长的诊断很困难。疑有潜伏期延长时,首先除外假临产,可予哌替啶 100mg 肌内注射,宫缩消失者为假临产,同时纠正不协调性子宫收缩,当宫缩协调后常可进入活跃期。如用镇静药后宫缩无改善,可给予缩宫素静滴。

(2) 活跃期停滞:活跃期停滞时,应行剖宫产术。

(3) 第二产程延长:第二产程胎头下降延缓或停滞时,要高度警惕头盆不称,应立即行阴道检查,了解中骨盆平面或出口平面的情况,胎方位、胎头位置高低、胎头水肿或颅骨重叠情况。如无头盆不称或严重胎头位置异常,可用缩宫素加强产力;如胎头为枕横位或枕后位,可徒手旋转胎头为枕前位,待胎头下降至≥+3 水平,可行产钳或胎头吸引器助产术。如徒手旋转胎头失败,胎头位置在≤+2 水平以上,应及时行剖宫产术。

2. 剖宫产　产程过程中一旦发现严重的胎位异常,如胎头呈高直后位、前不均倾位、额先露及颏后位,应停止阴道试产,立即行剖宫产术结束分娩。骨盆绝对性狭窄或胎儿过大,明显头盆不称、肩先露或臀先露尤其是足先露时,均应行择期剖宫产术。产力异常发生病理性缩复环或先兆子宫破裂时,无论胎儿是否存活,应抑制宫缩同时行剖宫产术。产程中出现胎儿窘迫而宫口未开全,胎头位置在≤+2 水平以上,也应考虑行剖宫产术。

（漆洪波）

二、产力异常

产力是指将胎儿及其附属物通过产道排出体外的力量,是保证胎儿正常娩出的重要因素之一,包括子宫收缩、腹压和肛提肌的收缩力。子宫收缩是临产后的主要力量,贯穿于分娩的全过程,在产道和胎儿等因素无异常的情况下,使子宫颈口逐渐扩张,胎先露逐渐下降。如果子宫收缩失去了节律性、极性和对称性;或者其收缩的强度或频率过强或过弱,都称为子宫收缩力异常,简称产力异常(abnormal uterine action)。

(一)正常产力

1. 子宫收缩力 子宫收缩力简称宫缩,是临产后的主要产力,为子宫不随意的、规律的阵发性收缩,贯穿于整个分娩过程。临产后宫缩的作用是使宫颈管消失和宫口扩张、先露部下降及胎儿胎盘娩出。临产后正常宫缩具有节律性、对称性、极性及缩复作用等特点。

(1)节律性:宫缩的节律性是临产的重要标志。每次阵缩都是从弱到强(进行期),维持一段时间(极期),再由强到弱(退行期),直到消失进入间歇期(图 4-14)。宫缩时宫内压力增高,子宫肌壁血管及胎盘受压,子宫血流量减少,宫缩间歇时恢复。临产开始时宫缩持续约 30 秒,间歇 5~6 分钟,随着产程的进展,宫缩持续时间逐渐延长,宫内压力逐渐升高,间歇时间逐渐缩短(表 4-3)。

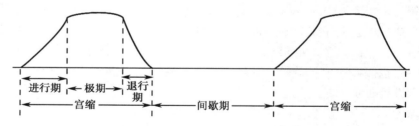

图 4-14 临产后正常宫缩节律性示意图

表 4-3 宫缩强度的表现

宫口开大程度(cm)	4~6	7~8	9~ 宫口开全
平均宫内压(mmHg)	30	45	50
平均宫缩周期(分钟)	3	(2)5	2
平均宫缩持续时间(秒)	40	70	60

(2)对称性和极性:正常宫缩起自两侧子宫角部,左右对称地迅速向子宫底中线集中,再以 2cm/s 速度向子宫下段扩散,约 15 秒均匀协调地遍及整个子宫,称为宫缩的对称性。宫缩以子宫底部最强最持久,向下逐渐减弱,子宫底部收缩力的强度是子宫下段的 2 倍,称为子宫收缩的极性。

(3)缩复作用:宫缩时子宫体部肌纤维缩短变宽,间歇期肌纤维松弛,但不能完全恢复到原来的长度,反复收缩使肌纤维越来越短,宫腔容积逐渐缩小,这种现象称缩复作用。其目的是迫使先露部持续下降和宫颈管逐渐消失。

2. 腹肌及膈肌的收缩力 腹肌及膈肌的收缩力是第二产程的主要辅助力量,又称腹压。进

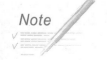
Note

入第二产程后,胎先露部已降至阴道,每当宫缩时,前羊膜囊或胎先露部压迫盆底组织及直肠,反射性地引起不随意的屏气,腹肌及膈肌强有力的收缩使腹压增高,与宫缩同步,直至胎儿娩出并促使胎盘娩出。必须注意,如腹压运用不当或过早使用腹压,则易造成产妇疲劳和宫颈水肿,使产程延长造成难产。

3. **肛提肌收缩力**　在分娩机制中,肛提肌收缩可协助胎先露部进行内旋转;当胎头枕部位于耻骨弓下时,肛提肌收缩还能协助胎头仰伸和娩出。此外,肛提肌收缩有助于胎盘娩出。

(二) 子宫收缩力异常

子宫收缩力异常临床上分为子宫收缩乏力(uterine inertia)和子宫收缩过强(uterine over contraction)两类,每类又分为协调性子宫收缩和不协调性子宫收缩(图 4-15)。

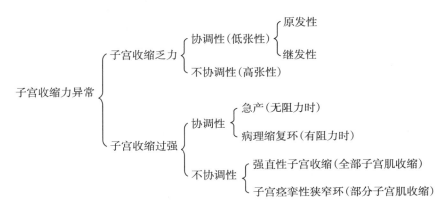

图 4-15　子宫收缩力异常的分类

1. **子宫收缩乏力**

【病因】

(1) 头盆不称(cephalopelvic disproportion,CPD)或胎位异常:盆骨大小和形态的异常,导致产道狭窄;胎儿过大或胎位异常,形成头盆不称。胎儿先露部因下降受阻,不能紧贴子宫下段及宫颈而刺激局部神经节,因而不能引起反射性子宫收缩,导致继发性子宫收缩乏力。

(2) 子宫因素:子宫发育不良、子宫畸形(如双角子宫等)、宫壁过度膨胀(如双胎、巨大儿、羊水过多等)使肌纤维过度伸展、经产妇(multipara)子宫肌纤维变性及结缔组织增生、子宫肌瘤等,均能引起子宫收缩乏力。

(3) 精神因素:产妇怕痛或对妊娠及分娩生理认识不足,过早兴奋与疲劳及对胎儿预后过分担心等,尤其是 35 岁以上高龄初产妇,精神过度紧张使大脑皮层功能紊乱、睡眠少、临产后往往不能进食甚至呕吐、体力消耗较大,可导致子宫收缩乏力。

(4) 内分泌、电解质失调:临产后,产妇体内雌激素、催产素、前列腺素、乙酰胆碱等分泌不足,子宫对乙酰胆碱的敏感性降低等,均可影响子宫肌兴奋阈,致使子宫收缩乏力。产程延长后引起的电解质紊乱(如钾、钠、钙、镁等)可加重子宫收缩乏力。

(5) 药物影响:临产后不适当地使用大剂量镇静药与镇痛药,如吗啡、氯丙嗪、哌替啶、苯巴比妥等,可以使子宫收缩受到抑制。

另外由于膀胱充盈时能阻碍胎先露下降,产妇尿潴留亦是影响子宫收缩不能忽略的重要因素之一。

【对母儿影响】

(1) 对产妇的影响:由于子宫收缩乏力,产程延长,产妇休息不好,进食少,精神与体力消耗,可出现疲乏无力、肠胀气、排尿困难等,影响子宫收缩,严重时可引起脱水、酸中毒、低钙血症。

由于第二产程异常,膀胱被压迫于胎先露部与耻骨联合之间,可导致组织缺血、水肿、坏死,形成膀胱阴道瘘或尿道阴道瘘。多次肛诊或阴道检查增加感染机会。产后宫缩乏力容易引起产后出血。

(2) 对胎儿的影响:协调性宫缩乏力容易造成胎头在盆腔内旋转异常,使产程延长,增加胎头及脐带受压机会,手术助产率增加,使新生儿窒息、颅内出血及吸入性肺炎等发病率增加。不协调性宫缩乏力,不能使子宫壁完全放松,对子宫胎盘血液循环影响大,容易发生胎儿窘迫。

【临床表现及诊断】

宫缩乏力可以分成协调性宫缩乏力和不协调宫缩乏力;根据宫缩乏力发生的时机分为原发性和继发性两种。原发性宫缩乏力是指从产程一开始子宫收缩功能就低下,宫口不能如期扩张、胎先露不能如期下降,导致产程延长;继发性宫缩乏力是指产程开始时子宫收缩正常,只有在产程较晚阶段(多在活跃期后期或第二产程),子宫收缩减弱,产程进展缓慢甚至停滞。

(1) 协调性宫缩乏力(低张性宫缩乏力):最为常见。子宫收缩具有正常的节律性、对称性和极性,但收缩力弱,宫腔内压力低,小于 15mmHg,持续时间短,间歇期长且不规律,宫缩 <2 次 /10 分钟。宫缩高峰时,宫体隆起不明显,用手指按压宫底部肌壁仍可出现凹陷,此种宫缩乏力,多属继发性宫缩乏力。常见于中盆骨与骨盆出口平面狭窄、胎先露部下降受阻、持续性枕横位或枕后位等头盆不称时。由于宫腔内压力低,对胎儿影响不大。但如产程拖延时间久,对母儿仍有不良影响。

(2) 不协调性宫缩乏力(高张性宫缩乏力):子宫收缩的极性倒置,宫缩的兴奋点不是起自两侧宫角部,而是来自子宫下段的一处或多处冲动,子宫收缩波由下向上扩散,收缩波小而不规律,频率高,节律不协调;宫缩时宫底部宫腔内压力不强,而是子宫下段强,宫缩间歇子宫壁也不完全松弛,表现为子宫收缩不协调,这种宫缩不能使宫口扩张及胎先露下降,属无效宫缩。此种宫缩乏力多为原发性宫缩乏力,需与假临产鉴别。鉴别方法是给予强镇定药哌替啶 100mg 肌内注射,能使宫缩停止者为假临产,不能使宫缩停止者为原发性宫缩乏力。这些产妇往往有头盆不称和胎位异常,使胎头无法衔接,不能紧贴子宫下段及宫颈内口,不能引起反射性子宫收缩。产妇自觉下腹部持续疼痛,拒按,烦躁不安,严重者出现脱水、电解质紊乱,肠胀气,尿潴留;胎儿胎盘循环障碍,出现胎儿宫内窘迫。产科检查:下腹部有压痛,胎位触不清,胎心不规律,宫口扩张早期缓慢或停止扩张,胎先露部下降缓慢或停止,潜伏期延长。不协调性宫缩乏力多发生于临产初期的潜伏期。

【处理】

(1) 协调性宫缩乏力:一旦出现协调性宫缩乏力,无论是原发性还是继发性,首先应寻找原因,检查有无头盆不称及胎位异常,阴道检查宫颈扩张和胎先露下降情况。发现有头盆不称,估计不能经阴道分娩者,应及时行剖宫产术;若判断无头盆不称和胎位异常,估计能经阴道分娩者,应采取加强宫缩的措施。

1) 第一产程

A. 一般处理:消除产妇紧张情绪,指导其休息、进食及大小便,注意营养和水分的补充。不能进食者静脉补充营养。产妇过度疲劳,缓慢静脉推注地西泮 10mg。排尿困难者,先行诱导法,无效时导尿,因排空膀胱能增宽产道,且有促进宫缩的作用。破膜 12 小时以上者给予抗生素预防感染。

B. 加强子宫收缩:经上述处理,子宫收缩力仍弱,确诊为协调性宫缩乏力者,产程无明显进展,应采取措施加强宫缩。临床上常用 Bishop 宫颈成熟度评分法,判断宫颈成熟度,评估引产或加强宫缩措施的效果,见表 4-4。

表 4-4 Bishop 宫颈成熟度评分法

分数	指标				
	宫口开大（cm）	宫颈管消退（%）未消退为 3cm	先露位置坐骨棘水平为 0	宫颈硬度	宫口位置
0	0	0~30	−3	硬	后
1	1~2	40~50	−2	中	中
2	3~4	60~70	−1~0	软	前
3	≥5	80~100	+1~+2		

该评分法满分为 13 分。若产妇得分≤3 分引产多失败，4~6 分的成功率约为 50%，7~9 分的成功率约为 80%，≥10 分均成功

a. 人工破膜：宫口扩张≥3cm，无头盆不称，胎头已衔接而产程进展缓慢者，可行人工破膜。破膜后，胎头直接紧贴子宫下段及宫颈内口，引起反射性子宫收缩，加速产程进展，同时通过破膜可以观察羊水的量及性状。人工破膜应在宫缩间歇期进行，以减少或避免羊水栓塞的发生。破膜时必须检查有无脐带先露，破膜后术者手指应停留在阴道内，经过 1~2 次宫缩待胎头入盆后，再将手指取出，以避免发生脐带脱垂。对于羊水过多的患者，还应警惕胎盘早剥的发生。人工破膜可以缩短产程，减少缩宫素应用，但会增加绒毛膜羊膜炎风险。人工破膜后宫缩仍不理想，可用缩宫素静脉滴注加强宫缩。

b. 缩宫素静脉滴注：适用于协调性宫缩乏力、宫口扩张≥3cm、胎心良好、胎位正常、头盆相称者。应用缩宫素的目的是产生足够使宫颈变化和胎儿下降的子宫收缩，应注意避免子宫过度刺激和胎儿窘迫。如果宫缩小于 10 分钟 3 次，或强度超过基线不足 25mmHg，或两者都有，应当考虑缩宫素催产。

因缩宫素个体敏感度差异极大，静脉滴注缩宫素应从小剂量开始循序增量。中华医学会产科学组推荐低剂量缩宫素方案，即 2.5U 缩宫素加入 5% 葡萄糖 500ml 中，从每分钟 8 滴即约 2.5mU/min 开始，根据宫缩，胎心情况调整滴速，一般每隔 30 分钟调节一次，直至出现有效宫缩。有效宫缩的判定为 10 分钟内出现 3 次宫缩，每次宫缩持续 30~60 秒，子宫收缩压力达 50~60mmHg，伴有宫口扩张。在调整滴速时，每次递增 6 滴约 2mU，最大滴速不得超过 30 滴/分即 10mIU/min。如达到最大滴速，仍不出现有效宫缩时可增加缩宫素浓度。增加浓度的方法是以 5% 葡萄糖中尚余毫升数计算，一般 100ml 葡萄糖中再加 0.5U 缩宫素变成 1% 缩宫素浓度，先将滴速减半，再根据宫缩情况进行调整。增加浓度后，如增至每分钟 20mU 仍无有效宫缩，原则上不再增加滴数和浓度，一般以此为剂量上限。

缩宫素静脉滴注过程中，应有专人观察宫缩，测量血压、胎心及产程进展等情况。若出现宫缩持续 1 分钟以上或胎心率有变化，应立即停止静脉滴注。外源性缩宫素在母体血中的半衰期为 1~6 分钟，故停药后能迅速好转，必要时加用镇静药。若滴注过程中发现血压升高，应减慢滴注速度。由于缩宫素有抗利尿作用，可出现少尿，需警惕水中毒的发生。结合人工破膜及能量支持，可以获得更好的效果。

c. 地西泮静脉推注：地西泮能使宫颈平滑肌松弛，软化宫颈，促进宫口扩张，适用于宫口扩张缓慢及宫颈水肿的情况。同时，其镇静、催眠作用可缓解孕妇的紧张情绪及疲惫状态，进而减少产妇体内儿茶酚胺的分泌而有助于子宫收缩。常用剂量为 10mg 静脉注射，2~3 分钟推注完毕，间隔 4~6 小时可重复应用，与缩宫素联合应用效果更佳。

2）第二产程：对于第二产程发生的宫缩乏力应予重视。宫口开全 1 小时产程无进展，应再次评估骨盆情况、胎方位、胎头变形及有无产瘤、先露骨质部分高低以及宫缩时先露下降情况，做出经阴分娩、阴道助产或剖宫产的正确判断。若胎头仍未衔接或伴有胎儿窘迫征象，应行剖

宫产术。胎头双顶径尚未越过中骨盆平面,无头盆不称者,可静滴缩宫素加强宫缩,同时指导产妇在宫缩时屏气用力,争取经阴分娩机会。胎头双顶径已通过坐骨棘平面而无明显颅骨重叠者,可行低位或出口产钳术或胎头吸引术助产分娩。胎先露若达 +3 或以下可等待自然分娩,或行会阴后 - 侧斜切开助产分娩。

3)第三产程:积极处理第三产程,以预防产后出血。胎儿前肩娩出后预防性应用缩宫素,使用方法为缩宫素 10U 肌内注射或 5U 稀释后静脉滴注,也可 10U 加入 500ml 液体中,以100~150ml/h 静脉滴注;胎儿娩出后及时钳夹并剪断脐带,有控制地牵拉脐带协助胎盘娩出;胎盘娩出后按摩子宫。产后 2 小时是发生产后出血的高危时段,应密切观察子宫收缩情况和出血量变化,并应及时排空膀胱。若产程长、破膜时间长,应给予抗生素预防感染。

(2)不协调性宫缩乏力:处理原则是调节子宫收缩,恢复其极性,可给予强镇静药。常用的有哌替啶 100mg 或吗啡 10~15mg 肌内注射、地西泮 10mg 静脉推注,使产妇充分休息,醒后不协调性宫缩多能恢复为协调性宫缩。在宫缩恢复为协调性之前,严禁应用缩宫素。若伴有胎儿窘迫征象,或头盆不称,或经上述处理,不协调性宫缩未能得到纠正者,均应行剖宫产术。若不协调性宫缩已被控制,但宫缩仍弱时,可用协调性宫缩乏力时加强宫缩的各种方法处理。

【预防】

应对孕妇进行产前教育,进入产程后,解除产妇不必要的顾虑和恐惧心理,使孕妇了解分娩是生理过程,增强其对分娩的信心。开设陪伴待产室(让其丈夫及家属陪伴)和家庭化病房,有助于消除产妇的紧张情绪,可预防精神紧张所致的宫缩乏力。分娩前鼓励多进食,必要时静脉补充营养。注意及时排空直肠和膀胱,必要时可导尿。避免过多使用镇静药物,注意检查有无头盆不称等,均为预防宫缩乏力的有效措施。

2. 子宫收缩过强

(1)协调性子宫收缩过强:子宫收缩的节律性、对称性和极性均正常,仅子宫收缩力过强、过频。宫缩过强定义为 10 分钟超过 5 次宫缩,收缩持续 2 分钟或更长,或收缩的持续时间正常,但宫缩间隔在 1 分钟内,有或没有胎心的异常。如产道无阻力,宫口迅速开全,分娩在短时间内结束,总产程不足 3 小时者,称急产。若存在产道梗阻或瘢痕子宫,可发生病理缩复环或子宫破裂。

【对母儿影响】

1)对产妇的影响:宫缩过强过频,产程过快,可导致初产妇宫颈、阴道以及会阴撕裂伤。宫缩过强使宫腔内压力增强,增加羊水栓塞的风险。接产时来不及消毒可导致产褥感染。胎儿娩出后子宫肌纤维缩复不良,易发生胎盘滞留或产后出血。

2)对胎儿及新生儿的影响:宫缩过强过频,影响子宫胎盘血液循环,易发生胎儿窘迫、新生儿窒息甚至死亡。胎儿娩出过快,胎头在产道内受到的压力突然解除,可致新生儿颅内出血。接产时来不及消毒,新生儿易发生感染。坠地可致骨折、外伤。

【处理】

对于子宫收缩力过强、过频者应及早做好接生准备,临产后慎用缩宫药物及其他促进宫缩的处理方法,如灌肠、人工破膜等。胎儿娩出时,勿使产妇向下屏气。若急产来不及消毒及新生儿坠地者,新生儿应肌注维生素 K_1 10mg 预防颅内出血,并尽早肌注精制破伤风抗毒素 1500U。产后仔细检查宫颈、阴道、外阴,若有撕裂应及时缝合。若属未消毒的接产,应给予抗生素预防感染。对于有急产史的经产妇,在预产期前 1~2 周不应外出远走,以免发生意外,有条件者应提前住院待产。

(2)不协调性子宫收缩过强

1)强直性子宫收缩过强(tetanic contraction of uterus):强直性子宫收缩过强通常不是子宫肌组织功能异常,几乎均是外界因素异常造成,例如临产后产道发生梗死,或不适当地应用缩宫药

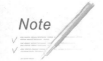

物,或胎盘早剥血液浸润子宫肌层,均可引起宫颈内口以上部位的子宫肌层出现强直性痉挛性收缩,失去节律性,宫缩间歇期短或无间歇。

【临床表现】

产妇烦躁不安,持续性腹痛,拒按。胎位触不清,胎心听不清。有时可出现病理缩复环、血尿等先兆子宫破裂征象。

【处理】

一旦确诊为强直性宫缩,应及时给予宫缩抑制剂,如 25% 硫酸镁 20ml 加于 5% 葡萄糖液 20ml 内缓慢静脉推注(不少于 5 分钟),或肾上腺素 1mg 加于 5% 葡萄糖液 250ml 内静脉滴注。若属于梗阻性原因,应立即行剖宫产术。若胎死宫内可用乙醚吸入麻醉,若仍不能缓解强直性宫缩,应行剖宫产术。

2) 子宫痉挛性狭窄环(constriction ring of uterus):子宫壁局部肌肉呈痉挛性不协调性收缩形成的环状狭窄,持续不放松,称子宫痉挛性狭窄环。狭窄环可发生在宫颈、宫体的任何部分,多在子宫上下段交界处,也可在胎体某一狭窄部,以胎颈、胎腰处常见。(图 4-16)

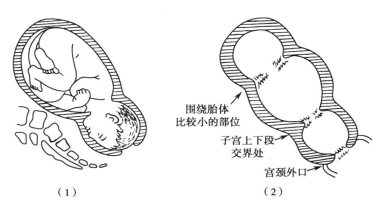

图 4-16 子宫痉挛性狭窄环
(1)狭窄环围绕胎颈;(2)狭窄环容易发生的部位

【临床表现】

多因精神紧张、过度疲劳以及不适当地应用宫缩剂或粗暴地进行阴道内操作所致。

产妇出现持续性腹痛,烦躁不安,宫颈扩张缓慢,胎先露部下降停滞,胎心时快时慢,阴道检查时在宫腔内触及较硬而无弹性的狭窄环,此环与病理缩复环不同,特点是不增加宫腔压力,不随宫缩上升,不引起子宫破裂,但可导致产程进展缓慢或停滞。

【处理】

应认真寻找导致子宫痉挛性狭窄环的原因,及时纠正。停止一切刺激,如禁止阴道内操作、停用宫缩素等。若无胎儿窘迫征象,给予镇静药如哌替啶 100mg、吗啡 10mg 肌注,也可给宫缩抑制药如利托君 10mg 口服,或 25% 硫酸镁 20ml 加于 25% 葡萄糖液 20ml 内缓慢静注,一般可消除异常宫缩。当宫缩恢复正常时,可行阴道助产或等待自然分娩。若经上述处理,子宫痉挛性狭窄环不能缓解,宫口未开全,胎先露部高,或伴有胎儿窘迫征象,均应立即行剖宫产术。

三、产道异常

产道异常包括骨产道(骨盆)异常及软产道(子宫下段、宫颈、阴道)异常,临床上以骨产道异常多见,产道异常可使胎儿娩出受阻。

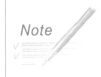
Note

（一）正常产道

产道是胎儿从母体娩出的通道,分骨产道和软产道两部分。

1. 骨产道　骨产道指真骨盆,是产道的重要组成部分,其大小及形状与分娩关系密切。在产科学上将骨盆腔分为 3 个假想平面,即通常所称的骨盆平面(图 4-17)。

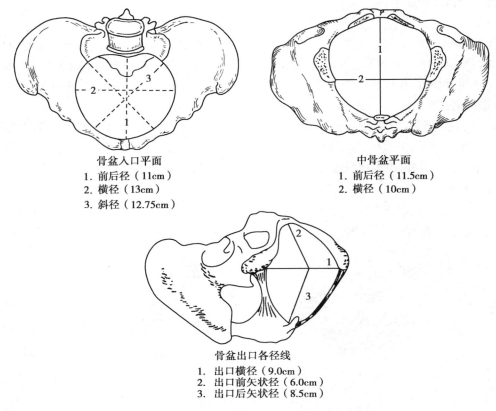

骨盆入口平面
1. 前后径（11cm）
2. 横径（13cm）
3. 斜径（12.75cm）

中骨盆平面
1. 前后径（11.5cm）
2. 横径（10cm）

骨盆出口各径线
1. 出口横径（9.0cm）
2. 出口前矢状径（6.0cm）
3. 出口后矢状径（8.5cm）

图 4-17　骨盆各平面及径线

（1）骨盆入口平面(pelvic inlet plane):即真假骨盆的交界面,呈横椭圆形,共有 4 条径线,即入口前后径、入口横径、入口左斜径及入口右斜径。

1）入口前后径:又称真结合径,指从耻骨联合上缘中点至骶岬前缘正中的距离,平均约为 11cm,是一条非常重要的骨盆径线,与分娩关系密切。

2）入口横径:左右髂耻缘间的最大距离,平均约为 13cm。

3）入口斜径:左斜径为左骶髂关节至右髂耻隆突间的距离,右斜径为右骶髂关节至左髂耻隆突间的距离,平均约为 12.75cm。

（2）中骨盆平面(mid plane of pelvic):为骨盆最小平面,具有重要的产科临床意义。其前方为耻骨联合下缘,两侧为坐骨棘,后为骶骨下端。中骨盆平面有两条径线,即中骨盆横径和中骨盆前后径。

1）中骨盆横径:又称坐骨棘间径。指两坐骨棘间的距离,正常值平均 10cm,其长短与胎先露内旋转关系密切。

2）中骨盆前后径:指耻骨联合下缘中点通过两坐骨棘间连线中点到骶骨下端间的距离,平均约为 11.5cm。

（3）骨盆出口平面(pelvic outlet plane):由两个不同平面的三角形组成。前三角顶端为耻骨联合下缘,两侧为耻骨降支。后三角顶端为骶尾关节,两侧为骶结节韧带。骨盆出口平面共有 4 条径线,即出口前后径、出口横径、前矢状径及后矢状径。

1）出口前后径：指耻骨联合下缘到骶尾关节间的距离，平均约为 11.5cm。

2）出口横径：指两坐骨结节内侧缘的距离，也称坐骨结节间径，平均约为 9cm。出口横径是胎先露部通过骨盆出口的径线，与分娩关系密切。

3）出口前矢状径：耻骨联合下缘至坐骨结节连线中点的距离，平均约为 6cm。

4）出口后矢状径：骶尾关节至坐骨结节连线中点的距离，平均约为 8.5cm。若出口横径稍短，则应测量出口后矢状径，如两径线之和大于 15cm 时，中等大小的足月胎头可通过后三角区经阴道分娩。

（4）骨盆轴与骨盆倾斜度：骨盆轴为连接骨盆各假想平面中点的曲线。分娩及助产时，胎儿沿此轴娩出。骨盆轴上段向下向后，中段向下，下段向下向前。骨盆倾斜度是指妇女直立时，骨盆入口平面与地平面所成的角度，一般为 60°。若倾斜度过大，则常影响胎头的衔接。改变体位可改变骨盆倾斜度（图 4-18）。

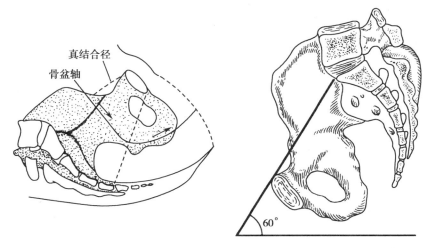

图 4-18　骨盆轴及骨盆倾斜度

2. **软产道**　由子宫下段、宫颈、阴道及盆底软组织共同组成的弯曲管道。

（1）子宫下段的形成：子宫下段由子宫峡部形成。非孕时子宫峡部约 1cm，妊娠 12 周后逐渐伸展成为宫腔的一部分，随着妊娠的进展被逐渐拉长，至妊娠末期形成子宫下段。临产后，规律的宫缩使子宫下段进一步拉长达 7~10cm。由于子宫体部肌纤维的缩复作用，使上段肌壁越来越厚，下段肌壁被动牵拉而越来越薄，在子宫内面的上、下段交界处形成环状隆起，称生理性缩复环（physiological retraction ring）。生理情况时，此环不能从腹部见到（图 4-19）。

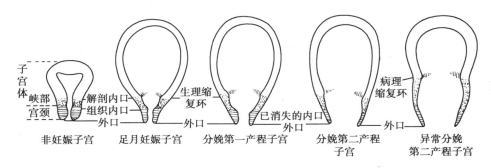

图 4-19　子宫下段形成及宫口扩张

（2）宫颈管消失及宫口扩张：临产后宫颈出现两个变化，宫颈管消失和宫口扩张。初产妇通常是先宫颈管消失，而后宫口扩张。临产后宫口扩张主要是子宫收缩及缩复向上牵拉的结果。

临产前宫颈管长约 2~3cm,临产后由于宫缩的牵拉及胎先露、前羊膜囊的直接压迫,使宫颈内口向上向外扩张,宫颈管形成漏斗状,随后宫颈管逐渐变短、消失。宫缩使胎先露部衔接,在宫缩时前羊水不能回流,加之子宫下段的胎膜容易与该处蜕膜分离而向宫颈管突出,形成前羊膜囊,协助宫口扩张;宫口近开全时胎膜多自然破裂,破膜后胎先露部直接压迫宫颈,使宫口扩张明显加快。当宫口开全时,妊娠足月胎头方能通过。经产妇一般是宫颈管消失与宫口扩张同时进行(图 4-20)。

(3) 阴道、骨盆底及会阴的变化:正常阴道伸展性良好,一般不影响分娩。临产后前羊膜囊及胎先露部将阴道上部撑开,破膜以后胎先露部直接压迫盆底,软产道下段形成一个向前向上弯曲的筒状通道,阴道黏膜皱襞展平、阴道扩张加宽。肛提肌向下及两侧扩展,肌纤维逐步拉长,使会阴由 5cm 厚变成 2~4mm,以利胎儿通过。但由于会阴体部承受压力大,若会阴保护不当可造成裂伤。

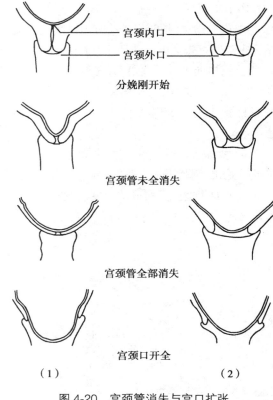

图 4-20 宫颈管消失与宫口扩张
(1)初产妇;(2)经产妇

(二) 骨产道异常

骨盆径线过短或形态异常,致使骨盆腔小于胎先露部可通过的限度,阻碍胎先露部下降,影响产程顺利进展,称为狭窄骨盆(contracted pelvis)。狭窄骨盆可以为一个径线过短或多个径线过短,也可以为一个平面狭窄或多个平面同时狭窄。当一个径线狭窄时,要观察同一个平面其他径线的大小,再结合整个骨盆的大小与形态进行综合分析,作出正确判断。在临床实践中常遇到的问题是临界或轻度狭窄是否会造成难产。这与胎儿的大小及位置、胎头的可塑性、产力、软组织的阻力和处理是否及时、正确都有密切的关系。

1. 狭窄骨盆的分类

(1) 骨盆入口平面狭窄(contracted pelvic inlet):我国妇女较常见。可分三级,见表 4-5。

表 4-5 骨盆入口平面狭窄的分级

分级	骶耻外径 cm	入口前后径 cm	分娩方式
Ⅰ临界性	18	10	多数自然分娩
Ⅱ相对性	16.5~17.5	8.5~9.5	可以试产
Ⅲ绝对性	<16	<8	剖宫产

常见的骨盆入口平面狭窄有以下两种(图 4-21):

1) 单纯扁平骨盆(simple flat pelvis):骨盆入口呈横扁圆形,骶岬向前下突出,使骨盆入口前后径缩短而横径正常。

2) 佝偻病性扁平骨盆(rachitic flat pelvis):骶岬被压向前,骨盆入口前后径明显缩短,使骨盆入口呈肾形,骶骨下段向后移,失去骶骨的正常弯度,变直向后翘。尾骨呈钩状突向骨盆出口平面。骨盆出口横径变宽。

(2) 中骨盆及骨盆出口平面狭窄分三级,见表 4-6。

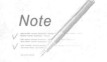
Note

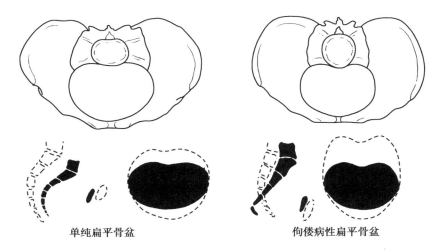

单纯扁平骨盆　　　　　　佝偻病性扁平骨盆

图 4-21　单纯扁平骨盆和佝偻病性扁平骨盆

表 4-6　中骨盆及骨盆出口平面狭窄的分级

分级	坐骨棘间径	坐骨结节间径
Ⅰ临界性	10cm	7.5cm
Ⅱ相对性	8.5~9.5cm	6.0~7.0cm
Ⅲ绝对性	<8cm	<5.5cm

我国妇女常见以下两种类型（图 4-22）。

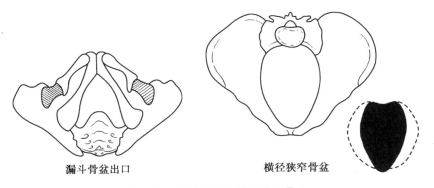

漏斗骨盆出口　　　　　　横径狭窄骨盆

图 4-22　漏斗骨盆和横径狭窄骨盆

1）漏斗骨盆（funnel shaped pelvis）：骨盆入口各径线值正常。由于两侧骨盆壁向内倾斜，状似漏斗，故称漏斗骨盆。特点是中骨盆及骨盆出口平面均明显狭窄，使坐骨棘间径、坐骨结节间径缩短，坐骨切迹宽度（骶棘韧带宽度）< 两横指，耻骨弓角度 <90°。坐骨结节间径与出口后矢状径之和 <15cm，常见于男型骨盆。

2）横径狭窄骨盆（transversely contracted pelvis）：与类人猿型骨盆类似。骨盆入口、中骨盆及骨盆出口的横径均缩短，前后径稍长，坐骨切迹宽。测量骶耻外径值正常，但髂棘间径及髂嵴间径均缩短。

（3）骨盆三个平面狭窄：骨盆外形属女型骨盆，但骨盆入口、中骨盆及骨盆出口平面均狭窄，每个平面径线均小于正常值 2cm 或更多，称为均小骨盆（generally contracted pelvis），多见于身材矮小、体型匀称的妇女（图 4-23）。

（4）畸形骨盆：指骨盆丧失正常形态及对称性所致的狭窄。如骨软化症骨盆（osteomalacic pelvis）、偏斜骨盆（obliquely contracted pelvis）等。

Note

（5）骨盆其他异常：骨盆骨折、骨盆肿瘤。

　2. 狭窄骨盆的临床表现

（1）骨盆入口平面狭窄的临床表现

1）胎头衔接受阻：一般情况下初产妇在预产期前 1~2 周、经产妇于临产后胎头已衔接，即胎头双顶径进入骨盆入口平面。若入口狭窄时，即使已经临产而胎头仍未入盆，经检查胎头跨耻征阳性。胎位异常如臀先露、颜面位或肩先露的发生率是正常骨盆的 3 倍。

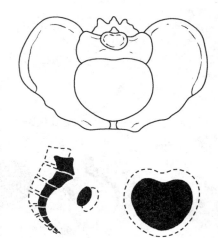

图 4-23　均小骨盆

2）若已临产，根据骨盆狭窄程度、产力强弱、胎儿大小及胎位情况不同，临床表现也不尽相同。①骨盆临界性狭窄，若胎位、胎儿大小及产力正常，胎头常以矢状缝在骨盆入口横径衔接，多取后不均倾势，即后顶骨先入盆，后顶骨逐渐进入骶凹处，再使前顶骨入盆，则矢状缝位于骨盆入口横径上呈头盆均倾势。临床表现为潜伏期及活跃期早期延长，活跃期后期产程进展顺利。若胎头迟迟不入盆，此时常出现胎膜早破，胎头又不能紧贴宫颈内口诱发反射性宫缩，常出现继发性宫缩乏力。②骨盆绝对性狭窄，即使产力、胎儿大小及胎位均正常，但胎头仍不能入盆，常发生梗阻性难产。

（2）中骨盆平面狭窄的临床表现

1）胎头能正常衔接：潜伏期及活跃期早期进展顺利。当胎头下降达中骨盆时，由于内旋转受阻，胎头双顶径被阻于中骨盆狭窄部位之上，常出现持续性枕横位或枕后位。同时出现继发性宫缩乏力，活跃期后期及第二产程延长甚至第二产程停滞。

2）当胎头受阻于中骨盆时，有一定可塑性的胎头开始变形，颅骨重叠，胎头受压，使软组织水肿，产瘤较大，严重时可发生脑组织损伤、颅内出血及胎儿宫内窘迫。若中骨盆狭窄程度严重，宫缩又较强，可发生先兆子宫破裂及子宫破裂。强行阴道助产，可导致严重软产道裂伤及新生儿产伤。

（3）骨盆出口平面狭窄的临床表现：骨盆出口平面狭窄与中骨盆平面狭窄常同时存在。若单纯骨盆出口平面狭窄者，第一产程进展顺利，胎头达盆底受阻，第二产程停滞，继发性宫缩乏力，胎头双顶径不能通过出口横径，强行阴道助产，可导致软产道、骨盆底肌肉、会阴严重损伤及新生儿产伤。

　3. 狭窄骨盆的诊断

（1）病史：询问孕妇幼年有无佝偻病、脊髓灰质炎、脊柱和髋关节结核以及外伤史，经产妇了解有无难产史及新生儿有无产伤。

（2）一般检查：身高在 145cm 以下，应警惕均小骨盆。体格粗壮，颈部较短，骨骼有男性化倾向者，不但因为骨质厚而影响各径线，而且易形成漏斗骨盆。注意观察孕妇的体型，步态有无跛足，有无脊柱及髋关节畸形，米氏菱形窝是否对称，有无尖腹及悬垂腹等。病态性下肢提示有严重的佝偻病骨盆存在。

（3）腹部检查

1）一般检查：观察腹型，测量子宫长度及腹围，四步触诊法了解胎先露、胎方位及先露是否衔接。胎位异常：入口狭窄，胎头不易入盆导致胎位异常，如臀先露、肩先露。中骨盆狭窄影响胎头内旋转，导致持续性枕横位、枕后位等。B 超检查测量胎儿双顶径、腹径及股骨长，预测胎儿体重，判断能否通过骨产道。

2）估计头盆关系：初孕妇一般在预产期前 1~2 周、经产妇于临产后，胎头应入盆。临产后若胎头不入盆，检查头盆是否相称的具体方法（图 4-24）：孕妇排空膀胱，仰卧，两腿伸直，检

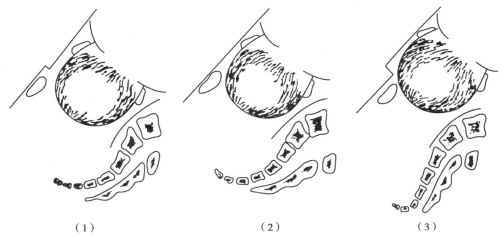

图 4-24　估计头盆关系
(1)头盆相称;(2)头盆可能不称;(3)头盆不称

查者将一手放在耻骨联合上方,另一手将浮动的胎头向骨盆腔方向推压。若胎头低于耻骨联合平面,表示胎头可以入盆,头盆相称,称为跨耻征阴性;若胎头与耻骨联合在同一平面,表示可疑头盆不称,称为跨耻征可疑阳性;若胎头高于耻骨联合平面,表示头盆不称(cephalopelvic disproportion,CPD),称为跨耻征阳性。对出现跨耻征阳性的孕妇,应让其取两腿屈曲半卧位,再次检查胎头跨耻征,若转为阴性,提示为骨盆倾斜度(declination pelvis,非孕期为 50°~55°,孕期增加 3°~5°,超过 70° 为骨盆倾斜度过大)异常,而不是头盆不称。

(4)骨盆测量:骨盆外测量各径线 < 正常值 2cm 为均小骨盆,骶耻外径 <18cm 为扁平骨盆。坐骨结节间径 <8cm,耻骨弓角度 <90°,为漏斗型骨盆。骨盆两侧斜径(以一侧髂前上棘至对侧髂后上棘间的距离)及同侧直径(从髂前上棘至同侧髂后上棘间的距离),两者相差 >1cm 为偏斜骨盆。骨盆内测量:入口平面狭窄为对角径 <11.5cm;中骨盆平面狭窄为坐骨棘间径 <10cm、坐骨切迹宽度 <2 横指;骨盆出口平面狭窄为坐骨结节间径 <8cm,应加测出口后矢状径,坐骨结节间径与出口后矢状径之和 <15cm 为骨盆出口平面狭窄。

4. 狭窄骨盆对母儿影响

(1)对母体的影响:可导致胎位异常、宫收缩乏力、持续性枕横位或枕后位、生殖道瘘、胎膜早破而增加感染,甚至子宫破裂。

(2)对胎儿及新生儿的影响:可导致胎儿窘迫、死亡、颅内出血、新生儿产伤及感染。

5. 狭窄骨盆分娩时处理原则　明确狭窄骨盆的类别和程度,了解胎位、胎儿大小、胎心、宫缩强弱、宫颈扩张程度、破膜与否,结合年龄、产次、既往分娩史综合判断,决定分娩方式。

(1)骨盆入口平面狭窄的处理原则

1)绝对性骨盆狭窄:骶耻外径 <16cm,骨盆入口前后径 <8.5cm 者,足月活胎应行剖宫产。

2)相对性骨盆狭窄:骶耻外径 16~18cm,骨盆入口前后径 8.5~9.5cm,足月活胎体重 <3000g,产力、产道及胎心率均正常,应在严密监护下试产。宫口扩张≥3cm 时应行人工破膜。若宫缩乏力,可用缩宫素静滴加强宫缩。若试产 2~4 小时,胎头仍不能入盆,宫口扩张缓慢或有胎儿窘迫,应及时行剖宫产术。

(2)中骨盆平面狭窄的处理:胎儿在中骨盆平面完成俯屈及内旋转动作。若中骨盆平面狭窄,易发生持续性枕横位或枕后位。若宫口开全,胎头双顶径达坐骨棘水平或更低,可经阴道助产。若胎头双顶径未达坐骨棘水平,或出现胎儿窘迫征象,应行剖宫产术结束分娩。

(3)骨盆出口平面狭窄的处理:明显的骨盆出口平面狭窄,不应进行试产。出口横径与出口后矢状径之和 >15cm 时,多数可经阴道分娩;两者之和小于 15cm,足月胎儿一般不能经阴道分娩,应行剖宫产术。

(4)骨盆三个平面均狭窄的处理:在胎儿小、产力好、胎位及胎心正常的情况下可试产,通常可通过胎头变形和极度俯屈,以胎头最小径线通过骨盆腔,可能经阴分娩;若胎儿较大,合并头盆不称以及出现胎儿窘迫征象时,应行剖宫产术。

(5)畸形骨盆的处理:应根据畸形骨盆的种类、狭窄程度、胎儿大小、产力等情况进行具体分析。若畸形严重,头盆不称明显者,应及时行剖宫产术。

(三)软产道异常

1.阴道异常

(1)阴道横隔:横隔多位于阴道上段。在横隔中央或稍偏一侧多有一小孔,易被误认为宫颈外口。若仔细检查,在小孔上方可触及逐渐开大的宫口边缘,而该小孔的直径并不变大。阴道横隔可影响胎先露部下降,当横隔被撑薄,此时可在直视下自小孔处将隔做 X 形切开。隔被切开后,因胎先露部下降压迫,通常无明显出血,待分娩结束再切除剩余的隔,用肠线间断或连续锁边缝合残端。若横隔高且坚厚,阻碍胎先露部下降,则需行剖宫产术结束分娩。

(2)阴道纵隔:阴道纵隔若伴有双子宫、双宫颈,位于一侧子宫内的胎儿下降,通过该侧阴道娩出时,纵隔被推向对侧,分娩多无阻碍。当阴道纵隔发生于单宫颈时,有时纵隔薄可自行断裂,分娩无阻碍。若纵隔厚阻碍胎先露部下降时,须在纵隔中间剪断,待分娩结束后,再剪除剩余部分,用肠线间断或连续锁边缝合残端。

(3)阴道狭窄:由产伤、药物腐蚀、手术感染所致。根据狭窄程度决定分娩方式。

(4)阴道尖锐湿疣:妊娠期湿疣生长迅速,早期可治疗。为预防新生儿感染患喉乳头状瘤,以行剖宫产术为宜。

2.宫颈异常

(1)宫颈粘连和瘢痕:可为损伤性刮宫、感染、手术和物理治疗所致,易导致宫颈性难产。轻度的宫颈膜状粘连可试行粘连分离、机械性扩张或宫颈放射状切开,严重的宫颈粘连和瘢痕应行剖宫产术。

(2)宫颈水肿:多见于持续性枕后位或滞产。宫口未开全时过早使用腹压,致使宫颈前唇长时间受压于胎头及耻骨联合之间,血液回流受阻引起水肿,影响宫颈扩张。轻者可抬高产妇臀部,减轻胎头对宫颈的压力,也可于子宫颈两侧各注入 5% 利多卡因 5~10ml 或地西泮 10mg 静脉推注,待宫口近开全,用手将水肿的宫颈前唇上推,使其越过胎头,即可经阴道分娩。若经上述处理无明显效果,宫口不继续扩张,可行剖宫产术。

(3)宫颈坚韧:常见于高龄初产妇,宫颈组织成熟不良、缺乏弹性,或精神过度紧张使宫颈挛缩,宫颈不易扩张。此时可静脉注射地西泮 10mg。也可于宫颈两侧各注入 5% 利多卡因 5~10ml,若不见缓解,应行剖宫产术。

(4)子宫颈癌:此时宫颈硬而脆,缺乏伸展性,临产后影响宫颈扩张。若经阴道分娩,有发生大出血、裂伤、感染及癌扩散等危险,故而应行剖宫产术。若为早期浸润癌,可先行剖宫产术,同时行子宫颈癌根治术。

(5)子宫肌瘤:生长在子宫下段及宫颈的较大肌瘤,占据盆腔或阻塞于骨盆入口时,影响胎先露部进入骨盆入口,应行剖宫产术。若肌瘤在骨盆入口以上而胎头已入盆,肌瘤不阻塞产道则可经阴道分娩,肌瘤待产后再行处理。

四、胎位异常

胎位、胎儿的大小及有无畸形是影响分娩及决定分娩难易程度的重要因素。胎头是胎儿最大部分,也是胎儿通过产道最困难的部分。当胎儿过大致胎头径线增大时,尽管骨盆大小正常,可引起相对性头盆不称而造成难产,另外,也可因胎头颅骨较硬、不易变形,造成相对性头盆不

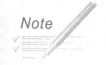
Note

称,所以胎头各径线的长度与分娩关系密切。

（一）胎儿正常位置及胎头径线

1. 胎头各径线及囟门（图 4-25）

（1）胎头各径线：胎头径线主要有 4 条：双顶径、枕额径、枕下前囟径及枕颏径。双顶径可用于判断胎儿大小,胎儿以枕额径衔接,以枕下前囟径通过产道。胎头各径线的测量及长度见表 4-7。

表 4-7　胎头各径线的测量及长度

名称	测量方法	长度（cm）
双顶径（BPD）	两顶骨隆突间的距离,是胎头最大横径	9.3
枕额径	鼻根上方至枕骨隆突间的距离	11.3
枕下前囟径	前囟中央至枕骨隆突下方的距离	9.5
枕颏径	颏骨下方中央至后囟顶部的距离	13.3

（2）囟门：胎头两颅缝交界空隙较大处称囟门。大囟门又称前囟,是由两额骨、两顶骨及额缝、冠状缝、矢状缝形成的菱形骨质缺损部。小囟门又称后囟,由两顶骨、枕骨及颅缝形成的三角形骨质缺损部。囟门是确定胎位的重要标志。在分娩过程中,颅缝与囟门使骨板有一定的活动余地,通过颅缝的轻度重叠,使胎头变形、变小,有利于胎儿娩出。

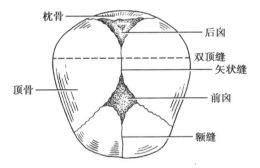

图 4-25　胎儿颅骨、颅缝、囟门及双顶径

2. 胎位及胎儿畸形　胎产式、胎先露及胎方位的异常可造成难产。如横位,其足月活胎不能通过产道;臀先露可造成后出头困难;持续性枕横位、枕后位、前不均倾位、颏后位、高直位等能造成分娩梗阻。此外,胎儿发育异常,如脑积水、联体儿等造成通过产道困难致难产。

（二）胎位异常

胎位异常（abnormal fetal position）包括胎头位置异常、臀先露及肩先露,是造成难产常见的因素。因头先露发生的难产,又称为头位难产。

1. 持续性枕后位、枕横位　在分娩过程中,胎头以枕后位或枕横位衔接,在下降过程中,胎头枕部因强有力宫缩绝大多数能向前转 135°或 90°,转成枕前位而自然分娩。若胎头枕骨持续不能转向前方,直至分娩后期仍然位于母体骨盆的后方或侧方,致使分娩发生困难者,称为持续性枕后位（persistent occiput posterior position）或持续性枕横位（persistent occiput transverse position）。临产早期 15% 的胎儿是枕后位,5% 分娩中仍然是枕后位（图 4-26）。

（1）原因

1）骨盆异常：常发生于男型骨盆或类人猿型骨盆。这两类骨盆的特点是入口平面前半部较狭窄,不适合胎头枕部衔接,后半部较宽,胎头容易以枕后位或枕横位衔接。这类骨盆常伴有中骨盆狭窄,影响胎头在中骨盆平面向前旋转而成为持续性枕后位或持续性枕横位。此外,扁平骨盆前后径短小,均小骨盆各径线均小,容易使胎头以枕横位衔接,胎头俯屈不良,旋转困难,使胎头枕横位嵌顿在中骨盆形成持续性枕横位。

2）胎头俯屈不良：持续性枕后（横）位胎头俯屈不良,以较枕下前囟（9.5cm）增加 1.8cm 的枕额径（11.3cm）通过产道,影响胎头在骨盆腔内旋转。若以枕后位衔接,胎儿脊柱与母体脊柱接近,不利于胎头俯屈,胎头前囟成为胎头下降的最低部位,而最低点又常转向骨盆前方,当前囟

Note

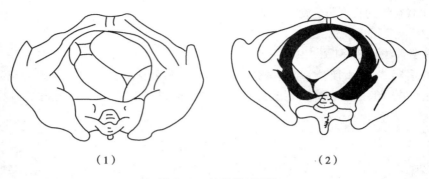

（1）　　　　　　　　　　（2）

图 4-26　持续性枕后位
（1）枕左后位；（2）枕右后位

转至前方或侧方时，胎头枕部转至后方或侧方，形成持续性枕后位或枕横位。

3）子宫收缩乏力：影响胎头下降、俯屈及内旋转，容易造成持续性枕后位或枕横位。反过来，持续性枕后（横）位使胎头下降受阻，也容易导致宫缩乏力，两者互为因果关系。

4）其他：前置胎盘、膀胱充盈、宫颈肌瘤、头盆不称、胎儿发育异常等均可影响胎头内旋转，形成持续性枕后（横）位。

（2）临床表现及诊断

1）临床表现：临产后胎头衔接较晚及俯屈不良，由于枕后位的胎先露部不易紧贴宫颈及子宫下段，常导致协调性子宫收缩乏力及宫颈扩张缓慢。因枕骨持续位于骨盆后方压迫直肠，产妇自觉肛门坠胀及排便感，致使宫口尚未开全时，过早使用腹压，容易导致宫颈前唇水肿和产妇疲劳，影响产程进展。持续性枕后位常致第二产程延长。若在阴道口虽已见到胎发，但历经多次宫缩时屏气却不见胎头继续顺利下降时，应想到可能是持续性枕后位。

2）腹部体征：胎背偏向母体后方或侧方，前腹壁容易触及胎儿肢体，且在胎儿肢体侧容易听及胎心。

3）肛门检查或阴道检查：枕后位时感到盆腔后部空虚，胎头矢状缝位于骨盆左斜径上，前囟在骨盆右前方，后囟（枕部）在骨盆左后方则为枕左后位。查明胎头矢状缝位于骨盆横径上，后囟在骨盆左侧方，则为枕左横位。若出现胎头水肿、颅骨重叠、囟门触不清，需行阴道检查。借助胎儿耳郭、耳屏位置及方向判定胎位，若耳郭朝向骨盆后方，即可诊断为枕后位；若耳郭朝向骨盆侧方，则为枕横位。

4）B 型超声检查：根据胎头眼眶及枕部位置，能准确探清胎头位置。

（3）分娩机制：在无头盆不称的情况下，多数枕后位及枕横位在强有力的宫缩作用下，可使胎头枕部向前旋转 90°~135° 成为枕前位。在分娩过程中，若不能转成枕前位时，其分娩机制如下：

1）枕后位：枕后位内旋转时向后旋转 45°，使矢状缝与骨盆前后径一致。胎儿枕部朝向骶骨呈正枕后位，其分娩机制（图 4-27）：①胎头俯屈好：前囟抵达耻骨联合下时，以前囟为支点，胎头继续俯屈，先娩出顶、枕部，随后仰伸，相继娩出额、鼻、口、颏。②胎头俯屈不良：当鼻根出现在耻骨联合下时，以鼻根为支点，胎头先俯屈，前囟、顶、枕部娩出后，胎头仰伸，相继娩出鼻、口、颏。

2）枕横位：部分枕横位于下降过程中内旋转受阻，或枕后位的胎头枕部仅向前旋转 45° 成为持续性枕横位时，虽能经阴道分娩，多数需要用手或胎头吸引术将胎头转成枕前位娩出。

（4）对母儿影响

1）对产程的影响：持续性枕后（横）位容易导致第二产程延缓及胎头下降停滞，若未及时处理常导致第二产程延长，甚至滞产。

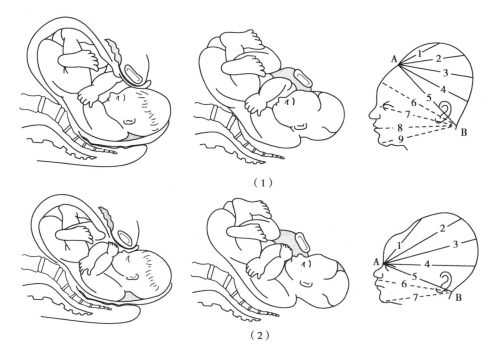

图 4-27　枕后位分娩机制

(1)枕后位以前囟为支点娩出(胎头俯屈较好);(2)枕后位以鼻根为支点娩出(胎头俯屈不良)

2)对产妇的影响:胎头长时间压迫软产道,可发生缺血坏死脱落,形成生殖道瘘。胎位异常导致继发性宫缩乏力,使产程延长,常需手术助产,容易发生软产道损伤,增加产后出血及感染机会。

3)对胎儿的影响:第二产程延长和手术助产机会增多,常出现胎儿窘迫和新生儿窒息,围产儿死亡率增高。

(5)处理:若骨盆无异常、胎儿不大时,可以试产。试产时严密观察产程,注意胎头下降、宫口扩张程度、宫缩强弱及胎心有无变化。

1)第一产程

潜伏期:应保证产妇充分营养和休息。若情绪紧张、睡眠不好可给予哌替啶或地西泮。让产妇向胎儿肢体方向侧卧,以利胎头枕部转向前方。若宫缩欠佳,应尽早使用缩宫素。

活跃期:宫口开大 6cm 产程停滞,除外头盆不称可行人工破膜,使胎头下降,压迫宫颈,增强宫缩,推动胎头内旋转。若产力欠佳,静脉滴注缩宫素。若宫口开大速度 >1cm/h,伴胎先露部下降,多能经阴道分娩。在试产过程中,出现胎儿窘迫征象,应行剖宫产术。宫口开全之前,嘱产妇勿过早屏气用力,以免引起宫颈前唇水肿,影响产程进展。

2)第二产程:若第二产程进展缓慢,初产妇已近 2 小时,经产妇已近 1 小时,应行阴道检查。当胎头双顶径已达坐骨棘平面或以下时,可徒手将胎头枕部转向前方,使矢状缝与骨盆出口前后径一致,或自然分娩,或阴道助产(低位产钳术或胎头吸引术)。若转成枕前位有困难时,也可向后转成正枕后位,再以产钳助产。若以枕后位娩出时,需做较大的会阴侧切,以免造成会阴裂伤。若胎头位置较高,疑有头盆不称,则需行剖宫产术,中位产钳不宜使用。

3)第三产程:因产程延长,容易发生产后子宫收缩乏力,故胎盘娩出后应立即肌注子宫收缩剂,以防发生产后出血。有软产道裂伤者,应及时修补。新生儿应重点监护。凡行手术助产及有产道裂伤者,产后应给予抗生素预防感染。

2. 胎头高直位　胎头呈不屈不仰姿势于骨盆入口,其矢状缝与骨盆入口平面前后径相一致,称胎头高直位(sincipital presentation)。包括高直前位:胎头枕骨向前靠近耻骨联合,又称枕耻位(图 4-28);高直后位:胎头枕骨向后靠近骶岬者,又称枕骶位(图 4-29)。约占分娩总数的 1.08%。

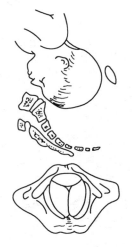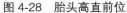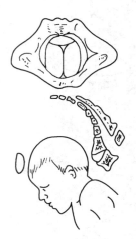

图 4-28　胎头高直前位　　　　图 4-29　胎头高直后位

(1) 原因:胎头高直位的病因尚不清楚,可能与下列因素有关:

1) 头盆不称:为胎头高直位发生最常见的原因。常见于骨盆入口平面狭窄、扁平骨盆、均小骨盆及横径狭小骨盆,特别是当胎头过大、过小及长圆形胎头时易发生胎头高直位。

2) 腹壁松弛及腹直肌分离:胎背易朝向母体前方,胎头高浮,当宫缩时易形成胎头高直位。

3) 胎膜早破:胎膜突然破裂,羊水迅速流出,宫缩时胎头矢状缝易固定于骨盆入口前后径上,形成胎头高直位。

(2) 诊断

1) 临床表现:由于临产后胎头未俯屈,入盆困难,活跃期早期宫口扩张延缓或停滞;一旦胎头入盆后,产程进展顺利;若胎头不能衔接,表现活跃期停滞。高直后位时,胎头不能进入骨盆入口,胎头不下降,先露部高浮,活跃期早期延缓和停滞,即使宫口开全,由于胎头高浮也易发生滞产、先兆子宫破裂或子宫破裂。

2) 腹部检查:胎头高直位时,胎背靠近腹前壁,不易触及胎儿肢体,胎头位置稍高在近腹中线。胎头高直位后位时,胎儿肢体靠近腹前壁,有时可在耻骨联合上方触及胎儿下颏。

3) 阴道检查:胎头矢状缝在骨盆入口前后径上,高直前位时,后囟在耻骨联合后,前囟在骶骨前,反之胎头高直后位。

4) B 型超声检查:高直前位时可在母体腹壁正中探及胎儿脊柱;高直后位时在耻骨联合上方探及眼眶反射。高直前(后)位时胎头双顶径与骨盆入口横径一致。

(3) 分娩机制:胎头高直前位临产后,胎儿脊柱朝向母体腹部,有屈曲的余地,宫缩时,胎头极度俯屈,以胎头枕骨在耻骨联合后方为支点,使前囟和额部先后滑过骶岬,沿骶骨下滑入盆衔接、下降,双顶径达坐骨棘平面以下时,待胎头极度俯屈姿势纠正后,不需内旋转或仅转 45°,按枕前位分娩。高直后位临产后,胎头枕部与母体腰骶部贴近,较长的胎头矢状缝,置于较短的骨盆入口前后径上,妨碍胎头俯屈及下降,使胎头处于高浮状态迟迟不能入盆,即使入盆下降至盆底也难以向前旋转 180°,故以枕前位娩出的可能性极小。

(4) 处理:高直前位时,若骨盆正常、胎儿不大、产力强,应给予阴道试产机会。加强宫缩促使胎头俯屈,胎头转为枕前位可经阴道分娩或阴道助产。若试产失败再行剖宫产术结束分娩。高直后位一经确诊,应行剖宫产术。

3. 前不均倾位　枕横位入盆的胎头前顶骨先入盆,称为前不均倾位(anterior asynclitism)。

其发生率为 0.5%~0.81%。

（1）临床表现：胎头后顶骨不能入盆，使胎头下降停滞，产程延长。前顶骨与耻骨联合之间的膀胱颈受压，产妇过早出现排尿困难及尿潴留。

（2）诊断

1）腹部检查：临产早期，耻骨联合上方可扪及胎头顶部。随前顶骨入盆胎头折叠于胎肩之后，使耻骨联合上不易触及胎头，形成胎头衔接入盆的假象。

2）阴道检查：胎头矢状缝在骨盆入口横径上，矢状缝向后移，靠近骶岬侧，后顶骨的大部分尚在骶岬之上，盆腔后半部空虚；同时，前顶骨紧嵌于耻骨联合后方，宫颈前唇因受压常出现水肿，尿道因受压而不易插入尿管。

（3）分娩机制：前不均倾位时，因耻骨联合后面直而无凹陷，前顶骨紧紧嵌顿于耻骨联合后，使后顶骨无法越过骶岬而入盆，需行剖宫产术（图 4-30）。

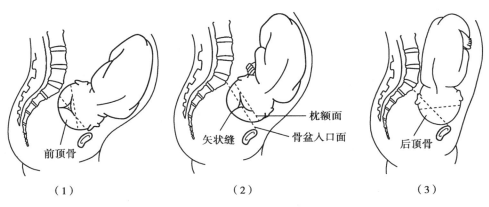

图 4-30　胎头前不均倾位入盆

（1）前不均倾；（2）均倾；（3）后不均倾

（4）预防及处理：临产后在产程早期，产妇应取坐位或半卧位，以减小骨盆倾斜度，尽量避免胎头以前不均倾位衔接。

一旦确认为前不均倾位，除个别胎儿小、宫缩强、骨盆宽大者可给予短时间试产外，余均应尽快行剖宫产术。

4. 面先露　胎头以颜面为先露时，称为面先露（face presentation），多于临产后发现。常由额先露继续仰伸形成，以颏骨为指示点有颏左前、颏左横、颏左后、颏右前、颏右横、颏右后 6 种胎位，以颏左前、颏右后多见。

（1）病因

1）骨盆狭窄：骨盆入口狭窄时，胎头衔接受阻，阻碍胎头俯屈，导致胎头极度仰伸。

2）头盆不称：临产后胎头衔接受阻，造成胎头极度仰伸。

3）腹壁松弛：经产妇悬垂腹时胎背向前反屈，颈椎及胸椎仰伸形成面先露。

4）脐带过短或脐带绕颈：使胎头俯屈困难。

5）胎儿畸形：无脑儿因无顶骨，可自然形成面先露。先天性甲状腺肿，胎头俯屈困难，也可导致面先露。

（2）诊断

1）临床表现：潜伏期延长、活跃期延长或停滞，胎头迟迟不能入盆。

2）腹部检查：因胎头极度仰伸入盆受阻，肢体伸直，宫底位置较高。颏后位时，在胎背侧触及极度仰伸的枕骨隆突是面先露的特征，于耻骨联合上方可触及胎儿枕骨隆突与胎背之间有明显凹沟，胎心较遥远而弱。颏前位时，胎体伸直使胎儿胸部更贴近孕妇腹前壁，使胎儿肢体侧的下腹部胎心听诊更清晰。

3）肛门及阴道检查：触不到圆而硬的颅骨，可触及高低不平、软硬不均的颜面部。若宫口开大时可触及胎儿口、鼻、颧骨及眼眶，并依据颏部所在位置确定其胎位。

4）B型超声检查：根据胎头枕部及眼眶位置，可以明确面先露并确定胎位。

（3）分娩机制：很少发生在骨盆入口上方，通常是额先露在胎头下降过程中胎头进一步仰伸而形成面先露。分娩机制包括：仰伸、下降、内旋转及外旋转。

颏右前位时，胎头以前囟颏径衔接于母体骨盆入口左斜径上，降至中骨盆遇到盆底阻力，胎头极度仰伸，颏成为先露部，颏部向左旋转45°呈颏前位，使颏部抵达耻骨弓下，形成颏前位。当先露部达盆底，颏部抵住耻骨弓，胎头逐渐俯屈，使口、鼻、眼、额、顶、枕相继自会阴前缘娩出，经复位及外旋转，使胎肩及胎体相继娩出（图4-31）。

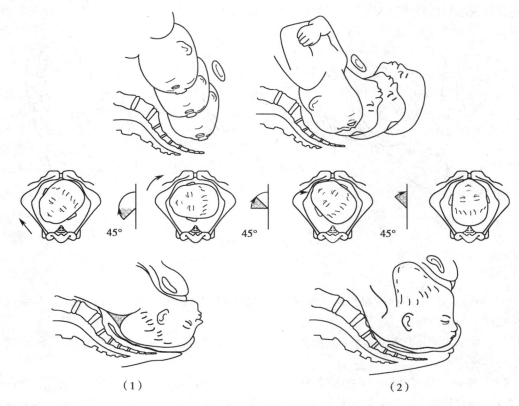

图 4-31　面先露的分娩机制
（1）颏前位可以自娩；(2)持续性颏后位不能自娩

颏后位时，若能向前内旋转135°，可以颏前位娩出；若内旋转受阻，成为持续性颏后位，足月活胎不能经阴道自然娩出。

颏横位时，多数可向前转90°以颏前位娩出，而持续性颏横位不能自然娩出。

（4）对母儿影响

1）对产妇的影响：颏前位时，因胎儿颜面部不能紧贴子宫下段及宫颈内口，常引起宫缩乏力，导致产程延长；颜面部骨质不能变形，容易发生会阴裂伤。颏后位时，导致梗阻性难产，若不及时处理，造成子宫破裂，危及产妇生命。

2）对胎儿及新生儿的影响：由于胎头受压过久，可引起颅内出血、胎儿窘迫、新生儿窒息。胎儿面部受压变形，颜面皮肤青紫、肿胀，尤以口唇为著，影响吸吮，严重时可发生会厌部水肿，影响吞咽及呼吸。新生儿于生后保持仰伸姿势达数日之久，产后需加强护理。

（5）处理：面先露均在临产后发生。如出现产程延长及停滞时，应及时行阴道检查。颏前位

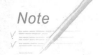

时,若无头盆不称,产力良好,有可能经阴道自然分娩。若出现继发性宫缩乏力,第二产程延长,可用产钳助娩,但会阴后-侧切要开足够大。若有头盆不称或出现胎儿窘迫征象,应行剖宫产术。持续性颏后位时,难以经阴道分娩,应行剖宫产分娩。颏横位若能转为颏前位,可以经阴道分娩,持续性颏横位常出现产程延长和停滞,应行剖宫产术。

5. **臀先露** 臀先露(breech presentation)是最常见的异常胎位,占妊娠足月分娩总数的 3%~4%。臀先露的胎儿位于母体纵轴上,胎头在宫底部,先露部为胎儿的臀、足或膝。由于小而软的胎臀先娩出,大而硬的胎头后娩出,可能导致胎头娩出困难;小而不规则的胎臀(尤其是足先露)与子宫下段结合不紧密,易发生脐带脱垂,从而增加围产儿死亡率,是枕先露的 3~8 倍。臀先露以骶骨为指示点,有骶左前(left sacro-anterior,LSA)、骶左横(left sacro-transverse,LST)、骶左后(left sacro-posterior LSP),骶右前、骶右横、骶右后 6 种胎位。

(1) 发生率:随着孕龄的增加,臀先露的发生率减少,小于 28 周时发生率大于 25%,33 周时降至 8%,足月时 3%~4%,30 周以后多数自然转成头位,初产妇多于经产妇。

(2) 原因:孕龄小,羊水相对多,早产发生臀位的比例大;宫腔形态的改变,如双子宫、较大的子宫肌瘤;羊水过多、多胎妊娠、腹壁松弛,胎儿在宫腔中自由活动加大,易发生臀位;前置胎盘、骨盆狭窄影响胎头入盆也易发生臀位。胎儿畸形也是臀位的好发因素,如脑积水和无脑儿。

(3) 病因

1) 胎儿在宫腔内活动范围过大:羊水过多、经产妇腹壁松弛及早产儿羊水相对偏多,胎儿易在宫腔内自由活动形成臀先露。

2) 胎儿在宫腔内活动范围受限:子宫畸形(如单角子宫、双角子宫等)、胎儿畸形(如无脑儿、脑积水等)、双胎妊娠及羊水过少等,容易发生臀先露。

3) 胎头衔接受阻:狭窄骨盆、前置胎盘、肿瘤阻碍骨盆腔及巨大儿等,也易发生臀先露。

(4) 临床分类:根据两下肢所取的姿势分为 3 类。

1) 单臀先露(frank breech presentation):胎儿双髋关节屈曲,双膝关节直伸,以臀部为先露,又称腿直臀。此类最多见。

2) 完全臀先露(complete breech presentation):胎儿双髋关节及膝关节均屈曲,犹如盘膝坐,以臀部和双足为先露,又称混合先露。较多见。

3) 不完全臀先露(incomplete breech presentation):以一足或双足、一膝或双膝或一足一膝为先露,膝先露是暂时的,产程开始后转为足先露。此类较少见。

(5) 诊断

1) 临床表现:孕妇常感肋下有圆而硬的胎头。由于胎臀不能紧贴子宫下段及宫颈,常导致子宫收缩乏力,宫颈扩张缓慢,致使产程延长。

2) 通过产科四步触诊法及胎心听诊,多数可以确诊。子宫呈纵椭圆形,胎体纵轴与母体纵轴一致。在宫底部可触到圆而硬、按压有时有浮球感的胎头;在耻骨联合上方可触到不规则、软而宽的胎臀,胎心听诊位置较高,在脐左(或右)上方听得最清楚。完全臀位时胎头在胎背的对侧,如骶左位的胎头在母体的右上腹,骶右位的胎头在母体的左上腹,胎头在宫底正中时应疑为腿直臀位。在临床实践中,有时因检查不仔细、腹壁厚、胎儿小等原因而发生误诊,不能确诊时可行下述检查。

3) 阴道检查:宫口扩张 2cm 以上且胎膜已破时,可直接触到胎臀、外生殖器及肛门,此时应注意与颜面相鉴别。若为胎臀,可触及肛门与两坐骨结节呈一直线,手指放入肛门时有环状括约肌的收缩感,指尖上有胎粪。若为颜面,口与两颧骨呈一等边三角形,手指放入口内可触及齿龈,有吸吮动作。若触及胎足时,应与胎手相鉴别,胎足趾短而平齐,且有足跟,胎手指长,指端不平齐(图 4-32)。

4）B型超声检查：超声应了解以下几项内容：①诊断胎头有无仰伸即望星式（stargazing fetus）。胎头过度仰伸使胎头入盆的径线增加而下降受阻。经阴道分娩可致胎儿损伤，包括颈椎脱位和脊髓横断。②测量双顶径、胸腹围及股骨长度估计胎儿大小。③了解胎儿有否畸形，在臀位中胎儿畸形的发生率是3%。④确定臀位类型。⑤有否脐带先露。

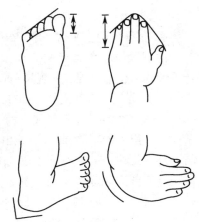

图4-32　胎手与胎足的鉴别

（6）分娩机制：以骶右前位为例加以阐述。

1）胎臀娩出：临产后，胎臀以粗隆间径（9cm）衔接于骨盆入口的右斜径上（12cm），并不断下降，前髋下降稍快，先抵骨盆，在遇盆底阻力后，臀部向母体右前方做45°内旋转，使前髋位于耻骨联合后方，而粗隆间径与母体骨盆出口前后径一致。胎体为适应产道弯曲度而侧屈，后臀先从会阴前缘娩出，胎体稍伸直，使前臀从耻骨弓下娩出。继之双腿双足娩出。当胎臀及两下肢娩出后，胎体行外旋转，使胎背转向前方或右前方。

2）胎肩娩出：胎臀及下肢娩出后，胎体发生外旋转，使胎儿背部转向前方或侧前方，胎体的旋转使双肩径进入骨盆横径或斜径上并逐渐下降至骨盆底，双肩径适应骨盆出口前后径前肩向前内旋转45°或90°而位于耻骨弓下，胎体侧屈先娩出后肩及其上肢，继而前肩及其上肢娩出。

3）胎头娩出：肩的内旋转和下降使胎儿矢状缝与骨盆横径或斜径相一致，进一步下降遇盆底阻力后胎头发生内旋转45°或90°，胎头矢状缝位于出口前后径上，枕骨转至耻骨联合下并以此为支点进行俯屈，使颏、面、额部相继自会阴前缘娩出，继而整个胎头娩出。臀位的后出胎头，因娩出迅速，未受到很大挤压变形，呈圆形，头娩出较胎肩、胎臀困难，是臀产分娩的关键部分。

（7）对母儿的影响

1）对母体的影响：不规则的胎臀对前羊膜囊压力不均，易导致胎膜早破；胎臀不能紧贴子宫下段及宫颈内口，扩张宫颈和刺激宫旁神经丛的张力不如头先露，故容易发生产程延长及继发性子宫收缩乏力及产后出血。

2）对胎儿的影响：脐带脱垂、胎儿窘迫、后出胎头牵出困难、新生儿窒息、臂丛神经损伤及颅内出血的风险均大大高于头先露。

（8）处理

1）妊娠期：于妊娠30周前，臀先露多能自行转为头先露。若妊娠30周后仍为臀先露应予矫正。常用的矫正方法有：

胸膝卧位：为最常用的方法，主要机制是使胎体受重力的影响产生移位、转动，或促使已入盆的胎儿肢体离开骨盆腔，减少转胎的障碍。在每日早晚空腹时进行，排空膀胱，松解裤带，膝胸卧位的姿势见图4-33。每日2次，每次15分钟，持续7~10天后，若不能回转可改用其他方法。膝胸卧位常因头低、胸部受压、面部充血而使孕妇不能坚持。

激光照射或艾灸至阴穴：用激光照射两侧至阴穴（足小趾外侧，距趾甲角1分），也可用艾条灸，每日1次，每次15~20分钟，5次为一疗程。

外倒转术：应用上述矫正方法无效者，于妊娠32~34周时，可行外倒转

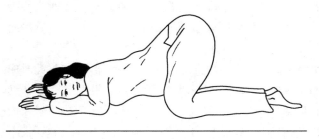

图4-33　膝胸卧位

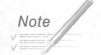

术,因有发生胎盘早剥、脐带缠绕等严重并发症的可能,应用时要慎重,术前半小时口服利托君10mg。行外倒转术时,最好在 B 型超声监测下进行。孕妇平卧,露出腹壁。查清胎位,听胎心率。步骤包括松动胎先露部(两手插入先露部下方向上提拉,使之松动),转胎(两手把握胎儿两端,一手将胎头沿胎儿腹侧轻轻向骨盆入口推移,另手将胎臀上推,与推胎头动作配合,直至转为头先露)。动作应轻柔,间断进行。若术中或术后发现胎动频繁而剧烈、胎心率异常,应停止转动,退回原胎位并观察半小时。

2) 分娩期:有狭窄骨盆、软产道异常、胎儿体重大于 3500g、胎儿窘迫、高龄初产、有难产史、不完全臀先露、B 型超声见胎头过度仰伸、脐带先露或膝先露及其他妊娠合并症等选择性剖宫产的指征者,均应行剖宫产术结束分娩。

经阴分娩的条件:孕龄≥36 周,单臀先露,胎儿体重为 2500~3500g,无胎头仰伸,骨盆大小正常,无其他剖宫产指征。

决定经阴道分娩的处理:

第一产程:产妇应侧卧,不宜站立走动,尽量避免胎膜破裂。一旦破膜,应立即听胎心。若有脐带脱垂,胎心尚好,宫口未开全,为抢救胎儿,需立即行剖宫产术。宫缩乏力时可应用催产素。当宫口开大 4~5cm 时,胎足即可经宫口脱出至阴道。为了使宫颈和阴道充分扩张,消毒外阴之后,使用“堵”外阴方法(图 4-34)。当宫缩时用无菌巾以手掌堵住阴道口,让胎臀下降,避免胎足先下降,待宫口及阴道充分扩张后才让胎臀娩出。此法有利于后出胎头的顺利娩出。

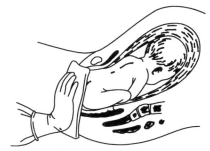

图 4-34　臀先露经阴分娩第一产程“堵”外阴

第二产程:接产前,应导尿排空膀胱。初产妇应做会阴侧切术。有 3 种分娩方式:自然分娩(spontaneous breech delivery):胎儿自然娩出,不作任何牵拉。极少见,仅见于经产妇、胎儿小、宫缩强、产道正常者。臀位助产术(assisted breech delivery):当胎臀自然娩出至脐部后,胎肩及后出胎头由接产者协助娩出。脐部娩出后,一般应在 2~3 分钟娩出胎头,最长不能超过 8 分钟。后出胎头娩出有主张用单叶产钳效果佳。臀位牵引术(breech extraction):胎儿全部由接产者牵拉娩出,此种手术对胎儿损伤大,不宜采用。

第三产程:产程延长易并发子宫乏力性出血。胎盘娩出后,应肌注催产素,防止产后出血。行手术操作及有软产道损伤者,应及时缝合,并给抗生素预防感染。

6. 肩先露　当胎体横卧于骨盆入口以上,其纵轴与母体纵轴相垂直,先露部为肩时称为肩先露(shoulder presentation)。其占妊娠足月分娩总数的 0.25%。以肩胛骨为指示点,分为肩左前、肩左后、肩右前、肩右后 4 种胎位,都是最不利于分娩的胎位。除死胎及早产儿胎体可折叠而自然娩出外,足月活胎不可能经阴道自然娩出。若不及时处理,容易造成子宫破裂,威胁母儿生命。

(1) 病因:经产妇腹壁松弛,使子宫前倾胎体纵轴偏离骨产道;早产儿尚未转至头先露;前置胎盘;骨盆狭窄;子宫异常或肿瘤;羊水过多。

(2) 诊断

1) 腹部检查:子宫呈横椭圆形,子宫横径较正常妊娠宽,子宫底高度低于孕周,宫底部及耻骨联合上方空虚;母体腹部一侧触及胎头,另一侧触及胎臀。肩前位时胎背朝向母体腹壁,触之宽大平坦;肩后位时,母体腹壁触及不规则的胎儿肢体。胎心在脐周两侧最清楚。根据腹部检查多能确定胎位。

2) 肛门检查或阴道检查:胎膜未破者不易查清胎位,但横位临产后胎膜多已破裂,若宫口已扩张,阴道检查可触到肩胛骨或肩峰、锁骨、肋骨及腋窝,并以此判断胎位。当胎头位于母体右侧,肩胛骨朝向后方,则为肩右后位(图 4-35)。胎手若已脱出于阴道口外,可用握手法鉴别是胎儿左手或右手,因检查者只能与胎儿同侧的手相握。

3) B 型超声检查:通过胎头、脊柱、胎心等检测,能准确诊断肩先露,并能确定胎位。

(3) 对分娩的影响:先露部为肩,不能与子宫下段及宫颈均匀贴合,易发生胎膜早破及宫缩乏力;胎体嵌顿于骨盆上方,使宫颈不能开全,产程延长。

(4) 对母儿影响

1) 对母体影响:发生胎膜早破后宫腔容积缩小,胎体易被宫壁包裹、折叠;随着产程进展,胎肩被挤入骨盆入口,胎儿颈部进一步侧屈,使胎头折向胎体腹侧,嵌顿在一侧髂窝,胎臀则嵌顿在对侧髂窝或折叠在宫腔上部,胎肩先露侧上肢脱垂入阴道,形成忽略性(嵌顿性)肩先露(图 4-36),直接阻碍产程进展。此时若宫缩过强,可形成病理性缩复环,有子宫破裂的风险。嵌顿性肩先露时,妊娠足月的死胎及活胎均无法经阴道自然娩出,因此增加了母体手术产及术中术后出血、感染等机会,是对母体最不利的胎位。

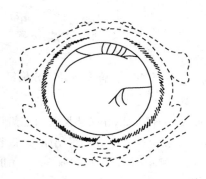 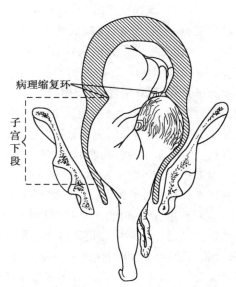

图 4-35　根据腋窝方向及肩胛骨位置确定胎位　　　　图 4-36　忽略性肩先露

2) 对胎儿的影响:胎膜早破、脐带及上肢脱垂,增加了胎儿窘迫及死产的机会。

(5) 处理

1) 妊娠期:定期产前检查,发现肩先露应纠正,纠正方法同臀先露。若未能纠正,应提前住院待产。

2) 分娩期:应根据胎产次、胎儿大小、胎儿是否存活、宫口扩张程度、胎膜是否破裂、有无并发症等,综合判断决定分娩方式。①足月活胎,伴有产科指征(如狭窄骨盆、前置胎盘、有难产史等),应于临产前行择期剖宫产术。②初产妇,足月活胎,临产后应行剖宫产术。③经产妇,足月活胎,首选剖宫产术。若宫口开大 5cm 以上,破膜不久,羊水未流尽,可在硬膜外麻醉或全麻下行内转胎位术,转成臀先露,待宫口开全助产娩出。④双胎足月活胎,一胎儿娩出后第二胎儿变成肩先露,可行内转胎位术。⑤出现先兆子宫破裂或子宫破裂征象,无论胎儿死活,均应立即行剖宫产术。术中若发现宫腔感染严重,应将子宫一并切除。⑥胎儿已死,无先兆子宫破裂征象,若宫口近开全,在全麻下行断头术或碎胎术。术后应常规检查子宫下段、宫颈及阴道有无裂伤。若有裂伤应予及时缝合,注意防治产后出血,给予抗生素预防感染。

7. 复合先露　先露部除头或臀之外,尚有肢体手或足共同进入骨盆,称为复合先露(compound presentation)。最常见的是头与手的复合先露(1∶744),较少见的是头与单足或双足(1∶7068)。

（1）原因：常见的原因为骨盆狭小或头盆不称，此外如早产、羊水过多、双胎、经产妇腹壁松弛及胎头入盆晚等，但常找不到原因。凡属先露与骨盆入口不能很好嵌合，周围留有空隙者，均可使肢体自先露之旁侧空隙处滑出。

（2）诊断：多因产程进展缓慢，于行阴道检查时发现。常见头与手一起入盆，在头旁扪及小手，应与肩先露（肢体旁边为肩部而非胎头）及臀先露（足与臀一起入盆）加以鉴别。复合先露常伴有脐带脱垂（约占 1/4），检查时应轻柔，并注意有无脐带脱出。

（3）处理：首先应查明发生的原因。根据脱出肢体为上肢或下肢，先进部为臀或头，以及其肢体脱出的程度，分别进行适当的处理，一般有以下几种方法。

1）自然分娩：多数病例可等待自然分娩。让使产妇卧向脱出肢体的对侧，严密观察胎心变化，侧卧后当宫底随本身重量稍向卧侧腹部移动时，脱出的肢体常可自然回纳。及时发现脐带脱出等异常情况。脱出肢体部分较小如仅手脱出，并未阻塞于盆腔尚可活动者，可因分娩推动胎体下降，使手自动缩回。如胎臂整个脱出至胎头前，且部位较低难于还纳者，可等待自然分娩或行产钳助产。

2）剖宫产术：骨盆狭小及头盆不称，或者脐带脱出的足月儿，特别是初产妇，宜行剖宫产。

3）肢体还纳术：整个肢体脱出，而胎头尚高者，可于全麻下行肢体还纳。还纳肢体后应下压并固定胎头，防止肢体再次脱出，然后根据进展情况，考虑剖宫产或经阴道分娩。

五、社会心理因素

产妇的社会心理因素可使机体产生一系列变化从而影响产力，亦是决定分娩的因素之一。分娩虽属生理现象，但对产妇确实可产生社会心理上的应激。对疼痛的恐惧和分娩的紧张可导致宫缩乏力、宫口扩张缓慢、胎头下降受阻、产程延长，甚至可导致胎儿窘迫、产后大出血等。所以在分娩过程中，应耐心安慰产妇；讲解分娩的生理过程，尽可能消除产妇焦虑和恐惧心理；使产妇掌握分娩时必要的呼吸和躯体放松技术；同时开展温馨病房、陪伴分娩。

社会心理因素对分娩的影响正日益受到医务工作者的关注。影响分娩的社会因素极其复杂，包括产妇本身人口学因素，民族、国家地区、政策、法规、产科医生等因素，以上诸多因素互为因果，综合作用。研究表明，产妇年龄、文化程度、产次及心理因素等与分娩方式选择有关。30~35 岁的产妇选择剖宫产比例最高，因为这一年龄段的产妇自认为年龄较大，顾虑重重，故而更倾向于选择剖宫产。高学历孕妇心理不良反应的比例较高，选择剖宫产的比例相对较高，与这部分孕妇对分娩知识了解不多，恐惧分娩疼痛有关。由于分娩的高风险性及结局的不确定性，多数产妇会产生不同程度的焦虑、紧张、恐惧等情绪。情绪是产妇选择剖宫产的主要原因，而复杂的社会因素，又是影响产妇情绪的重要因素。

【小结】

产力、产道、胎儿及心理因素是决定分娩的四大因素。若各因素正常且相互适应，胎儿经阴道自然娩出，为正常分娩。产力包括子宫收缩力、腹肌及膈肌收缩力和肛提肌收缩力，以子宫收缩力为主。产道是胎儿从母体娩出的通道，分骨产道和软产道两部分。而骨产道又由三个骨盆平面组成，分别是入口平面、中骨盆平面及出口平面，各平面重要径线的长度与分娩关系紧密。胎儿的大小、胎位及有无畸形是影响分娩及决定分娩难易程度的重要因素之一。胎头是胎儿最大部分，所以胎头各径线的长度也与分娩关系密切。产妇的社会心理因素可使机体产生一系列变化从而影响产力，亦是决定分娩的因素之一。

异常分娩的常见病因为产力、产道及胎儿异常。异常分娩时母体表现有全身衰竭症状、

Note

子宫收缩乏力、宫颈扩张缓慢或停滞、胎先露下降延缓或停滞;胎儿表现为胎头未衔接或延迟衔接、胎位异常、胎头水肿、胎儿颅骨缝过度重叠和胎儿窘迫。可出现潜伏期延长、活跃期停滞和第二产程延长。处理应根据产力、胎儿大小与胎位、骨盆狭窄程度以及头盆是否相称等,综合分析决定分娩方式。

【思考题】

1. 试述异常分娩的定义。
2. 试述潜伏期延长、活跃期停滞和第二产程延长的定义。
3. 如何处理协调性子宫收缩乏力?
4. 如何避免子宫收缩过强?
5. 如何评估骨盆有无狭窄?
6. 哪些软产道异常可以经阴道试产?
7. 试述影响分娩的产力因素以及相互协调作用。
8. 试述骨盆的三个假想平面,以及各个平面最重要的1~2径线及其正常值。

(王谢桐)

第四节　巨大儿与肩难产

一、巨大儿

巨大儿(macrosomia)是指胎儿体重达到或超过 4000g。近年因营养过度而致巨大儿的发生率有逐渐增加的趋势,国内发生率约 7%,国外发生率约 15.1%,男胎多于女胎。巨大儿手术产率及死亡率均较正常胎儿明显增高。在体重范围相同的巨大儿中,新生儿结局还受其他多种因素影响,如糖尿病孕妇的巨大儿相比同体重的非糖尿病孕妇的巨大儿,肩围与头围比值更大,因而更容易发生分娩困难,如肩难产。

【高危因素】

流行病学调查发现巨大儿的发生与糖尿病、营养、遗传、环境等因素有关,其中母亲糖尿病和肥胖是导致巨大儿最重要的危险因素,但只有 40% 的巨大儿有发病高危因素。

1. 糖尿病　糖尿病孕妇的巨大儿发生率为 26%,而非糖尿病孕妇的巨大儿发生率仅为 5%~8%。孕妇患糖尿病时,血液中葡萄糖含量升高,通过胎盘进入胎儿体内,而胰岛素不能通过胎盘,长期的高血糖状态刺激胎儿胰岛 β 细胞增生,分泌大量胰岛素或胰岛素样生长因子,活化氨基酸转移系统,促进脂肪、蛋白质合成并抑制脂解过程,使胎儿脂肪聚集,导致巨大儿。

2. 孕妇体重与营养　孕妇孕前体重以及营养过度与巨大儿有关,过多地摄入高蛋白、高糖、高脂肪饮食之胎儿体重明显高于正常饮食者。在糖尿病、肥胖和过期妊娠同时存在的孕妇中,巨大儿的危险明显增加。

3. 过期妊娠　巨大儿是最常被忽略的过期妊娠并发症。正常妊娠胎儿体重伴随着妊娠月份增长,但 37 周后胎儿体重增加速率减缓,故过期妊娠并非为引起巨大儿的主要原因。然而,如果胎盘功能良好,子宫胎盘血供良好,使胎儿不断生长发育,胎儿体重随孕期延长而增加,导致巨大儿。

4. 遗传与环境　父母身材高大者其子女为巨大儿的发生率高,不同民族、不同人种、不同居住地区的巨大儿发生率各不相同。

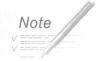

5. 产次　经产妇,特别是有过巨大儿分娩史的经产妇,其巨大儿的发生率更高。

【对母儿影响】

1. 对母体影响　头盆不称发生率升高,增加剖宫产率;经阴分娩易发生肩难产,处理不当可发生严重的软产道损伤甚至子宫破裂;子宫过度扩张、子宫收缩乏力、产程延长,易导致产后出血及感染。

2. 对胎儿影响　胎儿大,常需手术助产。经阴分娩可引起颅内出血、锁骨骨折、臂丛神经损伤及麻痹、新生儿窒息甚至死亡。

【诊断】

迄今为止,尚无在宫内准确估计胎儿体重的方法。通过病史、临床测量和超声测量可以初步判断,大多数巨大儿在出生后确诊。

1. 病史及临床表现　多有巨大儿分娩史、糖尿病史及过期妊娠史。孕妇多肥胖或身材高大,孕期体重增加迅速,常在孕晚期出现呼吸困难、腹部沉重及两肋部胀痛等症状。

2. 腹部检查　腹部明显膨隆,宫高 >35cm。触诊胎体大,先露部高浮,若为头先露,多数胎头跨耻征为阳性。听诊时胎心清晰,但位置较高。

3. B 型超声检查　胎体大,胎头双顶径常 >10cm,股骨长≥8.0cm,腹围 >33cm,应考虑巨大儿。近年来有学者提出测量胎儿股骨皮下组织厚度(fetal thigh soft tissue thickness,FTSTT)预测胎儿体重。该测量法简便且准确率高,当 FTSTT 为 20mm 时,诊断巨大儿的敏感性为 91%,特异性为 94%。此时需进一步测量胎儿肩径及胸径,当肩径及胸径大于头径时,发生肩难产的几率增高。

【处理】

1. 妊娠期　详细询问病史,定期做孕期检查及营养指导,对既往有巨大儿分娩史及孕期发现胎儿大或羊水过多者,需检查有无糖尿病及糖耐量异常。若有,应积极治疗,控制血糖,于足月后根据胎盘功能、胎儿成熟度及血糖控制情况,择期终止妊娠。

2. 分娩期　估计胎儿体重≥4000g 且合并糖尿病者,建议剖宫产终止妊娠;估计胎儿体重≥4000g 但无糖尿病者,可经阴试产,但需放宽剖宫产指征,若有头盆不称,应及时手术。产时应充分评估,必要时产钳助产,同时做好处理肩难产的准备。分娩后应行宫颈及阴道检查,了解有无软产道损伤,并预防产后出血。

3. 预防性引产　预防性引产不能降低肩难产率及剖宫产率,对于妊娠期发现可疑巨大胎儿者,不建议预防性引产。

4. 新生儿处理　预防新生儿低血糖,出生后 30 分钟监测血糖。出生后 1~2 小时开始喂糖水,及早开奶。新生儿易发生低钙血症,应补充钙剂,常用 10% 葡萄糖酸钙 1ml/kg 加入葡萄糖液中静脉滴注。

【预防】

1. 糖尿病筛查　巨大儿与糖尿病关系密切,推荐对所有孕妇在 24~28 周时进行糖尿病筛查,对诊断的妊娠期糖尿病及糖耐量异常孕妇进行血糖监测、饮食控制和适当运动。

2. 孕妇营养指导　对孕妇进行营养咨询和指导。根据孕前体重限制孕期增重,开展孕期保健操和适当体力活动,可有效降低巨大儿发生率。

二、肩难产

肩难产(shoulder dystocia)是指胎头娩出后,胎儿前肩被嵌顿在耻骨联合上方,用常规助产方法不能娩出胎儿双肩。

肩难产发生突然,情况紧急,若处理不当,将导致母婴严重并发症。其发生率因胎儿体重而异,胎儿体重 2500~4000g 时发生率为 0.3%~1%,4000~4500g 时发生率为 3%~12%,≥4500g 时为

8.4%~14.6%。超过 50% 的肩难产发生于正常体重的新生儿,且事先无法预测。

【高危因素】

1. 产前高危因素 巨大胎儿;既往肩难产病史;妊娠期糖尿病;过期妊娠;孕妇骨盆解剖结构异常,如扁平骨盆或耻骨弓位置过低;无脑儿、联体双胎、胎儿颈部肿瘤、胎儿水肿等。

2. 产时需要警惕的因素 第一产程活跃期延长;第二产程延长伴"乌龟征"(胎头娩出后未发生外旋转而又缩回至阴道);使用胎头吸引器或产钳助产。

【发生机制】

1. 巨大儿因胎肩宽大和肥硕而阻塞软产道并嵌顿于骨盆入口或耻骨联合上方引起难产。

2. 无脑儿因胎头畸形不能充分扩张软产道,在胎儿娩出后,胎肩娩出困难发生难产。

3. 骨盆狭小或畸形时影响胎儿下降和内旋转而引起肩性难产。

【对母儿影响】

肩难产发生时,前肩嵌顿,血流受阻,导致胎儿宫内缺氧。此时胎头虽已娩出,但因胎儿胸廓受产道挤压,不能建立呼吸。若助产失败,胎肩不能及时娩出,易致母儿严重损伤。

1. 对母体影响 产后出血和会阴裂伤常见,最常见为切开延裂或Ⅲ、Ⅳ度裂伤。其他并发症还包括阴道裂伤、宫颈裂伤、膀胱麻痹、子宫破裂、生殖道瘘和产褥感染等。

2. 对胎儿及新生儿影响 最常见为臂丛神经损伤,多为一过性损伤。其他还包括胎儿窘迫、胎死宫内、新生儿窒息、锁骨骨折、肱骨骨折、颅内出血、肺炎、神经系统异常,甚至死亡。

【诊断】

胎头娩出后如发现胎儿肩部嵌顿于耻骨联合上方应想到肩性难产的可能。此时应行阴道检查,检查胎位、骨盆情况,确定有无胎儿躯体过大、脐带绕颈、脐带过短、胎儿畸形、肩部和颈部肿瘤。

凡分娩过程中最初表现为胎头下降缓慢,随后发生第二产程延长者,当胎头娩出后,胎颈回缩,此时双肩径位于骨盆入口上方,使胎儿颏部紧压会阴,胎肩娩出受阻者,若能除外胎儿畸形即可诊断肩难产。

【处理】

缩短胎头和胎体娩出时间间隔是新生儿存活的关键。肩难产的处理原则为:立即请求援助,请有经验的产科医师及相关科室到场协助抢救;同时做好新生儿复苏抢救准备,吸净胎儿鼻咽部分泌物,给氧防治胎儿缺氧和窒息;排空膀胱,麻醉下行足够的会阴切开或延长原会阴切口以便助产。

助产可采用的方法有:

1. 屈大腿助产法(McRobert 法) 在助手帮助下使产妇的双侧髋关节向腹部高度屈曲,使大腿贴近腹部。减小骨盆倾斜度,耻骨联合上移,使得入盆角度调整。嵌顿于耻骨联合后的前肩自然松动,适当加以牵引胎头而娩出前肩。可成功处理 40% 的肩难。

2. 耻骨上加压法(suprapubic pressure) 当接生医生持续、轻轻地向外牵拉胎儿时,助手在耻骨联合上加压 30~60 秒,按心肺复苏手法将力作用于胎儿肩胛骨后方,将胎肩推离中线至侧面并下降。推动胎肩后方是为了胎儿双肩经内收以取得较小的径线。接生者应指导助手,保证方向正确、措施有效。开始时这种压力可以是持续的,如果无法娩出胎儿,则改用间断式加压,使胎肩由耻骨联合后解脱出来。在宫底加压是不对的,只能加剧嵌顿。应与 McRobert 法同时进行。

3. 旋肩法(Wood 法) 术者将食指和中指伸入阴道内,从胎儿背部寻找并确定前肩和肩胛骨位置;待子宫收缩时,同步性旋转胎肩使双肩径与骨盆斜径相一致,同时牵拉胎头,助手则应于腹部推压胎体以利旋转。

4. 娩后臂后肩法 助产者以左手扶持胎头,右手伸入产道内,适当上推胎体,握持胎儿后

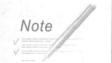

上肢并从胎儿前胸部牵出,经后盆腔先娩出胎儿后上肢和后肩部,然后,旋转胎体并娩出前肩部。

5. Zavanelli 助娩法 第一步将胎头还原至枕前位或枕后位,第二步使胎头俯屈,并缓慢将其还纳回阴道,第三步为紧急行剖宫产娩出胎儿。操作过程中可用宫缩抑制药抑制宫缩,此法一般在其他方法均失败时使用。

6. 断锁骨法 主要用于死胎或胎儿畸形(如无脑儿)肩难产分娩,可使用剪刀或其他利器剪断胎儿锁骨使双肩径缩小,以易于娩出。即使为正常胎儿在必要时也可剪断锁骨娩出胎儿,分娩后应缝合伤口并包扎,骨折可自然愈合。

7. 耻骨联合切开术 适用于以上方法均无效者,此法带来的母亲并发症较多。

产道裂伤应及时缝合,预防产后出血及产褥感染。

【预防】

肩难产重在预防。

产前经系统检查和检测诊断为巨大儿或胎儿畸形、骨盆狭窄或扁平骨盆、耻骨弓过低或骨盆倾斜角度过大,并预测有发生肩难产可能者应提前住院观察和待产。如为巨大儿或相对头盆不称者应适当放宽剖宫产指征。如为胎儿畸形者应尽早引产,待子宫颈口开大后碎胎分娩。如产程延长,特别是活跃期及第二产程延长的产妇,应警惕发生肩难产,必要时行剖宫产。

肩难产经阴道分娩时应注意保护母儿安全并尽量避免发生并发症。除注意防治一般性并发症外,重点是防止胎儿臂丛损伤。为此,胎肩娩出前必须旋转胎体使双肩径与骨盆斜径一致,经耻骨联合下方或后盆腔牵引娩出胎肩。胎体牵引时应用力适当并与产力同步,并沿胎儿颈椎或脊柱轴线方向牵拉胎头。因牵拉和旋转胎头时使用暴力或使颈部过度侧屈和旋转可使臂丛神经处于高度紧张状态,如突然暴力牵引或加大旋转幅度神经损伤几率更大。臂丛损伤表现为肩下垂,上肢不能外展和伸直,肘关节屈曲和前臂旋前畸形。

【小结】

巨大儿手术产率及死亡率均较正常胎儿明显增高。巨大儿的发生与糖尿病、营养、遗传、环境等因素有关,其中母亲糖尿病和肥胖是导致巨大儿最重要的危险因素。尚无在宫内准确估计胎儿体重的方法。查体和超声指标相结合,对于预测巨大儿有一定价值,巨大儿的诊断在出生后确定。当肩径及胸径大于头径时,发生肩难产的几率增高。估计胎儿体重≥4000g且合并糖尿病者,建议剖宫产终止妊娠;估计胎儿体重≥4000g但无糖尿病者,可经阴道试产,但须放宽剖宫产指征。出生后30分钟监测血糖,预防新生儿低血糖。胎儿越大发生艰难产的几率越高,但超过50%的肩难产发生于正常体重的新生儿,且事先无法预测。肩难产常引起母体的产道严重裂伤,对于新生儿最常见的是臂丛神经损伤。肩难产发生时缩短胎头和胎体娩出时间间隔是新生儿存活的关键,应立即请求援助,做好新生儿复苏抢救准备,排空膀胱,麻醉下行足够的会阴切开或延长原会阴切口以便采用不同的手法进行助产。肩难产重在预防。

【思考题】

1. 巨大儿的分娩期处理及新生儿处理。

2. 肩难产的处理原则是什么?

3. 复习骨盆各平面的径线和分娩机转,理解处理肩难产的各种手法。

(王谢桐)

第五节　胎 儿 窘 迫

　　胎儿窘迫(fetal distress)指胎儿在子宫内因急性或慢性缺氧危及其健康和生命的综合征状。其是当前剖宫产的主要适应证之一。急性胎儿窘迫多发生在分娩期;慢性胎儿窘迫常发生在妊娠晚期,但在临产后常表现为急性胎儿窘迫。其发病率各家报道不一,差别很大(2.7%~38.5%),一般在10%~20.5%。胎儿窘迫可以发生在妊娠期,但多发生在临产后,以第一产程末及第二产程多见。

【病因】

　　母体血液含氧量不足、母胎间血氧运输及交换障碍、胎儿自身因素,均可导致胎儿窘迫。

　　1. 母体因素　母体血液含氧量不足是重要原因,轻度缺氧时母体多无明显症状,但对胎儿则会有影响。

　　(1) 微小动脉供血不足:子宫胎盘血管硬化、狭窄、梗死,使绒毛间隙血液灌注不足,如妊娠期高血压疾病、慢性肾炎、糖尿病和过期妊娠等。

　　(2) 红细胞携氧量不足:如重度贫血、心脏病、心力衰竭和肺心病等。

　　(3) 急性失血:如产前出血性疾病和创伤等。

　　(4) 各种原因引起的休克和感染发热。

　　2. 胎儿因素　一些会导致胎儿运输及利用氧能力下降的疾病均会导致胎儿窘迫的发生。

　　(1) 胎儿心肺功能障碍,如严重的先天性心血管疾病、呼吸系统疾病等。

　　(2) 胎儿畸形。

　　(3) 母儿血型不合。

　　(4) 胎儿宫内感染、颅内出血以及颅脑损伤等。

　　3. 脐带、胎盘因素　脐带和胎盘是母体与胎儿间氧及营养物质的输送传递通道,其功能障碍必然影响胎儿不能获得所需的氧及营养物质。

　　(1) 脐带血运受阻:如脐带脱垂、脐带真结、脐带脱垂、脐带血肿、脐带过长或过短、脐带附着于胎膜等均可致脐带血运受阻。

　　(2) 胎盘功能低下:如过期妊娠、胎盘发育障碍(过小或过大)、胎盘形状异常(膜状胎盘、轮廓胎盘等)、胎盘感染、胎盘早剥、前置胎盘等均可导致胎盘功能低下供血不足。

　　(3) 子宫胎盘血运受阻:缩宫素使用不当,造成过强及不协调性子宫收缩等使宫内压长时间超过母血进入绒毛间隙的平均动脉压。

【病理生理】

　　子宫胎盘单位提供胎儿氧气及营养,同时排出二氧化碳和胎儿代谢产物。胎儿对宫内缺氧有一定的代偿能力:①胎儿血细胞比容及血红蛋白含量显著升高;②胎儿每单位体重的心排出量比成人高3倍,心率为成人的2倍;③胎儿血红蛋白较成人血红蛋白与氧有更高的亲和力,其所携带的氧亦易释放;④胎儿可在无氧状态下通过糖酵解作用进行新陈代谢,产生丙酮酸和乳酸而释放出能量;⑤胎儿循环的特点亦能保证心、脑重要器官的氧供应。

　　轻、中度或一过性缺氧时,胎儿可通过以上途径代偿,不产生严重代谢障碍及器官损害,但长时间重度缺氧则可引起严重并发症。

　　1. 血气变化　因母体低氧血症引起的胎儿缺氧,胎儿脐静脉血氧分压降低,但二氧化碳分压往往正常。若胎盘功能正常,胎儿排除酸性代谢产物多无障碍,不发生呼吸性及代谢性酸中毒,胎儿可通过红细胞生成代偿低氧血症。但胎盘功能不良引起的胎儿缺氧,因胎盘血管阻力增高,脐静脉血液回流继发性减少,使胎儿下腔静脉中来自肢体远端含氧较少的血液比例增加,胎儿可利用氧减少,无氧糖酵解占优势,乳酸形成增加;又因胎盘功能障碍,二氧化碳通过胎盘弥散减少,致碳酸堆积,故胎盘功能不良所致的胎儿缺氧,常较早地出现呼吸性及代谢性酸中毒。

2. 心血管系统变化 因母体缺氧引起低氧血症时,由于胎儿肾上腺髓质直接分泌或通过化学感受器、压力感受器的反射作用,使血中儿茶酚胺浓度增加,心血管系统产生三个主要变化:即血压增高、心率减慢、血液重新分布。胎盘血流量及胎儿心排出量多无改变。因胎盘功能不良引起的胎儿缺氧,同样可观察到血液重新分配:心、脑、肾上腺血管扩张,血流量增加,其他器官血管收缩,血流量减少。但血压变化则取决于两个相反因素的作用结果:一是胎盘血管阻力增高及儿茶酚胺分泌增加使血压增高;二是酸中毒时,心肌收缩力减弱使心排出量减少,引起的血压下降。通常,缺氧早期血压轻度增高或维持正常水平,晚期则血压下降。心率变化取决于儿茶酚胺浓度及心脏局部因素相互作用的结果,前者使心率加快,而心肌细胞缺氧,局部氢离子浓度增高时,心率减慢。

3. 泌尿系统变化 缺氧使胎肾血管收缩,血流量减少,肾小球滤过率降低,胎儿尿形成减少,从而使羊水量减少。

4. 消化系统变化 缺氧使胃肠道血管收缩,肠蠕动亢进,肛门括约肌松弛,胎粪排出,污染羊水。

5. 呼吸系统变化 缺氧初期深呼吸增加,并出现不规则喘气,使粪染的羊水吸入呼吸道深处,继之呼吸暂停直至消失。

6. 中枢神经系统变化 缺氧初期通过血液重新分布维持中枢神经系统供氧。但长期严重缺氧、酸中毒使心肌收缩力下降,当心排出量减少引起血压下降时,则脑血流灌注减少,血管壁损害,致脑水肿及出血;又因脑细胞缺氧,代谢障碍,细胞变性坏死,可能产生神经系统损伤后遗症。

【临床表现及诊断】

1. 急性胎儿窘迫 主要发生于分娩期,多因脐带因素(如脱垂、绕颈、打结等)、胎盘早剥、宫缩过强且持续时间过长及产妇处于低血压、休克等而引起。

(1)产时胎心率变化:产时胎心率是急性胎儿窘迫的重要征象。①胎心率 >160 次 / 分,尤其是 >180 次 / 分,为胎儿缺氧的初期表现(孕妇心率不快的情况下);②胎心率 <120 次 / 分,尤其是 <100 次 / 分,基线变异≤5 次 / 分,伴频繁晚期减速、重度变异减速时提示胎儿缺氧严重,胎儿常结局不良,可随时胎死宫内。胎心率异常时需详细检查原因。胎心改变不能只凭一次听诊而确定,应多次检查并改变体位为侧卧位后再持续检查数分钟,有条件时最好行连续电子胎心监护。

(2)羊水胎粪污染:胎儿缺氧引起迷走神经兴奋,肠蠕动亢进,肛门括约肌松弛,使胎粪排入羊水中。影响胎粪排出最主要因素是孕周,孕周越大羊水胎粪污染的概率越高。胎膜未破者通过羊膜镜观察,破膜后凭肉眼观察判断羊水性状及粪染程度,羊水呈绿色、黄绿色,进而呈混浊的棕黄色,即羊水Ⅰ度、Ⅱ度、Ⅲ度污染。若胎先露部已固定,前羊水囊所反映的可以不同于胎先露部以上的后羊水的情况。前羊水囊清而胎心率不正常时,视情况若能行破膜者,可经消毒铺巾后稍向上推移胎先露部,其上方的羊水流出即可了解羊膜腔上部的后羊水性状。

10%~20% 的分娩中会出现羊水胎粪污染,羊水中胎粪污染不是胎儿窘迫的征象。出现羊水胎粪污染时,如果胎心监护正常,不需要进行特殊处理;如果胎心监护异常,存在宫内缺氧情况,会引起胎粪吸入综合征(meconium aspiration syndrome,MAS),造成不良胎儿结局。

(3)胎动异常:急性缺氧之初,先表现为胎动过频,继而转弱及次数减少,进而消失。

(4)酸中毒:为产时高危妊娠胎儿宫内状况监测的一种可靠手段,对胎儿宫内窘迫判断的准确率达 80%~90%,头皮血气测定应在电子胎心监护异常的基础上进行。采集胎儿头皮血进行血气分析,若 pH<7.2(正常值 7.25~7.35),氧分压小于 10mmHg(正常值 15~30mmHg),二氧化碳

Note

分压大于 60mmHg（正常值 35~55mmHg），可诊断为胎儿酸中毒。

2. 慢性胎儿窘迫　多发生在妊娠晚期，往往延续至临产并加重。其原因多系孕妇全身性疾病或妊娠期疾病引起胎盘功能不全或胎儿因素所致，如严重心肺疾病、晚期糖尿病、妊娠高血压综合征、过期妊娠、胎儿宫内生长迟缓等。

（1）胎动减少或消失：妊娠近足月时，胎动 >20 次 /24 小时。计算方法可让孕妇早、中、晚自行监测各 1 小时胎动次数，3 次的胎动次数相加乘以 4，即为接近 12 小时的胎动次数。胎动减少是胎儿窘迫的一个重要指标，每日监测胎动可预知胎儿的安危。胎动消失后，胎心常在在 24 小时内也会消失，故应注意这点以免贻误抢救时机。胎动过频则往往是胎动消失的前驱症状，也应予以重视。

（2）胎心监护异常：首先进行无负荷试验（NST）。NST 无反应型提示可能存在胎儿窘迫，约有 20% 的胎儿可出现围生期死亡、产时胎儿窘迫及娩出后 5 分钟低 Apgar 评分，需进一步行宫缩应激试验（CST）或催产素激惹试验（OCT）。CST 或 OCT 阳性高度提示存在胎儿宫内窘迫，50% 的胎儿可出现围生期死亡、产时胎儿窘迫低 Apgar 评分，应结合胎动计数、尿 E_3 及胎儿肺成熟度考虑终止妊娠。

（3）胎儿生物物理评分低：在 NST 监测的基础上应用 B 型超声仪监测胎动、胎儿呼吸、胎儿张力及羊水量，综合评分了解胎儿在宫内的安危状况。现多采用 Manning 评分方法，10 分为正常；≤8 分可能有缺氧；≤6 分可疑有缺氧；≤4 分提示胎儿窘迫。

（4）胎儿脐动脉多普勒超声血流异常：宫内发育迟缓的胎儿出现进行性舒张期血流降低、脐血流指数升高提示有胎盘灌注不足。严重病例可出现舒张末期血流缺失或倒置，提示随时有胎死宫内的危险。

对于怀疑有慢性胎儿窘迫者可行此监测。通过测定收缩期最大血流速度与舒张末期血流速度的比值（S/D）来表示胎儿胎盘循环的阻力情况，反映胎盘的血流灌注。S/D 比值越高说明胎盘循环阻力越大、血流灌注越差，根据其升高的水平可分为 4 级。Ⅰ级：S/D<3，脐动脉血流阻抗处于正常水平。Ⅱ级：3<S/D<4，胎儿胎盘循环处于代偿期，尚不会发生急性胎儿窘迫。应及时治疗，防止病情进一步恶化。Ⅲ级：当 S/D 比值 >4 时，将导致围产儿预后不良，提示胎儿已进入失代偿期，情况许可时应尽早结束妊娠。Ⅳ级：又称舒张末期血流缺失（absent end diastolic velocity，AEDV），提示围产儿已进入晚期失代偿，预后极差，并可能已发生围产儿心衰，随时可发生围产儿死亡。当出现 AEDV 波形时，应及时终止妊娠。

（5）胎盘功能检查：测定 24 小时尿 E_3 并动态连续观察，若急骤减少 30%~40%，或于妊娠末期连续多次测定 24 小时尿 E_3 值在 10mg 以下者；或测定血浆胎盘生乳素（HPL）<4μg/L，表示胎儿胎盘功能减退，胎儿可能存在慢性缺氧。

【处理】

1. 急性胎儿窘迫　应采取果断措施，改善胎儿缺氧状态。

（1）一般处理：左侧卧位、吸氧，停用催产素，阴道检查除外脐带脱垂并评估产程进展。纠正脱水、酸中毒、低血压及电解质紊乱。对于可疑胎儿窘迫者行连续胎心监护或胎儿头皮血 pH 测定。

（2）病因治疗：若为不协调子宫收缩过强，或因缩宫素使用不当引起宫缩过频过强，应给予单次静脉或皮下注射特布他林，也可给予硫酸镁或其他 β 受体兴奋药抑制宫缩。若为羊水过少，有脐带受压征象，可经腹羊膜腔输液。

（3）尽快终止妊娠：如无法即刻阴道分娩，且有进行性胎儿缺氧和酸中毒的证据，一般干预后无法纠正者，均应尽快手术终止妊娠。

1）宫口未开全或预计短期内无法阴道分娩：应立即行剖宫产，其指征包括：胎心基线变异消失伴胎心基线小于 110bpm，或伴频繁晚期减速，或伴重度频繁变异减速；正弦波；胎儿头皮血

pH<7.20。

2) 宫口开全:胎头双顶径已达坐骨棘平面以下,应尽快经阴道助娩。

无论阴道分娩或剖宫产均需做好新生儿窒息抢救准备,稠厚胎粪污染者需在胎头娩出后立即清洗上呼吸道,如胎儿活力差则要立即气管插管洗净气道后再行正压通气。

2. 慢性胎儿窘迫　应针对病因,根据孕周、胎儿成熟度及胎儿缺氧程度决定处理。

(1) 一般处理:主诉胎动减少者,应进行全面检查以评估母儿状况,包括 NST 和(或)胎儿生物物理评分。左侧卧位,定时吸氧,每日 2~3 次,每次 30 分钟。积极治疗妊娠合并症及并发症。加强胎儿监护,注意胎动变化。

(2) 期待疗法:孕周小,估计胎儿娩出后存活可能性小,尽量保守治疗延长胎龄,同时促胎肺成熟,争取胎儿成熟后终止妊娠。

(3) 终止妊娠:妊娠近足月或胎儿已成熟,胎动减少,胎盘功能进行性减退,胎心监护出现胎心基率异常伴基线波动异常、OCT 出现频繁晚期减速或重度变异减速、胎儿生物物理评分小于 4 分者,均应行剖宫产术终止妊娠。

【小结】

　　胎儿窘迫为胎儿因缺氧而处于生命垂危状态。胎儿窘迫主要表现为胎心率异常或胎心监护异常、羊水粪染、胎动减少或消失、胎儿生物物理评分下降、胎儿酸中毒等。急性胎儿窘迫的处理原则为尽早消除病因、给氧,并尽快终止妊娠。慢性胎儿窘迫时,除一般处理外,应积极处理妊娠合并症及并发症,加强对胎儿的监护,缺氧严重时需剖宫产终止妊娠。

【思考题】

1. 如何早期识别胎儿窘迫?
2. 怎样对可疑胎儿窘迫的围生期孕妇进行全面评估及处理?

(王谢桐)

第六节　分　娩　镇　痛

分娩疼痛主要来自子宫收缩、宫颈扩张、盆底组织受压、阴道扩张、会阴伸展,其主要感觉神经传导至胸 11~ 骶 4 脊神经后,经脊髓上传至大脑痛觉中枢,因此阴道分娩镇痛需要将神经阻滞范围控制在胸 11~ 骶 4 之间。分娩时的剧烈疼痛可以导致体内一系列神经内分泌反应,使产妇发生血管收缩、胎盘血流减少、酸中毒等,对产妇及胎儿产生不良影响。

分娩镇痛是指用药物或精神疗法减少产妇在分娩过程中的疼痛。分娩镇痛可以缩短产程,减少剖宫产率,减少产后出血量,降低胎儿缺氧和新生儿窒息。因此良好的分娩镇痛非常有意义。迄今尚无一种绝对安全、满意、简单、能普及的镇痛分娩方法。目前认为理想的分娩镇痛技术特点:①对产妇及胎儿的副作用小;②药物起效快,作用可靠,便于给药;③避免运动阻滞,不影响宫缩和产妇运动;④产妇清醒,能配合分娩过程;⑤能满足整个产程镇痛要求。

一、分娩镇痛的方法

目前分娩镇痛的方法可以分为非药物分娩镇痛和药物分娩镇痛两大类。

(一)非药物镇痛

非药物性镇痛的方法:①精神镇痛法:拉玛泽疗法,该方法是运用呼吸分散注意力,以减轻产痛。导乐（Doula）陪伴分娩是国际上推荐的一种回归自然的精神分娩镇痛方式。其他还有音乐疗法、变换体位、水中分娩等。②针刺镇痛法：指通过穴位刺激而使痛阈值增高的一种分娩镇痛方法，有较为确切的效果。但因选穴不一、手法不同而使镇痛效果出现差异，镇痛效果评定标准各异，故尚待进一步系统研究。非药物性镇痛由于其创伤小、无药物不良反应而受到青睐。

（二）药物镇痛

药物性分娩镇痛的方法包括：①连续硬膜外镇痛：指经硬膜外途径连续输入低浓度的局麻药（0.04%~0.1% 布比卡因或罗哌卡因）和小剂量麻醉性镇痛药（如芬太尼 1~2μg/ml 或 0.25~1μg/ml），每小时 6~12ml。其优点为镇痛平面恒定，镇痛效果确切，绝大部分情况能将模糊视觉疼痛（VAS）评分降至 3 以内，对下肢运动影响轻微，母婴耐受良好；缺点是产程中镇痛需求发生变化时，难以及时调整给药量。②产妇自控硬膜外镇痛：易于掌握用药剂量、便于自行给药为其优点，能减少用药剂量，从而减轻相应的副作用。③腰麻 - 硬膜外联合阻滞：腰麻给药采用 10~20μg 芬太尼或苏芬太尼 8~10μg 单独或复合布比卡因或罗哌卡因 0.5~2mg。腰麻能维持镇痛 1~1.5 小时，腰麻作用减退时需要开始连续硬膜外镇痛。第二产程宫缩强烈时，往往需要增加局麻药浓度。该方法优点是镇痛起效快，用药剂量少；缺点是腰麻是局麻药，常常暂时影响下肢运动，麻醉性镇痛药也可引起暂时性瘙痒。④微导管连续腰麻镇痛：用 28G 导管将舒芬太尼和布比卡因按比例注入蛛网膜下腔镇痛。⑤产妇自控静脉瑞芬太尼镇痛：采用静脉镇痛泵产妇疼痛时，按压静脉输入瑞芬太尼，产生中枢镇痛作用。优点是对腹肌和下肢肌力无影响，产力正常。⑥氧化亚氮吸入镇痛。上述镇痛方法均适用于第一、二产程。

二、药物性分娩镇痛的时机和指征

（一）药物性分娩镇痛的时机

产妇进入临产至第二产程均可用药。目前认为在没有分娩镇痛禁忌的产妇，当开始规律宫缩，疼痛 VAS 评分 >3 时即可开始分娩镇痛。在产程过程中，只要产妇提出要求，排除分娩镇痛禁忌，均可给予镇痛。

（二）药物性分娩镇痛的适应证

①无剖宫产适应证；②无硬膜外禁忌证；③产妇自愿。

（三）分娩镇痛的禁忌证

①产妇拒绝；②凝血功能障碍、接受抗凝治疗期间；③局部皮肤感染和全身感染未控制；④产妇难治性低血压及低血容量、显性或隐性大出血；⑤原发性或继发性宫缩乏力和产程进展缓慢；⑥对所使用的药物过敏；⑦已经过度镇静；⑧伴严重的基础疾病，包括神经系统严重病变引起的颅内压增高、严重主动脉瓣狭窄和肺动脉高压、上呼吸道水肿等。

【小结】

　　分娩镇痛是指用药物或精神疗法减少产妇在分娩过程中的疼痛。目前镇痛分娩的方法可以分为非药物镇痛分娩和药物镇痛分娩两大类。

【思考题】

　　试述分娩镇痛的定义。

（漆洪波）

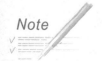
Note

参考文献

1. 丰有吉,沈铿. 妇产科学. 第 2 版. 北京:人民卫生出版社,2010.

2. 谢幸,苟文丽. 妇产科学. 第 8 版. 北京:人民卫生出版社,2013.

3. Cunningham FG,Leveno KJ,Bloom SL,et al.Williams Obstetrics.24th ed.New York: McGraw-Hill Companies,2014.

4. Creasy RK,Resnik R,Iams JD,et al.Creasy and Resnik's Maternal-Fetal Medicine:Principles and Practice.7th ed. St. Louis:W.B. Saunders company,2014.

5. Brennan DJ,McGee SF,Rexhepa E,et al.Identification of a myometrial molecular profile for dystocic labor.BMC Pregnancy and Childbirth,2011,11:74.

6. 曹泽毅. 中华妇产科学(临床版). 第 3 版. 北京:人民卫生出版社,2014.

7. Stewart RD,Bleich AT,Lo JY,et al.Defining uterine tachysystole:how much is too much? Am J Obstet Gynecol,2012,207(4):290.

8. Euliano TY,Nguyen MT,Darmanjian S,et al.Monitoring uterine activity during labor:a comparison of 3 methods.Am J Obstet Gynecol,2013,208(1):66.

9. Haran G,Elbaz M,Fejgin MD,et al.A comparison of surface acquired uterine electromyography and intrauterine pressure catheter to assess uterine activity. Am J Obstet Gynecol,2012, 206(5):412.

10. 中华医学会妇产科分会产科学组. 妊娠早期促宫颈成熟与引产指南(草案). 中华妇产科杂志,2008,43:75-76.

11. 中华医学会妇产科学分会产科学组. 产后出血预防与处理指南(草案),中华妇产科杂志,2009,44(7):554-557.

第五章 产 褥 期

第一节 正 常 产 褥

一、产褥期的母体变化

(一)生殖系统的变化

1. 宫体　产褥期变化最大的是生殖系统,其中又以子宫的变化为最大。子宫在胎盘娩出后由于雌激素水平急剧下降,逐渐恢复至未孕状态的过程称为子宫复旧(involution of uterus),主要表现为子宫体肌纤维缩复和子宫内膜再生。在分娩结束时,子宫大约重 1000g,宫底平脐水平,相当于妊娠 20 周子宫。产后 1 周时子宫重约 500g,降至耻骨联合上缘,相当于约妊娠 12 周大小。产后 10 日子宫降至骨盆腔内,腹部检查时不能扪及。产后 2 周时子宫降至 300g。至产后 6 周,子宫恢复至妊娠前大小,重约 50g。子宫复旧主要因产后各种性激素撤退,激活局部胶原酶和蛋白分解酶,分解肌细胞肌浆蛋白质,使子宫肌纤维细胞缩小,从而导致子宫逐渐缩小,而子宫体肌细胞数目无明显变化。此外,分娩结束后,子宫收缩并未结束,也加速了子宫复旧的过程。产后子宫收缩可引起产后痛,常在产后 2~3 日最为明显,以经产妇为多见。

随着胎盘的娩出,子宫胎盘附着面立即缩小到原来的一半。胎盘附着面的缩小导致开放的子宫螺旋动脉和静脉窦狭窄、闭合及血栓形成,出血逐渐减少直至停止,同时也引起子宫蜕膜坏死和脱落,逐渐自阴道排出,形成恶露的一部分。

胎盘、胎膜从蜕膜海绵层分离娩出后,遗留的蜕膜分为 2 层,表层发生变性、坏死、脱落,形成恶露的一部分自阴道排出;接近肌层的子宫内膜基底层逐渐再生新的功能层,内膜缓慢修复,约于产后第 3 周,除胎盘附着部位外,宫腔表面均由新生内膜覆盖,胎盘附着部位全部修复需至产后 6 周。在此期间若胎盘附着面复旧不全出现血栓脱落或感染,可引起晚期产后出血。

2. 子宫下段及宫颈　产后子宫下段肌纤维缩复,逐渐恢复为非孕时的子宫峡部。胎盘娩出后,宫颈松软,外口呈环状如袖口。产后 2~3 日,宫口仍能容纳 2 指,产后 1 周宫口关闭,宫颈管复原,逐渐重新形成宫颈外形和宫颈管。至产后 4 周宫颈恢复至妊娠前形态,但宫颈外口因分娩时发生轻度裂伤,使其由产前圆形(未产型)变为"一"字形横裂(已产型)。宫颈上皮完全修复和上皮化要到产后 6~12 周。

3. 阴道、外阴及盆底组织　阴道因分娩时受胎先露部压迫,产后几日内可出现水肿,阴道壁松软、平坦、弹性较差。此后阴道壁水肿逐渐消失,阴道腔逐渐缩小,于产后 3 周阴道黏膜皱襞重新出现,但直至产褥期结束阴道尚不能完全恢复至妊娠前的紧张度,阴道黏膜上皮恢复到正常孕前状态需等到恢复排卵。分娩后会阴部的轻度水肿,于产后 2~3 日自行消退。会阴破裂和会阴切口缝合后于 3~5 日愈合。在阴道分娩时造成处女膜撕裂,产后仅留处女膜痕。分娩形成的盆底肌肉及筋膜过度扩张和部分肌纤维断裂,在产褥期也将逐渐恢复,但分娩次数过多、间隔时间过短,加之产褥期过早参加重体力劳动,盆底组织松弛较难完全恢复到妊娠前状态,这是导致子宫脱垂、阴道壁膨出的重要原因。

(二)乳房的变化

产后乳房的主要变化是泌乳。妊娠后,雌激素和孕激素促进乳腺增大发育,使其具备泌乳能力,但又对抗垂体催乳激素,有抑制泌乳作用。分娩后雌激素和孕激素水平迅速下降,在催乳激素的作用下,乳腺开始泌乳。尽管垂体催乳激素是泌乳的基础,但乳汁分泌在很大程度上依赖于哺乳时的吸吮刺激。婴儿吸吮时对乳头的刺激传到下丘脑,可能通过抑制下丘脑多巴胺及其他催乳激素抑制因子,使垂体催乳激素呈脉冲式释放,促进乳汁分泌。吸吮动作还能反射性引起神经垂体释放缩宫素,致使乳腺腺泡周围的肌细胞收缩,产生射乳。缩宫素还能引起子宫平滑肌收缩,促进子宫复旧。影响泌乳的其他因素还包括母亲营养、睡眠、情绪及健康状况等。

产后 5 日内分泌的乳汁称为初乳,含有较多的 β- 胡萝卜素和蛋白质,呈淡黄色,质稠。由于初乳中含大量抗体,尤其是分泌型 IgA,有助于新生儿抵抗疾病的侵袭。其后 4 周内逐步转变为成熟乳,蛋白质含量逐渐减少,乳糖和脂肪含量逐渐增多。初乳和成熟乳中均含有丰富的营养物质和免疫抗体,是婴儿最理想的天然食品。近年来我国大力提倡母乳喂养,对母儿均有益处。

(三)全身变化

1. 血液及循环系统的变化　产褥早期仍然处于高凝状态,对子宫创面恢复、预防产后出血有利。纤维蛋白原、凝血酶和凝血酶原于产后 2~3 周降至正常。红细胞计数和血红蛋白量一般在产后 1 周左右回升。白细胞总数在产褥早期仍然较高,一般于产后 1~2 周恢复正常。血小板数也逐渐增多。

在产后最初 3 日内,由于胎儿和胎盘排出,胎盘循环终止,子宫复旧造成大量血液从子宫进入母体血液循环以及妊娠期潴留在组织中的液体也进入母体等原因,血容量反而较妊娠期增加 15%~25%,使产妇的心脏负担加重,应注意预防心衰的发生。此后,血容量逐渐下降,至产后2~3 周恢复到妊娠前的水平。

2. 内分泌系统的变化　产后血雌激素和孕激素水平急剧下降,于产后 1 周恢复到妊娠前水平。胎盘生乳素一般在产后 6 小时内消失,血中不再能测到,血清 hCG 在产后 2 周内不能测到,其他胎盘激素也大多在产后几日内消失。垂体催乳激素的变化受哺乳影响,哺乳产妇水平较高,并可抑制垂体促性腺激素的升高。月经复潮及排卵时间与是否哺乳及哺乳时间长短有关。不哺乳产妇常在产后 6~10 周月经复潮,产后 10 周恢复排卵。哺乳产妇一般没有月经来潮,但可恢复排卵。

3. 泌尿系统的变化　妊娠期潴留在体内的大量液体,在产褥早期通过肾脏排泄,所以在产后 2~5 日内表现为多尿。分娩时膀胱受压造成的黏膜水肿、充血及肌纤维过度伸展,可引起产后尿潴留和残余尿,尤其在产后最初 24 小时。产褥期也容易发生泌尿道感染。

4. 消化系统及腹壁的变化　产褥早期胃肠功能较差,食欲欠佳,容易发生消化不良和便秘,胃肠功能于产后 1~2 周恢复正常。初产妇腹壁紫红色妊娠纹在产后逐渐变成银白色妊娠纹。产后腹壁明显松弛,其紧张度的恢复约需 6~8 周。

二、产褥期的临床表现

1. 生命体征　正常产妇在产后的生命体征平稳。产后的体温大多在正常范围内,但因产程延长所致过度疲劳可在产后 24 小时内体温略有升高,一般不超过 38℃。产后 3~4 日也可因乳房充血、淋巴管极度充盈导致乳汁不能排出而发热,体温可达 38.5℃,称为泌乳热,一般持续4~16 小时体温即可下降,不属于病态。产后脉搏略缓慢,每分钟 60~70 次,于产后 1 周恢复正常。产后血压平稳,变化不大,若血压下降,需警惕产后出血。对于有妊娠期高血压疾病的患者,产后仍应监测血压,以预防产后子痫的发生。产后呼吸深慢,以胸腹式呼吸为主。

2. 子宫复旧与宫缩痛　胎盘娩出后子宫收缩,质地较硬,宫底在脐下一指。产后第一日宫底略有上升至平脐,以后每日下降 1~2cm,至产后 10 日降至骨盆腔内,以致在腹壁不能扪及宫底。产褥早期可因子宫收缩引起腹痛,称为产后宫缩痛,表现为下腹部阵发性剧烈疼痛,疼痛时伴子宫强直性收缩,常于产后 1~2 日出现,持续 2~3 日自然消失,一般不需特殊用药。宫缩痛多见于经产妇。哺乳时吸吮乳头引起反射性缩宫素分泌增多可使疼痛加重。

3. 褥汗　妊娠期潴留的水分在产褥早期通过皮肤大量排泄,以睡眠时明显,产妇醒来满头大汗,习称"褥汗",不属病态,于产后 1 周自行好转。

4. 恶露　产后随子宫蜕膜的脱落,含有血液、坏死蜕膜等组织经阴道排出,称为恶露(lochia)。根据颜色及内容物,恶露可分为:①血性恶露(lochia rubra):色鲜红,量多,含有大量血液和少量胎膜及坏死蜕膜组织;②浆液恶露(lochia serosa):色淡红,含有少量血液和较多的坏死蜕膜组织、宫颈黏液及微生物;③白色恶露(lochia alba):白色,较黏稠,含有大量白细胞、坏死蜕膜组织、表皮细胞及微生物。

正常恶露有血腥味,但无臭味,一般持续 4~8 周,总量可达 500ml,但有个体差异。血性恶露持续 3~4 日,浆液恶露持续约 10 日左右,白色恶露持续约 3 周。若有胎盘、胎膜残留或合并感染,恶露量可增多,持续时间可延长并伴有臭味。

三、产褥期的处理

产褥期母体各系统变化较大,虽然属于生理范畴,但若处理不当,就可能转化为病理状况。

1. 产后 2 小时内的处理　产后 2 小时内极易发生各种并发症,如产后出血、心力衰竭、产后子痫、羊水栓塞等,因此必须在产房内密切观察。要按规定在产妇臀下放置弯盘或其他器皿收集阴道流血,并注意子宫收缩、宫底高度、膀胱充盈情况等。如发现子宫收缩乏力,应及时按摩子宫或应用子宫收缩剂。定时测量心率、血压、呼吸,注意生命体征的变化。若产妇自述肛门坠胀感,多提示阴道后壁血肿,应及时做肛查确诊并予以处理。若产后 2 小时无异常发现,可将产妇送回病室。

2. 观察子宫复旧及恶露　产后 1 周内应每日测量宫底高度和观察恶露情况,测量宫底前应排空膀胱,并在按摩子宫后再测量宫底至耻骨联合上缘的距离。观察恶露应注意量、颜色及气味。若发现子宫复旧不良,恶露量增多或持续时间延长,应及早应用子宫收缩剂。若恶露有臭味合并子宫压痛,提示感染可能,应查血常规和 C- 反应蛋白。做宫腔分泌物培养,并应给予抗生素控制感染。

3. 饮食与营养　产后 1 小时可开始进流食或半流食,以后改为普通饮食。食物以流食和半流食为主,少量多餐。清淡可口,富有营养。以高蛋白、高热量的饮食为宜,并注意补充维生素和铁剂,推荐补充铁剂 3 个月。

4. 排尿与排便　产后 4 小时内应鼓励产妇尽早自解小便。若排尿困难,除鼓励产妇坐起排尿,解除因排尿引起疼痛的顾虑外,可选用以下方法:①用热水熏洗外阴,用温开水冲洗尿道外口周围诱导排尿。热敷下腹部,按摩膀胱,刺激膀胱肌收缩。②针刺关元、气海、三阴交、阴陵泉等穴位。③肌注甲硫酸新斯的明 1mg 兴奋膀胱逼尿肌促其排尿。如以上几种方法均无效,应予导尿,必要时可留置导尿管 1~2 日。由于产后容易发生便秘,所以应多吃蔬菜和水果,并及早下床活动。若发生便秘,可用缓泻剂、开塞露,必要时可用肥皂水灌肠。

5. 会阴处理　每日应检查外阴,观察伤口愈合情况,并用 0.5% 碘伏冲洗外阴,每日 2~3 次。会阴伤口于产后 3~5 日拆线。若有伤口感染,应提前拆线,充分引流或清创处理,并定时换药。

6. 乳房护理　世界卫生组织提倡母乳喂养,母婴同室,早接触,早吸吮。第一次哺乳可在产后半小时内开始。此时乳房内乳汁虽少,但可通过吸吮乳头刺激泌乳。推荐按需哺乳。开始哺乳时间只需 3~5 分钟,以后延长到 15~20 分钟。每次哺乳前母亲应洗双手,并用温水清洗乳头和乳房。哺乳时,母亲和婴儿均应选择最舒适的位置,用一手臂环抱婴儿后,将乳头和大部分乳晕含入婴儿口中,用另一手扶托并挤压乳房,应注意乳房是否堵住婴儿鼻孔。每次哺乳以吸空一侧乳房后再吸另一侧为宜。哺乳后,应将婴儿竖抱轻拍背部 1~2 分钟。哺乳期一般为 10 个月至 1 年为宜。

哺乳期若发生乳胀,应采取措施促进乳汁畅通。对因病不能哺乳者,应尽早退奶。退奶最简单的方法是停止哺乳,不排空乳房,少进汤汁。其他的退奶方法有:①生麦芽 60~90g,煎服,每日 1 剂,连服 3~5 日;②针刺穴位;③芒硝 250g,分装于两只布袋内,外敷于两侧乳房并包扎,湿硬时更换;④维生素 B₆ 200mg 口服,每日 3 次,共 5~7 日。

7. **产褥期保健**　产褥期保健的目的是防止产后出血、感染等并发症产生,促进产后生理功能恢复。

(1) 饮食起居:合理饮食,保持身体清洁,居室清洁通风,注意休息。

(2) 适当活动及做产后健身操:产后尽早适当活动,经阴道自然分娩的产妇,产后 6~12 小时内即可起床活动,按时做产后健身操。做产后健身操有利于体力恢复、排尿及排便,避免或减少静脉栓塞的发生,且能使骨盆底及腹肌张力恢复。产后健身操的运动量应循序渐进。

(3) 计划生育指导:若已恢复性生活,应采取避孕措施,原则是不影响乳汁质量及婴儿健康。阴茎套是哺乳期选用的最佳避孕方式,也可选用单孕激素制剂长效避孕针或皮下埋植剂,使用方便,不影响乳汁质量。亦可放置宫内节育器,操作要轻柔,防止子宫损伤。产褥期不哺乳者可选用雌、孕激素复合避孕药或避孕针以及安全期避孕。

(4) 产后检查:包括产后访视和产后健康检查两部分。产妇出院后,由社区医疗保健人员在产妇出院后 3 日内、产后 14 日和产后 28 日分别做 3 次产后访视,了解产妇及新生儿健康状况,内容包括:①了解产妇饮食、睡眠及心理状况;②检查两侧乳房,了解哺乳情况;③观察子宫复旧及恶露;④观察会阴切口、剖宫产腹部切口等,若发现异常应给予及时指导。产妇应于产后 6 周去医院常规随诊,包括全身检查及妇科检查。前者主要测血压、脉搏,查血、尿常规,了解哺乳情况,若有内科合并症或产科合并症应做相应检查;后者主要观察盆腔内生殖器是否已恢复至非孕状态;同时应带婴儿来医院做一次全面检查。

【小结】

产褥期机体各个系统均发生变化,恢复或接近孕前状态。子宫复旧是生殖系统在产褥期最主要的变化;产后 1 周,最主要是产后 3 天,血容量增加使心脏负担增加,这也是预防相关并发症发生的主要时期。

【思考题】

1. 试述子宫复旧的定义。
2. 试述产褥期循环系统的变化。
3. 试述恶露的定义和变化。

(漆洪波)

第二节　异　常　产　褥

一、产褥期抑郁症

产褥期抑郁症(postpartum depression,PPD)指产妇在分娩后出现抑郁症状,是产褥期精神综合征中最常见的一种类型。主要表现为持续或严重的情绪低落以及一系列症候群,如易激惹、恐怖、焦虑、沮丧和对自身及婴儿健康过度担忧,常失去生活自理及照料婴儿的能力,有时还会陷入错乱或嗜睡状态。通常在产后2周内出现症状,于产后4~6周症状明显。既往无精神障碍史。有关其发生率,国内研究资料多为10%~18%,国外资料高达30%以上。

【病因】

病因不明,可能与下列因素有关:神经内分泌因素、遗传因素、心理因素、妊娠因素、分娩因素和社会因素。

1. 社会因素　家庭对婴儿性别的敏感,以及孕期发生不良生活事件越多,越容易患产褥期抑郁症。孕期、分娩前后的工作压力、经济压力、不良应激,如失业、夫妻分离、亲人病丧等生活事件的发生,都是患病的重要诱因。产后遭到家庭和社会的冷漠,缺乏帮助与支持,也是致病的危险因素。

2. 遗传因素　遗传因素是精神障碍的潜在因素。有精神病家族史,特别是有家族抑郁症病史的产妇,产褥期抑郁症的发病率高。在过去有情感性障碍的病史、经前抑郁症史等均可引起该病。

3. 心理因素　妊娠会引起一系列的心理改变。怀孕期间,孕妇必须完成如下心理学任务:对新角色的认知,准备好照顾孩子,相信自己有能力养育孩子,与孩子建立亲密联系等。这些复杂的心理学任务会引起焦虑、忧虑和矛盾心理。此外,由于分娩带来的疼痛与不适使产妇感到紧张恐惧,出现滞产、难产时,产后身材改变等,产妇的心理准备不充分,紧张、恐惧的程度增加,导致躯体和心理的应激增强,从而诱发产褥期抑郁症的发生。

4. 内分泌因素　由于妇女性激素作用在大脑中的区域和调整情绪稳定的区域相似,所以激素对女性情绪有明显影响。有些人的大脑可以整合激素改变,所以不会出现抑郁症,而有抑郁和焦虑史的妇女容易再次出现抑郁症状,因为其情绪路径已经出现功能失调,所以当经历压力事件或激素水平改变时,抑郁更易复发。英国考文垂大学医院等机构的研究人员报告说,孕产妇体内雌性激素水平的变化使她们对应激激素皮质醇更加敏感,从而更容易产生焦虑、悲伤等负面情绪,而产后雌性激素水平的调节能力与产后抑郁症等有密切关系。

【临床表现】

产褥期抑郁症的主要表现是抑郁,多在产后2周内发病,产后4~6周症状明显。表现为:

1. 情绪改变　心情压抑、沮丧、情绪低落、感情淡漠,不愿与人交流,甚至与丈夫也会产生隔阂;易激惹、恐怖、焦虑,对自身及婴儿健康过度担忧。

2. 自我评价降低　自暴自弃,自罪感,与家人关系不协调。

3. 主动性减低　主动性下降,流露出对生活的厌倦,平时对事物反应迟钝、注意力不易集中,食欲、性欲均明显减退。

4. 对生活缺乏信心　失去生活自理及照料婴儿的能力,有时还会出现嗜睡、思维障碍、迫害妄想,甚至伤婴或自杀行为。

产褥期抑郁症患者亦可伴有头晕、头痛、胃部不适、心率加快、呼吸增加、便秘等症状。

【诊断】

产褥期抑郁症至今尚无统一的诊断标准。美国精神病学会(1994)在《精神疾病的诊断与统计手册》一书中,制定了产褥期抑郁症的诊断标准(表5-1)。

【鉴别诊断】

产褥期抑郁症需与器质性精神障碍、精神活性物质和非成瘾物质所致抑郁症相鉴别。

【处理】

产褥期抑郁症通常需要治疗,包括心理治疗及药物治疗。

1. 心理治疗　为重要的治疗手段,尤其是对轻、中度的抑郁症患者,要母乳喂养而不愿服用

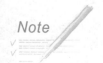
Note

表 5-1　产褥期抑郁症的诊断标准

1. 在产后 2 周内出现下列 5 条或 5 条以上的症状,必须具备 1、2 两条:
　　(1) 情绪抑郁;
　　(2) 对全部或多数活动明显缺乏兴趣或愉悦;
　　(3) 体重显著下降或增加;
　　(4) 失眠或睡眠过度;
　　(5) 精神运动性兴奋或阻滞;
　　(6) 疲劳或乏力;
　　(7) 遇事皆感毫无意义或自罪感;
　　(8) 思维力减退或注意力溃散;
　　(9) 反复出现死亡想法。
2. 在产后 4 周内发病。

产褥期抑郁症诊断困难,产后常规进行自我问卷调查对于早期发现和诊断有重大意义

抗抑郁药物的患者来说,通过心理咨询,解除致病的心理因素(如婚姻关系不良、想生男孩却生女孩、缺乏女性生殖及小儿喂养常识等)至关重要。对产妇多加关心和无微不至地照顾,调整好家庭中的各种关系,指导其养成良好睡眠习惯。

2. 药物治疗　适用于中、重度抑郁症及心理治疗无效者,强调个体化治疗,需在专科医师指导下个体化用药,尽量选择不影响哺乳的药物。

目前常用的药物:

(1) 氟西汀(fluoxetine):选择性地抑制中枢神经系统 5- 羟色胺的再摄取,延长和增加 5- 羟色胺的作用,从而产生抗抑郁作用,每日 20mg/d 为开始剂量,逐渐增至 80mg/d 口服。

(2) 帕罗西汀(paroxetine):通过阻止 5- 羟色胺的再吸收而提高神经突触间隙内 5- 羟色胺的浓度。以 20mg/d 为开始剂量,连续用药 3 周后,根据病情增减剂量。妊娠期用药可增加胎儿心脏缺陷的风险。

(3) 舍曲林(sertraline):作用机制同帕罗西汀,以 50mg/d 为开始剂量,逐渐增至 200mg/d 口服。

(4) 阿米替林(nortriptyline):三环类抗抑郁药,以 50mg/d 为开始剂量,逐渐增至 150mg/d 口服等。

【预防】

1. 加强对孕妇的精神关怀,利用孕妇学校等多种渠道普及有关妊娠、分娩常识,减轻孕妇妊娠、分娩的紧张、恐惧心情,完善自我保健。

2. 运用医学心理学、社会学知识,给予在分娩过程中的孕妇更多关心和爱护,对于预防产褥期抑郁症有积极意义。

3. 在分娩过程中,医护人员要充满爱心和耐心,尤其对产程延长、精神压力大的产妇,更需要解释分娩过程并给予鼓励。

4. 尽量降低无指征剖宫产术。

5. 对于有不良产史、死胎、畸形胎儿的产妇,应向她们说明原因,用亲切、温和的语言,给予她们更多关心,增加她们信心。

【预后】

预后良好,70% 患者 1 年内治愈,极少数持续 1 年以上。再次妊娠复发率约 20%。

二、产褥感染

产褥感染（puerperal infection）是指分娩及产褥期生殖道受病原体侵袭，引起局部或全身感染，其发病率约6%。产褥感染与产科出血、妊娠合并心脏病及严重的妊娠期高血压疾病，是导致孕产妇死亡的主要原因。产褥病率是指分娩24小时后的10日内，每日间隔4小时量体温4次，2次体温≥38.5℃。

【病因】

1. 诱因　正常女性阴道对外界致病因子侵入有一定防御能力。其对入侵病原体的反应与病原体的种类、数量、毒力和机体的免疫力有关。妇女的阴道有自净作用，羊水中含有抗菌物质。妊娠和正常分娩通常不会给产妇增加感染的机会。只有在机体免疫力、细菌毒力、细菌数量三者之间的平衡失调时，才会增加感染的机会，导致感染发生。如产妇体质虚弱、营养不良、孕期贫血、孕期卫生不良、胎膜早破、羊膜腔感染、慢性疾病、产科手术、产程延长、产前产后出血过多、多次宫颈检查等，均可成为产褥感染的诱因。

2. 病原体种类　正常女性阴道寄生大量微生物，包括需氧菌、厌氧菌、真菌、衣原体和支原体，可分为致病微生物和非致病微生物。有些非致病微生物在一定条件下可以致病称为条件病原体，但即使致病微生物也需要达到一定数量或机体免疫力下降时才会致病。

（1）需氧菌

1）链球菌：以β-溶血性链球菌致病性最强，能产生致热外毒素与溶组织酶，使病变迅速扩散导致严重感染。需氧链球菌可以寄生在妇女阴道中，也可通过医务人员或产妇其他部位感染而进入生殖道。其临床特点为发热早，寒战，体温>38℃，心率快，腹胀，子宫复旧不良，子宫旁或附件区触痛，甚至并发败血症。

2）杆菌：以大肠杆菌、克雷伯菌属、变形杆菌属多见。这些菌常寄生于阴道、会阴、尿道口周围，能产生内毒素，是菌血症和感染性休克最常见的病原菌，在不同环境对抗生素敏感性有很大差异。

3）葡萄球菌：主要致病菌是金黄色葡萄球菌和表皮葡萄球菌。前者多为外源性感染，容易引起伤口严重感染，因能产生青霉素酶，易对青霉素耐药。后者存在于阴道菌群中，引起的感染较轻。

（2）厌氧菌

1）革兰阳性球菌：消化链球菌和消化球菌存在于正常阴道中。当产道损伤、胎盘残留、局部组织坏死缺氧时，细菌迅速繁殖，若与大肠杆菌混合感染，放出异常恶臭气味。

2）杆菌属：常见的厌氧性杆菌有脆弱类杆菌。这类杆菌多与需氧菌和厌氧性球菌混合感染，形成局部脓肿，产生大量脓液，有恶臭味。感染还可引起化脓性血栓性静脉炎，形成感染血栓，脱落后随血液循环到达全身各器官形成脓肿。

3）芽胞梭菌：主要是产气荚膜梭菌，产生外毒素，毒素可溶解蛋白质而能产气及溶血。产气荚膜梭菌引起感染，轻者为子宫内膜炎、腹膜炎、败血症，重者引起溶血、黄疸、血红蛋白尿、急性肾衰竭、循环衰竭、气性坏疽而死亡。

（3）支原体与衣原体：解脲支原体及人型支原体均可在女性生殖道内寄生，引起生殖道感染，其感染多无明显症状，临床表现轻微。

此外，沙眼衣原体、淋病奈瑟菌均可导致产褥感染。

3. 感染途径

（1）外源性感染：指外界病原体进入产道所致的感染。可通过医务人员消毒不严或被污染衣物、用具、各种手术器械及产妇临产前性生活等途径侵入机体。

（2）内源性感染：寄生于正常孕妇生殖道的病原体，多数并不致病，当抵抗力降低和（或）病原体数量、毒力增加等感染诱因出现时,由非致病微生物转化为致病微生物而引起感染。近年研究表明,内源性感染更重要,因孕妇生殖道病原体不仅可导致产褥感染,而且还能通过胎盘、胎膜、羊水间接感染胎儿,导致流产、早产、胎儿生长受限、胎膜早破、死胎等。

【病理及临床表现】

发热、疼痛、异常恶露,为产褥感染三大主要症状。产褥早期发热的最常见原因是脱水,但在 2~3 日低热后突然出现高热,应考虑感染可能。由于感染部位、程度、扩散范围不同,其临床表现也不同。依感染发生部位,分为会阴、

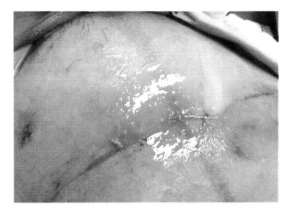

图 5-1 剖宫产腹部切口感染

阴道、宫颈、腹部伤口(图 5-1),子宫切口局部感染,还有急性子宫内膜炎、急性盆腔结缔组织炎、腹膜炎、血栓静脉炎、脓毒血症及败血症等。

1. 急性外阴、阴道、宫颈炎 分娩时会阴部损伤或手术产导致感染,以葡萄球菌和大肠杆菌感染为主。会阴裂伤或会阴后-侧切开伤口感染,表现为会阴部疼痛,坐位困难,可有低热。局部伤口红肿、发硬,伤口裂开,压痛明显,脓性分泌物流出,较重时可出现低热。阴道裂伤及挫伤感染表现为黏膜充血、水肿、溃疡、脓性分泌物增多。感染部位较深时,可引起阴道旁结缔组织炎。宫颈裂伤感染向深部蔓延,可达宫旁组织,引起盆腔结缔组织炎。

2. 子宫感染 包括急性子宫内膜炎、子宫肌炎。病原体经胎盘剥离面侵入,扩散至子宫蜕膜层称为子宫内膜炎,侵入子宫肌层称为子宫肌炎,两者常伴发。若为子宫内膜炎,子宫内膜充血、坏死,阴道内有大量脓性分泌物且有臭味。若为子宫肌炎,腹痛,恶露增多呈脓性,子宫压痛明显,子宫复旧不良,可伴发高热、寒战、头痛,白细胞明显增高等全身感染症状。

3. 急性盆腔结缔组织炎和急性输卵管炎 病原体沿宫旁淋巴和血行达宫旁组织,出现急性炎性反应而形成炎性包块,同时波及输卵管,形成急性输卵管炎。临床表现为下腹痛伴肛门坠胀,可伴寒战、高热、脉速、头痛等全身症状,体征为下腹明显压痛、反跳痛、肌紧张,宫旁一侧或两侧结缔组织增厚、压痛和(或)触及炎性包块,严重者整个盆腔形成"冰冻骨盆"。淋病奈瑟菌沿生殖道黏膜上行感染,达输卵管与盆腹腔,形成脓肿后,高热不退。患者白细胞持续增高,中性粒细胞明显增多,核左移。

4. 急性盆腔腹膜炎及弥漫性腹膜炎 炎症继续发展,扩散至子宫浆膜,形成盆腔腹膜炎。继而发展成弥漫性腹膜炎,全身中毒症状明显,高热、恶心、呕吐、腹胀,检查时下腹部明显压痛、反跳痛。腹膜面分泌大量渗出液,纤维蛋白覆盖引起肠粘连,也可在直肠子宫陷凹形成局限性脓肿,若脓肿波及肠管与膀胱可出现腹泻、里急后重与排尿困难。急性期治疗不彻底可发展成盆腔炎性疾病后遗症而导致不孕。

5. 血栓静脉炎 盆腔内血栓静脉炎常侵及子宫静脉、卵巢静脉、髂内静脉、髂总静脉及阴道静脉,厌氧菌为常见病原体。病变单侧居多,产后 1~2 周多见,表现为寒战、高热,症状可持续数周或反复发作。局部检查不易与盆腔结缔组织炎鉴别。下肢血栓静脉炎,病变多在股静脉、腘静脉及大隐静脉,多继发于盆腔静脉炎,表现为弛张热,下肢持续性疼痛,局部静脉压痛或触及硬索状,使血液回流受阻,引起下肢水肿,皮肤发白,习称"股白肿"。病变轻时无明显阳性体征,彩色多普勒超声检查可协助诊断。

6. 脓毒血症及败血症 感染血栓脱落进入血液循环可引起脓毒血症,随后可并发感染性休克和迁徙性脓肿(肺脓肿、左肾脓肿)。若病原体大量进入血液循环并繁殖形成败血症,表现为持续高热、寒战、全身明显中毒症状,可危及生命。

Note

> **案例**
>
> 张某,女,32 岁。以"妊娠 32^{+3} 周,阴道流水 10 天"之主诉入院,入院后给予抗感染治疗并引产终止妊娠,入院第二天在会阴侧切下自娩一 1900g 女婴,产后第 3 天会阴伤口疼痛加重,产后一直不能坐立,体温 38~38.8℃。检查会阴伤口肿胀,发硬,压痛明显,患者拒绝检查。随即拆除缝线,见有脓性分泌物流出,用过氧化氢溶液和盐水反复冲洗伤口后,暴露引流,每天清洁伤口,产后 10 天出院。

【诊断】

1. 病史　详细询问病史及分娩全过程,对产后发热者,首先考虑为产褥感染,再排除可引起产褥病率的其他疾病。

2. 全身及局部检查　仔细检查腹部、盆腔及会阴伤口,确定感染部位和严重程度。

3. 辅助检查　B 型超声、彩色多普勒超声、CT、磁共振成像等检测手段,能够对感染形成的炎性包块、脓肿,做出定位及定性诊断。检测血清 C- 反应蛋白 >8mg/L,有助于早期诊断感染。

4. 确定病原体　通过宫腔分泌物、脓肿穿刺物、后穹隆穿刺物作细菌培养和药物敏感试验,必要时需做血培养和厌氧菌培养。病原体抗原和特异抗体检测可以作为快速确定病原体的方法。

【鉴别诊断】

主要与上呼吸道感染、急性乳腺炎、泌尿系感染相鉴别。

【治疗】

1. 支持疗法　加强营养并补充足够维生素,增强全身抵抗力,纠正水、电解质失衡。病情严重或贫血者,多次少量输新鲜血或血浆,以增加抵抗力。取半卧位,利于恶露引流或使炎症局限于盆腔。

2. 切开引流　会阴伤口或腹部切口感染,及时行切开引流术;疑盆腔脓肿可经腹或后穹隆切开引流。

3. 胎盘胎膜残留处理　经有效抗感染同时,清除宫腔内残留物。患者急性感染伴发高热,应在有效控制感染和体温下降后,再彻底刮宫,避免因刮宫引起感染扩散和子宫穿孔。

4. 应用抗生素　未能确定病原体时,应根据临床表现及临床经验,选用广谱高效抗生素。然后依据细菌培养和药敏试验结果,调整抗生素种类和剂量,保持有效血药浓度。当中毒症状严重者,短期加用肾上腺皮质激素,提高机体应激能力。

5. 肝素治疗　血栓静脉炎时,应用大量抗生素同时,可加用肝素钠,即 150U/(kg·d)肝素加入 5% 葡萄糖液 500ml 静脉滴注,每 6 小时一次,体温下降后改为每日 2 次,连用 4~7 日;尿激酶 40 万 U 加入 0.9% 氯化钠注射液或 5% 葡萄糖注射液 500ml,静脉滴注 10 日。用药期间监测凝血功能。口服双香豆素、阿司匹林等,也可用活血化瘀中药治疗。

6. 手术治疗　子宫严重感染,经积极治疗无效,炎症继续扩展,出现不能控制的出血、败血症或脓毒血症时,应及时行子宫切除术,清除感染源,抢救患者生命。

【预防】

加强孕期卫生宣传,临产前 2 个月避免性生活及盆浴,加强营养,增强体质。及时治疗外阴阴道炎及宫颈炎症等慢性疾病和并发症。避免胎膜早破、滞产、产道损伤与产后出血。消毒产妇用物,接产应严格无菌操作,正确掌握手术指征,保持外阴清洁。必要时给予广谱抗生素预防感染。

三、晚期产后出血

分娩 24 小时后,在产褥期内发生的子宫大量出血,称为晚期产后出血(late puerperal hemorrhage)。以产后 1~2 周发病最常见,亦有迟至产后 2 月余发病者。阴道流血少量或中等量,持续或间断,亦可表现为急骤大量流血,同时有血凝块排出。产妇多伴有寒战、低热,且常因失血过多导致贫血或失血性休克。

【病因与临床表现】

1. 胎盘、胎膜残留　为阴道分娩最常见的原因,多发生于产后 10 日左右,黏附在宫腔内的残留胎盘组织发生变性、坏死、机化,形成胎盘息肉,当坏死组织脱落时,暴露基底部血管,引起大量出血。临床表现为血性恶露持续时间延长,以后反复出血或突然大量流血。检查发现子宫复旧不全,宫口松弛,有时可见有残留组织。

2. 蜕膜残留　蜕膜多在产后 1 周内脱落,并随恶露排出。若蜕膜剥离不全长时间残留,影响子宫复旧,继发子宫内膜炎症,引起晚期产后出血。临床表现与胎盘残留不易鉴别,宫腔刮出物病理检查可见坏死蜕膜,混以纤维素、玻璃样变的蜕膜细胞和红细胞,但不见绒毛。

> **案例**
>
> 　　26 岁初产妇,经阴道自然分娩 30 天,阴道大量出血伴腹痛 1 小时。30 天前患者在医院自然分娩一 3600g 活胎,胎儿娩出后胎盘长久未娩出,探查宫腔发现为胎盘植入,但无活动性子宫出血,医院决定进行保守治疗。患者坚决要求出院观察,现出院 3 周,突然出现腹痛及大量阴道出血,患者电话呼救,120 迅疾将患者送往医院。查体:一般情况尚可,妇科检查:阴道有大量血液,宫颈口松,可触及胎盘样组织,子宫如 14 周大小,轮廓清楚,稍软,迅速建立静脉通道,行清宫术,钳夹出胎盘组织约 300g,出血停止,术后给予促进宫缩及抗感染等治疗,3 天后出院。

3. 子宫胎盘附着面复旧不全　胎盘娩出后其附着面即刻缩小,附着部位血管即有血栓形成,继而血栓机化,出现玻璃样变,血管上皮增厚,管腔变窄、堵塞。胎盘附着部边缘有内膜向内生长,底蜕膜深层残留腺体和内膜重新生长,子宫内膜修复,此过程需 6~8 周。若胎盘附着面复旧不全可引起血栓脱落,血窦重新开放,导致子宫出血。多发生在产后 2 周左右,表现为突然大量阴道流血,检查发现子宫大而软,宫口松弛,阴道及宫口有血块堵塞。

4. 感染　以子宫内膜炎症多见。感染引起胎盘附着面复旧不良和子宫收缩欠佳,血窦关闭不全导致子宫出血。

5. 剖宫产术后子宫切口裂开　引起切口愈合不良造成出血的主要原因:

(1) 子宫下段横切口两端切断子宫动脉向下斜行分支,造成局部供血不足。术中止血不良,形成局部血肿或局部感染组织坏死,致使切口不愈合。多次剖宫产切口处菲薄,瘢痕组织多造成局部供血不好,影响切口愈合。因胎头位置过低,取胎头时造成切口向下延伸撕裂,出现伤口对合不好而影响愈合。

(2) 横切口选择过低或过高:①横切口过低:宫颈侧以结缔组织为主,血供较差,组织愈合能力差,且靠近阴道,增加感染机会;②横切口过高:切口上缘宫体肌组织与切口下缘子宫下段肌组织厚薄相差大,缝合时不易对齐,愈合不良。

(3) 缝合技术不当:组织对位不佳;手术操作粗暴;出血血管缝扎不紧;切口两侧角部未将回缩血管缝扎形成血肿;缝扎组织过多过密,切口血液循环供应不良等,切口均可发生愈合不良。

(4) 切口感染:因子宫下段横切口与阴道靠近,术前有胎膜早破、产程延长、多次阴道检查、

Note

前置胎盘、术中出血多或贫血,易发生切口感染。

上述因素均可因肠线溶解脱落,血窦重新开放,出现大量阴道流血,甚至引起休克。

案例

某产妇,28 岁。主诉"剖宫产后阴道淋漓出血 35 天,突然大量出血 1 天"入院。患者 35 天前因"未足月胎膜早破,胎儿窘迫"急诊行剖宫产术,术后发热 3 天,术后 7 天痊愈出院。出院后有少量血性恶露,术后 15 天恶露颜色加深,且量较前稍多,时断时续,未在意,今日出血突然增多,且自觉头晕,遂来院就诊。查体:贫血貌,体温 37.6℃,血压 90/60mmHg,呼吸 20 次 / 分,脉搏 110 次 / 分。腹部平软,下腹部有轻压痛,移动性浊音阴性。妇科检查:阴道有大量血液自宫颈口流出,宫口可容 1 指,子宫如 7 周大小,质软,活动,压痛(+),宫颈举痛(+)。急诊超声显示子宫瘢痕处不连续,内有 5cm 大小低回声区。既往体健。根据病史及检查结果,考虑切口裂开,迅速剖腹探查,术中见子宫表面光滑,活动度可,子宫切口处有一约 4cm 的血肿,表面覆盖紫蓝色的子宫浆膜,打开并取出血块后见切口已裂开,长度约 3cm,缝线搁置在切口处,部分组织坏死,有活动性出血,裂口处及宫腔内未见感染性分泌物,消毒并剪除缝线及坏死组织,与家属充分沟通后行子宫裂口修补及子宫动脉结扎,术后恢复顺利。

---

6. 其他　产后子宫滋养细胞疾病、子宫黏膜下肌瘤等,均可引起晚期产后出血。

【诊断】

1. 病史　若为阴道分娩,应注意产程进展及产后恶露变化,有无反复或突然阴道流血病史;若为剖宫产,应了解手术指征、术式及术后恢复情况。

2. 症状和体征

(1) 阴道流血:胎盘胎膜残留、蜕膜残留引起的阴道流血多在产后 10 日发生。胎盘附着部位复旧不良常发生在产后 2 周左右,可以反复多次阴道流血,也可突然大量阴道流血。剖宫产子宫切口裂开或愈合不良所致的阴道流血,多在术后 2~3 周发生,常常是子宫突然大量出血,可导致失血性休克。

(2) 腹痛和发热:常合并感染,伴发恶露增加,恶臭。

(3) 全身症状:继发性贫血,严重者因失血性休克危及生命。

(4) 体征:子宫复旧不佳可扪及子宫增大、变软,宫口松弛,有时可触及残留组织和血块,伴有感染者子宫明显压痛。

3. 辅助检查

(1) 血常规:了解贫血和感染情况。

(2) B 型超声检查:了解子宫大小、宫腔有无残留物及子宫切口愈合情况。

(3) 病原菌和药敏试验:宫腔分泌物培养、发热时行血培养,选择有效广谱抗生素。

(4) 血 hCG 测定:有助于排除胎盘残留及绒毛膜癌。

(5) 病理检查:宫腔刮出物或切除子宫标本,应送病理检查。

【治疗】

1. 少量或中等量阴道流血,应给予广谱抗生素、子宫收缩剂及支持疗法。

2. 疑有胎盘、胎膜、蜕膜残留或胎盘附着部位复旧不全者,静脉输液、备血及准备手术的条件下刮宫,操作应轻柔,以防子宫穿孔。刮出物应送病理检查,以明确诊断。术后继续给予抗生素及子宫收缩剂。

3. 疑剖宫产子宫切口裂开者,仅少量阴道流血也应住院,给予广谱抗生素及支持疗法,密切

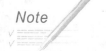

观察病情变化;若多量阴道流血,可行剖腹探查。若切口周围组织坏死范围小、炎症反应轻微,可行清创缝合及髂内动脉、子宫动脉结扎止血或行髂内动脉栓塞术。若组织坏死范围大,酌情做低位子宫次全切除术或子宫全切除术。

4. 肿瘤引起的阴道流血,应按肿瘤性质、部位做相应处理。

【预防】

1. 产后应仔细检查胎盘、胎膜,注意是否完整,若有残缺应及时取出。在不能排除胎盘残留时应行宫腔探查。

2. 剖宫产时合理选择切口位置,避免子宫下段横切口两侧角部撕裂并合理缝合。

3. 严格无菌操作,术后应用抗生素预防感染。

【小结】

1. 产褥期抑郁症是产褥期精神综合征中最常见的一种类型。主要表现在情绪的改变,诊断困难,产后常规进行自我问卷调查对于早期发现和诊断意义重大。产褥期抑郁症通常需要治疗,心理治疗是重要的治疗手段,中、重度抑郁症及心理治疗无效者需要个体化的药物治疗。产褥期抑郁症预后良好,70% 患者 1 年内治愈,再次妊娠复发率约20%。

2. 产褥感染指分娩期及产褥期生殖道受病原体侵袭引起局部或全身的感染,发病率 6%。而产褥病率是指分娩 24 小时后的 10 日内,每日间隔 4 小时量体温 4 次,2 次体温 ≥38.5℃。β - 溶血性链球菌是最常见的病原菌。主要临床表现为发热、疼痛、异常恶露。首选广谱抗生素,再依据病原菌培养和药敏实验调整抗生素种类及用法。

3. 晚期产后出血是指分娩 24 小时后到产褥期内发生的阴道大量出血,以产后 1~2 周发病最为常见。胎盘、胎膜残留为阴道分娩时最常见的病因;子宫切口愈合不良为剖宫产最常见的病因。主要临床表现为产褥期阴道流血,伴或不伴感染。临床处理包括促宫缩、抗感染,出血多时需手术治疗。做好预防工作可减少晚期产后出血的发生。

【思考题】

1. 如何诊断产褥期抑郁症?
2. 如何鉴别产褥期抑郁症与产后精神病?
3. 产褥感染与产褥病率有何区别?
4. 产褥感染如何治疗?
5. 晚期产后出血的病因有哪些?
6. 如何鉴别子宫切口裂开与剖宫产后的滋养细胞疾病?

(李雪兰)

参考文献

1. 谢幸,苟文丽. 妇产科学. 第 8 版. 北京:人民卫生出版社,2013.

2. Cunningham FG,Leveno KJ,Bloom SL,et al.Williams Obstetrics.24th ed.New York:McGraw-Hill Companies,2014.

3. Riseh N,Herrell R,Lehner T,et al.Interaetion between the serotonin transporter gene (5-HTTLPR),stressful life events,and risk of depression:a meta-analysis.Journal of the Ameriean Medieal Association,2009,301(23):246-247.

Note

4．Goyal D，Gay C，Lee KA.How much does low socioeconomic status increase the risk of Prenatal and Post Partum depressive symptoms in first-time mothers？ Women's Health Issues，2010，20（2）：96-104.

5．Podolska MZ，Majkowicz M，SiPak-Szmigiel O，et al.Cohabitation as a strong Predieting factor of perinatal depression.Ginekolgia polska，2009，80（4）：250-254.

第六章　胎　　儿

第一节　产前筛查、产前诊断及处理

产前筛查（prenatal screening）指对胎儿遗传性疾病或先天畸形的筛查。通过血清学、影像学等方法对妊娠妇女进行筛查，对子代患遗传性疾病高风险的孕妇进一步确诊，是预防出生缺陷，提高人口素质的一种重要方法。

【产前筛查方法】

目前常用的筛查方法有母体妊娠早、中期血清学筛查非整倍体染色体异常，超声影像学筛查胎儿结构异常和无创性产前检测（non-invasive prenatal test，NIPT）。

1. 母体血清学筛查　通过对妊娠妇女早、中期血清中的血清甲胎蛋白（AFP）、绒毛膜促性腺激素（hCG）、游离雌三醇（uE_3）抑制素 A（inhibin A）等的检测，筛查出 21- 三体综合征、18- 三体综合征和 13- 三体综合征的高风险孕妇。妊娠早期筛查包括血清学检查、超声检查或二者结合。妊娠早期常用血清学筛查有游离绒毛膜促性腺激素 β 亚单位（free-β-hCG）和妊娠相关蛋白 A（pregnancy-associated plasma protein，PAPP-A）。对于筛查中高风险孕妇，可以进行羊水胎儿染色体核型分析，对 NID（神经管缺陷）高风险孕妇，首先使用 B 超诊断排除神经系统发育异常的可能性。血清标记物筛查具有无创伤性、操作直接简便、费用低廉、筛查范围广、筛查时间早的特点，在高风险孕妇的筛查和监测方面发挥着重要的作用。

2. 超声影像学筛查

（1）颈项透明层（nuchal translucency，NT）：指妊娠早期（11 周 ~13^{+6} 周）超声波下见到的胎儿颈项部皮下液性暗区。目前认为胎儿颈后透明隔厚度 NT 是妊娠早期筛查染色体非整倍体疾病的重要标志物。国外多数中心将 NT≥3.0mm 的胎儿视为高风险群体，也有学者认为对 NT 增厚超过 3.0mm 的胎儿可直接行产前诊断；而对 NT 临界增厚（2.5mm≤NT<3.0mm）胎儿，也应建议妊娠早期染色体非整倍体联合筛查后根据风险值决定是否进行侵入性产前诊断。另外，NT 增厚与胎儿各种异常引起的颈后皮下液体积聚有关，如心脏、大血管异常导致的心衰，羊膜破裂引起的头颈静脉充血，先天性膈疝或骨发育不良致胸廓狭小引起的上纵隔压迫，淋巴系统发育异常或迟缓、各种神经肌肉疾病致胎动异常引起的淋巴回流不畅，皮下结缔组织组成改变，胎儿贫血或低蛋白血症，先天性感染引起贫血或心功能异常等。

（2）胎儿结构畸形筛查

1）胎儿结构系统筛查：胎儿结构畸形包括几乎全身所有器官，主要分为致死性结构畸形、致残性结构畸形以及轻微结构畸形。产前超声影像筛查是最为常见的筛查方法，分为妊娠早期超声筛查和妊娠中期超声筛查。妊娠早期超声影像筛查主要在妊娠 11~13^{+6} 周进行。除检测 NT 厚度外，还能早期发现无脑儿、全前脑畸形、脊柱裂等畸形。妊娠中期超声影像学筛查的最佳检测孕周为 18~24 周。此阶段胎动活跃，羊水相对较多，胎儿骨骼骨化的超声影像对检查结果影响小，便于从各个角度观察胎儿结构。主要检查颅骨、颅内结构、脊柱、颜面、颈部、胸廓、肺脏、心脏、膈肌、腹壁、腹腔器官及四肢等，另外还包括胎儿生长参数和胎儿附属物等。目前推荐使

Note

用妊娠中期超声影像筛查。

2）先心病筛查：先天性心脏病的发病率约为 0.7%。目前建议在妊娠 18~24 周行先天性心脏病的超声筛查，主要包括四腔心切面、左心室流出道及主动脉长轴切面、右心室流出道及肺动脉长轴切面检查。这几个切面的检查可筛查出大部分严重的先心病，但对于部分血流异常，尤其是发育不良及闭锁等疾病往往需要在妊娠晚期才能发现。另外，还有一些疾病无法产前诊断，例如室间隔缺损等。因此，对于怀疑心脏血流异常的胎儿应在妊娠晚期复查超声检查。

3. 母体血浆中胎儿游离 DNA 监测　20 世纪 90 年代，研究发现妊娠妇女外周血的血浆及血清中存在着稳定的游离胎儿 DNA（cell-free fetal DNA，cffDNA）。由此，出现了一系列分析母血游离胎儿 DNA 的产前非侵入性检查和筛查。例如，胎儿非整倍体染色体病筛查等。目前临床主要用于 21- 三体综合征、18- 三体综合征、13- 三体综合征等染色体数目异常的筛查；胎儿 RH 系统基因型检查；妊娠相关疾病检查，例如子痫前期胎盘通透性增加可导致 cffDNA 增多等。

产前诊断（prenatal diagnosis）又称宫内诊断（intrauterine diagnosis）或者是出生前诊断（antenatal diagnosis），指在出生前应用各种检测技术手段对胚胎或胎儿的发育状态、是否患有疾病等方面进行诊断。如通过影像学 - 超声或 MRI 检查有无胎儿结构畸形，通过细胞遗传学、分子诊断学分析胎儿染色体及基因是否异常、是否存在先天性代谢性疾病、是否存在生化指标异常等。尽量做到早期发现，对可治性疾病，选择适当时机进行宫内或产时治疗；对于不可治疗性疾病，能够做到知情选择，终止妊娠等。

产前诊断的目的：①使医生能够在出生前或出生后，把握适当的时机对经过产前诊断的胎儿或新生儿进行药物或手术干预治疗。②父母能够了解本次妊娠状况，进而知情选择。③父母知情后，有机会能够从心理、社会、经济、医疗各方面做好准备，面对可能发生的宫内或新生儿期出现的健康问题。

【产前诊断的指征】

根据 2010 年我国卫生部推出的《胎儿染色体异常的细胞遗传学产前诊断技术标准》，仅就细胞遗传学而言，产前诊断的指征包括：①35 岁以上的高龄孕妇；②产前筛查出来的胎儿染色体异常高风险的孕妇；③曾生育过染色体病患儿的孕妇；④产前 B 超检查怀疑胎儿可能有染色体异常的孕妇；⑤夫妇一方为染色体异常携带者；⑥医师认为有必要进行产前诊断的其他情形。

随着各种产前诊断技术的发展和对各种胎儿疾病的不断认识，更为广义的产前诊断对象还应包括：反复早孕期自然流产；既往出生缺陷病史；家族分子遗传病史；神经管缺陷家族史；妊娠合并 1 型糖尿病、高血压、癫痫、哮喘；曾暴露于药物、病毒、环境危害；父母近亲等高危人群。

【产前诊断的疾病】

1. 遗传物质异常　其中包括染色体异常，如染色体数目异常（整倍体和非整倍体）和结构异常；性连锁遗传病如 X- 连锁隐性遗传病——血友病；遗传性代谢缺陷病如常染色体隐性遗传病——苯丙酮尿症等。

2. 先天性结构异常　主要是解剖结构改变，如无脑儿、脊柱裂、唇腭裂，先天性心脏病、膈疝等。

产前诊断的方法主要包括介入性产前诊断和非介入性产前诊断以及遗传咨询等。

【介入性产前诊断】

1. 羊膜腔穿刺（amniocentesis）　指经羊膜腔抽取羊水进行分析检测的一种诊断方法。可用于胎儿性染色体检查、染色体核型分析、全基因测序、母儿血型不合、判断胎儿成熟度、胎儿肾功能、羊水细胞培养进行酶分析及羊水各项生化检查等。

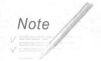
Note

（1）羊膜腔穿刺的适应证

1）细胞遗传学检查（染色体分析）及先天性代谢异常的产前诊断：适用于①夫妇任何一方有染色体异常分娩史者；②产前筛查高危者；③夫妇一方是某种基因病患者或曾生育过某一基因病患儿的孕妇；④胎儿诊断怀疑先天性代谢异常者；⑤B 型超声胎儿畸形或多个软指标阳性者；⑥35 岁以上的高龄妇女。

2）超声检查疑有神经管缺陷等胎儿畸形或母体血中甲胎蛋白异常高值者。

3）母亲孕期有某些病原体感染，如风疹病毒、巨细胞病毒或弓形虫感染等。

4）疑为母儿血型不合者。

5）单基因遗传病和多基因遗传病。

6）宫内胎儿成熟度判断：如高危妊娠需引产，在引产前需要了解胎儿成熟度，以选择分娩的有利时机。

（2）羊水产前诊断应用及处理

1）细胞遗传学及先天性代谢异常的检查：多在妊娠中期进行，妊娠 16 周 ~22^{+6} 周。

A. 染色体异常：染色体核型分析技术是诊断染色体数目或结构异常的金标准。通过羊水细胞培养作染色体核型分析，可以诊断染色体（常染色体及性染色体）数目或结构异常。较常见的常染色体异常有唐氏综合征（21- 三体综合征）、18- 三体综合征、性染色体异常有特纳综合征（Turner syndrome）等。羊水细胞性染色体的检查有助于诊断性连锁性遗传病（sex linked inheritance disease）。对于严重的染色体异常如唐氏综合征、18- 三体综合征等可建议终止妊娠。其他染色体异常需进行遗传咨询，做到充分知情选择。

B. 先天性代谢异常：经羊水细胞培养作某些酶的测定，以诊断因遗传基因突变引起的某种蛋白质或酶的异常或缺陷。如测定氨基己糖酶 A 活力以诊断由类脂物质蓄积引起的黑蒙性家族痴呆病，测定半乳糖 -1- 磷酸盐尿苷酰转移酶可诊断半乳糖血症等。

2）分子遗传学检查：通过特异性引物、分子探针及测序的方法对遗传性疾病进行诊断。常用的分析技术包括定量荧光 PCR、荧光原位杂交技术，基于 PCR 的多重连接依赖式探针扩增（MLPA）、数字 PCR（digital PCR）、胎儿 DNA 检测和以荧光原位杂交为基础的引物原位标记（PRINS）、比较基因组杂交（CGH）、光谱核型分析（SKY）、微阵列 - 比较基因组杂交技术（Array-CGH）等。

A. 定量荧光 PCR（quantitative fluorescent PCR，QF-PCR）技术：用于检测染色体上关键区及其邻近区域 STR（short tandem repeat，短串联重复序列），是目前用于染色体畸变产前诊断的一项快捷有效的技术。具有样本用量少、快速等优点，可作为染色体非整倍体畸变的快速筛查及传统的染色体核型分析的补充。可在妊娠的任何时期进行。

B. 荧光原位杂交（flourescence in situ hybridization，FISH）技术：指将荧光标记的染色体区带特异性的 DNA 作为探针，与分裂期或间期细胞原位杂交于荧光显微镜下观察染色体畸变的技术。该技术具有杂交信号分辨率高，能对信号强弱进行定量，可用不同荧光标记多种探针等特点，而且不需要细胞培养，检测相对简单，重复性好、稳定，并具有高度的灵敏性及特异性。

C. 可以诊断的疾病：①单基因遗传病：仅有一对基因发生突变或异常引起的疾病。其中，绝大多数表现为酶的缺陷，临床上称为先天性代谢。单基因遗传病种类很多，其中 50% 为常染色体显性遗传，40% 为常染色体隐性遗传，10% 为性连锁遗传，以 X 伴性遗传为多见。目前可以进行产前诊断的遗传性疾病包括镰状细胞性贫血、Bart 水肿胎儿、HBH 病及其他 α 珠蛋白生成障碍性贫血基因携带者、β 珠蛋白生成障碍性贫血、甲型血友病、α- 抗胰蛋白酶缺乏症、苯丙酮尿症、杜氏进行性肌营养不良、视网膜母细胞瘤、Wilson 病、Huntington 舞蹈病等。②多基因遗传病：因多个基因突变所致。这些基因表达呈共显性，每个基因的作用微小，但若干个基因作用积累或者形成一个明显的效应，临床上则表现为一个症状群。主要表现为一些先天畸形，如唇、腭裂和畸形足、脊柱裂、无脑儿、神经管畸形、幽门狭窄、先天性髋关节脱位、先天性心脏病等。另外,还可进行胎儿性别鉴定,及时诊断、处理胎儿性连锁遗传病。

（3）检测宫内感染：孕妇风疹病毒等感染时,可测羊水中特异免疫球蛋白,如羊水中白细胞介素 -6 升高,可能存在亚临床的宫内感染,可导致流产或早产。

（4）目前基于染色体芯片的细胞分子遗传学方法,可以检测传统核型检测不到的拷贝数变异。对于患有不明原因的智力低下、发育迟缓和自闭症等的儿童,染色体芯片现在已经作为主要的诊断工具。

2. 绒毛取材术（CVS）　多在妊娠早期妊娠 11 周 ~13^{+6} 周进行。

在早孕期,通过超声引导,经阴或经腹,抽取少量绒毛。由于绒毛组成包含外滋养层的胎儿细胞,可以用于胎儿染色体异常的诊断,如需终止妊娠,对孕妇的损伤较小。但绒毛取材术合并的流产风险相对较高,达 2%~3%。此外,如在孕 9 周前进行,可能出现肢体异常,故多在 11 周后进行。

3. 经皮脐血管穿刺术（cordocentesis）　适用于有医学指征的孕 18 周以后的病例。

经皮脐血管穿刺术对遗传物质改变的诊断与羊膜腔穿刺类似。此外,还可诊断地中海贫血、镰刀型贫血等血红蛋白疾病,血友病、慢性肉芽肿病、半乳糖血症、黏多糖累积症、母儿血型不合、遗传学免疫缺陷病、胎儿宫内病毒感染等。

4. 胎儿镜（fetoscopy）检查　胎儿镜又称为羊膜腔镜,是一种很细的光学纤维内镜。胎儿镜检查和治疗是将胎儿镜经腹壁、子宫壁进入羊膜腔,直接观察胎儿体表、获取标本进行诊断和治疗操作。胎儿镜设备包括硬性或半硬性光纤内窥镜,直形或弧形胎儿镜镜鞘。此外,还包括30 度胎儿镜、侧向发射激光胎儿镜等特殊胎儿镜。

（1）胎儿镜检查的适应证：胎儿镜检查可直接观察胎儿体表、胎盘胎儿面、脐带等,并可采集羊水、胎儿血、取胎儿体表组织（皮肤及肌肉组织等）。

1）直接观察：可以诊断有明显外形改变的先天性胎儿畸形,例如唇裂、腭裂、多指畸形、肢指畸形综合征、骨软骨发育不良、开放性神经管畸形、内脏外翻、脐膨出、腹壁裂及内脏翻出、联体双胎、多肢体、大片血管瘤、外生殖器畸形等。

2）胎儿活组织检查：进行先天性疾病的诊断。胎儿皮肤活检,主要用于诊断严重的遗传学皮肤疾病,如大疱性皮肤松解症、鱼鳞样红皮病、斑状鳞癣或片状鳞癣等。对有胎儿肝脏疾病或与胎儿肝酶代谢有关的疾病者,行胎儿肝脏组织活检。对胎儿假性肥大性肌营养不良症、进行性脊椎肌萎缩等,可取胎儿肌肉组织活检。

（2）胎儿镜治疗：通过胎儿镜可以对严重胎儿溶血性贫血者行宫内输血；对于多胎妊娠一胎畸形者,可行胎儿镜减胎,畸形胎儿心脏穿刺、空气栓塞,脐带结扎或凝固术；对于双胎输血综合征者行胎盘血管交通支选择性血管凝结术；严重心律失常胎儿心脏植入起搏器；胎儿脊柱裂修补；膈疝气管封堵术；对脑积水者放置引流管,降低颅内压,防治脑组织受压造成进一步损伤萎缩；对泌尿道梗阻者也可放置引流管,减轻肾脏的压迫萎缩等。

【无创性产前诊断】

1. 胎儿超声检查　妊娠期胎儿超声多普勒检查是一种检测胎儿畸形,评估孕龄、确定宫内妊娠的性别、胎盘定位、多胎妊娠的确定以及发现与染色体、代谢、分子遗传相关的结构异常的重要的非介入性产前诊断方法。

胎儿先天畸形指胎儿在子宫内发生的结构异常。这些出生缺陷是造成围产儿死亡的主要原因。临床上最常见的严重胎儿畸形有无脑儿、脊柱裂、脑积水。超声对常见畸形的检查及处理如下：

（1）无脑儿（anencephalus）：是前神经孔闭合失败所致,是先天性胎儿畸形中最常见的一种,几乎一半的神经管缺陷胎儿为无脑儿。女胎比男胎多 4 倍。分两类：一类是脑组织变性坏死突出颅外；另一类是脑组织未发育,外观颅骨缺失、双眼暴突、颈短。两种类型均不能存活,常伴肾上腺发育不良及羊水过多。腹部检查:胎头小,阴道检查可触及凸凹不平的颅底部。B 型超声检查:颅骨不显像,眼球突出呈"蛙样"面容。孕妇血甲胎蛋白升高,尿 E/C 及 E₃ 偏低。无脑儿一经确诊,应尽早引产。阴道分娩困难时可行毁胎术结束妊娠。

(2)脊柱裂(spina bifida):为部分脊椎管未完全闭合的状态,其损伤多在后侧,多发生在胸腰段。也是神经管缺陷中最常见的一种,发生率有明显的地域和种族差别。脊柱裂有 3 种:①隐性脊柱裂:为腰骶部脊椎管缺损,表面有皮肤覆盖,脊髓和神经多正常,无神经症状;②脊髓脊膜膨出:两个脊椎骨缺损,脊膜可从椎间孔突出,表面皮肤覆盖成囊状,常有神经症状;③脊髓裂:形成脊髓部分的神经管没有形成,停留在神经褶和神经沟阶段。隐形脊柱裂在产前 B 型超声检查中常难发现。较大的脊柱裂产前 B 型超声较易发现,妊娠 18~20 周是发现的最佳时机。孕中期测孕妇血清中甲胎蛋白(AFP)升高、严重的脊柱裂在有生机儿之前诊断应终止妊娠。也可在妊娠中期 24 周左右行开放性胎儿脊柱裂修补手术或胎儿镜下的脊柱裂修补手术。

(3)脑积水(hydrocephalus):指大脑导水管不通致脑脊液回流受阻,大量蓄积于脑室内外,使脑室系统扩张和压力升高,颅腔体积增大、颅缝变宽、囟门增大,常压迫正常脑组织。脑积水常伴有脊柱裂、足内翻等畸形。严重的脑积水可致梗阻性难产、子宫破裂、生殖道瘘等,对母亲有严重危害。

腹部检查可见胎头宽大并高浮,跨耻征阳性。阴道检查盆腔空虚、先露高、颅缝宽、囟门大且张力高、骨质软而有弹性,触之如乒乓球的感觉。严重的脑积水,在妊娠 17~22 周 B 型超声检查有助于诊断,颅内大部分被液性暗区占据,中线漂动,脑组织受压变薄,胎头周径明显大于腹周径。此外,必要时应当行胎儿磁共振检查以补充和明确诊断胎儿畸形,尤其是中枢神经系统畸形和鉴别脑出血和积水时尤为必要。

(4)先天性心脏病(简称先心病):为常见的一种胎儿畸形。其发生率约为 8‰,其中严重先心病的发生率约为 4‰,主要包括法洛四联症、大血管错位、室间隔缺损、房间隔缺损、单心房单心室等。超声检查是孕期筛查先心病的重要手段。严重复杂的先心病如单心房单心室,在有生机儿(围产儿)前诊断建议终止妊娠,一般先心病在宫内或出生后进行治疗。

2. 磁共振(magnetic resonance image,MRI) 自 1983 年 Smith 等最先应用磁共振(magnetic resonance image,MRI)显示胎儿的宫内情况以来,磁共振不仅在产科领域的应用越来越广泛,在产前诊断胎儿中枢神经系统异常方面也独具优势。MRI 具有大视野、较好的软组织对比度、且不受气体、骨骼、母体体型(肥胖)、羊水少及胎位不满意等因素的干扰,可以清晰显示中枢神经系统细小结构、胸部及胃肠道常见畸形,鉴别脑室内出血和积水,并可用于胎儿手术的术前评估。目前建议磁共振检查的时间最好选择在妊娠中晚期(妊娠 20 周后)。

由于仪器本身的局限性,对于胎儿一些较小的组织畸形,由于解剖学改变不明显以及受胎龄、胎儿体位与姿势等影响,超声检查有时难以进行准确的宫内诊断。因此,对超声检查发现胎儿畸形,但无法提供准确诊断或需要更详细评价时,考虑应用胎儿 MRI 检查,作为超声发现胎儿异常的重要验证和补充诊断手段,还能发现同时合并的其他畸形。但对超声诊断明确者,例如神经管缺陷,包括无脑畸形、漏脑畸形、脑及脑膜膨出、脊柱裂和脊髓脊膜膨出等,可不行 MRI 检查;对于四肢及颜面部畸形的诊断,MRI 显像效果不如超声,也较少选用;对于心脏及血管结构,胎儿快速的心搏对 MRI 可造成伪影,故 MRI 对于胎儿先天性心血管畸形亦不能很好诊断。

MRI 检查在诊断胎儿异常方面的应用:

(1)脑室扩张:脑室扩张往往是很多中枢神经系统畸形的共同征象。单纯的脑室扩张预后较好。MRI 对脑室扩张的程度、周围脑实质的发育情况可做出较准确判断。

(2)颅后窝病变:严重的颅后窝积液常合并其他小脑部异常,如 Dandy.Walker 综合征、枕大池扩大、蛛网膜囊肿以及 Chiari 畸形等。MRI 在观察颅后窝解剖及异常的评价中具有特有的优势,是确定超声诊断的最好补充检查。

（3）消化系统异常：主要包括十二指肠闭锁或梗阻、小肠梗阻、结肠或直肠闭锁、先天性巨结肠、肠重复畸形等。MRI 可以显示扩张的肠管，而且对梗阻的部位、胎粪性假囊肿及小肠多段梗阻都可以很好诊断。MRI 可以通过估计扩张肠段的长度与信号改变来判断梗阻的位置，同时MRI 对肠腔闭锁畸形与腹部囊性肿物的鉴别诊断上有很大的临床意义，对于妊娠的去留有很大的参考价值。

（4）泌尿系统异常：最常见为胎儿肾积水，对于梗阻性肾积水，超声显像虽能精确地描述肾脏集合管系统的扩张，但不能确定是否为机械性梗阻，而 MRI 恰好弥补了超声诊断这一缺陷，甚至能对梗阻部位作出明确诊断。同时泌尿系统 MRI 可以很好显示肾皮质厚度及集合系统，特别对于在双侧肾脏病变导致羊水过少病例中，可以诊断其他合并畸形。对多囊肾、重复肾亦有清晰的成像，容易与肾囊肿相鉴别。

（5）其他组织异常：比较常见的为胎儿腹部、颈部肿物及胎儿宫内生长受限。

【产前诊断后处理】

1. 致死性畸形或致残性畸形的胎儿处理

（1）致死性畸形或严重结构异常和染色体异常：如无脑儿、单腔心或致死性软骨发育不良等疾病，应尽早引产。阴道分娩困难时可行毁胎术结束妊娠。而对于严重结构异常或染色体异常胎儿，如严重的脑积水、21- 三体综合征等，需向患者提供充分的临床咨询，提供可能的治疗方案及其利弊，让患者充分了解后知情选择。例如脑积水患者，如在有生机儿（围产儿）前诊断严重脑积水，应建议引产，头先露，宫口扩张 3cm 时行颅内穿刺放液，或临产前 B 超监视下经腹行脑室穿刺放液，缩小胎头娩出胎儿，处理过程应避免产妇受伤害。但是如切盼胎儿者也可考虑行产时胎儿或新生儿脑积水引流术。

（2）双胎一胎致死性畸形的处理：当双胎之一合并致死性畸形、双胎特殊并发症需治疗时或其他严重结构或染色体异常时，可考虑在孕中期行减胎术治疗。对于双绒毛膜双羊膜双胎，可选择氯化钾心腔注射减胎术治疗；而对于单绒毛膜双羊膜双胎而言，因为胎盘表面存在血管交通支，如使用氯化钾减胎术可能通过交通支渗透到存活胎儿，并且一胎突然死亡，可能造成存活胎儿血流动力学骤然改变，可能造成中枢神经系统损伤等，因此，需要使用射频消融减胎术或胎儿镜下脐带结扎术等手段进行减胎。

2. 非致死性畸形的胎儿治疗方法

（1）宫内手术治疗：主要为胎儿镜下的宫内手术治疗，其主要治疗包括：胎儿镜选择性胎盘血管凝结术（selective laser coagulation of placental vessels，SLCPV）治疗双胎输血综合征或选择性宫内生长受限；胎儿镜气管夹闭或胎儿镜气管封堵术（fetoscopic endoluminal tracheal occlusion，FETO）治疗先天性膈疝；羊膜束带行松解术，避免其缠绕胎儿肢体引起胎儿肢体发育异常甚至截肢现象，或避免束带缠绕脐带引起胎死宫内；对喉闭锁的先天性高位气道阻塞综合征（congenital high airway obstruction syndrome，CHAOS）水肿胎儿行胎儿镜气管减压术，使胎儿心脏、肺脏、膈肌功能得到改善；对开放性脊髓脊膜膨出在胎儿镜下行修补术，保护神经功能；骶尾部畸胎瘤在胎儿镜下行切除术，治疗先天性出生缺陷胎儿前后尿道瓣膜引起的泌尿道梗阻的胎儿采用尿道切开术或激光切除术，解除梗阻，减轻对肾脏的压迫及功能损害；胎儿镜宫内切除口腔畸胎瘤；唇裂修补等。

（2）子宫外产时处理（ex utero intrapartum treatment，EXIT）：是胎儿外科的一种，即在保持胎儿胎盘循环的同时去除阻碍胎儿呼吸的诱因。其操作分为两种形式：一种是对胎儿进行气管插管或气管切开，建立人工通气后切断脐带，胎儿离开母体后，再进一步处理原发病；另一种是在胎盘支持的情况下，直接处理胎儿原发病，去除阻碍胎儿呼吸的诱因，常应用于无法进行气管插管或气管切开的巨大颈部实性肿瘤（图 6-1）。子宫外产时处理于 1989 年由 Norris 等人首次将其应用于颈部巨大包块的早产儿病例。此后，EXIT 主要应用于先天性膈疝（congenital diaphragmatic hernia,CDH)宫内治疗后气道夹子或气囊的取出。目前 EXIT 被应用于多种出生缺陷的治疗,主要包括:各种类型的颈外梗阻,如颈部畸胎瘤、淋巴管瘤、血管瘤等;先天性高位气道梗阻综合征(congenital high airway obstruction syndrome,CHAOS),如喉闭锁、气管闭锁和狭窄等;喉咽部或口腔部的肿瘤,如舌下囊肿、牙龈瘤等;肺部疾病,如先天性肺囊腺瘤、支气管隔离肺等,以及发育不良的颅面综合征。此外,EXIT 也有在切除肺部肿物及分离连体婴儿等方面的应用。

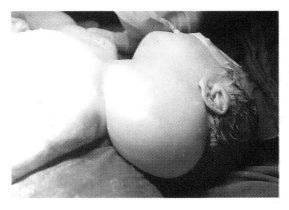

图 6-1　颈部巨大淋巴管瘤

(3) 开放式胎儿外科手术:20 世纪 80 年代开始,人们开始大胆尝试开放式胎儿外科手术治疗胎儿先天性畸形,并且目前仍在努力完善中,目前胎儿开放式外科主要涉及的疾病包括:脊髓脊膜膨出、胎儿骶尾部畸胎瘤、肺囊腺瘤等。但由于开放式胎儿手术对母体创伤很大,术后胎膜早破及早产发生率较高,开放式胎儿外科也在受到"腔镜"和"微创"手术的挑战,例如胎儿镜下开展的外科手术治疗等。此外,由于开放式胎儿外科手术母胎风险均较高,因此,必须在患者充分知晓风险情况下才可考虑实施。

3. 胎儿异常的临床咨询　对于致死性畸形和严重的胎儿畸形,需要向患者提供详细的临床咨询,主要包括疾病发生的可能原因、再次妊娠的仍出现此类疾病的几率,如选择保留胎儿,新生儿的远期预后及需要的治疗和治疗效果。

【小结】

产前筛查指对胎儿遗传性疾病或先天畸形的筛查。产前筛查是通过血清学、影像学等方法,对妊娠妇女进行筛查,检出子代患遗传性疾病高风险或先天畸形的孕妇并进一步确诊。产前诊断指在出生前应用各种检测技术对胚胎或胎儿的发育状态、是否患有疾病等方面进行诊断。产前诊断方法包括介入性诊断和非介入性产前诊断。对产前诊断确诊的病例,根据病情和病种的不同进行相应的处理。对于致死性畸形多采用引产治疗,对于结构异常的胎儿,在完善胎儿染色体检查后,可考虑行胎儿手术治疗或新生儿手术治疗。对于致死性畸形和严重的胎儿畸形,需要向患者提供详细的临床咨询。

【思考题】

1. 产前筛查的方法?
2. 产前诊断的适应证和方法有哪些?
3. 胎儿治疗的方法有哪些?

第二节　胎儿生长受限

胎儿生长受限(fetal growth restriction,FGR)指无法达到其应有生长潜力的小于孕龄儿(small for gestation age,SGA)。严重的 FGR 被定义为胎儿的体重小于第 3 百分位,同时伴有多普勒血流的异常。国内发生率为 4%~7%,死亡率高,占围产儿死亡总数的 42.3%,新生儿近期或远期并发症明显升高。低出生体重儿被定义为胎儿分娩时的体重小于 2500 克。

Note

SGA 指出生体重低于同胎龄应有体重第 10 百分位数以下或低于其平均体重 2 个标准差的新生儿。新生儿死亡率为 1%，较同孕龄出生的正常体重儿病死率高 0.2%。SGA 可分为三种情况：①正常的 SGA（normal SGA）：即胎儿结构及多普勒血流评估均未发现异常；②异常的 SGA（abnormal SGA）：存在结构异常或者遗传性疾病的胎儿；③FGR。

25%~60% 的 SGA 发生的原因是由于种族、产次以及父母身高体重等因素的差异造成的。这些胎儿除体重及体格发育较小外，并没有器官功能障碍和宫内缺氧表现，这类胎儿称为"健康小样儿"。

【病因】

FGR 的具体病因复杂、尚未完全清楚。目前普遍认同的影响胎儿生长的高危因素：

1. 母体因素

（1）营养因素：孕妇营养不良、偏食、妊娠剧吐、过度控制饮食以及摄入蛋白质、维生素及微量元素不足。

（2）遗传因素：胎儿体重差异 40% 来自双亲的遗传因素，母亲身材矮小，FGR 发生率增高。

（3）各种妊娠合并症和并发症：如贫血、心脏病、肾脏病，以及蛋白和能量供应不足。另外，妊娠期高血压疾病、妊娠期肝内胆汁淤积症、抗磷脂抗体综合征、多胎妊娠、前置胎盘等原因可使胎盘血流量减少进而出现 FGR。

（4）其他：孕妇年龄、地区差异、经济条件；母体子宫发育畸形；吸烟、吸毒、酗酒、滥用药物等不良病史；母体放射线或有毒物质暴露史，胎儿宫内感染病毒、细菌、原虫及螺旋体等。

2. 胎儿因素

（1）胎儿畸形：一般畸形越严重，越易出现胎儿生长受限，尤其是存在染色体异常或严重循环系统畸形的胎儿，如 Turner 综合征，21、18 或 13- 三体综合征等。

（2）生长激素、胰岛素样生长因子、瘦素等调节胎儿生长的物质在脐血中降低，可能会影响胎儿内分泌和代谢。

3. 子宫、胎盘、脐带因素　这些原因大多可导致子宫胎盘血流量减少，胎儿供血不足进而发生 FGR。如先天子宫发育异常，胎盘梗死，脐带过细（尤其近脐带根部过细）、脐带过长、脐带扭转、脐带打结及脐带胎盘出入部异常等。另外单绒毛膜双胎的一些特有疾病也会出现其中一胎生长受限，例如双胎输血综合征，选择性宫内生长受限等。

【临床表现】

1. 内因性均称型 FGR　属于原发性 FGR，少见。因胎儿在体重、头围和身长三方面生长均受限故称均称型。病因包括基因或染色体异常、病毒感染、接触放射性物质及其他有毒物质。这些高危因素作用于妊娠 17 周之前的胎儿，使胎儿此时期细胞增殖和细胞数目较少，脑重量减轻。新生儿特点是头围与腹围均小于该孕龄正常值，常伴有脑神经发育障碍和小儿智力障碍。胎儿畸形发生率和围产儿死亡率高，预后不良。

2. 外因性不均称型 FGR　属于继发性 FGR，常见。妊娠早期胚胎发育正常，高危因素主要作用于妊娠中晚期。多由妊娠期高血压疾病、糖尿病等所致的慢性胎盘功能不全。胎儿各器官细胞数目正常，但体积小。新生儿特点为发育不均称，头大、低体重，营养不良，胎儿常有宫内慢性缺氧及代谢障碍，胎盘体功能下降，使胎儿在分娩期对缺氧的耐受力下降，易导致新生儿脑神经受损和低血糖。

3. 外因性均称型 FGR　为上述两型之混合型。高危因素作用于整个妊娠期，常因缺乏重要生长因素，如叶酸、氨基酸、微量元素或有害药物影响所致。病因有母儿双方因素。新生儿特点是体重、身长、头围均较小，有营养不良表现。各器官体积均小，尤以肝、脾为著，常有生长及智力障碍。

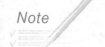

【诊断】

对于可疑 FGR 者,必须严格判断胎龄,因此,孕妇应在妊娠早期通过超声检查准确地判断胎龄。之后需行胎儿超声检查,尽量排除胎儿结构畸形,必要时行胎儿磁共振检查。另外,对于严重的 FGR,胎儿头部磁共振检查可以帮助诊断中枢神经系统异常,然后需要排除胎儿染色体畸变的可能,可行羊水穿刺胎儿染色体检查等。系统监护胎儿生长发育情况是提高 FGR 诊断率及准确率的关键。

1. 病史 母体或胎儿具有 FGR 的高危因素,例如孕妇体重、宫高、腹围增长慢等。

2. 体征 通过测量孕妇体重、宫高、腹围的变化,推测胎儿大小,初步筛查 FGR。

(1) 子宫长度、腹围值连续 3 周测量均在第 10 百分位数以下者,以此为筛选 FGR 指标,预测准确率达 85% 以上。

(2) 计算胎儿发育指数:胎儿发育指数 = 子宫长度(cm)-3×(月份 +1),指数在 -3 和 +3 之间为正常,小于 -3 提示可能为 FGR。

(3) 妊娠晚期孕妇每周增加体重 0.5kg。若体重增长停滞或增长缓慢时可能发生 FGR。

3. 辅助检查

(1) 胎儿超声检查:对有高危因素的孕妇要从妊娠早期开始定期行 B 型超声检查,监测胎儿生长发育指标。①胎儿头围与腹围比值(HC/AC):比值小于正常同孕周平均值的第 10 百分位数,即应考虑可能为 FGR(不均称型);②测量胎儿双顶径(BPD):每周动态测量观察其变化,每周增长 <2.0mm,或每 3 周增长 <4.0mm,或每 4 周增长 <6.0mm,或妊娠晚期双顶径每周增长 <1.7mm,均应考虑有 FGR 的可能;③胎盘成熟度与羊水量:多数 FGR 出现胎盘老化和羊水过少。

(2) 彩色多普勒超声检查:多普勒血流异常是严重胎儿生长受限的特征,特点是舒张末期血流缺失或反流。妊娠晚期脐动脉 S/D 比值通常≤3 为正常值,若升高应考虑有 FGR 的可能。因胎盘原因而生长受限的胎儿早期变化发生在周围血管如脐动脉和大脑中动脉,晚期变化以静脉导管、主动脉和肺动脉流出道的异常血流以及脐动脉反流为特征。有学者提出测量子宫动脉的血流可以预测 FGR,尤其以子宫动脉的 PI 值及切迹的意义更大。

(3) 实验室检查:胎盘功能的检测,尿 E_3、E/C 比值、胎盘生乳素、妊娠特异性 β 糖蛋白、TORCH 感染等。抗心磷脂抗体(ACA)的测定,研究表明抗心磷脂抗体与 FGR 的发生有关。

【治疗】

FGR 的治疗原则:积极寻找病因,评估胎儿状况(畸形、死胎和早产的风险),补充营养、改善胎盘循环,加强胎儿监测,适时终止妊娠。

1. 寻找病因 尽可能寻找致病原因,如早期发现妊娠期高血压疾病、TORCH 感染、代谢综合征等。通过 B 型超声检查排除胎儿先天畸形,必要时采用介入性产前诊断技术进行胎儿染色体核型分析检测非整倍体胎儿。

2. 妊娠期治疗 常见的补充营养、改善胎盘循环的方法包括卧床休息、静脉营养等,但治疗效果欠佳。对于远离足月的生长受限,没有特殊的治疗来改善这种状况。

(1) 一般治疗:建议孕妇左侧卧位,在增加母体心排出量的同时,可能会增加胎盘血流量。

(2) 静脉营养:静脉给 10% 葡萄糖液 500ml 加维生素 C 或能量合剂及氨基酸 500ml,7~10 日为一疗程。亦可口服氨基酸、铁剂、维生素类及微量元素。

(3) 药物治疗:低分子肝素、阿司匹林用于抗磷脂抗体综合征的 FGR 治疗。丹参能促进细胞代谢,改善微循环,降低毛细血管通透性,有利于维持胎盘功能。低分子肝素、阿司匹林能够改善胎盘的血流灌注。

(4) 胎儿宫内安危的监测:①胎动监测、胎心电子监护、胎儿生物物理评分(BPP);②多普勒血流监测:胎儿血流监测如脐动脉彩色多普勒;脐静脉血流是否搏动;大脑中动脉血流;静脉导管血流等。另外还可监测子宫动脉血流情况评估血流供应情况。脐血流舒张期倒置、静脉导管反向 A 波均提示围产儿预后不良;通过多普勒超声来测量胎儿大脑中动脉的最大收缩速度（middle cerebral artery peak systolic velocity,MCA-PSV）来评价术后胎儿贫血情况。通过血流评估可以为终止妊娠时机提供参考。另外多普勒血流监测改变往往早于无应激试验（NST）和胎儿生物物理评分（BPP），如出现多普勒血流异常，建议每周至少行 2 次 NST 和 BPP 检查。

（5）如为双胎妊娠其中一胎出现 FGR,则需要根据不同病因制订监测和治疗方案,如双胎输血综合征可能需要胎儿镜治疗等。

3. **产科处理** 关键在于决定分娩时间和选择分娩方式。根据胎心监护、生化检查结果综合评估胎儿宫内状况,了解宫颈成熟度来决定。

（1）继续妊娠:妊娠未足月,胎儿状况良好,胎盘功能正常,孕妇无妊娠并发症及合并症者,可以在密切监护下妊娠至足月。

（2）终止妊娠指征:孕妇自觉胎动减少、羊水过少、胎儿停止发育 3 周以上;FGR 经治疗无好转;妊娠合并症或并发症病情重或经治疗后病情无好转;NST、胎儿生物物理评分及胎儿血流测定等提示胎儿缺氧,一般在妊娠 34 周考虑终止妊娠,若孕周未达 34 周者,应促胎肺成熟后再终止妊娠。

（3）产时处理:①产时监测:FGR 通常是胎盘功能不良的结果,这种状况可能因临产而加剧。疑诊 FGR 的孕妇应按"高危孕妇"进行产时监测。②新生儿复苏:最好由新生儿科医生完成,分娩时缺氧和胎粪吸入的风险增加,应尽快熟练地清理呼吸道并进行通气。严重生长受限新生儿对低体温特别敏感,也可能发展为其他代谢异常,如低血糖、红细胞增多症和血液黏稠,要及时处理。此外,低出生体重儿发生多动症及其他神经障碍的风险增加,出生体重越低风险越高。

（4）阴道分娩:胎儿宫内情况良好、胎儿成熟、Bishop 宫颈成熟度评分≥7 分,无产科禁忌证者可经阴道分娩;畸形或难以存活胎儿经阴道分娩。

（5）剖宫产:羊水过少、胎儿窘迫、头盆不称,产道异常,孕妇病情重,均应剖宫产分娩。

【小结】

胎儿生长受限（fetal growth restriction,FGR）指无法达到其应有生长潜力的小于孕龄儿（small for gestation age,SGA）。FGR 的致病因素较为复杂,主要包括母体因素、胎儿因素和胎盘脐带因素等。一经诊断 FGR,需尽可能寻找病因,并根据病因制订个体化的治疗方案。如孕妇自觉胎动减少、羊水过少、胎儿停止发育 3 周以上,FGR 经治疗无好转,妊娠合并症或并发症病情重或经治疗后病情无好转者,NST、胎儿生物物理评分及胎儿血流测定等提示胎儿缺氧,一般在妊娠 34 周左右考虑终止妊娠,若孕周未达 34 周者,应促胎肺成熟后再终止妊娠。

【思考题】

1. 试述 FGR 和 SGA 的定义以及两者的关系。
2. FGR 患者终止妊娠的指征有哪些?
3. 怎样检测胎儿宫内安危情况?

第三节 死 胎

死胎（stillbirth or fetal death）指妊娠 20 周后胎儿在子宫内的死亡。死胎也包括胎儿在分娩过程中死亡的死产。

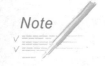

【病因】

造成死胎的病因主要有胎儿因素、胎盘及脐带因素和母体因素。

1. 胎儿因素　占 25%~40%。包括染色体异常、胎儿严重畸形;非免疫性水肿;胎儿感染(病毒、细菌、原虫);胎儿生长受限,母儿血型不合等。

2. 胎盘及脐带因素　占 25%~35%。前置胎盘、胎盘早剥、胎母输血综合征、血管前置、脐带异常(脐带帆状附着、脐带打结、脐带脱垂、脐带绕颈缠体),胎盘功能不全、双胎输血综合征、绒毛膜羊膜炎等都可导致胎儿缺氧。

3. 母体因素　占 5%~10%。严重的妊娠合并症、并发症,如妊娠期高血压疾病、糖尿病、心血管疾病、甲状腺疾病、肾病、抗磷脂抗体综合征、血栓形成,吸烟、吸毒和酗酒,传染性疾病和败血症、子宫破裂、过期妊娠等都能引起局部缺血而影响胎盘、胎儿。

4. 原因不清　占 15%~35%。

【临床表现】

胎儿死亡后约 80% 在 2~3 周内自然娩出,死胎在宫腔内停留过久能引起母体凝血功能障碍。

1. 孕妇自觉胎动消失,子宫不再继续增大,腹部检查子宫小于相应孕周,未闻及胎心。

2. 死胎超过 3 周可能出现母体凝血功能异常。

【诊断】

对于死胎的诊断主要依靠 B 型超声检查,提示胎心搏动消失。若胎儿死亡已久,可见颅骨重叠、颅板塌陷。

【治疗】

原则是尽量经阴道分娩,特殊情况下剖宫产。死胎一经确诊应尽早引产并尽力寻找病因。建议尸体解剖及胎盘、脐带、胎膜病理检查及染色体检查,做好产后咨询。

1. 引产的方式依据孕周及子宫有无瘢痕,并且需要知情同意。常选用羊膜腔内注射依沙吖啶引产。宫颈成熟者可用米非司酮加米索前列醇引产,亦可用缩宫素静脉滴流引产。妊娠 28 周之前,如无子宫手术病史及相关禁忌证,选择使用阴道放置米索前列醇比较安全有效。如 28 周之前存在子宫手术病史,应当根据患者具体情况制订个体化治疗方案。妊娠 28 周之后的引产参照产科指南制定。

2. 若死亡后 3 周胎儿仍未排出,退行性变的胎盘组织释放凝血活酶进入母血液循环,容易引起弥散性血管内凝血(DIC)。胎死宫内 4 周以上,DIC 发生机会增多,分娩时可引起严重出血。应检查 DIC 常规,如果纤维蛋白原 <1.5g/L,血小板 <100×10^9/L 时,应给予肝素 0.5mg/kg,每 6 小时一次,用药 24~48 小时血小板和纤维蛋白原可恢复到有效止血水平后再引产,产前备新鲜血,积极预防产后出血和感染。

3. 双胎一胎胎死宫内的处理　双胎一胎胎死宫内的原因较单胎更加复杂,具体处理方案需要根据病因和绒毛膜性个体化制定。一旦发生一胎胎死宫内,需要充分评估幸存胎儿宫内情况,评估其中枢神经系统损伤情况,可行胎儿头部磁共振检查及动态监测。与单胎胎死宫内相同,需要监测母体凝血功能,如出现异常可使用药物治疗,同时尽量延长孕周,一般可延长孕周 3 周左右。如无其他终止妊娠的理由,单绒双胎终止妊娠的时机一般在 38 周之前,双绒双胎可在 38 周之后终止妊娠。

【小结】

死胎(stillbirth or fetal death)指妊娠 20 周后胎儿在子宫内的死亡。死胎也包括胎儿在分娩过程中死亡的死产。死胎的原因较为复杂,主要包括:胎儿因素;胎盘及脐带因素;母体因素等。单胎胎死宫内一经诊断应该尽快终止妊娠,终止妊娠的同时应当尽可能查明胎死宫内的原因。引产方式的选择应当根据患者情况制订个体化治疗方案,尤其要注意孕周较大和瘢痕子宫妊娠患者引产方式的选择。而对于双胎之一胎死宫内的患者,需要综合考虑患者孕周、绒毛膜性和基础疾病情况进行个体化治疗。

【思考题】

1. 引起死胎的主要原因有哪些?
2. 死胎的引产方式有哪些?
3. 双胎一胎胎死宫内的处理方式有哪些?

第四节 多 胎 妊 娠

多胎妊娠(multiple pregnancy)指一次妊娠同时有两个或两个以上胎儿,其中以双胎妊娠(twin pregnancy)多见。发生率为 $1:89^{n-1}$(n 代表一次妊娠的胎儿数),多有家族史。但近年来随着辅助生殖技术和促排卵药物的应用,多胎妊娠发生率明显上升。双胎胎儿相关疾病特殊而复杂,并且往往预后较差,例如双胎输血综合征(twin-twin transfusion syndrome,TTTS)、选择性宫内生长受限(selective intrauterine growth restriction,sIUGR)、双胎反向动脉灌注序列征(reversed arterial perfusion sequence,TRAP)、双胎贫血-红细胞增多序列征(twin-anemia polycythemia sequence,TAPS)、发育不一致性双胎以及一胎胎死宫内等,均为胎儿医学所面临的棘手问题。此外,多胎妊娠孕妇并发症增多,围产儿死亡率高。本节主要讨论双胎妊娠。

【分类及特点】

1. 双卵双胎(dizygotic twin)   由两个卵子分别受精形成两个受精卵,占双胎妊娠的 70% 左右。两个胎儿具备各自的遗传基因,血型及性别可相同或不同,容貌与同胞兄弟姐妹相似,指纹、精神类型等多种表现型不一致。两个受精卵可着床在子宫蜕膜不同部位,形成自己独立的胎盘,胎儿面见两个羊膜腔,中隔为两层羊膜和绒毛膜(图 6-2),有时两层绒毛膜可融合为一层;近年来由于应用促排卵药物及多胚胎宫腔内移植,双卵双胎有增加趋势。另外,如果两个卵子在短期内不同时间受精而形成的双卵双胎称为同期复孕(superfecundation)。

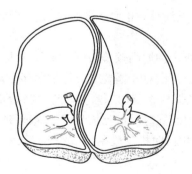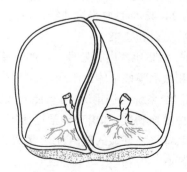

图 6-2   双卵双胎胎盘示意图

2. 单卵双胎(monozygotic twin)   由一个受精卵分裂而成的两个胎儿,称为单卵双胎。占双胎妊娠的 30% 左右。单卵双胎的发生不受年龄、遗传、种族、胎次及医源的影响,且由于其基因相同,其胎儿性别、血型、容貌等相同。单卵双胎由于受精卵分裂的时间不同有如下 4 种单卵双胎(图 6-3)。

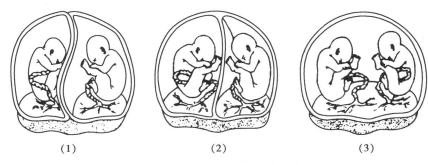

图 6-3　受精卵在不同阶段形成单卵双胎的胎盘类型
(1)发生在桑椹期前;(2)发生在胚泡期;(3)发生在羊膜囊已形成

(1)双羊膜囊双绒毛膜单卵双胎:分裂发生在受精后 72 小时内(桑葚期),此时内细胞团形成,而囊胚层绒毛膜未形成,有两层绒毛膜及两层羊膜,胎盘为两个或一个。占单卵双胎的18%~36%。

(2)双羊膜囊单绒毛膜单卵双胎:在受精后 4~8 天内(囊胚期)发生分裂为双胎,内细胞团及绒毛膜已分化形成,而羊膜囊尚未出现时形成单绒毛膜双羊膜囊,在单卵双胎中约占 68%。双胎共同拥有一个胎盘及绒毛膜,其中隔有两层羊膜。

(3)单绒毛膜单羊膜囊单卵双胎:分裂发生在受精后 9~13 天,羊膜腔形成后。两个胎儿共用一个胎盘,且共存于同一个羊膜腔内。占单卵双胎的 1%~2%,围产儿死亡率很高。

(4)联体双胎:由于受精卵分裂过晚所致,一般分裂发生在受精后的 13 天以后,可导致不同程度、不同形式的联体双胎。联体双胎发生率为单卵双胎的 1/1500。

【临床表现及诊断】

1. 病史及临床表现　双胎妊娠多有家族史、孕前应用促排卵药物或体外受精多个胚胎移植史。早孕反应往往较重,持续时间较长;子宫体积明显大于单胎妊娠;妊娠晚期,因过度增大的子宫,使横隔升高,出现呼吸困难,行走不便,下肢静脉曲张和浮肿等压迫症状。

2. 产科检查　子宫大小大于同孕周单胎妊娠,妊娠中、晚期腹部触诊可触及多个肢体及两个或多个胎头;子宫较大,胎头较小,不成比例;不同部位可听到两个不同频率的胎心,或计数 1 分钟同时听胎心率,两音相差 10 次或以上。双胎妊娠时胎位多为纵产式,以两个头位或一头一臀常见(图 6-4)。

3. 辅助检查

(1)B 型超声检查:妊娠早期在宫腔内可见两个妊娠囊;妊娠 6 周后,可见两个原始心管搏动。18~24 周可帮助筛查胎儿结构畸形。妊娠晚期超声可确定两个胎儿的胎位。另外,超声检查在妊娠早期和中期有助于监测单绒毛膜双胎是否发生双胎输血综合征(TTTS)及选择性生长受限(sIUGR)等复杂性双胎疾病。

(2)绒毛膜性的判断:超声检查在妊娠 6~10 周之间,可通过宫腔内孕囊数目进行绒毛膜性判断,如宫腔内有两个孕囊,为双绒毛膜双胎,如仅见一个孕囊,则单绒毛膜性双胎可能性较大。妊娠 11~13 周之间,可以通过判断胎膜与胎盘插入点呈"双胎峰"或者"T"字征来判断双胎的绒毛膜性。前者为双绒毛膜性双胎,后者为单绒毛膜性双胎,同时在此阶段还可以检测双

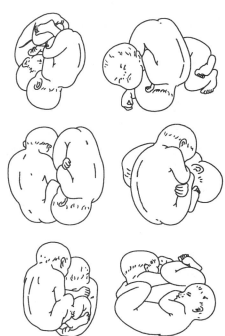

图 6-4　双胎胎位

胎的颈项透明层厚度(NT)来预测非整倍体发生的概率。

(3) 双胎孕期超声监测:由于双胎妊娠的妊娠并发症发生率较单胎增高,因此应当制订较单胎更加严密的超声监护计划。对于双绒毛膜性双胎建议在中孕期每月至少进行一次胎儿生长发育的超声评估和脐血流多普勒检测,建议晚孕期适当增加对胎儿的超声评估次数,便于发现双胎生长发育可能存在的差异和准确评估胎儿的宫内健康状况。对于单绒毛膜双羊膜囊双胎来讲,由于存在更高的围产儿发病率和死亡率以及并发症的发生率,因此建议自妊娠 16 周开始至少每 2 周进行一次超声检查,评估的内容包括双胎的生长发育、羊水分布和胎儿脐动脉血流、大脑中动脉血流和静脉导管血流的检测,以便及时发现双胎输血综合征等并发症。

(4) 磁共振检查对评价双胎中枢神经系统发育以及双胎其他畸形具有较高临床价值。

【并发症】

1. 孕妇并发症　双胎妊娠易并发妊娠期高血压疾病、妊娠期肝内胆汁淤积症、贫血、羊水过多、胎膜早破、胎盘早剥、前置胎盘。双胎妊娠增加孕妇心血管系统负担,易发生心功能不全。双胎妊娠由于子宫过于膨大,子宫肌纤维过度延伸,产程中易致子宫收缩乏力而导致产程延长,易发生产后出血。当第一个胎儿为臀位,第二个胎儿为头位分娩时,第一个胎头尚未娩出,第二个胎头已降至骨盆腔内时,易发生两个胎头的颈部交锁而造成难产。

2. 围产儿并发症　双胎病率及死亡率均较高,可发生双胎输血综合征、选择性胎儿生长受限,胎儿异常、脐带脱垂等。约有 50% 双胎发生早产,胎儿窘迫、畸形、联体双胎、脐带异常的发生率也增加。

(1) 单绒毛膜双胎特有并发症

1) 双胎输血综合征(TTTS):为单绒毛膜双胎妊娠常见并发症,在单绒毛膜双胎妊娠发生率约为 15%(4%~35%),占所有双胎妊娠发病率 1%;妊娠期未经治疗的 TTTS 围产儿存活率较低。主要病理学基础为胎盘表面的血管吻合支。胎盘表面的血管吻合支包括动脉间、静脉间及动静脉吻合三种。有 10%~15% 的单绒毛膜多胎妊娠发生 TTTS。其中受血者胎儿表现为循环血量增加,羊水过多,心脏扩大或心衰伴有水肿;而供血胎儿会出现有效循环血量减少,羊水过少、生长受限。当供血儿羊水严重过少,被挤压到子宫的一侧,成为"贴附儿"(stuck-twin)。如果不进行干预,严重 TTTS 的病死率高达 80%~100%。目前公认按照 Quintero 的诊断标准分期:Ⅰ期:受血胎儿最大羊水池 >8cm,供血胎儿最大羊水池 <2cm;Ⅱ期:供血胎儿膀胱超声影像消失;Ⅲ期:超声多普勒改变(收缩末期脐动脉血流缺失或反流,静脉导管反流,脐静脉血流搏动);Ⅳ期:一胎或双胎水肿;Ⅴ期:至少一胎胎死宫内。

2) 选择性宫内生长受限(sIUGR):双胎一胎儿估计体重(estimated fetal weight,EFW)低于同孕龄胎儿体重的第 10 百分位数,而另一胎儿 EFW 正常,并且两胎儿 EFW 相差≥25%,是单绒毛膜双胎的严重并发症之一。双胎妊娠中约 12% 并发 sIUGR,其中约 15% 生长受限胎儿可能突发胎死宫内,幸存胎儿神经系统和心血管系统并发症也明显增高,约 20% 并发神经系统后遗症。单绒毛膜双胎 sIUGR 可发生在妊娠的任何时期,早期出现多存在先天异常。

3) 双胎反向血流灌注综合征(TRAP):又称无心畸形。少见的畸形,双胎之一心脏阙如、残留或无功能,发生率为单绒毛膜妊娠的 1%,妊娠胎儿的 1∶35 000。最显著的特征是结构正常的泵血胎通过一根胎盘表面动脉—动脉吻合向寄生的无心胎供血。如不治疗,正常胎儿可发生心力衰竭而死亡。

4) 单绒毛膜单羊膜囊双胎:由于两胎儿共用一个羊膜腔,两胎儿之间无胎膜分隔,因脐带缠绕和打结而发生宫内意外可能性较大,为极高危的双胎妊娠。

(2) 双绒毛膜双胎并发症

1) 双胎生长不一致:目前双胎生长不一致的诊断标准尚不统一,国外多推荐两胎儿的出生体重相差 15%~25% 即为双胎生长不一致。我国的多数胎儿医学中心推荐以双胎估测体重相差

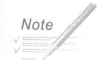

≥25% 为诊断标准。

2）另外还包括：双胎一胎胎死宫内；双胎一胎结构异常等。

【处理】

1. 妊娠期处理

（1）定期产前检查，及时防治妊娠期并发症：双胎妊娠孕期管理复杂，并发症较多，因此母儿结局与孕期保健关系密切，一旦确诊，应做好保健和管理。应及早发现和治疗妊娠期高血压疾病、妊娠期肝内胆汁淤积症等。

（2）加强营养，注意补充足够的蛋白质、铁剂、维生素、叶酸、钙剂等。

（3）不同绒毛膜性双胎的孕期监测：对于双胎妊娠以及多胎妊娠，孕早期确定绒毛膜性对于孕期管理监测计划制订和早期发现疾病并干预都具有决定性的意义。对双绒毛膜性双胎，建议每 3~4 周做一次 B 型超声监测胎儿生长情况。对单绒毛膜性双胎，建议每 2 周行 B 型超声监测胎儿生长发育以期早期排除是否出现并发症等。必要时，单绒毛膜性双胎应由胎儿医学专家进行管理。超声监测的主要内容包括胎儿血流多普勒监测、生长发育情况及胎位变化，发现胎儿畸形，特别是联体双胎，及早终止妊娠。

（4）孕期超声监测

1）妊娠早、中期超声监测预测：胎儿疾病发生和发展大多是一个渐进的过程，如果能够在妊娠早期发现或者预测其发生，对于制订相应的诊疗计划和改善胎儿的预后尤为重要。目前临床上认为胎儿颈后透明层厚度（NT）等检测指标可用来预测 TTTS 及 sIUGR 的发生。单绒毛膜双胎之一的 NT 值增高，除提示可能存在胎儿畸形之外，同时也应警惕出现早期血流动力学代偿并最终发展成为 TTTS 的可能。孕早期超声检查如发现胎儿顶臀长、腹围等指标相差较大，应给予重视，可能出现双胎发育不一致等疾病。

另外，在妊娠早、中期，单绒毛膜双羊膜囊（monochorionic diamniotic，MCDA）双胎中的脐带胎盘附着不一致往往预示着胎盘结构存在差异。双胎脐带胎盘附着不一致指双胎之一脐带正常附着胎盘，而另一胎脐带异常附着胎盘，包括帆状附着和边缘附着。

2）妊娠中晚期预测：除外观察胎儿生长发育情况及筛查胎儿畸形外，胎儿超声多普勒血流监测是在妊娠中晚期评估双胎胎儿宫内状况和预测胎儿预后的重要手段，并且针对不同绒毛膜性双胎应该制订不同的监测计划。就单绒毛膜双胎而言，从孕中期开始应当每隔 2 周进行超声检查直至妊娠晚期。期间除每次的常规测量之外，胎儿超声多普勒血流监测及子宫血流的监测也占据重要地位。监测指标主要包括胎儿脐动脉多普勒、脐静脉多普勒、大脑中动脉多普勒和静脉导管等。

胎儿脐动脉（umbilical artery，UA）多普勒：脐动脉能够提供胎盘血流灌注的信息。脐动脉舒张末期血流速度随孕周的增加而增高。如果妊娠中出现胎盘功能障碍，功能绒毛和（或）小血管数目减少，血流阻力增加，脐动脉舒张末期血流可能出现流速下降。当出现胎盘绒毛出现异常时，可能出现脐动脉舒张末期血流速度减少及阻力指数、搏动指数增加。严重时可能会出现脐动脉舒张末期血流消失，甚至反向，最终导致胎儿死亡。在监测 sIUGR 病情变化中，根据胎儿脐动脉舒张期血流频谱监测不同特征，sIUGR 分为 3 型：Ⅰ型：舒张末期血流频谱正常；Ⅱ型：持续性舒张末期血流消失或反向（persistent absent or reversed end-diastolic flow，AREDF）；Ⅲ型：间歇型舒张末期血流消失或反向（intermittent absent or reversed end diastolic flow，IAREDF）。其中舒张期血流正常的 Ⅰ 型 sIUGR 预后较好，胎儿死亡率低并且预后较好，胎儿宫内死亡率仅为 2%~4%，两胎儿同时存活率可达 90%。而舒张期血流间断消失的Ⅲ型 sIUGR，孕期病情变化快，有 15.4%sIUGR 突发胎死宫内，幸存胎儿出生后出现中枢神经系统异常的风险较高。

大脑中动脉（middle cerebral artery，MCA）多普勒：当胎儿缺血缺氧时，大脑内的血液得到优先供应，产生脑保护效应，彩色多普勒超声表现为大脑中动脉搏动指数降低，大脑中动脉收缩期峰值速度升高。同时胎儿大脑中动脉收缩期血流峰值流速(middle cerebral artery peak systolic velocity,MCA-PSV)也是评估胎儿宫内贫血情况的重要指标,对于评价双胎输血综合征供血儿的宫内状况及手术治疗效果有重要作用。

静脉导管(venous ductus,DV)多普勒:静脉导管把脐静脉内含氧量高的血液高速射入心脏,以防氧分子在肝循环内丢失过多。正常情况下超过50%的脐静脉血液通过静脉导管,血液中血氧饱和度约为83%。缺氧时,通过静脉导管的血流量增多。静脉导管多普勒正常波形为 M 型,在严重胎儿生长受限时会出现 A 波反向,合并心功能异常。DV 多普勒是该型目前胎儿宫内恶化最好的监测指标,如果 DV 搏动指数升高 2 个标准差,需要进行更严密的监测。如果出现 DV 异常,可以选择宫内治疗或终止妊娠。

(5) 单绒毛膜双胎及其特有并发症的处理

1) 双胎输血综合征:目前胎儿镜选择性胎盘血管凝结术(selective laser coagulation of placental vessels,SLCPV)是从在病理学层面治疗 TTTS 的方法。此外还包括非选择胎盘血管凝结术和激光胎盘双绒化。

胎儿镜治疗 TTTS 的手术指征:目前多数学者认为胎儿镜治疗适宜于 Quintero Ⅱ期以上的 TTTS 患者,而 Quintero Ⅰ期胎儿是否可以行经胎儿镜手术治疗,至今无定论。对于病情分级手术指征的掌握也影响手术时机的选择,目前部分学者认为 Quintero 分期对于双胎输血综合征胎儿预后并不能提供完善的评价,多个医疗中心正在寻找更好的评价方法,例如费城儿童医院制定的 CHOP 胎儿心血管评分等。在技术成熟的胎儿治疗中心,经过胎儿镜治疗的 Quintero Ⅰ~Ⅱ期 TTTS 患者的双胎中至少一胎存活率可达到 90% 左右,双胎均存活可达到 70% 左右。

案例

患者女,25 岁。自然妊娠双胎,早期超声提示为单绒双胎,现在妊娠 24 周,1 周前患者开始出现进行性腹胀,超声提示一胎羊水深度 11.0cm,另一胎羊水深度 1.0cm,羊水少胎儿膀胱未显示,并且脐动脉舒张期血流消失。由当地医院转入上级医院胎儿治疗中心。经胎儿医学专家诊断为双胎输血综合征Ⅲ期,向患者及家属充分交待病情,向其建议行胎儿镜激光治疗。患者于妊娠 24 周$^{+2}$天时接受胎儿镜治疗。手术顺利,术后患者两胎儿羊水量逐渐恢复正常,供血胎儿(羊水少胎儿)脐带血流恢复正常。患者继续妊娠至 37 周,终止妊娠,母婴安全。

---

2) 严重的 sIUGR 或者单绒毛膜双胎一胎合并畸形或 TRAPS,可采用选择性减胎术,减去生长受限胎儿或畸形胎儿。主要的减胎方法包括射频消融术和胎儿镜下脐带结扎术,其中射频消融减胎术临床应用较多。射频是一种频率达到每秒 15 万次的高频振动,对生物体的作用主要是热效应。当射频的电流频率达到一定值时(>100kHz),可引起组织内带电荷的离子运动产生热量(60~100℃)。射频消融选择性减胎术就是利用射频原理对单绒双胎及多胎妊娠中的濒死胎儿或发育异常(致死性畸形)的胎儿进行减胎,以期保证保留胎儿的正常发育,尽量延长孕周,改善其预后。常见的适应证包括:双胎反向动脉灌注序列征、单绒双胎其一结构或染色体异常,以及一些三胎及以上多胎妊娠的病例。另外,对于 sIUGR 的病例,如孕周小于 28 周,其一胎儿如发生胎儿水肿、心脏扩张、静脉导管血流反向等危及胎儿生命的征象时,可考虑实施 RFA 选择性减胎手术;另外,该手术也适用于 TTTS Ⅳ期的病例及胎儿镜激光选择性电凝术效果不佳的病例。

3) 选择性生长受限的期待治疗:如选择期待治疗,需要严密监测,建议每 2~3 周进行超声检查,监测胎儿血流及生长情况。sIUGR Ⅰ型多具有较好的妊娠结局,可在严密监护下期待治疗,脐血流没有恶化者可期待妊娠至孕 34~35 周。sIUGR Ⅱ型的小胎儿多数会在孕 32 周前发生恶化，期待妊娠过程中应当定期进行超声检查随访，建议至少每 2 周随访并超声检查，终止妊娠的孕周一般不超过 32 周。sIUGR Ⅲ型多数 FGR 胎儿的健康情况在孕 32~34 周之前仍然保持稳定，但仍然存在 FGR 胎儿突然死亡的风险和存活胎儿脑损伤的风险。随访频率与 sIUGR Ⅱ型一致，并建议不超过孕 34 周分娩。

4) 双胎之一胎胎死宫内：对于双绒毛膜双胎而言，由于胎盘之间无吻合血管，一胎死亡一般不会对另一胎造成影响，存活胎儿同时死亡的风险较低，约为 4%，发生神经系统后遗症的风险约为 1%。最主要的风险为早产，如果存活胎儿不存在高危因素或孕周远离足月，通常选择期待妊娠，结局良好。对于单绒双胎一胎死宫内应视原发疾病决定进一步处理。最主要的原因包括胎儿染色体异常、结构发育异常、双胎输血综合征、双胎贫血多血质序列、严重的选择性胎儿生长受限以及单羊膜囊双胎脐带缠绕等。

如出现单绒双胎一胎胎死宫内，是否需要立即终止妊娠目前尚存在争议。有观点认为立即分娩并不改善该存活胎儿的预后，理由是神经系统损伤的发生是在一胎死亡时，另一胎对其发生一瞬间的血流动力学失衡造成的，立即分娩并不能改善已经发生的对存活儿的损伤，反而可能造成人为早产，但是如果发现胎心监护的严重异常表现或孕晚期存活胎儿表现出严重的贫血，应当尽快终止妊娠。对于存活胎儿，可以通过超声检测该胎儿大脑中动脉的最大收缩期流速峰值（PSV）判断该胎儿是否存在严重贫血。发生胎死宫内后 3~4 周进行存活胎儿头颅磁共振扫描，可能比超声能更早地发现一些严重的胎儿颅脑损伤。如果影像学发现存活胎儿神经系统病变，需和家属详细讨论胎儿预后等。对于出现双胎一胎胎死宫内的患者，应当监测母体的凝血功能和感染指标，如出现凝血功能异常，可以使用肝素治疗以期延长孕周。

2. **终止妊娠的指征**　①急性羊水过多，引起母体压迫症状，如呼吸困难，严重不适等；②母体严重并发症，如子痫前期或子痫，不允许继续妊娠时；③胎儿畸形，无法治疗，患者知情选择后；④已达预产期尚未临产，胎盘功能逐渐减退或羊水减少者。若无并发症，单绒毛膜性双胎的分娩孕周一般为 35~37 周，通常不超过 37 周。严重 sIUGR 和 TTTS 在严密监护下可期待至 32~34 周分娩。单绒毛膜单羊膜囊双胎的分娩孕周亦为 32~34 周。

3. **分娩期处理**　双胎妊娠多能经阴道分娩，分娩方式选择需要结合孕妇个体情况、并发症等因素综合考虑，对于高危患者需要做好输血、输液及抢救孕妇以及新生儿抢救和复苏的准备。与单胎妊娠类似，双胎妊娠中宫缩抑制剂的应用可以在较短时期内延长孕周，以争取促胎肺成熟的时机。

(1) 阴道试产：选择双胎均为头先露或第一胎儿为头位，第二胎儿为臀位，两个胎儿的总体重为 5000~5500g 之间，第 2 个胎儿体重估计不超过第 1 个胎儿 200~300g。严密监测产程进展，积极处理宫缩乏力等情况。当第一个胎儿娩出后，在胎盘侧脐带端立即夹紧，防止通过胎盘表面交通支而引起第二胎失血。同时助手在腹部保证第 2 个胎儿固定成纵产式并听胎心。若无阴道出血，胎心正常，等待自然分娩，一般在 20 分钟左右第二胎儿可以娩出。若等待 10 分钟仍无宫缩，可以给予人工破膜或给予低浓度缩宫素点滴促进子宫收缩。若发现脐带脱垂或可疑胎盘早剥或胎心异常，立即用产钳或臀牵引，尽快娩出胎儿。

(2) 剖宫产分娩指征：①胎儿窘迫，短时间不能经阴道分娩者；②宫缩乏力导致产程延长，经处理无好转；③异常胎先露，如肩先露等；④严重并发症需要立即终止妊娠者，如胎盘早剥或脐带脱垂者；⑤联体畸形无法经阴道分娩者。

4. **防治产后出血**　产程中开放静脉通道，做好输液及输血准备；第二胎儿娩出后立即给予缩宫素促进子宫收缩；产后严密观察子宫收缩及阴道出血量，尤其注意产后 2~4 小时内的迟缓性出血。必要时抗生素预防感染。

【小结】

　　多胎妊娠指一次妊娠同时有两个或两个以上胎儿,其中以双胎妊娠(twin pregnancy)多见。双胎胎儿相关疾病特殊而复杂,并且往往预后较差,例如双胎输血综合征(twin-twin transfusion syndrome,TTTS)、选择性宫内生长受限(selective intrauterine growth restriction,sIUGR)、双胎反向动脉灌注序列征(reversed arterial perfusion sequence,TRAP)、双胎贫血-红细胞增多序列征(twin-anemia polycythemia sequence,TAPS)、发育不一致性双胎以及一胎胎死宫内等,均为胎儿医学所面临的棘手问题。此外多胎妊娠孕妇并发症增多,围产儿死亡率高。对于双胎的孕期管理而言,早期确定绒毛膜性对之后的治疗计划极为重要,根据不同绒毛膜性需要制订相应的孕期监测计划。对于双胎特有的并发症,例如双胎输血综合征等,需要借助胎儿学手段进行治疗。

【思考题】

　　1. 试述双胎的分类。
　　2. 复杂性双胎包括哪几种?
　　3. 试述双胎输血综合征的分期。

(刘彩霞)

参考文献

　　1. Bianchi DW,Crombleholme TM,D' Alton ME,et al. Fetology:Diagnosis and Management of the Fetal Patient. 2nd ed. New York:McGraw-Hill Companies,2005.

　　2. Cunningham FG,Leveno KJ,Bloom SL,et al.Williams Obstetrics.24th ed.New York:McGraw-Hill Companies,2014.

　　3. Klaritsch P,Albert K,Van Mieghem T,et al.Instrumental requirements for minimal invasive fetal surgery.BJOG,2009,116:188-197.

　　4. Kohl T.Minimally invasive fetoscopic interventions:an overview in 2010.Surg Endosc,2010,24(8):2056-2067.

　　5. Nicolaides KH,Azar G,Byrne D,et al.Fetal nuchal translucency:ultrasound screening for chromosomaldefects in first trimester of pregnancy.BMJ,1992,304(6831):867-869.

　　6. Valsky DV,Eixarch E,Martinez JM et al.Selective intrauterine growth restriction in monochorionic diamniotic twin pregnancies.Prenat Diagn,2010,30(40):719.

　　7. 谢幸,苟文丽.妇产科学.第8版.北京:人民卫生出版社,2013.

第七章　孕　期　感　染

妊娠期母体内环境改变、免疫监视功能和特异性免疫的改变,不仅易从外界获得感染,而且体内潜在感染可被激活,故妊娠期感染发生率增加。妊娠期感染包括整个妊娠期间各种病原体所致的全身和局部感染,故妊娠期感染种类多、临床表现不一、预后差异大,且妊娠期感染不仅影响孕妇本人的健康,而且可累及胚胎、胎儿及新生儿,可导致流产、死胎、胎儿畸形、早产、胎儿宫内生长受限、新生儿窒息及感染等不良妊娠结局。因此,对妊娠期感染的预防、高危患者的筛查、早期处理及对妊娠结局的判断至今仍是围产医学关注的重要临床问题。

第一节　羊膜腔感染

妊娠期病原微生物进入羊膜腔引起胎儿及其附属物和母体的感染,导致孕产妇和胎儿或新生儿出现一系列的症状和体征,称为羊膜腔感染(intra-amniotic infection,IAI),亦称为羊膜腔感染综合征(intra-amniotic infection syndrome,IAIS),与绒毛膜羊膜炎、羊膜炎有相似的含义。IAI的发生率约为 0.5%~1.5%。尽管 IAI 感染的病原体、感染时的孕龄及感染的程度决定了其对妊娠结局的影响,但因 IAI 的诊断是决定胚胎或胎婴儿直接受影响的依据,因此,近年来对 IAI 的诊断、病原体类型的鉴定及妊娠结局的判断取得了较大的进展。

【羊膜腔感染的病原体种类】

引起 IAI 的病原体包括了外源性和内源性两个来源,两种来源或一种来源的几种病原体可独立存在,亦可混合感染。病原体的种类包括了各种细菌、病毒、真菌、衣原体、支原体、螺旋体等。因健康育龄妇女阴道内存在各种微生物,因此,引起 IAI 的常见病原体种类繁多(表 7-1),每种病原体可独立致病,亦可混合感染。

表 7-1　引起 IAI 的病原体及类别

微生物类别	常见种类
细菌类	革兰阳性需氧菌:粪肠球菌、金黄色葡萄球菌、表皮葡萄球菌、B 族溶血性链球菌、无乳链球菌、消化球菌、消化链球菌等
	革兰阴性需氧菌:大肠埃希菌、加德纳菌、产气肠杆菌、肺炎克雷伯菌、阴沟杆菌、奇异变形菌、摩氏摩根菌、脆弱拟杆菌、卵形假杆菌、多形拟杆菌、普通拟杆菌、坏死梭杆菌等
病毒	单纯疱疹病毒、水痘 - 带状疱疹病毒、柯萨奇病毒、细小病毒、风疹病毒、巨细胞病毒、乙型肝炎病毒、流感病毒、艾滋病病毒等
其他微生物	弓形体、梅毒螺旋体、支原体、衣原体、真菌、类杆菌属、类白喉杆菌、结核分枝杆菌等

【羊膜腔感染的途径】

IAI 感染的途径:

1. 经胎盘感染　孕妇感染病原微生物后,病原微生物经血液循环途径,尤其是分子量小的病毒可直接通过胎盘屏障感染胚胎或胎儿,而细菌、原虫、螺旋体等需在胎盘部位形成定植病灶后再感染胚胎或胎儿。

Note

2. 上行性感染　临产后宫颈口扩张,前羊膜囊下极与寄生在阴道内的内源性菌群接触,使该处的包蜕膜变性,韧性降低,病原微生物可通过该处进入羊膜腔内引起感染。胎膜早破时胎膜屏障功能被破坏则更易发生 IAI。

3. 上行性胎膜外感染　寄生在阴道内的内源性菌群或病原微生物通过阴道进入子宫颈管后,沿胎膜外经胎盘进入胚胎或胎儿,造成感染,如胎膜与宫壁有分离面、创面反复流血,则感染几率增加。

【羊膜腔感染的高危因素与发病机制】

通过对 IAI 感染高危因素的临床资料分析,证实 IAI 的发生与胎膜早破(premature rupture of membranes,PROM)、细菌性阴道病(bacterial vaginosis,BV)、某些医源性操作及宿主抵抗力下降有密切的关系。

1. 胎膜早破　PROM 是引起 IAI 的因素之一。完整的胎膜是一道十分重要的防御屏障,且羊水中约含有 25 种酶、β 溶素和免疫球蛋白等,以及羊水中锌与肽类的结合,锌和磷合适的比例等都参与了羊水的抑菌系统。羊水中的溶菌酶可抑制大肠杆菌、金黄色葡萄球菌、肠球菌、变形杆菌、白色念珠菌等生长。在妊娠 25 周至足月,溶菌作用最强,足月后下降,羊水中的溶菌酶含量比母血高 1~2 倍。羊水的 pH 为 8~9,阴道的 pH 为 3.5~4.5。PROM 后,羊水改变了阴道的 pH,由弱酸性变为弱碱,有利于细菌的繁殖。同时羊膜腔的微生态环境因 PROM 也发生了改变,阴道内微生物可沿生殖道上行,导致羊膜腔感染。

2. 细菌性阴道病　BV 是引起上行性宫内感染的主要原因之一。Watts 等回顾性调查 462 例剖宫产病例,BV 发生率为 21%,据此分为 BV 组和正常组,IAI 的发生率分别为 22% 和 4%($P<0.001$),显示产妇患 BV 者产时、产后 IAI 的发生率明显升高。Krohn 报道美国阴道感染与早产研究协作组进行 11 989 例的大宗资料研究结果显示,妊娠 23~26 周患 BV 与产时 IAI 高度相关,BV 组发生 PROM 是对照组的 11 倍。说明 BV 是 IAI 发生的高危因素。

3. 医源性操作　产时阴道检查、肛查次数,宫内监护的持续时间与 IAI 的发生有关。Newton 等报道,IAI 组平均阴道检查 7.5 次,而非 IAI 组平均阴道检查 4.9 次,宫内导管持续放置时间分别为 6.2 小时和 2.0 小时,阴道检查次数及宫内导管放置时间两组间均有显著差异($P<0.05$)。另有学者报告,宫内监护 >13 小时及阴道检查 >6 次发生 IAI 和产后子宫内膜炎的机会明显增加。

4. 宿主抵抗力下降　阴道、宫颈、蜕膜和羊膜、绒毛膜的局部机械屏障作用及生殖道的微生物学、免疫学等方面对感染有防御作用。已知的局部防御作用包括:①某些微生物(如乳酸杆菌)可降低阴道大肠埃希菌、A 和 B 族链球菌、淋球菌和沙眼衣原体的数量;②宿主分泌免疫球蛋白和有关的酶类,对细菌有很强的杀灭作用;③阴道黏膜下的 CD_4 和 CD_8 淋巴系统对下生殖道病原菌有识别和应答作用。

当发生滞产时,由于疲劳体能消耗、酸中毒可导致母体抵抗力下降,同时由于滞产,势必会导致医疗操作增加,尤其合并糖尿病、重度贫血和长期接受糖皮质激素治疗的孕妇等由于抵抗力降低,易发生 IAI。

【临床表现】

羊膜腔感染的临床表现差异比较大,可从无症状到严重的脓毒症,多数情况下呈亚临床感染经过,因此,IAI 的早期识别和诊断是减少其对母婴危害的关键。

1. 母体或胎儿心动过速　IAI 患者母体心率超过 100 次 / 分或胎儿心率超过 160 次 / 分,又无其他原因解释,常为 IAI 发生的早期表现,尤其对于有 IAI 发生高危因素的患者,监测母胎心率可作为 IAI 早期识别的信号之一。

2. 母亲发热　轻度或局限的 IAI 常不伴有母亲体温的改变,只有较重的 IAI 患者可出现母亲发热,以体温 ≥37.8℃ 作为异常判断的临界点,严重者甚至出现高热,热型可表现为间隙性或持续性。因此,母亲发热可作为 IAI 严重程度判断的一个尺度,但应排除其他原因导致的体温升高。

3. **子宫壁张力增加和压痛** IAI 患者母体子宫壁受炎症因子刺激,张力可增加,甚至可伴有宫壁的压痛,但常常因表现轻微或无表现而被忽视。

4. **阴道分泌物改变** IAI 患者阴道分泌物增多,胎膜早破患者可表现为流出的羊水浑浊,呈淘米水样、脓性或脓水样,甚至呈脓性胶冻样。

【宫内感染的辅助检查及相关检查指标】

1. 感染有关的生化检查及指标,包括白细胞计数及分类、C- 反应蛋白(C-reactive protein, CRP)、血清降钙素原(procalcitonin, PCT)等。

2. 感染有关的影像学检查,包括超声检查和心电图检查等。

(1) 超声检查:包括彩色多普勒检查,可显示子宫血流、宫内胎儿及其附属物的情况,有无宫内缺氧等。

(2) 心电图检查:母体心电图检查可显示母体心率过速,排除心律失常和器质性心脏病。

3. 感染有关的病原学检查,包括病原体的培养,相应抗原、抗体的检测等。

(1) 羊水或宫内感染灶组织、分泌物的培养:培养阳性是确诊的依据,必要时重复培养。

(2) 感染灶分泌物或冲洗液的涂片:可快速确定感染病原体的类别。

(3) 病原体抗原或抗体的检查:针对特异病原体抗原或抗体等的检测,协助诊断。

(4) 侵袭性真菌感染诊断的参考指标:1,3β-D 葡聚糖(G 试验)、甘露聚糖和抗甘露聚糖抗体(GM 试验)可作为侵袭性真菌感染诊断的参考指标。

4. **各种相关检测指标的应用价值** 对于 IAI 的诊断,虽然通过宫颈、羊水及脐血等标本获取病原体、病原体特异性抗原或抗体(IgM 和 IgG)及病原体的核酸片段是确诊 IAI 的金标准,但因病原体的培养结果至少要等待 48~72 小时,特异性抗原或抗体(IgM 和 IgG)仅限于几种特殊的病原体,而病理组织学检查只能在产后进行。因此,近年来母体外周血及羊水中与炎症相关的蛋白、细胞因子的测定,在快速诊断 IAI 中受到了关注。

(1) 母体外周血中 CRP 测定:CRP 是在感染急性期由肝脏分泌的一种蛋白质,属非特异性反应,在感染的 6~12 小时内出现异常。对于临床 IAI,CRP 阳性率 100%,是 PROM 并发感染时最敏感的指标(敏感性 95%);对于亚临床 IAI,CRP 阳性率 87%,均无假阳性。在临床 IAI 诊断前 24~48 小时,74% 的病例,CRP 异常增高,且 CRP 异常增高者,多数保胎无效。因此,CRP 可预测 IAI 发生,协助诊断和估计保胎的成功率,但特异性不强,需排除其他 CRP 升高的因素。

(2) 羊水中白介素 -6:羊水及母体外周血中炎症相关的细胞因子的测定,可有助于 IAI 的诊断,其中白介素 -6(interleukin-6, IL-6)水平被认为是宿主对感染和组织损伤起反应的主要介质,可由羊膜、蜕膜及滋养细胞产生,中晚期妊娠时羊水中 IL-6 浓度极低,当病原微生物侵入羊膜腔时浓度显著上升。有临床研究发现以羊水中 IL-6≥600pg/ml 为截断值,诊断 IAI 敏感性可达 100%,特异性为 89%,且 92% 的孕妇保胎失败。因此,羊水中 IL-6 浓度是目前认为快速诊断 IAI 的最敏感的实验指标,但因羊水标本获得的有创性,限制了其临床应用,而孕妇外周血中 IL-6 浓度亦可协助 IAI 的诊断。

(3) 其他快速检测指标的应用和联合应用:其他致炎因子、微生物代谢产物及羊水中微生态变化的各种指标均在 IAI 诊断中具有一定的临床意义,且在 IAI 诊断中各种检测指标可独立或联合应用。

案例

　　患者,32岁,因停经25周,阴道流水2天,伴下腹胀痛1小时入院。查体:体温38℃,心率110次/分,呼吸23次/分。宫底脐上1指,压痛不明显,宫缩3~4分/次,宫壁张力较大,胎位LOA,胎心166次/分,脓水样羊水,有异味,阴查宫颈近展平,中位,质软,可扪及胎先露部。血常规提示白细胞总数 $16 \times 10^9/L$,中性粒细胞百分比85%,C-反应蛋白21mg/dl。行宫颈分泌物培养,同时给予头孢呋辛抗感染治疗。当天流出一750g死胎,后羊水脓性,取羊水培养及胎盘病检。宫颈分泌物和羊水培养均为大肠埃希菌,多种头孢类药物敏感。产后胎盘、胎膜病检示:送检组织内大量炎症细胞及局灶性坏死。产后继续抗炎,血常规及C-反应蛋白恢复正常出院。

【诊断】

依据诱发因素、临床表现和辅助检查,一般诊断不难,关键在于早期诊断,尽可能在亚临床感染阶段检出,降低母婴严重感染的发生率及不良妊娠结局。

1. 亚临床IAI　又称隐性IAI,是指病原体侵入羊膜腔后,引起机体特异性的免疫应答,只引起轻微的组织损伤或反应,因而在临床上不显出任何症状、体征,只能通过生化检测和免疫学检查等才能发现。对有IAI的诱因的患者,排除相关影响因素后,符合下列中三条之一即可诊断亚临床IAI:①感染有关的血生化检查及指标中有1项以上异常;②感染有关的影像学检查中至少有1项异常;③感染有关的病原学检查中至少一项检查阳性。

2. 临床IAI　又称显性IAI,指病原体侵入羊膜腔后,不仅引起机体产生特异性的免疫应答,导致组织损伤,而且临床上可出现感染特有的症状、体征及血生化和免疫学的改变。符合临床指标中2项以上条件和感染指标中1项以上条件即可诊断临床IAI。IAI相关的临床指标:①中心体温>37.8℃;②母亲心率>110次/分或胎儿心率>160次/分,无其他原因可解释;③呼吸频率>24次/分;④羊水脓性;⑤子宫压痛。IAI相关的感染指标:①外周血白细胞计数 $>15 \times 10^9/L$,或 $<4 \times 10^9/L$,或未成熟粒细胞>10%;②CRP升高,大于正常标准的2个标准差;③PCT升高,大于正常标准的2个标准差;④羊水涂片或培养阳性;⑤宫腔内组织病检炎症反应阳性。

【鉴别诊断】

宫内感染的临床症状相对单一,独立存在时不易与其他疾病混淆,但当有IAI诱因存在时,需要与其他妊娠合并症进行鉴别。

1. 发热相关性疾病　胎膜早破的孕妇,期待治疗过程中出现发热、头痛等不适,检查母体胎心增快,化验检查提示白细胞总数及分类增高,需要进一步检查羊水性状、胎儿宫内情况,母体呼吸道、泌尿道等局部表现,以确定是IAI,或是其他部位感染引起的发热,或是两者并存。

2. 心率增快相关性疾病　胎膜早破的孕妇入院时发现母体心率增快,化验检查提示白细胞总数及分类正常,需要进一步检查排除母体心率增快的原因,如贫血、甲亢、心律失常、宫缩抑制剂影响等因素,监测CRP和炎症因子等水平,排除亚临床感染的可能。

3. 胎儿窘迫　IAI孕妇容易发生胎儿宫内窘迫,而胎儿宫内窘迫又可导致羊水性状和胎心的改变,所以尽早识别IAI患者的胎儿宫内窘迫是避免死胎和死产的重要环节。

【宫内感染对孕产妇及胎婴儿的不良影响】

宫内感染对孕产妇及胎婴儿的不良影响取决于感染的微生物种类、数量、毒力及病程,可表现在产前、产时和产后。IAI的不良影响,按微生物种类可分为细菌感染、病毒感染和其他类型的感染。本节主要讨论细菌感染,其他相关内容见本章第2~3节。

1. 宫内感染对孕产妇的不良影响

（1）孕期：IAI 可导致胎盘和胎膜感染、梗死和与宫壁的粘连，导致流产、胎膜早破、胎盘早剥、胎盘剥离不全和残留等。

（2）产时：IAI 可影响子宫的收缩，导致滞产、宫缩乏力、胎盘滞留或剥离不全，引起产时和产后出血等。

（3）产后：可影响子宫的恢复，导致子宫复旧不良、晚期产后出血；可延续为子宫、输卵管及盆腔内生殖器的感染，甚至全身感染。

2. 宫内感染对胎婴儿的不良影响

（1）孕早期：主要表现为流产、胚胎发育迟缓或停止发育；

（2）孕中期：可导致羊水量异常、胎膜早破、流产、胎儿发育异常、死胎和胎儿感染；

（3）孕晚期：胎膜早破、早产、羊水量异常、胎儿发育异常、胎儿和新生儿的围生期感染，新生儿窒息、甚至死亡或遗留后遗症。

3. 特殊类型的细菌感染

（1）B 族链球菌（group B streptococci，GBS）：β- 溶血的革兰阳性链球菌，亦称无乳链球菌。β族溶血性链球菌寄生于正常人的下生殖道和胃肠道，对绒毛膜的吸附及穿透力最强，易感染孕产妇，累及胎儿或新生儿，导致泌尿系统感染、羊膜绒毛膜炎、产褥感染、孕产妇败血症等，与早产、胎膜早破、新生儿败血症等有密切关系。Yow 等的研究发现孕早、中、晚期和分娩时下生殖道 GBS 的带菌率分别为 14.3%、10.1% 和 12.9%，尤以孕晚期和产时的带菌对新生儿危害最大。带菌的母亲将细菌传给宫内的胎儿，可以在出生后不久出现严重的早发性败血症。早发性败血症的发病率占所有新生儿的 1‰~2‰，而带菌母亲的孩子发病率是 10‰，如果有早产、PROM、产时发热，发病率将近 40‰。晚发性败血症常出现在 1 周后，多由血清型 III 型 GBS 引起，虽然晚发病型比早发病型发病率低，但幸免儿常遗留神经系统后遗症。所以，孕晚期 GBS 的筛查应纳入高危孕妇管理的常规。

（2）麻风杆菌、结核杆菌和李斯特菌等可经母血，在胎盘内形成病灶，继发胎儿的感染和损伤。妊娠可使原有潜伏的结核病灶活动或获得新的结核杆菌感染，通过血性播散，在胎盘内形成结核病灶，破坏绒毛，进入宫腔与胎体，引起流产。单核细胞增多性李斯特菌（Listeria）感染的患者中，孕妇占 1/3，可在胎盘中形成脓肿，进而感染胎儿，造成播散性肉芽肿损伤及小脓肿，常表现为新生儿早发性败血症或晚发性败血症及脑膜炎。李斯特菌感染是一种罕见但难以诊断的新生儿败血症的原因之一。随着抗生素的广泛使用和菌种的变异，细菌 L 型与不良妊娠结局的关系受到了重视。有学者发现不孕妇女子宫内膜切片中，83.1% 细菌 L 型阳性，主要为金黄色葡萄球菌 L 型，而在自然流产的胎盘组织中 L 型细菌感染占 58.8%。L 型细菌可通过胎盘垂直传播给胎儿，其感染率可达 38.8%。细菌 L 型由于失去细胞壁，表面电荷发生变化，易于黏附于体细胞表面从而侵入细胞，可能是造成 L 型细菌慢性感染的原因。

【处理】

宫内感染一经诊断，在积极抗炎的同时，尽早结束妊娠，排出感染的胎儿及胎儿附属物，同时加强产时和产后的监测，避免胎死宫内和新生儿窒息，尽早针对病原微生物进行治疗是改善母婴结局的关键。

1. 抗生素的使用　根据病原体的种类、抗生素的敏感性、对围产儿的影响及对胎盘的穿透性等制订个性化的治疗方案。

IAI 发生时，在病原体不明确前，经验性选用广谱抗生素十分必要。孕期抗生素应选择能透过胎盘、胎儿血药浓度高、抗菌谱广、对胎儿危害小的药物，如氨苄西林、哌拉西林钠等。根据现行临床细菌学的变化，原来推荐的氨苄西林耐药性已较为普遍，可选用氨苄西林 / 舒巴坦等，既保留了药物快速透过胎盘、血药浓度高的特点，又增加了敏感度。短疗程冲击法：首剂 3g，续以 1.5g/4~6h，或联合应用红霉素 0.5g，每 6 小时 1 次，3 天后停用或改为口服。亦可选用广谱的头孢菌类、哌拉西林/舒巴坦及对厌氧菌敏感的林可霉素类。产前治疗可有效降低新生儿败血症的发生率。所以,孕期诊断的亚临床 IAI,早期有效的抗生素治疗是改善新生儿结局的重要环节之一。

2. 终止妊娠的时机和方式　IAI 诊断一经确立,无论孕周大小应尽快终止妊娠。感染时间越长,母体产褥感染和新生儿感染发病率越高。对宫颈条件成熟、胎儿可耐受分娩、无阴道分娩禁忌者,首选阴道试产。产时应连续监护,早期发现胎儿宫内窘迫征象,避免死产和新生儿窒息;产后预防产后出血和感染扩散,尽量不在感染未控制前刮宫。如宫颈条件不成熟、胎儿不能耐受宫缩或有阴道分娩的禁忌,选择剖宫产终止妊娠。剖宫产术前、术后给予有效足量抗生素,留取宫腔组织进行细菌培养和药敏、组织病检,术中可用甲硝唑或稀释络合碘冲洗宫腔。

3. 新生儿处理　新生儿出生后立即清除呼吸道感染的分泌物,并留取耳鼻分泌物涂片、脐血进行细菌培养和药敏。所有 IAI 的新生儿转新生儿科病房观察、抗菌诊疗,监测器官受累情况,早期发现并发症和合并症,促进康复,减少后遗症发生率。

【预防】

宫内感染的预防,需要尽早筛查出 IAI 高危患者,消除感染诱因和尽早诊断出亚临床型 IAI,从而降低其发生率,并减轻其对孕产妇和胎婴儿的危害。

1. IAI 高危患者的筛查　加强孕前检查,杜绝或减少活动性感染者妊娠,孕期定期产前检查,对感染高危者追踪、重复检测。对具有导致孕妇抵抗力下降的基础疾病,如妊娠糖尿病、需要长期服用免疫抑制剂治疗的疾病等加强孕期监测和 BV 的复查,通过孕期基础疾病的控制和预防降低 IAI 发生。

2. 减少医疗干预　分娩期严格无菌操作,减少感染的因素,避免医源性感染及经产道感染。尽可能减少人工干预,缩短内监护及宫内异物留置时间,预防感染发生。

3. 早期诊断亚临床 IAI　对有 IAI 发生诱因患者,定期监测感染指标,将其阻止于亚临床阶段,是预防 IAI 继续进展,改善其母婴结局的重要步骤之一。

【小结】

　　妊娠期特殊的免疫状态,尤其在合并细菌性阴道病、胎膜早破和糖尿病等高危因素的基础上,阴道内源性或及外源性病原体可借助经胎盘感染、上行性感染和上行性胎膜外感染等途径侵入羊膜腔内,导致羊膜腔感染,出现孕产妇和胎儿或新生儿一系列感染继发的症状和体征。羊膜腔感染的诊断可依据高危因素、临床指标、感染指标进行确诊,其中亚临床感染的早期识别具有重要意义;无论任何孕周,只要羊膜腔感染诊断确立,均应尽早终止妊娠。围生期选择广谱、对胎盘穿透力强的抗生素及尽早明确病原体和药敏,采用针对性的治疗是改善母婴结局的关键。

【思考题】

1. 如何区分羊膜腔感染的亚临床和临床类型?
2. 如何鉴别胎膜早破患者的发热是羊膜腔感染还是其他原因导致的感染?

第二节　妊娠期 TORCH 感染

TORCH 感染亦称 TORCH 综合征(TORCH syndrome),TORCH 是几种病原体英文名称首字母的缩写,其中 T 代表弓形体(toxoplasma,T),R 代表风疹病毒(rubella virus,R),C 代表巨细胞病毒(cytomegalovirus,CMV),H 代表单纯疱疹病毒(herpes simplex virus,HSV),O 代表其他病原体

(other),包括除 T、R、H、C 外其他病原体。TORCH 感染的共同特点是孕妇患病后,自身症状轻微,甚至无症状,但可通过宫内、产道和出生后的哺乳垂直传播给胎儿,造成感染,使胚胎或胎儿呈现症状和体征,严重者导致流产、死胎、死产、出生缺陷或后遗留发生等不良结局。

【TORCH 感染的途径及发病机制】

TORCH 感染的途径 孕期 TORCH 感染的途径与非孕期相同,因病原体种类不同而不同,可借助呼吸道、消化道、血液和直接接触等途径感染。因妊娠期胚胎和胎儿的存在,母体免疫功能改变,孕妇为 TORCH 易感人群,且可通过胎盘途径感染胚胎、胎儿;产时可通过母血、阴道分泌物感染新生儿;产后通过哺乳和密切接触感染婴儿等,导致一系列不良妊娠结局。

1. 弓形体(toxoplasma,T) 为弓形虫属的寄生性生物,可引起一种人畜共患的疾病,人类的感染多通过经口或接触感染,如进食含有弓形虫包囊的未熟肉或生肉、进食被弓形虫污染的食物、接触含弓形虫的动物粪便或粪便污染的物体和与带虫的犬、猫共同生活。弓形虫感染后寄生于所有的有核细胞内(80% 寄生于大脑,其次是心脏),吸取营养,排泄毒素,干扰、破坏正常细胞的代谢和功能,经胎盘感染胎儿,可导致胎儿感染组织和器官的发育缺陷、功能异常。

2. 风疹病毒(rubella virus,R) 风疹病毒属于披膜病毒科(toga virus)的 RNA 病毒,只对人类致病,经风疹病人的口、鼻及眼部分泌物中的风疹病毒直接传播或经呼吸道飞沫传播,属于急性呼吸道传染病。孕妇为风疹病毒的易感人群,孕期感染可通过胎盘感染胚胎,风疹病毒可在感染的组织内大量繁殖,阻滞细胞分裂,妨碍组织的分化,从而形成胎儿发育缺陷或畸形等。

3. 巨细胞病毒(cytomegalo virus,CMV) CMV 是一种 DNA 疱疹病毒,CMV 病人及其急性带毒者可从精液、唾液、宫颈分泌物、尿、泪液、粪便及乳汁等多种途径排毒,持续数周到几年,人类为易感人群,尤其是孕妇,受染细胞的胞浆与核内有体积巨大的包涵体,影响胎儿细胞的增殖,使胎儿分化、发育推迟或中断,引起出生缺陷。

4. 单纯疱疹病毒(herpes simplex virus,HSV) HSV 是疱疹病毒科(herpesviridae)中感染人类的病毒,亦称人类单纯疱疹病毒,分为 HSV-Ⅰ 和 HSV-Ⅱ 两种类型。人是 HSV 唯一的自然宿主,病毒可存在于病人、恢复期或者健康带毒者的水疱液、唾液及粪便中,可通过皮肤、黏膜的直接接触或性接触等途径感染。HSV 感染后典型的组织病理学变化是受感染细胞呈气球样变(balloon)、核内包涵体和多核巨细胞的形成等,导致流产、死胎或先天性畸形等。

5. 其他(other)病原体 TORCH 中,除 T、R、H、C 外其他病原体,种类多,特殊病原体的感染对妊娠的影响见专病描述,如乙型肝炎病毒见妊娠合并症章,梅毒、艾滋病见本章第三节。

【TORCH 感染的分类】

TORCH 感染分为初次感染、既往感染、复发感染、再感染四种类型,不同感染类型对妊娠结局的影响有较大的差异,所以,对妊娠期的 TORCH 感染,辨别感染的类型是判断妊娠预后的重要步骤。同时,将宫内获得的感染称为先天性感染(congenital infection),将个体出生后获得的感染称为后天获得性感染(acquired infection)两种类型。

1. 初次感染(primary infection) 又称原发感染。妊娠妇女血清第一次出现特异性抗体 IgG 阳性,而之前血清学试验是阴性者称为初次感染。初次感染,只有在明确此前筛查结果是阴性时才能判定。IgG 抗体亲和力测定在 IgG 阳性情况下,有助于区分是初次感染,还是既往感染或复发感染,并对初次感染的时间做出估计,即若检测结果为高亲和力情况下,可以判断初次感染时间是在 3 个月前。

2. 既往感染(past infection) 曾经感染过该病原体,机体产生了抗体或病原体休眠以潜伏状态存在。

3. 复发感染(recurrent infection) 宿主免疫功能存在下,潜伏状态的内源性病毒再激活和间歇性排泄。

4. 再感染(re-infection) 已经被免疫的个体接触到一个外源性新病毒,发生再感染。目前不能通过血清学方法区分复发感染和再感染,只能通过病毒分离和分子生物学方法辨别。

【TORCH 感染的临床表现】

1. 临床表现 孕期 TORCH 感染,多为隐性感染,无明显的临床表现或临床表现轻微,需要血清学检查结果才能识别;极少数孕妇可表现为显性感染。

2. 辅助检查 孕期 TORCH 感染的辅助检查,包括血清学检查、病原学检查和超声影像学检查等。

(1) 血清学检查:包括母血、羊水、脐血、尿液、乳汁、胎儿组织中病原特异性抗体 IgG、IgM 和 IgG 亲和力的测定。关于 IgG、IgM 和 IgG 亲和力产生的规律和与感染类型的关系,有下列特点:①急性感染时,人体感染病原体后,一般在 3~10 天内产生特异性 IgM 抗体,2~3 周达到高峰后下降,多数在感染后 2~3 个月消失,少数患者可持续 6 个月。特异性 IgG 抗体常在产生特异性 IgM 1 周后即可出现,此后逐渐升高,6~8 周达到高峰,病原体清除后,抗体滴度下降,可持续数年至数十年。因此,特异性 IgM 阳性,可提示近期感染;特异性 IgG 阳性,既可以是近期感染,也可以是既往感染或远期(>6 个月)的感染。②慢性感染或长期潜伏感染时,病原体可因机体免疫力下降而再次复制活跃,即再激活感染,或者感染新的同种病原体,即再感染,可导致原有的特异性 IgG 持续阳性外,特异性 IgM 也可阳性。因此,对慢性或潜伏性感染的病原体,特异性 IgM 阳性只能提示活动性感染,不能区分原发感染还是再激活或再感染。③近期感染产生的 IgG 抗体成熟度低,体现抗体成熟度的亲合力指数(avidity index,AI)一般 <30%,而远期感染的 IgG 抗体成熟度高,AI 常常 >50%;如果 AI 介于 30%~50%,需要进行随访。因此,通过检测特异性 IgG 的 AI,可区分近期感染与再激活感染或再感染。④来源于胎儿或新生儿的标本(羊水、脐血、胎儿组织、新生儿尿液等)中 IgM 阳性,因 IgM 分子量大,不能透过胎盘,可作为宫内感染的诊断。

(2) 病原学检查:包括母血、羊水、脐血、尿液、乳汁、胎儿组织中病原体 DNA、RNA 和核酸的测定、循环抗原检测、细胞学检查(CMV 包涵体)、病毒分离等均可协助病原的诊断。

(3) 超声影像学检查:包括母、胎感染受累组织、器官形态和功能的变化。母体受累组织只在急性临床感染时可能有表现,隐性感染可无任何阳性检查表现和体征。宫内感染可因病原体的不同、感染孕周的差异,胎儿超声可发现胎儿发育和胎儿附属物的异常。

案例

某孕妇,24 周,自然妊娠单胎,妊娠前及妊娠早期未进行产前检查。妊娠 20 周,第一次产检,超声显示胎儿发育落后 2 周,其他未见异常。妊娠 24 周,四维超声提示胎儿发育落后 3 周,伴羊水过多、胎儿左右侧脑室宽度分别为 8mm 和 9mm,母血风疹病毒 IgG 阳性,追问孕妇的工作为幼师,此前未进行 TORCH 综合征的检查,建议脐血穿刺排除先天性风疹病毒感染。于 25 周,超声引导下行脐血穿刺,结果提示风疹病毒 IgM 阳性,诊断为风疹病毒宫内感染,行引产术,引产后胎儿脑组织、肾组织等风疹病毒核酸检测均为阳性。

【TORCH 感染的诊断】

孕期 TORCH 感染的诊断需要结合患者病史、临床表现和辅助检查综合决定,包括 TORCH 高危患者的筛查、感染类型的判断和胎儿影响的判断等。

1. 妊娠期 TORCH 感染的高危患者和筛查的指征 妊娠期 TORCH 感染可导致严重的胎儿异常结局,对有条件的孕妇和医院可在婚前或孕前筛查,接受计划免疫,对于已经妊娠的孕妇,下列几点可作为孕期筛查的指征:

(1) 有反复流产和不明原因的出生缺陷或死胎史等;

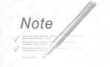
Note

（2）有可疑 TORCH 感染源的接触史；

（3）妊娠期有流行性感冒样症状，伴或不伴不明原因的发热、淋巴结肿大、肝（脾）大；

（4）妊娠期胎儿超声结果显示胎儿颅内钙化、小头畸形、脑积水、腹水、肝（脾）大、心血管畸形、胎儿宫内生长受限、羊水量异常等，无其他原因可解释；

（5）孕前检查抗体全阴性的易感人群，孕期从事 TORCH 感染的高危职业，如幼师、动物饲养员或与宠物密切接触的孕妇。

2. 妊娠期 TORCH 感染类型的判断

（1）妊娠期 TORCH 感染类型的判断：妊娠期 TORCH 感染类型与胎儿预后的判断、妊娠的结局有密切关系。TORCH 感染一旦检出病原体，即可诊断；因病原体诊断阳性率不高，多数按血清学抗体检查确定，其中母血中特异性抗体 IgG、IgM 和 IgG 亲和力的测定具有重要意义，见表 7-2。

表 7-2　妊娠期 TORCH 抗体检测结果的意义

IgM	IgG	诊断意义
–	–	未感染，易感人群
–	+	既往感染
+	+	原发感染或再激活或再感染，需检测 AI 鉴别（AI<30% 为原发感染，AI>50% 为再激活或再感染，AI 为 30%~50%，需随访）
+	–	假阳性或感染初期，2~3 周后复查

2~3 周后复查结果

IgM	IgG	诊断意义
+	–	假阳性，排除感染
+	+	真阳性，原发感染
–	+	真阳性，原发感染

（2）TORCH 宫内感染的诊断：需要获取宫内胎儿、新生儿或其附属物组织，借助免疫学检查和病原学检查进行确诊，包括孕期和出生后两阶段的诊断。孕期在羊水、脐血中，出生后在新生儿脐血、分泌物（包括尿液、口鼻分泌物等）检测到特异性 IgM 或病原 DNA、RNA 等即可诊断宫内感染。因宫内感染获取标本的有创性，建议在有下列指征时才进行：

1）孕妇诊断为初次感染。

2）血清学测定不能确认或排除急性感染。

3）出现异常超声结果（颅内钙化、小头畸形、脑积水、腹水、肝大、脾大或严重的胎儿宫内生长受限）。兼顾孕期诊断的微创性和敏感性，推荐以羊水中病原 DNA 的检测为首选。

宫内感染诊断的时间，依据病原体不同而异。孕妇弓形体感染，羊膜穿刺时间应在妊娠 18 周后，而且在母亲疑似感染 4 周后进行，以降低假阴性结果的发生；如为病毒感染推荐在妊娠 21 周后，并且在推测母体感染至少 7 周后进行，因为胎儿感染后病毒在肾脏的复制需要 5~7 周的时间，分泌到羊水中的病毒量才会被检到。

3. 妊娠期 TORCH 感染对围产儿结局影响的判断　妊娠期 TORCH 感染对围产儿结局的影响取决于感染类型、感染病原体的致病性、感染的孕龄及母体的免疫状态等多方面因素。

（1）先天性弓形虫病：弓形虫对人类危害性最大的是先天性弓形虫病，主要发生在孕妇初次感染时，无论有无临床表现，弓形虫均可通过胎盘传给胎儿，直接影响胎儿的发育，出现畸形，甚至死亡，可使孕妇流产、死产、早产或妊娠并发症增加。初次感染的孕妇，胎儿受累的机会为 45%，胎盘弓形虫的检出率可达 25%。不同孕龄，胎儿感染率及表现程度不同，见表 7-3。胎儿受累严重者在妊娠早期 3 个月居多，常发生广泛病变，以流产告终；妊娠中期 3 个月和妊娠后期 3 个月，尽管宫内感染发生率增多，重症明显减少。先天性弓形虫病分为隐性、显性两型。

表 7-3　不同孕龄孕妇弓形虫感染对胎儿的影响

感染时期	胎儿感染率（%）	胎儿感染临床表现（%）		
		重症	轻症	无症状
妊娠早期 3 个月	17	60	20	20
妊娠中期 3 个月	25	30	25	45
妊娠晚期 3 个月	65	0	8	92

1）隐性感染：隐性感染的胎儿出生时无症状，第 2~7 个月后显现脉络膜视网膜炎，眼及神经系统损害等可延迟数年或成年后发病，是先天性弓形虫病最常见的类型。

2）显性感染：显性感染的先天性弓形虫病，具有典型三大表现——脑积水、脑内钙化、脉络膜视网膜炎。显性感染又可分为全身感染型和中枢神经症状型。全身感染型多在出生后 4 周发病，有低体重、发热、呕吐、黄疸、腹泻、痉挛、贫血、异常出血、肺炎、肝大、脾大、嗜酸性细胞增多等全身症状和体征，几乎均遗留脑积水、脑内钙化、脉络膜视网膜炎、肌肉僵直、神经发育迟缓等后遗症。中枢神经症状型以脑、眼疾患最多见。脑部以脑炎、脑膜脑炎、弱智及小头症、无脑儿等畸形居多。眼部疾患以脉络膜视网膜炎最多见，常在黄斑附近，呈周期性发作，还可见眼肌麻痹、视神经萎缩、半眼症、小眼及无眼症等畸形。

（2）先天性风疹综合征：风疹病毒感染的孕妇，12 周前，80% 可累及胎儿，13~14 周感染率下降至 54%，至孕末期可降到 25%。孕妇感染风疹病毒后，通过胎盘感染宫内胎儿，并延续至新生儿出生后尚存持续性病毒感染及进行性组织损害，引起胎儿及新生儿多系统的病变，称先天性风疹综合征（congenital rubella syndrome，CRS），包括以下一个或多个表现：眼部疾患（白内障、青光眼、小眼及各种其他畸形）、心脏病（动脉导管持续开放、瓣膜缺损及肺动脉狭窄）、神经性耳聋、中枢神经系统缺陷（包括脑膜炎）、胎儿生长受限、血小板减少症及贫血、肝炎、肝大、脾大和黄疸、慢性弥漫性间质肺炎、骨质改变、染色体异常。因感染的孕周不同，胎儿感染率及损害程度不同。新生儿出生后可出现进行性全脑炎及 1 型糖尿病等远期风疹综合征。孕期风疹病毒感染与新生儿先天异常发生率的关系见表 7-4。

表 7-4　孕期风疹病毒感染与新生儿先天异常发生率的关系（%）

异常表现	妊娠				
	第 1 个月	第 2 个月	第 3 个月	第 4 个月	第 5 个月
心脏异常	29.3%	53.5%	14.7%	1.7%	0.8%
白内障、青光眼	49.2%	50.8%	0	0	
听力障碍	24.8%	37.6%	27.2%	10.4%	0
神经系统发育异常	26.6%	49.2%	15.6%	8.6%	0
紫癜	21.2%	65.2%	10.6%	3%	0

CRS 患儿的三大主要临床表现是心血管畸形、先天性白内障和先天性耳聋。依据临床表现发生的时间序列，可表现为：

1）新生儿期一过性表现：有出生时低体重、血小板减少性紫癜、肝大、脾大、黄疸、溶血性贫血、间质性肺炎、淋巴结炎、脑膜炎、肝炎、长骨的骺部钙化不良和前囟饱满等先天感染的严重表现。

2）持久性障碍：包括：①心血管方面的畸形：以动脉导管未闭、肺动脉狭窄为主，其他尚可有房间隔缺损、室间隔缺损、主动脉弓异常等，复杂型心脏病或青紫型心脏病较少见；②眼障碍：包括白内障、青光眼、小眼、脉络膜视网膜炎、角膜混浊、斜视等多种眼部异常；③耳聋：失听可轻可

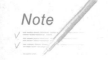
Note

重,一侧或两侧,其病变存在于内耳的柯替(Corti)耳蜗,可以是先天性风疹的唯一表现,尤以妊娠 8 周后感染者居多。

3) 迟发型障碍:包括幼儿期至青春期发生的耳聋、高度近视、智力障碍、神经发育迟缓、糖尿病、中枢性语言障碍、退行性脑疾病等。

一般说来,先天性心脏畸形、白内障及青光眼往往由于孕期最初 2~3 个月内的病毒感染,而失听及中枢神经的病变往往由于孕期较晚受感染。新生儿亦可有一过性的先天性风疹表现,往往为妊娠早期感染所传递,但由于妊娠晚期感染,母亲与胎儿同时发病。CRS 儿的诊断,国内目前仍采用美国 CRS 儿的诊断标准进行,详见表 7-5。

表 7-5　CRS 儿的诊断标准

1. 确诊标准　有畸形体征,同时有下列 3 项中 1~2 项者。
   (1) 分离出风疹病毒;
   (2) 患儿血清风疹病毒 IgM 阳性;
   (3) 患儿血清风疹血凝抑制试验(HI 试验)抗体持续存在并高于被动抗体应有水平。
2. 符合 CRS 儿病例　实验室资料不充分,但有下列甲组中 2 项或甲、乙组中各 1 项体征者:
   甲组:先天性白内障或青光眼、先天性心脏病、听力丧失、视网膜色素变性病;
   乙组:紫癜、脾大、黄疸、小头症、智力迟钝、脑膜脑炎、骨质疏松。
3. 可疑 CRS 儿病例　有上述甲、乙组所列体征,但达不到符合 CRS 儿病例标准。
4. 风疹先天性感染　缺乏 CRS 儿体征,但有先天性风疹感染证据(实验室证明)

(3) 先天性 CMV 感染:CMV 是一种 DNA 疱疹病毒,可通过唾液、尿、血液及生殖道分泌物传播,具有潜伏活动的特性,多为潜伏感染,仅 15% 有临床症状,可因妊娠而被激发,是引起羊膜腔感染最常见的病因。孕妇的 CMV 感染中原发感染、潜伏(或慢性)感染及复发(或再感染)三种情况均可对胎婴儿造成影响。

1) 原发感染:约 4% 的孕妇首次感染,绝大多数表现为亚临床型,整个孕期皆可发生。孕妇的原发感染对胎儿的危险性较大,因病毒常广泛存在于病人的各种器官及血流中,导致胎儿先天性 CMV 感染率高达 31%~40%。

2) 潜伏或慢性感染:CMV 像其他疱疹病毒一样,原发感染之后可较长期地潜伏于病人体内,可由唾液、尿液及子宫颈分泌物中不断排出。这种病人因不形成病毒血症,故一般不致感染胎儿,但在分娩过程中可感染新生儿。

3) 复发或再感染:潜伏在体内的 CMV,当机体抵抗力低下时可以复发,病人痊愈后也可发生再感染。有作者观察复发感染或再感染孕妇 208 人,其新生儿的先天感染率为 3.4%,但无 1 例呈现明显的疾病,而原发感染 33 例中有 5 例呈现明显疾病。对胎儿影响远较原发性感染为小。

先天性 CMV 感染中,10% 出生时有明显症状,称为巨细胞病毒感染(CID);其余 90% 出生时无症状,仅尿内排毒,称为隐性感染,这些隐性感染婴儿中约 10% 将在 1~2 年或数年后出现耳聋、智力低下、视力障碍等后期残留症状。CID 患儿约 20% 于新生儿期或出生后数月内死亡,存活患儿多数留有后遗症。其表现见下表 7-6。

表 7-6　CID 患儿的表现

出现时间	类型
近期表现	黄疸、肝大、脾大、血小板减少性紫癜、宫内生长迟缓、小头畸形、脑室旁钙化、脉络膜视网膜炎、肺炎等
远期表现	智力低下、小头畸形、精神运动障碍、神经肌肉异常、视力障碍、感觉神经性耳聋、牙釉质缺损和臂弓畸形等

（4）先天性 HSV 感染：HSV 是一种嗜神经疱疹病毒，一经感染终身携带，病毒潜伏在神经节，遇机体抵抗力低下时释放或激活病毒。先天感染主要是通过病毒血症，只有在原发感染时才有少数患者出现病毒血症，所以，即使孕早、中期发生初次感染，通过病毒血症造成胎儿感染的概率极低，偶可见 HSV 经血 – 胎盘导致胎儿畸形，主要表现为头小畸形症，肝（脾）大，胎死宫内（IUFD），胎儿宫内发育受限（FGR）。

HSV 感染主要是通过产道感染新生儿，且婴儿在娩出过程中感染 HSV 者 60%~80% 的产妇在分娩前无生殖器疱疹感染史或性伴无生殖器疱疹史，无论 HSV-1 还是 HSV-2 型都可导致生殖器疱疹。因此，在分娩前排除 HSV 感染是阻止新生儿产道感染的关键。

即使是宫内感染，HSV 主要通过破裂的胎膜途径进行，极少经胎盘而造成严重的感染。对于 HSV 阳性的孕妇在未破膜或破膜 4 小时内剖宫产结束分娩，新生儿感染率明显降低，而对于破膜 6 小时后分娩者，即使剖宫产结束分娩，也不可避免引起上行性新生儿感染。

HSV 感染胎儿或新生儿后，主要侵犯起源于外胚层的组织，如皮肤、黏膜、眼和神经系统，对人类染色体有诱变作用，表现为小头、小眼、脉络膜视网膜炎、晶状体混浊、心脏异常、颅内钙化、肢体异常、癫痫发作、痉挛性肢体瘫痪、精神性运动发育迟缓（psychomotor retardation）、宫内发育迟缓、体温不稳、脑发育不良、脑积水、精神神经障碍、角膜翳形成、肝（脾）大、肺炎、出生时或生后不久出现疱疹等。有学者统计了 235 例先天性 HSV 感染的分型及转归，详见表 7-7。

表 7-7　先天性 HSV 感染的分型及转归

分型	总例数（%）	死亡	生存	
		例数（%）	有后遗症（%）	无后遗症（%）
全身型				
有中枢神经系统病变	38（16.17）	33（86.84）	1（2.63）	4（10.51）
无中枢神经系统病变	78（33.19）	55（70.51）	12（15.39）	11（14.10）
局限型				
中枢神经系统型	61（25.96）	61（25.96）	31（50.82）	7（11.48）
眼型	13（5.53）	0	4（30.77）	9（69.23）
皮肤型	39（16.60）	4（10.26）	10（25.64）	25（64.10）
口腔型	4（1.70）	0	0	4（100）
无症状型	2（0.85）	0	0	2（100）
合计	235（100）	115（48.94）	58（24.68）	62（26.38）

如上表所示，先天性 HSV 感染可诱发胎儿或及新生儿多种畸形，但多数孕妇孕前已获得 HSV 特异性 IgG，出现先天异常的报道较少。不少学者认为即使妊娠早期发生 HSV 生殖器感染，也不是终止妊娠的指征，仅在孕妇合并致命性的疱疹性肝炎、疱疹性脑炎、脑膜炎时，才将 HSV 生殖器官感染列为高危妊娠并及时终止。

【处理】

TORCH 宫内感染一经诊断，处理的原则需要根据感染类型、病原体的种类、感染孕周及胎儿情况等协商决定，包括了病因的治疗和产科处理两方面。

1. 病因治疗

（1）妊娠期弓形虫感染的治疗：一旦怀疑有急性感染，根据感染时孕龄可采用下列治疗方案。

1）孕 18 周之内或怀孕前短时间内感染，首选乙酰螺旋霉素 0.5g，每日 4 次，连用 2 周，间隔 2 周可重复 1 个疗程。乙酰螺旋霉素为大环内酯类抗生素，没有证据显示乙酰螺旋霉素有致畸

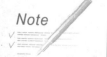
Note

作用,且能降低垂直传播发生的概率,但乙酰螺旋霉素不能迅速地通过胎盘,因此对胎儿感染的治疗效果不好;但对弓形虫感染的孕妇分娩的新生儿,即使外观正常,也建议给予乙酰螺旋霉素30mg,每日4次,连用1周,以减少宫内感染的风险。

2)孕18周或之后感染,因垂直传播的比例很高,推荐使用乙胺嘧啶、磺胺嘧啶、甲酰四氢叶酸联合治疗。乙胺嘧啶 50mg/12h×2 天,然后 50mg/d;磺胺嘧啶初始剂量 75mg/(kg·12h),然后 50mg/(kg·12h)(最大剂量 4g/d);甲酰四氢叶酸 10~20mg/d(与乙胺嘧啶治疗同时用药或治疗1周后再用,连用4周,可与乙酰螺旋霉素交替使用,直至分娩。乙胺嘧啶有致畸作用,尽量不在孕 18 周之前应用。

(2)妊娠期 RV、CMV 和 HSV 感染的治疗:RV、CMV 和 HSV 感染均属于病毒感染,目前尚无特效的治疗方法,有试用抗病毒药、干扰素、转移因子和肾上腺皮质激素等治疗,但缺乏长期随访的确切效果,且抗病毒药均为妊娠期用药的 C 或 D 类药,用药前确诊宫内感染,需权衡利弊,书面告知后方可应用。

2. 产科处理

(1)妊娠早期:已经确诊 RV、CMV 或弓形虫的原发感染,原则上应尽早终止妊娠,但应充分评估感染对胚胎或胎儿的影响,与孕妇和家属协商决定胎儿的去留。如继续妊娠,应在确定孕妇感染后的 7 周或妊娠 21 周后检查羊水中病原体 DNA 或脐血中特异性 IgM 抗体,以确定有无宫内感染;并通过超声动态监测胎儿发育,必要时通过磁共振排除胎儿脑发育的异常。

(2)妊娠中、晚期:一旦确诊弓形虫的原发感染,即应治疗。RV 和 CMV 的中晚期感染无特效治疗。同时应用系统超声监测胎儿发育和胎盘功能,了解胎儿是否受累和排除畸形后继续妊娠。在可能的情况下确定宫内感染或羊水中病毒载量,帮助判断新生儿预后。

(3)分娩方式:弓形虫、RV 和 CMV 感染,即使宫颈分泌物中监测到病原体,因其感染途径非生殖道,且胎儿可能在宫内已感染,剖宫产不能降低其感染率;但对于感染途径为生殖道的HSV,尽可能择期剖宫产或在胎膜早破 4 小时内剖宫产娩出胎儿。

(4)产后哺乳及新生儿处理:母亲乳汁病原体阳性者停止哺乳。新生儿出生后立即清除呼吸道、口鼻腔分泌物,并留取脐血、羊水、胎盘、新生儿尿液等进行病原学检测。怀疑 TORCH 感染孕妇所生的新生儿转新生儿科病房观察,针对性治疗,监测器官受累情况,早期发现并发症和合并症,促进康复,减少后遗症发生率。

【预防】

妊娠期 TORCH 感染的预防,需要从以下几方面做起:

1. 保护易感人群　对孕前筛查特异性抗体 IgG、IgM 均阴性的计划妊娠妇女,均纳入TORCH 感染高危人群管理,在孕前 3 个月进行风疹疫苗的接种,预防风疹病毒感染。孕早期尽量少到人流密集、空气不流通的环境久留,尽量避免接触各类传染病人。

2. 切断传播途径　因 CMV、HSV 和弓形虫无有效的疫苗接种,最有效的预防是切断传播途径,如 CMV 和 HSV 主要依靠体液为主的性传播途径,故应保持性伴侣专一,注意性卫生;弓形虫的主要传播途径是经口食入含弓形虫或被弓形虫污染的食物,应注意食品卫生,不食未煮熟的肉类,孕前不养宠物。

【小结】

妊娠期 TORCH 感染,母体多无症状,对胎儿的影响依据感染类型差异比较大,其中以原发感染导致胚胎发育异常、畸形的发生率最高,因此妊娠期 TORCH 感染诊断中感染类型的判断是预测胎儿结局的关键因素之一,其中特异性抗体 IgG、IgM 的筛查和 IgG 亲

Note

和力的判断在判断感染类型中具有重要的意义。对母体近期感染者或已怀疑胎儿感染者在母体感染确定的 7 周后或妊娠 21 周后,通过羊水、脐血进行病原体 DNA、特异性抗体 IgM 监测确定宫内感染,并结合系统超声监测胎儿发育异常是确定胎儿是否受累,决定胎儿去留的重要因素。妊娠期 TORCH 感染中弓形虫感染有明确的治疗方案,其他感染均无有效的治疗,因此,孕前的筛查和早孕期的预防是减少 TORCH 感染、降低不良妊娠的关键。

【思考题】

　　1. 如何区分妊娠期 TORCH 感染的类型?

　　2. 妊娠期 TORCH 感染产科处理的原则有哪些?

第三节　妊娠合并性传播疾病

　　性传播疾病(sexually transmitted diseases,STD)指通过性行为或类似性行为传染的一组疾病,包括细菌、病毒、螺旋体、支原体、衣原体、真菌、原虫及寄生虫等多种病原体引起的 20 余种疾病。妊娠期妇女因内环境改变、免疫功能下降,易受各种病原体的感染或潜伏感染的活动,导致妊娠期 STD 发生率增加,不仅影响孕妇身心健康,而且可通过垂直传播感染宫内的胎儿,引起胎儿、新生儿感染,影响到后代,尤以淋病、梅毒、艾滋病造成的母婴危害最为明显。

一、妊娠合并淋病

【病因及传播途径】

　　淋病(gonorrhea)是由革兰染色阴性的淋病双球菌,亦称淋病奈瑟菌(neisseria gonorrhea)引起的泌尿、生殖系统化脓性感染,包括有症状的泌尿生殖器淋菌感染和无症状的泌尿生殖器淋菌感染。

　　人类是淋菌唯一的天然宿主,离开人体环境,淋菌非常脆弱,一般消毒剂易将其杀死。妇女感染后主要表现为宫颈炎、盆腔炎,严重者呈播散性淋菌感染。淋病的传染源是淋病患者,有症状及无症状的患者均具有传染性。孕妇对淋菌有易感性,可通过性交直接接触、通过接触淋病分泌物污染的衣物及分娩过程中新生儿接触污染的阴道分泌物等三种传播途径,母体经胎盘传染给宫内胎儿的几率极低。

【发病机制】

　　淋病奈瑟菌对柱状上皮及移行上皮有特殊的亲和力。淋病奈瑟菌的外膜主要成分有膜蛋白Ⅰ、Ⅱ、Ⅲ,脂多糖及菌毛。菌毛、膜蛋白Ⅱ及淋病奈瑟菌所产生的 IgA_1 蛋白酶可促使淋病奈瑟菌黏附于柱状上皮及移行上皮而被上皮细胞吞饮,在上皮细胞内大量繁殖,引起细胞损伤崩解,深至黏膜下层;与此同时,淋病奈瑟菌的脂多糖内毒素与体内补体协同作用,介导免疫反应,共同引起局部炎症反应,导致局部中性粒细胞浸润、黏膜细胞脱落溶解,形成脓液。镜下见黏膜及黏膜下组织充血、水肿、渗出、坏死、上皮脱落、白细胞聚集。妊娠期淋病很少上行至盆腔引起感染,大多感染外生殖器和尿道为无症状携带者。偶可见淋菌病感染上生殖道引起子宫内膜炎、急性输卵管炎,输卵管积脓,脓液由伞端流入盆腔,致盆腔炎、盆腔脓肿或腹膜炎,甚至播散性淋病,造成全身淋菌的播散性感染。

【临床表现】

　　淋病潜伏期 1~10 日,平均 3~5 日,多数孕妇感染淋病奈瑟菌后无临床症状,易被忽略,但仍具有传染性。

1. **下生殖道感染**　妊娠期淋病最常见的表现为下生殖道感染,可表现为宫颈管黏膜炎、尿道炎、前庭大腺炎,又称无合并症淋病,可出现脓性阴道分泌物、前庭大腺体开口部位红肿和溢脓及排尿时尿道口烧灼感或膀胱刺激征等淋菌性尿道炎症状,挤压尿道口、尿道旁腺或前庭大腺可有脓液溢出。

2. **上生殖道感染**　若无合并症淋病未经治疗,淋病奈瑟菌可上行感染盆腔脏器导致淋菌性盆腔炎,引起子宫内膜炎、输卵管炎、输卵管积脓,甚至形成输卵管卵巢脓肿、盆腔脓肿,脓肿破裂可导致盆腔腹膜炎称为合并症淋病(complicated gonococcal infections)。因孕期性生活受限,孕妇发生淋病性上生殖道感染的机会低于非孕妇女,但有无症状淋病的孕妇,在产后可因出血、疲劳等抵抗力下降,发生淋病性上生殖道感染的可能。

3. **播散性淋病**　播散性淋病(disseminated gonococcal infection,DGI 或 disseminated gonococcal disease,DGD)指淋病奈瑟菌通过血液循环传播,引起全身淋病奈瑟菌性疾病。1%~3% 淋病可发生播散性淋病,出现高热、寒战、皮疹、全身不适、食欲缺乏等全身症状,表现为淋菌性皮炎、关节炎、脑膜炎、胸膜炎、肺炎、心内膜炎、心包炎等全身病变。重者可出现全身中毒症状。播散性淋病在妊娠期发生少见,多见于产后、流产后诱发的患者。

【淋病对妊娠的影响】

妊娠期任何阶段的淋病对母儿预后均有影响。

1. **对孕妇影响**　孕早、中期淋病可导致宫颈管黏膜炎,诱发感染性流产和流产后感染;孕晚期可导致早产、胎膜早破、宫内感染和产后感染;分娩时由于产道损伤、产妇抵抗力差、产褥期淋病易扩散,引起产妇子宫内膜炎、输卵管炎,严重者导致播散性淋病。

2. **对胎儿和新生儿影响**　淋病可引起胎儿流产、宫内发育受限、羊膜腔感染、胎膜早破、早产、新生儿感染,甚至败血症,且分娩过程中约 1/3 新生儿通过孕妇软产道时可感染淋病。新生儿出现淋菌性眼炎,若治疗不及时,可发展成角膜溃疡,角膜穿孔而失明,亦可因感染出现淋菌性肺炎,甚至全身感染。

【诊断】

合并淋病,多无明显症状,对可疑患者病原体的分离和培养是主要的诊断手段。

1. **分泌物涂片检查**　取宫颈分泌物,涂片行革兰染色,油镜下可见满视野多叶形白细胞胞浆内有许多对革兰阴性双球菌。此法对女性患者的检出率低,且宫颈管分泌物中的有些细菌与淋病奈瑟菌相似,可有假阳性,只作为筛查手段。

2. **淋病奈瑟菌培养**　诊断淋病的金标准方法。对临床可疑,涂片阴性或需要药物敏感试验者,取宫颈分泌物送培养。先拭去宫颈口分泌物,用棉拭子插入宫颈管内 1.5~2cm,转动多次,停留 20~30 秒再取出,取出的宫颈分泌物应注意保温、保湿,取材后立即接种,培养阳性率可达 80%~90.5%。妊娠期注意避免棉拭子触及胎膜,以免诱发胎膜早破。对已有播散性淋病者,也可在高热时取血做淋病奈瑟菌培养。若需要确证试验,可对培养的淋病奈瑟菌行糖发酵试验及直接免疫荧光染色检查。

3. **核酸检测**　应用分子生物学技术(如 PCR 技术等)检测淋病奈瑟菌 DNA 片段可帮助诊断。此方法的敏感性及特异性高,但有一定假阳性率。

【治疗】

妊娠期淋病治疗原则是及时、足量、规范应用抗生素,同时兼顾对妊娠的影响,尽量选用对胎儿影响较小的抗生素。

1. **淋病治疗**　淋病治疗中敏感抗生素的应用是关键,由于耐青霉素的菌株增多,目前首选的抗生素以第三代头孢菌素为主。无合并症淋病推荐大剂量单次给药方案,达到足够血液浓度以杀死淋病奈瑟菌;合并症淋病应连续每日给药,保持足够治疗时间;由于 20%~40% 淋病同时合并沙眼衣原体感染,因此,可同时应用抗衣原体药物。根据淋病的感染部位,抗生素的应用可分为：

（1）宫颈炎、尿道炎、前庭大腺炎：①首选头孢曲松钠 250mg 单次注射或头孢噻肟钠 1g 单次肌注；②头孢菌素类过敏者，可选用大观霉素 4g，单次肌注；③不能排除衣原体感染者，加用阿奇霉素 1g 单次口服。

（2）淋菌性盆腔炎：头孢曲松钠 500mg，每日 1 次，肌注，连续 10 日；或大观霉素 2g，每日 1 次，肌注，连续 10 日。同时加用甲硝唑 400mg，每日 2 次，口服，连续 10 日。

（3）播散性淋病：头孢曲松钠 1g，每日 1 次，肌注或静注，连续 10 日以上；或大观霉素 2g，每日 2 次肌注，连续 10 日以上。若考虑合并有衣原体感染，可同时加服阿奇霉素 1g，单次口服。

2. 分娩方式的选择　淋病非终止妊娠及剖宫产指征，但妊娠合并淋病孕妇临产时，如正值淋菌性阴道炎、宫颈炎急性期，黏膜充血水肿严重，可适当放宽剖宫产的指征，避免阴道壁和宫颈的严重裂伤。

3. 新生儿的处理　对所有淋病孕妇所生的新生儿应用 1% 硝酸银液滴眼，预防淋菌性眼炎。若淋病孕妇未经治疗，所分娩的新生儿应给予预防性治疗，头孢曲松钠 25~50mg/kg（不超过 125mg），静注或肌注，单次给药。

【预防】

妊娠期淋病可通过直接接触、间接接触和经淋病母体产道而感染，切断其传播途径，并对可疑衣物保持干燥，注意消毒，可减少其感染机会。其次，对妊娠期高危患者进行筛查，尽早确诊或排除淋病感染，以便对于已确诊或可疑淋病孕妇及其生育的新生儿进行针对性治疗或预防性治疗，减少母婴垂直传播和对新生儿的影响。

二、妊娠合并梅毒

【病因及传播途径】

梅毒（syphilis）是由梅毒苍白密螺旋体（treponema pallidum，TP）亚种所引起的一种慢性传染性疾病。梅毒螺旋体几乎可累及全身各器官，产生各种症状和体征，临床表现复杂，并可通过胎盘传染给胎儿，导致流产、早产、死产和先天性梅毒，危害孕产妇和胎婴儿健康。梅毒螺旋体在体外干燥条件下不易生存，一般消毒剂及肥皂水即能将其杀死；但其低温下可长期存活，如 4℃ 存活 3 个月，−78℃ 保存数年，仍有传染性。

梅毒螺旋体传染方式有：

1. 性接触直接传播　为最主要的传播途径，占 95% 以上；未经治疗的患者在感染后 1 年内最具传染性，随病期延长，传染性越来越小，病期超过 4 年者基本无传染性。

2. 间接感染　通过内衣裤及日常用品，医务人员、实验室工作人员，接触病人或含有螺旋体的标本不慎而感染。

3. 通过胎盘传染婴儿　患梅毒的孕妇，即使病期超过 4 年，其苍白螺旋体仍可通过妊娠期的胎盘感染胎儿，引起先天性梅毒。

4. 血液传播　通过输入有传染性梅毒患者的血液及血制品而感染。

【发病机制】

正常人的皮肤和黏膜对梅毒螺旋体是一道屏障，皮肤黏膜通过性交或接触受损后，梅毒螺旋体趁机侵入体内，经皮肤淋巴间隙扩散，很快到达局部淋巴结。进入淋巴结的螺旋体，经 2~3 日侵入血液循环并传播到全身，此时人体无任何反应。经 2~4 周的潜伏期，被螺旋体侵入处发生炎症反应，出现结节、浸润及溃疡。

【临床表现】

梅毒发病是梅毒螺旋体与机体免疫力相互作用的过程。随梅毒螺旋体与免疫力的消长，梅毒的表现多种多样，症状和体征时隐时现，进展缓慢，病程长。根据梅毒传染途径及感染时间的

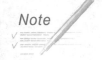

不同,临床将梅毒分为先天性梅毒和后天性梅毒两种类型。

1. **先天性梅毒**　先天性梅毒是指梅毒螺旋体由母体经胎盘进入胎儿血液循环所致的感染。现已证实在孕6周开始梅毒即可感染胎儿引起流产。孕16~20周以后梅毒螺旋体可播散到胎儿所有器官,引起肺、肝、脾、胰和骨等病变。妊娠各期梅毒均可传给胎儿,尤以二期梅毒孕妇的传染性最强,未经治疗的几乎100%胎儿感染。未经治疗的一、二期梅毒孕妇的早产率高达50%。早期潜伏梅毒的孕妇,虽临床无任何临床表现,但感染胎儿的可能性>80%,并有20%早产。晚期潜伏梅毒的患者虽性接触已无传染性,但传给胎儿的机会仍有10%。可出现下列表现:

(1) 胎儿期:先天性梅毒在胎儿期可表现为肝脏肿大,胎盘增厚,胎儿水肿,宫内生长迟缓,非免疫性溶血,流产、早产,死胎等。

(2) 新生儿期:早期先天性梅毒表现为肝(脾)大、皮疹(脓疱疹、脱皮、斑丘疹)、黄疸、慢性鼻炎、脑膜炎、肠梗阻或出血、间质性肺炎、肺脓肿、白内障、脑积水等,晚期先天性梅毒表现为间质性角膜炎、马鞍鼻、Hutchinson牙、军刀状胫(胫骨前凸)、耳聋、智力发育迟缓,甚至死亡等。

2. **后天性梅毒**　后天性梅毒是指个体通过性接触或非性接触途径感染的梅毒,亦称获得性梅毒。根据其有无传染性而分为早期梅毒与晚期梅毒。病程在两年以内称早期梅毒,包括一期梅毒、二期梅毒和早期潜伏性梅毒。病程在两年以上称晚期梅毒,包括三期梅毒及晚期潜伏梅毒。潜伏梅毒是指梅毒感染后未治疗或治疗不彻底,临床无症状,梅毒血清反应阳性,且可排除其他导致梅毒血清反应阳性疾病的存在。各期梅毒的主要表现:

(1) 一期梅毒:多发生于不洁性交后2~4周,主要表现为硬下疳(hard chancre),为侵入部位发生炎症反应所致。硬下疳初为小红斑或丘疹,迅速破溃形成糜烂或溃疡,可出现在外生殖器及肛门等部位,典型的硬下疳为单发,直径1~2cm大小,圆形或椭圆形,境界清楚,边缘稍高于皮面,表面有肉红色的糜烂面或浅表溃疡,无痛、创面清洁,有少量浆液性渗出物(内含大量螺旋体),周边及基底浸润明显,具软骨样硬度。硬下疳出现1~2周后局部淋巴结肿大。硬下疳不经治疗可在2~8周内自然消失,不留痕迹或仅留有轻度浅表瘢痕。硬下疳的初期,大部分人的梅毒血清反应呈阴性,以后阳性率逐渐增高,到硬下疳出现6~8周后,病人血清反应全部变成阳性。

(2) 二期梅毒:主要表现为皮肤梅毒疹,包括斑疹、斑丘疹、丘疹鳞屑性梅毒皮疹及脓疱疹等,常出现于躯干、四肢等部位,皮疹特点为对称、泛发、多形性。皮疹持续2~3周可自然消退。若一期梅毒未经治疗或治疗不规范,潜伏期梅毒螺旋体继续增殖,约在硬下疳出现2~12周(多在6~8周)或感染后6~12周(多在7~10周),大量密螺旋体通过血液循环达全身,诱发全身各器官的损害和表现,甚至出现神经梅毒的症状。现在经积极的预防、消梅和驱梅等运动,已经非常罕见。

(3) 三期梅毒:主要表现为永久性皮肤黏膜损害,并可侵犯多种组织器官危及生命。基本损害为慢性肉芽肿,局部因动脉内膜炎所致缺血而使组织坏死,导致全身各器官的损害和后遗症。

3. **实验室检查**

(1) 病原学检查:检测早期梅毒皮肤黏膜病损处、渗出液或淋巴结穿刺液中有无梅毒螺旋体,常用暗视野显微镜检查,亦可用直接荧光抗体试验检查,寻找病原体。

(2) 梅毒血清学检查:梅毒螺旋体进入机体后产生两种抗体,非特异的抗脂质抗体(反应素)和抗梅毒螺旋体特异性抗体。

1) 非特异的抗脂质抗体检查:包括:①性病研究实验室试验(venereal disease research laboratory, VDRL);②血清不加热反应素玻片试验(unheated serum regain test, USR);③快速血浆反应素(rapid plasma regain, RPR)环状卡片试验。敏感度高而特异性低,感染4周即可出现阳性,但也有假阳性。适用于普查、婚检、产前检查等筛查及疗效观察和判定有无复发或再感染。

2) 抗梅毒螺旋体特异性抗原抗体检查:包括:①密螺旋体血凝试验(treponema pallidum hemagglutination assay, TPHA);②荧光密螺旋体抗体吸收试验(fluorescent treponemal antibody

Note

absorption test,FTAABS)。直接用经过处理的梅毒螺旋体作为抗原检测受检者是否存在特异性抗体,具有快速、敏感、特异性强的特点,用于证实试验。由于抗体存在时间长,抗体滴度与疾病活动无关,不适用于疗效观察。

(3)脑脊液检查:怀疑神经梅毒者应行脑脊液检查。神经梅毒患者脑脊液中淋巴细胞≥10×10^6/L,蛋白量 >50mg/dl,VDRL 阳性。

【诊断与鉴别诊断】

妊娠期梅毒的诊断需要确认梅毒感染的时间、临床分期及胎儿是否受累及受累程度。妊娠期梅毒多无症状,往往在死胎、新生儿异常或血清学筛查阳性时才发现。因此,提倡对每一个孕妇在孕前或早孕期进行梅毒的筛查,对筛查阳性的患者,根据性病接触史、临床表现列为疑似病例;联合特异性血清学试验阳性或暗视野显微镜检查发现梅毒螺旋体则为确诊病例,若脑脊液检查阳性为神经梅毒。对确诊病例,根据其病程、全身各器官受累情况进行临床分期,并借助超声影像学检查排除胎儿受累。临床病例以一期梅毒多见,故需要与生殖器疱疹、外阴癌、宫颈癌鉴别。

【处理】

妊娠期梅毒的治疗原则与非孕期相似,早期、规范、充足、追踪观察、彻底治疗。在首剂治疗过程中由于大量梅毒螺旋体被杀灭,释放异体蛋白质,可能导致头痛、发热、肌肉痛等,称吉海反应(Jarisch-Herxheimer reaction)。妊娠期梅毒应兼顾产科处理和新生儿的治疗。

1. 早期梅毒　苄星青霉素 G 240 万 U,单次肌注,亦可在 1 周后重复 1 次。

2. 晚期梅毒　苄星青霉素 G 240 万 U,肌注,每周 1 次,连用 3 次。

3. 神经梅毒　青霉素 G 300 万 ~400 万 U,静脉注射,每 4 小时 1 次,连用 10~14 日或普鲁卡因青霉素 240 万 U,肌注,每日 1 次,加用丙磺舒 500mg,口服,每日 4 次,连用 10~14 日。

4. 性伴侣的治疗　性伴侣应进行梅毒的检查和治疗,治疗期间禁止性生活。

5. 青霉素过敏者,首选青霉素脱敏和脱敏后青霉素治疗。脱敏失败,可选红霉素或阿奇霉素 500mg,每日 4 次,口服,连用 15~30 日;妊娠期禁用盐酸四环素或多西环素。

6. 产科处理　梅毒孕妇的产科处理,主要是积极治疗梅毒,减少宫内感染的发生;其次是监测胚胎或及胎儿的发育,早期检出出生缺陷和宫内缺氧的胎儿,降低流产和死胎的发生率;梅毒非剖宫产指征,但产时应严密监测产程和胎儿宫内情况。产后留取脐血、胎盘送检,获得先天性梅毒确诊的依据。

7. 新生儿的处理　梅毒血清学检查阳性孕妇所分娩的新生儿应进行非梅毒螺旋体实验,进行定量评价。如脐血或新生儿血 RPR 或 VDRL 抗体滴度较母血增高 4 倍以上,即可诊断为先天梅毒。对先天梅毒儿应进行脑脊液(CSF)检查,血常规检查。根据临床需要可做其他检查,如长骨 X 线检查、X 线胸片、肝功能检查、颅脑超声、眼底检查、脑干视觉反应检查等。经检查诊断或高度怀疑先天梅毒的新生儿需要进行治疗:CSF 异常者,普鲁卡因青霉素 5 万 U/(kg·d),肌注,连用 10 日;CSF 正常者,普鲁卡因青霉素 5 万 U/(kg·d),单次肌注;如不能进行脑脊液检查者,按脑脊液异常者治疗。如母亲产前已得到恰当治疗且无梅毒复发及再感染证据,征求新生儿家属是否对新生儿进行有关临床和实验室检测(CSF 检查、血常规检查),可选择苄星青霉素 5 万 U/kg,单次肌注。

【治愈标准】

治愈标准有临床治愈及血清治愈。一期梅毒(硬下疳)、二期梅毒及三期梅毒(包括皮肤、黏膜、骨骼、眼、鼻等)损害消退、症状消失为临床治愈。若抗梅毒治疗后 2 年内,梅毒血清学试验由阳性转为阴性,脑脊液检查阴性为血清治愈。

【随访】

梅毒经充分治疗后,应随访 2~3 年。第 1 年每 3 个月随访 1 次,以后每半年随访 1 次,包括

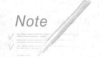

临床及血清非梅毒螺旋体抗原试验。若在治疗后 6 个月内梅毒症状、体征持续存在或血清滴度未下降 4 倍,应视为治疗失败或再感染,除需重新加倍治疗外,还应考虑做脑脊液检查,以排除有无神经梅毒。多数一期梅毒在 1 年内,二期梅毒在 2 年内血清学试验转阴。少数晚期梅毒血清非梅毒螺旋体抗体滴度低水平持续 3 年以上,可判为血清固定,但应严密观察,若滴度上升,则予复治。梅毒妇女建议在规范治疗 2 年后,评估达到临床及血清治愈后再考虑妊娠;如经 2 年随访,无法达到临床治愈,被判定为血清固定,在排除复发后可考虑妊娠,但孕期应严密监测。

梅毒血清学阳性孕妇分娩的新生儿,在婴儿出生后 1、2、3、6 和 12 月复查 1 次 RPR 滴度,直到结果转阴或滴度下降 4 倍。CSF 细胞数增高的婴儿应每 6 个月复查 1 次,直至 CSF 细胞数正常为止。

【预防】

患病 3 个月内,凡接触过传染性梅毒的性伴侣,夫妻双方应予检查,确诊及治疗。治疗期禁止性生活。孕前进行梅毒的筛查,对筛查阳性患者进行规范的治疗,达到血清治愈后再考虑妊娠。对孕前无筛查的患者,建议早孕期常规筛查,筛查阳性患者进行梅毒确诊实验,已确诊的患者,如非胎儿珍贵,可行人流术;胎儿珍贵的孕妇在治疗的基础上,严密监护胎儿宫内发育和胎儿附属物的变化;出生后排除先天梅毒,并进行追踪观察。

三、获得性免疫缺陷综合征合并妊娠

【病因及发病机制】

获得性免疫缺陷综合征(acquired immunodeficiency syndrome,AIDS),又称艾滋病,是由人免疫缺陷病毒(human immunodeficiency virus,HIV)引起的性传播疾病。HIV 属逆转录 RNA 病毒,细胞膜芽生,毒粒大小为 100~140nm,病毒蛋白有核蛋白、膜蛋白、酶蛋白三种,分为 HIV-1、HIV-2 两个亚型。HIV 病毒体外层的脂蛋白包膜中嵌有 gp120 和 gp41 两种糖蛋白,gp120 与宿主淋巴细胞表面的 CD4 糖蛋白有嗜亲性,可与其特异性结合;而 gp41 介导病毒包膜与其宿主细胞膜融合;借此选择性地侵入 $CD4^+$ 淋巴细胞,在病毒逆转录酶的作用下,合成 DNA,并整合到宿主细胞的染色体,继而在细胞内复制、形成完整的病毒体释放出细胞外,感染新的细胞,也可呈潜伏感染状态,随细胞分裂而进入子代细胞。最后 $CD4^+$ 淋巴细胞耗竭,免疫功能严重破坏,并发各种条件致病菌的感染和肿瘤,导致死亡。

【传播途径】

HIV 可存在于感染者的血液、精液、阴道分泌物、眼泪、尿液、乳汁、脑脊液中,其主要感染途径:

1. **性接触直接传播**　艾滋病患者及 HIV 携带者均具有传染性,包括同性接触及异性之间接触。

2. **血液传播**　见于吸毒者共用注射器,接受 HIV 感染的血液或血制品,接触 HIV 感染者的血液、黏液等。

3. **母婴垂直传播**　HIV 感染孕妇在妊娠期 HIV 能通过胎盘传染给胎儿,或分娩时经软产道及出生后经母乳喂养感染新生儿。

【临床表现】

从感染 HIV 到发展为艾滋病的潜伏期长短不一,短至几个月,长达 17 年,平均 10 年。由于 HIV 感染后期常发生各种机会性感染及恶性肿瘤,因此,临床表现多样。妊娠期 HIV 的临床表现与非孕期相似。

1. 我国《HIV/AIDS 诊断标准及处理原则》标准中,将艾滋病分为 3 个阶段:

(1) 急性 HIV 感染期:部分患者在感染 HIV 初期无临床症状,但大部分 HIV 感染后 6 日 ~6 周可出现急性症状,主要表现为:①发热、乏力、咽痛、全身不适等上呼吸道感染症状;②个别有

头痛、皮疹、脑膜脑炎或急性多发性神经炎;③颈、腋及枕部有肿大淋巴结,类似传染性单核细胞增多症;④肝(脾)大。上述症状可自行消退。约在感染 HIV 2~3 个月后出现 HIV 抗体阳性,95% 感染者在 6 个月内 HIV 抗体阳性。从感染 HIV 至抗体形成的时期,称为感染窗口期。窗口期 HIV 抗体检测阴性,但具有传染性。

(2) 无症状 HIV 感染:临床常无症状及体征。血液中不易检出 HIV 抗原,但可以检测到 HIV 抗体。

(3) 艾滋病:临床表现为:①原因不明的免疫功能低下;②持续不规则低热超过 1 个月;③持续原因不明的全身淋巴结肿大(淋巴结直径 >1cm);④慢性腹泻超过 4~5 次 / 日,3 个月内体重下降 >10%;⑤双重感染:由于 HIV 感染后引起细胞免疫功能缺陷,导致双重感染,常见合并口腔假丝酵母菌感染、卡氏肺囊虫肺炎、巨细胞病毒感染、弓形虫病、隐球菌脑膜炎、进展迅速的活动性肺结核;⑥继发肿瘤,主要是皮肤黏膜的 Kaposi 肉瘤、淋巴瘤等;⑦中青年患者出现神经系统症状,如痴呆、脊髓病、末梢神经病,找不到原因;⑧其他并发症,如慢性淋巴性间质性肺炎。

2. 实验室检查

(1) 病原检查:病毒分离培养、核酸检测阳性是诊断 HIV 感染最可靠的方法,但敏感度低。

(2) 病毒相关抗原、抗体检测:HIV 相关抗原 p24、HIV 特异抗体检测可作为初筛试验和确认试验。

【HIV 感染对妊娠的影响】

1. HIV 对妊娠的影响　HIV 感染本身对妊娠无直接影响,包括胎儿出生体重、分娩孕龄及流产率等方面,但可导致胎儿孕期、产时和产后感染。另外,由于 HIV 患者抵抗力低下,易发生机会感染或感染难以控制,间接可导致妊娠期感染、流产、早产等不良妊娠的几率增加。

2. 妊娠对 HIV 的影响　妊娠本身存在免疫抑制,可加速 HIV 的病情发展,导致 HIV 患者免疫力下降、崩溃,导致机会性感染、全身严重感染及恶性肿瘤等各种疾病的发生,增加母儿死亡率。

【诊断】

妊娠期 HIV 的诊断与非妊娠期相同,根据病史、临床表现及实验室检查进行诊断。我国有关《HIV/ADIS 诊断标准及处理原则》的诊断标准如下:

1. 急性 HIV 感染期

(1) 流行病学史:包括:①同性恋或异性恋者有多个性伴侣史,或配偶、性伴侣抗 HIV 抗体阳性;②静脉吸毒史;③用过进口第Ⅷ因子等血液制品;④与 HIV/AIDS 患者有密切接触史;⑤有梅毒、淋病、非淋菌性尿道炎等性传播疾病史;⑥出国史;⑦HIV 抗体阳性者所生的子女;⑧输入未经 HIV 抗体检测的血液。

(2) 临床表现:具有上述临床表现,可有不同的机会感染症状等。

(3) 实验室检查:①周围血白细胞及淋巴细胞总数起病后下降,以后淋巴细胞总数上升,可见异型淋巴细胞;②CD4/CD8>1;③感染初期 HIV 抗体阴性,2~3 个月后,最长可达 6 个月 HIV 抗体阳性,在感染窗口期抗体阴性;④少数人感染初期血液 HIVp24 抗原阳性。

2. 无症状 HIV 感染期　流行病学史同急性 HIV 感染。无任何临床表现。实验室检查:①抗 HIV 抗体阳性,经确证试验证实;②CD4 淋巴细胞总数正常,CD4/CD8>1;③血清 p24 抗原阴性。

3. 艾滋病期　流行病学史与急性 HIV 感染相同,有艾滋病的临床表现。实验室检查:①抗 HIV 抗体阳性,经确证试验证实;②血液 p24 抗原阳性;③CD4 淋巴细胞总数 <200/mm³ 或 200~500/mm³;④CD4/CD8<1;⑤周围血 WBC、Hb 下降;⑥β_2 微球蛋白水平增高;⑦可找到艾滋病合并感染的病原学或肿瘤的病理依据。

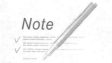
Note

4. 病例分类　①HIV 感染者需具备抗 HIV 抗体阳性,急性 HIV 感染系高危人群在追踪过程中抗 HIV 抗体阳转;②若有流行病学史,或有艾滋病的临床表现,并且同时具备艾滋病实验室检查中的①、③、⑦项为艾滋病。

【鉴别诊断】

应与原发性免疫缺陷病、继发性免疫缺陷病(因皮质激素、化学疗法、放射疗法或患有恶性肿瘤及严重的蛋白热能性营养不良引起的继发性免疫缺陷病)、血液病、传染性单核细胞增多症、中枢神经系统疾病相鉴别。

【处理】

妊娠期 HIV 的处理同非妊娠期,无治愈方法。处理主要包括 HIV 的治疗和产科处理,但 HIV 感染孕产妇若在产前、产时或产后正确应用抗病毒药物治疗,其新生儿 HIV 感染率可显著下降。

1. 一般治疗　对 HIV 感染和艾滋病患者给予积极的心理治疗,嘱其注意休息,加强营养及劳逸结合,避免传染他人。

2. 药物治疗

(1)孕产妇的抗病毒治疗:核苷逆转录酶抑制剂(NRTI)齐多夫定(zidovudine,ZDV)对 HIV 母婴垂直传播有肯定的防治作用,并且属于妊娠期 C 类药物,是唯一经 FDA 批准用于治疗 HIV 感染的药物。CD4T 细胞计数 >200/ml 妊娠妇女,从妊娠 14~34 周开始服用 ZDV,200mg,每日 3 次,或 300mg,每日 2 次,至分娩。如入院时已临产,立即口服 ZDV 300mg,联合拉米夫定(3TC) 150mg;之后,ZDV 300mg+3TC 150mg,至产后 1 周。

(2)新生儿和婴儿的抗病毒治疗:选择人工喂养的新生儿,出生后尽早(6~12 小时)内服用奈韦拉平(NVP)每日 1 次或 ZDV 每日 2 次,至出生后 6 周。选择母乳喂养的新生儿,出生后尽早(6~12 小时内)服用 NVP 每日 1 次,至母乳喂养停止后 1 周。

3. 其他治疗　加强营养,应用免疫调节药物干扰素、IL-2、丙种球蛋白,中药香菇糖片、丹参、黄芪等,加强全身支持,治疗机会感染及肿瘤。

4. 产科处理

(1)艾滋病患者和 HIV 抗体阳性者均不宜妊娠,一旦妊娠应早期终止;如继续妊娠,应告知胎儿感染及妊娠期疾病加速发展的危险。

(2)艾滋病孕妇推荐择期剖宫产减少胎儿感染的机会;如胎膜已破,尽可能缩短破膜距分娩的时间,尽量避免使胎儿暴露于血液和体液危险增加的操作,如胎儿头皮电极、胎儿头皮 pH 测定、滞产等。并注意分娩时新生儿眼和脸的保护。

(3)艾滋病孕妇乳汁可传播 HIV,因此,在非婴儿救命情况下,不推荐 HIV 感染之母亲进行母乳喂养。

(4)艾滋病孕妇分娩的新生儿,均应按高危儿转入新生儿病房。排除宫内感染,建议在产后 8~12 小时给新生儿开始服用 ZDV,每次 2mg,每 6 小时 1 次,持续 6 周,其保护率可达 67.5%。

(5)艾滋病孕妇产后注意卫生宣教,减少产褥感染。

【预防】

由于艾滋病无治愈方法,重在预防。妊娠期艾滋病的预防同非孕期,另外注意:

1. 对所有婚前检查的夫妻和孕前检查的妇女进行 HIV 的筛查,如孕期无筛查,强调早孕期筛查,一旦筛出阳性,确诊的患者建议终止妊娠。

2. 对确诊的 HIV 孕妇,继续妊娠者应转至专业机构进行 HIV 规范治疗和母婴阻断,孕期避免羊水穿刺、胎儿镜等有创的产科检查。

3. HIV 孕妇在情况允许的情况下,应选择有母婴阻断措施的医院住院分娩,并在分娩全过程及产后进行 HIV 规范治疗和随访。

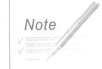
Note

【小结】

妊娠可加速 STD 的发展,并可传染给胎儿,因此孕前和孕早期的筛查,尽早终止妊娠是减少母婴垂直传播,减少由此导致不良妊娠结局的关键。对于拒绝终止妊娠或有条件继续妊娠的患者,如治疗药物对胚胎无影响,可尽早治疗,而对于需要采用对胚胎有影响的药物(如抗病毒治疗)则建议在妊娠 12 周以上实施,以降低母婴垂直传播的几率和并发症的发生。妊娠期监测中以母体原发病的发展、胎儿发育及宫内情况的监测为主要内容。分娩期尽可能缩短破膜距分娩的时间,尽量避免使胎儿暴露于血液和体液危险增加的操作,并注意保护新生儿眼和脸部,对不能阴道分娩的患者建议选择择期剖宫产。产后在非婴儿救命情况下,不推荐 HIV 感染的母亲进行母乳喂养。对 STD 母亲分娩的新生儿常规进行宫内感染的排查,对无法排除宫内感染新生儿进行预防性治疗,并将母子纳入 STD 的随访系统中进行管理和追踪。

【思考题】

1. 性传播疾病包括哪些疾病,其母婴传播途径有哪些?
2. 如何减少性传播疾病母婴传播的机会?
3. 性传播疾病患者的产科处理原则有哪些?

(张卫社)

参考文献

1. 丰有吉,沈铿. 妇产科学. 第 2 版. 北京:人民卫生出版社,2010.
2. 谢幸,苟文丽. 妇产科学. 第 8 版. 北京:人民卫生出版社,2013.
3. 曹泽毅. 中华妇产科学(临床版). 第 3 版. 北京:人民卫生出版社,2014.
4. 王临虹. 预防艾滋病母婴传播技术指导手册. 北京:人民卫生出版社,2014.
5. 徐秀华. 临床医院感染学. 长沙:湖南科学技术出版社,2005.
6. 全军计划生育优生优育专业委员会. 妊娠期 ToRCH 筛查指南. 解放军医药杂志,2014,26(1):102-116.
7. 周乙华,胡娅莉. 妊娠期 TORCH 血清学筛查选择和结果评价. 中国产前诊断杂志(电子版),2012,4(2):22-25.

第八章　妊娠早期常见并发症

受孕和妊娠是极为复杂又十分协调的生理过程。各种内在因素与外界环境的综合作用常常影响母体与胎儿,有可能导致病理妊娠。在妊娠早期可发生自然流产、异位妊娠及妊娠剧吐等并发症。

第一节　流　　产

妊娠不足 28 周、胎儿体重不足 1000g 而终止者,称为流产(abortion)。由于新生儿抢救水平的不同,各国及地区对流产时限的界定并不完全相同,在我国,仍以小于 28 周作为界定流产的时限。孕周 <12 周者,称为早期流产,≥12 周为晚期流产。流产也分为自然流产和人工流产,本节仅阐述自然流产。

【流行病学】

自然流产的发生率在 15%~40%,与诊断标准和识别力直接相关。胚胎着床后 31% 发生自然流产,其中 80% 为早期流产。若流产发生在月经期前的生化妊娠(chemical pregnancy),称为隐性流产(clinically silent miscarriages),占早期流产的 30%~40%。

【病因】

流产病因比较复杂,包括遗传因素、解剖因素、内分泌因素、免疫因素、感染因素、环境因素、孕妇全身性疾病等。不同病因导致的自然流产,其发生时限也不同。

1. 遗传因素　受精卵、胚胎或胎儿染色体异常是流产最常见的原因,在早期流产中占 50%~60%,中期妊娠流产中约占 35%,晚期妊娠死胎中占 5%。染色体异常包括数目异常和结构异常。其中数目异常以三体最多,13、16、18、21 和 22 三体常见,其次为 X 单体。三倍体和四倍体少见。结构异常引起流产少见,主要有平衡易位、倒置、缺失、重叠及嵌合体等。此外,夫妇染色体异常可导致胎儿染色体异常引发自然流产。

2. 解剖因素　主要为子宫异常,若不纠正,流产可反复发生。常为晚期流产。

(1) 子宫先天性发育异常:子宫发育不良、双子宫、鞍形子宫、双角子宫、单角子宫、子宫纵隔等。

(2) 子宫体疾病:子宫肌瘤(黏膜下肌瘤及部分肌壁间肌瘤)、子宫腺肌瘤、宫腔粘连等,均可因宫腔形态改变影响胚胎着床、发育而导致流产。

(3) 子宫颈功能不全:子宫颈重度裂伤、子宫颈内口松弛、子宫颈部分或全部切除术后等,可引发胎膜早破而发生晚期自然流产。

3. 内分泌因素　正常妊娠的维持与内分泌激素的调节、平衡密切相关,依赖于发育完好的子宫内膜,相应的雌激素、孕激素水平等。黄体功能不全、高泌乳素血症、多囊卵巢综合征以及甲状腺功能低下、严重糖尿病血糖控制不良等,均可因内分泌异常导致自然流产。

4. 免疫因素　免疫功能异常包括自身免疫型和同种免疫型。自身免疫型与患者体内抗磷脂抗体有关,抗磷脂抗体阳性、抗 β_2 糖蛋白抗体阳性在系统性红斑狼疮及干燥综合征患者中多见;也可见于抗核抗体阳性、抗甲状腺抗体阳性的孕妇。同种免疫型是基于妊娠属于半同种异体移植的理论,母胎的免疫耐受使得胎儿不被排斥,在母体内得以生存。母胎免疫耐受有赖于孕妇血清中有足够的针对父系人白细胞抗原(human leukocyte antigen,HLA)的封闭性因子(blocking factors),能抑制免疫识别和免疫反应。如夫妇的 HLA 相容性过大,导致封闭性因子不足,或造成自然杀伤细胞(NK cell)的数量或活性异常,均可能导致不明原因复发性流产。

5. 全身性疾病　孕妇患全身性疾病,如严重感染、高热疾病可促进子宫收缩引起流产;严重贫血或心力衰竭、重度营养不良、血栓性疾病、慢性肝肾疾病或高血压等缺血缺氧性疾病亦可能导致流产;流感病毒、梅毒螺旋体、巨细胞病毒、弓形体、单纯疱疹病毒等的感染可引起胎儿畸形,导致流产。

6. 环境因素　过多接触放射线和化学物质如铅、砷、甲醛、苯、氯丁二烯、氧化乙烯等,以及噪声、震动,均可能引起流产。

7. 其他因素　流产还与许多因素相关,包括:强烈应激,如妊娠期严重的躯体不良刺激如手术、直接撞击腹部、性交过频等,或者过度紧张、忧伤、恐惧、焦虑等精神创伤,均可影响神经内分泌系统使机体内环境改变导致流产;不良习惯,如孕妇过量吸烟、酗酒,过量饮咖啡、吸食毒品、滥用药物,可引起胚胎染色体异常。此类因素的流产,多为空孕囊或已退化的胚胎,少数妊娠足月可能娩出畸形儿,或新生儿有代谢及功能缺陷。

【病理】

流产过程是妊娠物逐渐从子宫壁剥离并排出子宫。对妊娠物的检查可以帮助了解流产的原因。

发生于孕 8 周前的早期流产,胚胎多已死亡,胚胎绒毛与底蜕膜分离后,导致剥离面出血,坏死胚胎组织似异物,刺激子宫引起子宫收缩和宫颈扩张,加上此时胎盘绒毛发育不成熟,与子宫蜕膜联系尚不牢固,胚胎绒毛易与底蜕膜分离,妊娠物常能完全排出,出血也不多。早期流产时胚胎常常发育异常,包括全胚发育异常,如无胚胎、结节状胚、圆柱状胚和发育阻滞胚,以及特殊发育缺陷,如神经管畸形、肢体发育缺陷等。大体观可看到完整的蜕膜管型,囊胚包埋在蜕膜中间。

妊娠 8~12 周时胎盘绒毛发育茂盛,绒毛与底蜕膜连接较牢固,流产时妊娠产物往往不易完整排出,部分组织易滞留在宫腔内,影响子宫收缩,导致出血量较多,出血不易自止。大体检查妊娠物因出血时间和胚胎滞留宫腔内时间的长短有所不同,可分为血肿样或肉样胎块、结节性胎块和微囊型胎盘。

妊娠 12 周以后,胎盘已完全形成,流产时先出现腹痛,然后排出胎儿、胎盘。胎盘如剥离不全,可造成剥离面大出血。胎儿若死亡过久,可被血块包围,形成血样胎块稽留宫腔内致出血不止,或血红蛋白被吸收而形成肉样胎块,或胎儿钙化形成石胎(lithopedion)。其他还可见脐带异常、压缩胎儿、纸样胎儿、浸软胎儿等病理现象。

【临床表现】

流产发生在妊娠不同时期,其临床表现亦不同。主要表现有停经后阴道流血和腹痛。

1. 停经　大多数自然流产的患者均有明确的停经史,结合早孕反应、妇科检查子宫增大、妊娠试验阳性以及 B 型超声检查发现宫内孕囊等可以诊断。继发于生化妊娠的隐匿性流产发生在胚胎着床后月经前,则无停经史。

2. 阴道流血及腹痛　早期流产阴道流血在先,腹痛在后。由于妊娠物排出前胚胎或胎儿多已死亡,绒毛与蜕膜剥离,血窦开放,出现阴道流血;剥离的胚胎或胎儿和血液刺激子宫收缩,引起下腹部阵发性疼痛,继而排出胚胎或胎儿。妊娠物完全排出后,子宫收缩,血窦闭合,出血停止。晚期流产临床过程与早产相似,经过阵发性子宫收缩,胎儿娩出后胎盘娩出,同时出现阴道流血。胎儿排出前后可能还有生机,也有少数流产发生前胎儿已死亡。其原因有严重胎儿发育异常、宫内感染、自身免疫异常、血栓前状态等。晚期流产时胎盘与子宫壁附着牢固,若胎盘剥离不完全,血窦开放,可导致大出血、休克甚至死亡。胎儿娩出后若胎盘残留过久,可形成胎盘

Note

息肉,或反复出血、贫血及继发感染。

【临床类型】

根据自然流产发展的不同阶段,分为以下7种临床类型。

1. 先兆流产(threatened abortion)　指妊娠28周前先出现少量阴道流血,常为暗红色或血性白带,无组织排出,随后出现轻微下腹痛或腰骶部胀痛。妇科检查子宫颈口闭合,胎膜未破,子宫大小与停经时间相符。经休息及治疗后症状消失,可继续妊娠;若阴道流血量增多或下腹痛加重,则可能发展为难免流产。

2. 难免流产(inevitable abortion)　指流产不可避免。在先兆流产基础上,阴道流血时间长,出血量增多,阵发性下腹痛加重,或出现阴道流液(羊水流出)。妇科检查子宫颈口已扩张,子宫颈口有时可见胚胎组织或胚囊堵塞,子宫大小与停经周数基本相符或略小。B型超声检查子宫腔内仅见胚囊,无胚胎或胎儿或无心管搏动。

3. 不全流产(incomplete abortion)　指部分妊娠物排出子宫腔,但还有部分残留于子宫腔内或嵌顿于子宫颈口,或胎儿排出后胎盘滞留子宫腔或嵌顿于子宫颈口,由于组织残留影响子宫收缩,导致大量出血,甚至发生休克。妇科检查见子宫颈口有妊娠物堵塞及持续性血液流出,子宫颈口扩张,子宫小于停经周数。

4. 完全流产(complete abortion)　指妊娠物已全部排出,阴道流血逐渐停止,下腹痛逐渐消失。妇科检查子宫颈口已关闭,子宫大小接近正常。

5. 稽留流产(missed abortion)　又称过期流产。指胚胎或胎儿已死亡,滞留子宫腔内未能及时自然排出者。典型表现为早孕反应出现后又过早消失,有先兆流产症状或没有任何症状,子宫不再增大反而缩小。若为中期妊娠,孕妇腹部不再增大,胎动消失。妇科检查子宫颈口未开,子宫较停经周数小,质地不软,胎心不能闻及。

6. 复发性流产(recurrent spontaneous abortion,RSA)　指同一性伴侣连续发生3次及3次以上的自然流产。复发性流产每次流产多发生于同一妊娠时间,大多数为早期流产,少数为晚期流产。当流产连续发生2次即应重视并予评估,因为再流产的风险与已发生3次者相近。复发性流产的原因与偶发性流产(sporadic abortion)并无不同,但各种原因所占的比例不一致,如胚胎染色体异常的发生率会随着流产次数的增加而下降。早期复发性流产常见原因为胚胎染色体异常、黄体功能不全、多囊卵巢综合征、免疫功能异常、甲状腺功能低下等,晚期复发性流产常见原因为子宫解剖异常如子宫颈内口松弛和子宫畸形、免疫功能异常、血栓前状态等。

7. 流产合并感染(septic abortion)　流产过程中,若阴道流血时间长,妊娠物残留于子宫腔内或不洁流产时,有可能引起子宫腔感染。临床表现为下腹痛、阴道分泌物恶臭、妇科检查有子宫颈举痛等。感染严重可扩展到盆腔、腹腔甚至全身,引起盆腔炎、腹膜炎、败血症及感染性休克。常为厌氧菌及需氧菌的混合感染。

【诊断】

根据病史及临床表现诊断流产一般并不困难,但有时需结合辅助检查来判断。

1. 病史　应询问患者有无停经史及早孕反应,有无阴道流血及阴道流血量及持续时间,有无阴道排液及妊娠物排出,是否伴有腹痛及腹痛部位、性质、程度,有无发热,阴道分泌物性状及有无臭味。此外,还需了解有无既往流产史。

2. 体格检查　妇科检查应在消毒外阴后进行,注意子宫口有无妊娠物堵塞、羊膜囊是否膨出,子宫颈是否扩张,子宫大小与停经时间是否相符,有无压痛,双侧附件有无增厚、包块或压痛。怀疑先兆流产时,操作应轻柔。还需测量体温、脉搏、呼吸、血压,并注意有无贫血及急性感染征象。

3. 辅助检查

(1) B型超声检查:妊娠早期可测定妊娠孕囊的大小、形态和胎儿心管搏动,确定胚胎或胎

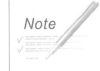
Note

儿是否存活,并可辅助诊断流产的类型。若妊娠囊形态异常,提示妊娠预后不良。借助 B 型超声检查还可对不全流产及稽留流产、异位妊娠进行鉴别。

(2) 妊娠试验:采用尿早早孕诊断试纸法对诊断妊娠有价值。一般胚胎着床 8~9 天即可在母血中检测到 β-hCG,在月经周期的后半期进行血 β-hCG 监测有助于发现隐匿性妊娠。连续测定血 β-hCG 的水平,有助于妊娠的预后判断。正常妊娠 6~8 周时,血 β-hCG 每日应以 66% 的速度增长,若每 48 小时 β-hCG 增长速度 <66%,提示妊娠预后不良。

(3) 孕激素测定:测定血孕酮水平,对判断先兆流产的预后有帮助,妊娠早期孕酮≥25ng/ml 提示妊娠状况良好。

(4) 其他检查:PRL 测定判断有否黄体功能不全;血常规判断是否贫血、有无感染存在;空腹血糖、胰岛素测定可了解有无糖尿病;TSH、fT4 测定了解是否有甲状腺功能低下;妊娠物及夫妇双方染色体检查对复发性流产有帮助。

【病因筛查】

流产的病因复杂,特别是针对复发性流产,进行病因筛查尤为重要。可进行筛查的手段包括胚胎染色体及夫妇外周血染色体核型分析、内分泌测定、子宫结构检查、凝血功能检查、自身抗体检测等。

> 案例
>
> 　女性患者,27 岁,0-0-1-0。停经 17 周,短暂腹痛后自娩血肉状物,阴道流血不多。患者 2 年前因 CIN3 行冷刀锥切术,半年前有一次相同孕周的自然流产。此次妊娠后超声检查提示宫内孕活胎。妇科检查:子宫颈口闭,子宫略大,质软无压痛。B 型超声检查子宫腔内未见胎儿胎盘。诊断:晚期完全流产。可能病因:子宫颈功能不全。

【鉴别诊断】

流产诊断后需进一步确定流产的类型,其鉴别诊断要点见表 8-1。

表 8-1　各种类型流产的鉴别诊断

流产类型	病史			妇科检查	
	阴道流血量	下腹痛	组织排出	子宫颈口	子宫大小
先兆流产	少	无或轻	无	闭合	相符
难免流产	中或多	加剧	无	扩张	相符或略小
不全流产	少到多	减轻	部分排出	扩张或有组织堵塞	略小
完全流产	少或无	无	全部排出	闭合	正常或略大
稽留流产	少或无	无	无	闭合	较小

早期自然流产还应与异位妊娠、葡萄胎、功能失调性子宫出血、子宫肌瘤、盆腔炎及急性阑尾炎等相鉴别。

> 案例
>
> 　患者女性,26 岁,0-0-0-0。停经 49 日,恶心呕吐 1 周。近 2 天有阴道流血,量少,无下腹痛。妇科检查:阴道内少量暗红色血液,子宫颈口闭,未见组织物堵塞,子宫如孕 50 日大小,质软,无压痛,双侧附件未及包块无压痛。辅助检查:尿妊娠试验阳性。B 型超声:宫内妊娠,见孕囊及胚芽,心管搏动可及。临床诊断:先兆流产。

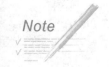

【处理】

确定流产后，应根据自然流产的不同类型进行相应处理，如果有明确的病因，需对因治疗。

1. **先兆流产**　卧床休息，禁性生活，足够营养支持。对于精神过分紧张者，应心理疏导，使其情绪安定，也可给予对胎儿危害小的镇静剂。黄体功能不全者可肌内注射黄体酮注射液 20~40mg，每日或隔日 1 次，或口服黄体酮胶囊，或肌内注射 hCG，1000U 每日 1 次，或 2000U 隔日 1 次，或口服维生素 E 保胎治疗；甲状腺功能减退者可口服小剂量甲状腺素片。经过治疗，若阴道流血停止，B 型超声检查提示胚胎存活，发育良好，可继续妊娠。若临床症状加重，B 型超声检查发现胚胎发育不良，血 β-hCG 持续不升或下降，表明流产不可避免，应终止妊娠。

2. **难免流产**　确诊后应尽早使胚胎或胎儿及胎盘组织完全排出。早期流产采用清宫术，对妊娠物应仔细检查，并送病理检查；如有可能争取做绒毛染色体核型分析，有助于明确流产原因。晚期流产时，子宫较大，为避免出血多，可用缩宫素 10~20U 加于 5% 葡萄糖注射液 500ml 中静脉滴注，促进子宫收缩。胎儿及胎盘排出后，应检查是否完全，必要时刮宫清除子宫腔内残留的妊娠物。同时给予抗生素预防感染。

3. **不全流产**　由于部分组织残留宫腔或堵塞宫口，极易引起大出血，一经确诊，应尽快行刮宫术或钳刮术，清除子宫腔内残留组织。大量阴道流血伴休克者，应同时输液，必要时输血，并给予抗生素预防感染。

4. **完全流产**　流产症状消失，B 型超声检查证实子宫腔内无残留物，若无感染征象，不需特殊处理。

5. **稽留流产**　稽留流产可能引起严重凝血功能障碍，导致弥散性血管内凝血（disseminated intravascular coagulation，DIC），造成严重出血。故处理前应查血常规、血小板计数及凝血功能，并做好输血准备。若出现凝血功能障碍，应尽早使用肝素、纤维蛋白原及输新鲜血、新鲜冰冻血浆等，待凝血功能好转后，再行处理。稽留流产也可因死亡胚胎或胎儿在子宫腔稽留时间较久，胎盘组织机化，与子宫壁紧密粘连，致使刮宫困难。若无凝血功能障碍，可先口服炔雌醇 1mg，每日 2 次，连用 5 日，或苯甲酸雌二醇 2mg 肌内注射，每日 2 次，连用 3 日，提高子宫肌对缩宫素的敏感性。子宫 <12 孕周者，可行刮宫术，术中肌内注射缩宫素，手术中应特别小心，避免子宫穿孔，一次不能完全刮净，于 5~7 日后再次刮宫。子宫 >12 孕周者，可使用米非司酮加米索前列醇，或静脉滴注缩宫素，促使胎儿、胎盘排出。术中刮出物必须送病理检查，术后常规超声检查，确认子宫腔内容物是否全部排出，并加强抗感染治疗。

6. **复发性流产**　需明确病因后对因治疗。对结构异常者，应予手术治疗。如子宫黏膜下肌瘤应在宫腔镜下行肌瘤摘除术，肌壁间肌瘤如果影响妊娠可考虑行剔除术。子宫纵隔、宫腔粘连应在宫腔镜下行纵隔切除或粘连松解术。子宫颈功能不全应在孕 14~18 周行子宫颈环扎术，术后定期检查，分娩前提前住院待产，待分娩发动前拆除缝线。若环扎术后出现流产征象，提示治疗失败，应及时拆除缝线，以免造成子宫颈撕裂。对于染色体异常夫妇，应于孕前进行遗传咨询，确定是否可以妊娠。夫妇一方或双方有染色体结构异常，仍有机会分娩健康婴儿，但其胎儿也有可能遗传异常的染色体，必须在孕早、中期进行产前诊断。黄体功能不全者，需肌内注射黄体酮 20~40mg/d，或口服黄体酮，或使用黄体酮阴道制剂，用药至孕 10~12 周时即可停药。抗磷脂抗体阳性患者可在确定妊娠以后使用小剂量阿司匹林（50~75mg/d），和（或）低分子肝素（5000IU，1~2 次/日，皮下注射）。甲状腺功能低下者在孕前及整个孕期都应补充甲状腺素。原因不明的复发性流产妇女，特别是怀疑同种免疫型流产者，可行淋巴细胞主动免疫，或者静脉注射免疫球蛋白治疗，有一定效果，但仍有争议。

7. **流产合并感染**　多为不全流产合并感染。治疗原则为控制感染的同时尽快清除子宫腔内残留物。根据阴道流血量的多少采用不同的治疗方案。若阴道流血不多，先选用广谱抗生素治疗 2~3 日控制感染，然后再行刮宫。若阴道流血量多，静脉滴注抗生素的同时，用卵圆钳钳夹出子宫腔内残留的大块组织,使出血减少,禁止用刮匙全面搔刮子宫腔,以免造成感染扩散。术后继续应用广谱抗生素,待感染控制后再彻底刮宫。阴道流血多已导致贫血的需及时输液输血,纠正贫血;若已合并感染性休克,应积极进行抗休克治疗,待病情稳定后再彻底刮宫。若感染严重或已形成盆腔脓肿,应行手术引流,必要时切除子宫。

【小结】

　　1. 流产大多发生在妊娠早期,病因复杂,遗传因素是早期流产的主要病因。
　　2. 流产分为 7 种临床类型,停经、阴道流血和腹痛是典型的临床表现,血 β-hCG 及 B 型超声检查是重要的辅助检查手段。
　　3. 治疗需针对不同类型进行相应处理,并尽可能消除病因。

【思考题】

　　1. 如何鉴别流产的类型?
　　2. 复发性流产的病因有哪些?

第二节　异位妊娠

受精卵在子宫体腔以外着床称为异位妊娠(ectopic pregnancy),习称宫外孕(extrauterine pregnancy)。根据受精卵在子宫体腔外种植部位不同,可将异位妊娠分为输卵管妊娠、卵巢妊娠、腹腔妊娠、阔韧带妊娠、子宫颈妊娠(图 8-1)。此外,剖宫产瘢痕妊娠和子宫残角妊娠的临床表现与异位妊娠相似,在本节内一并阐述。

异位妊娠是妇产科常见的急腹症,发病率约 2%,是早期妊娠阶段引起孕妇死亡的最常见原因。近年来,由于对异位妊娠的早期诊断和处理,使患者的死亡率大大降低,生育功能保留能力明显提高。

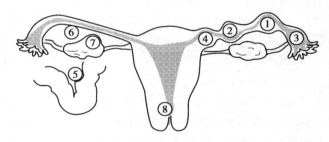

图 8-1　异位妊娠的发生部位
①输卵管壶腹部妊娠;②输卵管峡部妊娠;③输卵管伞部妊娠;④输卵管间质部妊娠;⑤腹腔妊娠;⑥阔韧带妊娠;⑦卵巢妊娠;⑧宫颈妊娠

一、输卵管妊娠

输卵管妊娠(tubal pregnancy)最为常见,占异位妊娠 95% 左右。近年来,辅助生育技术和促排卵受孕者大大增加,原极少数情况下可见的输卵管同侧或双侧多胎妊娠,或宫内与宫外同时妊娠发病率有所增高。

【输卵管解剖及功能】

输卵管是内生殖器官,对称、细长而弯曲的肌性管道,全长 8~14cm。自两侧子宫角向外侧伸展,外端游离呈伞状。根据输卵管形态的不同,由内向外分成 4 部分:①间质部(interstitial portion):潜行于子宫壁内的部分,长约 1cm,最短且管腔最窄;②峡部(isthmic portion):紧接间质部外侧,长 2~3cm,细直,管腔较窄;③壶腹部(ampulla portion):峡部外侧,长 5~8cm,壁薄,管腔宽大且弯曲,皱襞丰富,是通常的受精部位;④伞部(fimbrial portion):在输卵管最外侧端,游离,

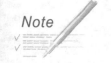

长 1~1.5cm,开口于腹腔,管口处有许多指状突起,呈伞状,有"拾卵"作用。

输卵管管壁由外而内由浆膜层、肌层及黏膜层构成。浆膜层为脏腹膜的一部分;输卵管肌层由平滑肌组成,平滑肌收缩引起输卵管由远端向近端的蠕动,协助拾卵及运送受精卵,同时一定程度上防止经血逆流和阻止子宫腔内感染向腹腔扩散;黏膜层由单层高柱状上皮组成,上皮细胞分为纤毛细胞、无纤毛细胞、楔状细胞和未分化细胞。四种细胞的功能各不相同:纤毛细胞通过纤毛摆动协助运送受精卵;无纤毛细胞可分泌糖原和中性黏多糖,又称分泌细胞;楔形细胞可能是无纤毛细胞的前身;未分化细胞是上皮的储备细胞,也称游走细胞。输卵管肌肉的收缩和黏膜上皮细胞的形态、分泌及纤毛摆动,均受雌孕激素的影响而有周期性变化。

输卵管为卵子与精子结合场所及运送受精卵的通道。当受精卵运行受阻滞留于输卵管时,即可能导致输卵管妊娠,其中壶腹部妊娠最多见,约占78%,其次为峡部(12%)、伞部(11%),间质部妊娠较少见,占 2%~3%。

【病因】

可能与下列因素有关。

1. 输卵管异常

(1) 输卵管黏膜炎和输卵管周围炎:为输卵管妊娠的主要病因。轻度输卵管黏膜炎可使黏膜皱褶粘连,管腔变窄,纤毛功能受损,导致受精卵在输卵管内运行受阻而于病变部位着床;严重者可使管腔完全堵塞导致不孕。输卵管周围炎病变主要在输卵管浆膜层或浆肌层,常发生输卵管周围粘连、扭曲,管腔狭窄,蠕动减弱,影响受精卵运行。淋病奈瑟菌及沙眼衣原体所致的输卵管炎常累及黏膜,而流产和分娩后感染通过淋巴系统蔓延往往引起输卵管周围炎。结核杆菌感染生殖道可致结节性输卵管峡部炎,病变的输卵管黏膜上皮呈憩室样向肌壁内伸展,肌壁结节性增生,输卵管近端肌层肥厚,因而影响其蠕动功能,导致受精卵运行受阻。

(2) 输卵管发育不良包括输卵管过长、输卵管肌层发育差、输卵管黏膜纤毛缺乏、双输卵管、输卵管憩室或有输卵管副伞等。

(3) 输卵管功能受雌、孕激素影响,若雌、孕激素分泌异常,可影响受精卵正常运行。精神因素也可引起输卵管蠕动异常和痉挛,干扰受精卵运送而致输卵管妊娠。

(4) 输卵管绝育史及手术史者,输卵管妊娠的发生率为 10%~20%,特别是在腹腔镜下行电凝输卵管或硅胶环套术绝育,可因输卵管瘘或再通而导致输卵管妊娠。有输卵管粘连分离术、输卵管成形术史者,再妊娠时输卵管妊娠的可能性亦增加。有输卵管妊娠史,再次妊娠为输卵管妊娠的几率达 10%。输卵管部分切除时可能发生输卵管残端妊娠。

2. 受精卵游走 卵子在一侧输卵管受精,受精卵经腹腔或宫腔进入对侧输卵管称受精卵游走。游走时间长,受精卵发育增大,可使受精卵在该侧输卵管内着床发生输卵管妊娠。

3. 辅助生育技术 近年由于辅助生育技术的应用,使输卵管妊娠发生率增加,既往少见的异位妊娠,如卵巢妊娠、宫颈妊娠、腹腔妊娠的发生率增加。美国因助孕技术应用所致输卵管妊娠的发生率为 2.8%。

4. 避孕失败 包括宫内节育器避孕失败、口服紧急避孕药失败,发生异位妊娠的机会较大。

5. 其他 子宫肌瘤或卵巢肿瘤若压迫输卵管,可影响输卵管管腔通畅,使得受精卵运行受阻。输卵管子宫内膜异位也增加受精卵着床于输卵管的可能性。

【病理】

1. 受精卵着床在输卵管内的发育特点 受精卵着床后,输卵管黏膜出现蜕膜反应,由于输卵管管腔狭小,管壁薄且缺乏黏膜下组织,不能形成完好的蜕膜,不利于胚胎的生长发育而引起流产;输卵管肌层远不如子宫肌壁厚与坚韧,滋养细胞容易侵入,甚至穿透输卵管壁引起输卵管破裂。

2. 输卵管妊娠的变化及结局

(1) 输卵管妊娠流产(tubal abortion):受精卵种植在输卵管黏膜皱襞内,由于蜕膜形成不完

Note

整,发育中的胚泡常向管腔突出,并最终突破包膜而出血,使得胚泡与管壁分离。若胚泡完整剥离落入管腔,刺激输卵管逆蠕动经伞端排出到腹腔,称为输卵管妊娠完全流产,出血一般不多(图 8-2)。若胚泡剥离不完整,部分妊娠产物排出到腹腔,部分尚附着于输卵管壁,称为输卵管妊娠不全流产,滋养细胞继续侵蚀输卵管壁,导致反复出血。如果出血持续,积聚在直肠子宫陷窝,造成盆腔积血和血肿,量多时甚至流入腹腔。如果伞端堵塞血液不能流入盆腔,则积聚在输卵管内,形成输卵管血肿或输卵管周围血肿。多发生在妊娠 8~12 周,以壶腹部妊娠多见。

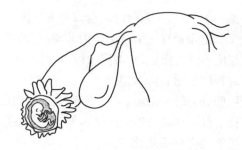

图 8-2 输卵管妊娠流产示意图

(2) 输卵管妊娠破裂(rupture of tubal pregnancy):受精卵着床于输卵管黏膜皱襞间,胚泡生长发育时绒毛向管壁方向侵蚀肌层及浆膜,由于管壁薄,最终穿破浆膜,管壁破裂,孕囊排入腹腔或阔韧带,称为输卵管妊娠破裂(图 8-3)。多发生在妊娠 6 周左右,以峡部妊娠多见。间质部妊娠不常见,由于输卵管间质部管腔周围肌层较厚,血运丰富,妊娠常持续到

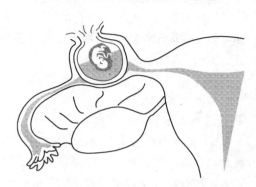

图 8-3 输卵管妊娠破裂示意图

孕 12~16 周才发生破裂。输卵管妊娠破裂短期内可发生大量腹腔内出血,在盆腔与腹腔内形成积血和血肿,患者腹痛剧烈,肛门坠胀,出现低血容量休克。

输卵管妊娠破裂绝大多数为自发性,也可发生于性交或盆腔双合诊后。

(3) 继发性腹腔妊娠:输卵管妊娠流产或破裂后,胚胎从输卵管排入腹腔或阔韧带内,多数已死亡,偶尔也有存活者。若存活胚胎的绒毛组织重新种植于腹腔而获得营养,可继续生长发育,称继发性腹腔妊娠。

(4) 陈旧性宫外孕:输卵管妊娠流产或破裂,胚胎死亡,若被血块包裹形成盆腔血肿不消散,血肿逐渐机化变硬并与周围组织粘连,称为陈旧性宫外孕。机化性包块可存在多年,有时钙化形成石胎。

(5) 持续性异位妊娠(persistent ectopic pregnancy):输卵管妊娠行保守性手术时,若术中未完全清除胚囊,或残余滋养细胞继续生长,术后血 β-hCG 不降或上升,甚至发生再次出血,引起腹痛等,称为持续性异位妊娠。

3. 子宫及内膜的变化 输卵管妊娠时,合体滋养细胞与正常妊娠一样可以产生 hCG 维持黄体生长,甾体激素分泌增加,导致月经停止来潮,子宫增大变软,但子宫不像宫内妊娠一样随妊娠时间增加而相应增大。

受 hCG 影响,子宫内膜发生蜕膜反应。胚胎受损或死亡时,滋养细胞的活力下降或消失,蜕膜自宫壁剥离,发生阴道流血,蜕膜呈碎片随阴道流血排出,当蜕膜完整剥离时,排出三角形蜕膜管型(decidual cast),排出的组织见不到绒毛,组织学检查无滋养细胞。若胚胎死亡已久,内膜可呈增生期改变;若胚胎死亡后部分深入肌层的绒毛仍存活,黄体退化迟缓,内膜仍可呈分泌反应;镜检有时见内膜腺体上皮细胞增生、增大,细胞边界不清,腺细胞排列成团突入腺腔,细胞极性消失,细胞核肥大、深染,胞浆富含空泡,这种子宫内膜过度增生和分泌反应称 Arias-Stella (A-S)反应。

【临床表现】

输卵管妊娠的临床表现受多种因素影响,如受精卵着床部位、有无流产或破裂以及内出血量多少与时间长短等。在尚未发生流产或破裂的输卵管妊娠早期,常无特殊的临床表现,其过

程与早孕或先兆流产相似。

1. 症状 典型症状为停经后腹痛与阴道流血。

(1)停经:多有 6~8 周停经史,若为输卵管间质部妊娠,停经时间较长。但约 25% 的患者无停经史,异位妊娠的不规则阴道流血常被误认为月经来潮,或由于月经过期仅数日而不认为是停经。

(2)腹痛:为输卵管妊娠患者的主要症状。输卵管妊娠发生流产或破裂之前,胚胎逐渐增大引起输卵管蠕动异常或痉挛,常表现为一侧下腹部隐痛或酸胀感。当发生输卵管妊娠流产或破裂时,突发下腹部一侧撕裂样疼痛,常伴有恶心、呕吐。若血液局限于病变区,主要表现为下腹部疼痛,当血液积聚于直肠子宫陷凹时,可出现肛门坠胀感。随着出血量增多,血液由下腹部流向全腹,疼痛可由下腹部向全腹扩散,血液刺激膈肌,可引起肩胛部放射性疼痛或胸部疼痛。

(3)阴道流血:较常见,可出现在腹痛前后或同时发生。为短暂停经后不规则阴道流血,色暗红或深褐,量少呈点滴状,一般不超过月经量,少数患者阴道流血量较多,类似月经,极少数出现大量阴道流血。阴道流血表明胚胎受损或已死亡,卵巢黄体分泌的激素不能维持蜕膜生长而发生剥离出血,可伴有蜕膜管型或蜕膜碎片排出。病灶去除后阴道流血逐渐停止。

(4)晕厥与休克:由于腹腔内出血及剧烈腹痛,轻者出现晕厥,严重者出现低血容量性休克。症状严重程度取决于内出血量和出血速度,但与阴道流血量不成正比。

2. 体征

(1)一般情况:内出血不多时,血压可代偿性轻度升高;随出血量增多,可出现面色苍白、脉搏细速、心率增快和血压下降等休克表现。体温一般正常,休克时体温可略低,腹腔内血液吸收时体温可升高,但不超过 38℃。

(2)腹部检查:下腹有明显压痛及反跳痛,尤以输卵管妊娠处为著,轻度肌紧张。但输卵管妊娠未发生流产或破裂时,腹部体征并不明显。出血较多时,腹部膨隆,叩诊有移动性浊音,全腹压痛和反跳痛。下腹可触及包块,若反复出血并积聚,包块可不断增大变硬。

(3)盆腔检查:阴道内常有少许血液自子宫腔流出,输卵管妊娠流产或破裂者,阴道后穹隆饱满,有触痛。将宫颈轻轻上抬或向左右摆动时引起剧烈疼痛,称为宫颈举痛。子宫略大较软,内出血多时,检查子宫有漂浮感。在子宫一侧或其后方可触及包块,其大小、质地常有变化,边界多不清楚,触痛明显。病变持续较久时,包块机化变硬,边界亦变清楚。但输卵管妊娠未发生流产或破裂者,仅仔细检查可触及胀大的输卵管及轻度压痛。输卵管间质部妊娠时,子宫大小与停经月份基本符合,但子宫不对称,一侧角部突出,一旦破裂,所致的征象与子宫破裂极相似。

【诊断】

输卵管妊娠需采用辅助检查方能确诊。输卵管妊娠流产或破裂后,多数有典型临床表现,诊断多无困难。若临床表现不典型或未发生流产或破裂时,诊断较困难,应严密观察病情变化,如腹痛加剧、盆腔包块增大以及血压、血红蛋白呈下降趋势等,有助于诊断。下列检查方法有助于明确诊断。

1. 妊娠试验 尿 hCG 或血 β-hCG 测定是常用辅助检查手段,对于早期诊断异位妊娠尤为重要。异位妊娠时,患者体内 β-hCG 水平常常低于宫内妊娠。单次血 β-hCG 测定确定是否妊娠,连续测定可帮助判定妊娠是否异常,若倍增时间大于 7 日,异位妊娠可能性极大;倍增时间小于 1.4 日,异位妊娠可能性极小。

案例

患者女性,23 岁。停经 40 日,阴道少量流血 4 日,下腹隐痛 1 日。妇科检查:阴道内少量暗红血液,子宫颈口闭,未见组织物堵塞,子宫略大,质软,无压痛,左侧附件区未扪及包块,轻压痛,右侧附件区无包块无压痛。尿妊娠试验阳性。B 型超声检查:子宫内未见孕囊,左侧附件区见 1.0cm×0.5cm×0.7cm 不均质低回声区,盆腔少量游离液体。血 β-hCG 测定 526U/ml,隔天再测为 801U/ml。临床诊断:左输卵管妊娠流产。

2. 孕酮测定   血清孕酮测定有助于判断是否异常妊娠。血清孕酮值 >25ng/ml,97.5% 为正常宫内妊娠;输卵管妊娠时,血清孕酮水平偏低,多数在 10~25ng/ml 之间。如果数值 <5ng/ml,应考虑宫内妊娠流产或异位妊娠。

3. B 型超声诊断   B 型超声检查是异位妊娠诊断的必不可少的方法,还有助于明确异位妊娠部位和大小。阴道超声检查比腹部超声检查准确性更高。异位妊娠的声像特点为:宫腔内未探及妊娠囊,宫旁探及异常低回声区,见胚芽及原始心管搏动,或宫旁探及混合回声区,子宫直肠窝有游离暗区。应注意鉴别子宫腔内假妊娠囊(蜕膜管型与血液形成),以免将异位妊娠误诊为宫内妊娠。

血 β-hCG 测定与超声联合检查,极大提高异位妊娠特别是早期异位妊娠的诊断率。当血 β-hCG>2000IU/L、阴道超声未见宫内妊娠囊时,可诊断异位妊娠。

4. 腹腔镜检查   腹腔镜检查是异位妊娠诊断的金标准,在确诊的同时可以行镜下手术治疗。但不宜作为诊断异位妊娠的首选方法。3%~4% 的极早期异位妊娠因妊娠囊过小而被漏诊,也可能因输卵管扩张和颜色改变而误诊为异位妊娠。

5. 腹腔穿刺   包括经阴道后穹隆穿刺和经腹壁穿刺,为一种简单可靠的诊断方法,适用于疑有腹腔内出血的患者。腹腔内出血最易积聚于直肠子宫陷凹,即使血量不多,也能经阴道后穹隆穿刺抽出血液。抽出暗红色不凝血液,说明有腹腔内出血存在。陈旧性宫外孕时,可抽出小块或不凝固的陈旧血液。若穿刺针头误入静脉,则血液较红,将标本放置 10 分钟左右凝结可鉴别。阴道后穹隆穿刺阴性不能排除输卵管妊娠,可能是无内出血、内出血量很少、血肿位置较高或直肠子宫陷凹有粘连。若腹部移动性浊音阳性可直接行腹壁穿刺。

6. 诊断性刮宫   由于超声的普及应用,诊断性刮宫目前不作为常用方法,适用于不能存活宫内妊娠的鉴别诊断和超声检查不能确定妊娠部位者。将宫腔排出物或刮出物做病理检查,切片中见到绒毛,可诊断为宫内妊娠;仅见蜕膜未见绒毛,有助于诊断异位妊娠。但也有例外情况,如宫内、宫外同时妊娠。

> **案例**
> 患者女性,26 岁。人工流产术后 1 日,腹痛半天伴晕厥由救护车送至急诊。前 1 日在当地医院因早孕行人工流产,术后刮出物见绒毛。查体:体温 37℃,痛苦貌,血压 80/60mmHg,脉搏 110 次 / 分,四肢冰冷,腹略隆,下腹压痛、反跳痛,移动性浊音阳性。妇科检查子宫口闭,子宫颈举痛,子宫正常大小,质地中等,无压痛,右附件区明显压痛,未及包块。尿妊娠试验阳性,右下腹穿刺抽出暗红色不凝血 5ml。临床诊断:右输卵管妊娠破裂,宫内孕流产术后。

【鉴别诊断】

1. 流产   有停经史,少量阴道流血并逐渐增多,色鲜红,伴下腹中央阵发性坠痛。查体:子宫增大变软,宫口略开,无宫颈举痛,妊娠试验阳性,B 型超声宫内可见妊娠囊,阴道后穹隆穿刺常为阴性。

2. 急性盆腔炎   多有不洁性生活史,无停经史,有发热,持续下腹痛。查体:宫颈举痛,子宫

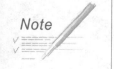

正常大,子宫或附件区压痛或伴反跳痛。妊娠试验阴性,后穹隆穿刺可抽出淡黄色渗出液或脓液,白细胞计数明显升高。

3. **黄体破裂**　多无停经史,在黄体期突发下腹一侧持续性疼痛,无阴道流血,可伴肛门坠胀。查体:子宫正常大小,质地中等,一侧附件区压痛,后穹隆穿刺阳性,妊娠试验阴性。

4. **卵巢囊肿蒂扭转**　有卵巢囊肿病史,突发下腹一侧剧烈疼痛,伴恶心、呕吐,无阴道流血。查体:子宫正常大小,质地中等,宫颈举痛,患侧附件扪及界限清楚肿块,蒂部压痛明显,妊娠试验阴性,B 型超声见一侧附件低回声区,边缘清晰,有条索状蒂。

5. **急性阑尾炎**　转移性右下腹痛,伴发热、恶心、呕吐,无阴道流血。查体:麦氏点压痛、反跳痛,盆腔无压痛,白细胞计数升高,妊娠试验阴性。

【治疗】

根据病情轻重缓急可分为手术治疗和药物治疗。

1. **手术治疗**　分为根治手术和保守手术。根治手术为切除患侧输卵管,保守手术为保留患侧输卵管。手术治疗适用于:①生命体征不稳定或有腹腔内出血征象者;②异位妊娠有进展者(如血 β-hCG>3000IU/L 或持续升高、有胎心搏动、附件区包块增大等);③药物治疗禁忌证或无效者;④诊断不明确者。

(1) 根治手术:患侧输卵管切除术是最基本的术式,适用于无生育要求的输卵管妊娠、内出血并发休克的急症患者。应在积极纠正休克同时,迅速打开腹腔,提出病变输卵管,用卵圆钳钳夹出血部位,暂时控制出血,并加快输血、输液,待血压上升后继续手术切除输卵管;输卵管间质部妊娠,应做子宫角部楔形切除及患侧输卵管切除,必要时切除子宫。对侧输卵管有粘连或闭锁可行粘连分离术或输卵管造口术。

(2) 保守手术:适用于有生育要求的年轻妇女,特别是对侧输卵管已切除或有明显病变者。近年异位妊娠早期诊断率明显提高,使得保守手术明显增多。根据受精卵着床部位及输卵管病变情况选择术式,伞部妊娠可行挤压将妊娠产物挤出;壶腹部妊娠行输卵管切开术,胚胎取出及再缝合术;峡部妊娠行病变节段切除及断端吻合术。输卵管妊娠行保守手术后,可能发生持续性异位妊娠,术后应密切监测血 β-hCG 水平,若术后血 β-hCG 升高、术后 1 日血 β-hCG 下降 <50%,或术后 12 日血 β-hCG 下降 <10%,均可诊断为持续性异位妊娠,及时给予甲氨蝶呤治疗,必要时需再手术。

输卵管妊娠手术可经腹或经腹腔镜完成,其中腹腔镜手术是治疗异位妊娠的主要方法,但当患者生命体征不稳定时尽可能选择经腹手术。与经腹手术相比,腹腔镜手术的手术时间、住院日更短,术后恢复更快,术后输卵管通畅性、宫内妊娠率及再次异位妊娠率均无明显的差异。

2. **药物治疗**　采用化学药物治疗,主要适用于早期输卵管妊娠、要求保留生育能力的年轻患者。化疗一般采用全身用药,亦可采用局部用药。常用药物甲氨蝶呤(MTX),通过抑制滋养细胞增生,破坏绒毛,使胚胎停止发育而死亡。疗效确切,副作用小,不增加以后的妊娠流产率及畸胎率。适应证:①无药物治疗的禁忌证;②输卵管妊娠未发生破裂;③妊娠囊直径≤4cm;④血 β-hCG<2000IU/L;⑤无明显内出血。主要的禁忌证为:①生命体征不稳定;②异位妊娠破裂;③妊娠囊直径≥4cm 或≥3.5cm 伴胎心搏动。治疗方案:MTX 50mg/m² 体表面积,单次肌内注射;或 0.4mg/(kg·d),肌内注射,5 日为一疗程。治疗期间应用 B 型超声和血 β-hCG 严密监护,并注意患者的病情变化及药物毒副反应。治疗第 4 日和第 7 日测血清 β-hCG,若治疗后 4~7 日血 β-hCG 下降 <15%,应重复剂量治疗,然后每周重复测血清 β-hCG,直至 β-hCG 降至正常。若用药后 14 日血 β-hCG 下降并连续 3 次阴性,腹痛缓解或消失,阴道流血减少或停止者为显效。若血 β-hCG 下降不显著,甚至发生急性腹痛或输卵管破裂症状,则应立即进行手术治疗。局部用药可采用在超声引导下穿刺或在腹腔镜下将甲氨蝶呤直接注入输卵管的妊娠囊内。

二、其他部位妊娠

(一)腹腔妊娠

腹腔妊娠(abdominal pregnancy)指胚胎或胎儿位于输卵管、卵巢及阔韧带以外的腹腔内,非常罕见,发病率约为 1∶15 000,母体死亡率约为 5%,胎儿存活率仅为 1‰。对母儿生命威胁很大。临床表现不典型,易误诊。

腹腔妊娠分为原发性和继发性两类。原发性腹腔妊娠极少见,指受精卵直接种植于腹膜、肠系膜、大网膜、肠管、子宫直肠陷凹等处。原发性腹腔妊娠的诊断标准:①妊娠只存在于腹腔内;②两侧输卵管和卵巢正常,无近期妊娠的证据;③无子宫腹膜瘘形成。促使受精卵原发着床于腹膜的因素可能为腹膜有子宫内膜异位灶。继发性腹腔妊娠往往发生于输卵管妊娠流产或破裂后,偶可继发于卵巢妊娠破裂后或子宫内妊娠而子宫存在缺陷(如瘢痕子宫裂开或子宫腹膜瘘)。胚胎排入腹腔,部分绒毛组织仍附着于原着床部位,并继续向外生长,附着于盆腔腹膜及邻近脏器表面。腹腔妊娠时胎盘附着异常,血液供应不足,使得胎儿不易存活至足月。

患者有停经及早孕反应,伴有腹痛及阴道流血,以后腹痛缓解,阴道流血停止,腹部逐渐增大。胎动时,孕妇常感腹部疼痛,随着胎儿长大,症状更加明显。腹部检查发现子宫轮廓不清,但胎儿肢体极易触及,胎位异常,常为肩先露或臀先露,先露高浮,听诊胎心异常清晰,胎盘杂音响亮。盆腔检查发现子宫颈位置上移,子宫比妊娠月份小并偏于一侧,有时不易触及,胎儿位于子宫另一侧。如果妊娠持续近预产期时可有阵缩样假分娩发动,但宫口不扩张,胎先露不下降。腹腔妊娠胎儿常常死亡,妊娠征象消失,月经恢复来潮,死胎被粘连的脏器和大网膜包裹并逐渐缩小,日久者干尸化或成为石胎。如果继发感染,形成脓肿,可穿通母体的肠管、阴道、膀胱或腹壁,排出胎儿骨骼。B 型超声检查是首选辅助检查方法,可发现子宫腔内空虚,胎儿与子宫分离;在胎儿与膀胱间未见子宫肌壁层;胎位异常;子宫外可见胎盘组织。

腹腔妊娠确诊后,原则上应立即行剖腹手术取出胎儿。术前评估和准备非常重要,需要多专科抢救团队协作,并行术前血管造影栓塞术、子宫动脉插管、输尿管插管、肠道准备、充分备血等。手术方式因孕期长短、胎盘附着部位、胎儿存活及死亡时间决定,任意剥离胎盘将引起大量出血。胎盘附着于输卵管、子宫或阔韧带者,可将胎盘连同附着器官一并切除。胎盘附着于腹膜或肠系膜等处,胎儿存活或死亡不足 4 周,则不能触动胎盘,在紧靠胎盘处结扎脐带,将胎盘留在腹腔内,术后逐渐吸收约需半年。若未吸收而发生感染者,应再次剖腹探查酌情切除或引流。若胎儿死亡已久,可试行剥离胎盘,有困难时不必强行剥离,将胎盘留于腹腔内,一般不做胎盘部分切除。胎盘留于腹腔内者,应定期通过 B 型超声检查及血 β-hCG 测定了解胎盘退化吸收程度。术后需用抗生素预防感染。

(二)卵巢妊娠

卵巢妊娠(ovarian pregnancy)指受精卵在卵巢组织内着床和发育,罕见,发病率为 1∶7000~1∶50 000。术前明确诊断非常困难,即使超声也无法区别输卵管妊娠和卵巢妊娠。腹腔镜诊断有价值,但仍需组织学检查。卵巢妊娠的诊断标准:①双侧输卵管正常;②孕囊位于卵巢组织内;③卵巢及孕囊以卵巢固有韧带与子宫相连;④孕囊壁上有卵巢组织。

卵巢妊娠的临床表现与输卵管妊娠非常相似,主要症状为停经后腹痛及阴道流血。卵巢妊娠绝大多数在妊娠早期破裂,有报道极少数可妊娠至足月,甚至胎儿存活。卵巢妊娠破裂后可引起腹腔内大量出血,甚至休克。

治疗方法为手术治疗,手术应根据病灶范围选择行卵巢部分切除、卵巢楔形切除、卵巢切除术或患侧附件切除术,手术可经腹或在腹腔镜下进行。切除组织需送病理检查。

(三)宫颈妊娠

宫颈妊娠(cervical pregnancy)指受精卵在宫颈管内着床和发育,发病率约 1∶18 000,虽罕

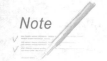

见,一旦发生病情危重。随着辅助生殖技术的大量应用,宫颈妊娠的发病率有所增高。经产妇多见,有停经及早孕反应,主要症状为无痛性阴道流血或血性分泌物,也可为突然的大量阴道流血。检查发现子宫颈显著膨大呈桶状,变软,呈紫蓝色,宫颈外口扩张边缘很薄,内口紧闭,子宫体大小正常或略大。宫颈妊娠的诊断标准:①妇科检查发现在膨大的子宫颈上方为正常大小的子宫;②妊娠产物完全在子宫颈管内;③B 型超声检查显示子宫腔空虚,在子宫颈管内见到妊娠囊。彩色多普勒超声可明确胎盘种植范围。

确诊后根据出血量的多少采用不同的治疗方案。

1. 子宫颈吸刮术或子宫颈切开术　阴道大量流血时,在有充分的输血准备下,直接吸刮刮除子宫颈管内胚胎组织,或直视下切开子宫颈剥除胚胎,术后用纱布条填塞子宫颈管创面,或应用小水囊压迫止血。若流血仍不止,可行双侧髂内动脉结扎。效果不佳应及时行全子宫切除术。有条件者术前行子宫动脉栓塞术(同时用栓塞剂和 MTX)可减少术中出血。

2. 药物治疗　若阴道流血不多,为减少刮宫时出血并避免切除子宫,术前给予 MTX 治疗。MTX 每日肌内注射 20mg,共 5 日;或 MTX 肌内注射 50mg/m², 单次;或将 MTX 50mg 直接注入妊娠囊内。如已有胎心搏动,也可先在孕囊内注入 10% 氯化钾注射液 2ml。经 MTX 治疗后,胚胎死亡,周围绒毛组织坏死,待 β-hCG 明显下降后再行刮宫术。

(四) 子宫残角妊娠

子宫残角妊娠(pregnancy in rudimentary horn)指受精卵于子宫残角内着床并生长发育,初产妇多见。残角子宫为子宫先天发育畸形,系胚胎期副中肾管会合过程中出现异常而导致一侧副中肾管发育不全。残角子宫往往不能与另一侧发育较好的子宫腔沟通,从而可能采取以下两种方式受精:一种是精子经对侧输卵管外游走至患侧输卵管内与卵子结合再进入残角子宫;另一种是受精卵经对侧输卵管外游到患侧输卵管而进入残角子宫着床发育。残角子宫的肌壁常常发育不良,不能承受胎儿生长发育,多数在妊娠 14~20 周发生肌层的完全或不完全破裂,引起严重内出血,临床表现与输卵管间质部妊娠破裂相似。偶有妊娠足月者,分娩期亦可出现宫缩,但因无法经阴道分娩,胎儿往往在临产后死亡。子宫残角妊娠一旦确诊应及早手术,切除残角子宫,若为活胎,则先行剖宫产,再切除残角子宫。

(五) 剖宫产瘢痕部位妊娠

剖宫产瘢痕部位妊娠(cesarean scar pregnancy,CSP)指有剖宫产史孕妇,胚胎着床于剖宫产切口瘢痕处,是一种特殊部位的异位妊娠,可导致胎盘植入、子宫破裂甚至孕妇死亡,为剖宫产的远期严重并发症。由于国内剖宫产率居高不下,此病的发生率呈上升趋势。

确切病因及发病机制至今尚未阐明,推测可能的原因是剖宫产术后子宫切口愈合不良,瘢痕较宽大,或者炎症导致瘢痕部位有微小裂孔,受精卵有可能通过微小裂孔进入子宫肌层而着床,此后胚囊被瘢痕组织和纤维包裹,与宫腔完全隔离。

临床表现为有剖宫产史,停经后少量阴道流血,伴或不伴轻微腹痛。随妊娠进展,发生子宫破裂、大出血的风险增加。由于子宫峡部肌层较薄弱,剖宫产切口瘢痕组织缺乏收缩能力,在流产或刮宫时断裂的血管不能自然关闭,随即发生致命的大量出血。经阴道 B 型超声是诊断 CSP 的主要手段,其图像为:①子宫腔内无妊娠囊;②子宫颈管内无妊娠囊;③妊娠囊位于子宫峡部前壁,超声下可见原始心管搏动或者仅见混合性回声包块;④膀胱壁和妊娠囊之间缺少正常子宫肌层。彩色多普勒超声可显示妊娠物内部及周边血流丰富。三维超声及 MRI 检查可增加诊断的准确性。当超声图像不典型时,难以与宫颈妊娠、难免流产鉴别。

一旦确诊必须立即住院治疗,无统一治疗方案,遵循个体化的原则。对于早期妊娠患者,如无腹痛,阴道流血不多,妊娠包块未破裂者选择 MTX 治疗,或子宫动脉栓塞,待血 β-hCG 明显下降及妊娠包块周围血供明显减少后在 B 型超声引导下行清宫术。中期妊娠患者如无并发症,可密切观察下继续妊娠;如需终止妊娠,可先行子宫动脉栓塞术后再行引产术。亦可行剖宫取

Note

胎术并局部病灶切除。妊娠晚期患者,瘢痕处胎盘多有植入,分娩前应充分做好处理准备。对于清宫、引产或足月分娩后大量出血者,应立即宫腔填塞或水囊压迫止血,尽快行子宫动脉栓塞术。危急情况下为抢救患者生命可行子宫切除术。

【小结】

1. 异位妊娠是妇科急腹症之一,以输卵管妊娠最为常见。
2. 典型临床表现为停经后腹痛和阴道流血,妊娠试验和 B 型超声是常用辅助检查。腹腔镜检查是诊断金标准。
3. 治疗包括保守性手术治疗、根治性手术治疗和药物治疗,根据病情和患者意愿酌情选择。

【思考题】

1. 如何避免异位妊娠的漏诊和误诊?
2. 选择药物治疗的患者如何观察疗效?

第三节　妊　娠　剧　吐

妊娠剧吐(hyperemesis gravidarum)指妊娠妇女在妊娠早期至妊娠 16 周之间,出现频繁恶心、呕吐,不能进食,体重较妊娠前减轻≥5%,引起体液电解质失衡及新陈代谢障碍,排除其他疾病引发的呕吐,需住院输液治疗者。发生率约为 0.5%~2%。

【病因】

病因尚未明确。临床上早孕反应出现与消失的时间和孕妇血 hCG 值上升与下降的时间一致,此外葡萄胎、多胎妊娠孕妇血 hCG 值明显高于其他孕妇,剧烈呕吐发生率也高,提示妊娠剧吐可能与 hCG 水平升高密切相关,但实际上症状的轻重与血 hCG 水平不一定呈正相关。雌激素水平也与妊娠剧吐密切相关,妊娠引起的恶心和呕吐随雌二醇水平的增减而增减,服用雌激素的妇女比未服者更易出现恶心和呕吐证明了这种症状对雌激素的易感性。此外,精神过度紧张、焦急、忧虑以及生活环境和经济状况较差的孕妇易发生妊娠剧吐,提示可能与精神、社会因素有关。妊娠剧吐也可能与幽门螺杆菌感染有关。

【临床表现】

1. 恶心、呕吐　多见于初产妇,停经 5 周左右出现早孕反应,逐渐加重直至频繁呕吐不能进食,呕吐物中有胆汁或咖啡样物质。

2. 水及电解质紊乱　严重呕吐和不能进食导致失水和电解质紊乱,体重减轻,神疲乏力,面色苍白,皮肤干燥,口唇干裂,脉搏细数,尿量减少,低钾血症。

3. 代谢性酸中毒　动用体内脂肪,其中间产物丙酮聚积,出现饥饿性酸中毒,也可出现碱中毒。

4. 脏器功能损伤　严重时血压下降,引起肾前性急性肾衰竭,也可引起肝功能衰竭,甚至死亡。

妊娠剧吐可致维生素 B_1 缺乏,导致 Wernicke-Korsakoff 综合征,主要表现为中枢神经系统症状,如眼球震颤、视力障碍、共济失调、精神意识障碍,急性期言语增多,以后逐渐精神迟钝、嗜睡,个别可发生木僵或昏迷。若不及时治疗,死亡率可达 50%。

呕吐剧烈还可致维生素 K 缺乏,常伴有血浆蛋白及纤维蛋白原减少,可致凝血功能障碍,出

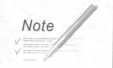

血倾向增加,发生鼻出血、骨膜下出血,甚至视网膜出血。

【诊断及鉴别诊断】

根据病史、临床表现及妇科检查,可以确诊。诊断至少应包括以下 3 项:每日呕吐≥3 次,尿酮体阳性,体重较妊娠前减轻≥5%。

> 案例
>
> 患者女,30 岁。停经 48 日,恶心、呕吐加重 1 周。现每日呕吐超过 20 次,无法进食。查体:神志清,精神疲惫,面色苍白,血压 95/60mmHg,脉搏 100 次 / 分。妇科检查:子宫颈着色,子宫增大如孕 60 日大小,质软无压痛,双附件区无包块、无压痛。尿妊娠试验阳性,尿酮体 ++,肝功能、肾功能均正常。B 型超声检查示宫内双胎,见心管搏动。诊断:妊娠剧吐,双胎妊娠。

对妊娠剧吐患者还应行辅助检查以帮助了解病情严重程度。

1. 尿液检查　测定 24 小时尿量、尿比重、尿酮体,注意有无蛋白尿及管型尿。

2. 血液检查　了解有无血液浓缩:测定红细胞计数、血红蛋白含量、血细胞比容、全血及血浆黏度。了解酸碱平衡情况:动脉血气分析测定血液 pH、二氧化碳结合力等。还应检测血钾、血钠、血氯水平,凝血功能,肝、肾及甲状腺功能。

3. 心电图检查　及时发现低钾血症引起的心肌损害。

4. 必要时行眼底检查了解有无视网膜出血,MRI 排除其他神经系统病变。

妊娠剧吐要注意排除葡萄胎,并与可能引起呕吐的疾病如肝炎、胃肠炎、胰腺炎、胆道疾病、脑膜炎等相鉴别。

【治疗】

妊娠后可服用多种维生素以减轻妊娠引起的恶心、呕吐。对精神情绪不稳定的孕妇,及时给予心理治疗,解除其思想顾虑。排除其他疾病引起的呕吐,根据尿酮体情况了解疾病严重程度,决定治疗方案。

妊娠剧吐患者应住院治疗,禁食,监测失水量及电解质紊乱情况,酌情补充水分和电解质,每日补液量不少于 3000ml,使尿量维持在 1000ml 以上。输液时应加入氯化钾、维生素 C 等,并给予维生素 B_1 肌内注射。

首选维生素 B_6 或维生素 B_6- 多西拉敏复合制剂止吐。碳酸氢钠或乳酸钠纠正代谢性酸中毒。出现营养不良,静脉补充必需氨基酸、脂肪乳。一般经上述治疗 2~3 日后,病情多可好转。严重患者,体重减轻大于 5%~10%,完全不能进食,可选择鼻饲管或中心静脉全胃肠外营养。经过治疗呕吐停止后,孕妇可试进食少量流质饮食,并逐步增加进食量,同时调整补液量。

经治疗后多数患者病情好转可继续妊娠,出现以下情况会危及孕妇生命需终止妊娠:①体温升高,持续高于 38℃;②心动过速(≥120 次 / 分);③持续黄疸;④持续蛋白尿;⑤伴发 Wernicke-Korsakoff 综合征。

【小结】

1. 妊娠剧吐的特点是频繁恶心呕吐、体重减轻、尿酮体阳性。

2. 需住院治疗,包括禁食、纠正水电解质紊乱及补充维生素等。

3. 常规治疗无效需及时终止妊娠。

Note

【思考题】

1. 为何妊娠剧吐会危及孕妇生命？
2. 如何治疗妊娠剧吐？

（王新宇）

参考文献

1. 丰有吉，沈铿．妇产科学．第2版．北京：人民卫生出版社，2010．
2. 谢幸，苟文丽．妇产科学．第8版．北京：人民卫生出版社，2013．
3. Cunningham FG，Leveno KJ，Bloom SL，et al. Williams Obstetrics. 24th ed.New York：McGraw-Hill Companies，2014．

第九章　妊娠中晚期特有并发症

孕妇在妊娠中晚期可发生一些特有疾病,如妊娠期高血压疾病、前置胎盘、胎盘早剥、妊娠期肝内胆汁淤积症和妊娠期急性脂肪肝等,严重危害母儿健康。这类疾病不同于一般内科合并症,虽然妊娠中晚期病情较重,但大多于妊娠结束后症状减轻或消失,因此,妊娠中晚期特有并发症的预防与诊治是高危妊娠管理的重要任务。

第一节　妊娠期高血压疾病

妊娠期高血压疾病(hypertensive disorders in pregnancy)包括子痫前期-子痫、慢性高血压、慢性高血压并发子痫前期、妊娠期高血压,临床表现主要为血压升高,可伴全身多器官功能损害或功能衰竭,严重者可出现抽搐、昏迷,甚至母婴死亡。该病是导致孕产妇及围生儿死亡的主要原因之一。妊娠期高血压疾病发生率为 5%~12%。

【高危因素】

与妊娠期高血压疾病有关的高危因素包括:初产妇、高龄孕妇(≥40 岁)、子痫前期病史及家族史、慢性高血压病史和(或)慢性肾脏病史、血栓形成倾向病史、多胎妊娠、辅助生育技术妊娠、1 型糖尿病或者 2 型糖尿病、肥胖、系统性红斑狼疮及代谢综合征等。

【病因及发病机制】

妊娠期高血压疾病的病因尚未完全阐明。以子痫前期为例,有学者提出子痫前期发病机制"两阶段"学说,即胎盘形成不良和胎盘氧化应激。胎盘氧化应激释放一系列的胎盘因子,引起血管内皮细胞受损和系统炎症性反应,最终导致子痫前期的一系列临床症状和体征。妊娠期高血压疾病可能涉及母体、胎盘和胎儿等多种因素,包括绒毛滋养细胞侵袭异常、免疫因素、血管内皮损伤、营养因素以及遗传因素等原因。

1. 绒毛滋养细胞侵蚀异常　　正常胎盘形成过程中,绒毛滋养细胞于妊娠 10 周开始沿子宫螺旋小动脉逆行浸润,逐渐取代血管内皮,同时纤维样物质取代血管肌肉弹性层,导致蜕膜层与深达子宫肌层内 1/3 的血管腔扩大,阻力下降,血流量增加,此生理现象被称之为"血管重铸"。妊娠 12 周前,这种"血管重铸"仅发生于蜕膜间的螺旋小动脉;孕 12~16 周间,"血管重铸"可见于肌层间的螺旋小动脉。妊娠期高血压患者的滋养细胞侵蚀不完全,这种"血管重铸"仅见于蜕膜间,俗称"胎盘浅着床",螺旋小动脉重铸不足使胎盘血流量减少,引发子痫前期一系列临床表现。

2. 免疫因素　　妊娠是母体对父亲来源的胎盘和胎儿抗原免疫耐受的过程,免疫耐受的缺失或者失调是导致子痫前期的另外一个原因。母胎界面的组织学变化提示子痫前期是一种急性移植排斥反应,其免疫耐受的失调的机制主要包括:补体系统处于激活状态,补体裂解产物,如C3a、C5a、膜攻击复合物(SC5b-9)等增加;巨噬细胞活化,多种细胞因子和炎症介质,如 TNF-α、IL-6、IL-10、TGF-β 等增加,这些细胞因子在子痫前期的发病中起着重要的作用。有学者据此认为子痫前期是母体炎症反应过度的结果。

3. 血管内皮细胞损伤　　血管内皮细胞损伤是子痫前期的基本病理变化。血管内皮细胞损

Note

伤可能是母体血液循环中白细胞过度激活的结果,许多细胞因子如肿瘤坏死因子(TNF-α)、白介素(IL)可能造成与子痫前期相关的氧化应激;氧化应激反过来又会产生毒性自由基损伤内皮细胞,进而影响一氧化氮(NO)的产生,干扰前列腺素的平衡。此外血管内皮细胞损伤还可以激活血小板及凝血因子,加重子痫前期的高凝状态,并增加毛细血管的通透性,导致水肿和蛋白尿的产生。

4. 营养因素　现已发现多种营养缺乏,如低蛋白血症、钙、镁、锌、硒缺乏等,与子痫前期发生发展有关。研究表明,高蛋白食物能改善动脉血管弹性;蛋白质中的甲硫氨酸、精氨酸、脯氨酸及牛黄氨酸能促进钠盐排泄,可降低血压;含钾高的食物,能调节细胞内钠/钾比值,对降低高血压有重要意义;对高危孕妇自孕 20 周起每日补钙 2g 可降低子痫前期的发病率;食用富含抗氧化剂的蔬菜和水果可以降低血压,但补充维生素 E 和维生素 C 对子痫前期的防治没有明显效果。

5. 遗传因素　遗传流行病学发现子痫前期具有家族多发性,有家族史的妊娠妇女、子痫前期 - 子痫患者一级亲属的发病率比无家族史的妊娠妇女高 5 倍,比二级亲属的发病率高 2 倍,提示遗传因素可能与该病的发生有关。

【病理生理变化】

本病的基本病理生理变化是全身小动脉痉挛,内皮细胞功能障碍,全身各系统靶器官血流灌注减少而造成损害,出现不同的临床征象。脑、心、肺、肝和肾等重要脏器严重缺血可导致心、肝及肾衰竭,肺水肿及脑水肿,甚至抽搐、昏迷;胎盘梗死、出血而发生胎盘早剥及胎盘功能减退,对母儿可造成严重危害;血小板及纤维素沉积于血管内皮,激活凝血过程,消耗凝血因子,可导致 DIC。

1. 脑　脑血管痉挛,通透性增加,可造成脑组织缺血、水肿、点状或片状出血。轻度患者可出现头痛、眼花、恶心呕吐等,严重者发生视力下降、视物模糊甚至视盲,脑梗死和脑出血。

2. 肾脏　肾小动脉的痉挛及病理性血管病性微血栓形成,出现妊娠期高血压疾病特异性肾脏损害,肾小球内皮增生引起肾小球滤过率下降,肾脏血流灌注减少,并出现蛋白尿,血中尿酸、肌酐浓度上升,严重时出现肾小球皮质梗死,肾功能严重受损,可致少尿及肾衰竭。

3. 心血管　外周血管痉挛,阻力增加,血压升高,可致心脏后负荷增加,心血管系统处于低排高阻状态;血管内皮的损伤及通透性增加,可致心肌缺血、间质水肿、心肌点状出血或坏死,严重时出现心脏功能衰竭。

4. 肝　肝小动脉的痉挛可导致肝细胞缺血并发生不同程度的坏死,转氨酶升高,少数患者可出现黄疸。重度子痫前期患者可出现肝包膜下血肿形成,包膜下出血,甚至肝破裂等严重并发症。

5. 血液系统　主要表现为血液浓缩、凝血功能障碍以及溶血。全身小动脉的痉挛,血管内皮细胞损伤,血管壁渗透性增加,血液浓缩,循环血容量相对不足,血细胞比容增高。广泛的血管内皮细胞损伤,激活外源性及内源性的凝血机制,表现为血小板减少,凝血因子缺乏或变异所致的高凝血状态,严重者可导致 DIC。

6. 胎盘　绒毛的浅着床及血管痉挛导致胎盘灌流量下降,子宫螺旋小动脉呈急性粥样硬化病变,管腔狭窄、微血栓形成及胎盘梗死,影响胎儿血液供应,导致胎儿生长受限、胎儿窘迫。若胎盘床血管破裂可致胎盘早剥,严重时可致母儿死亡。

【分类及临床表现】

2013 年 ACOG 妊娠期高血压指南将妊娠期高血压疾病分为子痫前期 - 子痫、慢性高血压、慢性高血压并发子痫前期和妊娠期高血压。ACOG 指南中指出不应把蛋白尿视为诊断的关键标准,而血小板计数下降、肝肾功能不全、心肺功能损伤、严重头痛及视力障碍,与蛋白尿同等重要。妊娠 20 周后新发高血压伴上述情况中的任何一种,即便患者无蛋白尿,都可以确诊为子痫前期。妊娠期高血压的分类及临床表现如下表(表 9-1)。

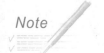

表 9-1 妊娠期高血压的分类及临床表现

分类	临床表现
妊娠期高血压	妊娠期出现高血压,收缩压≥140mmHg 和 / 或舒张压≥90mmHg,并于产后 12 周内恢复正常;尿蛋白(−);产后方可确诊。
子痫前期 - 子痫	子痫前期: 1. 高血压 妊娠 20 周后首次出现收缩压≥140mmHg 或舒张压≥90mmHg(间隔 4 小时以上,两次测量);收缩压≥160mmHg 或舒张压≥110mmHg 时,立即降压治疗。 2. 蛋白尿 尿蛋白≥300mg/24h 或尿蛋白 / 肌酐比值≥0.3mg/dl(26.52μmol/L)、尿蛋白定性≥(1+)(仅限于无定量检测方法的情况下) 3. 无蛋白尿,但高血压伴以下任意一种表现: (1) 血小板 <100×10^9/L (2) 肾功能不全　血浆肌酐浓度≥1.1mg/dl(97.24μmol/L),或无其他肾功能损伤指标时肌酐浓度升高 2 倍 (3) 肝功能受损　转氨酶升高 2 倍 (4) 肺水肿 (5) 中枢神经系统异常 (6) 视力障碍 子痫: 子痫前期孕产妇抽搐,且不能用其他原因解释
慢性高血压并发子痫前期	高血压孕妇于妊娠 20 周以前无蛋白尿,若孕 20 周后出现蛋白尿≥300mg/24h;或妊娠 20 周前突然出现尿蛋白增加、血压进一步升高或血小板减少 <100×10^9/L
妊娠合并慢性高血压	妊娠前或妊娠 20 周前检查发现血压升高,但妊娠期无明显加重;或妊娠 20 周后首次诊断高血压并持续到产后 12 周以后

我国 2012 版妊娠期高血压疾病诊治指南将妊娠期高血压疾病分为五类,包括妊娠期高血压、子痫前期(轻度、重度)、子痫、慢性高血压并发子痫前期及妊娠合并慢性高血压;2013 版 ACOG 妊娠期高血压指南建议根据是否合并严重指标将子痫前期进行分类,"轻度子痫前期"改称为无严重表现的子痫前期,强调虽不合并严重指标,仍不能忽视其以后由于病情发展导致的高发病率与死亡率。评估子痫前期严重程度的指标如下表(表 9-2)。

表 9-2 评估子痫前期严重程度的指标(满足表中任意一项)

1. 血压　收缩压≥160mmHg 或舒张压≥110mmHg,或血压更高(需 2 次测量,至少相隔 4 小时,患者已卧床休息)。
2. 血小板减少　血小板计数 <100×10^9/L。
3. 肝功能异常　血清转氨酶升高 2 倍或以上,药物不能缓解的持续性右上腹痛;或胃区严重疼痛并不能用其他原因解释。
4. 肾功能进行性受损　不伴其他肾脏疾病时血清肌酐升高 2 倍或 >1.1mg/dl。
5. 肺水肿。
6. 中枢神经系统异常表现或视力障碍

案例

患者女，$G_4P_1A_2L_1$，因"停经30^{+3}周，发现高血压3天，伴胸闷心悸1天"入院。入院查体：T 36.2℃，P 108次／分，R 23次／分，BP 161/116mmHg，神志清，精神可，心脏听诊未闻及病理性杂音，双肺呼吸音清，腹部膨隆，肝脾肋下未及，下腹部可见一长约15cm瘢痕，水肿（++++）。产科检查：腹部膨隆，宫高27cm，腹围116cm，LOA位，胎心率146次／分，无宫缩，宫口未开，胎膜未破。辅助检查：血常规未见明显异常，尿常规示尿蛋白（++++）。超声检查示：单胎LOA双顶径72mm，头围260mm，腹围240mm，股骨54mm，胎盘位置：后壁，羊水5.7cm。初步诊断：①$30^{+3}$周妊娠，$G_4P_1A_2L_1$，LOA；②重度子痫前期；③瘢痕子宫。完善相关检查后，监测血压，给予解痉降压等对症治疗。7日后在硬膜外麻醉下行剖宫产术，以LOA位助娩一男婴，Apgar评分1分钟、5分钟均10分，体重1900g。宫缩好，胎盘胎膜娩出完整，探查子宫及附件无异常，手术顺利。请新生儿科会诊后新生儿转入儿科病房治疗。患者术后7天，刀口愈合良好，身体恢复好，复测血压140/90mmHg，尿蛋白（−），准予出院。

【诊断】

根据病史、临床表现、体征及辅助检查可做出诊断。

1. 病史　注意询问妊娠前有无高血压、肾病、糖尿病、抗磷脂综合征等病史，了解此次妊娠后高血压、蛋白尿等征象出现的时间和严重程度，有无妊娠期高血压疾病家族史。

2. 高血压的诊断　同一手臂至少2次测量的收缩压≥140mmHg和（或）舒张压≥90mmHg定义为高血压。血压较基础血压升高30/15mmHg，但低于140/90mmHg时，不作为诊断依据，但须严密观察。对首次发现血压升高者，应间隔4小时或以上复测血压，如2次测量均为收缩压≥140mmHg和（或）舒张压≥90mmHg诊断为高血压。对于严重高血压患者[收缩压≥160mmHg和（或）舒张压≥110mmHg]，测量血压前患者至少安静休息5分钟。取坐位或卧位，注意肢体放松，袖带大小合适。通常测右上肢血压，袖带应与心脏处同一水平。

3. 尿蛋白检测和蛋白尿的诊断　有高危因素的患者每次产检均应检测尿蛋白。尿蛋白检查应选用中段尿。对可疑子痫前期患者应进行24小时尿蛋白定量检查。尿蛋白≥0.3g/24h或随机尿蛋白≥3.0g/L或尿蛋白定性≥（+）定义为蛋白尿。

4. 辅助检查　妊娠期高血压疾病患者应定期进行以下常规检查：血常规、尿常规、肝功能、血糖、血脂、肾功能、心电图、超声。

子痫前期-子痫视病情发展和诊治需要应酌情增加以下有关的检查项目：眼底检查；凝血功能；血电解质；超声等影像学检查肝、胆、胰、脾、肾等脏器；动脉血气分析；心脏彩超及心功能测定；超声检查胎儿发育、脐动脉血流指数及子宫动脉等血流变化；必要时头颅CT或MRI检查。

【鉴别诊断】

子痫前期应与慢性肾炎合并妊娠相鉴别，子痫应与癫痫、脑炎、脑肿瘤、脑血管畸形破裂出血、糖尿病高渗性昏迷、低血糖昏迷等相鉴别。

【预测】

妊娠期高血压疾病的预测对其早期预防、早期诊治，降低母胎死亡率有重要意义，但目前尚无有效、可靠和经济的预测方法。首次产前检查应进行风险评估，主张联合多项指标综合评估预测。

1. 高危因素　很多因素会增加妊娠期高血压疾病发生的风险，但部分妊娠期高血压疾病也可出现于无明显高危因素的首次妊娠孕妇。临床高危因素预测妊娠期高血压疾病的发生有一定的价值。

2. 生化指标 在孕妇的循环系统中,抗血管生成因子如可溶性样酪氨酸激酶 -1(sFlt-1)、可溶性内皮素以及促血管生成因子如胎盘生成因子(PIGF)和血管内皮生长因子(VEGF)等的浓度会在子痫前期临床症状出现前数周或数月发生变化,上述因子可作为预测子痫前期的潜在生化标志物。另外,检测尿酸、循环血管生成因子以及 sFlt-1 与 PIGF 的比值等可能在预测妊娠期高血压疾病或子痫前期患者的不良预后中有价值。

3. 超声检查 子宫动脉多普勒超声技术存在较大的变异率,因此,单独使用子宫动脉多普勒超声对子痫前期的预测价值较低,联合生化标志物可以提高预测子痫前期的准确率。

【预防】

对低危人群目前尚无有效的预防方法。对子痫前期的预防措施主要包括:①对于有重度子痫前期病史且孕 34 周之前分娩者或多次子痫前期病史的孕妇,在早孕晚期开始每日口服小剂量阿司匹林(50~75mg);②对基础钙摄入量不足的孕妇可以通过补充钙剂(1.5~2.0g)来预防子痫前期;③适度锻炼可以改善血管的功能,刺激胎盘血管生成,从而预防子痫前期发生,正常妊娠孕妇可以每日做 30 分钟的适当锻炼;④其他营养干预措施,妊娠期应合理饮食,不推荐严格控制盐的摄入,肥胖孕妇应避免限制蛋白的摄入,营养不良或偏食的孕妇应补充蛋白及微量元素。

【处理】

妊娠期高血压疾病的治疗目的是预防重度子痫前期和子痫的发生,降低孕产妇及围产儿发病率和死亡率,改善母婴预后。治疗基本原则:休息、镇静、解痉,有指征的降压及补充胶体后利尿,密切监测母胎情况,适时终止妊娠。应根据患者病情轻重进行个体化治疗。

妊娠期高血压疾病患者应以休息为主,监测母胎情况,若收缩压≥160mmHg 和(或)舒张压≥110mmHg,给予降压治疗,密切监测病情进展;子痫前期患者应给予解痉,预防抽搐,有指征地降压,严重水肿及低蛋白血症者补充胶体后利尿,密切监测母胎情况,适时终止妊娠;发生子痫者应控制抽搐,病情稳定后终止妊娠;妊娠合并慢性高血压患者以降压治疗为主,孕 13 周始给予口服小剂量阿司匹林,预防并监测有无子痫前期的发生;慢性高血压并发子痫前期的患者同时兼顾慢性高血压和子痫前期的治疗。

1. 评估和监测 妊娠高血压疾病在妊娠期病情复杂、变化快,孕期、产时、产后均可出现各种并发症。因此,持续的病情评估及监测尤为重要,其目的在于了解病情轻重和进展情况,及时合理干预,早防早治,避免不良临床结局发生。

(1)基本检查:了解患者有无头痛、胸闷、眼花、上腹部疼痛等自觉症状。检查血压,血、尿常规及尿量,计算体质量,监测胎心及胎动。

(2)特殊检查:包括孕妇眼底检查、凝血指标、心脏超声、肝肾功能、血糖、血脂、血尿酸及电解质等检查以及胎儿发育情况,超声和胎心监护监测胎儿宫内状况和脐动脉血流等。

2. 一般治疗 妊娠期高血压疾病患者可在家或住院治疗,非重度子痫前期应住院评估决定是否院内治疗,重度子痫前期及子痫患者应住院治疗。

(1)休息和饮食:应注意适当休息,左侧卧位,对子痫前期患者住院期间不建议绝对卧床休息。保证充足的蛋白质和热量,不建议限制食盐摄入。

(2)镇静:对不能保证睡眠者可睡前口服地西泮 2.5~5mg。

3. 降压治疗 根据患者病情可使用降压治疗,预防子痫、心脑血管意外和胎盘早剥等严重母胎并发症。

目标血压:孕妇无并发脏器功能损伤,收缩压应控制在 130~155mmHg,舒张压应控制在 80~105mmHg;孕妇并发脏器功能损伤,则收缩压应控制在 130~139mmHg,舒张压应控制在 80~89mmHg。降压治疗尽量下降平稳,不可波动过大,且血压不可低于 130/80mmHg,以保证子宫胎盘血流灌注。

Note

常用的口服降压药物有拉贝洛尔、硝苯地平短效或缓释片。如口服药物血压控制不理想，可静脉用药，常用药物有拉贝洛尔、尼卡地平、酚妥拉明等。

孕期一般不使用利尿药降压，以防血液浓缩、有效循环血量减少和高凝倾向。硫酸镁不可作为降压药使用。禁止使用血管紧张素转换酶抑制药（ACEI）和血管紧张素 Ⅱ 受体拮抗药（ARB）。

（1）拉贝洛尔：α、β 肾上腺素能受体阻滞药。用法：口服 50~150mg，3~4 次 / 天。静脉注射初始剂量 20mg，10 分钟后如未有效降压则剂量加倍，最大单次剂量 80mg，直至血压被控制，每天最大总剂量 220mg。静脉滴注：50~100mg 加入 5%GS 250~500ml，根据血压调整滴速，待血压稳定后改口服。

（2）硝苯地平：钙离子通道阻滞药。短效硝苯地平用法：口服 5~10mg，3~4 次 / 天，24 小时总量不超过 60mg。紧急时舌下含服 10mg，起效快，但不推荐常规使用。长效硝苯地平的用法：口服 20~30mg，1~2 次 / 天。

（3）尼莫地平：钙离子通道阻滞药。可选择性扩张脑血管。用法：口服 20~60mg，2~3 次 / 天。静脉滴注 20~40mg 加入 5% 葡萄糖溶液 250ml，每天总量不超过 360mg。

（4）尼卡地平：钙离子通道阻滞药。用法：口服初始剂量 20~40mg 3 次 / 天。静脉滴注 1mg/h 起，根据血压变化每 10 分钟调整剂量滴速。

（5）酚妥拉明：α 肾上腺素能受体阻滞药。用法：10~20mg 溶入 5% 葡萄糖 100~200ml，以 10μg/min 静脉滴注。根据降压效果调整滴速。

（6）甲基多巴：中枢性肾上腺素能神经阻滞药。用法：口服 250mg，每日 3 次，以后根据病情酌情增减，最高不超过 2g/d。

（7）硝酸甘油：作用于氧化亚氮合酶，可同时扩张动脉和静脉，降低前后负荷，主要用于合并心力衰竭和急性冠脉综合征时高血压急症的降压治疗。起始剂量 5~10μg/min 静脉滴注，每 5~10 分钟增加滴速至维持剂量 20~50μg/min。

（8）硝普钠：强效血管扩张剂。由于药物能迅速通过胎盘进入胎儿体内，并保持较高浓度，其代谢产物（氰化物）对胎儿有毒性作用，不宜在妊娠期使用。分娩期或产后血压过高，应用其他降压药效果不佳时，方可考虑使用。用法：50mg 加入 5% 葡萄糖 500ml 按 0.5~0.8μg/（kg·min）缓慢静脉滴注。孕期仅适用于其他降压药物应用无效的高血压危象孕妇。产前应用不超过 4 小时。

4. 硫酸镁防治子痫　硫酸镁是子痫治疗的一线药物，也是重度子痫前期预防子痫发作的预防用药，硫酸镁控制子痫再次发作的效果优于地西泮、苯巴比妥和冬眠合剂等镇静药物。除非存在硫酸镁应用禁忌或硫酸镁治疗效果不佳，否则不推荐使用苯妥英钠和苯二氮䓬类（如地西泮）用于子痫的预防或治疗。

（1）控制子痫：负荷剂量硫酸镁 2.5~5g，溶于 10% 葡萄糖 20ml 静推（15~20 分钟），或者 5% 葡萄糖 100ml 快速静滴，继而 1~2g/h 静滴维持。或者夜间睡眠前停用静脉给药，改为 25% 硫酸镁 20ml+2% 利多卡因 2ml 臀部肌内注射。24 小时硫酸镁总量 25~30g，疗程 24~48 小时。

（2）预防子痫发作（适用于子痫前期和子痫发作后）：负荷和维持剂量同控制子痫处理。用药时间长短根据病情需要掌握，一般每天静滴 6~12 小时，24 小时总量不超过 25g。用药期间每日评估病情变化，决定是否继续用药。

（3）注意事项：血清镁离子有效治疗浓度为 1.8~3.0mmol/L，超过 3.5mmol/L 即可出现中毒症状。使用硫酸镁必备条件：①膝腱反射存在；②呼吸 ≥16 次 / 分钟；③尿量 ≥25ml/h 或 ≥600ml/d；④备有 10% 葡萄糖酸钙。出现镁离子中毒时停用硫酸镁并静脉缓慢推注（5~10 分钟）10% 葡萄糖酸钙 10ml。如患者同时合并肾功能不全、心肌病、重症肌无力等，硫酸镁应慎用或减量使用。有条件的医疗机构，用药期间可监测血清镁离子浓度。

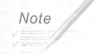

5. 镇静药物的应用　应用镇静药物的目的是缓解患者精神紧张、焦虑症状,改善睡眠,预防并控制子痫。

(1) 地西泮(安定):口服 2.5~5.0mg,睡前服用,可缓解患者的精神紧张、失眠等症状,保证患者获得足够的休息。地西泮 10mg 肌注或者静脉注射(>2 分钟)可用于控制子痫发作和再次抽搐。

(2) 苯巴比妥:镇静时口服剂量为 30mg,3 次 / 天,控制子痫时肌内注射 0.1g。

(3) 冬眠合剂:冬眠合剂由氯丙嗪(50mg),哌替啶(杜冷丁,100mg) 和异丙嗪(50mg)三种药物组成,可抑制中枢神经系统,有助于解痉、降压、控制子痫抽搐。通常以 1/3~1/2 量肌注,或以半量加入 5% 葡萄糖溶液 250ml,静脉滴注。由于氯丙嗪可使血压急剧下降,导致肾及胎盘血流量降低,而且对母胎肝脏有一定损害,故仅应用于硫酸镁治疗效果不佳或放弃胎儿者。

6. 利尿治疗　子痫前期患者不主张常规应用利尿药,仅当患者出现全身性水肿、肺水肿、脑水肿、肾功能不全、急性心力衰竭时,可酌情使用呋塞米等快速利尿药。甘露醇主要用于脑水肿。甘油果糖适用于肾功能有损伤的患者。严重低蛋白血症有腹水者应补充白蛋白或血浆等胶体再应用利尿药效果较好。

7. 促胎肺成熟　孕周小于 34 周的子痫前期患者预计 1 周内可能分娩应用糖皮质激素促胎肺成熟治疗。用法:地塞米松 6mg,肌内注射,每 12 小时 1 次,连续 2 天;或倍他米松 12mg,肌内注射,每天 1 次,连续 2 天;合并糖尿病的患者可采用羊膜腔内注射 10mg 地塞米松。不推荐反复、多疗程产前给药。临床已有宫内感染证据者禁忌使用糖皮质激素。

8. 分娩时机和方式　在子痫前期患者经积极治疗母胎状况无改善或者病情持续进展的情况下,终止妊娠是唯一有效的治疗措施。

(1) 终止妊娠时机:妊娠期高血压、非重度子痫前期的孕妇可期待至孕 37 周以后。重度子痫前期患者,小于孕 26 周的经治疗病情不稳定者建议终止妊娠;孕 26~28 周根据母胎情况及当地围生期母儿诊治能力决定是否可以行期待治疗;孕 28~34 周,如病情不稳定,经积极治疗 24~48 小时病情仍加重,应终止妊娠,如病情稳定,可以考虑期待治疗,并建议转至具备早产儿救治能力的医疗机构,期待治疗期间严密监测母胎病情变化;超过孕 34 周者,胎儿成熟后可考虑终止妊娠;孕 37 周后的可考虑终止妊娠。子痫患者抽搐控制 2 小时后可考虑终止妊娠。

(2) 终止妊娠的方式:妊娠期高血压疾病患者,如无产科剖宫产指征,原则上考虑阴道试产,宫颈不成熟者促宫颈成熟治疗后经阴道试产。但如果不能短时间内阴道分娩、病情有可能加重,可考虑适当放宽剖宫产指征。若胎儿不能存活或放弃胎儿者原则上选择经阴道分娩。

(3) 分娩期间注意事项:①注意观察自觉症状变化;②监测血压并继续降压治疗,应将血压控制在≤160/110mmHg;③监测胎心变化;④积极预防产后出血;⑤产时禁用麦角新碱类药物。

9. 子痫的处理　子痫发作时的紧急处理包括一般急诊处理,控制抽搐,控制血压,预防子痫复发以及适时终止妊娠等。子痫诊治过程中,要注意和其他强直性 - 痉挛性抽搐疾病(如癔症、癫痫、颅脑病变等)进行鉴别。同时,应监测心、肝、肾、中枢神经系统等重要脏器功能、凝血功能和水电解质酸碱平衡。

(1) 一般急诊处理:子痫发作时需保持气道通畅,维持呼吸、循环功能稳定,密切观察生命体征、尿量(应留置导尿管监测)等。避免声、光等刺激。预防坠地外伤,置压舌板防止唇舌咬伤。

(2) 控制抽搐:硫酸镁是治疗子痫及预防重度子痫前期发作的首选药物。当患者存在硫酸镁应用禁忌或硫酸镁治疗无效时,可考虑应用地西泮、苯妥英钠或冬眠合剂控制抽搐。子痫患者产后需继续应用硫酸镁 24~48 小时,至少住院密切观察 4 天。

(3) 控制血压:脑血管意外是子痫患者死亡的最常见原因。当收缩压持续≥160mmHg,舒张压≥110mmHg 时要积极降压以预防心、脑血管并发症。

(4) 适时终止妊娠:子痫患者抽搐控制 2 小时后可考虑终止妊娠,临床上应根据病情行个体化处理。

10. 产后处理(产后 6 周内)　重度子痫前期患者产后应继续使用硫酸镁 24~48 小时预防产后子痫。子痫前期患者产后 3~6 天是产褥期血压高峰期,高血压、蛋白尿等症状仍可能反复出现甚至加剧,因此这期间仍应每天监测血压及尿蛋白。如血压≥160/110mmHg 应继续给予降压治疗。哺乳期可继续应用产前使用的降压药物,禁用 ACEI 和 ARB 类(卡托普利、依那普利除外)。注意监测及记录产后出血量,患者在重要器官功能恢复正常后方可出院。

【管理】

1. 健康教育　健康教育是妊娠期高血压疾病防治的重要内容。通过教育提高公众对于本病的认识,强化医务人员培训,制订重度子痫前期和子痫患者抢救预案,建立急救绿色通道,完善危重孕产妇救治体系。鼓励健康的饮食和生活习惯,如规律体育锻炼、控制酒精和食盐摄入(<6g/d)、戒烟等。鼓励超重患者控制体重(BMI:18.5~25kg/m^2,腹围 <80cm),以减少再次妊娠时发病风险并利于长期健康。

2. 危重患者转诊　重度子痫前期和子痫患者转诊前应在积极治疗同时联系上级医疗机构,在保证转运安全的情况下转诊。如未与转诊医疗机构联系妥当,或患者生命体征不稳定,或估计短期内产程有变化等,则应就地积极抢救。转出机构应有医务人员护送,并做好病情资料的交接。接受转诊的医疗机构需设有抢救绿色通道、重症抢救室,人员、设备和物品配备齐全。

3. 远期随访(产后 6 周后)　患者产后 6 周血压和尿蛋白仍未恢复正常应于产后 12 周再次复查,若仍有高血压及蛋白尿应考虑患者为慢性高血压或慢性肾炎,转内科治疗。

[附] HELLP 综合征

HELLP 综合征(hemolysis,elevated serum level of liver enzymes,and low platelets syndrome,HELLP syndrome)以溶血、肝酶升高和血小板减少为主要临床表现,是妊娠期高血压疾病的严重并发症,严重危害母儿健康。1982 年 Weinstein 对本病进行了正式的命名和系统的描述。其发病率国内报道为 2.7%,国外为 4%~16%。

【发病机制】

本病的主要病理生理改变为血管痉挛、血管内皮损伤、血小板聚集与消耗、纤维蛋白沉积和终末器官缺血等,与妊娠期高血压疾病的病理生理相似,但发展为 HELLP 综合征的启动机制尚不清楚。

血管内皮细胞损伤可引起管腔内纤维蛋白沉积,使管中流动的有形物质和损伤部位接触后遭到破坏,血小板被激活,释放出缩血管物质,如血栓素 A$_2$、内皮素等,从而引起血管收缩,促使血管内皮进一步损伤,促进血小板凝集,增加了血小板的消耗而使血小板减少;红细胞通过内皮损伤的血管和纤维蛋白网沉淀物时发生变形、破坏而出现溶血;血管内皮损伤,末梢血管痉挛,在门脉周围和(或)肝实质形成局灶性肝细胞坏死、出血和玻璃样物质沉积,肝窦内也有大片纤维素样物质沉着,甚至出现包膜下或肝实质内出血,引起肝酶升高和肝区疼痛,偶可导致肝包膜破裂。

本病的发病还可能与免疫机制有关。研究发现此病患者血液中补体被激活,过敏毒素、C3a、C5a 及终末 C5b-9 补体复合物水平升高,刺激巨噬细胞、血小板和白细胞合成血管活性物质,引起血管痉挛性收缩,内皮细胞损伤,血小板聚集、消耗,导致血小板减少、溶血和肝酶升高。

HELLP 综合征的发生也可能与过量的固有脂肪酸氧化失调有关。子痫前期时蛋白代谢异常,血浆内游离脂肪酸和胆固醇的浓度增加,影响细胞膜脂质成分与血浆内脂质成分交换,也可诱发红细胞裂解、变形;肝细胞受损,肝细胞通透性增加,释放肝酶。此外,有研究表明 HELLP 综合征的发病与瘦素、凝血因子 V 基因突变有关,但调控机制尚未明确。

【临床表现】

HELLP 综合征的临床表现多样化,常见症状为右上腹或上腹部疼痛、恶心、呕吐、全身不

Note

适、体重显著增加、水肿等，少数可有轻度黄疸，症状无特异性，查体可发现右上腹或上腹肌紧张。如凝血功能障碍严重可出现血尿、消化道出血。HELLP综合征可发生于妊娠中晚期至产后数日的任何时间，70%以上发生于产前，产后发生HELLP综合征伴肾衰竭和肺水肿者，危险性更大。

> 案例
>
> 　　患者女，$G_4P_1A_2L_1$。因"停经33周，头痛3天，腹痛1天"入院。入院查体：T 36.5℃，P 62次/分，R 18次/分，BP 170/110mmHg，神志清，精神可，心脏听诊未闻及病理性杂音，双肺呼吸音清，肝脾肋下未及，下腹膨隆，水肿（++）。产科检查：腹部膨隆，宫高31cm，腹围92cm，LOP位，胎心率154次/分，宫缩不规律，宫口未开，胎膜未破。辅助检查：尿蛋白（++），血小板90×10^9/L。初步诊断：①33周妊娠，$G_4P_1A_2L_1$，LOP；②重度子痫前期；③HELLP综合征？④瘢痕子宫。继续完善相关检查：ALT 115U/L，AST 202U/L；血小板80×10^9/L；LDH 1606IU/L；凝血四项指标正常，纤维蛋白降解产物增高。向患者及家属交代病情，行急症剖宫产术，术中见子宫下段形成差，羊水Ⅰ度污染，量约400ml，以LOP位助娩一女婴，Apgar评分1分钟9分，5分钟、10分钟均10分，体重2000g，请新生儿科会诊后新生儿转出。宫缩好，胎盘胎膜娩出完整。查子宫及附件无异常，手术顺利，安返病房。术后7天刀口拆线出院。

【诊断和治疗】

1. 诊断标准

（1）乳酸脱氢酶（LDH）水平升高：LDH≥600IU/L；

（2）肝酶升高：ALT≥40U/L或AST≥70U/L；

（3）血小板（PLT）减少：血小板计数$<100 \times 10^9$/L；

（4）血管内溶血：外周血涂片见破碎红细胞、球形红细胞，胆红素≥20.5μmol/L（即1.2mg/dl），血清结合珠蛋白<250mg/L。

　　LDH升高是诊断HELLP综合征的敏感指标，常在血清未结合胆红素升高和血红蛋白降低前出现。HELLP综合征根据LDH、PLT、ALT和AST指标可分为三类（Mississippi）（表9-3）。

表9-3　HELLP综合征的分级

	LDH	PLT	ALT和AST
Ⅰ	≥600IU/L	50×10^9/L	≥70IU/L
Ⅱ	≥600IU/L	100×10^9/L	≥70IU/L
Ⅲ	≥600IU/L	150×10^9/L	≥40IU/L

2. 鉴别诊断　HELLP综合征与重度子痫前期、子痫、溶血性尿毒性综合征、血栓性血小板减少性紫癜、妊娠期急性脂肪肝的临床表现和实验室检查结果相似，应给以鉴别（表9-4）。

表9-4　HELLP综合征的鉴别诊断

	HELLP综合征	血栓性血小板减少性紫癜	溶血性尿毒综合征	妊娠急性脂肪肝
受伤部位	肝脏	神经系统	肾脏	肝脏
妊娠期	中、晚期	中期	产后	晚期
血小板	↓	↓	↓	正常或↓

续表

	HELLP 综合征	血栓性血小板减少性紫癜	溶血性尿毒综合征	妊娠急性脂肪肝
RT/APTT	正常	正常	正常	↓
肝酶	↑	正常	正常	↑
溶血	+	+	+	+ 或 −
血糖	正常	正常	正常	↓
纤维蛋白原	正常	正常	正常	↓↓
肌酐	正常或↑	↑	↑	↑

3. 治疗　HELLP 综合征必须住院治疗。在按重度子痫前期治疗的基础上,其他治疗措施包括:

(1) 有指征地输注血小板和使用肾上腺皮质激素:血小板计数①>50×10⁹/L 且不存在过度失血或者血小板功能异常时不建议预防性输注血小板或者剖宫产术前输注血小板;②<50×10⁹/L 可考虑肾上腺皮质激素治疗;③<50×10⁹/L 且血小板数量迅速下降或者存在凝血功能障碍时应考虑备血,包括血小板;④<20×10⁹/L 时阴道分娩前输注血小板,剖宫产前或术中输注血小板。

(2) 适时终止妊娠:①时机:绝大多数 HELLP 综合征患者应在积极治疗后终止妊娠。只有当胎儿不成熟且母胎病情稳定的情况下方可在三级医疗单位进行期待治疗,期待治疗期间严密观察母胎病情变化。②分娩方式:HELLP 综合征患者可酌情放宽剖宫产指征。③麻醉选择:因血小板减少,有局部出血危险,故阴部阻滞麻醉和硬膜外麻醉禁忌,阴道分娩宜采用局部浸润麻醉,剖宫产采用局部浸润麻醉或全身麻醉。

(3) 其他治疗:目前尚无足够证据评估血浆置换或者血液透析在 HELLP 治疗中的价值。

【小结】

1. 妊娠期高血压疾病包括子痫前期 - 子痫、慢性高血压、慢性高血压并发子痫前期、妊娠期高血压,其临床表现主要为血压升高可伴有水肿和蛋白尿,严重时出现抽搐、昏迷及多脏器衰竭等。

2. 妊娠期高血压疾病的治疗基本原则为休息、镇静、解痉,有指征地降压,严重水肿或腹水者补充胶体后利尿,密切监测母胎情况,适时终止妊娠。

3. HELLP 综合征是以溶血、肝酶升高和血小板减少为主要临床表现的综合征。

【思考题】

1. 子痫前期 - 子痫应如何处理?
2. 如何早期识别 HELLP 综合征?

第二节　前　置　胎　盘

妊娠 28 周后,胎盘附着于子宫下段,其下缘达到或覆盖宫颈内口,位置低于胎先露部,称为前置胎盘(placenta previa)。孕早期,由于宫腔较小,多数胎盘位置较低,随妊娠月份的增加,胎盘位置可上移,因此,一般在妊娠 28 周后才诊断前置胎盘,妊娠 28 周前称为胎盘前置状态。前置胎盘是导致妊娠晚期阴道流血的最常见原因,严重者可危及母儿生命。国内发生率为 0.24%~1.57%,国外报道约为 0.5%,近年来前置胎盘发生率有明显上升趋势。既往有剖宫产史,此次妊娠胎盘附着于原子宫切口处称为凶险性前置胎盘,常伴有胎盘植入,是导致产科致命性大出血及子宫切除的常见原因。

【病因】

尚不清楚,可能与下述因素有关:

1. 子宫内膜病变或损伤　随患者人工流产次数、生产次数及剖宫产次数的增加,发生前置胎盘的风险也随之增加。多次刮宫、分娩及子宫手术史等,可损伤子宫内膜,引起子宫内膜炎症或萎缩性病变。受孕后,子宫蜕膜血管形成不良,胎盘血供不足,刺激胎盘面积增大而伸展到子宫下段。

2. 胎盘异常　多胎妊娠时胎盘面积较大而易延伸至子宫下段,故前置胎盘的发生率较单胎妊娠高 1 倍。副胎盘、膜状胎盘亦可到达子宫下段或覆盖宫颈内口。

3. 受精卵滋养层发育迟缓　受精卵到达宫腔时,滋养层尚未发育到能着床的阶段,继续下移,着床于子宫下段而形成前置胎盘。

4. 其他高危因素　高龄(>35 岁)、吸烟、辅助生育技术史、妊娠 28 周前超声检查提示胎盘前置状态等。

【临床分类】

按胎盘下缘与宫颈内口的关系,将前置胎盘分为 4 类(图 9-1)。

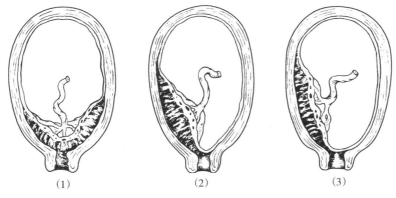

图 9-1　前置胎盘的临床分型

(1)完全性前置胎盘;(2)部分性前置胎盘;(3)边缘性前置胎盘

1. 完全性前置胎盘或称中央性前置胎盘　胎盘组织完全覆盖宫颈内口。

2. 部分性前置胎盘　胎盘组织部分覆盖宫颈内口。

3. 边缘性前置胎盘　胎盘附着于子宫下段,边缘达到但未超越宫颈内口。

4. 低置胎盘　胎盘附着于子宫下段,边缘距宫颈内口的距离 <20mm,此距离对临床分娩方式的选择有指导意义。也有学者认为,当胎盘边缘距离宫颈内口 20~35mm 时称为低置胎盘;将胎盘边缘距宫颈内口的距离 <20mm、而未达到宫颈内口时定义为边缘性前置胎盘。低置胎盘可导致临床上的胎位异常、产前及产后出血等异常情况,危害母儿健康。

胎盘下缘与宫颈内口的关系随子宫下段的逐渐伸展、宫颈管的逐渐消失、宫颈口的逐渐扩张而改变。因此,前置胎盘的分类可随妊娠的继续、产程的进展而发生变化。妊娠中期超声检查发现胎盘前置状态者应超声随访,并根据患者情况增加超声随访次数。妊娠 18~23 周时胎盘边缘达到但未覆盖宫颈内口者,妊娠晚期,胎盘位置基本恢复正常。如覆盖宫颈内口范围超过 25mm,分娩时前置胎盘的发生率为 40%~100%。临产前的完全性前置胎盘,可因临产后宫颈口扩张而变为部分性前置胎盘。故诊断时期不同,分类也不同。临床上均以处理前最后一次超声检查来确定其分类。

【临床表现】

1. **症状**　妊娠晚期或临产时,突发性无诱因、无痛性反复阴道流血是前置胎盘的典型症状。子宫峡部至妊娠晚期被逐渐拉长而形成子宫下段,而临产后的宫缩又使宫颈管消失而成为产道的一部分。附着于子宫下段及宫颈内口的胎盘不能相应地伸展,与其附着处错位,致血窦破裂出血而发生剥离。初次出血量一般不多,血液凝固后可暂时停止,但也可初次即发生致命性大出血。随着子宫下段的逐渐拉长,可反复出血。

完全性前置胎盘初次出血时间较早,多发生在妊娠 28 周左右,出血频繁,出血量也较多;边缘性前置胎盘初次出血时间较晚,往往发生在临产前后,出血量较少;部分性前置胎盘的初次出血时间及出血量则介于以上两者之间。部分性及边缘性前置胎盘患者胎膜破裂后,若胎先露部很快下降,压迫胎盘可使出血减少或停止。

2. **体征**　患者的全身情况与出血量及出血速度密切相关。反复出血者可有贫血貌,急性大量出血可出现面色苍白、四肢发冷、脉搏细弱、血压下降等休克表现。

3. **腹部检查**　子宫大小与停经月份相符,子宫软,无压痛。可有胎头高浮、臀先露或胎头跨耻征阳性。出血多时可出现胎心异常,甚至胎心消失。胎盘附着于子宫前壁时可在耻骨联合上方闻及胎盘血流杂音。

4. **阴道检查**　临床上多采用超声检查确定胎盘位置,若前置胎盘诊断明确,一般不行阴道检查。如必须通过阴道检查以明确诊断或选择分娩方式,可在输液、备血、可立即行剖宫产手术的条件下进行。禁止肛查。

案例

患者张某,G_3P_0。因"停经 38^+ 周,阴道少量流血 1 天"于门诊收入院。一般查体未见明显异常。产科检查:腹部膨隆,没有宫缩,腹围 100cm,宫高 35cm,胎位 LOA,胎心 143 次 / 分,宫口未查。超声检查提示:胎盘位于子宫后壁,胎盘下缘覆盖宫颈内口。胎心监护示反应型。急查血常规、凝血未见异常。向患者及家属讲明病情,术前充分准备、积极备血,行剖宫产终止妊娠,术中娩一女婴,Apgar 评分 1 分钟、5 分钟均 10 分,胎盘娩出后,宫体注射并静脉滴注宫缩剂,按摩子宫,宫缩好,术中出血 300ml。术后给予抗生素预防感染、补液、促宫缩治疗,注意腹部刀口渗血及阴道流血情况。术后生命体征平稳,阴道流血不多,术后 5 天痊愈出院。

【诊断】

1. **病史及临床表现**　对具有高危因素的孕妇,妊娠晚期或临产后突发无痛性阴道流血,应考虑前置胎盘。同时注意是否存在贫血及贫血程度,有无胎心、胎位异常等情况。

2. **辅助检查**

(1) 超声检查:为安全、最有价值的检查方法,准确率在 95% 以上。超声可根据胎盘与宫颈内口的关系确定前置胎盘的类型,但需结合孕周考虑。因妊娠晚期,子宫下段形成及伸展增加了宫颈内口与胎盘边缘间的距离,妊娠中期处于前置状态的胎盘可上移而成为正常位置胎盘。

在妊娠的任何时期,如怀疑前置胎盘,可使用经阴道超声进行检查。阴道超声准确性明显高于腹部超声,并具有安全性。尤其是附着于子宫后壁的前置胎盘,因为胎先露遮挡或腹部超声探测深度不够容易漏诊,经阴道超声检查能更准确地确定胎盘边缘与宫颈内口的关系(图 9-2)。

(2) 磁共振检查(MRI):有条件的医院,对凶险性前置胎盘怀疑合并胎盘植入者,可选择

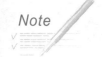
Note

MRI 检查。

3. 产后检查胎盘胎膜　产后应检查胎盘有无形态异常,有无副胎盘。胎膜破口距胎盘边缘在 7cm 以内则为前置胎盘。

【鉴别诊断】

应与胎盘早剥、帆状胎盘前置血管破裂、胎盘边缘血窦破裂等鉴别。诊断时应排除阴道病变、宫颈病变引起的出血。

【对孕妇、胎儿的影响】

1. 产时、产后出血　附着于子宫前壁的前置胎盘行剖宫产时,若子宫切口无法避开胎盘,则出血量明显增多。胎儿娩出

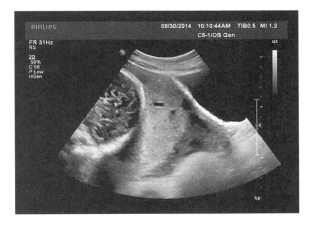

图 9-2　完全性前置胎盘的超声图像

后,子宫下段肌肉收缩力较差,附着的胎盘不易剥离,即使剥离后因开放的血窦不易关闭而常发生产后出血。

2. 植入性胎盘　前置胎盘可合并胎盘植入。由于子宫下段蜕膜发育不良,胎盘绒毛可植入子宫下段肌层,使胎盘剥离不全而发生产后大出血。

3. 贫血及感染　患者若孕期反复多次出血,可致贫血,增加感染机会。

4. 围生儿预后不良　患者出血量多可致胎儿缺氧或胎儿窘迫。有时因大出血而须提前终止妊娠,早产儿发病率及死亡率增高。

【处理】

治疗原则为抑制宫缩、止血,纠正贫血,预防感染,适时终止妊娠。根据前置胎盘类型、出血程度、妊娠周数、胎儿宫内状况、是否临产等进行综合评估,给予相应治疗。

1. 期待治疗　目的是在保证母胎安全的前提下,尽量延长妊娠时间,提高胎儿存活率。适用于妊娠 <36 周,一般情况良好,胎儿存活,阴道流血不多,无须紧急分娩的患者,需在有母儿抢救能力的医疗机构进行期待。对于阴道流血的患者,需住院治疗,密切监测孕妇生命体征及阴道流血情况;常规进行血常规、凝血功能检测并备血;监护胎儿情况包括胎心率、胎动计数、胎儿电子监护及胎儿生长发育情况。

(1) 一般处理:阴道流血期间绝对卧床,建议侧卧位,流血停止后可适当活动;可给予适当吸氧,提高胎儿血氧供应;密切监护患者阴道流血情况及胎儿宫内情况。

(2) 纠正贫血:目标是维持血红蛋白含量在 110g/L 以上,血细胞比容在 30% 以上,增加母体储备。贫血严重者,给予浓缩红细胞输注。

(3) 止血:可酌情给予宫缩抑制剂,防止因宫缩引起进一步出血。常用药物有硫酸镁、β 受体激动药等。在使用宫缩抑制剂的过程中,警惕有阴道大出血的可能,做好随时剖宫产的准备。

(4) 糖皮质激素的使用:在期待治疗过程中,常伴发早产。孕 28~34 周的患者预计 1 周内可能分娩的均应接受糖皮质激素促胎肺成熟治疗。用法:地塞米松6mg 肌内注射,12 小时重复 1 次,共 4 次;或倍他米松 12mg 肌内注射,24 小时重复 1 次,共 2 次。不推荐反复、多疗程产前给药。临床已有宫内感染证据者禁忌使用糖皮质激素。

(5) 保守治疗过程中阴道大出血的预测:①宫颈管长度:妊娠 34 周前经阴道超声测量宫颈管长度,如宫颈管长度 <3cm 则因大出血而急诊剖宫产手术的风险增加。如覆盖宫颈内口的胎盘较厚(>1cm),产前出血、胎盘粘连、植入及手术风险增加。②胎盘边缘出现无回声区:覆盖宫颈内口的胎盘边缘出现无回声区,出现突然大出血的风险是其他类型前置胎盘的 10 倍。③位于前次剖宫产子宫切口瘢痕处的前置胎盘即"凶险性前置胎盘",常伴发胎盘植入、产后严重出血,子宫切除率明显增高。

2. 终止妊娠　根据临床判断,辅以超声检查结果综合决定终止妊娠的时机及方式。

(1) 终止妊娠的时机:①期待治疗过程中,反复、多量出血甚至导致休克。②孕周超过36周:无症状的完全性前置胎盘,妊娠达37周,可考虑终止妊娠;部分性前置胎盘应根据胎盘遮盖宫颈内口的情况适时终止妊娠;无症状的前置胎盘合并胎盘植入者可于妊娠36周后终止妊娠。③孕周未达36周但出现胎儿窘迫。

(2) 剖宫产:完全性前置胎盘,持续大量阴道流血或部分性及边缘性前置胎盘出血较多,短时间内不能经阴道结束分娩者均应剖宫产终止妊娠。

在子宫切口的选择原则上应尽量避开胎盘,以免增加孕妇和胎儿失血。胎儿娩出后,立即宫体注射宫缩剂,如缩宫素、前列腺素制剂等,待子宫收缩后徒手剥离胎盘。也可用止血带将子宫下段血管扎紧数分钟,以利胎盘剥离时的止血,但需警惕结扎部位以下的出血。子宫下段胎盘附着面往往不易止血,可在直视下用可吸收线缝扎止血、纱布宫腔填塞或球囊压迫止血。宫缩欠佳,药物治疗无效时也可行子宫B-lynch缝合。必要时可行双侧子宫动脉或髂内动脉结扎、髂内动脉栓塞、腹主动脉球囊阻断术。各种止血方法无效,危及患者生命时,在与患者家属沟通基础上,可行子宫切除术。术前充分备血,术中注意子宫收缩,预防产后出血,出血量多时及时及早液体复苏。

(3) 阴道分娩:适用于出血少、枕先露、无头盆不称等异常情况的边缘性前置胎盘及低置胎盘患者;宫口已扩张、出血量少、估计短时间内可以结束分娩的部分性前置胎盘患者。经阴道分娩后发生产后出血,可给予静脉滴注宫缩剂、按摩子宫、纱布宫腔填塞、球囊压迫、介入治疗等方法进行止血。

(4) 对于特殊情况下(孕妇反复阴道流血难以控制,孕周较小,胎儿难以存活、死胎、胎儿畸形等)中央性前置胎盘的引产尽量避免剖宫取胎,可选择经阴道引产。经阴道引产既可以减轻患者精神及经济负担,也有利于患者术后身体恢复,尽早再次妊娠。但此引产方法存在较大风险,一定要在做好输血及抢救准备的条件下进行引产,必要时为挽救患者生命仍有可能进行剖宫取胎术。具体选择哪种引产方法应当根据患者具体情况决定,引产过程中及引产后严密观察患者宫缩、阴道流血及生命体征,预防产后出血。

3. 抗感染治疗　期待治疗过程中,注意是否存在感染,预防性使用抗生素。终止妊娠时,在胎盘剥离后也需预防性使用抗生素。

4. 转诊及转运　一旦确诊完全性前置胎盘,应在二级以上医院产前检查及治疗。若阴道反复出血或大出血而当地无条件处理,在充分评估母胎安全、输液、输血的条件下,由医护人员护送,迅速转院。

【预防】

采取有效的避孕措施,避免多次人工流产及宫腔操作,预防感染。严格掌握剖宫指征,降低剖宫产率。孕期戒烟、戒毒,规范孕期检查,对前置胎盘做到早诊断、早治疗。

［附］前置胎盘合并胎盘植入

前置胎盘合并胎盘植入的发生率为1%~5%,并随着剖宫产次数增多而明显增高。

凶险性前置胎盘定义为既往有剖宫产史,此次妊娠胎盘附着于原子宫切口处。凶险性前置胎盘常伴有胎盘植入。随着剖宫产率的不断升高,凶险性前置胎盘的发生率也明显增高。

合并植入的前置胎盘及凶险性前置胎盘可导致产科严重出血、凝血功能异常、子宫切除困难、感染,甚至可导致膀胱、输尿管及肠道损伤、肾衰、RDS、腹腔积血需多次手术、死亡等严重并发症。

【分类】

根据植入程度,胎盘植入分为三类:粘连性胎盘,胎盘绒毛侵入子宫肌浅层;植入性胎盘,胎

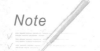

盘绒毛达肌层深部,超过50%;穿透性胎盘,胎盘绒毛可达浆膜层,甚至穿透浆膜层,累及膀胱或直肠。

【诊断】

1. 病史　应注意有无瘢痕子宫、宫腔操作史、盆腔炎症史、前置胎盘史等高危因素,警惕发生胎盘植入及凶险性前置胎盘的可能。

2. 临床表现　与单纯前置胎盘患者临床表现相似,但部分胎盘植入患者可无明显阴道流血。

3. 辅助检查

(1) 实验室检查:血常规、凝血功能等的检查。

(2) 超声检查孕期,胎盘植入的超声影像学表现为:胎盘实质内多个不规则的低回声区腔隙(瑞士干酪样低回声),即胎盘陷窝,此低回声腔隙是由于胎盘绒毛侵蚀子宫肌层内小动脉形成的血池,伴丰富血流信号;胎盘附着处子宫肌层变薄(<1mm);膀胱后壁与子宫前壁分界不清,膀胱壁连续性的中断,子宫前壁与膀胱后壁之间探及筛孔样低回声,血流信号丰富(提示植入膀胱),胎盘与子宫分界不清。有学者认为,胎盘实质低回声区腔隙的出现是胎盘植入最敏感的征象,其次是胎盘后方低回声区的消失及膀胱壁连续性的中断。

对于瘢痕子宫患者,孕前可通过超声对剖宫产瘢痕缺陷进行筛查,检出高危患者,若发现子宫前壁瘢痕处有向前突的小窝,或经阴道超声发现裂隙处聚集微量液体,称其为"憩室"或"龛影",提示胎盘易在此发生植入。对于无产前出血的前置胎盘,更要考虑胎盘植入的可能性(图9-3、图9-4)。

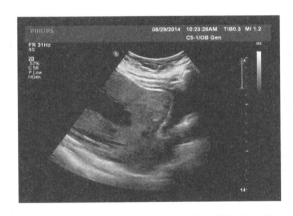
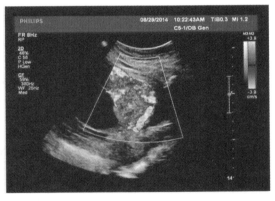

图9-3　完全性前置胎盘伴胎盘植入的超声图像　　图9-4　完全性前置胎盘伴胎盘植入的超声血流信号图

(3) 磁共振检查:如果超声不能明确诊断,可使用磁共振(MRI)进一步检查。MRI对诊断胎盘植入有很大的帮助,能更清楚地显示胎盘侵入肌层的深度、局部吻合血管分布及宫旁侵犯情况,可提供准确的局部解剖层次,指导手术方式。

4. 术中　发现子宫下段血管怒张,胎盘与宫壁无间隙,或胎盘附着处持续大量出血,应及时做出判断。

案例

患者张某,$G_4P_2A_1L_2$。因"停经34^{+2}周,发现前置胎盘4天"于门诊收入院。无腹痛及阴道流血等不适。2年前因巨大儿剖宫产娩一女婴。产科检查:腹部膨隆,宫高31cm,腹围110cm,胎心正常。外院超声检查示:①单胎妊娠;②前置胎盘(中央型)伴部分胎盘植入。其余辅助检查未见异常。入院诊断:①$34^{+2}$周妊娠,$G_4P_2A_1L_2$,LOA;②中央型前置胎盘伴胎盘植入;③瘢痕子宫。入院后向患者及家属讲明病情,给予对症治疗及多学科会诊。于37周在腰硬联合麻醉下行剖宫产术。术中见子宫下段及前壁满布怒张血管,无明显盆腔粘连,避开胎盘部位选择子宫切口,胎儿娩出后,宫体注射及静脉滴注宫缩剂,娩出胎盘,压迫子宫下段缝扎止血,观察无明显出血后缝合子宫。术中出血2600ml,输注红细胞12U,血浆1200ml。术后严密观察阴道流血情况及各项生命体征,给予补液、抗炎、促宫缩治疗。术后生命体征平稳,7天出院。

【处理】

产前明确诊断,为择期治疗做好充分的准备工作。

1. 剖宫产术前评估　①根据胎盘位置及植入情况制订合理的手术方案;②术前充分告知手术风险,并签好子宫切除知情同意书;③配血,充分备血;④多学科会诊:麻醉科、泌尿外科、放射科、ICU及新生儿科等;⑤确保手术期间的止血药物和用品。

2. 手术时机　无症状的前置胎盘合并胎盘植入者可在妊娠36孕周后行手术。伴有反复出血症状的前置胎盘合并胎盘植入者,孕34周前可在促胎肺成熟后终止妊娠。

3. 手术方式　建议择期剖宫产终止妊娠,避开胎盘附着部位选择手术切口。后壁胎盘或前侧壁胎盘植入者,可行子宫下段剖宫产术;前壁胎盘植入者,行子宫体部剖宫产术(避开胎盘部位)。根据胎盘植入的程度、手术者经验、高级生命支持设备情况,以及患者的意愿决定处理方式,主要有切除子宫和保留子宫的保守性治疗两种方法。

(1) 子宫切除术:①适应证:胎盘植入面积大、子宫壁薄、胎盘穿透、子宫收缩差、短时间内大量出血(数分钟内出血>2000ml)危及生命及保守治疗失败者。有研究报道,立即切除子宫的患者死亡率较试图保留子宫的患者死亡率低。无生育要求可作为子宫切除术的参考指征。②子宫切除术类型:决定子宫切除者,胎儿娩出后不剥离胎盘直接行子宫全切除术。如年轻患者要求保留宫颈,可行次全子宫切除术。但完全性前置胎盘并胎盘植入子宫下段及宫颈肌层,不宜保留宫颈,应行全子宫切除术。

对于超声检查提示高度怀疑前置胎盘植入膀胱者,请泌尿外科会诊,行膀胱镜检查,观察胎盘侵蚀膀胱的部位、范围及程度。必要时术前或术中放置输尿管支架,防止术中输尿管损伤。若膀胱与子宫粘连严重并满布血管时,不宜直接强行分离膀胱,可切除部分膀胱或将胎盘部分留置。

子宫切除术可以降低孕产妇的死亡率和并发症,但子宫切除使产妇永久丧失了生育能力。因此,对年轻育龄妇女切除子宫应该慎重,是否切除子宫应根据患者的具体情况具体分析,并得到患者及家属知情同意。

(2) 保守性手术:适用于生命体征平稳、胎盘植入面积小、子宫下段肌层厚、子宫收缩好、出血量少者。对剖宫产术中发现植入性胎盘,若植入范围较小,植入深度较浅,出血量不多,可采取植入灶局部切除缝合术,如局部"8"字、间断环状缝合、B-Lynch或其他缝合止血法,另外可选择宫腔纱布填塞及球囊压迫止血等方法。

(3) 胎盘原位保留:为减少因强行剥离胎盘而产生的出血,对于剖宫产术中出血少、强烈要求保留子宫和生育功能的产妇,慎重考虑的情况下可考虑剖宫产娩出胎儿后,近胎盘端结扎脐带,将胎盘部分或全部留在宫腔内,术后可配合介入治疗。实施此保守治疗前需充分与患者沟通,告之患者产后需经历较长时间的随访治疗,数周或数月的时间内仍然存在出血、感染、再次急症手术等风险。产后应定期监测血常规、β-hCG、体温,注意阴道流血情况,超声监测胎盘血流变化及子宫复旧等情况。若患者出现道流血量增多或超声监测胎盘血流量明显减少或存在明显感染迹象时,行经阴胎盘取出术,可考虑配合介入治疗。

（4）介入治疗：有条件医院可提前做好介入治疗准备，减少术中出血。介入治疗并发症比较多，主要是栓塞后综合征，表现为下腹部、下肢疼痛及术后低热等症状；对技术要求高，基层医院不易推广；价格昂贵，增加家庭负担。因此应综合医院及患者等情况进行选择。

预防性腹主动脉球囊阻断或髂内动脉栓塞：剖宫产手术前将血管栓塞球囊置入腹主动脉或髂内动脉，暂不充盈，胎儿娩出后，暂不剥离胎盘，先将球囊膨胀以阻断动脉血流，减少动脉压力，再行全子宫切除，可减少手术时出血。因术前放置球囊必须在 X 线下进行，胎儿虽经保护，仍将遭受辐射，远期影响目前不确定，因此术前放置安全性有争议。也有学者主张胎儿娩出后再行介入治疗。有条件的医院可在杂交手术室进行。

血管介入动脉栓塞：剖宫产子宫全切手术前，先将髂内动脉或子宫动脉栓塞，栓塞后 24~48 小时手术，可减少子宫切除时的失血，适用于胎儿不能存活者。

【预防】

采取积极有效的避孕措施，尽量减少不必要的人工流产及宫腔操作，严格把握好首次剖宫产的指征，减少前置胎盘的发生。孕前可通过询问病史、超声检查剖宫产瘢痕缺陷等方法，检出高危患者，加强孕期管理，定期产前检查及正确的孕期指导，对前置胎盘做到早期诊断及正确处理。

【小结】

1. 前置胎盘的典型症状为妊娠晚期或临产时，突发性无诱因、无痛性反复阴道流血。超声是最为安全、有价值的检查方法。其临床处理主要包括止血、适当抑制宫缩、延长孕周。按前置胎盘类型及患者情况决定终止妊娠的时间及方式。

2. 凶险性前置胎盘指既往有剖宫产史，此次妊娠胎盘附着于原子宫切口处。常伴有胎盘植入，导致产科大出血、休克、急症子宫切除等，严重者可致孕产妇死亡。应尽早明确诊断，充分术前准备，重视多学科会诊，确定并实施个体化处理方案。

【思考题】

1. 孕晚期阴道少量流血的可能原因有哪些？如何鉴别？
2. 前置胎盘伴植入的诊断及处理原则有哪些？

第三节　胎　盘　早　剥

妊娠 20 周后或分娩期，正常位置的胎盘于胎儿娩出前，部分或全部从子宫壁剥离，称为胎盘早剥（placental abruption），为晚期妊娠严重的并发症之一。由于其起病急、发展快，处理不当可危及母儿生命。发生率在国内为 0.46%~2.1%，国外为 1%~2%，发生率的高低还与产后是否仔细检查胎盘有关，有些轻型胎盘早剥患者症状不明显，易被忽略。

【病因】

发病机制尚不完全清楚，但下列情况时胎盘早剥发病率增高。

1. 血管病变　胎盘早剥多发生于重度子痫前期、慢性高血压、慢性肾脏疾病或全身血管病变的孕妇。当这类疾病引起全身血管痉挛或管壁硬化时，子宫底蜕膜也可发生螺旋小动脉痉挛或硬化，引起远端毛细血管缺血坏死而破裂出血，血液流至底蜕膜层与胎盘之间，并形成胎盘后血肿，导致胎盘从子宫壁剥离。

2. 机械因素　腹部外伤或直接被撞击、性交、外倒转术等都可诱发胎盘早剥；临产后胎儿下降,脐带过短使胎盘自子宫壁剥离;羊膜腔穿刺时,刺破前壁胎盘附着处血管,胎盘后血肿形成引起胎盘剥离。

3. 宫腔内压力骤减　羊水过多时突然破膜;或双胎分娩时第一胎儿娩出过快,使宫内压骤减,子宫突然收缩而导致胎盘早剥。

4. 子宫静脉压突然升高　仰卧位低血压综合征时,子宫压迫下腔静脉使回心血量减少,子宫静脉淤血使静脉压升高,导致蜕膜静脉床淤血或破裂而发生胎盘剥离。

5. 其他　高龄孕妇、经产妇易发生胎盘早剥;不良生活习惯如吸烟、酗酒及吸食可卡因等也是国外发生率增高的原因;辅助生殖技术及胎盘早剥病史也增加胎盘早剥发生几率。

【病理变化及分类】

胎盘早剥分为显性剥离、隐性剥离、混合性剥离。

胎盘早剥的主要病理变化是底蜕膜出血,形成血肿,使该处胎盘自子宫壁剥离。如剥离面小,血液很快凝固而出血停止,临床可无症状或症状轻微。如继续出血,胎盘剥离面也随之扩大,形成较大的胎盘后血肿,血液可冲开胎盘边缘及胎膜经宫颈管流出,表现为外出血,称为显性剥离(revealed abruption)。如胎盘边缘或胎膜与子宫壁未剥离,或胎头进入骨盆入口压迫胎盘下缘,使血液积聚于胎盘与子宫壁之间而不能外流,故无阴道流血,称为隐性剥离(concealed abruption)。由于血液不能外流,胎盘后出血越积越多,可致子宫底升高,当出血达到一定程度,压力增大,血液冲开胎盘边缘和胎膜经宫颈管流出,即为混合性出血。有时胎盘后血液可穿破羊膜而溢入羊膜腔,成为血性羊水。

胎盘早剥尤其是隐性剥离时,血液积聚于胎盘和子宫壁之间,局部压力逐渐增大,使血液浸入子宫肌层,引起肌纤维分离、断裂及变性,当血液浸及浆膜层时,子宫表面可呈蓝紫色瘀斑,以胎盘附着处最为明显,称为子宫胎盘卒中(uteroplacental apoplexy)。偶尔血液也可渗入阔韧带、输卵管系膜,或经输卵管流入腹腔。卒中后的子宫肌纤维收缩力减弱,子宫收缩不良,造成大出血。

严重的胎盘早剥可导致大量组织凝血活酶从胎盘释放入母体血液循环,激活凝血系统,导致弥散性血管内凝血(disseminated intravascular coagulation,DIC),血小板及纤维蛋白原等凝血因子大量消耗,继发性激活纤溶系统,产生大量纤维蛋白原降解产物(fibrinogen degradation products,FDP),从而更进一步加重DIC,最终导致严重的凝血功能障碍。

【临床表现及分型】

1. 早期表现　轻度胎盘早剥早期临床表现可不典型。胎心率常首先发生变化,宫缩后子宫弛缓欠佳。触诊时子宫张力增大,宫底增高,严重时子宫呈板状,压痛明显,胎位触不清;胎盘早剥Ⅲ级患者病情凶险,可迅速发生休克、凝血功能障碍甚至多器官功能损害。

2. 典型临床表现　腹痛、阴道出血、子宫收缩和子宫压痛。出血特征为陈旧性不凝血,伴轻重不等的休克症状,也可无阴道出血,绝大多数发生在孕34周以后,往往是胎盘早剥的严重程度与阴道出血量不相符。后壁胎盘的隐性剥离多表现为腰背部疼痛,子宫压痛可不明显。腹痛开始时,胎动剧烈,继而胎动消失。部分胎盘早剥伴有宫缩,但宫缩频率高、幅度低,间歇期也不能完全放松。

3. 体征　腹肌紧张、子宫强直、胎位触不清、胎心异常或消失。有内出血时,宫底不断升高。休克是严重早剥时常有的症状,表现为面色苍白、脉搏细弱、血压降低等,严重者还可有皮肤及黏膜出血、少尿甚至无尿。

在临床上推荐使用胎盘早剥分级标准(表9-5)作为对病情的判断与评估。

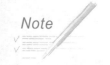

表 9-5　胎盘早剥的分级标准

分级	临床特征
Ⅰ级	胎盘后有小凝血块,但无临床症状
Ⅱ级	阴道出血;可有子宫压痛和子宫强直性收缩;产妇无休克发生,无胎儿窘迫发生
Ⅲ级	可能有阴道出血;产妇无休克;有胎儿窘迫发生
Ⅳ级	可能有外出血;子宫强制性收缩明显,触诊呈板状;持续性腹痛,产妇发生失血性休克,胎儿死亡;30% 的产妇有凝血功能指标异常

根据病情严重程度,国外(Sher,1985)将胎盘早剥分为 3 度(表 9-6)。

表 9-6　胎盘早剥的分度

分度	临床表现
Ⅰ度	轻度,通常在分娩时发现有胎盘后血块才诊断
Ⅱ度	腹部紧张、压痛,胎儿存活
Ⅲ度	胎儿死亡
Ⅲa	不伴有凝血功能障碍(2/3)
Ⅲb	伴有凝血功能障碍(1/3)

【辅助检查】

1. 超声检查　超声诊断胎盘早剥的敏感性较低(约 24%),因胎盘与新鲜的血凝块影像学表现相似,超声检查无异常发现也不能排除胎盘早剥。但超声可作为胎盘早剥的重要辅助诊断方法,了解胎盘种植部位及胎盘早剥的程度,明确胎儿大小及存活情况,也可用于前置胎盘的鉴别诊断及保守治疗的病情监测。胎盘早剥的超声声像图(图 9-5)显示胎盘与子宫壁间有边缘不清楚的液性暗区即为胎盘后血肿,剥离位置血肿区无血流信号,可早期诊断胎盘早剥,血块机化时,暗区内可见光点反射。

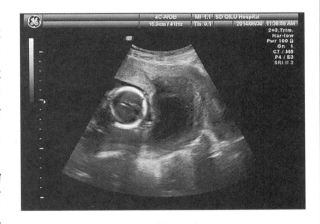

图 9-5　胎膜下血肿伴部分胎盘早剥的超声图像

2. 胎心监护　胎心监护用于判断胎儿的宫内状况,敏感度高。胎盘早剥时可出现胎心监护的基线变异消失、变异减速、晚期减速、正弦波形及胎心率缓慢等,给予吸氧、改变体位、输液等处理后仍无法改变。部分患者宫腔压力呈持续高张状态:宫缩时宫腔压力可迅速上升,宫缩减弱时,宫腔压力持续在 20~25mmHg 及以上。虽无明显临床表现,亦考虑胎盘早剥的存在。

3. 实验室检查　检测血常规、凝血功能、肝肾功能及电解质等,检测血型并配血。进行凝血功能检测及纤溶系统确诊试验,以便及时发现 DIC。血纤维蛋白原 <250mg/L 为异常,如果 <150mg/L 即对凝血功能障碍有诊断意义。情况紧急时,可抽取肘静脉血 2ml 放入干燥试管中,7 分钟后若无血块形成或形成易碎的软凝血块,说明凝血功能障碍。

4. MRI　敏感性高,但耗时长,费用高,临床极少应用。

【诊断与鉴别诊断】

结合病史、高危因素、症状及体征可作出临床诊断。轻型患者临床表现不典型时,可结合胎心监护及超声检查判断。重型患者出现典型临床表现时诊断较容易,关键应了解病情严重程度,了解有无肝、肾功能异常及凝血功能障碍,并与以下晚期妊娠出血性疾病进行鉴别。

1. 前置胎盘　往往为无痛性阴道流血,阴道流血量与贫血程度成正比,通过超声检查可以鉴别。

2. 先兆子宫破裂　应与重型胎盘早剥相鉴别。可有子宫瘢痕史,常发生在产程中,由于头盆不称、梗阻性难产等使产程延长或停滞。子宫先兆破裂时,患者宫缩强烈,下腹疼痛拒按,胎心异常,可有少量阴道流血,腹部可见子宫病理性缩复环,伴血尿。

3. 绒毛膜下血肿　多出现在妊娠早中期,也可出现于孕晚期,主要临床表现为阴道流血及腹痛。超声可以鉴别,超声检查可见胎膜与蜕膜部分剥离,其间呈无回声液性暗区(图9-6),血肿较大有凝血块时其内可见点状、线状或云状高灰度像,剥离处胎膜灰度较高,轮廓较明显,常位于胎盘下缘,多呈新月状,其血肿下缘常与子宫内口相通而出现阴道流血。病理学上是指绒毛膜板与蜕膜分离出血,使血液积聚在绒毛膜与蜕膜之间。妊娠早期出现且血肿小,多可在妊娠20周前自然消失,也有持续存在者。一般给予期待治疗,适当休息,抑制宫缩,抗生素预防感染,超声动态检测血肿的变化。预后与血肿出现的时间早晚及血肿的大小等有关。

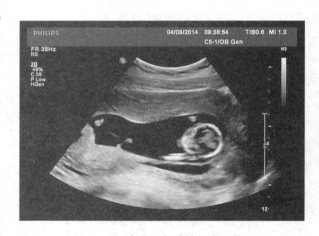

图9-6　胎膜下血肿的超声图像

【并发症】

1. 弥散性血管内凝血(DIC)　部分胎盘早剥患者可出现明显的凝血功能障碍。重度胎盘早剥特别是胎死宫内的患者可能发生DIC,可表现为皮肤、黏膜出血,咯血,呕血,血尿及产后出血。

2. 出血性休克　无论显性及隐性出血,量多时可致休克;子宫胎盘卒中者,产后因宫缩乏力可致严重的产后出血;凝血功能障碍也是导致出血的重要原因。大量出血使全身重要器官缺血缺氧,导致心、肝、肾衰竭,脑垂体及肾上腺皮质坏死。严重的产后出血可导致Sheehan综合征,引起脑垂体缺血、坏死,卵巢功能减退,子宫萎缩,继发闭经,影响患者健康。

3. 羊水栓塞　胎盘早剥时,剥离面子宫血管开放,破膜后羊水可沿开放的血管进入母血循环,导致羊水栓塞。

4. 急性肾衰竭　发生胎盘早剥出血、休克及DIC时,可减少肾血流量,导致肾皮质或肾小管缺血坏死,出现急性肾衰竭。严重的胎盘早剥常由重度子痫前期引起,重度子痫前期时,肾内小动脉痉挛,肾小球前小动脉极度狭窄,肾脏缺血,更加剧了肾脏的损伤。及时有效地治疗出血,迅速液体复苏对于防治肾衰竭有重要意义。

5. 死胎　如胎盘早剥面积大,出血多,胎儿可因缺血缺氧而死亡。

【处理】

原则:及时终止妊娠,同时纠正休克,防治并发症。

1. 纠正休克　对于处于休克状态的危重患者,监测产妇生命体征,迅速开放静脉通道,积极输血、补液,改善血液循环。休克抢救成功与否,取决于迅速补液量和补液速度。最好输新鲜血,既可补充血容量,又可补充凝血因子,目标使血红蛋白维持在100g/L,血细胞比容>30%,尿量>30ml/h。

2. 监测胎儿宫内情况　持续监测胎心以判断胎儿的宫内情况。对于有外伤史的患者,疑有胎盘早剥时,应至少行4小时的胎心监护,以早期发现胎盘早剥,动态观察宫底高度、子宫张力、阴道流血等情况,监测患者血压、脉搏变化。

3. 及时终止妊娠 应根据孕周、早剥的严重程度、有无并发症、宫口开大情况、胎儿宫内状况等决定终止妊娠的方式。

(1) 阴道分娩:①如胎儿已死亡,在孕妇生命体征稳定前提下首选阴道分娩。严重的胎盘早剥常致胎儿死亡,且合并凝血功能异常,抢救孕妇是治疗的重点。应尽快实施人工破膜减压及促进产程进展,减少出血。应根据不同情况,个体化处理。②胎儿存活者,以显性出血为主,宫口已开大,经产妇一般情况较好,估计短时间内能结束分娩者,人工破膜后可经阴道分娩。分娩过程中密切观察血压、脉搏、宫底高度、宫缩与出血情况,产程中行胎心电子监护,了解胎儿宫内状况,并充分准备血制品。一旦病情加重或出现胎儿窘迫征象,应行剖宫产终止妊娠。

> **案例**
>
> 患者王某,因"停经 24 周,腹痛伴阴道流血 1 小时"急诊入院,阴道流血量多,约 200ml,入院时患者生命体征稳定,心率 105 次／分,BP 90/60mmHg,胎心 110 次／分,阴道检查宫口开大 2cm,在做好手术准备同时,准备经阴分娩,破膜后用手扩张宫颈,同时给予静滴宫缩剂,1 小时后宫口开大 6cm,助娩一死男胎,胎盘娩出,1/2 剥离,经用宫缩剂、按摩子宫后宫缩好,阴道流血不多,3 天后出院。

(2) 剖宫产术分娩:孕 32 周以上、胎儿存活、胎盘早剥 II 级以上患者,阴道分娩过程中出现胎儿窘迫征象或破膜后产程无进展患者,近足月的轻度胎盘早剥患者均应考虑剖宫产终止妊娠。

> **案例**
>
> 患者李某,因"停经 35 周,腹痛伴阴道流血半小时"急诊入院,阴道流血量超过月经量,入院时患者一般情况尚可,心率 100 次／分,BP 95/60mmHg,胎心 120 次／分,准备阴道检查时胎心突然降至 60~70 次／分,紧急局麻下行剖宫产,迅速娩出一男婴。Apgar 评分 1 分钟 3 分,经抢救后 5 分钟评 7 分,10 分钟评 9 分,新生儿转儿科治疗,胎儿娩出后胎盘即剥离,经用宫缩剂、按摩子宫后宫缩好,术中出血约 600ml,输注新鲜血浆 400ml、红细胞 2U,术后 7 天出院,新生儿 10 天出院,母婴预后均好。

剖宫产娩出胎儿后,立即注射宫缩剂并按摩子宫,发现有子宫胎盘卒中,配以按摩子宫和热盐水纱垫热敷子宫,多数子宫收缩好转。若仍继续出血,可行 B-Lynch 缝合,必要时可行双侧子宫动脉或髂内动脉结扎、髂内动脉栓塞、腹主动脉球囊阻断术。各种止血方法无效,危及患者生命时,在与患者家属充分沟通基础上行子宫切除术。

4. 保守治疗 对于孕 32~34 周 0~I 级胎盘早剥者,可予以绝对卧床休息,预防性使用抗生素,抑制宫缩等保守治疗。孕 34 周以前者需给予皮质类固醇激素促胎肺成熟,提高早产儿存活率。孕 28~32 周,以及 <28 孕周的极早产患者,如为显性阴道出血、子宫松弛、孕妇及胎儿状态稳定时,行促胎肺成熟的同时考虑保守治疗。分娩时机应权衡孕妇及胎儿的风险后再决定。保守治疗过程中,应密切行超声检查,监测胎盘早剥情况。一旦出现明显阴道出血、子宫张力高、凝血功能障碍及胎儿窘迫时,应立即终止妊娠。

5. 产后并发症的处理

(1) 产后出血的处理:由于凝血功能障碍及子宫收缩乏力,胎盘早剥患者常发生产后出血。胎儿娩出后应及时应用宫缩剂,人工剥离胎盘,并持续按摩子宫,辅以热盐水纱布热敷子宫。另

Note

可采用压迫止血、动脉结扎、动脉栓塞、子宫切除等手段控制出血。若血不凝或血凝块较软,应尽快输新鲜血补充凝血因子,必要时行子宫切除术。

(2)凝血功能障碍:应在改善休克状态的同时及时终止妊娠,以阻止凝血物质继续进入血管内而发生消耗性凝血功能障碍。胎儿成熟并存活的情况下,若不能在短时间内阴道分娩,应立即剖宫产。若胎儿死亡或胎龄太小的情况下优先考虑阴道分娩,除非出血太多,输血不能维持生命体征或有其他产科并发症不能阴道分娩时才考虑剖宫产。一般处理:①首先建立至少 2 条有效的静脉通道,处于休克状态者,可行深静脉穿刺或静脉切开;②面罩吸氧;③同时快速进行孕妇及胎儿状况评估,监护孕妇生命体征及胎心情况;④交叉配血,开始给予晶体如林格液或生理盐水以及胶体快速输注,尽快联系新鲜血或血制品,恢复血容量,纠正休克及 DIC,尽快改善患者状况。

输入足够的新鲜血液补充血容量及凝血因子。由于目前多数医院成分输血,新鲜冰冻血浆应作为首选的血制品。新鲜冰冻血浆(FFP)疗效仅次于新鲜血,尽管缺少红细胞,但含有全部的凝血因子,可起到扩充血容量、补充凝血因子的作用。血小板减少时可输入血小板浓缩液。当血小板 $<20 \times 10^9/L$ 时,或 $<50 \times 10^9/L$ 患者有活动出血,应给予浓缩血小板输注,当血小板 $<50 \times 10^9/L$ 时,病情已稳定,无活动性出血可密切观察。经过以上处理并尽快终止妊娠后,凝血因子往往可恢复正常。

因失血性休克引起 DIC,最重要的治疗手段是补充血容量及凝血因子。大量输血时输注浓缩红细胞:冰冻血浆:血小板的比例应为 1∶1∶1。例如,16 单位红细胞悬液 +1600ml 新鲜冰冻血浆 +1 单位机采血小板。

(3)肾衰竭:若尿量 <30ml/h,提示血容量不足,应及时补充血容量;对在改善休克后仍少尿者(尿量 <7ml/h),可给予 20% 的甘露醇 500ml 快速静脉滴注,或呋塞米 20~40mg 静脉推注,必要时可重复用药,通常 1~2 日尿量可恢复。若短期内尿量不增且血清尿素氮、肌酐、血钾等进行性升高,提示肾衰竭。出现尿毒症时,应及时透析治疗,挽救孕妇生命。

【小结】

1. 胎盘早剥是导致孕产妇和围产儿死亡的重要原因;临床表现常不典型,可有胎心率的变化、腹痛、阴道流血、子宫收缩、子宫压痛等;诊断主要根据临床表现及胎心监护,超声诊断价值有限。

2. 对于胎盘早剥患者,及时诊断,综合患者的临床症状、孕周及出血量的多少等决定个体化处理方案,可明显改善母胎预后。

【思考题】

1. 胎盘早剥的诊断要点是什么?
2. 失血性休克引起 DIC 时,应如何处理?
3. 大量失血时的输血原则是什么?

(马玉燕)

第四节　妊娠期肝内胆汁淤积症

妊娠期肝内胆汁淤积症(intrahepatic cholestasis of pregnancy,ICP)是妊娠中晚期特有的并发症,临床上以皮肤瘙痒和胆汁酸升高为特征,主要危害胎儿,使围生儿发病率和死亡率增高。该

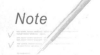

病对妊娠最大的危害是发生难以预测的胎儿突然死亡,该风险与胆汁酸水平相关。ICP 发病率 0.1%~15.6%,有明显的地域和种族差异,智利、瑞典及我国上海和四川省等地发病率较高,约为 1.5%。

【病因】

目前尚不清楚,通常认为以遗传易感性为基础,在女性激素及环境等外在因素作用下发病。

1. 遗传因素　多药耐药蛋白 3(MDR3)分布于肝脏毛细胆管膜,作为磷脂载体促进胆汁分泌,与胆汁酸形成微胶粒,保护胆管不受疏水性胆汁酸引起的损害。近期越来越多证据表明 *MDR3* 基因突变在 ICP 的发病机制中起重要作用。

2. 妊娠期雌激素水平升高　临床研究发现,ICP 多发生在妊娠晚期、多胎妊娠、辅助生殖技术受孕、卵巢过度刺激及既往使用复方避孕药者,上述均为高雌激素水平状态。雌激素使 Na^+-K^+-ATP 酶活性下降,能量提供减少,导致胆酸代谢障碍;雌激素可使肝细胞膜中胆固醇与磷脂比例上升,流动性降低,影响对胆酸的通透性,使胆汁流出受阻;雌激素作用于肝细胞表面的雌激素受体,改变肝细胞蛋白质合成,导致胆汁回流增加。上述因素综合作用可能导致 ICP 的发生。

3. 环境因素　流行病学研究发现,ICP 发病率与季节有关,冬季发生率高于夏季。近年研究发现智利妊娠妇女 ICP 发病率下降和血硒浓度增加有关,夏季妊娠妇女血硒水平明显升高且 ICP 发病率低于冬季。硒是一种微量元素,是谷胱甘肽过氧化物酶的活性成分,谷胱甘肽过氧化物酶是一种抗氧化剂,有利于胆汁酸的代谢和分解。

【高危因素】

1. 母亲因素　母亲年龄 >35 岁以上;具有慢性肝胆疾病;家族中有 ICP 者;前次妊娠为 ICP 史。

2. 本次妊娠因素　多胎妊娠 ICP 患病率较单胎显著升高;辅助生殖受孕孕妇 ICP 发病相对危险度增加。

【ICP 对母儿的影响】

1. 对围产儿的影响　ICP 有发生难以预测的宫内胎儿突然死亡风险,这可能与胆汁酸直接作用于胎儿心脏横纹肌导致胎儿宫内猝死有关,目前现有的监护手段无法预测和预防。此外,胎儿宫内窘迫、自发性早产、羊水胎盘胎粪污染的几率增加。

2. 对孕妇的影响　通常认为 ICP 对母亲影响不大。当 ICP 患者伴发明显的脂肪痢时,脂溶性维生素 K 的吸收减少,致凝血功能异常,增加产后出血风险。

【临床表现】

1. 瘙痒　几乎所有患者首发症状为孕晚期发生无皮肤损伤的瘙痒,约 80% 患者在 30 周后出现,有的甚至更早。瘙痒程度不一,常呈持续性,白昼轻,夜间加剧。瘙痒一般先从手掌和脚掌开始,然后逐渐向肢体近端延伸,甚至可发展到面部,但极少侵及黏膜。这种瘙痒症状平均约 3 周,亦有达数月者,于分娩后数小时或数日内迅速缓解、消失。若分娩后瘙痒症状不消退,胆汁酸未恢复正常,应考虑患者可能合并其他胆管类疾病。

2. 其他症状　严重瘙痒时引起失眠、疲劳、恶心、呕吐、食欲减退等。

3. 体征　四肢皮肤可见抓痕;10%~15% 患者在瘙痒发生数日至数周内出现轻度黄疸,部分病例黄疸与瘙痒同时发生,于分娩后数日内消退。同时伴尿色加深等高胆红素血症表现。

【诊断】

根据典型临床症状和实验室检查结果,ICP 诊断并不困难,但需排除其他导致肝功能异常或瘙痒的疾病。

1. 临床表现　孕晚期出现皮肤瘙痒、黄疸等不适。

2. 实验室检查

(1) 血清胆汁酸测定:血清总胆汁酸(total bile acid,TBA)测定是诊断 ICP 的最主要实验室证据,也是监测病情及治疗效果的重要指标。无诱因的皮肤瘙痒及血清 TBA>10μmol/L 可作为 ICP 的诊断,血清 TBA≥40μmol/L 作为重度 ICP 诊断标准,提示病情较重,重度 ICP 胎儿宫内猝死风险增加。

(2) 肝功能测定:大多数 ICP 患者的门冬氨酸转氨酶(AST)、丙氨酸转氨酶(ALT)轻至中度升高,为正常水平的 2~10 倍,一般不超过 1000U/L,ALT 较 AST 更敏感;部分患者血清胆红素轻—中度升高,很少超过 85.5μmol/L,其中直接胆红素占 50% 以上。目前认为 ALT 或胆红素的升高和病情的严重程度相关性不大。

(3) 病理检查:产后胎盘病理检查肉眼可见胎盘及羊膜均呈不同程度黄色和灰色斑块,绒毛膜板和羊膜有胆盐沉积;镜下可见滋养细胞肿胀、数量增多,绒毛基质水肿、间隙狭窄(图 9-7)。

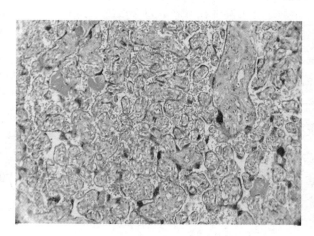

图 9-7　ICP 胎盘病理:绒毛水肿,间隙变窄

【鉴别诊断】

1. 瘙痒类疾病　诊断 ICP 需排除其他能引起瘙痒的疾病,如皮肤病、妊娠特异性皮炎、过敏反应、尿毒症性瘙痒;ICP 的瘙痒一般先从手掌和脚掌开始,然后逐渐向肢体近端延伸。

2. ICP 需要与黄疸和肝功能异常的其他疾病相鉴别,若患者出现剧烈呕吐、精神症状或高血压,应考虑妊娠期急性脂肪肝和子痫前期;转氨酶水平轻、中度升高,肝炎病毒标记物阳性者应考虑妊娠合并肝炎,尤其是妊娠合并慢性肝炎。

案例

某孕妇,36 岁,1-0-1-1。10 年前因 ICP 足月剖宫产一女婴,两年前胆结石病史行胆囊切除术。本次妊娠孕 32 周开始自觉皮肤瘙痒,夜间为甚,小便色黄。查体:皮肤及巩膜黄染,肝、脾无肿大,肝区无压痛及叩痛。实验室检查:TBA 38.40μmol/L,ALT 157μmol/L,肝炎表面标记物正常。熊去氧胆酸 750mg/d 口服治疗 1 周后,皮肤瘙痒症状好转,TBA 12.20μmol/L,ALT 124μmol/L。继续熊去氧胆酸治疗,每周两次胎心监护至孕 37 周,行二次子宫下段剖宫产手术,术中见羊水Ⅲ度污染。胎儿 Apgar 评分 10 分,体重 3200g。

【治疗】

治疗目的是缓解瘙痒症状,改善肝功能,降低血胆汁酸水平,延长孕周,改善妊娠结局;重点是胎儿宫内状况的监护,及时发现胎儿缺氧并采取相应措施。

1. 一般处理　适当卧床休息,取左侧卧位,以增加胎盘血流量,给予间断吸氧、高渗葡萄糖、维生素类及能量合剂,既保肝又可提高胎儿对缺氧的耐受性。定期复检肝功能、血清胆汁酸了解病情。

2. 药物治疗　可以减轻孕妇临床症状、改善胆汁淤积的生化指标和围生儿预后,药物有:

(1) 熊去氧胆酸(ursodeoxycholic acid,UDCA):为 ICP 治疗的一线药物。常用剂量为每日 1g 或 15mg/(kg·d),分 3 次口服。服用后抑制肠道对疏水性胆酸重吸收,降低胆酸,改善胎儿环境,从而延长胎龄。瘙痒症状和生化指标均可明显改善。治疗期间每 1~2 周检查一次肝功能,监测生化指标的改变。

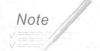

Note

（2）S- 腺苷蛋氨酸：为 ICP 临床二线用药或联合治疗药物。用量为每日 1g，静脉滴注，或 500mg 每日 2 次口服。

（3）地塞米松：既往为治疗 ICP 常用药物，因长期使用有降低新生儿头围、降低出生体重，增加母儿感染的风险，不再作为治疗 ICP 的药物。仅用于妊娠 34 周前，估计 7 日内分娩者，预防早产儿发生呼吸窘迫综合征的发生。一般用法：地塞米松 6mg，肌内注射，每 12 小时 1 次，连续 2 天。

3. 产科处理　加强胎儿监护，把握终止妊娠时机，对降低围产儿死亡率有重要意义。

（1）产前监护：从孕 34 周开始每周行无刺激胎心监护（NST）试验，必要时行胎儿生物物理评分，以便及早发现隐性胎儿缺氧。NST、基线胎心率变异消失可作为预测 ICP 胎儿缺氧的指标。每日数胎动，若 12 小时内胎动少于 10 次，应警惕胎儿宫内窘迫。定期超声检查，注意有无羊水过少。目前的监护手段对预测胎死宫内的价值有限。

（2）适时终止妊娠：ICP 不是剖宫产指征。但因 ICP 容易发生胎儿急性缺氧及死胎，目前尚无有效的预测胎儿缺氧的检测手段，多数学者建议重度 ICP 妊娠 37~38 周引产，产时加强监护；轻度 ICP 引产时机尚有争议，部分学者认为轻度 ICP 可等待至 39 周后引产。对重度 ICP 治疗无效，合并多胎、重度子痫前期等，可行剖宫产终止妊娠。

【小结】

1. ICP 主要危害胎儿，使围产儿病死率增高。

2. 妊娠中、晚期出现皮肤瘙痒和黄疸为主要临床表现。

3. 血清总胆汁酸升高是最主要的特异性实验室证据，目前依据总胆汁酸的水平是否≥40μmol/L 将 ICP 分为轻度和重度。

4. 熊去氧胆酸为治疗 ICP 的一线用药。

【思考题】

1. ICP 可能引起哪些不良妊娠结局？

2. ICP 有哪些治疗措施？

（程蔚蔚）

第五节　妊娠期急性脂肪肝

妊娠期急性脂肪肝（acute fatty liver of pregnancy，AFLP）是妊娠晚期的一种严重产科并发症，其主要特点是肝细胞在短时间内大量、快速脂肪变性，临床表现主要为黄疸、凝血功能障碍和肝功能衰竭，常伴有肾、胰、脑等多脏器的损害。妊娠期急性脂肪肝实际上为妊娠期特发性急性肝功能衰竭。该病起病急骤，病情变化迅速，如不能早期诊断和治疗，可造成母胎死亡。

【病因及发病机制】

妊娠期急性脂肪肝病因和发病机制尚未阐明，可能与妊娠后期激素水平、环境、免疫应答变化、脂质代谢、蛋白合成代谢障碍以及胎儿方面等因素有关，也可能与妊娠期高血压疾病有关。

1. 线粒体脂肪酸氧化障碍　有学者认为 AFLP 与胎儿线粒体脂肪酸氧化过程中的酶缺陷有关，长链 3- 羟酰基辅酶 A 脱氢酶（long chain hydroxyacyl-CoA dehydrogenase，LCHAD）的缺乏与胎儿线粒体脂肪酸代谢紊乱有关，从而引起母亲脂肪肝形成。母体的脂肪酸代谢障碍也可导致 AFLP 的发生。研究表明脂肪酸氧化在人类早期的生长发育中起着重要作用，且人类胎盘中

Note

线粒体脂肪酸氧化酶具有较高活性。妊娠晚期能量需求增加,但由于存在 LCHAD 的缺陷,胎儿胎盘组织均不能有效氧化利用脂肪酸,胎儿胎盘组织氧化脂肪酸过程中产生中间代谢产物如长链酰基 COA 酯等的堆积,以长链酰基肉毒碱酯的形式进入到母体血液循环中,虽然能被肝脏摄取,但不能被彻底清除,从而引起肝细胞的损伤,出现肝脏脂肪样变性、肝酶的异常等病理性变化。

2. **妊娠引起的激素增高**　由于 AFLP 发生于妊娠晚期,且只有终止妊娠才有痊愈的希望,故推测妊娠引起的激素变化如去甲肾上腺素、肾上腺皮质激素、生长激素、促肾上腺皮质激素和雌激素等明显增加使脂肪酸代谢发生障碍,致游离脂肪酸堆积在肝、肾、胰、脑等脏器,从而造成脏器的损害。

3. **母体胎儿方面**　有研究表明妊娠期急性脂肪肝与初产妇、男胎、多胎妊娠、孕妇低体重指数有关,多胎母亲血小板计数下降及抗凝血酶活性增高明显,有肝酶升高危险倾向,更易发生 AFLP。

4. **其他**　遗传因素、药物、毒物、微生物的感染、营养不良、低体重指数、遗传性代谢障碍与 AFLP 的发生有一定的相关性,有研究认为 AFLP 可能与 Fas 系统的免疫调节密切相关。

【临床表现】

AFPL 起病急,以恶心、呕吐、腹痛等消化道症状为主,开始极易误诊为急性胃肠炎。数天至 1 周后孕妇出现黄疸,且进行性加深,常无瘙痒。腹痛可局限于右上腹,也可呈弥散性。患者常有高血压、蛋白尿、水肿,部分患者首发症状为烦渴并有一过性多尿,病情继续进展可出现凝血功能障碍,皮肤瘀点、瘀斑、消化道出血、齿龈出血等,低血糖、意识障碍、精神症状及肝性脑病、尿少、无尿和肾衰竭,常于短期内死亡。

案例

患者女,$G_2P_0L_0$,因"停经 35 周,厌食、恶心 9 天"入院。入院查体:T 36.8℃,P 112 次/分,R 22 次/分,BP 143/92mmHg,神志清,精神可,心脏听诊未闻及病理性杂音,双肺呼吸音清,肝脾肋下未及,下腹膨隆,无水肿。产科检查:腹部膨隆,宫高 35cm,腹围 104cm,LOA 位,胎心率 146 次/分,宫缩不规律,宫口未开,胎膜未破。辅助检查:凝血四项:PT 20.40 秒,TT 26.90 秒,Fib 0.5g/L,D-Di>92.9μg/ml,FDP 92.90μg/ml,3P 阳性。ALT 199U/L,AST 147U/L。初步诊断:①35 周妊娠,G_2P_0,LOA;②急性脂肪肝。完善相关检查后,行急症剖宫产术,术中见子宫下段形成可,羊水 Ⅱ 度污染,量约 200ml,以 LOA 位助娩一男婴,Apgar 评分 1 分钟 7 分,5 分钟、10 分钟均 9 分,请新生儿科会诊后新生儿转出。宫缩好,胎盘胎膜娩出完整。查子宫及附件无异常,手术顺利。患者术后转入 ICU,病情平稳后转回我科,术后 11 天,刀口愈合好,身体恢复好,准予出院。

【相关实验室检查及辅助检查】

1. **血常规及凝血功能**　血常规常表现为外周血白细胞计数升高,可达 $(15.0\sim30.0)\times10^9$/L,出现中毒颗粒,并见幼红细胞和嗜碱性点彩红细胞;血小板计数减少,外周血涂片可见肥大血小板;凝血酶原时间和部分凝血活酶时间延长,纤维蛋白原降低。

2. **血清生化指标**　血清总胆红素中度或重度升高,以直接胆红素为主,一般不超过 200μmol/L;血转氨酶轻度或中度升高,ALT 不超过 300U/L,有酶-胆分离现象;血碱性磷酸酶明显升高;血清白蛋白偏低,β 脂蛋白升高;血糖可降至正常值的 1/3~1/2,是 AFLP 的一个显著特征;血氨升高,出现肝性脑病时可高达正常值的 10 倍;血尿酸、肌酐和尿素氮均升高,尤其是尿酸的增高程度与肾功能不成比例,有时高尿酸血症可在 AFLP 临床发作前就存在。

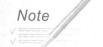
Note

3. 尿常规　尿蛋白阳性,尿胆红素阴性。尿胆红素阴性是较重要的诊断指标之一,但尿胆红素阳性不能排除 AFLP。

4. 其他辅助检查

(1) 影像学检查:超声见肝区的弥漫性高密度区,回声强弱不均,呈雪花状,有典型的脂肪肝波形。CT 及 MRI 检查可显示肝内多余的脂肪,肝实质呈均匀一致的密度减低。

(2) 病理学检查:是妊娠期急性脂肪肝的金标准,但因凝血功能障碍,临床极少做肝穿刺。妊娠期急性脂肪肝肝组织学的典型改变为肝小叶结构正常,肝细胞弥漫性、微滴性脂肪变性,肝细胞肿大,胞质内散在脂肪空泡,细胞核仍位于细胞中央,结构不变。

妊娠期急性脂肪肝处理时间的早晚与本病的预后密切相关。治疗延误可导致胎死宫内,母亲多脏器损害,死亡率极高,因此,一经诊断应立即终止妊娠。

【诊断与鉴别诊断】

AFLP 诊断需结合病史、临床特点及实验室检查结果明确诊断,临床上很少应用影像学检查明确诊断。虽然肝脏穿刺是诊断 AFLP 的金标准,但临床上极少应用。几乎所有的 AFLP 患者可仅靠临床特征和实验室检查做出诊断,只有在病原学等其他方面与急性病毒性肝炎鉴别不清时,或某些少见病例诊断不清时才考虑肝组织穿刺活检。

AFLP 的鉴别诊断应与急性病毒性肝炎、妊娠期肝内胆汁瘀积症、HELLP 综合征等相鉴别。

1. 急性重症病毒性肝炎　急性病毒性肝炎是妊娠期出现黄疸的最常见原因,临床上与 AFLP 极为相似,应特别注意鉴别。急性重症病毒性肝炎的血清免疫学检查往往阳性(包括肝炎病毒的抗原和抗体检测);转氨酶极度升高,往往 >1000U/L;尿胆红素、尿胆原及尿胆素阳性。重症肝炎患者的肝功能出现明显异常,肾衰出现相对较晚,容易出现肝性脑病,白细胞多正常,低血糖较少见,影像学检查多有肝缩小表现,肝组织病理学检测提示肝细胞出现广泛性坏死,无急性脂肪变的依据。

2. 妊娠期肝内胆汁淤积　妊娠期肝内胆汁淤积症表现为瘙痒、转氨酶升高、黄疸、胆汁酸升高,而 AFLP 无瘙痒和胆汁酸的升高。妊娠期胆汁淤积症的组织学改变主要是肝小叶中央毛细胆管中胆汁淤积,胎盘组织亦有胆汁沉积,而 AFLP 的肝细胞主要是脂肪小滴浸润,胎盘无明显改变。

3. 妊娠期高血压疾病引起的肝损害和 HELLP 综合征　妊娠期高血压疾病 ALT、AST 轻度或中度升高,胃肠道症状不明显。病情继续发展出现 HELLP 综合征时,其临床表现和实验室检查与 AFLP 十分相似,两者之间的鉴别一定要引起临床重视。子痫前期 - 子痫和 HELLP 综合征极少出现低血糖和高血氨,这不仅是重要的鉴别要点,而且是 AFLP 病情严重程度的指标,预示肝脏衰竭和预后不良。肝区超声和 CT 检查对鉴别诊断有帮助,但明确诊断只能依靠肝组织活检。子痫前期很少出现肝功能衰竭和肝性脑病,有时两者的临床表现十分类似,且两者可能同时存在,临床鉴别十分困难。由于两者的产科处理一致,均为加强监测和及早终止妊娠,因此临床鉴别不是主要矛盾。

【治疗】

妊娠期急性脂肪肝的基本治疗原则为早期诊断并迅速终止妊娠,予以最大限度的对症支持治疗。

1. 产科处理　妊娠期急性脂肪肝一旦确诊或高度怀疑,无论病情轻重、孕周大小,均应尽快终止妊娠。如患者宫口已近开全,估计短时间内能结束分娩者可经阴道分娩。宫口未开或短时间内不能结束分娩的患者选择剖宫产迅速结束分娩。妊娠期急性脂肪肝患者多有凝血功能障碍,应在手术同时输注新鲜冰冻血浆、冷沉淀或纤维蛋白原等凝血因子,剖宫产后仍有产后出血的危险,应采用多种综合措施预防产后出血。术中麻醉采用局部麻醉或全身麻醉,全身麻醉时应注意药物对肝脏的损害。

2. 对症支持治疗　轻度妊娠期急性脂肪肝患者可不做血浆置换,一般补充凝血因子,补充纤维蛋白原、血小板等凝血因子;而重度妊娠期急性脂肪肝患者,可采取人工肝替代治疗肝衰竭,主要通过血浆置换等方法清除患者血液内毒性代谢产物,同时输注新鲜冰冻血浆、冷沉淀或纤维蛋白原等凝血因子,以减轻肝脏炎症反应,减缓肝细胞坏死,改善内毒素血症及凝血机制,纠正酸碱平衡及电解质紊乱,稳定内环境,促进损伤的肝细胞得以再生。

妊娠期急性脂肪肝患者在终止妊娠后病情仍持续进展 1~2 周,因此,产后加强对生命体征的检查,严密观察病情变化,加强对症支持治疗。

【小结】

1. 妊娠期急性脂肪肝是妊娠晚期少见的特发性严重并发症,其主要特点是急性肝功能衰竭,临床表现主要为胃肠道症状、黄疸及凝血功能障碍和肝功能衰竭,常伴有肾、脑、胰等多脏器的损害,死亡率较高。

2. 处理时间的早晚与本病的预后密切相关,妊娠期急性脂肪肝确诊后应迅速结束分娩并给予最大限度的支持对症治疗。

【思考题】

如何鉴别妊娠期急性脂肪肝?

(马玉燕)

参考文献

1. 谢幸,苟文丽. 妇产科学. 第 8 版. 北京:人民卫生出版社,2013.

2. Cunningham FG,Leveno KJ,Bloom SL,et al. Williams Obstetrics. 24th ed.New York:McGraw-Hill Companies,2014.

3. Joshi D,James A,Quaglia A,et al. Liver disease in pregnancy. Lancet.2010 Feb 13;375(9714):594-605.

4. Geenes V,Chappell LC,Seed PT,et al. Association of severe intrahepatic cholestasis of pregnancy with adverse pregnancy outcomes:A prospective population-based case-control study. Hepatology,2014;59(4):1482-1491.

5. 中华医学会妇产科学会妊娠期高血压疾病学组. 妊娠期高血压疾病诊治指南(2012 版). 中华妇产科学杂志,2012,47(6):476-480.

6. American College of Obstetricians and Gynecologists. Hypertension in pregnancy. Report of the American College of Obstetricians and Gynecologists' Task Force on Hypertension in Pregnancy. Obstet Gynecol,2013,122(5):1122-1131.

7. 中华医学会妇产科学分会产科学组. 前置胎盘的临床诊断与处理指南. 中华妇产科杂志,2013,48(2):148-150.

8. 中华医学会妇产科学分会产科学组. 胎盘早剥的临床诊断与处理规范(第 1 版). 中华妇产科杂志,2012,47(12):957-958.

9. Hossain N,Paidas MJ. Disseminated intravascular coagulation. Semin Perinatol,2013,37(4):257-266.

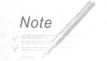
Note

第十章　分娩期并发症

第一节　产后出血

产后出血(postpartum hemorrhage,PPH)是分娩期常见的并发症,是导致孕产妇死亡的主要原因之一。根据出血发生的时期分为早期产后出血和晚期产后出血。早期产后出血指胎儿经阴道娩出后24小时内失血量≥500ml,剖宫产时失血超过1000ml;而晚期产后出血指产后24小时后至产后12周内发生的出血,属于继发性,主要由于子宫腔感染、胎盘残留、胎盘附着处复旧不良等引起。本节主要讨论早期产后出血(也称原发性产后出血)。

【出血来源】

胎儿娩出后出血来源于两个部位:一是胎盘附着于子宫壁的剥离面,另一个是软组织损伤引起的血管破裂。子宫收缩乏力、胎盘因素导致的胎盘部分剥离、其他出血性疾病导致的凝血功能障碍等均可导致子宫壁胎盘附着处出血。而血管损伤主要是因为分娩过程中各种原因导致的软产道裂伤,包括会阴体裂伤、阴道壁撕裂、宫颈裂伤、子宫下段破裂等。

【病因】

子宫收缩乏力、胎盘因素、软产道裂伤及凝血功能障碍是产后出血的四个主要原因。这些原因可共存、相互影响或互为因果。

1. 子宫收缩乏力(uterine inertia)　是产后出血最常见原因。妊娠足月时,血液以平均600ml/min的速度通过胎盘,胎儿娩出后,子宫肌纤维收缩和缩复使胎盘剥离面迅速缩小;同时,其周围的螺旋动脉得到生理性结扎,血窦关闭,出血控制。所以,任何影响子宫肌收缩和缩复功能的因素,均可引起子宫收缩乏力性出血,常见因素有:

(1) 全身因素:产妇精神过度紧张,对分娩恐惧;体质虚弱或合并慢性全身性疾病等。

(2) 产科因素:产程延长使体力消耗过多;前置胎盘、胎盘早剥、妊娠期高血压疾病、宫腔感染等,可使子宫肌水肿或渗血,影响收缩。

(3) 子宫因素:①子宫肌纤维过分伸展(如多胎妊娠,羊水过多,巨大胎儿);②子宫肌壁损伤(剖宫产史、肌瘤剔除术后、产次过多等);③子宫病变(子宫肌瘤、子宫畸形、子宫肌纤维变性等)。

(4) 药物因素:临产后过多使用镇静剂、麻醉剂或子宫收缩抑制剂。

2. 胎盘因素

(1) 胎盘滞留(retained placenta):胎盘多在胎儿娩出后15分钟内娩出,若30分钟后胎盘仍不排出,将导致出血。常见原因:①膀胱充盈:使已剥离胎盘滞留宫腔;②胎盘嵌顿:子宫收缩药物应用不当,宫颈内口附近子宫肌出现环形收缩,使已剥离的胎盘嵌顿于宫腔;③胎盘剥离不全:第三产程过早牵拉脐带或按压子宫,影响胎盘正常剥离,胎盘已剥离部位血窦开放而出血。

(2) 胎盘植入(placenta increta):指胎盘绒毛在其附着部位与子宫肌层紧密连接。

根据胎盘绒毛侵入子宫肌层深度分为胎盘粘连、胎盘植入、穿透性胎盘植入。胎盘绒毛黏附于子宫肌层表面为胎盘粘连(placenta accreta);绒毛深入子宫肌壁间为胎盘植入;穿过子宫肌层到达或超过子宫浆膜面为穿透性胎盘植入(placenta percreta)。胎盘植入主要引起产时出血、

Note

产后出血、子宫破裂和感染等并发症,穿透性胎盘植入也可导致膀胱或直肠损伤。

根据胎盘植入的面积分为部分性或完全性。部分性胎盘粘连或植入表现为胎盘部分剥离,部分未剥离,导致子宫收缩不良,已剥离面血窦开放发生致命性出血。完全性胎盘粘连与植入因胎盘未剥离而出血不多。胎盘植入常见原因:①子宫内膜损伤,如多次人工流产、宫腔感染等;②胎盘附着部位异常,如附着于子宫下段、子宫颈部或子宫角部,因此处内膜菲薄,使得绒毛易侵入宫壁肌层;③子宫手术史,如剖宫产术、子宫肌瘤剔除术、子宫整形后,尤其是多次剖宫产者,发生前置胎盘并发胎盘植入的几率增加,是导致凶险性产后出血的主要原因(见第九章);④经产妇子宫内膜损伤及发生炎症的机会较多,易引起蜕膜发育不良而发生植入。

(3) 胎盘部分残留(retained placenta fragment):指部分胎盘小叶、副胎盘或部分胎膜残留于宫腔,影响子宫收缩而出血。

3. **软产道裂伤**　软产道裂伤后,尤其未及时发现,可导致产后出血。常见原因有阴道手术助产(如产钳助产、臀牵引术等)、巨大儿分娩、急产、软产道静脉曲张、外阴水肿、软产道组织弹性差而产力过强等。

4. **凝血功能障碍(coagulation defects)**　任何原发或继发的凝血功能异常,均能造成产后出血。原发性血小板减少、再生障碍性贫血、肝脏疾病等,因凝血功能障碍可引起手术创伤处及子宫剥离面出血。胎盘早剥、死胎、羊水栓塞、重度子痫前期等产科并发症,可引起弥散性血管内凝血(DIC),从而导致子宫大量出血。

【分类】

1. 产后出血按病因分为子宫收缩乏力、胎盘因素、软产道损伤、凝血功能障碍等因素所致的产后出血。

2. 按失血量、临床症状和体征三者结合来分,分为四级(表 10-1)。

表 10-1　按失血量分类

出血分类	估计失血量	失血比例	临床症状与体征
0 级	<500ml	<10%	无
1 级	500~1000ml	15%	极少
2 级	1200~1500ml	20%~25%	尿量减少,脉搏增快,呼吸频率增加,体位性低血压,脉压小
3 级	1800~2100ml	30%~35%	低血压,心动过速,皮肤湿冷,呼吸急促
4 级	>2000ml	>40%	深休克

对于一般健康女性,估计失血量 500~1000ml 时,提示要采取监护、复苏的基本措施,而一旦出现循环系统不稳定的临床表现,应实施全部复苏、监护和止血。

【临床表现】

胎儿娩出后阴道流血及出现失血性休克、严重贫血等相应症状,是产后出血的主要临床表现。

临床表现随病因不同而异。

1. **子宫收缩乏力**　常为分娩过程中宫缩乏力的延续。由于宫缩乏力,常发生产程延长、胎盘剥离延缓、阴道流血过多等,出血多为间歇性阴道流血。按压宫底有大量血液或血块自阴道涌出。若出血量多,出血速度快,产妇可迅速出现休克表现,如面色苍白、头晕心慌、出冷汗、脉搏细弱、血压下降等。检查宫底较高,子宫松软如袋状,甚至子宫轮廓不清,摸不到宫底,按摩推压宫底将积血压出。剖宫产时可出现子宫软,如袋状,并有宫腔活动性出血,手按摩后子宫变硬有皱褶。

Note

案例

26 岁初产妇,产钳助娩一 4050g 女活婴,胎儿、胎盘娩出后阴道流血不断,时多时少,半小时阴道流血达 600ml。查体:血压 90/60mmHg,脉搏 120 次 / 分,子宫软,无轮廓,经腹部按摩子宫后测得宫底在脐上 1 指,并给予缩宫素 20U 静脉维持点滴,卡前列素氨丁三醇注射液 250μg 子宫体部注射,子宫变硬,宫底下降,阴道出血渐减少。

2. 胎盘因素　胎儿娩出后 10 分钟内胎盘未娩出,阴道大量流血,应考虑胎盘因素。胎盘部分剥离、嵌顿,胎盘部分粘连或植入、胎盘残留等是引起产后出血的常见原因。胎盘娩出后应常规检查胎盘及胎膜是否完整,确定有无残留。胎盘胎儿面如有断裂血管,应想到副胎盘残留的可能。徒手剥离胎盘时如发现胎盘与宫壁关系紧密,难以剥离,牵拉脐带时子宫壁与胎盘一起内陷,可能为胎盘植入,应立即停止剥离。另外,当巨大儿、双胎等引起的子宫收缩乏力且有胎盘粘连时,如用力按压子宫和牵拉脐带,可造成子宫内翻,表现为患者疼痛剧烈,阴道口有异物脱出,胎盘附着于异物上,如胎盘部分剥离,出血增多。

3. 软产道裂伤　出血发生在胎儿娩出后,持续不断,血色鲜红能自凝。裂伤较深或涉及血管时,出血较多。宫颈裂伤多发生在两侧,也可呈花瓣状,严重者延及子宫下段。阴道裂伤多发生在侧壁、后壁和会阴部,多形成不规则裂伤。剖宫产时常因为胎儿先露过低或取胎儿时手法不当导致下段撕裂而出血。如失血表现明显,伴阴道疼痛而阴道流血不多,应考虑隐匿性软产道损伤,如阴道血肿。

案例

26 岁初产妇,41 周妊娠,自然临产后在会阴侧切下经阴道娩出一 4100g 女婴,新生儿有活力,无异常,胎儿娩出后即出现阴道流血,色鲜红,迅速按摩子宫同时协助胎盘娩出,给予缩宫素及子宫腹部 - 阴道按摩后,子宫轮廓清楚,但出血持续不断,检查软产道,可见宫颈 9 点处有 1cm 裂伤,无活动性出血,而出血来源于阴道右侧后壁,有一长约 5cm 的裂伤口,上延至阴道穹隆处,迅速缝合后出血停止。

疑有软产道裂伤时,应立即仔细检查宫颈、阴道及会阴处是否有裂伤。①宫颈裂伤:巨大儿、手术助产、臀牵引等分娩后,常规检查宫颈。裂伤常发生在宫颈 3 点与 9 点处,有时可上延至子宫下段、阴道穹隆。如宫颈裂口不超过 1cm,通常无活动性出血;②阴道裂伤:检查者用中指、食指压迫会阴切口两侧,仔细查看会阴切口顶端及两侧有无损伤及损伤程度,有无活动性出血。如有严重的会阴疼痛及突然出现张力大、有波动感、可触及不同大小的肿物,表面皮肤颜色有改变为阴道壁血肿;③会阴裂伤按程度分 3 度:Ⅰ度系指会阴皮肤及阴道入口黏膜撕裂,未达肌层,一般出血不多。Ⅱ度系指裂伤已达会阴体肌层,累及阴道后壁黏膜,甚至阴道后壁两侧沟向上撕裂,裂伤多不规则,使原解剖结构不易辨认,出血较多。Ⅲ度肛门外括约肌已断裂,甚至阴道直肠隔及部分直肠前壁有裂伤,此种情况出血量不一定多,但组织损伤严重(图 10-1)。

4. 凝血功能障碍　孕前或妊娠期合并凝血系统障碍性疾病,已有易于出血倾向,或分娩期出现羊水栓塞,或由于分娩时其他原因导致的失血过多等,使得胎盘剥离或软产道有裂伤时,由于凝血功能障碍,表现为持续阴道流血,血液不凝,全身多部位出血、身体瘀斑等。

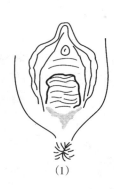 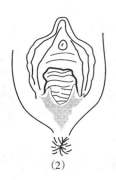 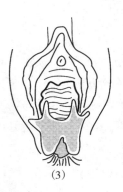
(1)   (2)   (3)

图 10-1　会阴裂伤
(1) Ⅰ度裂伤;(2) Ⅱ度裂伤;(3) Ⅲ度裂伤

【诊断】

主要根据临床表现,估计出血量,明确原因,及早处理。但需要注意的是估测的出血量往往低于实际失血量。

1. 估测失血量有以下几种方法

(1) 称重法:失血量(ml)=[胎儿娩出后接血敷料湿重(g)-接血前敷料干重(g)]/1.05(血液比重 g/ml)。

(2) 容积法:用产后接血容器收集血液后,放入量杯测量失血量。

(3) 面积法:可按接血纱布血湿面积粗略估计失血量。

(4) 休克指数法(shock index,SI):休克指数=脉率/收缩压(mmHg)。SI=0.5 为正常;SI=1.0 时则为轻度休克;1.0~1.5 之间,失血量为全身血容量的 20%~30%;1.5~2.0 时,为 30%~50%;若 2.0 以上,约为 50% 以上,重度休克。上述方法可因不同的检测人员而仍有一定的误差。

2. 失血原因的诊断　根据阴道流血发生时间、出血量与胎儿、胎盘娩出之间的关系,能初步判断引起产后出血原因。有时产后出血原因互为因果。

子宫收缩乏力时,宫底升高,子宫质软、轮廓不清,阴道流血多,按摩子宫及应用缩宫剂后有效。胎盘因素和软产道裂伤,通过检查胎盘及检查软产道即可发现;凝血功能障碍时除了有病因外表现为血液不凝。

【处理】

处理原则:针对出血原因,迅速止血;补充血容量,纠正失血性休克;防止感染。

警示:在遇到产后出血时,立即进行呼救(产房有警示铃,听到此铃声产科抢救人员应立即到现场,包括上级医师、麻醉医师、ICU 医生、有经验的护士、助产士等);迅速评估生命体征(包括血压、心率、呼吸、氧饱和浓度等),并进行液体复苏;准备血源,做好深静脉穿刺,有条件者进行中心静脉压的测定。同时进行止血处理。

(一)针对病因,立即止血,预防失血性休克的发生

1. 子宫收缩乏力时,加强宫缩才能迅速止血,尽早使用各种促进宫缩的药物及操作,以免出血过多时子宫平滑肌细胞对药物失去敏感性。

(1) 按摩子宫:助产者一手置于宫底部,拇指在前壁,其余 4 指在后壁,均匀有节律地按摩宫底;亦可一手握拳置于阴道前穹隆,顶住子宫前壁。另一手自腹壁按压子宫后壁,使宫体前屈,双手相对紧压子宫并作按摩。按压时间以子宫恢复正常收缩,并能保持收缩状态为止。按摩时应注意无菌操作。剖宫产时用腹壁按摩宫底的手法直接按摩子宫(图 10-2)。

注意:按摩子宫一定要有效,评价有效的标准是子宫轮廓清楚、收缩有皱褶、阴道或子宫切口出血减少。一个人用力按压最多可坚持 10~20 分钟,因此需要多人轮换。持续按摩,按压时间以子宫恢复正常收缩并能保持收缩状态为止,有时可长达数小时。按摩时要配合使用宫缩剂。

如在病房,将患者最好转运至手术室,排除残留和裂伤,并进行双合诊压迫。

（2）宫缩剂的应用:按摩子宫同时,肌注或静脉点滴缩宫素10~20U。起效时间为3~5分钟,持续时间为30分钟,如5分钟无效立即改用前列腺素类药物宫体注射或直肠放置。当出血量超过40%以上时,凝血物质可减少,即使宫缩好,也难以止血,且子宫缺血缺氧时对各类宫缩剂敏感性也会下降。

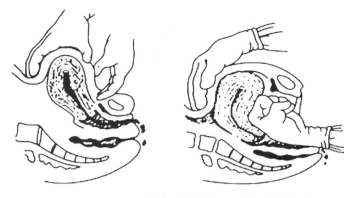

图 10-2　腹部子宫按摩法与腹部 - 阴道子宫按摩法

（3）宫腔填塞:Tamponade气球、纱条填塞宫腔。球囊填塞,方法简单,价格昂贵。纱条填塞时,助手在腹部固定子宫,术者用卵圆钳将无菌特制宽6~8cm、长1.5~2m、4~6层不脱脂棉纱布条自宫底由内向外有序地填紧宫腔,压迫止血(图10-3)。若留有空隙可造成隐性出血。24小时后取出纱条,取出前使用宫缩剂,并给予抗生素预防感染。

（4）压迫缝合:B-Lynch 缝合法(图 10-4)。

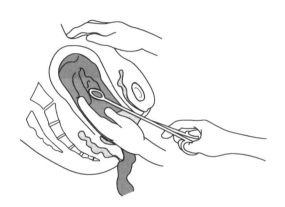

图 10-3　宫腔填塞

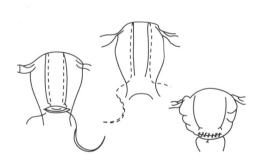

图 10-4　子宫压迫缝合法

（5）盆腔血流阻断(结扎子宫动脉、髂内动脉):主要用于上述处理无效、前置胎盘及 DIC 等所致的严重产后出血而又迫切希望保留生育功能的产妇。①经阴道结扎子宫动脉上行支:消毒后用两把长鼠齿钳钳夹宫颈前后唇,轻轻向下牵引,在宫颈阴道部两上端用 2 号肠线缝扎双侧壁,深入组织约 0.5cm;如无效应迅速开腹结扎子宫动脉上行支。即在宫颈内口平面距宫颈侧壁1cm 处,触之无输尿管始进针,缝扎宫颈侧壁,进入宫颈组织约 1cm。两侧同样处理。若见到子宫收缩则有效。②结扎髂内动脉:经上述处理无效,可分离出髂内动脉起始点,以 7 号丝线结扎。结扎后一般可见子宫收缩良好。此法可保留子宫,在剖宫产时易于实行。

（6）髂内动脉或子宫动脉栓塞(有条件时):该法经股动脉穿刺,将介入导管直接导入髂内动脉或子宫动脉,有选择性地栓塞子宫的供血动脉(图10-5)。一般选用明胶海绵颗粒做栓塞剂,在栓塞后 2~3 周可被吸收,血管复通。若患者处于休克状态应先纠正休克,待一般情况改善后才行栓塞术,且应行双侧髂内动脉栓塞以确保疗效。

（7）次全或全子宫切除:当宫缩剂治疗无效、不具备栓塞的条件、经保守性处理无效时应立即行子宫切除。子宫切除的时机要根据医院的条件、患者的情况、血源等综合考虑,不能以出血多少而断定。在医疗条件和血源等受限的医院,出血 2000~3000ml 左右时,且出血仍在继续,与

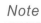

Note

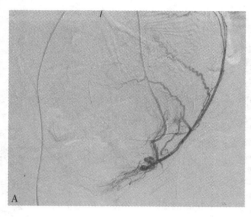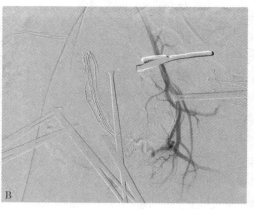

图 10-5　子宫动脉栓塞

A. 栓塞术前；B. 栓塞术后

家属沟通，可行子宫切除而挽救患者生命。

2. 胎盘因素　胎儿娩出后，疑有胎盘滞留时，立即做宫腔检查。若胎盘已剥离则应立即取出胎盘；若胎盘粘连，可试行徒手剥离胎盘后取出。若剥离困难疑有胎盘植入，停止剥离，根据患者出血情况及胎盘剥离面积行保守治疗或子宫切除术。

（1）保守治疗：适用于孕产妇一般情况良好，无活动性出血；胎盘植入面积小、子宫壁厚、子宫收缩好、出血量少者。可采用局部切除、髂内动脉栓塞术、甲氨蝶呤等治疗。保守治疗过程中应用彩色多普勒超声密切监测胎盘大小及周围血流变化、观察阴道出血情况以及是否有感染，如出血增多或感染，应用抗生素同时行清宫或子宫切除术。

（2）切除子宫：如有活动性出血、病情加重或恶化、穿透性胎盘植入时应切除子宫。需要注意的是，胎盘全部植入可无活动性出血或出血较少，此时切忌强行剥离胎盘而造成大量出血，最安全的处理是切除子宫。

特别强调瘢痕子宫合并前置胎盘，尤其胎盘附着于子宫瘢痕（凶险性前置胎盘）时，处理较为棘手，采用彩色多普勒超声结合 MRI 检查，初步判断有无胎盘植入。及时转诊至有条件的医院，具体处理见第九章第二节"前置胎盘"。

3. 软产道损伤　应彻底止血，按解剖层次逐层缝合裂伤。宫颈裂伤 <1cm 且无活动性出血不需缝合；若裂伤 >1cm 且有活动性出血应缝合。需用肠线或化学合成可吸收缝线缝合。缝合第一针应超过裂口顶端 0.5cm，常用间断缝合，最后一针应距宫颈外侧端 0.5cm 以上，以减少日后发生宫颈口狭窄的可能性。若裂伤累及子宫下段经阴道难以修补时，可开腹行裂伤修补术。修补阴道和会阴裂伤时，需按解剖层次缝合各层，缝合第一针应超过裂伤顶端，不留死腔，避免缝线穿透直肠黏膜。软产道血肿应切开血肿、清除积血，彻底止血、缝合，必要时可置橡皮引流条。

4. 凝血功能障碍　首先应排除子宫收缩乏力、胎盘因素、软产道损伤等原因引起的出血。尽快输血、血浆、血小板、纤维蛋白原或凝血酶原复合物、凝血因子等。若并发 DIC，应按 DIC 处理。

（二）失血性休克处理

一旦发生休克，应在多学科的协助下尽力复苏。

1. 密切观察生命体征，发现早期休克，做好记录，去枕平卧，保暖，吸氧。

2. 呼叫相关人员，建立有效静脉通道，及时快速补充晶体平衡液及血液、新鲜冷冻血浆等，纠正低血压；有条件的医院应做中心静脉压指导输血补液。

3. 血压仍低时应用升压药物及肾上腺皮质激素，改善心、肾功能。

4. 抢救过程中随时做血气检查，及时纠正酸中毒。

5. 防治肾衰，如尿量少于 25ml/h，尿比重高，应积极快速补充液体，视尿量是否增加。尿比

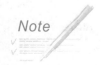
Note

重在 1.010 或以下者,输液要慎重,利尿时注意高钾血症。

6. 保护心脏,出现心衰时应用强心药物同时加用利尿药如呋塞米 20~40mg 静脉滴注,必要时 4 小时后可重复使用。

7. 抢救过程中,应注意无菌操作,并给予大剂量广谱抗生素,预防感染。

【预防】

1. **产前预防**　通过系统围产保健,对有可能发生产后出血的高危人群进行一般转诊和紧急转诊,防止产后出血的发生,并做好抢救措施。

(1) 纠正贫血,提高对失血的耐受性。

(2) 及时发现和积极治疗子痫前期。

(3) 积极治疗并监测患有肝病及凝血功能障碍的孕妇。

(4) 及时发现羊水过多、双胎、巨大胎儿、前置胎盘、胎盘早剥、多次刮宫史、肝病、血液病、子宫肌瘤等有出血倾向的产妇,并提前入院待产,制订合理的分娩计划,必要时多科合作。

2. **产时预防**　消除孕妇分娩时的紧张情绪,密切观察产程进展,正确处理产程。

(1) 第一产程:密切观察产妇情况,保证充分休息,注意饮食,防止产程延长。

(2) 第二产程:指导产妇适时正确使用腹压,防止胎儿娩出过快,掌握会阴后、斜切开术或正中切开术的适应证及手术时机,接产操作要规范,防止软产道损伤。对已有宫缩乏力者,胎肩娩出后,立即肌注缩宫素 10U,并继续静脉滴注缩宫素,增强子宫收缩,减少出血。

(3) 第三产程:准确收集并测量产后出血量。若胎盘未娩出前有较多阴道流血,或胎儿娩出后 30 分钟未见胎盘自然剥离征象,应行宫腔探查及人工剥离胎盘术。剥离有困难者,切勿强行剥离。胎盘娩出后应仔细检查胎盘、胎膜是否完整,检查软产道有无撕裂或血肿,检查子宫收缩情况并按摩子宫以促进子宫收缩。

3. **产后预防**　因产后出血多发生在产后 2 小时内,故胎盘娩出后,应分别在第 15 分钟、30分钟、60 分钟、90 分钟、120 分钟监测生命体征,包括血压、脉搏、阴道出血量、子宫高度、膀胱充盈情况,及早发现出血和休克。鼓励产妇排空膀胱,与新生儿早接触、早吸吮,以便能反射性引起子宫收缩,减少出血量。

【小结】

1. 产后出血是指经阴道胎儿娩出后 24 小时内出血量≥500ml,剖宫产时出血超过 1000ml。

2. 子宫收缩乏力、胎盘因素、软产道裂伤和凝血功能障碍是产后出血的主要原因。

3. 一旦发生产后出血,应在迅速液体复苏的同时,寻找原因,采取有效止血措施;防止感染。

4. 预防能明显降低产后出血发病率。

【思考题】

如何救治产后出血引起的休克?

第二节　羊　水　栓　塞

羊水栓塞(amniotic fluid embolism,AFE)指在分娩过程中羊水突然进入母体血液循环引起急性肺栓塞、过敏性休克、弥散性血管内凝血(DIC)、肾衰竭等一系列病理改变的严重综合征。羊水栓塞可发生于临产、分娩或产后以及妊娠 10~14 周钳刮术时。其死亡率高达 60% 以上,是孕产妇死亡的主要原因之一。首次发现于 1941 年,由两名研究人员在不明原因死亡的产妇肺脏血管中发现了胎儿黏蛋白和鳞状细胞。此后,很多研究人员都在试图解释这一产科并发症的病因和发病机制。近年研究认为,羊水栓塞主要是由羊水中的有形物质所致的过敏反应,建议命名为"妊娠过敏反应综合征"。

【病因】

一般认为羊水栓塞是由于羊水及其中的有形物质进入母体血液循环所引起。病情的轻重和进入母体的羊水多少有关。妊娠早期羊水清澈透明,含有少量的蛋白质成分,所以发生羊水栓塞症状轻;而妊娠晚期及足月时,由于胎儿代谢物的排出,羊水中尿酸、肌酐、尿素等成分明显增高,加之胎脂、胎儿脱落细胞、毳毛、毛发、少量白细胞、白蛋白等使得羊水变得浑浊,同时羊水中含有大量激素和酶,加上有些羊水受胎粪污染,增加了羊水中的有形物质,所以,一旦发生羊水栓塞,病情急且重,甚至几分钟内导致患者死亡。

羊膜腔内压力增高(子宫收缩过强)、胎膜破裂和宫颈或宫体损伤处有开放的静脉或血窦是导致羊水栓塞发生的基本条件。高龄初产妇和多产妇(易发生子宫损伤)、自发或人为诱导的宫缩过强、急产、胎膜早破、前置胎盘、胎盘早剥、子宫不完全破裂、剖宫产术等均可诱发羊水栓塞发生。

【病理生理】

羊水栓塞的主要病理生理变化如下(图 10-6)。

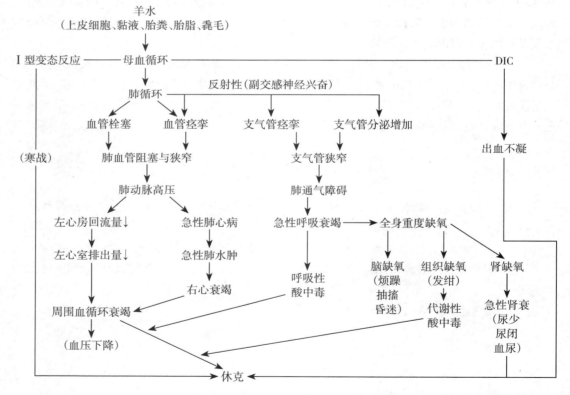

图 10-6 羊水栓塞的病理生理示意图

1. 肺动脉高压(pulmonary hypertension) 羊水中的物质如胎儿毳毛、胎脂、胎粪、角化上皮细胞等直接形成栓子,经肺动脉进入肺循环,阻塞小血管并刺激血小板和肺间质细胞释放白三烯、前列腺素和 5- 羟色胺等血管活性物质使肺小血管痉挛;同时羊水中有形物质激活凝血过程,使肺毛细血管内形成弥散性血栓,进一步阻塞肺小血管。肺动脉高压直接使右心负荷加重,

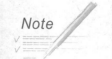

导致急性右心扩张,并出现充血性右心衰竭。当左心房回心血量减少,左心排出量则明显减少,导致周围血液循环衰竭,血压下降,出现休克,甚至死亡。

2. **过敏性休克**(allergic shock) 羊水中的有形物质成为致敏原作用于母体,引起Ⅰ型变态反应,导致过敏性休克。

3. **弥散性血管内凝血**(DIC) 羊水中含多量促凝物质类似于组织凝血活酶,进入母血后易在血管内产生大量的微血栓,消耗大量凝血因子及纤维蛋白原而发生DIC。DIC时,由于大量凝血物质消耗和纤溶系统激活,产妇血液系统由高凝状态迅速转为纤溶亢进,血液不凝,极易发生严重产后出血及失血性休克。

4. **急性肾衰竭** 由于休克和DIC使母体多脏器受累,常见为急性肾缺血导致肾功能障碍和衰竭。

【临床表现】

羊水栓塞起病急骤、临床表现复杂是其特点。多发生于分娩过程中,尤其是胎儿娩出前后的短时间内,但也有极少数病例发生于羊膜腔穿刺术中、外伤时或羊膜腔灌注等情况下。羊水栓塞常见的临床表现包括:呼吸困难、神志改变、血压下降、凝血障碍甚至死亡。

以前认为呼吸困难是最先出现的症状,但后来发现分娩前神志改变也是最普遍的症状。在一项羊水栓塞的病例分析中,其中有30%出现癫痫样发作,27%伴随呼吸困难,17%有胎心缓慢,13%出现低血压。

1. **典型临床表现** 以骤然的血压下降(血压与失血量不符合)、组织缺氧和消耗性凝血病为特征。

一般经过三个阶段:

(1) 心肺功能衰竭和休克:在分娩过程中,尤其是刚破膜不久,产妇突感寒战,出现呛咳、气急、烦躁不安、恶心、呕吐等前驱症状,继而出现呼吸困难、发绀、抽搐、昏迷,脉搏细数、血压急剧下降,心率加快、肺底部湿啰音。病情严重者,产妇仅惊叫一声或打一个哈欠或抽搐一下后呼吸心搏骤停,于数分钟内死亡。

(2) 出血:患者度过心肺功能衰竭和休克后,进入凝血功能障碍阶段,表现以子宫出血为主的全身出血倾向,如切口渗血、全身皮肤黏膜出血、针眼渗血、血尿、消化道大出血等。

(3) 急性肾衰竭:本病全身脏器均受损害,除心脏外,肾脏是最常受损器官。存活的患者出现少尿(或无尿)和尿毒症表现。主要因为循环功能衰竭引起的肾缺血及DIC前期形成的血栓堵塞肾内小血管,引起缺血、缺氧,导致肾脏器质性损害。

羊水栓塞临床表现的三阶段通常按顺序出现,有时也可不完全出现。

案例

某产妇,39周,自然破水后2小时临产,规律腹痛8小时因胎心减慢行会阴侧切后自娩一女活婴,体重3300g,羊水Ⅲ度污染,Apgar评分8分,胎儿娩出后2分钟胎盘娩出,检查胎盘胎膜完整,子宫收缩好,医生开始检查阴道壁后行缝合术,缝合过程中患者大叫一声,医生呼唤姓名无反应,迅速测血压、脉搏未测出,立即施行心肺复苏并按照羊水栓塞抢救,抢救1小时无效,患者死亡。

---

2. **不典型羊水栓塞** 有些病情发展缓慢,症状隐匿,缺乏急性呼吸循环系统症状或症状较轻;有些患者羊水破裂时突然一阵呛咳,之后缓解,未在意;也有些仅表现为分娩或剖宫产时的一次寒战,几小时后才出现大量阴道出血,无血凝块,伤口渗血,酱油色血尿等,并出现休克症状。

Note

案例

　　某产妇,41 周,妊娠过程正常,规律宫缩 2 小时,胎心 180 次 / 分,经纠正无好转,于凌晨 1 点施行剖宫产手术,术中破膜后,羊水清亮,胎儿以头位娩出,Apgar 评分 10 分,胎盘取出完整,子宫收缩好,缝合子宫切口时,孕妇出现寒战,立即给予地塞米松 20mg 入壶,之后未再出现寒战,10 小时后因伤口渗血行结扎止血,继续观察,3 小时后出现阴道出血量增加,酱油色血尿,迅速进行凝血功能及 DIC 全套检测,结果提示凝血功能障碍。补充凝血因子、扩容、抗过敏等综合治疗,4 小时后阴道出血明显减少,24 小时后血尿逐渐消失,7 天后患者痊愈出院。

【诊断】

　　1. 临床表现及病史　　羊水栓塞的诊断主要是根据诱发因素、临床症状和体征(表 10-2)。主要发生在子宫收缩、子宫颈扩张或分娩、剖宫产过程中或产后短时间内。

表 10-2　羊水栓塞的诊断标准

1. 急性低血压或心搏骤停;
2. 急性缺氧,呼吸困难、发绀或呼吸骤停;
3. 凝血障碍,实验室检查显示血管内凝血物质消耗,纤维蛋白溶解或者严重的临床出血,无法用其他原因解释;
4. 阴道分娩、剖宫产、宫颈扩张和清宫术或产后 30 分钟内出现以上症状者;
5. 对观察到的上述症状和体征不能用其他原因来解释。

　　出现以上情况首先诊断为羊水栓塞,并立即按羊水栓塞抢救,同时进行下列检查。

　　2. 辅助检查

　　(1) 血涂片查找羊水有形物质:采集下腔静脉血 5ml,放置沉淀为三层,取上层物涂片用 Wright-Giemsa 染色镜检。见到鳞状上皮细胞、毳毛、黏液或脂肪球等羊水有形物质,支持诊断。

　　(2) 床旁胸部 X 线摄片:双肺出现弥散性点片状浸润影,沿肺门周围分布,伴有轻度肺不张和右心扩大。

　　(3) 床旁心电图或心脏彩色多普勒超声检查:提示右心房、右心室扩大,心排出量减少,左心室缩小,ST 段下降。

　　(4) 与 DIC 有关的实验室检查示凝血功能障碍。

　　(5) 若尸检,可见肺水肿、肺泡出血,主要脏器如肺、胃、心、脑等血管及组织中或心内血液离心后镜检找到羊水有形物质。

【鉴别诊断】

　　羊水栓塞的临床症状较为复杂,必须予以鉴别。

　　1. 输血反应　　主要为早期不良反应,与输入血液的质量有关,表现为发热、过敏、溶血、细菌污染等四种反应。输血反应主要发生在输血的过程中。

　　2. 空气栓塞　　一般少见,发生在输液或换输液器或针头的过程中。其后果主要取决于空气进入血液循环的速度和量。少量气体入血,可溶解于血液内,不会发生气体栓塞。若大于 100ml 气体迅速进入静脉,随血液到右心后,因心脏搏动将空气与血液搅拌形成大量血气泡,泡沫状血液充满心腔,阻碍了静脉血回流和向肺动脉运输,造成严重的循环障碍。患者出现呼吸困难、发绀,甚至猝死。

3. 过敏反应　常见临床表现为皮疹、荨麻疹、血管神经性水肿、哮喘、过敏性休克等。一般有用药史。

4. 输液反应　绝大部分表现为寒战,体温骤升,一般出现于输液后 30 分钟至 1 小时内,有些可在 15 分钟内发生。

5. 肺栓塞　临床表现多种多样,主要决定于血管堵塞程度、发生速度和心肺的基础状态,轻者 2~3 个肺段,可无任何症状,重者 15~16 个肺段,可发生休克或猝死。一般见于手术后 2~7 天,起床活动时突然出现呼吸困难、晕厥、猝死等。

6. 子痫　由于羊水栓塞有部分患者的前驱症状表现为抽搐,有时会误诊为子痫而贻误抢救时机。子痫患者有高血压、蛋白尿或水肿等病史,抽搐发生前有头痛、血压升高等表现。

【处理】

一旦怀疑羊水栓塞,应迅速评估同时按羊水栓塞的抢救程序执行。

1. 迅速评估　有无羊水栓塞的高危因素,结合临床表现、出血量、血块、子宫收缩情况迅速做出诊断。立刻抢救,进行抗过敏、纠正呼吸循环功能衰竭和改善低氧血症、抗休克、防止 DIC 和肾衰竭发生。每 10 分钟对生命体征进行一次评估。

2. 立即建立特护记录,并开始按下列程序组织实施。

(1) 呼叫产科上级医生、麻醉科、ICU 医师,简单明了地告知所呼叫医生患者发生的情况,启动科室或院抢救小组,建立深静脉通道,协助复苏和建立循环;同时接好心电监护或条件不允许时将患者迅速移入抢救室。

(2) 告知家属病情,可能出现的威胁生命的情况和并发症。

(3) 建立并开放三条通道:①气道:清理呼吸道,正压给氧,必要时气管插管或气管切开。在麻醉师到来前,先面罩吸氧 4~8L/min,氧饱和度大于 93%。②尿道:留置尿管,记录尿量。③建立三条静脉通道:A. 维持血容量通道:保证容量,先晶体后胶体;B. 维持血压通道:用多巴胺维持血压,保证重要脏器的血供;C. 给药通道:专供静脉加药使用。其中至少有一条深静脉通道。同时抽血用于检验和配血。

3. 抗过敏,解除肺动脉高压,改善低氧血症。

(1) 供氧:气道建立后,保持呼吸道通畅,给氧以改善肺泡毛细血管缺氧状况,预防及减轻肺水肿,改善心、脑、肾等重要脏器的缺氧状况。

(2) 抗过敏:在改善缺氧同时,应立即给予大剂量肾上腺糖皮质激素抗过敏、解痉,稳定溶酶体,保护细胞。常用药物:氢化可的松 100~200mg 加于 5%~10% 葡萄糖液 50~100ml 快速静脉滴注,再用 300~800mg 加于 5% 葡萄糖液 250~500ml 静脉滴注,日量可达 500~1000mg;或地塞米松 20mg 加于 25% 葡萄糖液 50~100ml 静脉推注后,再加 20mg 于 5%~10% 葡萄糖液中静脉滴注。

(3) 解除肺动脉高压:应用解痉药物缓解肺动脉高压,改善肺血流低灌注,根本改善缺氧,预防右心衰竭所致的呼吸循环衰竭。常用药物:①盐酸罂粟碱(papaverine hydrochloride):为首选药物,30~90mg 加于 10%~25% 葡萄糖液 20ml 缓慢静脉推注,日量不超过 300mg,可松弛平滑肌,扩张冠状动脉、肺和脑小动脉,降低小血管阻力,与阿托品同时应用效果更佳。②阿托品:1mg 加于 10%~25% 葡萄糖液 10ml,每 15~30 分钟静脉推注 1 次,直至面色潮红、症状缓解为止。阿托品能阻断迷走神经反射所致的肺血管和支气管痉挛。当心率 >120 次 / 分时慎用。③氨茶碱:250mg 加于 25% 葡萄糖液 20ml 缓慢推注。可松弛支气管平滑肌,解除肺血管痉挛。④酚妥拉明:5~10mg 加于 10% 葡萄糖液 100ml,以 0.3mg/min 速度静脉滴注。为 α- 肾上腺素能抑制剂,能解除肺血管痉挛,消除肺动脉高压。

4. 抗休克　羊水栓塞引起的休克比较复杂,与过敏性休克、肺源性休克、心源性休克及 DIC 等多种因素有关,应综合考虑。

Note

早期的严重休克是血管舒缩功能异常所致，单纯靠补充血容量是不能纠正的。抗过敏（氢化可的松或地塞米松等）、阻断高凝状态（肝素或低分子肝素）、补充血容量维持组织灌注（晶体液和胶体液）、应用血管活性药物（多巴胺）、阻断迷走神经反射导致的心跳骤停（阿托品），这些积极的抗休克治疗是阻断死亡的关键。而晚期休克以心源性和低血容量性休克为主，此时病情复杂，增加了抢救的难度和死亡率。

（1）补充血容量：不管任何原因引起的休克都存在有效血容量不足问题，尽快补充新鲜血和血浆。扩容可选用低分子右旋糖酐 -40、葡萄糖注射液 250~500ml 静脉滴注，抗休克时滴速为 20~40ml/min，日量不超过 1000ml。抢救过程中应测定中心静脉压（central venous pressure，CVP），了解心脏负荷状况、指导输液量及速度，并可抽取血液检查羊水有形成分。

（2）升压药物：休克症状急剧而严重，或血容量已补足而血压仍不稳定者。多巴胺 20~40mg 加于 10% 葡萄糖液 250ml 静脉滴注；间羟胺 20~80mg 加于 5% 葡萄糖液静脉滴注，根据血压调整速度。

（3）纠正酸中毒：应及时行动脉血气分析和血清电解质测定。如有酸中毒时，应用 5% 碳酸氢钠 100~200ml 静滴，再根据血气结果调整用量，并注意纠正电解质紊乱。

（4）纠正心衰：当心率大于 120 次 / 分时（排除血容量不足），常用毛花苷丙 0.2~0.4mg 加于 10% 葡萄糖液 20ml 静脉缓注；或毒毛花苷 K 0.125~0.25mg 同法静脉缓注，必要时 4~6 小时重复用药。

5. 防治 DIC

（1）肝素钠：用于治疗羊水栓塞早期的高凝状态，尤其在发病后 10 分钟内使用效果更佳。肝素 25~50mg 加于生理盐水 100ml，静脉点滴，30~60 分钟滴完，4~6 小时重复一次，150mg/24h。在应用肝素时以试管法测定凝血时间控制在 15 分钟左右。肝素过量有出血倾向时，可用鱼精蛋白对抗，1mg 鱼精蛋白对抗肝素 100U。

（2）补充凝血因子：应及时输新鲜血或血浆、纤维蛋白原、血小板、冷沉淀物等。由于羊水栓塞发生紧急，来不及等待检验结果，临床上可根据试管法测定凝血时间来粗略估计纤维蛋白原的含量。具体做法是：取血 5ml，计时，拔去针头，将血沿管壁注入 15ml 的试管内，隔 5 分钟观察一次。正常：5~6 分钟内凝集，纤维蛋白原 >1.5g/L。异常：15 分钟不凝，高度怀疑 DIC；30 分钟不凝集，表明纤维蛋白原 <1.0g/L。此方法有助于临床迅速做出判断，为抢救患者赢得时间。

（3）抗纤溶药物：纤溶亢进时，用氨基己酸（4~6g）、氨甲苯酸（0.1~0.3g）、氨甲环酸（0.5~1.0g）加于 0.9% 氯化钠注射液或 5% 葡萄糖液 100ml 静脉滴注，抑制纤溶激活酶，使纤溶酶原不被激活，从而抑制纤维蛋白的溶解。每次补充纤维蛋白原 2~4g，使血纤维蛋白原浓度达 1.5g/L。

6. 预防肾衰竭　羊水栓塞发生的第三阶段为肾衰竭阶段，注意尿量。当血容量补足后，若尿量小于 25ml/h 时，应选用呋塞米 20~40mg 静脉注射，或 20% 甘露醇 250ml 快速静脉滴注（10ml/min），扩张肾小球动脉（有心衰时慎用），有利于消除肺水肿，预防肾衰，无效者提示急性肾衰竭，应尽早采取血液透析等急救处理。

7. 预防感染　应选用肾毒性小的广谱抗生素预防感染。

8. 产科处理　原则上应在产妇呼吸循环功能得到明显改善，并已纠正凝血功能障碍后进行。若发生于胎儿娩出前，按照上述程序积极改善呼吸循环功能，防止 DIC，抢救休克，待好转迅速结束分娩。若在第一产程发生者剖宫产尽快终止妊娠；第二产程发生者行阴道助产，并密切观察子宫出血情况。若发生产后出血，经上述积极处理后仍不能止血者，立即行子宫切除术，以减少胎盘剥离面开放的血窦出血，争取抢救时机。并在腹腔、腹直肌下、皮下放置引流条，以防因 DIC 导致积血。

羊水栓塞患者经抢救后，常伴有多脏器的衰竭或神经系统症状，因此，经过以上处理后患者

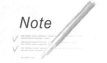

可转诊或进入 ICU 进行综合处理。

总之,羊水栓塞一旦发生,应立即吸氧、抗过敏、解除肺动脉高压;抗休克,补充血容量;防止 DIC,早应用抗凝药物;预防肾衰,并适时终止妊娠及行子宫切除术。

【预防】

虽然羊水栓塞不可预测,但是其发生仍与一些高危因素有关。

1. 加强围生期保健,及早发现前置胎盘、胎盘早剥、高龄初产、羊水过多、急产等高危孕产妇。

2. 规范使用缩宫素等引产药物,掌握此类药物的适应证及禁忌证。

3. 产程中行人工破膜时,应在宫缩间歇期进行,并使羊水缓缓流出。

4. 禁忌行剥膜引产。

5. 第二产程避免使用暴力压腹部促使胎儿娩出。

6. 对于在家发生胎膜破裂的患者,详细询问破膜时或破膜后有无呼吸困难、寒战或抽搐等症状,及早发现羊水栓塞的前驱症状。

7. 剖宫产术中待羊水接近流尽再取胎儿。

8. 严格掌握剖宫产指征。

【小结】

1. 羊水栓塞指在分娩过程中羊水突然进入母体血液循环引起急性肺栓塞、过敏性休克、弥散性血管内凝血(DIC)、肾衰竭等一系列病理改变的严重综合征。

2. 主要发生于临产、分娩或产后短时间内,也可发生在妊娠 10~14 周钳刮术时、羊水穿刺时。

3. 典型羊水栓塞的临床表现是以骤然的血压下降(血压与失血量不符合)、组织缺氧(hypoxia)和消耗性凝血病(consumptive coagulopathy)为特征的急性综合征。一般经过三个阶段:心肺功能衰竭和休克、出血、急性肾衰竭。

4. 一旦怀疑羊水栓塞,应立即抢救。给予吸氧、抗过敏、解除肺动脉高压;抗休克,防止弥散性血管内凝血;预防肾脏功能衰竭等综合处理。

【思考题】

如何鉴别宫缩乏力性产后出血与羊水栓塞所致的产后出血?

第三节　子宫破裂

子宫破裂(rupture of uterus)指在妊娠晚期或分娩期子宫体部或子宫下段发生裂开,是直接危及产妇及胎儿生命的严重并发症。子宫破裂的发生率随着剖宫产率增加有上升趋势。

【病因】

1. 瘢痕子宫　为近年来导致子宫破裂的常见原因。如剖宫产术、子宫肌瘤剔除术(腹腔镜下的电凝止血)、宫角切除术、子宫成形术后,在妊娠晚期或分娩期由于宫腔内压力增高可使瘢痕破裂。前次手术后伴感染、切口愈合不良、剖宫产后间隔时间过短再次妊娠者,临产后发生子宫破裂的危险性更大。但瘢痕子宫妊娠后的引产、刮宫以及瘢痕部位妊娠也可导致子宫破裂,尤其是瘢痕部位妊娠破裂将导致致命性的出血。

2. 梗阻性难产　主要见于高龄孕妇、骨盆狭窄、头盆不称、软产道阻塞、宫颈瘢痕、胎位异

Note

常、胎儿畸形等均可因胎先露下降受阻,为克服阻力,子宫强烈收缩,使子宫下段过分伸展变薄发生子宫破裂。由于围产保健的加强,此类原因导致子宫破裂已少见。

3. **子宫收缩药物使用不当**　胎儿娩出前缩宫素使用指征或剂量不当,或未正确使用前列腺素类制剂等,可导致子宫收缩过强,加之瘢痕子宫或产道梗阻可造成子宫破裂。

4. **产科手术损伤**　宫颈口未开全时行产钳助产或臀牵引术,中 - 高位产钳牵引等可造成宫颈裂伤延及子宫下段;毁胎术、穿颅术可因器械、胎儿骨片损伤子宫导致破裂;肩先露无麻醉下行内转胎位术或强行剥离植入性胎盘或严重粘连胎盘,也可引起子宫破裂。

5. **其他**　子宫发育异常或多次宫腔操作,局部肌层菲薄也可导致子宫破裂。

【临床表现】

子宫破裂多发生于分娩期,部分发生于妊娠晚期,也可发生于中期妊娠引产时。按其破裂程度,分为完全性破裂和不完全性破裂。子宫破裂发生通常是渐进的,多数由先兆子宫破裂进展为子宫破裂,但也可直接破裂,主要见于瘢痕处破裂。

1. **先兆子宫破裂**　常见于产程长、有梗阻性难产因素的产妇。表现为:①子宫呈强直性或痉挛性过强收缩,产妇烦躁不安,呼吸、心率加快,下腹剧痛难忍,出现少量阴道流血;②因胎先露部下降受阻,子宫收缩过强,子宫体部肌肉增厚变短,子宫下段肌肉变薄拉长,在两者间形成环状凹陷,称为病理缩复环(pathologic retraction ring),可见该环逐渐上升达脐平或脐上,压痛明显;③膀胱受压充血,出现排尿困难及血尿。④因宫缩过强、过频,胎儿触不清,胎心率加快或减慢或听不清。

2. **子宫破裂**

(1) 不完全性子宫破裂:子宫肌层部分或全层破裂,但浆膜层完整,宫腔与腹腔不相通,胎儿及其附属物仍在宫腔内,称为不完全性子宫破裂。多见于子宫下段剖宫产切口瘢痕破裂,常缺乏先兆破裂症状,仅在不全破裂处有压痛,体征也不明显。若破裂口累及两侧子宫血管可导致急性大出血或形成阔韧带内血肿,查体可在子宫一侧扪及逐渐增大且有压痛的包块,多有胎心率异常。

(2) 完全性子宫破裂:子宫肌壁全层破裂,宫腔与腹腔相通,称为完全性子宫破裂。继先兆子宫破裂症状后,产妇突感下腹一阵撕裂样剧痛,子宫收缩骤然停止。腹痛稍缓和后,待羊水、血液进入腹腔,又出现全腹持续性疼痛,并伴有低血容量休克的征象。全腹压痛明显,有反跳痛,腹壁下可清楚扪及胎体,子宫位于侧方,胎心胎动消失。阴道检查可有鲜血流出,胎先露部升高,开大的宫颈口缩小,部分产妇可扪及宫颈及子宫下段裂口。子宫体部瘢痕破裂多为完全性子宫破裂,多无先兆破裂典型症状。穿透性胎盘植入时,可表现为持续性的腹痛数日或数小时,有时伴有贫血、胎儿窘迫或胎死宫内,易误诊为其他急腹症或先兆临产。

案例

女性,39 岁。妊娠 39^{+4} 周,见红 3 天,不规律腹痛 1 天入卫生院。入院后当地医院因宫缩乏力给予催产素 2.5U 静滴,效果不佳,随改为米索(前列腺素类药物)10μg 口服,每半小时一次,3 小时后出现规律性腹痛,继续每半小时一次服药,1.5 小时后患者疼痛剧烈,难以忍受,大喊大叫,突然孕妇停止喊叫,大汗淋漓,继之出现脸色苍白,呼叫无反应,胎心消失,立即建立静脉通道在全麻下行剖宫产手术,术中大量出血,胎儿位于腹腔,无心跳,子宫破裂口在子宫左侧壁,胎盘附着处,长度约 15cm,L 型,胎盘已经部分剥离。立即剥离并取出胎盘,双手压住子宫动脉,清理宫腔和腹腔,与家属沟通,行子宫修补术加双侧输卵管结扎术。术后继续抗休克及预防感染,术后 12 天出院。

（3）瘢痕部位发生破裂时,可无明显的疼痛,胎盘未剥离或完全剥离时出血不多,羊水未破时没有明显腹痛,常常破裂发生在妊娠晚期或药物终止妊娠时(图10-7)。

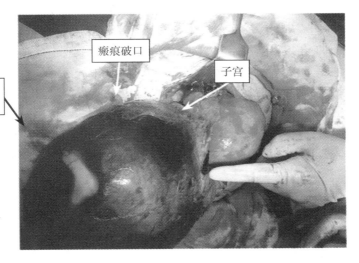

图 10-7　瘢痕子宫破裂

案例
　　女性,29 岁。妊娠 26⁺⁴ 周,在外引产 5 天要求住院。此患者停经 26⁺¹ 周,剖宫产后 2 年,自诉意外妊娠坚决要求引产,当地医院给予米非司酮 3 天后,第 4 天给予米索前列醇 3 片,口服,口服后 3 小时患者自诉腹痛剧烈,约 10 分钟后疼痛减轻,生命体征平稳,无阴道出血及胎儿及附属物排出,查宫颈口闭合。考虑引产失败,给予水囊引产一天,静滴催产素无效果,患者自觉腹部胀痛不适,余无异常。要求转至三级医院。再次入院后查体,生命体征平稳,体温 38.1℃,下腹部稍膨隆,有局部压痛,无反跳痛,移动性浊音阴性,超声显示在子宫外侧有一胎儿,无心跳,胎儿在液体中移动。根据病史考虑子宫破裂,遂剖腹探查,术中见子宫位于一侧,胎儿及羊膜腔(内有胎儿)位于子宫左前方,胎盘已经剥离,位于腹腔,除了瘢痕破裂处有凝血块外无活动性出血,考虑破裂时间长,且家属不愿保守,遂行子宫切除。患者术后 5 天出院。

【诊断】
　　典型子宫破裂根据病史、症状、体征,容易诊断。子宫切口瘢痕破裂,症状体征不明显。应详细询问病史并结合前次剖宫产史、子宫下段压痛、胎心异常,胎先露部上升,宫颈口缩小等均可确诊。B 型超声检查能协助确定破口部位及胎儿与子宫的关系。

【鉴别诊断】
　　1. 胎盘早剥　常伴有妊娠期高血压疾病史或外伤史,子宫呈板状硬,胎位不清,阴道出血与贫血程度不成正比;B 型超声检查常有胎盘后血肿或胎盘明显增厚。
　　2. 难产并发腹腔感染　有产程长、多次阴道检查史,腹痛及腹膜炎体征;阴道检查胎先露部无上升、宫颈口无回缩;查体及 B 型超声检查,发现胎儿位于宫腔内、子宫无缩小;患者常有体温升高和血白细胞计数增多。
　　3. 妊娠期急性胰腺炎临产时　详见第十三章第三节"妊娠合并急性胰腺炎"。

【处理】
　　1. 先兆子宫破裂　应立即抑制子宫收缩,肌内注射哌替啶 100mg,或静脉全身麻醉。立即行剖宫产术。

2. 子宫破裂   在输液、输血、吸氧和抢救休克同时,无论胎儿是否存活均应尽快手术治疗。

(1) 子宫破口整齐、距破裂时间短、无明显感染者,或患者全身状况差、不能承受大手术,可行破口修补术。子宫破口大、不整齐、有明显感染者,应行子宫次全切除术。破口大、撕伤超过宫颈者,应行子宫全切除术。

(2) 手术前后给予大量广谱抗生素控制感染。

严重休克者应尽可能就地抢救,若必须转院,应输血、输液、包扎腹部后方可转送。

【预防】

1. 做好产前检查,有瘢痕子宫、产道异常等高危因素者,应提前入院待产。

2. 对前次剖宫产切口为子宫体部切口、子宫下段切口有撕裂、术后感染愈合不良者,均应行剖宫产终止妊娠。

3. 严密观察产程进展,警惕并尽早发现先兆子宫破裂征象并及时处理。

4. 严格掌握缩宫剂应用指征,诊断为头盆不称、胎儿过大、胎位异常或曾行子宫手术者产前均禁用;应用缩宫素引产时,应有专人守护或监护,按规定稀释为小剂量静脉缓慢滴注,严防发生过强宫缩;应用前列腺素制剂引产应慎重。

5. 正确掌握产科手术助产的指征及操作常规,阴道助产术后应仔细检查宫颈及宫腔,及时发现损伤并给予修补。

【小结】

1. 子宫破裂指分娩期或妊娠晚期子宫体部或子宫下段发生的破裂,是产科极严重的并发症,威胁母儿生命。

2. 多发生在分娩期,部分发生在妊娠晚期。通常是逐渐发展过程,多数由先兆子宫破裂进展为子宫破裂。

3. 考虑先兆子宫破裂,需立即停止阴道试产,如确诊子宫破裂,需立即抢救休克,并根据患者的年龄、胎次、一般情况、子宫破裂的程度与部位、手术距离发生破裂的时间长短,以及有无严重感染而决定手术方式,术前给予大剂量抗生素预防感染,术中严密检查裂伤范围。

【思考题】

1. 如何预防子宫破裂?

2. 如何诊断瘢痕妊娠的子宫破裂?

(李雪兰)

参考文献

1. 丰有吉,沈铿. 妇产科学. 第 2 版. 北京:人民卫生出版社,2010.

2. 谢幸,苟文丽. 妇产科学. 第 8 版. 北京:人民卫生出版社,2013.

3. Cunningham FG,Leveno KJ,Bloom SL,et al. Williams Obstetrics. 24th ed. New York:McGraw-Hill Companies,2014.

4. 凌萝达,顾美礼. 头位难产. 第 2 版. 重庆:重庆出版社,2001.

5. Creasy RK,Resnik R,Iams JD,et al.Creasy and Resnik's Maternal-Fetal Medicine:Principles and Practice.7th ed.St. Louis:W.B. Saunders company,2014.

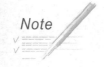

第十一章 早产与过期妊娠

第一节 早 产

早产(preterm birth)指在满28孕周至37孕周间(196~258天)的分娩者。此时娩出的新生儿称早产儿,为各器官未成熟的新生儿。早产儿死亡率国内为12.7%~20.8%,国外则胎龄越小、体重越低,死亡率越高。死亡原因主要是围生期窒息、颅内出血、畸形。早产儿即使存活,亦多有神经智力及视听器官发育缺陷。中国早产占分娩总数的7.1%,约15%早产儿于新生儿期死亡,近年来由于早产儿治疗学及监护手段的进步,其生存率明显提高,伤残率下降。国外将早产定义时间上限提前到妊娠20周或24周。

【分类和高危因素】

早产按原因可分为3类:自发性早产(spontaneous preterm labor)、未足月胎膜早破早产(preterm prematurely ruptured membranes,PPROM)和治疗性早产(preterm birth for medical and obstetrical indications)。

1. 自发性早产的高危因素

(1) 感染因素:绒毛膜羊膜感染是早产的重要原因,感染主要源于宫颈、阴道的微生物,部分来自宫内感染,病原体包括需氧菌及厌氧菌、沙眼衣原体、支原体等;非生殖道感染性疾病如肾盂肾炎、肺炎、疟疾、流感及牙周炎等其他部位的感染,能够激活前列腺素的活性引起宫缩,诱发早产。

(2) 子宫因素:子宫畸形:如单角子宫、双子宫、子宫纵隔等,因发育不良,宫腔过小或形态不规则而发生流产或早产;子宫过度膨胀:如双胎或多胎、羊水过多等均可使宫腔压力增加,以致提早临产而发生早产;宫颈功能不全:在先天性宫颈发育不良患者及各种原因引起宫颈损伤或撕裂者,宫颈括约肌样功能弱,孕中期以后,羊膜腔内压逐渐增加,宫口被动扩张,羊膜囊自宫颈管膨出而露于宫颈外口,最终因感染及宫腔内压增加导致胎膜破裂而早产。

(3) 遗传因素:有早产史的妇女不仅自己有早产复发的危险,而且这种危险还传给其子女。Wang(1995)和Poller(1996)等发现早产有家庭聚集现象;早产的发病率呈现地域和人种的差异,欧洲一些国家最低为5%,而非洲可以达到18%,同等社会经济状况黑人较白人早产率高50%。目前有研究表明一些基因的变异和早产有关。

(4) 生活方式及心理因素:吸烟、营养不良、孕期体重增加少及使用可卡因或乙醇等对早产及胎儿生长受限起重要作用;孕妇年龄过小(<18岁)、过大(>40岁)、体重过轻(≤45kg)、过矮(身高≤150cm)、强体力劳动者及心理疾病患者均为早产的高发人群。

2. 医源性早产的高危因素 由于母体或胎儿健康原因不允许继续妊娠,在未足37周时采取引产或剖宫产终止妊娠,即为医源性早产。终止妊娠的常见指征有:子痫前期重度、胎儿宫内窘迫、胎儿生长受限、胎盘早剥、前置胎盘出血、母儿血型不合溶血、胎儿先天缺陷及妊娠合并内外科疾病影响继续妊娠。

【病理生理】

早产的病理生理机制不明。早产是多病因引起的临床表现多样化的一组症候群,因此目前

Note

将这一症候群统称为早产综合征。早产的临产发动方式和足月产相同,包括:①宫缩增强;②宫颈软化及成熟;③胎膜及蜕膜的激活。在早产人群中,这一正常生理过程通常是由于病理因素激活,导致产程过早发动。目前已知的病理因素主要有母体下丘脑垂体肾上腺轴激活、绒毛膜蜕膜炎、子宫病理性扩张、子宫胎盘缺血及蜕膜出血、免疫系统激活或功能紊乱、遗传对外界环境的易感性、胎儿发育异常以及各种妊娠激素水平异常。当这些病理因素主要作用部位不同时,早产的表现方式如下:①作用于宫颈时,早产表现为宫颈功能不全;②作用于绒毛膜羊膜时,早产表现为胎膜早破;③作用于子宫肌层时,则表现为早发宫缩。

【预测】

早产的预测有重要意义:对有自发性早产高危因素的孕妇在 24 周以后定期预测,有助于评估早产的风险,及时处理;对 20 周以后宫缩异常频繁的孕妇,通过预测可以判断是否需要使用宫缩抑制剂,避免过度用药。

早产的预测方法:

1. 阴道超声检查(图 11-1)　孕妇在孕 18~24 周经阴道超声测定宫颈长度,若宫颈长度低于相应孕周是预测早产的一项稳定和可靠的客观指标。在初产妇中,当宫颈长度低于第 10 百分位(25mm),早产的发生率为 25%~30%;当宫颈长度低于第 3 百分位(15mm),早产的发生率为 50%;在有早产史的孕妇中,当宫颈长度≤25mm,复发早产的发生率为 35%;患者宫颈缩短伴有宫颈内口漏斗形成,提示早产风险增大(图 11-2,图 11-3)。

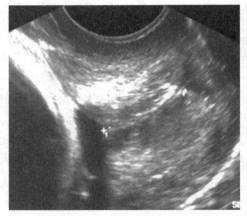

图 11-1　经阴道超声测定宫颈长度

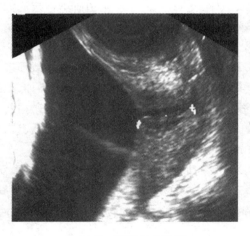

图 11-2　宫颈长度变短

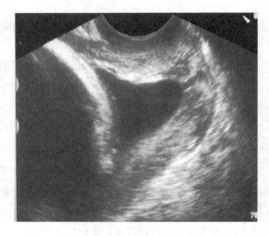

图 11-3　宫颈内口漏斗形成

2. 阴道后穹隆分泌物胎儿纤连蛋白(fetal fibronectin,fFN)检测　fFN 是由羊膜、蜕膜、绒毛膜联合分泌,存在于蜕膜和绒毛膜之间的糖蛋白,对胎膜起到黏附作用。孕 21 周以后,绒毛膜与蜕膜的融合阻止了 fFN 的释放,因此,正常的孕妇在 22~35 孕周时,fFN 的含量极低。在绒毛膜与蜕膜分离、绒毛膜与蜕膜界面的细胞外基质遭到机械损伤或蛋白水解酶的降解时,fFN 漏入阴道后穹隆分泌物中。孕 22~35 周测定阴道后穹隆分泌物 fFN 水平,当 fFN<50ng/ml 为阴性时,则 1 周内不分娩的阴性预测值达 97%,2 周内不分娩的阴性预测值达 95%。fFN 的特异性较差,阳性诊断价值不高。

【临床表现及诊断】

早产的临床表现多种多样,主要表现为子宫收缩,常伴有少许阴道流血或血性分泌物。早期宫缩多为不规律,可逐渐发展为规律宫缩,其过程与足月临产相似,胎膜早破较足月临产多。宫颈管先逐渐消退,然后扩张。宫颈功能不全患者往往无明显的临床症状,即出现宫颈扩张和羊膜囊外凸。临床上,早产可分为先兆早产和早产临产两个阶段。先兆早产(threatened preterm labor)指有规则或不规则宫缩,伴有宫颈管的进行性缩短;当先兆临产进展到宫颈扩张 1cm 以上,颈管容受≥80% 则诊断为早产临产(preterm labor)。诊断早产一般并不困难,但应与妊娠晚期出现的生理性子宫收缩相区别。生理性子宫收缩一般不规则、无痛感,且不伴有宫颈管缩短和宫口扩张等改变;此外,宫缩痛尚需与胃绞痛、急性阑尾炎、泌尿系结石等内外科疾病相鉴别。

【预防】

早产的预防分为三级。

一级预防:在整个人群中进行预防,如降低人群吸烟率。

二级预防:识别和治疗有早产高危因素的人群。主要措施:①已明确宫颈功能不全者,应于妊娠 14~18 周行宫颈环扎术(图 11-4);②既往孕 16~36 周流产史或早产史患者,予孕激素预防治疗,可将复发性早产率降低 50%;③有早产高危因素的孕妇孕中期经阴道超声测定宫颈长度,若宫颈长度≤20mm,可予孕激素预防治疗;④既往有孕 16~36 周流产史或早产史患者,同时合并孕中期宫颈缩短,予以宫颈环扎术或者子宫宫颈托(图 11-5);⑤宫颈功能不全在孕中期以后宫口已开张,甚至宫颈外口已见羊膜囊脱出,可采用紧急宫颈环扎术作为补救,仍有部分患者可延长孕周。在多胎妊娠的患者中,宫颈环扎术不能延长孕周,反而增加早产风险;孕激素对预防多胎妊娠早产无效。

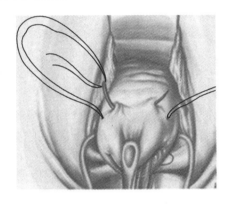 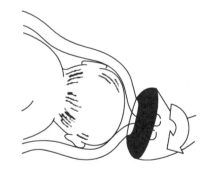

图 11-4　宫颈环扎术　　　　　　　图 11-5　子宫宫颈托

三级预防:早产发动后的治疗,主要是通过糖皮质激素、抗生素及宫缩抑制剂的运用以降低围产儿的死亡率和并发症。

【治疗】

治疗原则:若胎膜完整,在母胎情况允许时尽量保胎至 34 周。

1. 卧床休息　对于先兆早产患者,通常建议孕妇卧床休息,减少活动和劳动强度,减少或禁止性生活。目前的相关研究并未提示上述措施能延长孕周,改善母儿结局。

2. 药物促胎肺成熟　估计早产已难以避免,应在给予产妇宫缩抑制剂的同时,肌内注射或羊膜腔内注射肾上腺糖皮质激素以促胎肺成熟,预防早产儿出现呼吸窘迫综合征,提高早产儿生存率。常用药物:倍他米松,12mg,肌注两次,间隔时间为 24 小时;地塞米松,6mg,肌注间隔 12 小时,共 4 次。第一种治疗方案优于第二种治疗方案。目前研究表明一个疗程糖皮质激素治疗的有效期可以达到 18 天。糖皮质激素的重复给药会导致胎儿双顶径小及低出生体重儿,临床不推荐重复给药。

3. 宫缩治疗　先兆临产患者,通过适当控制宫缩,能明显延长孕周;早产临产患者,宫缩抑制剂本身并不能延长足够的孕周,改善胎儿宫内的生长和成熟度,运用宫缩抑制剂的主要目的是延长孕龄 2~7 天,为转运母亲和胎儿至合适的医院,保证抗生素的运用及预防围产儿 GBS 感染,糖皮质激素的运用赢得时机。

(1) β- 肾上腺素能受体激动药:β$_2$- 受体主要在子宫平滑肌细胞膜、支气管及横隔平滑肌内。药物直接作用于子宫平滑肌细胞膜上的受体与相应受体结合后,激活腺苷环化酶而使平滑肌细胞中的环磷酸腺苷(cAMP)含量增加,抑制肌质网释放钙细胞质内钙含量减少,阻止子宫肌收缩蛋白活性,从而抑制子宫肌宫缩。此类药物抑制宫缩的效果肯定,但在兴奋 β$_2$ 受体的同时也兴奋 β$_1$ 受体,其副作用较明显,主要有母胎心率增快、心肌耗氧量增加、血糖升高、水钠潴留、低血钾等;严重时可出现心衰、肺水肿危及母亲生命。故对合并心脏病、高血压、未控制的糖尿病、重度子痫前期、明显产前出血等孕妇慎用或禁用。用药期间需密切监测生命体征、血糖、电解质及出入量。常用药物有利托君(ritodrine),方法:100mg 加入 5% 葡萄糖液 500ml 静脉滴注,初始剂量为 5 滴 / 分,根据宫缩情况进行调节,每 10 分钟增加 5 滴,最大量至 35 滴 / 分,待宫缩抑制后持续滴注 12 小时,停止静脉滴注前 30 分钟改为口服 10mg,每 4~6 小时 1 次。用药期间需密切观察孕妇主诉及心率、血压、宫缩变化,并限制静脉输液量(每日不超过 2000ml),以防肺水肿。如患者心率 >120 次 / 分,应减滴数;如心率 >140 次 / 分,应停药;如出现胸痛、呼吸急促,应立即停药并行心电监护。长期用药者应监测血钾、血糖、肝肾功能和超声心动图。

(2) 硫酸镁(magnesium sulfate):镁离子可与钙离子竞争进入肌质网,并可直接作用于肌细胞,使肌细胞膜的电位差降低而不产生肌肉收缩,抑制作用与剂量有关,血清镁浓度为 2~4mmol/L (4~8mEq/L) 时,可完全抑制子宫肌的自然收缩和缩宫素引起的宫缩。常用方法:25% 硫酸镁 16ml 加于 5% 葡萄糖液 100ml 中,在 30~60 分钟内静脉滴注完,后以 1~2g/h 的剂量维持,每日总量不超过 30g。滴注过程中,密切注意镁中毒症状,监护孕妇呼吸、膝反射及尿量。如出现呕吐、潮热等不良反应,适当调节滴速;如呼吸 <16 次 / 分、尿量 <25ml/h、膝反射消失,应立即停药,并给予钙剂拮抗。因抑制宫缩所需的血镁浓度与中毒浓度接近,肾功能不良、肌无力、心肌病患者禁用。目前国外将硫酸镁用于胎儿的神经系统保护,以降低新生儿脑瘫发生率。

(3) 钙拮抗药(calcium-channel blockers):主要作用在于阻止钙离子进入细胞膜,阻止细胞内肌纤维膜释放钙及增加平滑肌中的钙逐出,使细胞质内钙含量降低,子宫肌因而松弛。这类药物中,常用药物是硝苯地平(心痛定),其抗早产的作用比利托君更安全有效。用法:10mg,口服,每 6~8 小时 1 次,应密切注意孕妇心率及血压变化。硝苯地平不宜与硫酸镁联用,以防血压急剧下降。

(4) 阿托西班(atosiban):是一种缩宫素的类似物,通过竞争子宫平滑肌细胞膜上的缩宫素受体,抑制由缩宫素所诱发的子宫收缩,其抗早产的效果与利托君相似。

(5) 前列腺素合成酶抑制药(prostaglandin inhibitors):能抑制前列腺素合成酶,减少前列腺素合成,抑制前列腺素释放,从而抑制宫缩。因其可通过胎盘,大剂量长期使用可使胎儿动脉导管提前关闭,导致肺动脉高压;且可使肾血管收缩,抑制胎尿形成,使肾功能受损,羊水减少。目前此类药物仅在孕 32 周前短期使用,仅适用于羊水过多的早产患者。

4. 控制感染　感染是早产的重要原因之一,应对 PPROM、先兆早产和早产临产孕妇做阴道分泌物细菌学检查,尤其是 B 族链球菌的培养。有条件时,可做羊水感染指标相关检查。需要预防性使用抗生素的孕妇包括:B 族链球菌阳性者、PPROM 及特异性病原体感染;在胎膜完整的早产患者及足月胎膜早破的人群中预防性运用抗生素对改善母儿妊娠结局无临床价值。

5. 终止妊娠　下列情况,需终止早产治疗:①宫缩进行性增强,经过治疗无法控制者;②有宫内感染者;③可疑胎盘早剥者;④衡量母胎利弊,继续妊娠对母胎的危害大于期待治疗的益处;⑤胎儿宫内窘迫者;⑥孕周已达 34 周,如无母胎并发症,应停用宫缩抑制剂,顺其自然,不必

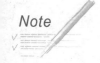

干预,只需密切监测胎儿情况即可。

6. **分娩处理**　早产不应该是单独的剖宫产指征,大部分早产儿可经阴道分娩。早产通常合并高血压、绒毛膜羊膜炎、胎盘早剥、羊水过少、IUGR,更容易发生胎儿宫内窘迫,产程中应给孕妇吸氧,密切观察胎心变化,可持续胎心监护;活跃期和第二产程通常较短,第二产程可做会阴切开术,预防早产儿颅内出血等并发症。对于早产胎位异常者,在权衡新生儿存活利弊基础上,可考虑剖宫产。

【小结】

1. 早产是目前围产儿病率及死亡率的首位原因。

2. 早产是一个综合征,可以通过宫颈早熟、蜕膜激活、子宫收缩或胎膜早破一条或多条径路激活。

3. 降低早产儿病率及围产儿死亡率的有效措施主要包括转运孕妇至有早产儿救治条件的医疗机构,母亲给予抗生素预防围产儿 GBS 感染,糖皮质激素的运用降低新生儿并发症及死亡率,运用硫酸镁保护神经系统,降低脑瘫发生率。

【思考题】

1. 早产的高危因素有哪些?

2. 目前早产的预防措施有哪些?

3. 试述宫缩抑制剂的分类及主要不良反应。

(程蔚蔚)

第二节　过期妊娠

凡平时月经周期规则,妊娠达到或超过 42 周(≥294 日)尚未分娩者,称为过期妊娠。其发生率占妊娠总数的 3%~15%。过期妊娠的围产儿病率和死亡率增高,并随妊娠期延长而增加。初产妇过期妊娠胎儿较经产妇者危险性增加,对胎儿和母亲的危害:①胎儿窘迫、胎粪吸入综合征、新生儿窒息;②胎盘功能减退,羊水量减少;③巨大儿及难产。

【病因】

1. 头盆不称时,由于胎先露部对宫颈内口及子宫下段的刺激不强,容易发生过期妊娠。

2. 无脑儿畸胎下丘脑垂体肾上腺轴不能激活,孕周可长达 45 周。

3. 内源性前列腺素和雌二醇分泌不足而孕酮水平增高,抑制前列腺素和缩宫素,使子宫不收缩,延迟分娩发动。

【病理生理】

1. **胎盘**　过期妊娠的胎盘有两种类型。一种是胎盘功能正常,胎盘外观和镜检均与妊娠足月胎盘相似,仅重量略有增加;另一种是胎盘功能减退,使物质交换与转运能力下降。有资料分析表明,过期妊娠胎盘中的 25%~30% 绒毛和血管正常,15%~20% 仅有血管形成不足,但无缺血影响,另有 40% 出现血流灌注不足而导致缺血,供氧不足,使胎儿在临产后不能适应子宫收缩附加的缺氧而易发生意外。

2. **羊水**　妊娠 38 周以后,随着妊娠推延,羊水量逐渐减少。过期妊娠时,羊水量明显减少,约 30% 可减少至 300ml 以下;羊水粪染率明显增高,是足月妊娠的 2~3 倍,若同时伴有羊水过少,羊水粪染率达 71%。

Note

3. 胎儿 过期妊娠胎儿生长模式与胎盘功能有关,可分为以下 3 种。

(1) 正常生长及巨大儿:过期妊娠的胎盘功能正常,胎儿继续生长,体重增加成为巨大胎儿,颅骨钙化明显,不易变形,导致经阴道分娩困难,使剖宫产率及新生儿病率相应增加。

(2) 成熟障碍:由于胎盘血流不足和缺氧及养分的供应不足,胎儿不易再继续生长发育,表现为过熟综合征。典型表现为:胎脂消失,皮下脂肪减少,皮肤干燥松弛多皱褶,头发浓密,指(趾)甲长,身体瘦长,容貌似"小老人"。因羊水过少及羊水粪染,胎儿皮肤黄染,脐带和胎膜呈黄绿色。

【诊断】

准确核实孕周,确定胎盘功能是否正常是关键。

1. 核实孕周

(1) 根据 B 超检查确定孕周。早孕期主要以 B 超测量孕囊大小及胎儿的顶臀径长度来推算孕周;妊娠 12~20 周以内以胎儿双顶径、股骨长度推算预产期。

(2) 根据妊娠初期血、尿 HCG 增高的时间推算孕周。

(3) 病史及临床表现:①以末次月经第一日计算:平时月经规则、周期为 28~30 日的孕妇停经≥42 周尚未分娩,可诊断为过期妊娠;②根据排卵日计算;③根据性交日期推算预产期;④根据辅助生殖技术(如人工授精、体外受精 - 胚胎移植技术)的日期推算预产期;⑤根据早孕反应出现时间、胎动开始时间推算预产期。

2. 判断胎盘功能

(1) 胎动计数:由于每个胎儿的活动量各异,不同孕妇自我感觉的胎动数差异很大。一般认为 12 小时内胎动累计数不得少于 10 次,故 12 小时内少于 10 次或逐日下降超过 50%,而又不能恢复,应视为胎盘功能不良,胎儿有缺氧存在。

(2) 电子胎儿监护:过期妊娠无应激试验(NST)每周 2 次,NST 有反应型提示胎儿无缺氧,NST无反应型需做宫缩应激试验(OCT),OCT 多次反复出现胎心晚期减速者,提示胎盘功能减退。

(3) 超声监测:观察胎动、胎儿肌张力、胎儿呼吸样运动及羊水量等;最大羊水池垂直径线 <3cm,提示胎盘功能不全可能;彩色超声多普勒检查尚可通过测定胎儿脐血流来判断胎盘功能与胎儿安危。

(4) 羊膜镜检查:观察羊水颜色,了解胎儿是否因缺氧而有胎粪排出;若已破膜可直接观察到羊水流出及其性状。

【处理】

妊娠 40 周以后胎盘功能逐渐下降,42 周以后明显下降,因此,在妊娠 41 周以后即应考虑终止妊娠,尽量避免过期妊娠。应根据胎儿安危状况、胎儿大小、宫颈成熟度综合分析,选择恰当的分娩方式。

1. 促宫颈成熟(cervical ripening) 在宫颈不成熟情况下直接引产,阴道分娩失败率较高,反而增加剖宫产率。评价宫颈成熟度的主要方法是 Bishop 评分。一般认为,Bishop 评分≥7 分者,可直接引产;Bishop 评分 <7 分,引产前先促宫颈成熟。目前常用的促宫颈成熟的方法主要有 PGE$_2$ 阴道制剂和宫颈扩张球囊。在其他国家也常用米索前列醇(PGE$_1$)。

2. 引产术(labor induction) 宫颈已成熟即可行引产术,常用静脉滴注缩宫素,诱发宫缩直至临产。胎头已衔接者,可先行人工破膜,1~2 小时后开始滴注缩宫素引产。人工破膜既可诱发内源性前列腺素的释放,增加引产效果,又可观察羊水性状,排除胎儿窘迫。

3. 产程处理 进入产程后,应鼓励产妇左侧卧位、吸氧。产程中最好连续监测胎心,注意羊水性状,必要时取胎儿头皮血测 pH,及早发现胎儿窘迫,并及时处理。过期妊娠时,常伴有胎儿窘迫、羊水粪染,分娩时应做相应准备。

4. 剖宫产术 过期妊娠时,胎盘功能减退,胎儿储备能力下降,需适当放宽剖宫产指征。

【小结】

1. 准确核实孕周,尽可能依据早孕及中孕期 B 超推算预产期。

2. 确定胎盘功能是否正常是处理的关键。

3. 根据胎儿情况选择分娩方式。引产前应做宫颈 Bishop 评分,若 <7 分须先促宫颈成熟。

4. 妊娠 41 周后的孕妇可常规引产。

【思考题】

1. 如何准确核对孕周及预产期?

2. 如何评估胎盘功能?

(程蔚蔚)

参考文献

1. 谢幸,苟文丽.妇产科学.第 8 版.北京:人民卫生出版社,2013.

2. Cunningham FG,Leveno KJ,Bloom SL,et al. Williams Obstetrics. 24th ed. New York: McGraw-Hill Companies,2014.

3. Gabbe SG,NiebyleJR,Simpson JL,et al. Obstetrics:normal and problem pregnancies.6th ed.St. Louis:W.B. Saunders company,2012.

4. Iams JD,Goldenberg RL,Meis PJ,et al. The length of the cervix and the risk of spontaneous premature delivery. N Engl J Med ,1996,334:567-572.

第十二章　妊娠合并内科疾病

第一节　妊娠合并心脏病

妊娠期、分娩期及产褥期均可能使心脏病患者的心脏负担加重而诱发心力衰竭,是孕产妇死亡的重要原因之一。妊娠合并心脏病(包括孕前已有心脏病及妊娠后发现或发生心脏病)在我国孕产妇死因顺位中高居第 2 位,位居非直接产科死因的首位。我国发病率约为 1%。

【妊娠对心血管系统的影响】

1. 妊娠期心血管系统的变化　随着妊娠进展,子宫逐渐增大,胎盘循环建立,母体代谢率增高,内分泌系统发生许多变化,母体对氧及循环血液的需求量增加,在血容量、血流动力学等方面均发生一系列变化。

(1) 孕期血容量:孕妇的总血容量较非妊娠期增加,一般自妊娠第 6 周开始,32~34 周达高峰,较妊娠前增加 30%~45%。此后维持在较高水平,于产后 2~6 周逐渐恢复正常。

(2) 心输出量:血容量的增加引起心输出量增加和心率加快。妊娠早期主要引起心输出量增加,妊娠 4~6 个月时增加最多,平均较妊娠前增加 30%~50%。并且孕妇体位对心输出量影响较大,约 5% 孕妇可因体位改变使心输出量减少出现不适,如"仰卧位低血压综合征"。妊娠中晚期需增加心率以适应血容量增多,至分娩前 1~2 个月心率较非孕时每分钟平均约增加 10 次。血流限制性损害的心脏病,如二尖瓣狭窄及肥厚性心肌病患者,可能会出现明显症状甚至发生心力衰竭。

(3) 孕期心脏:妊娠晚期子宫增大、膈肌上升使心脏向左向上移位,心尖搏动向左移位2.5~3cm。由于心排出量增加和心率加快,心脏负担加重,导致心肌轻度肥大。心尖第一心音和肺动脉瓣第二心音增强,并可有轻度收缩期杂音。这种妊娠期心脏生理性改变有时与器质性心脏病难以区别,增加了妊娠期心脏病诊断的难度。

2. 分娩期　分娩期为心脏负担最重的时期,每次宫缩时有 250~500ml 的血液被挤入体循环,因此,回心血量增加。每次宫缩时心排出量约增加 24%,同时有血压增高、脉压增大及中心静脉压增加。第二产程除子宫收缩外,腹肌与骨骼肌亦收缩,周围循环阻力增加,加上产时用力屏气,肺循环压力显著增高,同时腹压加大,使内脏血涌向心脏,此外宫缩疼痛和焦虑情绪可引起交感神经兴奋、心率增快,故心脏负担此时最重。先天性心脏病孕妇有时可因肺循环压力增加,使原来左向右分流转为右向左分流而出现发绀。第三产程胎儿胎盘娩出后,子宫突然缩小,血窦关闭,胎盘循环停止,存在于子宫血窦内的大量血液突然进入血液循环中,使回心血量增加。此外,腹腔内压骤减,大量血液向内脏灌注,造成血流动力学急剧波动。此时,患心脏病的孕妇极易发生心力衰竭。

3. 产褥期　产后 3 日内仍是心脏负荷较重的时期。子宫收缩使大量血液进入体循环,并且妊娠期组织间潴留的液体也回流入体循环,这不仅造成血容量的进一步增加,也使血液进一步稀释,加重妊娠贫血。妊娠期出现的一系列心血管变化,在产褥期尚不能立即恢复到妊娠前状态。心脏病产妇此时仍应警惕心力衰竭的发生。

综上所述,妊娠 32~34 周后、分娩期(第一产程末及第二产程)、产后 3 日内(尤其是产后 24

Note

小时内)是心脏负担较重的时期,也是心脏病孕妇最易发生心力衰竭的时期,因此应加强监护。

【妊娠合并心脏病的种类及其对妊娠的影响】

妊娠合并心脏病的种类在不同的地区差别较大。我国在1975年以前以风湿性心脏病最多见,但随着人民生活水平的提高及广谱抗生素的应用,风湿热及风湿性心脏病的发病率已显著下降。近年来,随着心血管外科的发展,先天性心脏病已可能获得早期根治或部分纠正,从而使越来越多的先天性心脏病女性获得妊娠及分娩的机会。因此,目前在妊娠合并心脏病患者中,先天性心脏病占35%~50%,位居第一。其余依次为风湿性心脏病、妊娠期高血压疾病性心脏病、围生期心肌病、贫血性心脏病以及心肌炎等。

(一) 先天性心脏病(congenital heart defects)

1. 左向右分流型先天性心脏病

(1) 房间隔缺损(atrial septal defect):为最常见的先天性心脏病,占先心病的20%左右。对妊娠的影响取决于缺损的大小。缺损面积 <1cm^2 者一般无症状,多能耐受妊娠及分娩。若缺损面积较大,妊娠期及分娩期由于肺循环阻力增加、肺动脉高压、右心房压力增加,妊娠期体循环阻力下降、分娩期失血、血容量减少,可引起右向左分流出现发绀,且极易发生心力衰竭。房间隔缺损面积 >2cm^2 者,最好在孕前手术矫治后再妊娠。

(2) 室间隔缺损(ventricular septal defect):可单独存在或与其他心脏畸形并存。缺损大小及肺动脉压力的改变将直接影响血流动力学变化。缺损面积 <1.25cm^2,若既往无心衰史及其他并发症者,一般能顺利妊娠及分娩。若室间隔缺损较大,常较早出现症状,多在儿童期肺动脉高压出现前已行手术修补,若缺损较大且未修补的成年人,易出现肺动脉高压和心力衰竭,且细菌性心内膜炎发生率也较高。妊娠可耐受轻、中度的左向右分流,但当肺动脉压接近或超过体循环水平时,将发展为右向左分流或艾森门格综合征,孕产妇死亡率将高达30%~50%。后者应禁止妊娠,如果避孕失败,应于妊娠早期行治疗性人工流产。

(3) 动脉导管未闭(patent ductus arteriosus):为较常见的先天性心脏病。多数患者在儿童期已手术治愈,故妊娠合并动脉导管未闭者并不多见。较大分流的、未行手术矫治的动脉导管未闭,由于大量动脉血流向肺动脉,肺动脉高压使血流逆转而出现发绀并诱发心力衰竭。对于孕早期已有肺动脉高压或有右向左分流者,宜终止妊娠。若未闭动脉导管口径较小、肺动脉压正常者,对妊娠的耐受能力一般较好。

2. 右向左分流型先天性心脏病　临床上最常见的是法洛四联症及艾森门格综合征。一般多有复杂的心血管畸形,若未行手术治疗,很少存活至生育年龄。此类患者对妊娠耐受力极差,妊娠后母儿死亡率可高达30%~50%,若发绀严重,自然流产率可高达80%,艾森门格综合征遗传率高达27.7%。故此类心脏病妇女不宜妊娠,或已妊娠也应尽早终止。若经手术矫治后心功能为Ⅰ~Ⅱ级者,可在严密观察下妊娠。

3. 无分流型先天性心脏病

(1) 肺动脉口狭窄:单纯肺动脉口轻度狭窄者预后一般较好,多能耐受妊娠。重度狭窄(瓣口面积减少60%以上)者,孕产期易发生右心衰竭,故宜手术矫治后再妊娠。

(2) 主动脉缩窄:虽为常见的心血管异常,但女性少见,所以,妊娠合并主动脉缩窄较少见。此病常伴有其他心血管畸形,合并妊娠时母儿预后较差,合并妊娠时,孕产妇死亡率3.5%~9%,围生儿预后也较差,胎儿死亡率10%~20%。新生儿患主动脉缩窄发生率3.6%~4%。因此,中、重度缩窄者即使经手术矫正治疗,也应劝告其避孕或在孕早期终止妊娠。轻度主动脉缩窄,心脏代偿功能良好者,可在严密观察下继续妊娠。

(3) 马方综合征(Marfan syndrome):为结缔组织遗传性缺陷导致主动脉中层囊性改变,形成夹层动脉瘤。伴有主动脉根部扩大的马方综合征,合并妊娠时死亡率高达40%~50%,死因多为血管破裂。胎儿死亡率超过10%。马方综合征遗传率高达50%。因此患本病妇女应劝其避孕,

Note

妊娠者若超声心动图发现主动脉根部直径 >40mm 时,应劝其终止妊娠。若可允许妊娠者必须严格限制活动,控制血压,必要时使用 β 受体阻滞药以降低心肌收缩力。

（二）风湿性心脏病

1. 二尖瓣狭窄　最多见,占风湿性心脏病的 2/3~3/4。其对妊娠的影响主要取决于瓣膜口狭窄的程度。当瓣膜口面积 <2.5cm² 时,血流从左房流入左室已经受阻,瓣膜口面积 <2cm² 为轻度狭窄,瓣膜口面积 <1.5cm² 为中度狭窄,瓣膜口面积 <1cm² 为重度狭窄。由于血流从左房流入左室受阻,妊娠期血容量增加和心率加快,舒张期左室充盈时间缩短,可发生肺淤血和肺水肿,从而出现症状,特别是中度以上的狭窄。轻度狭窄,心功能 I~II 级的孕妇,通常母儿预后良好,可在严密监护下妊娠和分娩。中度以上的狭窄,心功能为 III~IV 级者,妊娠死亡率高达 4%~19%,因此,病变较严重、伴有肺动脉高压者,应在妊娠前纠正二尖瓣狭窄,已妊娠者宜早期终止妊娠。

2. 二尖瓣关闭不全　由于妊娠期外周阻力降低,使二尖瓣反流程度减轻,故一般情况下单纯二尖瓣关闭不全较好耐受妊娠。

3. 主动脉瓣狭窄及关闭不全　妊娠期外周阻力降低可使主动脉瓣关闭不全者反流减轻,一般可以耐受妊娠。主动脉瓣狭窄可影响妊娠期血流动力学,严重者应手术矫正后再考虑妊娠。

（三）妊娠期高血压疾病性心脏病

妊娠期高血压疾病性心脏病指妊娠期高血压疾病的孕妇,以往无心脏病病史及体征,而突然发生以左心衰竭为主的全心衰竭。病因是妊娠期高血压疾病时冠状动脉痉挛、心肌缺血、周围小动脉阻力增加、水钠潴留及血黏度增加,从而导致低排高阻型心力衰竭。这种心脏病在发生心力衰竭之前,常有干咳,夜间明显,易误认为上呼吸道感染或支气管炎而延误诊疗时机。若能诊断及时,治疗得当,常能度过妊娠及分娩期,产后病因消除,病情会逐渐缓解,多不遗留器质性心脏病变。

（四）围生期心肌病

围生期心肌病(peripartum cardiomyopathy,PPCM)指发生于妊娠晚期至产后 6 个月内的扩张性心肌病,其特征为既往无心血管疾病史的孕妇,出现心肌收缩功能障碍和充血性心力衰竭。发生于妊娠晚期占 10%,产褥期及产后 3 个月内最多,约占 80%,产后 3 个月以后占 10%。

1. 病因　确切病因不清,可能与病毒感染、免疫、高血压、肥胖、营养不良及遗传等因素有关。

2. 病理　心腔扩大,以左心室扩张为主,室壁多变薄,心肌纤维瘢痕形成,心内膜增厚,常有附壁血栓。

3. 临床表现　临床表现不尽相同,主要表现为呼吸困难、心悸、咳嗽、咯血、端坐呼吸、胸痛、肝大、水肿等心力衰竭的症状。约 25%~40% 的患者出现相应器官栓塞症状。

4. 辅助检查　B 型超声心动图显示心腔扩大,以左室、左房大为主,室壁运动普遍减弱,射血分数减少,可见附壁血栓。胸部 X 线摄片见心脏普遍增大、肺淤血。心电图示心房纤颤、传导阻滞等各种心律失常,其他还有 ST 段以及 T 波异常等多种改变。心内膜或心肌活检可见心肌细胞变性坏死伴炎性细胞浸润。

5. 诊断　目前本病缺乏特异性诊断手段,主要根据病史、症状、体征及辅助检查。心内膜及心肌活检有助于确诊。

6. 治疗及预后　本病无特效治疗方法,治疗原则主要是针对心力衰竭和心律失常。

（1）休息、增加营养和低盐饮食。

（2）纠正心力衰竭:给予强心、利尿、扩张血管等处理。

（3）抗栓塞:适当应用肝素。

（4）应用肾素 - 血管紧张素转换酶抑制药以及醛固酮拮抗药对本病有效,应坚持长期治疗达 2 年之久。

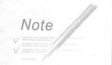

(5) 预后：本病死亡率较高,孕产妇死亡率约 16%,主要死因是心力衰竭、肺栓塞或心律失常。且再次妊娠复发风险高达 30%~50%,若患围生期心肌病、心力衰竭且遗留心脏扩大者,应避免再次妊娠。

（五）心肌炎

心肌炎(myocarditis)是心肌本身局灶性或弥漫性炎性病变,可发生于妊娠任何阶段。

1. 病因 主要与病毒感染(柯萨奇 B、A,ECHO,流感病毒和疱疹病毒等)有关,其他还可由细菌、真菌、原虫、药物、毒性反应或中毒所致。

2. 病理 心肌细胞融解,间质水肿,炎症细胞浸润。

3. 临床表现 无特异性,且差异很大,从无症状到致命性心力衰竭、严重心律失常和猝死都有可能发生。常在发病 1~3 周前有发热、咽痛、咳嗽、恶心、呕吐、乏力等病毒感染的前驱症状,之后出现心悸、胸痛、呼吸困难和心前区不适。检查可见心率加快与体温不成比例,心律失常,心界扩大或有颈静脉怒张、肺部啰音、肝大等心力衰竭的体征。

4. 辅助检查 白细胞增高、红细胞沉降率加快、C-反应蛋白增加、心肌酶谱增高,发病 3 周后血清抗体滴度增高 4 倍等。心电图 ST 段以及 T 波异常改变和各种心律失常,特别是房室传导阻滞和室性期前收缩等。

5. 处理及预后 没有特异治疗方法。急性期休息、补充营养,通常症状在数周后可消失,而后完全恢复。急性心肌炎病情控制良好者可在密切监护下妊娠。心功能严重受累者,妊娠期发生心力衰竭的危险性很大,治疗主要针对出现的并发症。柯萨奇 B 组病毒感染所致的心肌炎,病毒有可能导致胎儿宫内感染,发生胎儿及新生儿先天性心律失常及心肌损害,但确切发生率还不十分清楚。

【对胎儿的影响】

不宜妊娠的心脏病患者一旦妊娠,或妊娠后心功能恶化者,流产、早产、死胎、胎儿生长受限、胎儿窘迫及新生儿窒息的发生率均明显增高。围产儿死亡率是正常妊娠的 2~3 倍。心脏病孕妇心功能良好者,胎儿相对安全,剖宫产机会多。某些治疗心脏病的药物对胎儿也存在潜在的毒性反应,如地高辛可自由通过胎盘到达胎儿体内。多数先天性心脏病为多基因遗传,双亲中任何一方患有先天性心脏病,其后代先天性心脏病及其他畸形的发生机会较对照组增加 5 倍,如室间隔缺损、肥厚型心肌病、马方综合征等均有较高的遗传性。

【诊断】

由于正常妇女妊娠期可出现心悸、气促、踝部浮肿、乏力、心动过速等症状,检查可有心脏稍扩大、心尖区轻度收缩期杂音等体征。以上症状和体征酷似心脏病,所以增加了心脏病诊断的难度。当出现以下症状和体征时,应警惕器质性心脏病。

1. 病史 孕前已诊断器质性心脏病或有风湿热病史,有心悸、气短、心力衰竭史者。

2. 症状 本次妊娠期有心功能异常的表现,如经常性夜间端坐呼吸、胸闷、胸痛、劳力性呼吸困难、咯血等。

3. 体征 心界明显增大;心脏听诊有 2 级以上舒张期或粗糙的 3 级以上收缩期杂音,严重的心律失常、心包摩擦音等;有发绀、杵状指、持续性颈静脉怒张等。

4. 辅助检查

(1) 心电图:严重心律失常,如心房颤动、心房扑动、Ⅲ度房室传导阻滞、ST 段及 T 波异常改变等。

(2) 超声心动图:具有无创性的优点,临床上广泛用于心脏结构及传导方面的检测,当显示心腔扩大、心肌肥厚、瓣膜运动异常、心脏结构畸形等,应警惕心脏病。

(3) X 线检查:显示心脏明显扩大。

(4) 心导管检查:能准确了解心脏结构的改变及心脏各部分压力的变化。由于是一种有创性检查,在孕期较少应用。

（5）生化指标:B 型尿钠肽等。

【心脏病孕妇心功能分级】

1. 主观功能量分级　纽约心脏病学会（NYHA）依据心脏病患者对日常体力活动的耐受力,对心脏主观功能量（functional capacity）进行评估,将心脏功能分为 4 级,此分级方法同样适用于孕产妇。

Ⅰ级:一般体力活动不受限制。

Ⅱ级:一般体力活动轻度受限,休息时无症状,活动后出现心悸、气短等症状。

Ⅲ级:一般体力活动明显受限制,休息时无不适,轻微日常工作即感不适、心悸、呼吸困难,或既往有心力衰竭史者。

Ⅳ级:一般体力活动严重受限制,休息时存在心悸、呼吸困难等心力衰竭症状,不能进行任何体力活动。

此种心功能分级简单易行,妊娠期也可适用,主要适用于慢性心衰患者。但因个体差异和主观因素则对分级结果影响较大。

2. 客观严重程度分级　将客观检查手段评估心脏病严重程度作为并列分级,此类将心脏病分为 4 级。

A 级:无心血管病的客观依据。

B 级:客观检查表明属于轻度心血管病患者。

C 级:客观检查表明属于中度心血管病患者。

D 级:客观检查表明属于重度心血管病患者。

其中轻、中、重没有做出明确规定,由医师根据检查进行判断。可将患者的两种分级并列,如心功能Ⅱ级 C、Ⅰ级 B 等。

【孕前咨询】

心脏病患者进行孕前咨询十分必要。心脏病患者能否安全度过妊娠期、分娩期及产褥期与心脏病的种类、严重程度、是否手术矫治、心功能级别及医疗条件等多种因素有关。

1. 可以妊娠　患者心脏病变较轻,NYHA 心功能Ⅰ~Ⅱ级,既往无心力衰竭史,亦无其他并发症者可以妊娠。

2. 不宜妊娠　心脏病变较重,NYHA 心功能Ⅲ~Ⅳ级、既往有心力衰竭史、有肺动脉高压、右向左分流型先天性心脏病、严重心律失常、风湿热活动期、心脏病并发细菌性心内膜炎、急性心肌炎等,妊娠期极易发生心力衰竭,不宜妊娠。年龄大于 35 岁,心脏病病程较长者,发生心力衰竭的可能性极大,不宜妊娠。

【常见并发症】

（一）心力衰竭

心力衰竭是妊娠合并心脏病患者孕产期死亡的主要原因,妊娠 32~34 周、分娩期以及产褥期早期,由于血容量的急剧增多,血流动力学改变,极易发生心力衰竭,是妊娠合并心脏病患者的危险时期。心脏代偿功能在Ⅲ级以上者,常发生严重心力衰竭,因此早期诊断和及时处理尤为重要。

1. 心力衰竭早期表现　①轻微活动后即出现胸闷、心悸、气短;②休息时心率超过 110 次 / 分,呼吸超过 20 次 / 分;③夜间常因胸闷不能平卧,需坐起或到窗前呼吸新鲜空气;④肺底部出现少量持续性湿啰音,咳嗽后不消失。

2. 心力衰竭晚期表现　①可出现端坐呼吸;②有气急、发绀、咳嗽、咯血等;③颈静脉怒张,肝大,肝颈静脉回流征阳性;④肺底部持续性湿啰音。

(二)亚急性感染性心内膜炎

妊娠期、分娩期及产褥期易发生菌血症,如泌尿生殖道感染,已有缺损或病变的心脏易发生亚急性感染性心内膜炎,感染得不到及时控制易诱发心力衰竭。

(三)缺氧和发绀

妊娠时外周血管阻力降低,使发绀型先天性心脏病发绀加重,非发绀型可因肺动脉高压及分娩失血,发生暂时性的右向左分流引起缺氧和发绀。

(四)肺静脉栓塞和肺栓塞

妊娠时血液呈高凝状态,若合并心脏病伴静脉压增高和静脉血流淤滞,或长时间卧床等,可诱发深部静脉血栓形成,一旦栓子脱落导致肺栓塞可致孕产妇死亡。

【妊娠合并心脏病的临床处理】

治疗原则为定期产检,先控制心衰,再做产科处理。对于有心脏病的育龄妇女,要求做到孕前咨询,明确心脏病的类型、程度,心功能状态,并确定能否妊娠。

(一)妊娠期

1. 决定能否继续妊娠　凡不宜妊娠的心脏病孕妇,应在妊娠 12 周前行人工流产术。妊娠超过 12 周时,应综合评估妊娠中期引产与继续妊娠对孕妇的风险。若决定继续妊娠,需与心血管科医生密切配合,密切监护,积极防治心力衰竭,使之度过妊娠和分娩期。对顽固性心力衰竭、继续妊娠风险较高者,可考虑严密监护下行剖宫取胎术。

2. 定期产前检查　妊娠者应从妊娠早期开始定期进行产前检查。是否进行系统产前检查的孕妇,心力衰竭发生率和孕产妇死亡率可相差 10 倍。

(1)产前检查时间:患者需定期进行产科检查,妊娠 20 周之前每 2 周检查 1 次,妊娠 20 周后,尤其 32 周以后,发生心力衰竭的几率增加,应每周进行 1 次产前检查。患者若出现合并症,早期心衰征象,或出现心衰,立即入院,若患者孕期正常,在 36~38 周提前入院待产。

(2)产前检查内容:除常规产检内容外还应包括:①孕妇心脏功能评估及生命体征监护,及早发现早期心力衰竭的征象,以便得到及时治疗;②胎儿生长发育的监护:通过测量子宫底高度、B 超等指标监测胎儿生长,一般心脏病孕妇心功能良好者,胎儿相对安全;③据报道双亲中任何一方患有先天性心脏病,其后代先天性心脏病及其他畸形的发生率较对照组增加 5 倍。因此需对这类孕妇在孕期常规进行胎儿心脏彩超检查,早期筛查及诊断胎儿先天性心脏病。

3. 防治心力衰竭

(1)注意休息:避免过劳及情绪激动,每日保证至少 10 小时睡眠。

(2)饮食:要限制过度加强营养而导致体重过度增长,以体重每月增长不超过 0.5kg,整个妊娠期不超过 12kg 为宜。保证合理的高蛋白、高维生素和铁剂的补充,20 周后预防性应用铁剂防止贫血。适当限制食盐量,一般每日食盐量不超过 4~5g。

(3)预防及治疗各种引起心力衰竭的诱因:如预防上呼吸道感染,纠正贫血,治疗心律失常。孕妇心律失常发生率较高,对频繁的室性期前收缩或快速室性心律,必须用药物治疗。防治妊娠期高血压疾病和其他合并症与并发症。

(4)动态观察心脏功能:定期进行超声心动图检查,测定心脏射血分数、每分钟心排血量、心脏排血指数以及室壁运动状态等,及时评价心脏功能。

(5)心力衰竭的治疗:治疗原则与非妊娠期基本相同,但应用强心药时应注意,孕妇血液稀释、血容量增加及肾小球滤过率增强,同样剂量药物在孕妇血中浓度相对偏低。同时孕妇对洋地黄类药物耐受性较差,需注意其毒性反应,不主张预防性应用洋地黄。对早期心衰者,给予作用和排泄较快的制剂,以防止药物在组织内积蓄,如地高辛 0.25mg,每日 2 次口服,2~3 日后可根据临床效果改为每日 1 次,不主张用饱和量,以备随着孕周增加、心力衰竭加重时抢救用药,病情好转即停药。妊娠晚期发生心力衰竭,原则是待心力衰竭控制后再行产科处理,应放宽剖宫产手术指征。若为严重心力衰竭,经内科各种治疗措施均未能奏效,继续发展必将导致母、儿的死亡时,也可一边控制心力衰竭一边紧急剖宫产,取出胎儿,减轻心脏负担,以挽救孕妇生命。

（二）分娩期

1. 选择适宜的分娩方式

（1）阴道分娩的适应证:心功能Ⅰ~Ⅱ级,胎儿不大、胎位正常、宫颈条件良好者,可选择在严密监测下进行阴道试产。

（2）剖宫产指征:对有产科指征、心功能Ⅲ~Ⅳ级、胎儿偏大、产道条件不佳者,均应择期剖宫产。主张对心脏病产妇放宽剖宫产术指征,减少产妇因长时间宫缩所引起的血流动力学改变,减轻心脏负担。

2. 阴道分娩的临床处理

（1）第一产程:安慰及鼓励孕妇,消除紧张情绪。适当使用哌替啶、异丙嗪等使患者安静。严密监测血压、脉搏、呼吸和心率等生命体征,监测血氧状态。一旦发现心力衰竭征象,应取半卧位,高浓度面罩给氧,并给予患者乙酰毛花苷 0.4mg 加于 25% 葡萄糖注射液 20ml 内缓慢静脉注射,必要时 4~6 小时重复给药一次。产程开始后应给予抗生素预防感染。

（2）第二产程:避免产妇用力屏气增加腹压,应行会阴侧切术、胎头吸引术或产钳助产术,尽可能缩短第二产程。

（3）第三产程:胎儿娩出后,产妇腹部放置沙袋,防止腹压突然下降,内脏充血诱发心力衰竭。为防治产后出血,以防加重心肌缺血和心力衰竭,可静脉滴注或肌内注射缩宫素 10~20U,禁用麦角新碱,以防静脉压增高。产后出血过多时,应及时输血、输液,注意输注速度不可过快。产妇需在产房观察 2 小时,待病情稳定后送病房。

3. 剖宫产的临床处理　术前即开始应用高效广谱抗生素预防感染,术中密切监护生命体征及血氧饱和度。可选择连续硬膜外阻滞麻醉,麻醉剂中不应加用肾上腺素,麻醉平面不宜过高。术中、术后应严格限制输液量。不宜再妊娠者,术中可同时行输卵管结扎术。

（三）产褥期

产后 3 日内,尤其产后 24 小时内仍是发生心力衰竭的危险时期,产妇须充分休息并密切监护。产后出血、感染和血栓栓塞是严重的并发症,极易诱发心力衰竭,应重点预防。心功能Ⅲ级及以上者,不宜哺乳。不宜再妊娠者,可在产后 1 周行绝育术。

（四）妊娠期心脏手术

妊娠期血流动力学改变使心脏储备能力下降,影响心脏手术后的恢复,并且术中用药及体外循环也会对胎儿产生不利影响,因此一般不主张在妊娠期进行心脏手术,尽可能在妊娠前或延至分娩后再行心脏手术。若妊娠早期出现循环障碍症状,心脏瓣膜病孕妇不愿做人工流产,内科治疗效果不佳,可在妊娠期行瓣膜置换术和瓣膜切开术,手术时机宜在妊娠 12 周前进行。人工瓣膜置换术后需长期应用抗凝剂,在妊娠早期最好选用肝素而不用华法林,因华法林可通过胎盘并进入胎儿循环,有引起胎儿畸形及胎儿、新生儿出血的危险。

案例

　　某产妇,孕 34 周。妊娠早期无特殊,妊娠过程顺利,产检 4 次未见异常。2 周前出现四肢末端发绀,呼吸困难,夜间不能平卧休息,活动后明显加重。1 天前心脏超声提示"先天性心脏病(室间隔缺损,双向分流),肺动脉明显增宽",心功能指标处于临界状态。患者出生时即发现"先天性心脏病",未治疗。平素身体较差,孕 2 产 0,人工流产 1 次,其余无特殊。入院查体:脉搏 140 次 / 分,血压 160/103mmHg,口唇及四肢末端发绀,颈静脉怒张,

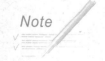

双肺底闻及湿啰音，以右肺底为主，心率 140 次 / 分，律齐，胸骨左缘闻及 3/6 级收缩期粗糙杂音，广泛传导，肝脾肋下未触及，双下肢水肿，杵状指。产检：宫高 27cm，腹围 103cm，胎心音 143 次 / 分、律齐。入院时考虑诊断：①妊娠合并先天性心脏病：室间隔缺损，艾森门格综合征，心功能Ⅲ级；②孕 2 产 0 孕 34 周单活胎。入院后完善各项检查，持续心电监护，予以面罩给氧、抗感染、降低肺动脉高压、防治左心衰、地塞米松促胎肺成熟等对症治疗后，患者病情好转。评估患者短期内不能耐受自然分娩过程，拟行手术终止妊娠。为纠正低氧血症及维持循环稳定，采用全身麻醉。术前予以中心静脉插管，监测中心静脉压，指导患者的补液量及补液速度。术程顺利，新生儿转新生儿科进一步治疗；患者转 ICU，予以吸氧、降压、抗感染、利尿、强心等对症处理，血压维持于 125~140/65~90mmHg，脉搏 70~90 次 / 分，SpO_2 85% 左右。患者于术后 4 天转出 ICU，至心内科继续治疗。

【小结】

1. 妊娠 32~34 周后、分娩期（第一产程末及第二产程）、产后 3 日内（尤其是产后 24 小时内）是心脏负担较重的时期，也是心脏病孕妇最易发生心力衰竭的时期。

2. 妊娠合并心脏病主要包括风湿性心脏病、妊娠期高血压疾病性心脏病、围生期心肌病、贫血性心脏病以及心肌炎等。

3. 治疗原则为定期产检，先控制心衰，再做产科处理。对于有心脏病的育龄妇女，要求做到孕前咨询，明确心脏病的类型、程度，心功能状态，并确定能否妊娠。

【思考题】

1. 如何诊断妊娠合并心脏病？

2. 如何对妊娠合并心脏病患者进行孕前咨询？

第二节　妊娠合并血液系统疾病

【妊娠对血液系统的影响】

（一）血容量的变化

循环血容量于妊娠 6~8 周开始增加，至妊娠 32~34 周达高峰，增加 40%~45%，平均约增加 1450ml，维持此水平直至分娩。血浆增加多于红细胞增加，血浆平均增加 1000ml，红细胞平均增加 450ml，出现血液稀释。

（二）血液成分

1. 红细胞　妊娠期骨髓不断产生红细胞，网织红细胞轻度增多。由于血液稀释，红细胞计数约为 $3.6 \times 10^9/L$（非孕妇女约为 $4.2 \times 10^9/L$），血红蛋白值约为 110g/L（非孕妇女约为 130g/L），血细胞比容从未孕时 0.38~0.47 降至 0.31~0.34。孕妇储备铁约 0.5g，为适应红细胞增加和胎儿生长及孕妇各器官生理变化的需要，容易缺铁，应在妊娠中、晚期开始补充铁剂，以防血红蛋白值明显降低。

2. 白细胞　从妊娠 7~8 周开始轻度增加，至妊娠 30 周达高峰，为 $(5~12) \times 10^9/L$，有时可达 $15 \times 10^9/L$（非孕妇女为 $5 \times 10^9/L~8 \times 10^9/L$），主要为中性粒细胞增多。

3. 凝血因子　妊娠期血液处于高凝状态。凝血因子Ⅱ、Ⅴ、Ⅶ、Ⅷ、Ⅸ、Ⅹ增加，仅凝血因子

Note

XI、XIII 降低。血小板数无明显改变。妊娠晚期凝血酶原时间（prothrombin time，PT）及活化部分凝血活酶时间（activated partial thromboplastin time，APTT）轻度缩短，凝血时间无明显改变。血浆纤维蛋白原含量比非孕妇女约增加 50%，于妊娠末期平均达 4.5g/L（非孕妇女平均为 3g/L），红细胞表面负电荷改变，出现红细胞线串样反应，使红细胞沉降率加快，可达 100mm/h。妊娠期纤溶酶原显著增加，优球蛋白溶解时间明显延长，表明妊娠期间纤溶活性降低，是正常妊娠的特点。

4. 血浆蛋白   由于血液稀释，妊娠早期开始降低，至妊娠中期血浆蛋白为 60~65g/L，主要是白蛋白减少，约为 35g/L，以后持续此水平直至分娩。

一、妊娠合并血小板减少症

（一）特发性血小板减少性紫癜

特发性血小板减少性紫癜（idiopathic thrombocytopenic purpura，ITP）是一种常见的自身免疫性血小板减少性疾病，主要由于自身抗体与血小板结合，引起血小板生存期缩短。临床主要表现为皮肤黏膜出血、月经过多，严重者可致内脏出血，甚至颅内出血而死亡。ITP 的性别发病女性约为男性的 2~3 倍，所以妊娠合并 ITP 较为常见。

【病因】

病因不清。ITP 分为急性型与慢性型，急性型好发于儿童，慢性型多见于成年女性。慢性型与自身免疫有关，80%~90% 的患者血液中可测到血小板相关免疫球蛋白（platelet associated immunoglobulin，PAIg），包括 PA-IgG、PA-IgM、PA-C3 等。当结合了这些抗体的血小板经过脾、肝时，可被单核巨噬细胞系统破坏，使血小板减少。

【ITP 与妊娠的相互影响】

1. 妊娠对 ITP 的影响   妊娠本身通常不影响本病病程及预后，但妊娠有可能使原已稳定的 ITP 患者复发或使活动型的 ITP 患者病情加重，使 ITP 患者出血机会增多。

2. ITP 对孕产妇的影响   ITP 对妊娠的影响主要是出血，尤其是血小板 <50×10^9/L 的孕妇。在分娩过程中，孕妇用力屏气可诱发颅内出血、产道裂伤出血及血肿形成。若产后子宫收缩良好，产后大出血并不多见。ITP 患者妊娠时，自然流产和母婴死亡率均高于正常孕妇。曾有资料报道，ITP 孕妇若未行系统治疗，流产发生率 7%~23%，胎儿死亡率达 26.5%，孕妇死亡率 7%~11%。

3. ITP 对胎儿及新生儿的影响   ITP 母亲体内的部分抗血小板抗体 IgG 可通过胎盘进入胎儿血液循环，造成胎儿血小板破坏，胎儿、新生儿血小板减少，导致分娩时新生儿出血，尤其是颅内出血的危险增加。血小板 <50×10^9/L 的孕妇，胎儿（新生儿）血小板减少的发生率为 9%~45%。血小板减少为一过性，脱离母体的新生儿体内抗体逐渐消失，血小板将逐渐恢复正常。胎儿及新生儿血小板减少几率与母体血小板不一定成正比。胎儿出生前，母体抗血小板抗体含量可间接帮助了解胎儿血小板状况。诊断胎儿血小板减少往往依赖胎儿头皮采血和经母体腹壁胎儿脐静脉穿刺抽血证实。

【临床表现及诊断】

主要表现是皮肤、黏膜出血和贫血。轻者仅有四肢及躯干皮肤的出血点、紫癜及瘀斑、鼻出血、牙龈出血，严重者可出现消化道、生殖道、视网膜及颅内出血。脾脏不大或轻度增大。实验室检查血小板计数 <100×10^9/L。一般当血小板 <50×10^9/L，临床才有出血倾向。骨髓检查为巨核细胞正常或增多，而成熟型血小板减少。血小板抗体测定大部分为阳性。

通过以上临床表现和实验室检查，本病的诊断一般不难，但是需要与其他引起血小板减少的疾病相鉴别，如再生障碍性贫血、药物性血小板减少、妊娠合并 HELLP 综合征、遗传性血小板减少等。

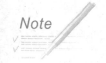

【治疗】

1. **妊娠期处理**　病情缓解稳定,血小板计数 $>50 \times 10^9/L$,可以考虑妊娠。与血液科共同监测血小板计数变化及出血倾向。妊娠早期终止妊娠指征:①妊娠早期发现 ITP,并需用皮质激素治疗,有可能致胎儿畸形者;②妊娠前 ITP 严重,妊娠早期病情仍未缓解,并有恶化趋势。妊娠中晚期以保守支持疗法为主,B 超监测胎儿发育,注意有无颅内出血。妊娠期间治疗原则与单纯 ITP 患者相同,用药时尽可能减少对胎儿的不利影响。除支持疗法、纠正贫血外,可根据病情进行下述治疗:

(1) 肾上腺皮质激素:为治疗 ITP 的首选药物。妊娠期血小板计数 $<50 \times 10^9/L$,有临床出血症状,可用泼尼松 40~100mg/d,待病情缓解后逐渐减量至 10~20mg/d 维持。该药能减轻血管壁通透性,减少出血,抑制血小板抗体的合成及阻断巨噬细胞破坏已被抗体结合的血小板。

(2) 输入丙种球蛋白:可竞争性抑制单核巨噬细胞系统的 Fc 受体与血小板结合,减少血小板破坏。大剂量丙种球蛋白 400mg/(kg·d),5~7 日为一疗程。

(3) 脾切除:激素治疗血小板无上升趋势,并有严重的出血倾向,血小板 $<10 \times 10^9/L$,可考虑脾切除,一般主张于妊娠 3~6 个月间进行手术,有效率达 70%~90%。

(4) 输血小板:输入血小板会刺激体内产生抗血小板抗体,加快血小板破坏。因此,只有血小板 $<10 \times 10^9/L$、有出血倾向、为防止重要器官出血(脑出血)时,或手术、分娩时应用。可输新鲜血或血小板。

(5) 其他:免疫抑制剂及雄激素在妊娠期不主张使用。

2. **分娩期处理**　分娩方式原则上以阴道分娩为主。ITP 孕妇的最大危险是分娩时出血。若行剖宫产,手术创口大,增加出血危险,另一方面,ITP 孕妇有一部分胎儿血小板减少,经阴道分娩时有发生新生儿颅内出血的危险,故 ITP 孕妇剖宫产的适应证可适当放宽。剖宫产手术指征为:血小板 $<50 \times 10^9/L$;有出血倾向;胎儿头皮血或胎儿脐血证实胎儿血小板 $<50 \times 10^9/L$。产前或手术前应用大剂量皮质激素,氢化可的松 500mg 或地塞米松 20~40mg 静脉注射,并准备好新鲜血或血小板,防止产道裂伤,认真缝合伤口。

3. **产后处理**　妊娠期应用皮质激素治疗者,产后继续应用。孕妇常伴有贫血及抵抗力低下,产后应预防感染。产后即抽新生儿脐血检测血小板,并动态观察新生儿血小板是否减少。必要时给予新生儿泼尼松或免疫球蛋白。ITP 不是母乳喂养的禁忌证,但母乳中含有抗血小板抗体,是否母乳喂养视母亲病情及胎儿血小板情况而定。

(二)血栓性血小板减少性紫癜

血栓性血小板减少性紫癜(thrombotic thrombocytopenic purpura,TTP)为一罕见的微血管血栓性综合征,其主要特征为发热、血小板减少性紫癜、微血管溶血性贫血、中枢神经系统和肾脏受累等,当妊娠合并存在时严重威胁母婴生命。

【发病机制】

1. 血管性血友病因子裂解蛋白酶缺乏(家族性),不能正常降解血友病因子,大分子血友病因子和血小板结合,促进血小板的黏附与聚集,增加其在血管内的滞留,引起发病。

2. 许多因素如抗体、免疫复合物、病毒、细胞毒素以及某些化疗药物等可以损伤血管内皮细胞,暴露出蛋白酶裂解位点和血小板的结合,导致血小板聚集、血栓形成。

3. 血管性血友病因子裂解蛋白酶抗体为自身抗体,能中和或抑制血管性血友病因子裂解蛋白酶的活性,促进循环中血小板形成微血栓,导致发病。

微血栓的形成不仅会引起血小板的消耗性减少,继发出血,而且沉积后造成微血管狭窄,影响红细胞的顺利通过,致使红细胞变形、损伤甚至破碎,发生微血管病性溶血性贫血。微血管狭窄还会影响血液供应,造成所累及的组织器官功能障碍与损害。

【妊娠与 TTP 的关系】

TTP 可继发于妊娠,可能与血管内皮损伤或血管性血友病因子裂解蛋白酶自身抗体的产生有关。雌激素分泌过多也可能是妊娠妇女发生 TTP 的原因。

【诊断】

1. 临床表现　主要表现为"五联征":发热;血小板减少性紫癜,以皮肤淤点、瘀斑最为常见,也可发生内脏出血,脑出血为其死亡的最主要原因;精神 – 神经症状,可出现一过性头痛、呕吐、意识障碍、共济失调、抽搐,并具有反复多变的特征;严重溶血性贫血,可有黄疸和血红蛋白尿;肾脏损害,除出现血尿外,还可发生溶血性尿毒症综合征。其他的表现还有心肌损害、呼吸窘迫、眼部症状等。

2. 实验室检查　血常规检查血小板严重下降$(1\sim50)\times10^9$/L;出血时间延长,而凝血机制基本正常,如凝血酶原时间、血浆纤维蛋白原、纤维蛋白降解产物等大多在正常范围;正细胞正色素性中、重度贫血,可见芒刺形红细胞、点彩细胞及破碎细胞,网织红细胞数增多;血生化检查血清结合球蛋白减少,乳酸脱氢酶及间接胆红素增高,尿素氮、肌酐浓度升高,血管性血友病因子裂解蛋白酶浓度降低,或存在血管性血友病因子裂解蛋白酶自身抗体。尿常规检查出现蛋白、红细胞及管型。

根据"三联征"(血小板减少、微血管病性溶血性贫血、中枢神经系统症状)即可诊断。

【治疗】

血栓性血小板减少性紫癜是一种严重的疾病,合并妊娠时病死率较高。近几年随着对疾病的认识和治疗方法的进步,存活率明显提高,可达 70% 左右。

1. 血浆置换　为首选的治疗方法,目的是置换清除血液中的有害物质,同时补充体内缺乏的因子。

具体方案:血浆置换量 $30\sim40$ml/(kg·d),替代血浆以新鲜冰冻血浆为宜,直至血小板减少和神经系统症状得到缓解,血红蛋白稳定,血清乳酸脱氢酶水平正常。然后在 $1\sim2$ 周内逐渐减少置换量直至停止。一般血浆置换 $3\sim6$ 周可恢复,若无效,可将血浆置换量增加至 $80\sim140$ml/(kg·d),或改用冷沉淀。部分病例停用血浆置换后 1 周至 2 个月可能复发。

2. 输注新鲜血液或新鲜冰冻血浆　血栓性血小板减少性紫癜的母婴死亡率高,诊断明确后应立即输新鲜血或冰冻血浆,输注 $48\sim72$ 小时后血小板即有明显升高。

3. 糖皮质激素　约 10% 的 TTP 患者对类固醇激素敏感,因此若无禁忌证,在 TTP 的初始治疗阶段可使用类固醇激素。

4. 抗血小板聚集　输注 500ml 右旋糖苷,每 12 小时 1 次;应用抗血栓素药物以解除血小板聚集,如双嘧达莫,100mg/d;小剂量阿司匹林,口服,$50\sim80$mg/d。

5. 静脉注射人血丙种球蛋白　能抑制 TTP 患者的血小板聚集性,但临床应用静注丙种球蛋白的疗效不一,一般情况下,应与其他措施联合使用,单独应用无效。

经上述治疗病情稳定,争取在胎儿成熟后终止妊娠。

6. 免疫抑制剂　免疫抑制剂对胎儿有较大毒性作用,对于某些难治性、复发性 TTP 患者,可在放弃胎儿或分娩后使用。常用环孢素 A 治疗难治性 TTP,有较好疗效,且无明显副作用。

案例

某产妇,39 周,妊娠早期无特殊,孕 5^+ 月查血小板 55×10^9/L,孕 7^+ 月查血小板 70×10^9/L,患者无自觉不适,未进一步诊治。因有不规律下腹胀痛就诊。既往无其他病史,孕 1 产 0,其余无特殊。入院查体:生命体征平稳,全身皮肤未见出血点、瘀点及瘀斑,全身淋巴结未触及肿大,心肺未见异常,双下肢无浮肿。产检:宫高 34cm,腹围 93cm,胎

Note

心音 145 次 / 分、律齐。内诊:宫颈质软,中位,未消退,宫口未开,先露头,S-2,宫颈评分 3 分。入院后完善各项检查,血常规:Hb 95g/L,PLT 25×10⁹/L;抗血小板抗体(+);C 反应蛋白(-),类风湿因子(-),抗核抗体(-);纤维蛋白原定量、凝血酶原时间、凝血酶时间、活化的部分凝血活酶时间均正常,出血时间延长;肝胆脾泌尿系 B 超未见异常。考虑诊断:①妊娠合并特发性血小板减少性紫癜;②孕 1 产 0 孕 39 周单活胎先兆临产。予以肾上腺皮质激素、丙种球蛋白对症治疗 3 天后择期行子宫下段剖宫产术,术前输入血小板及新鲜冰冻血浆。术程顺利,术后给予预防感染、促宫缩、肾上腺皮质激素治疗,术后 5 天复查血常规:Hb 92g/L,PLT 105×10⁹/L。术后 7 天腹部切口拆线出院。

二、妊娠合并贫血

贫血是妊娠期最常见的合并症。由于妊娠期血容量增加,且血浆增加多于红细胞增加,血液呈稀释状态,又称"生理性贫血"。国内外对妊娠期贫血的诊断有一定的差别,世界卫生组织规定孕妇外周血血红蛋白 <110g/L 及血细胞比容 <0.33 为妊娠期贫血。其中以缺铁性贫血最常见,巨幼红细胞性贫血较少见。根据贫血的不同程度一般分为四度(表 12-1)。

表 12-1 妊娠期贫血分度

	RBC (×10¹²/L)	Hb (g/L)		RBC (×10¹²/L)	Hb (g/L)
轻度贫血	3.0~3.5	81~110	重度贫血	1.0~2.0	31~60
中度贫血	2.0~3.0	61~80	极重度贫血	<1.0	≤30

【妊娠期贫血对母儿的影响】

1. 对孕妇的影响 轻度贫血时,机体能逐渐适应,对妊娠和分娩影响不大。中、重度贫血时,子宫胎盘的缺血缺氧,增加妊娠高血压疾病或妊娠高血压疾病性心脏病发生的风险;由于心肌缺血缺氧,可导致贫血性心肌病,尤其是当血红蛋白下降至 50g/L 或合并感染时,容易诱发心力衰竭。由于贫血的孕产妇对麻醉和手术、失血的耐受性和对感染的抵抗力降低,妊娠期和产褥期易因出血和感染以及严重的手术创伤而危及母体的健康和生命。

2. 对胎儿的影响 由于胎儿具有自我调节和通过胎盘从母体主动摄取铁的能力,即使孕妇体内缺铁,铁仍可不断地通过胎盘供给胎儿,因此,胎儿铁的营养代谢维持在相对平衡状态。当孕妇轻度缺铁时,胎儿一般不会缺铁或贫血,但是,但母体重度贫血时,胎盘的血液供给受到影响,容易发生流产、早产、胎儿宫内生长受限、胎儿窘迫,甚至死胎。

(一)妊娠合并再生障碍性贫血

妊娠合并再生障碍性贫血(pregnancy associated with aplastic anemia,PAAA)指患者既往无贫血病史,仅在妊娠期发生的再生障碍性贫血,是一种十分罕见而又严重的疾病,发病率为 0.029%~0.080%。本病以贫血为主,同时伴有血小板减少、白细胞减少和骨髓细胞增生明显低下。

【再障与妊娠的相互影响】

妊娠合并再障性贫血,患者表现为妊娠期的血象减少和骨髓增生低下,而妊娠前和妊娠终止后血象正常,再次妊娠时复发。本病是一种免疫疾病,又称妊娠特发性再生障碍性贫血。孕产妇多死于出血或败血症。妊娠合并再生障碍性贫血还易引发妊娠期高血压疾病,孕妇较易发生心力衰竭和胎盘早剥。孕妇贫血还可引起胎儿宫内慢性缺氧、生长受限和宫内死胎等并发症。

一般认为,妊娠期血红蛋白 >60g/L 对胎儿影响不大。分娩后能存活的新生儿一般血象正常,极少发生再障。妊娠期血红蛋白 ≤60g/L 对胎儿不利,可导致流产、早产、胎儿生长受限、死胎和死产。

【临床表现及诊断】

PAAA 为既往无贫血史、无不良环境和有害物质接触史，仅在妊娠期出现的再障。表现为妊娠期的血象减低和骨髓增生低下，而妊娠前及妊娠终止后的血象是正常的。临床上主要表现为不明原因的、进行性加重的、不易治愈的贫血，可在孕期的各阶段发病。随着贫血的加重，患者会出现牙龈出血、鼻出血、皮下出血点和紫癜等，严重者感全身乏力、头晕、头痛和反复感染。外周末梢血检查呈现全血细胞减少，主要特点是血小板的减少最为明显，但确诊必须有赖于骨髓穿刺涂片检查。

【治疗】

对合并再障孕妇的治疗，主要包括支持疗法、免疫抑制疗法、骨髓和造血干细胞移植以及抗感染治疗。

1. 支持疗法　根据孕妇血细胞降低的程度，采取输全血或成分输血。患者的血红蛋白 <60g/L，对母儿会产生严重的影响，此时应采用少量、多次输红细胞悬浮液或全血，使临产前血红蛋白达到 80g/L，增加对产后出血的耐受力。对于严重感染患者，在使用抗生素的同时，可输入粒细胞成分血，增加机体抗感染能力，粒细胞最好在采血后 6 小时内输入。如孕妇血小板 $<20 \times 10^9/L$，应在临产前或术前输血小板成分血，使血小板至少达到 $<50 \times 10^9/L$ 以防止产时和产后大出血。

2. 免疫抑制疗法　该疗法主要适用于未找到合适的骨髓移植供体的患者，应用的药物包括抗胸腺细胞球蛋白、环孢素 A、甲泼尼龙等。

3. 骨髓移植和造血干细胞移植治疗　骨髓移植在免疫抑制疗法几个月之后实施，目前已有骨髓移植后患者成功妊娠的报道，但还缺乏孕期造血干细胞移植治疗再障成功的资料。

4. 妊娠不同时期的治疗

(1) 妊娠早期：重型再障患者应考虑终止妊娠，并在人工流产前应对各种并发症有所准备。不依赖输血而血红蛋白水平能经常维持在 70g/L 以上者，如患者坚持，可考虑继续妊娠，仅采用单纯支持和对症治疗，妊娠结束后若无自发缓解，立即开始正规治疗。

(2) 妊娠中期：此期治疗最为棘手。若此时终止妊娠，并不能减少再障病死率，主要是由于中期引产出血、感染机会远较自然分娩为多。此阶段支持治疗是主要选择。通过输血使血红蛋白水平维持在 80g/L 以上，避免对胎儿生长发育产生严重影响。单纯支持治疗难以维持者可考虑抗胸腺细胞球蛋白或抗淋巴细胞球蛋白（ATG/ALG）合并甲泼尼龙的免疫抑制治疗，尤其是治疗前免疫球蛋白水平较高或既往的再障加重者。有些学者主张加用胎肝细胞输注，可有部分疗效，减少对输血的依赖。加用环孢素应谨慎，一般作为二线药物或终止妊娠后用药。

(3) 妊娠晚期：以支持为主，严格定期随访血象，一旦胎儿成熟情况允许，应予以终止妊娠。剖宫产应较自然分娩更为理想。出血明显时，应同时切除子宫。自然分娩者应缩短第二产程，避免过度用力导致重要脏器出血；胎头娩出后可适当加用缩宫素。产后观察期不宜过长，一般 2 个月以后无自发性缓解者应给予包括骨髓移植在内的各种积极治疗。

【注意事项】

1. 为了保证胎儿的氧供，血红蛋白应维持在 80g/L 以上，严重的贫血易导致胎儿宫内生长迟缓以致胎死宫内。

2. 粒细胞集落刺激因子（G-CSF）升白细胞，对于尚有部分造血功能的患者取得了良好的效果，但对粒细胞缺乏或粒细胞严重减少的重症病例无效。

3. 只有在确实发生了严重感染的病例，白细胞输注才是适应证。

4. 由于再障患者于产后最易发生感染，给予预防感染的经验是预防性使用大剂量静丙（IVIG）0.8g/（kg·d），结束分娩前连用 3 天，配以合理的抗生素使用，可取得较好的疗效，且未发现

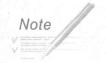

不良反应。

5. 外周血血小板计数低于 $20 \times 10^9/L$ 时就有自发性出血的危险性,所以输单采血小板也是必需的。如果输注由单一供者提供的血小板或 HLA 配型相符的血小板则更好,可减少血小板抗体的产生,提高以后骨髓移植的成功率。

6. 环磷酰胺等免疫抑制药因致畸作用不能用于未终止妊娠者,ATG/ALG 已被证实可以安全地用于孕妇。环孢素由于缺乏对胎儿长期影响的资料,目前多作为二线药物,在 ATG/ALG 治疗无效时加用。

7. 剖宫产术中一旦出现子宫不可控制的出血时,可考虑行子宫切除术。

(二)妊娠合并缺铁性贫血

缺铁性贫血(iron deficiency anemia,IDA)是体内储备铁缺乏导致血红蛋白合成减少而引起的贫血。由于妊娠期胎儿生长发育及妊娠期血容量增加对铁的需要量增加,尤其在妊娠后半期,孕妇对铁摄取不足或吸收不良产生缺铁性贫血。

【发病情况】

缺铁性贫血是妊娠期最常见的贫血,约占 95%。本病遍及全世界,但各地差异较大,与该地区的社会经济状况、人民生活水平、饮食卫生习惯、文化教育程度以及健康保健意识等因素密切相关。WHO 于 20 世纪公布的资料表明,妊娠妇女贫血发生率为 52%,地域分布以东南亚、非洲国家发病率最高。但是近 10 年以来,随着我国经济文化水平的发展,城乡人民生活水平的提高以及孕期保健工作的加强,妊娠期缺铁性贫血的发生率正逐渐降低,而且多以隐性贫血和轻度贫血为主。

【病因】

妊娠期贫血多由于造血原料的缺乏而引起。

1. 妊娠期铁的需求量增加　为孕妇缺铁的最主要原因。妊娠期血容量增加 1500ml,以每毫升血液含铁 0.5mg 计算,妊娠期血容量增加需铁 750mg,胎儿生长发育需铁 250~350mg,故孕期需铁约 1000mg。孕妇每日需铁至少 3~4mg,妊娠晚期每日需铁甚至达 6~7mg。若为双胎妊娠时,铁的需求量更为显著。

2. 食物中铁的摄入和吸收不足　每日饮食中含铁 10~15mg,吸收率仅为 10%,即吸收 1~1.5mg。妊娠后半期的最大吸收率虽达 40%,但仍不能满足需求。此外,妊娠早期的恶心、呕吐、胃肠道功能紊乱、胃酸缺乏等都有可能影响肠道铁的吸收。

3. 妊娠前和妊娠后的疾病　如慢性感染、营养不良、月经过多、偏食、妊娠期高血压疾病、肝肾功能不良、产前出血、产后出血等,都有可能使铁的储备、利用和代谢发生障碍,进而影响红细胞的生成,造成缺铁性贫血的发生。

【诊断】

1. 病史　既往有月经过多等慢性失血性疾病史;有长期偏食、早孕反应的程度重及持续时间长、胃肠功能紊乱等营养不良病史;在本次妊娠过程中,有产前出血史等。

2. 临床表现　轻者可无症状,随着病情的加重,当铁储备明显不足时,血清铁开始下降,红细胞数量和血红蛋白减少,临床上可有皮肤、口唇黏膜和睑结膜苍白。当母体铁储备耗尽,红细胞生成严重障碍而发生重度缺铁性贫血时,出现全身乏力、面色苍白、头昏眼花,甚至有贫血性心脏病和充血性心力衰竭的表现。

3. 实验室检查

(1)血象:外周血涂片为小细胞低色素性贫血,血红蛋白 <110g/L,红细胞 $<3.5 \times 10^{12}/L$,血细胞比容 <0.30,红细胞平均体积(MCV)<80fl,红细胞平均血红蛋白浓度(MCHC)<30%,网织红细胞正常或减少,白细胞和血小板一般无变化。

(2)血清铁浓度:血清铁浓度能够灵敏地反映缺铁状况,正常成年妇女血清铁为 $7 \sim 27 \mu mol/L$,

Note

孕妇血清铁 <6.5μmol/L 可诊断缺铁性贫血。

（3）骨髓象：红系造血呈轻度或中度活跃，以中幼红细胞和晚幼红细胞增生为主，骨髓铁染色可见细胞内外铁均减少，尤以细胞外铁减少明显。

【鉴别诊断】

临床上主要应与巨幼红细胞性贫血、再生障碍性贫血和地中海贫血进行鉴别，根据病史及临床表现以及血象、骨髓象的特点，一般鉴别诊断并不困难。但是，有时会发生几种贫血同时存在，则须进行综合分析判断，以便制订出合理的治疗方案。

【治疗】

补充铁剂和祛除导致缺铁性贫血的原因。一般治疗包括增加营养和食用含铁丰富的饮食，对胃肠道功能紊乱和消化不良给予对症治疗。

1. 补充铁剂　血红蛋白高于 60g/L 以上者，可口服给药，硫酸亚铁 0.3g，每日 3 次，服后口服维生素 C 0.3g，以保护铁不被氧化，胃酸缺乏的孕妇可同时口服 10% 稀盐酸 0.5~2ml，使铁稳定在亚铁状态，促进铁的吸收。力蜚能(多糖铁复合物胶囊)不良反应少，150mg，每日 1~2 次口服。对于妊娠后期重度贫血或因严重胃肠道反应不能口服铁剂者，可用右旋糖酐铁或山梨醇铁，深部肌注，使用后吸收较好，但注射部位疼痛，首次肌注 50mg，如无反应增加至 100mg，每日一次，15~20 天为一疗程，至血红蛋白恢复正常。为预防复发，需补足储备铁，继续服用铁剂治疗 3~6 个月。如经治疗后，血红蛋白无明显提高，应考虑以下因素：药量不足、吸收不良、继续有铁的丢失等。

2. 输血　当血红蛋白低于 60g/L、接近预产期或短期内需行剖宫产术者，应少量多次输红细胞悬液或全血，应警惕急性左心衰的发生，有条件者可输浓缩红细胞。

3. 产时及产后的处理　重度贫血产妇于临产后应配血备用。严密监护产程，防止产程过长，可阴道助产缩短第二产程，但应避免发生产伤。积极预防产后出血，当胎儿前肩娩出后，肌内注射或静脉注射缩宫素 10~20U。如无禁忌证，胎盘娩出后可肌内注射或静脉注射麦角新碱 0.2mg，同时，应用缩宫素 20U 加于 5% 葡萄糖注射液中静脉滴注，持续至少 2 小时。出血多时应及时输血。产程中严格无菌操作，产时及产后应用广谱抗生素预防感染。

【预防】

1. 妊娠前积极治疗失血性疾病，如月经过多等，增加铁的储备。

2. 孕期加强营养，鼓励进食含铁丰富的食物，如猪肝、鸡血、豆类等。

3. 妊娠 4 个月起常规补充铁剂，每日口服硫酸亚铁 0.3g。

4. 加强产前检查，适时检查血常规。

（三）妊娠合并巨幼细胞贫血

巨幼细胞贫血（megaloblastic anemia）是由叶酸或维生素 B_{12} 缺乏引起 DNA 合成障碍所致的贫血，可累及神经、消化、循环、免疫及内分泌系统，表现为全身性疾病。外周血呈大细胞正血红蛋白性贫血。世界各地均可发病，国内多发生于北方地区。

【病因】

妊娠期本病 95% 由叶酸缺乏引起。

1. 摄入不足或吸收不良　人体不能合成叶酸，必须从食物中供给，叶酸和维生素 B_{12} 存在于植物或动物性食物中，绿叶蔬菜中含量较多。长期偏食、营养不良等均可发病。

2. 妊娠期需要量增加　正常成年妇女每日需叶酸 50~100μg，而孕妇每日需要食物叶酸 500~600μg 以供给胎儿需求和保持母体正常的叶酸储备，双胎的需求量更多。但胎儿和胎盘可以从母体获取较多叶酸，即使母体缺乏叶酸有严重贫血时，其胎儿却不贫血。

3. 排泄增加　孕妇肾脏血流量增加，加快了叶酸的代谢，重吸收减少。

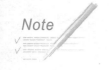

【临床表现与诊断】

1. 贫血　本病多发生在妊娠中、晚期,起病较急,贫血多为中、重度。表现为乏力、头晕、心悸、气短、皮肤黏膜苍白等。

2. 消化道症状　食欲缺乏、恶心、呕吐、腹泻、腹胀、厌食、舌炎、舌乳头萎缩等。

3. 周围神经炎症状　手足麻木、针刺冰冷等感觉异常以及行走困难等。

4. 其他　低热、水肿、脾大、表情淡漠者也较常见。

5. 实验室检查

(1) 血象:外周血涂片为大细胞性贫血,血细胞比容 <0.30,红细胞平均体积(MCV)>100fl,红细胞平均血红蛋白含量(MCH)>32pg,大卵圆形红细胞增多,中性粒细胞分叶过多,粒细胞体积增大,核肿胀,网织红细胞减少,血小板通常减少。

(2) 叶酸及维生素 B_{12} 值:血清叶酸 <6.8nmol/L、红细胞叶酸 <227nmol/L 提示叶酸缺乏。血清维生素 B_{12}<90pg,提示维生素 B_{12} 缺乏。虽然叶酸和(或)维生素 B_{12} 缺乏的临床症状、血象及骨髓象的改变相似,但是维生素 B_{12} 缺乏常有神经系统症状,而叶酸缺乏却无神经系统症状。

(3) 骨髓象:红系巨幼细胞增生,不同成熟期的巨幼细胞系列占骨髓细胞总数的 30%~50%,核染色质疏松,可见核分裂。

【治疗】

1. 补充叶酸　叶酸 10~20mg 口服,每日 3 次,吸收不良者每日肌注叶酸 10~30mg,至症状消失,血象恢复正常,改用预防性维持量维持疗效。如治疗效果不显著,应检查有无缺铁,并同时补给铁剂。有神经系统症状者,单独用叶酸有可能使神经系统症状加重,应及时补充维生素 B_{12}。

2. 补充维生素 B_{12}　维生素 B_{12} 100~200μg,每日 1 次肌注,连用 14 天,以后每周 3 次,每次 500μg,直至血红蛋白值恢复正常。

3. 血红蛋白小于 60g/L 时,可间断输血或浓缩红细胞。

4. 分娩时避免产程延长,预防产后出血及感染。

【预防】

1. 加强孕期指导,改变不良饮食习惯,多食用新鲜蔬菜、水果、瓜豆类、肉类、动物肝肾等。

2. 对高危因素的孕妇,从妊娠 3 个月起每日口服叶酸 5~10mg,连续 8~12 周。

3. 预防性叶酸治疗,自妊娠 20 周起每日给予叶酸 5mg,如为双胎等消耗增加者,给予 10mg/d。

【小结】

1. 妊娠期血容量增加,血液稀释,红细胞计数减少,白细胞计数增加;由于凝血因子增加,血液处于高凝状态。

2. 妊娠合并 ITP 者血小板抗体测定大部分为阳性,可根据病情予以肾上腺皮质激素、丙种球蛋白及输注血小板治疗。根据"三联征"(血小板减少、微血管病性溶血性贫血、中枢神经系统症状)即可诊断 TTP,血浆置换是首选治疗方法,可根据病情予以输入新鲜冰冻血浆等对症处理。

3. 贫血是妊娠期最常见的合并症,其中以缺铁性贫血最常见。对合并再障孕妇的治疗,主要包括支持疗法、免疫抑制疗法、骨髓和造血干细胞移植以及抗感染治疗。补充铁剂和去除导致缺铁性贫血的原因是治疗缺铁性贫血的原则。

Note

【思考题】

　　1. 如何鉴别 ITP 及 TTP？

　　2. 妊娠合并再生障碍性贫血的治疗方法有哪些？

（陈敦金）

第三节　妊娠合并呼吸系统疾病

　　妊娠早期，由于呼吸道的毛细血管扩张，上呼吸道黏膜增厚，轻度充血水肿，使局部抵抗力减低，容易发生感染。肋膈角增宽、肋骨向外扩展，胸廓横径及前后径加宽使周径加大。晚期膈肌升高，由于子宫增大，腹压增加，膈肌活动度减少，但由于胸廓活动相应增加，以胸式呼吸为主，这样气体交换仍可保持不变。

　　妊娠期肺总量下降 4%~5%，肺活量、呼吸频率无明显改变。随着孕周的进展，潮气量逐渐增加 35%~50%。随膈肌上升，补呼吸量及残气量有所下降，功能残气量也下降（20%~30%）。但由于孕期深吸气量增加，使下降的补呼吸量得到补偿，所以肺活量无明显变化。每分钟通气量和肺泡通气量在静息状态下有所增加，在运动后增加较非妊娠期更明显，所以孕妇动脉血的 PO_2 比非妊娠期稍有增高。

一、肺炎

　　肺炎是由不同的病原体引起的终末气道、肺泡和肺间质的炎症，常累及小支气管及肺泡，是妊娠期严重的内科合并症。可由细菌、病毒、真菌、寄生虫等致病微生物或放射线、吸入性异物等理化因素引起。在孕期虽较少见，但却是孕妇非产科感染的常见原因，也是非产科死亡的主要原因之一。

【病因】

　　细菌、病毒、真菌、原虫均可引起肺炎。急性肺炎 50% 以上是由于肺炎链球菌感染，其次是病毒感染。此外鹦鹉热支原体、肺炎支原体、肺炎衣原体、军团菌等也可引起肺炎。妊娠合并肺炎的最常见类型是肺炎球菌性肺炎和水痘病毒性肺炎。多发生于妊娠中晚期。吸烟、贫血、哮喘、糖尿病等均是危险因素。

【肺炎与妊娠的相互关系】

　　1. 妊娠对肺炎的影响　孕妇的生理改变使孕妇易受感染，且对感染的耐受力差。发生肺炎时，病情较重，易发展为菌血症或败血症、呼吸衰竭等，严重者导致死亡。

　　2. 肺炎对妊娠的影响　孕妇的生理改变使孕妇对肺炎引起的通气功能下降的耐受性降低，容易缺氧，进而导致胎儿缺氧，可致胎儿死亡、早产、低体重及宫内感染。

【分类】

　　1. 按解剖学分类

　　（1）大叶性肺炎：炎症累及单个或多个肺叶，也可累及肺段，主要为肺泡性肺炎。

　　（2）小叶性肺炎：炎症累及细支气管、终末支气管和远端的肺泡，也称支气管肺炎。

　　（3）间质性肺炎：炎症主要累及肺间质，包括支气管壁、支气管周围间质组织及肺泡壁。

　　2. 按病因分类（有利于临床用药的选择）

　　（1）细菌性肺炎：包括肺炎链球菌、葡萄球菌、克雷伯菌、流感嗜血杆菌、铜绿假单胞菌等引起的肺炎。

　　（2）病毒性肺炎：包括流感病毒、腺病毒、呼吸道合胞病毒、副流感病毒、麻疹病毒、水痘带状疱疹病毒、鼻病毒、巨细胞病毒等引起的肺炎。

　　（3）非典型病原体所致肺炎：包括立克次体、支原体、衣原体、军团菌、放线菌等引起的肺炎。

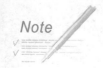
Note

（4）真菌性肺炎：包括组织胞浆菌病、念珠菌病、隐球菌病、曲霉菌病、毛霉菌病等引起的肺炎。

（5）其他病原体所致肺炎：弓形虫、卡氏肺孢子虫、肺吸虫、血吸虫等引起的肺炎。

3. 按患病环境分类（有利于指导经验性治疗）

（1）社区获得性肺炎（community acquired pneumonia，CAP）：指医院外罹患的感染性肺实质性炎症。常见病原体为肺炎链球菌。

（2）医院内获得性肺炎（hospital acquired pneumonia，HAP）：也称医院内肺炎（nosocomial pneumonia，NP），指入院时不存在，也不处于潜伏期，而在入院 48 小时后在医院发生的肺炎。常见病原体为革兰阴性（G⁻）杆菌。

（一）细菌性肺炎

【病因】

妊娠合并细菌性肺炎最常见的致病菌是肺炎链球菌，其次为流感嗜血杆菌、军团菌、克雷伯菌及葡萄球菌。在免疫损伤的患者中，常见的是不动杆菌、沙雷杆菌、假单胞菌等。而吸入性肺炎多为厌氧菌感染所致。

【临床表现】

妊娠合并细菌性肺炎与非孕期症状相同。肺炎链球菌肺炎常在如受凉、疲劳、醉酒、精神刺激和病毒感染等诱因下发病。患者可有轻度乏力和上呼吸道感染症状，后出现发热、寒战、咳嗽、胸痛、咳痰等典型症状。肺炎链球菌肺炎的典型痰液为铁锈色痰，肺炎杆菌肺炎为砖红色胶冻样痰，金黄色葡萄球菌肺炎为黄色脓性痰，铜绿假单胞菌肺炎为淡绿色痰，厌氧菌肺炎为臭味痰。流感嗜血杆菌发病较慢，多在免疫力低下、酗酒等情况下发生。葡萄球菌性肺炎常发生于流行性感冒之后，一般有脓痰、胸膜痛等。

体格检查时典型肺炎可出现叩诊浊音，听诊呼吸音降低，肺部湿啰音等。

【诊断】

主要根据病史、典型的症状、体征、胸片、血常规（白细胞和中性粒细胞升高，核左移）、呼吸道分泌物、痰液细菌培养、痰涂片等来确诊。血清冷凝集试验有助于支原体肺炎的诊断。妊娠期一般不宜做 X 线检查，必须做检查时腹部应用铅衣防护。

【处理】

1. 早期行经验性抗菌治疗，后根据细菌培养及药敏试验结果选择抗菌药物，注意抗菌药物的选择，是否对胎儿有害。肺炎双球菌首选青霉素，其次 β- 内酰胺类，再次第三代头孢类；流感嗜血杆菌可选用氨苄西林，或加阿奇霉素、克拉霉素等；克雷伯杆菌应用氨基糖苷类，但要注意药物的耳、肾毒性；厌氧菌肺炎选用青霉素、红霉素、羧苄西林；支原体肺炎首选红霉素。

2. 对症支持治疗　休息、保证营养；根据症状不同可适当给予镇咳、祛痰等药物；纠正电解质紊乱，纠正低氧血症。

3. 监测胎儿有无缺氧及有无宫内感染。

4. 产科处理

（1）妊娠早期，可在肺炎痊愈后酌情行人工流产，如胎儿一切正常亦可继续妊娠。

（2）根据胎龄，胎儿宫内情况及有无产科并发症决定终止妊娠的时机及方式。无产科手术指征者，以阴道分娩为宜。临产后为缩短第二产程，行阴道助产分娩。预防产后出血及感染。

（二）病毒性肺炎

【病因】

妊娠合并病毒性肺炎最常见的致病体是流感病毒，其次为副流感病毒、巨细胞病毒、腺病毒、冠状病毒、疱疹病毒等。主要通过呼吸道传播，肠道病毒还可通过粪 - 口传播。

【临床表现】

各种病毒感染起始症状各不相同。临床表现一般较轻，起病缓，可有发热、乏力、咳嗽、少量

Note

黏液痰等。

【诊断】

主要根据病史、症状、体征、胸片(肺部炎症呈间质性改变)、血常规(白细胞总数可正常、增加或减少)、呼吸道分泌物培养、病毒分离等来确诊。

【处理】

1. 对于流感病毒感染可使用金刚烷胺,一日 2 次,每次口服 100mg。注意此药在孕早期有对胎儿致畸作用。对于水痘病毒感染可静脉使用阿昔洛韦(10mg/kg,每 8 小时一次)。

2. 对症支持治疗　休息、合理营养、物理降温;根据症状不同可适当给予镇咳、祛痰等药物;纠正电解质紊乱。

(三)非典型肺炎

【病因】

非典型肺炎是多种病原体引起的肺炎的总称,如肺炎支原体、肺炎衣原体或军团杆菌等。最主要的是支原体肺炎,其次为军团菌、鹦鹉热等。主要通过呼吸道传播。

【临床表现】

支原体肺炎表现多不典型,起病隐匿,有低热、干咳、肌痛和黏液性痰等。刺激性干咳为本病的突出特征。可有上感症状,肺部体征不明显,可闻及湿啰音等。

【诊断】

肺炎支原体肺炎症状、体征、胸片、实验室检查无特异性,若临床症状轻,青霉素、头孢菌素治疗无效时应考虑此病。血清学检查是最常用的检测手段,呼吸道分泌物培养可确诊,但耗时耗力难度大。

【治疗】

使用大环内酯类药物如红霉素、阿奇霉素。红霉素 0.5g,每 8 小时一次,疗程为 2~3 周。阿奇霉素首次口服 0.5g,0.25g/d 连续 4 天。

【预防】

1. 肺炎的一般预防措施

(1) 增加机体抵抗力。

(2) 避免受凉。

(3) 避免和减少与感染人群、鸟类或家禽接触。

(4) 加强卫生管理。

2. 肺炎的特异性预防措施　目前关于妊娠期免疫球蛋白和各种肺炎特异性疫苗的开发和应用已有很大进展,但是多数预防效果较差。

(1) 肺炎球菌疫苗可用于预防肺炎球菌肺炎,并可降低耐药性肺炎球菌的出现,对于妊娠合并镰刀细胞贫血病的孕妇推荐用此疫苗。

(2) 建议所有孕中晚期的孕妇接种流感疫苗,预防流感。

(3) 若孕妇接触水痘病毒感染的患者,应在接触后 96 小时内应用水痘 - 带状疱疹病毒的免疫球蛋白预防,减轻水痘病毒感染的症状。

二、肺结核

肺结核(pulmonary tuberculosis)是由结核分枝杆菌引起的呼吸系统的急、慢性传染病。近年来由于结核菌耐药问题及获得性免疫缺陷疾病的增加,肺结核的发病率也渐增加。

【病因】

肺结核的致病菌是耐酸性的结核分枝杆菌,主要通过呼吸道传播,带有细菌的痰液是主要的传染源。其次是通过消化道传播。易感人群为免疫力低下者,如营养不良、糖尿病、艾滋病患者等。

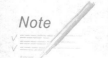
Note

【肺结核与妊娠的相互关系】

1. 妊娠对肺结核的影响　目前,虽然关于妊娠对肺结核有无影响意见仍不统一,但是,合理有效地使用抗结核药物使患结核的孕妇其孕期、产后与同龄未孕妇比较,其预后无明显差别。

2. 肺结核对妊娠的影响　患有活动性肺结核的孕妇发生流产、宫内感染、胎死宫内、早产、低体重儿等的可能性增加。结核杆菌能通过感染胎盘进而感染胎儿,但比较罕见。新生儿也可通过与患病母亲密切接触而感染。

【临床表现】

患者初期多无症状,后全身可出现低热、乏力、盗汗、体重下降等症状。当肺部病变区的刺激性分泌物刺激支气管时可出现咳嗽、咳痰、咯血等。当胸膜受累时可有胸痛、呼吸困难。严重病变影响肺功能者可致死亡。

【诊断】

1. 结合患病史、接触史,依据症状、体征及辅助检查(如胸部 X 线检查、结核菌素试验及痰液培养等)诊断。

2. 辅助检查

(1) 胸部 X 线片:多见肺尖部斑状阴影、空洞、钙化等,其他可见肺门的淋巴结肿大、胸膜渗液、粟粒性肺结核等。

(2) 结核菌素试验:系重要的结核筛查试验,孕期检查安全。使用 5 个单位的纯蛋白衍生物(purified protein derivative,PPD)皮内注射,48 小时后观察硬结大小,直径≥5mm 为阳性反应。

(3) 痰涂片及痰培养查结核分枝杆菌。

【鉴别诊断】

主要与肺炎相鉴别。各典型肺炎有相应的临床症状、体征,抗生素治疗有效。不典型的肺炎主要依靠结核菌素试验、痰液检查。

【处理】

1. 一般治疗　适当休息,摄取富含高蛋白、多种维生素的食物,及时治疗早孕反应。

2. 药物治疗　预防性治疗:为防止妊娠期间潜在的结核感染发展为活动性病变,消灭结核顾问委员会提出了对下列孕妇须进行预防性治疗:①有低度危险因素的 35 岁以上的孕妇;②结核高发人群的孕妇;③PPD 反应直径≥10mm 的孕妇;④与传染性结核密切接触的孕妇;⑤HIV 感染,PPD 反应直径≥5mm 者;⑥X 线胸片有陈旧病灶,PPD 反应直径≥5mm 者。方法:每日口服异烟肼 300mg/d 和维生素 B_6 50mg,6~12 个月或直至产后 3~6 个月。异烟肼有肝脏毒性,用药期间每月监测肝功能,当转氨酶高于正常 3 倍时,需停药;同时需加用维生素 B_6 减少神经毒性。

活动性肺结核:原则是早期、联合、适量、规律、全程用药。首选药物为口服异烟肼 300mg/d、利福平 600mg/d、维生素 B_6 50mg/d,2 个月以后改为异烟肼 900mg、利福平 600mg 每周 2 次口服。

3. 产科处理　如无产科指征,以阴道分娩为宜。但分娩时尽量避免屏气用力,以防止肺泡破裂、病灶扩散,第二产程适时助产。如需剖宫产者,行持续性硬膜外麻醉。产褥期增加营养,延长休息时间。活动性肺结核产后应禁止哺乳,新生儿应隔离。若肺结核孕妇分娩时痰检结核杆菌为阴性,则新生儿应接种卡介苗,但不必治疗。如母亲分娩时痰检为阳性,且婴儿情况良好,则应给婴儿 3 个月的预防性化疗,而不接种卡介苗。3 个月后结核菌素试验如为阴性,可停用异烟肼,接种卡介苗;如为阳性,再化疗 3 个月。如结核菌素试验结果转为阴性,可给婴儿接种卡介苗。若婴儿有结核中毒症状,表现为低热、吃奶少、咳嗽、消瘦等症状时,应给予全程抗结核治疗,以预防结核性脑膜炎的发生。

【预防】

加强卫生宣教,做好卡介苗的接种工作。在肺结核活动期应避免妊娠,若已妊娠,应在妊娠 8 周内行人工流产,1~2 年后再考虑妊娠。

三、支气管哮喘

气管哮喘（bronchial asthma）简称哮喘（asthma），指由肥大细胞、嗜酸性粒细胞和 T 淋巴细胞等多种细胞参与的气道慢性非特异性炎症，是一种常见的可逆的、程度不一的呼吸道阻塞性疾病。其临床特点是阵发性喘息、呼气性呼吸困难、胸闷和咳嗽等。喘息发作严重时不仅危及母亲，而且可引起胎儿宫内缺氧甚至胎死宫内。

【发病机制】

目前大多数认为哮喘的病因是以遗传因素和环境因素为主。引起哮喘的发病基因还不十分清楚，但患哮喘的母亲的后代易患此病，若双亲均系哮喘患者，那么他们的后代几乎均患此病。环境因素如特异性变应原、某些药物如阿司匹林类、大气污染、烟尘运动、冷空气刺激、精神刺激等因素均可诱发哮喘。

患者接触抗原后，刺激肥大细胞释放组胺、嗜酸性粒细胞趋化因子等引起支气管平滑肌收缩；或者气道发生炎症反应，释放出前列腺素、白三烯、血小板活化因子等，引起气道黏膜水肿、腺体分泌增加，刺激气道诱发哮喘。

【哮喘与妊娠的相互关系】

1. 妊娠对哮喘的影响　现有研究显示哮喘患者在妊娠期约 1/3 病情无明显变化，约 1/3 病情恶化，约 1/3 症状减轻，这可能与哮喘的相关激素有关。有人认为病情恶化主要发生在妊娠 29~36 周，而在妊娠的最后一月病情相对缓解。

2. 哮喘对妊娠的影响　有研究显示哮喘孕妇发生妊娠期高血压，严重哮喘患者发生先兆子痫、胎膜早破、胎儿先天缺陷、低体重儿的比例增加。但如果能有效及时地控制哮喘发作，一般对母儿并无严重影响。

【临床表现】

哮喘病情轻重不一。其典型的临床表现为反复发作性呼气性的呼吸困难，其他表现有发作性的胸闷、顽固性的咳嗽等。急性重症哮喘还可发生气胸、纵隔气肿、急性肺源性心脏病，甚至呼吸衰竭、死亡。体格检查：病人有发绀等缺氧表现，听诊可听到弥漫的哮鸣音，胸腔可有前后径增大、横隔下降等过度充气的表现。

【诊断】

根据哮喘发作的历史、体格检查、辅助检查等可作出诊断。诊断标准：

1. 反复发作的喘息、呼吸困难、胸闷或咳嗽，并多与接触变应原、病毒感染、运动或某些刺激有关。

2. 发作时双肺可闻及散在或弥漫性的以呼气期为主的哮鸣音。

3. 上述症状经治疗可以缓解或自行缓解。

4. 排除可引起喘息或呼吸困难的其他疾病。

5. 对症状不典型者（如无明显喘息或体征），应最少具备以下一项试验阳性：

(1) 若基础 FEV_1（或 PEF）<80% 正常值，吸入 β_2 受体激动药后增加 >15%。

(2) PEF 变异率（用呼吸峰流速仪测定，清晨及入夜各测 1 次）>20%。

(3) 支气管激发试验（或运动激发试验）阳性。

【鉴别诊断】

1. 妊娠期过度通气导致的呼吸困难　孕早期由于孕激素增多导致过度通气而出现呼吸困难，但一般不影响日常活动。

2. 肺栓塞　急性呼吸窘迫或进行性加重的呼吸困难，可通过肺动脉造影、CT 血管造影等诊断。

3. 心源性心力衰竭　多于夜间突然发生呼吸困难、端坐呼吸、咳嗽、咳泡沫痰、发绀等，两肺底或满肺可闻湿啰音和哮喘音。心脏扩大，心率快。

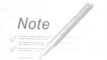
Note

【处理】

1. 哮喘发作的处理（阶梯药物治疗）

(1) 轻度间歇发作哮喘：必要时吸入 β_2 受体激动药，如沙丁胺醇、特布他林。

(2) 轻度持续发作哮喘：吸入色甘酸（孕前效果好者可用），或小剂量吸入糖皮质激素。

(3) 中度持续性哮喘：低/中等剂量吸入糖皮质激素和沙美特罗（孕前效果好者可用），对于上述用药效果不好者可加用口服氨茶碱。

(4) 重度持续发作哮喘：上述疗法后如隔天发作、每天发作或发作频繁者，可加用口服糖皮质激素。

2. 对症治疗　吸氧、镇静、纠正酸中毒，对有感染者选用有效且对胎儿无不良影响的抗生素等。

3. 妊娠的处理

(1) 分娩期：避免使用地诺前列醇类、麦角新碱、麦角类衍生物等引起支气管痉挛的药物。缩宫素类为首选。对于长期使用激素类的患者，可静脉给予氢化可的松 100mg，或在临产或分娩时肌内注射 100mg，然后在 24 小时内每 8 小时重复一次，至无任何并发症出现。为避免产妇用力使用腹压，减少体力消耗，可用低位产钳或胎头吸引器助产以缩短第二产程。哮喘病不是剖宫产的指征，若需行剖宫产者手术麻醉以腰椎、硬膜外麻醉为宜，应避免全麻，因全麻气管插管时可诱发支气管痉挛发作。

(2) 产褥期：充分休息，减少哺乳次数。重症哮喘患者不宜哺乳。

【预防】

1. 做好哮喘患者受孕前的健康教育，药物控制哮喘的重要性，必要时至呼吸科咨询就诊。

2. 避免接触已知过敏原和可能促进哮喘发作的因素如尘螨、花粉、刺激性物品的接触。避免劳累和精神紧张，预防呼吸道感染。

【小结】

1. 肺炎按病因分类有利于临床用药的选择，按患病环境分类有利于指导经验性治疗。早期行经验性抗菌治疗，后根据细菌培养及药敏试验结果选择抗菌药物，注意抗菌药物的选择，是否对胎儿有害，需权衡利弊。

2. 肺结核是由结核分枝杆菌引起的呼吸系统的急、慢性传染病。主要通过呼吸道传播，其次是消化道。活动性肺结核治疗原则是早期、联合、适量、规律、全程用药。

3. 哮喘是一种可逆的呼吸道阻塞性炎性疾病，其临床特点是阵发性喘息、呼气性呼吸困难。如果能有效及时地控制哮喘发作，一般对母儿并无严重影响。

【思考题】

1. 试述在未确诊肺炎类型时的用药。

2. 试述孕产妇哮喘急性发作的处理。

3. 试述孕产妇肺结核的处理。

(李　真)

第四节　妊娠与病毒性肝炎

孕期肝脏向上向后移位，常使孕妇感右上腹不适。肝脏血流量在孕期无显著变化，心排出量分配到肝脏的血液比例减少。由于增大的子宫压迫，门静脉压力增加，食管静脉压上升。正常妊娠孕妇中 60% 的可有短暂性的食管静脉曲张。

肝功能试验与正常值有些差异,常见于孕晚期,产后恢复正常。孕期白蛋白的合成无明显改变,因血液稀释,孕中晚期血浆白蛋白浓度有明显下降,甚至低至 28g/L。球蛋白轻度增加,球蛋白增加的原因为单核 - 吞噬细胞系统功能亢进所致。胆固醇和三酰甘油分别增加 50% 和 300%,产后数月才恢复正常。由于血液的稀释,ALT、AST 和总胆红素下降。主要由于胎盘耐热性同工酶产生的增加,使碱性磷酸酶逐渐增加,孕晚期达高峰,产后恢复正常。

妊娠合并病毒性肝炎是孕妇肝病的最常见原因,其发病率约 0.8%~17.8%,为非孕妇的 6~9 倍。致病病毒主要有甲型(HAV)、乙型(HBV)、丙型(HCV)、丁型(HDV)、戊型(HEV)肝炎病毒,近年来还提出己型(HFV)、庚型肝炎病毒(HGV)及输血传播病毒(TTV)。其中以乙型最常见,我国约 8% 的人群为乙型肝炎病毒携带者。妊娠合并重症肝炎是我国孕产妇死亡的主要原因之一。

【病因】

HAV 主要经消化道传播,人类普遍易感,但感染后可获得持久免疫力。临床症状较轻,肝衰竭发生率低。母婴传播罕见。

HBV 主要经血液、唾液和母婴垂直传播。人群中 40%~50% 的慢性携带者是由母婴传播造成的,主要方式有宫内感染、产时传播、产后传播。感染人体后可造成急性、慢性肝炎及无症状携带者,少数可发展为重症肝炎。我国以无症状携带者为主。

HCV 主要经输血、血制品、母婴传播。临床表现类似于乙型肝炎,一般症状较轻,重症肝炎少见,易转为慢性肝炎,进展为肝硬化、肝癌。

HDV 是一种缺陷病毒,在人类需伴随 HBV 而存在。主要经输血、血制品、性传播,也存在母婴垂直传播。有同时感染和重叠感染两种情况,易发生重症肝炎。

HEV 主要经消化道传播,极少发展为慢性肝炎,但易发生急性重症肝炎,病死率高。

【妊娠对病毒性肝炎的影响】

虽然妊娠本身并不增加对肝炎病毒的易感性,但由于妊娠期新陈代谢增高,营养消耗增多,体内蛋白质相对缺乏,肝内糖原储备降低,使肝脏的抗病能力下降。妊娠期内分泌变化产生的大量性激素需在肝内代谢和灭活,并妨碍肝脏对脂肪的转运和胆汁的排泄;胎儿代谢产物需经母体肝内解毒;合并妊娠期高血压疾病等可使肝脏受损,严重者发生重症肝炎;分娩时体力消耗、缺氧,手术创伤、麻醉影响以及产后失血等均可加重肝脏损害。

【病毒性肝炎对妊娠的影响】

1. 对母体的影响　妊娠早期合并病毒性肝炎可使早孕反应如厌食、恶心、呕吐等症状加重;妊娠晚期可能由于醛固酮的灭活能力下降,使得妊娠期高血压疾病的发病率增加;分娩时,由于肝功能受损,凝血因子产生减少,易发生产后出血。妊娠合并肝炎较非孕期易发展为重症,其病死率高达 80%。妊娠合并重症肝炎是我国孕产妇死亡的主要原因之一。

2. 对围生儿的影响　妊娠早期合并病毒性肝炎易发生流产,胎儿畸形发生率约升高 2 倍。近年有研究发现病毒性肝炎与唐氏综合征有关。妊娠晚期合并病毒性肝炎易发生早产、死胎、死产,新生儿患病率及死亡率也明显增高。胎儿可通过垂直传播感染病毒,以乙型病毒传播率较高。围生期感染的婴儿,有相当一部分将转为慢性病毒携带状态,以后容易发展为肝硬化或原发性肝癌。

3. 母婴垂直传播

(1)甲型病毒性肝炎:一般认为 HAV 不能通过胎盘屏障传给胎儿。分娩过程中接触母亲血液、吸入羊水或污染粪便可使新生儿感染。

(2)乙型病毒性肝炎:HBV 母婴垂直传播可分为宫内传播、产时传播和产后传播。

1)宫内传播:HBV 可以通过胎盘感染胎儿。宫内感染率为 9.1%~36.7%。宫内传播的机制尚不清楚,可能是由于胎盘屏障受损或通透性增强引起母血渗漏造成。合并 HbeAg 阳性和抗

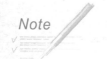
Note

HBc 阳性的宫内感染率更高。

2）产时传播：是 HBV 母婴传播的主要途径，占 40%~60%。分娩时胎儿通过产道，吞咽含有 HBsAg 的母血、羊水、阴道分泌物等，或在分娩过程中子宫收缩使胎盘绒毛破裂，少量母血进入胎儿循环所致。

3）产后传播：可能与新生儿接触母乳及母亲唾液有关。据报道，当母血中 HBsAg、HBeAg、抗 HBc 均阳性时母乳中 HBV DNA 阳性率为 100%，不宜哺乳。一般认为单纯的 HBsAg 阳性或伴 HbeAb 阳性者，母乳 HBV DNA 阳性率低，可考虑哺乳。有条件应行母乳 HBV DNA 检测。

（3）丙型病毒肝炎既往报道妊娠晚期患丙型肝炎时约 2/3 发生母婴传播，受感染者约 1/3 发展为慢性肝炎，许多发生宫内感染的新生儿在生后 1 年内自然转阴。文献报道若母亲在分娩时 HCV RNA 阳性，则传播的危险性为 4%~7%，当母亲血清中 HCV RNA 滴度超过 10^6 拷贝 /ml 时，才会发生母婴传播。

（4）丁型病毒肝炎传播途径与 HBV 相同，经体液、血液或注射途径传播。

（5）戊型病毒肝炎目前已有 HEV 母婴传播的报道，主要发生在产时和产后，传播途径为粪 - 口传播。

【临床表现与诊断】

妊娠合并病毒性肝炎的消化道症状与早孕反应相似，容易被忽视。应根据流行病学详细询问病史，结合临床表现及实验室检查进行诊断。

1. 病史有与病毒性肝炎患者密切接触史，6 个月内曾接受输血、注射血制品史等。

2. 临床表现出现不能用早孕反应或其他原因解释的消化道症状，如恶心、呕吐、乏力、食欲减退、右上腹疼痛、黄疸、发热、畏寒等。病情严重时可出现肝性脑病、凝血障碍、肾衰竭等。体格检查肝（脾）大、肝区叩痛、黄疸等。但孕期因增大的子宫影响，肝、脾常难以被触及。

3. 实验室检查

（1）肝功能检查：血清丙氨酸氨基转移酶（ALT）和门冬氨酸氨基转移酶（AST）是临床上肝细胞损害的反映指标。1% 的肝细胞发生坏死时，血清 ALT 水平即可升高 1 倍。AST 持续升高，数值超过 ALT 往往提示肝实质损害严重，是慢性化程度加重的标志。血清胆红素大于 17μmol/L，凝血酶时间延长等有助于肝炎的诊断。如果胆红素上升而转氨酶反而下降，称为"胆酶分离"，提示肝细胞大量坏死。

（2）血清病原学检测

1）甲型肝炎：急性发病第 1 周，血清抗 HAV-IgM 即可阳性，1~2 个月抗体滴度和阳性率下降，于 3~6 个月后消失。抗 HAV-IgG 阳性提示既往感染且已有免疫力。

2）乙型肝炎：HBsAg 为 HBV 感染的特异性标志，HBsAg 阳性提示 HBV 目前处于感染阶段，急性期其滴度随病情恢复而下降，慢性及无症状携带者可长期阳性。抗 -HBs 为免疫保护性抗体，其阳性提示已产生对 HBV 的免疫力。HBeAg 阳性为 HBV 活跃复制及传染性强的指标，抗 -HBe 阳性表示 HBV 复制停止，疾病有缓解、感染性减弱。HBcAg 阳性也提示 HBV 复制，抗 -HBc 为 HBV 感染的标志，抗 -HBcIgM 阳性提示处于感染早期或慢性感染的活动期。HBV-DNA 阳性是乙肝病毒复制的直接证据及传染性指标。

3）丙型肝炎：单纯抗 -HCV 阳性提示既往感染，同时 HCV RNA 阳性才能诊断。

4）丁型肝炎：临床上通过血清中 HDV 抗体来检测 HDV 感染。

5）戊型肝炎：常检测抗 -HEV，因抗体出现晚，发病早期有疑问者需反复检测。

4. 影像学检查　主要是超声检查，必要时可行 CT、MRI 等。

5. 病毒性肝炎的临床分型

（1）急性肝炎病程在 24 周内，分为急性无黄疸型和急性黄疸型。

（2）慢性肝炎病程在 24 周以上，分为轻度、中度和重度（表 12-2）。

表 12-2   慢性肝炎分度标准

	轻度	中度	重度
转氨酶	< 正常 3 倍	≥正常 3 倍	≥正常 3 倍
总胆红素	< 正常 2 倍	正常 2~5 倍	正常 5~10 倍
血清白蛋白	>35g/L	31~35g/L	<31g/L
A/G 比值	>1.5	1.1~1.5	<1.1
凝血酶原活动度	>70%	60%~70%	40%~60%
胆碱酯酶	>5400U/L	4500~5400U/L	<4500U/L

6. 重型肝炎的诊断标准   妊娠合并肝炎出现以下情况考虑重型肝炎。

（1）消化道症状严重,表现为食欲极度减退,频繁呕吐,腹胀,出现腹水。

（2）黄疸迅速加深,每日升高 >17.1μmol/L,血清总胆红素 >171μmol/L。

（3）出现肝臭气味,肝脏进行性缩小,肝浊音界缩小甚至消失,肝功能明显异常,胆酶分离、白 / 球蛋白倒置。

（4）凝血功能障碍,全身出血倾向,凝血酶原活动度小于 40%。

（5）迅速出现肝性脑病。

（6）肝肾综合征,出现急性肾衰竭。

在临床上,一般出现以下三点可基本确立重症肝炎。

（1）消化道症状严重。

（2）凝血酶原活动度小于 40%。

（3）血清总胆红素 >171μmol/L。

案例

某孕妇,35 岁,乙肝病史 10 年。因"停经 26 周,乏力、恶心、呕吐 1 个月"入院。胎心正常。实验室检查:乙肝表面抗原阳性,ALT 644U/L,AST 895U/L,总胆红素 189.6μmol/L,白蛋白 28.5g/L,凝血酶原活动度 35%。超声:肝脏正常大小,肝内光点均匀密集。入院诊断:①中孕;②乙型病毒性肝炎（重型）。请消化科会诊协助治疗,予高糖保肝、乳果糖口服酸化肠道,复方氨基酸、多烯磷脂酰胆碱、谷胱甘肽等,维持电解质平衡,监测凝血功能。待实验室检查及临床表现完全恢复正常出院。

【鉴别诊断】

1. 妊娠剧吐引起的肝损害   妊娠早期反复呕吐和长期饥饿,可出现肝功能受损,病情好转后,肝功可完全恢复正常,肝炎病毒血清检测有助于鉴别。

2. 妊娠期高血压疾病引起的肝损害   妊娠期高血压疾病症状典型,妊娠结束后肝损表现可迅速恢复。如合并 HELLP 综合征,还伴有溶血、肝酶升高和血小板降低。肝炎病毒血清检测有助于鉴别。

3. 妊娠期急性脂肪肝   为妊娠晚期特有的疾病,表现为急性肝细胞脂肪变性所引起的肝功能障碍,多见于妊娠 30 周后,以初产妇居多。起病时常有上腹部疼痛、恶心、呕吐等消化道症状,病情迅速恶化,发展为急性肝功能衰竭。与重型肝炎常难区分。超声检查为典型的脂肪肝表现,肝区内弥漫性的密度增高区,呈雪花状,强弱不等。肝脏穿刺见严重的脂肪变性为确切证据。

4. 妊娠期肝内胆汁淤积症   多发生在妊娠晚期,以瘙痒及黄疸为特点。一般情况良好,无明显消化道症状。胆酸升高明显,分娩后迅速好转。肝炎病毒血清检测有助于鉴别。

Note

5. 药物性肝损害　孕妇因服药发生肝损害或黄疸较非孕期多见。药物性肝损害有服药史如氯丙嗪、异烟肼、利福平、苯巴比妥类镇静药、红霉素等,服药后迅速出现黄疸及 ALT 升高,可伴有皮疹、皮肤瘙痒。停药后逐渐好转。

【处理】

1. 妊娠合并非重症肝炎与非孕期处理相同

(1) 注意休息,加强营养,高纤维素、高蛋白、足量碳水化合物、低脂肪饮食,避免应用可能损害肝脏的药物,注意预防感染,以防感染加重肝脏损害,有黄疸者应立即住院。

(2) 保肝治疗常用药物有谷胱甘肽、葡醛内酯、腺苷蛋氨酸(思美泰)、多烯磷脂酰胆碱(易善复)、复方甘草甜素等。可予葡醛内酯 0.4g 加入 5% 葡萄糖注射液 500ml 中静脉滴注,每天 1 次;谷胱甘肽 1.2g 每天静脉滴注一次;复方甘草甜素 30ml 加入 5% 葡萄糖注射液 150ml 中静脉滴注,每天 1 次。西利宾胺片每次 50~100mg,每天 3 次口服。丹参注射液、门冬氨酸钾镁可改善肝循环。维生素 K_1 可促进凝血酶原、纤维蛋白原和某些凝血因子(因子Ⅶ、Ⅹ)合成作用。腺苷三磷酸、辅酶 A 等可促进肝细胞代谢。如有贫血或低蛋白血症者,可予适量输鲜血、人体白蛋白或血浆。

(3) 中医治疗以疏肝理气、清热解毒、健脾利湿、活血化瘀为主。如茵陈蒿汤加味、茵陈五苓散加减、茵陈术附汤等。

(4) 产科处理

1) 妊娠期均需积极治疗肝炎及可能加重肝炎的诱发因素如妊娠剧吐,避免手术、药物对肝脏的损害等。早期轻症者可继续治疗,慢性活动性肝炎对母儿威胁大,应适当治疗后终止妊娠。妊娠中晚期,当以保肝治疗而不宜贸然行引产术,加强胎儿监护,防治妊娠期高血压疾病。

2) 分娩与产褥期重点是防止出血和感染。产前备血。注意观察凝血功能,肌注维生素 K,必要时给予新鲜冰冻血浆、冷沉淀等。可阴道分娩者应适当缩短第二产程而行产钳助产,有利减少产妇的体力消耗及减少新生儿窒息。胎儿娩出后及时加强宫缩。产后应用对肝肾无不良影响的抗生素预防感染;密切注意临床症状及肝功能检测结果,防止病情发展。适当放宽剖宫产指征。

2. 妊娠合并重症肝炎

(1) 保肝治疗:予以低脂肪、低蛋白、高糖类流质或半流质饮食,保证热能、大量维生素。胰高糖素 1mg 加胰岛素 8~10U,加 10% 葡萄糖注射液 300ml,静脉滴注,每天 1~2 次,疗程 10~14 天。复方甘草甜素 30ml 加入 5% 葡萄糖注射液 150ml 中静脉滴注,每天 1 次。门冬氨酸钾镁 10~20ml 加入 5% 葡萄糖注射液 250ml,静脉缓滴,每天 1 次。

(2) 防治肝性脑病:保持大便通畅,减少氨及毒素的吸收。口服新霉素或甲硝唑。碱中毒时可选用精氨酸(15~20g/d),酸中毒时可选用乙酰谷酰胺(0.5~1g/d)降血氨。补充支链氨基酸如15- 复合氨基酸(肝安)注射液(250ml/d)纠正氨基酸失衡。

(3) 防治凝血功能障碍:补充凝血因子,输新鲜血浆、冷沉淀、纤维蛋白原和维生素 K_1 等。出现 DIC 时,在凝血功能监测下,酌情使用肝素,产前 4 小时至产后 12 小时内不应使用肝素。

(4) 并发肾衰竭的处理:严格控制出入量,避免使用对肾脏有损害药物。呋塞米 20~80mg,静脉注射,需要时隔 2~4 小时,可重复使用,2~3 次无效后停用。排除血容量不足后可使用多巴胺 20mg、酚妥拉明 20mg 及呋塞米 80~160mg 加入葡萄糖注射液 250ml 后静脉滴注。必要时可考虑血液透析。

(5) 注意防治感染、水电解质平衡紊乱、脑水肿等。

(6) 产科处理:早期识别,及时转运至条件较好的三级医院诊治。经积极治疗,病情有所稳定后适时(凝血功能、白蛋白、胆红素、转氨酶等改善并稳定 24 小时)终止妊娠。注意防止产后出血,必要时行剖宫产和(或)子宫次全切除术,有条件者可行子宫动脉栓塞术。

Note

【预防】

1. 加强饮食卫生宣传教育,注意餐具消毒,特别对生拌凉菜要注意卫生,重视孕期监护,常规检测肝功能及肝炎病毒血清学检测。

2. 甲型肝炎　无免疫力的孕妇如与甲型肝炎患者密切接触,2周内尽早肌内注射丙种球蛋白,同时行甲肝疫苗接种。孕晚期患甲型肝炎者,新生儿出生后2周内尽早注射丙种球蛋白。ACOG指南认为经适当的卫生防护,可以哺乳。

3. 乙型肝炎　患有急性肝炎的妇女至少应在痊愈后半年,最好2年后妊娠。目前公认产后新生儿联合使用乙肝疫苗和乙肝免疫球蛋白(HBIG)可以明显降低母婴传播。出生后24小时内尽早使用HBIG,剂量应≥100IU,同时在不同部位接种10μg重组酵母或20μg中国仓鼠卵母细胞(CHO)乙型肝炎疫苗,后在1个月及6个月分别接种乙肝疫苗。也可在出生后12小时内注射1针HBIG,1个月后在注射第2针HBIG,并同时在不同部位接种10μg重组酵母或20μg中国仓鼠卵母细胞(CHO)乙型肝炎疫苗,间隔1个月及6个月分别接种乙肝疫苗。ACOG指南认为母亲单纯表面抗原阳性可以哺乳,但同时e抗原阳性者证据不充分。

4. 丙型肝炎尚无特异性免疫方法。注意个人防护,减少医源性感染是预防的重要环节。保护易感人群可使用丙种球蛋白对人群进行被动免疫。

【小结】

1. 妊娠可加重肝脏负担,使母体病情加重、复杂。妊娠合并重症肝炎是我国孕产妇死亡的主要原因之一。

2. 妊娠合并肝炎的诊断及鉴别诊断。

3. 妊娠合并肝炎的治疗。

【思考题】

1. 乙型肝炎病毒血清学检测的意义有哪些?

2. 如何鉴别处理妊娠期急性脂肪肝与妊娠合并重症肝炎?

(李　真)

第五节　妊娠合并肾盂肾炎

肾脏感染是最严重的妊娠期并发症,可导致感染性休克,发生率约为20%。人群发病率不同,取决于无症状菌尿的发病率以及是否得到治疗。大多数妇女感染是由下尿路细菌逆行上升所致,由于妊娠期尿流淤滞易于感染。

【妊娠对泌尿系统的影响】

1. 肾脏、输尿管以及膀胱的解剖及形态改变

(1) 肾脏及输尿管:妊娠期间肾脏轻度增大,肾盏、肾盂及输尿管均有扩张,可能与机械性梗阻以及孕期内分泌改变有关。受孕激素影响,泌尿系统平滑肌张力降低。肾盂及输尿管自妊娠中期轻度扩张,输尿管增粗及蠕动减弱,尿流缓慢,且右侧输尿管常受右旋妊娠子宫压迫,致使输尿管有尿液逆流现象,可致肾盂积水。

(2) 膀胱:妊娠早期由于增大子宫的压迫,膀胱容量减少,故常有尿频的现象。中期妊娠以后,由于子宫不断增大,盆腔器官充血,膀胱随增大的子宫而进入腹腔,膀胱三角区升高,输尿管开口于膀胱处的组织增厚,三角区变深、变宽可致尿液引流不畅而有淤滞,加重输尿管与肾盂的

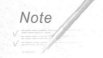

扩张、积水。初产妇于妊娠晚期由于先露入盆,可影响膀胱底部血液及淋巴的回流,特别在临产后,该处易发生水肿以及局部的损伤,上述变化使得泌尿系统感染率增加,无症状细菌尿易于发展成急性肾盂肾炎,以及慢性肾盂肾炎急性发作。

2. 肾功能的改变　妊娠期肾脏略增大,肾血浆流量(renal plasma flow,RPF)及肾小球滤过率(glomerular filtration rate,GFR)于妊娠早期均增加,整个妊娠期间维持高水平,RPF 比非孕时约增加 35%,GFR 约增加 50%。RPF 与 GFR 均受体位影响,孕妇仰卧位时尿量增加,故夜尿量多于日尿量。代谢产物尿素、肌酐等排泄增多,其血清浓度低于非孕妇女。由于 GFR 增加,肾小管对葡萄糖再吸收能力不能相应增加,约 15% 孕妇饭后出现妊娠生理性糖尿。

肾盂肾炎可分为急性与慢性两种。前者是妊娠期最常见且严重的内科合并症,也是孕期中毒性休克的首位原因,多发生于妊娠晚期及产褥早期,发生率为 1%~2%。多因膀胱感染上行所致,亦可通过淋巴系统或血行感染,偶有由肾周围组织的感染蔓延而来,右侧者居多。慢性肾盂肾炎与急性者不同,往往无明显的泌尿系统症状,半数以上病例无明确的泌尿系统感染史或泌尿系统梗阻性疾病史,发现时即表现为肾功能不全,至今病因不明。以下重点叙述急性肾盂肾炎。

【诊断】

1. 临床表现　起病急剧,突发寒战、高热,一侧或双侧腰部疼痛,可同时伴有厌食、恶心和呕吐,伴或不伴膀胱刺激症状。体格检查呈急性病容,弛张高热,体温可达 40℃或更高,低温时可低至 34℃。单侧或双侧肋脊角存在叩击痛。

2. 辅助检查

(1) 血白细胞计数增高,中性粒细胞比例增高;

(2) 尿沉渣有成堆的白细胞或脓细胞,偶有发病之初尿检查未发现异常者,需要再次送检;

(3) 尿培养阳性,大肠杆菌占 70%,其余为克雷伯杆菌、肠杆菌及变形杆菌;

(4) 血培养可能阳性,细菌种类与尿培养相同。寒战时取血培养可获较高的阳性率,最好是在治疗前培养,并同时做药物敏感试验。

【鉴别诊断】

1. 高热　需与上呼吸道感染及产褥感染等鉴别。

(1) 上呼吸道感染:有明显的呼吸道症状,全身肌肉酸痛,病毒感染时白细胞计数及中性粒细胞分类均降低,无肋脊角叩痛及尿检查的异常发现。

(2) 产褥感染:有恶露异常,子宫或宫旁有压痛等,无肋脊角叩痛及尿检查的异常发现。

2. 腹痛　肾盂肾炎发生持续性腹痛及血尿提示泌尿道破裂的可能,应与下述急腹症鉴别。

(1) 急性阑尾炎:初起时有低热,并有转移性痛。

(2) 胆绞痛:常有胆石症史,疼痛位于右上腹,可向肩部放射及伴有黄疸、发热,影像学检查胆囊或胆管处能发现结石。

(3) 急性胃肠炎:有发热、恶心及呕吐、腹泻,常有饮食不洁史。

(4) 子宫肌瘤变性:多有低热、腹痛,影像学检查能发现变性的肌瘤。

(5) 胎盘早剥:可有腹痛、阴道出血、子宫敏感或局限性压痛,可伴有胎心变化,病史中有外伤史或并发妊娠期高血压疾病,后者有血压增高及蛋白尿。

以上各种疾病除有各自的特征外,通常无寒战、高热及肋脊角叩痛、尿沉渣检查亦无明显异常可予以鉴别。

泌尿道的轻微裂伤,及时发现可采用体位或导管引流等保守治疗;严重的肾实质破裂出血时则需手术治疗。

3. 胁痛　需与急性肾、输尿管积水鉴别。急性肾及输尿管积水多有反复发作的胁痛,与姿

Note

势、体位有关,疼痛向腹股沟放射,左侧卧位或膝胸卧位时症状缓解;尿检查有少数红细胞,甚或无红细胞,反复中段尿培养阴性为其特点。

【预后】

急性肾盂肾炎伴高热可引起早产或胎死宫内,发生于早期妊娠时可能导致胎儿发育异常。其中约 15% 的病例并发菌血症,孕妇较非孕妇容易遭受细菌内毒素的损害而发生中毒性休克及成人呼吸窘迫综合征,有约 1/3 患者发生急性贫血,威胁母、胎的生命安全。慢性肾盂肾炎对母、胎的危害与其他慢性肾病相同,伴有高血压及明显肾功能不全者预后不良。

【处理】

治疗主要包括支持疗法、积极控制感染、严密观察病情,及时发现、处理中毒性休克等。

1. 确诊后应及时入院治疗 严密监测体温、血压、脉搏及呼吸等生命体征,记录尿量。体温骤降或血压偏低要警惕发生中毒性休克。用药前及时送血、尿常规及培养和药物敏感试验,监测肝、肾功能,有呼吸困难者应拍胸片及监测血气分析。

2. 支持疗法与抗感染治疗 补充足量液体,纠正水电解质及酸碱失衡,改善全身情况;体温过高时应予以物理降温;取左侧卧位,有利于尿液引流及感染的清除。与此同时,静脉输入足量广谱抗生素。凡已有培养结果者应选用对细菌敏感及对胎儿安全的药物。若用药得当,24 小时后尿培养即可转为阴性,48 小时可基本控制症状,当急性症状控制后,可酌情改为肌内注射或口服用药。多数学者认为治疗应持续 7~10 日,完成治疗后 7~10 日复查尿培养,仍为阳性时还要继续治疗,可使用呋喃妥因 100mg,每晚睡前服,持续整个孕期;培养阴性者可每月做尿培养一次。该病的复发率约为 20%。当治疗 72 小时未见明显改善时,应重新评估抗生素的使用是否恰当(包括药物的种类与用量)以及有无潜在的泌尿系统疾病如泌尿系梗阻等。可采用肾脏超声检查了解有无肾盂扩张、泌尿系结石及肾或肾周围脓肿等,但应指出妊娠期泌尿系统的改变可使超声检出结石的敏感性降低,阴性结果仍需进一步检查。由于 90% 结石不能为 X 线穿过,腹部平片可使之显示,如仍为阴性还可行静脉泌尿系造影。上述检查需权衡利弊后施行,确定梗阻后应由泌尿外科协助进行专科处理。

3. 积极救治中毒性休克 一旦发生中毒性休克应与内科医师协同处理,预防发生多脏器功能衰竭。

4. 严密监护胎儿情况。

【预防】

1. 积极治疗急性膀胱炎对防止其上行感染有积极意义。

2. 经常取左侧卧位有利于尿液引流及防止感染的发生。

【小结】

1. 妊娠期间肾脏轻度增大,肾盏、肾盂及输尿管均有扩张;代谢产物尿素、肌酐等排泄增多,其血清浓度低于非孕妇女。

2. 治疗主要包括支持疗法、积极控制感染、严密观察病情,及时发现、处理中毒性休克等。

【思考题】

1. 妊娠合并急性肾盂肾炎的鉴别诊断包括哪些?

2. 妊娠合并急性肾盂肾炎的治疗原则有哪些?

(陈敦金)

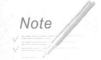

第六节 妊娠合并内分泌疾病

妊娠是复杂的生理过程,整个孕期母儿相关的内分泌腺功能均发生了不同程度的变化,以适应妊娠的需要。中枢神经系统通过下丘脑调控诸内分泌腺的功能,胎盘分泌的下丘脑样物质、垂体样激素和甾体激素也参加调控机制,彼此达到平衡,维持妊娠顺利进行。妊娠期内分泌系统发生了较大的变化,是很多内分泌疾病的高发期或使原有疾病加重。

【妊娠期内分泌的特点】

1. 妊娠期胎盘的内分泌功能 见第二章第二节。

2. 垂体 垂体重量在整个孕期增加 1/2~1/3。嫌色细胞不断增多,胞质内有许多嗜酸性颗粒,称为妊娠细胞,约占垂体细胞的 50%,分泌催乳素(prolactin,PRL),孕 7 周可从血中测出,随妊娠进展其分泌量持续上升,21 周后迅速增加,孕 37~38 周达峰值(约为 200μg/L),为非孕妇女的 20 倍。PRL 分泌有醒-睡周期性变化,其在羊水中水平高于母血和脐血,提示子宫蜕膜能合成并释放 PRL。PRL 与其他激素协同促进乳腺发育,为产后泌乳做好准备。

孕期受大量雌、孕激素的负反馈作用,促性腺激素(gonadotropic hormone,GTH)分泌迅速下降,且逐渐丧失对促性腺激素释放激素(gonadotropin-releasing hormone,GnRH)的反应。

对整个妊娠、分娩及哺乳均很重要的激素是催产素,其由神经垂体嗜碱性粒细胞分泌,呈脉冲式,孕晚期浓度显著增加,与此同时胎盘合体细胞合成催产素酶也不断增加,使释放的催产素迅速灭活。临产后由于宫颈和阴道的牵拉、压迫,可通过神经反射弧引起催产素分泌频率及振幅显著增加,第二产程达峰值,持续至产后 2~3 天。催产素能增加子宫肌肉兴奋性,可直接作用于子宫或间接增加子宫内膜合成前列腺素刺激子宫收缩,又能作用于乳腺肌收缩,引起射乳。

3. 肾上腺 妊娠期受大量雌激素影响,肾上腺皮质所分泌的激素增加。孕妇肾上腺产生糖皮质激素进入血液循环后,75% 与肝脏所产生皮质激素结合球蛋白结合,15% 与白蛋白结合,仅10% 游离起活性作用。孕妇无皮质功能亢进表现,所产生的醛固酮进入血液循环后,50%~60%与白蛋白结合,5%~10% 与皮质激素白蛋白结合,仅 30%~40% 为游离起活性作用的醛固酮,故不引起水钠的过分潴留。

糖皮质激素在孕期对母、胎作用极其重要,特别对胎儿肺表面活性物质如磷脂酰胆碱(phosphatidyl choline,L)及鞘磷脂(sphingomyelin,S)的产生及释放起重要作用,这些物质与肺泡扩张及气体交换有关,可直接影响胎儿出生后的生活能力。妊娠 34~36 周 L 迅速增加,S 保持恒定,L/S 比值增加,L/S≥2 表示胎肺成熟,出生后发生呼吸窘迫的可能性小,对高危孕妇,有早产可能者,若 L/S 值低,可应用糖皮质激素,以促进肺成熟。

4. 甲状腺及甲状旁腺

(1) 甲状腺:妊娠后由于受大量雌激素的影响,肝脏合成较多的甲状腺结合球蛋白(thyroid binding globulin,TBG),血中 TBG 的浓度为非孕时的 2.5 倍,且 TBG 与 T_3、T_4 结合力增加,故血中的结合型 T_3、T_4 增多,游离型 T_3、T_4 减少。通过负反馈作用使下丘脑产生促甲状腺素释放激素(thyrotropin releasing hormone,TRH)和垂体产生促甲状腺激素(thyroid stimulating hormone,TSH)增多,刺激甲状腺呈均匀性增大,一般比非孕时增大 65% 左右。游离型 T_3、T_4 最后可得到平衡,与非孕时浓度相似。

(2) 甲状旁腺:胎儿生长增加了钙、磷的需要量,使骨的转换率增加。甲状旁腺素在妊娠中、晚期增加,并出现继发性甲状旁腺功能亢进,其机制尚不十分清楚。

(3) 妊娠与甲状腺的相互影响:

1) 妊娠可以引起甲状腺功能的改变。

2) 母体与胎儿两者的甲状腺功能关系密切,药物可同时影响母体与胎儿的甲状腺。

3）某些异常妊娠可以影响甲状腺,如妊娠滋养细胞疾病可以引起甲亢。

4）甲状腺自身抗体的增高可能是早期流产的原因之一,虽然某些自身免疫性甲状腺疾病在妊娠期病情会有所缓解,但产后病情可以加重。

5. 胰腺   母体孕期对胰岛素需要增加,这对胰腺是极大的考验,如果胰岛的代偿功能不足,不能适应这些改变,将于妊娠期首次出现糖尿病,为妊娠期糖尿病。

孕期胰岛素需要量增加的原因:①葡萄糖需要量增加,除孕妇本身需要外,尚需供应胎儿生长所需的能量,胎儿不具有促进糖原异生作用所需要的肝酶系统活性,因此胎儿无法利用脂肪和蛋白质作为能源,所需能量必须全部来自母血的葡萄糖,所以,妊娠早期孕妇空腹血糖和胰岛素水平均较非孕时低;②妊娠期胎盘催乳素、雌孕激素、胎盘胰岛素酶及肾上腺皮质激素在外周组织中都有拮抗胰岛素功能,且随妊娠进展,这些因素的作用日益加强,因而胰岛素分泌量日益增加(表现为孕期胰岛增大,β 细胞增生),血胰岛素上升,从孕中期开始,接近预产期达高峰。

一、妊娠合并甲状腺疾病

妊娠合并甲状腺疾病最常见的是甲状腺功能亢进症(甲亢)与妊娠期的甲状腺功能减退(甲减)。

(一) 妊娠合并甲亢

妊娠合并甲亢包括孕前已确诊的甲亢以及在妊娠期初次诊断的甲亢。由于甲亢所表现的许多症状在妊娠剧吐和子痫前期中也能见到,所以,孕期的诊断和处理可能会比较困难。孕期垂体激素和甲状腺激素水平的生理性变化可能会干扰甲状腺疾病的诊断,而在处理可疑或已确诊的妊娠期甲状腺疾病时也必须考虑到上述妊娠期生理性的变化。

导致甲亢的可能病因包括 Graves 病、结节性甲状腺肿伴甲亢(多结节性毒性甲状腺肿)、自主性高功能性甲状腺腺瘤、碘甲状腺功能亢进症(碘甲亢)、垂体性甲亢、hCG 相关性甲亢。

【甲亢对母儿影响】

1. 心力衰竭和甲状腺危象   心力衰竭主要由 T_4 对心肌的长期毒性作用引起,子痫前期、感染和贫血将会加重心力衰竭。甲状腺危象是母体较严重的并发症,即使经过恰当处理,母体死亡率仍高达 25%。

2. 不良妊娠结局增加   甲亢未控制的孕妇流产、胎儿生长受限、早产、胎盘早剥、子痫前期、感染和围生儿死亡率增加。甲状腺功能正常的孕妇(甲亢控制良好者)低出生体重儿的相对危险增加。

3. 胎儿甲减与甲亢   抗甲状腺药物透过胎盘引起的胎儿甲减,以及孕妇 TSH 刺激胎儿甲状腺引起的胎儿甲亢。对胎儿的影响与孕妇疾病的严重程度并不相关,但伴有高水平甲状腺刺激免疫球蛋白(thyroid stimulating immunoglobulin, TSI)的孕妇其胎儿患甲亢的几率增加。胎儿的表现包括生长受限、胎儿心动过速、水肿或胎儿甲状腺肿。由于胎儿伴有甲状腺肿时颈部处于过度伸展位置,会在分娩过程中造成困难,或出现呼吸道不通畅,因此应尽量在分娩前行超声检查明确胎儿的甲状腺肿大情况。高度怀疑胎儿甲状腺严重异常时,检测胎儿血样以明确诊断,还可进行宫内治疗。

【临床表现】

1. 症状   通常发生在妊娠早期末和妊娠中期初,表现有新陈代谢亢进和类儿茶酚胺样全身反应,包括心悸、心动过速、畏热、多汗、神经过敏、精神衰弱、食欲亢进但消瘦、无力、疲乏、手指震颤、腹泻等。妊娠早期甲亢症状可一过性加重,妊娠中期以后渐趋稳定,但引产、分娩、手术及感染时,又可使症状加重。孕期基础代谢率增加,因此仅凭症状不能做出甲亢的诊断。

2. 体征

(1) 休息时心率大于 100 次 / 分。

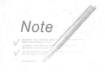
Note

(2) 弥漫性甲状腺肿,可触到震颤,听到血管杂音。

(3) 浸润性突眼。

(4) 手指震颤。

(5) 有时血压增高。

(6) 消瘦,往往易被妊娠期体重增加所掩盖,但体重不随孕周增长而增加时应给予重视。

(7) 四肢近端肌肉消瘦和裂甲病。

【诊断】

1. 多数妊娠合并甲亢者孕前有甲亢病史,诊断已经明确,但也有一些孕妇处在甲亢的早期阶段,其症状与妊娠反应不易鉴别。

2. 临床表现。

3. 实验室检查

(1) 血清 TT_4:总甲状腺素(total thyroxine 4,TT_4)不受检测方法的影响,在非妊娠人群 TT_4 的参考范围稳定。妊娠对 TT_4 的影响主要是 TBG 较非孕期增加 1.5 倍,TT_4 亦较非孕期增加 1.5 倍。甲亢时 TT_4 明显升高,达到或超过非孕妇正常值上限的 1.5 倍。

(2) 血清 TT_3:妊娠后稍增加,甲亢时明显增高。

(3) 血清 FT_3、FT_4:为一组比较敏感的指标,直接反映体内甲状腺激素水平。正常妊娠时不增高,甲亢时明显升高。

(4) 血清 TSH:一般将 2.5mIU/L 定为妊娠早期母体 TSH 水平的保守上限值,但因为 TSH 受不同检测试剂影响较大,最好建立地区、孕周特异的 TSH 切点。甲亢时 TSH 明显降低。

(5) 血清甲状腺刺激性抗体(thyroid-stimulating antibody,TSAb):甲亢患者出现 TSAb 阳性时可诊断 Graves 病。

【处理】

1. **妊娠前处理**　如果患者正在接受抗甲状腺药物治疗,血清 TT_3 或 FT_3、TT_4 或 FT_4 达到正常范围,停抗甲状腺药物或应用抗甲状腺药物最小剂量,可以妊娠,一般建议怀孕前 3 个月保持甲状腺功能正常再妊娠。病情未经控制或服用放射性碘剂治疗期间,应采取避孕措施,治疗后至少 6 个月内不适宜怀孕。

2. **孕期处理**

(1) 一般处理:注意休息,避免体力劳动与精神紧张,适当给予镇静剂口服。严密监测孕妇病情变化及胎儿宫内生长情况,及时发现孕期母儿并发症。每月做一次甲状腺功能检查,以便及时调整药物剂量;定期超声检查,注意胎儿生长情况及有无胎儿甲状腺肿大等。

(2) 药物治疗:治疗妊娠合并甲亢一方面要控制甲亢的发展,另一方面要确保胎儿的正常发育和成长,有效地控制甲亢可以明显改善妊娠结局。首选抗甲状腺药物治疗。治疗目标:使用最小剂量的抗甲状腺药物,在尽可能短的时间内达到和维持血清 FT_4 在非孕正常值上限或略高于上限,TSH 处于或略低于对应孕期的 95% 可信区间。

1) 抗甲状腺药物:丙硫氧嘧啶和甲巯咪唑均能通过胎盘,并可影响胎儿。丙硫氧嘧啶与血浆结合比例高,胎盘通过率仅为甲巯咪唑的 1/4,而且,甲巯咪唑所致的皮肤发育不全、气管食管瘘、面部畸形等较丙硫氧嘧啶多见。因此,妊娠期间首选丙硫氧嘧啶。

用法及监测指标:起始剂量丙硫氧嘧啶 50~100mg,每日 3 次口服,同时密切监测甲状腺功能,治疗初期每 2~4 周 1 次,治疗后期可延长至 4~6 周 1 次。因血清 TSH 抑制状态的恢复滞后于 FT_4 数周,因此,不以 TSH 水平作为监测指标。

2) β 受体阻断药:β 受体阻断药尤其是普萘洛尔对控制甲亢症状及术前准备非常有效。但是持续应用可能引起胎儿生长受限、产程延长、流产、新生儿心动过缓等并发症,须慎重使用。

3) 碘剂:即碘化钠溶液,可自由通过胎盘,导致新生儿甲状腺肿与甲减,不推荐用于妊娠期,仅小剂量用于术前准备或治疗甲亢危象。

（3）手术治疗：目前认为妊娠期应避免行甲状腺切除术，因为妊娠期甲状腺血供丰富，手术比孕前复杂，术后孕妇易合并甲状腺功能减退、甲状旁腺功能减退和喉返神经损伤，并且手术容易引起流产和早产。仅在出现药物治疗不能控制甲亢症状或者怀疑有癌变者，可以考虑手术治疗。

（4）产科处理：妊娠合并甲亢治疗得当，多数孕妇能顺利达足月，但如果合并甲亢性心脏病、子痫前期等严重合并症，应考虑终止妊娠。妊娠晚期要密切监测胎儿宫内情况及胎盘功能，积极防治早产、子痫前期。

由于引产、产程和分娩、剖宫产手术等可引起甲亢患者病情恶化，事先应做好准备，包括服用丙硫氧嘧啶、准备碘剂、引产及分娩过程中适当应用镇静药，以防诱发甲亢危象。尽量争取经阴道分娩，但应适当缩短产程，避免患者过度疲劳。

产后甲亢有复发倾向，宜加大抗甲状腺药物剂量。虽然抗甲状腺药物会通过乳汁，但丙硫氧嘧啶在乳汁中含量极低，仅为产妇服用量的 0.07%，一般不影响婴儿甲状腺功能，故产后服丙硫氧嘧啶者仍可继续哺乳。建议母亲应该在哺乳完毕后服用抗甲状腺药物，间隔 3~4 小时后再行下一次哺乳。甲巯咪唑乳汁中浓度较高，不适于哺乳期应用。哺乳期避免使用放射性碘制剂，一旦应用需停止哺乳。

（5）新生儿监护：Graves 病相关的免疫球蛋白能通过胎盘，导致胎儿和新生儿发生甲亢，抗体滴度高和病情控制不满意的孕妇，其新生儿患病的风险更高。服用抗甲状腺药物的孕妇，新生儿有发生甲状腺功能减退的可能。因此，应监测新生儿的甲状腺功能。

3. 孕妇合并甲状腺危象

（1）诊断依据

1）起病突然，甲亢临床表现加重。

2）心率每分钟超过 140~160 次。

3）体温达 39℃以上。

4）伴有气急、烦躁不安、谵妄、嗜睡、昏迷等症状。

5）恶心、呕吐、腹泻、黄疸、脱水、电解质紊乱和酸碱平衡失调。

若在甲亢危象的基础上发生子痫前期，可出现急性血压升高、水肿加重、氮质血症、谵妄、抽搐、昏迷等。如抢救不及时，多因高热、子痫、心力衰竭、肺水肿、感染或电解质紊乱而死亡。

（2）治疗：应请内科医师协助共同治疗，治疗原则如下。

1）降温：物理和药物降温，必要时行人工冬眠。

2）抗交感神经药物：如普萘洛尔，为 β 受体阻断药，有减慢心率和减轻交感神经兴奋性作用。

3）碘剂：0.5~1.0g 碘化钠加入 10% 葡萄糖溶液 500ml 中静脉滴注，或复方碘溶液 3ml 立即服用，以后每 6 小时服 1 次，以抑制甲状腺激素向血中释放。

4）抗甲状腺药物：应加倍应用，症状缓解后再减量，以阻断甲状腺激素的合成。

5）应用糖皮质激素。

6）镇静，解痉，以防止子痫发生。

7）纠正脱水与电解质紊乱、酸碱平衡失调。

8）防治呼吸、循环衰竭。

9）防治感染。

10）待症状稳定后 2~4 小时，结束分娩或行剖宫产。

（二）妊娠合并甲减

【对母儿的影响】

1. 对母亲的影响　甲减患者产科并发症均明显增加：流产，早产，子痫前期、胎盘早剥、胎儿

窘迫、心力衰竭发生率增加。亚临床甲减妊娠并发症尚无足够的临床资料。

2. 对胎儿的影响

(1) 神经系统发育障碍：在胎儿甲状腺功能完全建立之前(即妊娠 20 周之前)，胎儿脑发育所需甲状腺素(T_4)几乎全部来源于母体，母体 T_4 缺乏可导致后代神经智力发育障碍。

(2) 胎儿甲减：孕期母亲甲状腺球蛋白抗体、甲状腺过氧化物酶抗体均可透过胎盘到达胎儿，导致胎儿甲减，影响胎儿发育。

(3) 先天畸形：曾有研究提示甲减和先天畸形相关，但最近更多的研究显示两者无相关性。

(4) 围产儿死亡率增加：胎儿窘迫、胎死宫内、早产、低出生体重儿发生率增加。

【诊断】

1. 高危人群的筛查

(1) 妊娠前已服用甲状腺激素制剂者。

(2) 有甲亢、甲减、产后甲状腺炎、甲状腺部分切除及 ^{131} 碘治疗史者。

(3) 有甲状腺病家族史者。

(4) 已知存在甲状腺自身抗体者。

(5) 甲状腺肿大者。

(6) 提示存在甲减症状或体征者。

(7) 患有 1 型糖尿病患者。

(8) 患有其他自身免疫疾病者。

(9) 曾有颈部不适病史者。

(10) 不育病史者。

2. 临床表现与辅助检查　症状及体征：主要有全身疲乏、困倦、记忆力减退、食欲减退、声音嘶哑、便秘、言语徐缓和精神活动迟钝等。水肿主要在面部，特别是眼眶周围的肿胀，眼睑肿胀并下垂，面部表情呆滞，头发稀疏，皮肤干燥，出汗少，低体温，下肢黏液性水肿，非凹陷性。严重者出现心脏扩大、心包积液、心动过缓、腱反射迟钝等。先天性甲减开始治疗较晚的患者，身材矮小。

甲状腺功能的检查：①亚临床甲减：TSH>2.5mU/L，FT_4 正常；②临床甲减：TSH>2.5mU/L，FT_4 降低，结合症状可诊断；③低 T_4 血症：TSH 正常(0.3~2.5mU/L)，仅 TT_4 低于 100nmol/L(7.8μg/dl)，或 FT_4 降低。这里仍将 2.5mIU/L 定为妊娠早期母体 TSH 水平的保守上限值，最好用地区、孕周特异的 TSH 切点诊断。随孕程进展，FT_4 水平逐渐下降，至孕晚期，血清 FT_4 水平通常低于非孕女性正常值。目前尚无孕期特异 FT_4 的参考范围及特异诊断方法，国际推荐应用 TT_4 评估孕妇甲状腺功能。

【处理】

1. 妊娠前　甲减患者常以不孕为主诉就诊。这些患者应推迟怀孕直到药物水平达到维持量可以考虑受孕。缺碘地区孕妇适当补碘，以防止胎儿甲减发生。

2. 妊娠期

(1) 妊娠前已经确诊的甲减：准备妊娠应调整左甲状腺素钠(levothyroxine sodium，$L-T_4$)剂量，使血清 TSH 达到妊娠期正常值范围后再考虑妊娠，妊娠期间密切监测甲状腺功能。

(2) 既往无甲减病史，妊娠期间诊断的甲减：一旦诊断就需立即开始治疗，使血清 TSH 尽快(在妊娠 8 周之内)达到 2.5mU/L 以内。国外部分学者提出 TSH 应在 0.3~2.5mU/L。每 2~4 周测定 TSH、FT_4、TT_4，根据检验结果，调整左甲状腺素钠剂量。TSH 达标后，每 4~8 周监测甲状腺功能，以维持激素水平的稳定。

(3) 亚临床甲减、低 T_4 血症和 TPOAb 阳性孕妇：尚无统一意见，有学者认为孕期亚临床甲减及低 T_4 血症也应积极干预，使 TSH<2.5mU/L，FT_4 在正常范围。

3. 围生期　甲减孕妇常易合并过期妊娠,40 周后开始引产。临产分娩时,给予产妇氧气吸入,鼓励进食,产程中行胎心监护,第二产程时,先天性甲减孕妇多数有腹直肌力量不足,不能很好增加腹压,必要时应用器械助产。做好新生儿复苏准备,产时留脐带血检查甲状腺功能。注意产后出血,给予宫缩剂。产后继续进行甲状腺素治疗,甲状腺素基本不通过乳汁,可以哺乳。

产褥期甲状腺功能变化较大,应及时调整药物剂量,抗甲状腺抗体阳性患者产后可能会有病情加重,亚临床状态转为临床阶段。

4. 新生儿出生后甲状腺功能的检查　孕妇血中 TGAb 和 TPOAb 均可通过胎盘,导致胎儿甲减,影响胎儿发育。大多数甲减患儿症状轻微,T_4 及 TSH 的测定是目前筛选甲减的主要方法,当出现 T_4 降低、TSH 升高时,则可确诊为新生儿甲减。确诊后需用甲状腺激素治疗,应使血清 TT_4 水平尽快达到正常范围,并维持在新生儿正常值上 1/3 范围,即 100~160μg/L。一过性新生儿甲减一般维持 2~3 年。

二、妊娠合并糖尿病

妊娠合并糖尿病包括孕前糖尿病(pregestational diabetes mellitus,PGDM)以及妊娠期糖尿病(gestational diabetes mellitus,GDM),PGDM 指孕前已确诊或妊娠期首次发现血糖升高已经达到糖尿病诊断标准,而 GDM 指在妊娠期首次发现或发生的糖代谢异常。

【妊娠期母体代谢的变化】

1. 基础代谢率(basal metabolic rate,BMR)　BMR 于妊娠早期稍下降,于妊娠中期逐渐增高,至妊娠晚期可增高 15%~20%。

2. 体重　妊娠早期因妊娠反应进食差,体重增加不明显,或在短期内有所下降。于妊娠 13 周起胎儿发育较快,母体适应性变化也较大,体重随之增加明显,平均每周增加 350g,直至妊娠足月时体重平均约增加 12.5kg,包括胎儿、胎盘、羊水所增加的重量,母体方面包括增大的子宫、乳房,血容量的增加,以及水潴留及脂肪沉积等。

3. 蛋白质代谢　蛋白质是构成人体组织的基本物质。胎儿、胎盘、母血,子宫等组织内主要含蛋白质。妊娠晚期母体及胎儿共贮备蛋白质约 1000g,其中 500g 供给胎儿及胎盘生长的需要,其余 500g 则作为母体子宫、乳房及母体血容量增加的需要。妊娠期间母体需要大量蛋白质,体内蛋白合成增加而分解也旺盛,但总的来说合成大于分解,所以是处于正氮平衡状态。

4. 脂类代谢　妊娠期由于肠道对脂肪吸收能力增加,整个妊娠期血脂水平均有增高,血浆脂蛋白及胆固醇水平亦有明显改变,母体贮存脂肪为妊娠晚期、分娩及产后哺乳期供应必要的能量。当孕妇能量消耗过多时,体内动用大量脂肪使血中酮体增加,发生酮血症。孕妇尿中出现酮体多见于妊娠剧吐、产程较长时能量过度消耗及饥饿,所以孕妇与非孕妇女相比,在饥饿时更易发生酮血症。

5. 水代谢　妊娠期水潴留增加,母体内总液体量增加 7L,是妊娠正常生理性改变,这种水潴留主要发生在组织间液。促使组织间液增多的原因:①妊娠期雌激素增加,雌激素可使组织间隙基质所含的黏多糖产生去聚合作用,而发生水、电解质在组织间隙的潴留;②妊娠期由于血容量增加,血浆总蛋白量有所下降,血浆白蛋白从平均 41.5g/L 下降至约 30.5g/L,血浆球蛋白含量则从 31.4g/L 上升至 34g/L,故白、球蛋白比值下降,比值从未孕的 1.5~2.6 下降至 1~1.8,由于血浆白蛋白的下降,血浆胶体渗透压也下降,而致组织间隙液体增加;③妊娠期由于增大的子宫压迫下腔静脉,引起血液回流受阻,致使静脉压力超过血浆渗透压,体液通过血管壁渗出潴留在组织间隙。水钠潴留与排泄形成适当比例而不引起水肿,但在妊娠期组织间液可增加 1~2L。

6. 矿物质代谢

(1)铁代谢:见妊娠期贫血。

(2)钙代谢:妊娠期间肠道对钙的吸收增加,尿中钙的排出量增加,妊娠后期每日需要钙

Note

1.5g,每日饮食不能满足钙需要,为满足胎儿生长发育尤其是骨骼发育的需求,孕期需合理补钙,同时补给维生素 D,以促进小肠黏膜对钙的吸收。

7. 碳水化合物代谢

(1) 妊娠期血糖水平下降:原因包括:①胎儿摄入葡萄糖增加,母血中葡萄糖是胎儿生长发育的主要能源,随着孕周增加,胎儿对葡萄糖的需求量增多,妊娠晚期达高峰。②妊娠期肾血流量及肾小球滤过率均增加,而肾小管对葡萄糖的再吸收率不能相应增加,孕妇尿中葡萄糖排出量增加,引起孕妇血糖下降,同时出现生理性糖尿。③空腹时孕妇胰岛素清除葡萄糖的能力较非妊娠期增加,导致孕妇空腹血糖下降最为明显。因此,妊娠期孕妇应避免长时间空腹以防低血糖,甚至出现酮症。

(2) 妊娠期糖负荷后反应改变:非妊娠期糖负荷后约 30 分钟血糖达峰值,1~2 小时恢复正常,妊娠期妇女糖负荷后,血糖峰值高于非孕期并延迟到达,恢复正常水平缓慢,胰岛素分泌也呈类似变化。

【妊娠期糖尿病病因学研究】

GDM 确切病因尚不清楚,目前较经典的观点认为与下列因素有关:妊娠期胰岛素抵抗;胰岛素敏感性下降的同时胰岛素分泌增加的能力亦下降,以及胰岛素受体后因素等。另外,饮食因素以及炎症反应均与 GDM 的发生有关。

【妊娠期糖尿病的危险因素】

国内外研究表明,具有 GDM 危险因素的人群 GDM 发生率明显增高,这些因素包括:①孕妇因素:年龄≥35 岁,孕前肥胖、糖耐量异常史、多囊卵巢综合征患者;②妊娠分娩史:无明显原因的多次自然流产史、胎儿畸形史、死胎史以及分娩足月新生儿呼吸窘迫综合征史,巨大儿分娩史及羊水过多病史等;③本次妊娠因素:妊娠期发现胎儿大于孕周、羊水过多,反复外阴阴道假丝酵母菌病者。

【妊娠对糖尿病的影响】

1. 孕期影响　妊娠本身具有促进糖尿病形成的作用,孕前无糖尿病者妊娠期可能发展为 GDM,而糖尿病者孕期病情常加重。妊娠早期由于恶心、呕吐,应用胰岛素治疗的糖尿病孕妇如未及时调整胰岛素用量,部分患者会出现低血糖,严重者甚至导致饥饿性酮症、酸中毒、低血糖性昏迷。随着妊娠进展,机体胰岛素抵抗作用增强,胰岛素用量需要不断增加,以维持血糖平稳。孕期血糖控制不满意或合并感染,均可能诱发酮症酸中毒。

2. 分娩的影响　产程中宫缩消耗大量糖原,孕妇体力消耗大,进食少,若不减少胰岛素用量易发生低血糖,甚至酮症酸中毒;孕妇临产时情绪紧张及疼痛均可引起较大血糖波动。因此,产程中胰岛素具体用量不易掌握,产时应严密监测血糖变化,及时调整胰岛素的用量。

3. 产后影响　随着胎盘娩出体外,胎盘所分泌的各种拮抗胰岛素的激素迅速消失,胰岛素用量也应立即减少,否则产后易出现低血糖性昏迷。产褥期全身内分泌激素逐渐恢复到非妊娠期水平,胰岛素的需要量也相应减少。

4. 妊娠对糖尿病合并微血管病变的影响　糖尿病合并微血管病变不是妊娠的禁忌证,但妊娠前糖尿病患者血肌酐≥176.8μmol/L,若不经过透析及肾移植,患者 5 年存活率极低,应尽量避免妊娠;糖尿病眼底病变患者中孕期血糖控制满意者眼底变化较小,并发子痫前期时将加重眼底病变。糖尿病合并眼底病变者妊娠期应加强监测,早、中、晚孕期分别进行眼底检查,并且严格控制孕妇血糖,以防止眼底病变进一步发展。

【糖尿病对妊娠的影响】

1. 对母体影响

(1) GDM 患者产后发展为糖耐量减低和 2 型 DM 的概率增加:未经过控制的 GDM,其新生儿在儿童期或成人期发生肥胖及 2 型 DM 的危险增加,故有研究认为 GDM 和 2 型 DM 为同一疾病发展的不同阶段。

(2) 糖尿病患者易并发重度子痫前期:重度子痫前期发病率较非糖尿病孕妇高4~8倍。子痫、胎盘早剥、脑血管意外发生率也增高。

(3) 感染:糖尿病时,白细胞有多种功能缺陷,趋化性、吞噬作用、杀菌作用均显著降低。糖尿病孕妇在妊娠期及分娩期易发生泌尿生殖系统感染,甚至发展为败血症。

(4) 羊水过多:发病率较非糖尿病孕妇增加10倍,胎儿畸形是羊水过多的主要原因之一;羊水量与孕妇血糖水平有着密切的关系,但发病机制尚未明确;另外,糖尿病常伴有胎盘增大和肿胀,可能导致绒毛水肿,影响羊水交换,出现羊水过多。

(5) 早产与胎膜早破:糖尿病孕妇无论是自发早产还是医源性早产都明显高于非糖尿病孕妇,并发感染以及羊水过多使胎膜早破及早产发病率增高。

(6) 分娩期的并发症:因胎儿较大,常导致胎儿性难产及软产道损伤。由于巨大儿或某些胎儿紧急情况,手术产率增高。由于胰岛素缺乏,葡萄糖利用不足,能量不够,使子宫收缩乏力,常发生产程延长及产后出血。

2. 对胎儿及新生儿的影响

(1) 出生体重:巨大儿发生率高达25%~42%。由于胰岛素不能通过胎盘转运,孕妇血糖高,使胎儿长期处于高血糖状态,刺激胎儿胰岛 β 细胞增生,产生大量胰岛素,活化氨基酸转移系统,促进蛋白、脂肪合成和抑制脂肪分解作用,使胎儿巨大。大部分的糖代谢异常孕妇供给胎儿过多的葡萄糖,致使胎儿过度生长,形成糖尿病性巨大胎儿。同时也可能引起胎儿生长受限,相对少见,目前学术界普遍认为是糖尿病微血管病变所致。

(2) 新生儿低血糖:是糖尿病新生儿较常见并发症,胎儿胰岛 β 细胞增生,产生大量胰岛素是新生儿低血糖常见原因。

(3) 自然流产或早产:糖尿病妇女妊娠后自然流产的发生率明显增加,可达15%~30%,流产多发生于孕早期。

(4) 胎儿畸形:胎儿畸形发生率为6%~8%,为正常孕妇的3倍,与高血糖、高酮血症等有关。

(5) 死胎及新生儿死亡率高:其原因可能是糖尿病孕妇红细胞释放氧量下降,胎盘供氧量降低,胎儿高胰岛素血症致胎儿的耗氧量增加,逐渐出现胎儿的慢性缺氧,随着孕龄的增加,最终导致胎儿严重缺氧而死亡。另外,由于肺泡表面活性物质不足而发生新生儿呼吸窘迫综合征,增加了新生儿死亡率。手术产及早产多,影响新生儿成活率。

(6) 产伤:主要是肩难产、锁骨骨折和臂丛神经损伤。

1) 肩难产:胎儿体重≥4500g是发生肩难产的独立危险因素,而糖尿病孕妇是非糖尿病孕妇分娩胎儿体重≥4500g的3倍。即使相同体重的胎儿,糖尿病比非糖尿病胎儿的肩难产发生率更高,由于糖尿病孕妇所生新生儿肩背部皮下脂肪的堆积,肩周/头围、胸围/头围比值增加,胎头能顺利娩出,但肩部容易受到产道的阻力而发生难产。

2) 锁骨骨折和臂丛神经损伤:胎儿体重的增加,肩难产的发生率增高,锁骨骨折和臂丛神经损伤的发生率随之增加。

【临床诊断与依据】

1. 临床表现　妊娠期有"三多"症状(多饮、多食、多尿),以及反复发作的外阴阴道念珠菌感染症状或体征。孕妇体重 >90kg,本次妊娠伴有羊水过多或巨大胎儿者应警惕糖尿病,但大多数妊娠期糖尿病患者无明显的临床表现。

(1) PGDM 的诊断

1) 妊娠前已确诊为糖尿病患者。

2) 妊娠前从未进行过血糖检查但存在糖尿病高危因素者,如肥胖(尤其重度肥胖)、一级亲属患2型糖尿病、多囊卵巢综合征患者,早孕期空腹尿糖反复阳性、巨大儿分娩史、GDM 史,

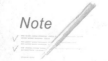

首次产前检查时应明确是否存在妊娠前糖尿病,达到以下任何一项标准应诊断为 PGDM。①空腹血糖≥7.0mmol/L(126mg/dl);②糖化血红蛋白(hemoglobin A1c,HbA1c)≥6.5%(采用 NGSP/DCCT 标化方法);③ 75g 口服葡萄糖耐量试验(oral glucose tolerance test,OGTT),服糖后两小时血糖≥11.1mmol/L(200mg/dl);④伴有典型的高血糖或高血糖危象症状,同时任意血糖≥11.1mmol/L(200mg/dl)。

　　OGTT 的方法:OGTT 试验前连续 3 日正常体力活动、正常饮食,即每日进食碳水化合物不少于 150g,OGTT 前 1 日晚餐后至少禁食水 8 小时至次日晨(最迟不超过上午 9 时),检查期间静坐、禁烟。然后将 75g 葡萄糖溶于 300ml 水中,5 分钟服完,分别抽取服糖前、服糖后 1 小时、服糖后 2 小时静脉血(从开始饮用葡萄糖水计算时间),放入含有氟化钠的试管中采用葡萄糖氧化酶法测定血浆葡萄糖水平。

　　(2) 妊娠期糖尿病(GDM)

　　1) 有条件的医疗机构,在妊娠 24~28 周,应对所有尚未被诊断为糖尿病的孕妇,进行 75g OGTT,诊断标准:空腹,服葡萄糖后 1、2 小时血糖值分别为 5.1mmol/L、10.0mmol/L、8.5mmol/L。任意一点血糖值达到或超过上述标准即诊断 GDM。

　　2) 医疗资源匮乏的地区,建议妊娠 24~28 周首先检查空腹血糖:空腹血糖≥5.1mmol/L,可直接诊断为 GDM,不必再行 OGTT;4.4mmol/L≤空腹血糖 <5.1mmol/L 者,应尽早做 75g OGTT;空腹血糖 <4.4mmol/L,暂不行 OGTT。

　　3) 孕妇具有 GDM 高危因素,首次 OGTT 正常者,必要时在妊娠晚期重复 OGTT。未定期孕期检查者,如果首次就诊在妊娠 28 周之后,建议初次就诊时进行 OGTT 或空腹血糖检查。

　　(3) 妊娠合并糖尿病的分期:依据患者发生糖尿病的年龄、病程以及是否存在血管并发症等进行分期(White 分类法)。

　　A 级:妊娠期诊断的糖尿病。A1 级:经控制饮食,空腹血糖 <5.3mmol/L,餐后 2 小时血糖 <6.7mmol/L;A2 级:经控制饮食,空腹血糖≥5.3mmol/L,餐后 2 小时血糖≥6.7mmoL/L。

　　B 级:显性糖尿病,20 岁以后发病,病程 <10 年。

　　C 级:发病年龄 10~19 岁,或病程达 10~19 年。

　　D 级:10 岁前发病,或病程≥20 年,或合并单纯性视网膜病。

　　F 级:糖尿病性肾病。

　　R 级:眼底有增生性视网膜病变或玻璃体出血。

　　H 级:冠状动脉粥样硬化性心脏病。

　　T 级:有肾移植史。

> 案例
>
> 　　某产妇,34 岁,孕 2 产 1,3 年前因妊娠足月胎死宫内而行引产术,引产后死胎重 4200g。此次孕前检查血糖血压等各项指标均正常。妊娠早期经过顺利,中期未定期产检,妊娠 32 周时超声检查发现羊水偏多,胎儿大于妊娠周数来诊。孕妇体态肥胖,近期胎动减少。
>
> 　　根据上述病史立即给产妇进行 75g OGTT 检查,确诊妊娠期糖尿病,在内分泌医生协助下严格控制血糖,接近预产期估计胎儿体重 3500g,建议阴式分娩,最终母儿平安出院。

【处理】

1. 糖尿病患者可否妊娠的指标

(1) 糖尿病患者计划妊娠前需要咨询,进行全面体格检查,包括血压、心电图、眼底、肾功能,

Note

以及确定糖尿病的分级,对器质性病变较轻,或病情控制较好者,可继续妊娠。妊娠前开始,在内科医师协助下严格控制血糖值,孕期应加强监护。

(2) 已有严重的心血管病史、肾功能减退或眼底有增生性视网膜炎者应尽量避孕,不宜妊娠。

(3) 糖尿病肾病者,如果 24 小时尿蛋白定量小于 1g,肾功能正常,或增生性视网膜病变已接受治疗者,可以妊娠。

(4) 糖尿病患者妊娠前应将血糖调整到正常水平,在孕前使用口服降糖药者,最好在孕前改用胰岛素控制血糖达到或接近正常后再妊娠。

2. 妊娠期治疗原则

(1) 门诊确诊为 GDM 者,指导患者控制饮食,并监测空腹血糖及餐后 2 小时血糖,血糖仍异常者,收入院。

(2) 饮食控制:饮食控制是妊娠期糖尿病治疗基础,其控制标准是既能满足孕妇及胎儿能量的需要,又能严格限制碳水化合物的摄入,维持血糖在正常范围,而且不发生饥饿性酮症。孕早期需要热量与非孕期相同,中期以后每日热量增加 200kcal,其中碳水化合物占 45%~55%,蛋白质占 20%~25%,脂肪占 25%~30%。应实行少量、多餐制,每日分 5~6 餐。并应补充维生素、钙及铁剂,适当限制食盐的摄入量。

饮食控制 3~5 天后测定 24 小时血糖(血糖轮廓试验):包括 0 点、三餐前半小时及三餐后 2 小时血糖水平和相应尿酮体。尿酮体阳性,应重新调整饮食。妊娠期血糖控制标准:控制满意范围是指孕妇在无明显饥饿感的情况下,空腹血糖控制在 3.3~5.3mmol/L,餐前 30 分钟 3.3~5.3mmol/L,餐后 2 小时 4.4~6.7mmol/L,夜间 4.4~6.7mmol/L。

(3) 运动:妊娠期的运动方法包括上肢功率计、固定踏车功率计、游泳、踏板行走或户外散步等。

(4) 药物治疗:①口服降糖药物的胎盘通透性越低,安全性越高。磺酰脲类药物中,第二代降糖药格列本脲几乎不通过胎盘;另外,胎盘还可能存在将格列本脲主动泵回母亲血液循环的机制,提示该药可能可以安全地应用于妊娠期。二甲双胍由于其分子量低,可以通过胎盘,尽管如此,目前没有发现对胎儿有致畸、酸碱平衡紊乱、新生儿缺氧等副作用,远期影响仍需要进一步随访。在口服降糖药妊娠期应用的安全性、有效性得到足够的临床资料研究证实以前,妊娠期不推荐常规使用。②胰岛素治疗:是药物控制糖代谢紊乱的最佳选择。给予胰岛素治疗可降低血糖、恢复 β 细胞调节功能、改善胰岛素分泌、提高肌肉转换葡萄糖体系功能与增加对胰岛素的敏感性。妊娠期建议应用人工基因重组胰岛素,以避免动物胰岛素结合抗体的产生。胰岛素是大分子蛋白,不通过胎盘,不会对胎儿造成不良影响,也不会对孕妇内源性胰岛素分泌造成远期影响,故饮食控制后血糖不理想者,必须及时加用胰岛素,并结合个体胰岛素的敏感性,合理应用胰岛素。

(5) 酮症治疗:尿酮体阳性时,应立即检查血糖,若血糖过低,考虑饥饿性酮症,及时增加食物摄入,必要时静脉点滴葡萄糖。因血糖高、胰岛素不足所并发的高血糖酮症,治疗如下:小剂量胰岛素 0.1U/(kg·h)持续静脉点滴,如果血糖大于 13.9mmol/L,应将胰岛素加入生理盐水,以每小时 4~6U 的速度持续静脉点滴,每 1~2 小时检查一次血糖及酮体;血糖低于 13.9mmol/L 时,应用 5% 的葡萄糖或糖盐,加入胰岛素(按 2~3g 葡萄糖加入 1U 胰岛素)持续静点,直至酮体阴性。然后继续应用皮下注射胰岛素,调整血糖。补液和静点胰岛素治疗后,应注意监测血钾,及时补钾。严重的酮症患者,应检查血气分析,了解有无酮症酸中毒。

3. 孕期化验检查及监测

(1) 动态监测糖尿病孕妇血糖:建议采用末梢微量血糖测定,理想的控制水平是空腹与餐后两小时血糖应 <5.3、6.7mmol/L。孕期监测尿糖意义不大,但血糖控制不理想时应查尿酮体。

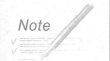
Note

（2）糖化血红蛋白（HbA1c）：糖尿病合并妊娠者，每 1~2 个月测定 1 次；HbA1c 宜 <5.5%；GDM 确诊后检查，根据孕期血糖控制情况，决定是否复查。

（3）糖尿病伴有微血管病变合并妊娠者应在妊娠早、中、晚三个阶段进行肾功能、眼底检查和血脂测定。确诊 GDM 时血脂异常者定期复查。

（4）妊娠 32 周以后每周产检一次，注意胎儿发育、宫内状况以及胎盘功能的监测；注意监测孕妇血压、水肿以及尿蛋白情况；同时应监测甲状腺功能、感染以及是否出现糖尿病酮症酸中毒的征象。GDM 确诊晚，或血糖控制不满意，以及其他原因需提前终止妊娠者可在计划终止妊娠前 24~48 小时，行羊膜腔穿刺术，了解胎儿肺成熟情况，同时羊膜腔内注射地塞米松 10mg，以促进胎儿肺成熟。

4. 分娩时机与方式

（1）不需要胰岛素治疗且无妊娠并发症的 GDM 孕妇，严密监测胎儿情况下，等到预产期终止妊娠。

（2）血糖控制良好并应用胰岛素治疗者，可孕 39 周终止妊娠；血糖控制不满意者及时入院，个体化终止妊娠。

（3）有母儿并发症，死胎、死产史，或并发先兆子痫、羊水过多、胎盘功能不全、糖尿病伴微血管病变者，适时终止妊娠。

（4）分娩方式：糖尿病本身不是剖宫产的指征，决定阴道分娩者，应制订产程中分娩计划，产程中密切监测孕妇血糖、宫缩、胎心变化，避免产程过长。应在 12 小时内结束分娩，产程 >16 小时易发生酮症酸中毒。产程中应停用所有皮下注射的胰岛素，静脉输注 0.9% 的氯化钠溶液 + 胰岛素，根据产程中测得的血糖值调整静脉输液速度。密切监测产程中血糖，血糖 >5.6mmol/L，静滴胰岛素 1.25U/L；血糖 7.8~10.0mmol/L，静滴胰岛素 1.5U/L；血糖 >10mmol/L，静滴胰岛素 2U/L。血糖升高时检查尿酮体的变化。

（5）选择性剖宫产手术指征：糖尿病伴微血管病变、合并重度子痫前期或胎儿生长受限、胎儿窘迫、胎位异常、剖宫产史、既往死胎、死产史。孕期血糖控制不好，胎儿偏大（估计体重 >4250g）者尤其胎儿腹围偏大，应放宽剖宫产指征。

（6）产后处理：大部分 GDM 患者在产后不再需要胰岛素治疗，少数需要治疗者产后胰岛素用量减少 1/2~2/3，并结合产后血糖水平调整胰岛素的用量；产后应继续注意电解质平衡，预防产后出血，应用广谱抗生素预防感染，拆线时间稍延长。鼓励糖尿病母亲产后母乳喂养。

5. 新生儿处理

（1）新生儿易出现低血糖，出生后 30 分钟内进行末梢血糖测定。

（2）新生儿均按高危儿处理，注意保暖和吸氧；密切注意新生儿呼吸窘迫综合征的发生。

（3）提早喂糖水、开奶，动态监测血糖变化以便及时发现低血糖，必要时 10% 的葡萄糖缓慢静脉滴注。

6. GDM 的产后随访　所有 GDM 孕妇产后应检查空腹血糖，空腹血糖正常者产后 6~12 周进行口服 75g 葡萄糖耐量试验，根据血糖水平，可确诊为 PGDM 或 GDM。产后空腹血糖反复 ≥7.0mmol/L 者，考虑 PGDM；GDM 多可在产后恢复，仍有部分病例于产后 5~10 年转为 2 型糖尿病，应定期随访。

【小结】

1. 妊娠期注意筛查甲状腺疾病，甲亢及甲减均能够对母儿产生较大影响。注意孕期监测及治疗，以防母儿并发症的发生。

　　2. 妊娠合并甲减的治疗首选左甲状腺素钠,确诊后应积极治疗以降低对新生儿的不良影响。妊娠合并甲亢的治疗首选丙硫氧嘧啶,妊娠期、分娩时以及产褥期间应预防甲亢危象的发生。

　　3. 妊娠合并糖尿病中 80% 以上为妊娠期糖尿病。临床表现不典型,75g 葡萄糖耐量试验是主要的诊断方法。

　　4. 妊娠合并糖尿病的处理原则是维持血糖在正常范围,预防母儿合并症的发生。GDM 本身不是剖宫产指征,产后注意随访。

【思考题】

　　1. 妊娠期为什么易发生甲状腺疾病与糖尿病?

　　2. 妊娠期糖尿病为什么容易分娩巨大儿? 巨大儿常见的产伤有哪些?

　　3. 妊娠期监测与控制血糖的意义有哪些?

(宋薇薇)

第七节　免疫性疾病合并妊娠

　　母胎接触面有合体滋养叶与母血交界面、绒毛膜与包蜕膜交界面、绒毛外细胞滋养叶与母体蜕膜交界面。母体可直接接触胎儿抗原,而胎盘屏障也存在一些裂缝可让少数胎儿抗原进入母体血液循环。虽然母体接触许多胎儿及胎盘抗原,但孕妇并未致敏,或致敏效应不大。目前认为这是一种免疫屏障问题,即胎 - 母界面免疫。由于胎盘合体滋养叶细胞缺乏经典 MHC 抗原,绒毛外滋养细胞也不表达 MHC-Ⅱ类抗原,所以构成对母体免疫识别的主要屏障。胎盘本身可以释放抑制因子抑制淋巴细胞活化。各类封闭抗体可通过与母体反应的淋巴细胞结合,或与刺激抗原结合,从而阻断细胞中介免疫反应。如 NK 细胞、T 细胞、树突细胞、巨噬细胞等也与免疫耐受有关。同样对于胎儿来说,脐血淋巴细胞可以释放因子抑制成人淋巴细胞增殖,而且胎儿免疫系统未发育完善,也是对母体免疫耐受的原因。妊娠免疫是复杂的,现在仍无法证实是何种单一系统能促进成功妊娠。当任一免疫调节环节出现问题时,都有可能导致病理妊娠。

一、系统性红斑狼疮

　　系统性红斑狼疮(systemic lupus erythematosus, SLE)是一种多发于育龄女性的累及多脏器的自身免疫性炎症性结缔组织疾病。全世界 SLE 患病率约为 17.0/10 万 ~48.0/10 万,成年女性与男性之比约为(7~9) : 1。妊娠可诱发 SLE 病情复发或加重,SLE 可以引起反复流产、死胎、胎儿生长受限、早产等。因此如何处理妊娠合并 SLE 有着重要的意义。

【病因】

　　虽然 SLE 的病因仍不清楚,但已有大量证据表明 SLE 的发病与遗传、激素、紫外线等因素有关。遗传因素在 SLE 的易感及表达方面起着重要的作用,如同患 SLE 的单卵双生子比率(24%~69%)比同患 SLE 的双卵双生子者(2%~9%)明显增高。近年对人类 SLE 和动物模型的全基因组扫描和易感基因定位的研究表明,SLE 与多基因有关,如 *sle1*、*sle2*、*HLA*、*IL-10*、*Fas* 等。本病多见于育龄期女性,而在非成年人中男女差别并不明显。妊娠期体内激素的变化,尤其是雌激素、泌乳素水平的升高可以诱发或加重 SLE。此外,紫外线可以使上皮细胞的 DNA 结构发生改变,刺激机体产生大量自身免疫抗体,从而激发或加重 SLE。某些感染如链球菌、EB 病毒等也可诱发或加重 SLE,而某些药物如肼屈嗪、普鲁卡因胺等可诱发药物性狼疮。

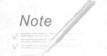
Note

【病理生理】

SLE 是一种较典型的免疫复合物疾病,患者体内有多种自身抗体(如抗核抗体、抗 DNA 抗体、抗 Sm 抗体、抗组蛋白抗体等)与相应抗原结合,形成免疫复合物沉积在器官及血管,造成多器官损害。其主要病变为急性坏死性小动脉炎和细动脉炎,主要损害是血管和肾小球的病变,其次为特异性血液细胞的损害,引起狼疮肾炎、溶血性贫血、血小板减少性紫癜等。肾小球及肾小管的病变导致蛋白尿,肾脏功能下降,严重者肾衰竭。胎盘的小动脉损伤可引起胎盘的发育不良,从而影响胎儿获取营养,导致流产、死胎、胎儿生长受限等。

【临床表现】

SLE 临床表现多种多样,随着所累及的器官系统不同,主诉及症状亦有不同。

1. 全身症状　除外感染引起的发热、乏力、体重减轻等。

2. 关节与肌肉　95% 患者有关节疼痛,伴或不伴受累关节肿胀,可有肌痛,不引起骨质破坏。多侵犯指、趾、膝、腕关节,关节症状常在疾病活动期加重。

3. 肾脏表现　约 75%SLE 患者有肾脏受累,尿检出现轻重不一的蛋白、红细胞、管型,临床可出现水肿、高血压,晚期发生尿毒症,是 SLE 死亡的常见原因。

4. 皮肤黏膜　典型的皮损为面部蝶形红斑,分布于鼻及双颊部,少数红斑也见于其他部位,日晒后常加重。可有雷诺现象、脱发、光过敏、口腔溃疡。

5. 精神、神经症状　为病情严重的表现之一,与脑部血管受累有关。精神症状可表现为各种精神障碍。神经系统受累表现为癫痫发作、偏瘫或蛛网膜下腔出血等。

6. 心血管系统　以心包炎最常见,可出现少量心包积液,还可出现心肌炎、冠状动脉炎和周围血管病变等。

7. 呼吸系统　常出现胸膜炎、胸腔积液。病程长者常出现弥漫性间质性肺炎或肺间质纤维化,出现咳嗽、咳痰、呼吸困难等症状,更甚者呼吸衰竭。

8. 血液系统　可有贫血、溶血、白细胞减少、血小板减少。

9. 消化系统　可有恶心、呕吐、腹痛、腹泻等症状,甚至出现呕血、便血,肝脏、胰腺也可受累出现相应症状。

10. 其他　还可出现口干、眼干、淋巴结肿大等,以及眼底血管病变而影响视力,严重的可能致盲。

【诊断】

1. 根据 1997 年美国风湿病学院修订的 SLE 诊断标准,具有其中任何 4 项及以上即可诊断 SLE(表 12-3)。

表 12-3　1997 年美国风湿病学院修订的 SLE 诊断标准

1. 面部蝶形红斑;

2. 盘状红斑;

3. 光过敏;

4. 口腔溃疡;

5. 非侵蚀性关节炎;

6. 浆膜炎(胸膜炎或心包炎);

7. 肾病变　24 小时蛋白尿 >0.5g 或单次尿蛋白 +++,尿镜检有细胞管型;

8. 神经异常　抽搐或精神心理障碍;

9. 血液异常　溶血性贫血,或白细胞减少,或淋巴细胞减少,或血小板减少;

10. 免疫学异常　抗 dsDNA 抗体(+),或抗 Sm 抗体(+),或抗心磷脂抗体(+)(包括抗心磷脂抗体或狼疮抗凝物,或持续至少 6 个月的梅毒血清假阳性反应,三者中具备 1 项);

11. 抗核抗体(ANA)阳性。

以上有 4 项阳性(其中应具有 1 项免疫学指标)可诊断为 SLE;不足 4 项,但仍疑为 SLE 者,宜进一步检查,如狼疮带试验阳性,和(或)肾活检示免疫复合物性肾改变,也可确诊。

2. SLE 病情分期

(1) 缓解期:指患者已经停服皮质激素 1 年以上,无 SIE 临床活动表现。

(2) 控制期:指在应用少量激素情况下,无 SLE 的临床活动表现。

(3) 活动期:指患者有发热、皮疹、口腔溃疡、关节炎或脏器损害等,其中几项 SLE 活动的临床表现。

(4) 妊娠初次发病:指妊娠时出现 SLE 初次临床症状、体征者。

3. 辅助检查　ANA 阳性率 90%,滴度大于 1:80 有诊断意义,但滴度不一定与疾病活动性相关。抗 dsDNA 与肾脏受累及疾病活动性相关,抗 Sm 抗体是 SLE 的标记抗体。SLE 患者可出现 Coombs 试验阳性、抗磷脂抗体和类风湿因子阳性,总补体、C3、C4 下降。血沉在正常妊娠时可加快,但一般不超过 40mm/h,妊娠合并 SLE 时,血沉加快,提示 SLE 活动。有人认为血沉超过 100mm/h,说明疾病严重,其与产后病情恶化有关。

有肾损伤时可出现蛋白尿、血尿、管型尿等,24 小时尿蛋白定量是判断狼疮性肾炎病情活动的重要指标。其他器官受累时,可出现相应的 X 线、超声检查、脑脊液检查等异常。

【鉴别诊断】

1. 感染　SLE 患者活动期多有发热,抗生素治疗无效,相关免疫学检查有助诊断。

2. 妊娠期高血压疾病　ANA、抗 Sm 抗体等免疫学指标阴性,血清补体升高,而 SLE 患者反之。

3. 贫血　妊娠期贫血多见于缺铁性或营养性贫血,补充铁剂、调整饮食多能纠正,其 SLE 相关免疫学指标阴性。

4. 血小板减少性紫癜　骨髓穿刺、ANA 及其他相关免疫学指标有助鉴别。

【处理】

1. SLE 妊娠适应证

(1) 病情稳定至少半年,服用泼尼松≤10mg/d。

(2) 肾功能稳定(Scr≤140μmol/L,Ccr>50mol/min,尿蛋白≤30mg/24h)。

(3) 免疫抑制剂停用半年以上。

2. SLE 妊娠禁忌证

(1) SLE 处于活动期。

(2) 有重要脏器受累。

(3) 服用泼尼松≥15mg/d。

3. 一般治疗　避免过度劳累,卧床休息,尤其需要避免日晒,防止受凉感冒及其他感染,注意营养及维生素的补充,以增强机体抵抗力。

4. 药物治疗

(1) 糖皮质激素:孕期应坚持使用泼尼松。孕前停药者,孕后口服泼尼松 5~10mg/d;孕前已服用泼尼松 5~15mg/d 者,孕期加倍,最大剂量不超过 60mg/d;病情严重者,氢化可的松 60~100mg/d 静滴,以快速控制病情,病情稳定 1~2 周后逐渐减量,减至口服泼尼松维持量。如激素治疗不够满意时可加用雷公藤。

(2) 抗凝药物:小剂量阿司匹林(25~50mg/d)在孕期能安全使用,它能降低血小板聚集,预防绒毛微血管血栓形成。有建议对有死胎史者可应用低分子缓释肝素钠注射液,具有溶栓、改善胎盘循环作用,争取胎儿存活,改进围生儿预后。

(3) 免疫抑制剂:此类药物在孕期的安全应用有限,一般在病情严重或出现激素抵抗时使用。常用药物为硫唑嘌呤,对胎儿致畸风险较低,孕期服用相对安全(50mg/d)。最近研究表明羟

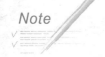
Note

氯喹的致畸作用罕见,是孕期比较安全的免疫抑制剂。

(4)静脉注射人血丙种免疫球蛋白(IVIG)是一种有效和安全的治疗,能有效改善妊娠结局,延长妊娠时间,减少胎儿并发症。

(5)其他:如六味地黄丸类中成药、血液透析等。

5. **围分娩期处理** 要行干预性早产时,需肌注或羊膜腔内注射地塞米松,促胎儿肺成熟,可有效减少围产儿死亡率。手术等应激反应有可能加重SLE,在手术分娩后的3天可加大糖皮质激素剂量,如果病情稳定再逐渐减量。

【预防】

加强健康教育,坚持正规治疗。患者应避免过度劳累,卧床休息,尤其需要避免日晒,防止受凉感冒及其他感染,注意营养及维生素的补充,以增强机体抵抗力。育龄期女性应避免妊娠,采用非药物的避孕措施,病情持续稳定的患者可在医生监护下生育。

二、抗磷脂抗体综合征

抗磷脂抗体综合征(antiphospholipid antibody syndrome, APS)指由抗磷脂抗体(antiphospholipid antibody, APA)引起的一种非炎症性自身免疫性疾病,主要表现为血栓形成、病理妊娠、血小板减少、精神神经症状等。该疾患可继发于其他免疫性疾病(继发性APS),如系统性红斑狼疮,也可单独存在(原发性APS)。无论原发或者继发,其临床表现及实验室检查的特征并无差别。

【发病机制】

APA是一组能与多种含有磷脂结构的抗原物质发生免疫反应的抗体,主要有狼疮抗凝物(lupus anticoagulation, LA)、抗心磷脂抗体(anticardiolipinantibody, ACA)、抗磷脂酸抗体和抗磷脂酰丝氨酸抗体等。其中LA和ACA与临床关系较为密切。

1. **血栓形成** APA作用于血管内皮细胞,抑制蛋白质C的抗凝途径,促进凝血及血栓形成;APA能增加血管内皮细胞表达组织因子(因子Ⅲ)的表达,从而活化外源性凝血途径;APA能抑制血管内皮细胞释放花生四烯酸,使前列环素及前列腺素E_2的产生减少,从而促血管收缩及血小板聚集;与载脂蛋白β_2糖蛋白1(β_2-glucoprotein Ⅰ, β_2GP1)结合,抑制其抗凝血活性。

2. **病理妊娠** APS患者发生反复流产、妊娠结局不良可能与血栓的形成有关。妊娠早期,APA抑制滋养细胞分化为合体滋养细胞,使胎盘β_2HCG合成和分泌减少;抑制滋养细胞增殖;减弱滋养细胞的侵蚀能力,干扰子宫螺旋动脉血管重铸。妊娠中晚期,APA影响胎盘绒毛表面的胎盘抗凝蛋白(PAP1)表达,从而影响其抑制凝血因子的活化功能,使胎盘局部抗凝能力下降,形成血栓。

3. **血小板减少** APA与血小板膜磷脂结合激活血小板,使其聚集增加,被单核-巨噬细胞吞噬、破坏,使血小板减少;另外血栓形成消耗血小板使其减少。

【临床表现】

1. **血栓形成** 为APS最有代表性的症状之一,表现为多部位、反复动静脉栓塞。常受累的有外周血管、脑血管及心、肺、肾等脏器的血管,下肢深静脉血栓相对更常见。根据血栓形成的部位不同,而引起相应的临床症状。

2. **血小板减少** 其症状可轻可重,多是急性发作或周期性发作,也可提前于其他临床征象多年出现。系统性红斑狼疮常见的血小板减少与APA有关,APA阳性的患者血小板减少明显较阴性患者严重。

3. **精神神经系统损伤** 主要表现为脑血管意外,包括脑血栓、脑出血、精神行为异常、癫痫、舞蹈病和脊髓病变等。这些疾患与脑血栓形成及APA与脑磷脂发生交叉反应而造成脑组织弥漫性损伤有关。

4. 病理妊娠　大约一半左右的 APS 孕妇可出现流产,流产一般发生于妊娠中后期,主要是由于胎盘血管血栓形成及胎盘梗死导致胎盘的功能下降所致。在孕早期胚胎停止发育死亡,妊娠中晚期常表现为胎儿生长受限、胎死宫内、先兆子痫、妊娠高血压及早产等。

5. 其他　心脏受累最常见的是瓣膜病,以二尖瓣和主动脉瓣受累最为常见。并可伴发心肌病。肺部主要表现为肺栓塞、肺梗死、肺动脉高压。肾脏损害可表现为肾功能不全、蛋白尿、高血压。皮肤损害最具有特征性的为非特异性网状青斑。

【诊断】

1. 诊断标准　APA 的最新诊断标准见表 12-4。

表 12-4　2006 年悉尼国际 APS 会议修订的分类诊断标准

诊断 APS 必须具备下列至少一项临床标准和一项实验室标准。

临床标准

血管栓塞:任何器官或组织发生一次以上的动脉、静脉或小血管血栓,血栓必须被客观的影像学或组织学证实。组织学还必须证实血管壁附有血栓,但没有显著炎症反应。

病理妊娠:

1. 发生一次以上的在 10 周或以上不可解释的形态学正常的死胎,正常形态学的依据必须被超声或被直接检查所证实;
2. 在妊娠 34 周之前因严重的子痫或子痫前期或严重的胎盘功能不全所致一次以上的形态学正常的新生儿早产;
3. 在妊娠 10 周以前发生 3 次以上的不可解释的自发性流产,必须排除母亲解剖、激素异常及双亲染色体异常。

实验室标准

血浆中出现 LAC,至少发现 2 次,每次间隔至少 12 周。

用标准 ELISA 在血清中检测到中/高滴度的 IgG/IgM 类 ACA 抗体(IgG 型 ACA>40GPL;IgM 型 ACA>40MPL;或滴度 >99 的百分位数);至少 2 次,间隔至少 12 周。

用标准 ELISA 在血清中检测 IgG/IgM 型抗 β_2GP1 抗体,至少 2 次,间隔至少 12 周(滴度 >99 的百分位数)

2. 辅助检查　如血常规、尿常规、肾功能等检查,此外抗核抗体等其他自身抗体检查以排除其他结缔组织疾病。血管超声有助于外周动、静脉血栓的诊断,CT 有助于肺部血栓的诊断,必要时皮肤、胎盘、肾脏等组织活检表现为血管内血栓形成。

【鉴别诊断】

APS 所致的血栓形成需与血小板增多症、红细胞增多症、阵发性睡眠性血红蛋白尿及尿高胱氨酸血症等疾病引起的血栓形成加以鉴别。APS 的血栓形成易反复发生,但每一次一般为单一的血栓,散发于不同的血管,反复发作的间隔时间常为几个月至几年。少数重症 APS 短时间内出现广泛的血管内凝血,需与败血症、血栓性血小板减少性紫癜及 DIC 相鉴别。APS 所致的症状是反复流产,需与其他原因如染色体异常、慢性感染、子宫异常、其他的系统性疾病引起的流产相鉴别。

【处理】

治疗的主要目标是预防流产、子痫前期、早产等病理妊娠。

1. 抗凝治疗　对 APA 阳性的患者,一般主张在孕期或一旦妊娠即开始服用小剂量的阿司匹林,剂量为 100mg/d,国内多用 25~75mg/d。可持续整个孕期,长期服用,经治疗后妊娠成功率可达 75%,且对胎儿和孕母无明显不良影响。目前国内外推荐治疗 APS 的首选方法是低分子肝素联合小剂量的阿司匹林,尤其适用于既往有妊娠 10 周后流产病史的患者。低分子肝素常用剂量为每天 1 支皮下注射,酌情可加至每天 2 支。抗凝治疗期间注意监测凝血功能。国内对进行抗凝治疗的孕妇一般选择择期剖宫产终止妊娠。手术前 12~24 小时停用低分子肝素,至少提

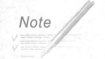

前6小时停药。术后24小时如无出血,继续原剂量使用低分子肝素抗凝,通常产后使用2周左右。产后抗凝治疗至少6~12周。

2. 抑制免疫治疗　患者伴严重的血小板减少、溶血性贫血,或不宜使用抗凝药物时才考虑使用糖皮质激素与免疫抑制剂,严重者需大剂量激素冲击治疗及血浆置换。一般采用小剂量泼尼松 5mg/d,于计划受孕前几周开始服用,持续至 APA 转阴后 1 个月停药。近年来,国外有报道少数使用大剂量免疫球蛋白治疗 APS,用量为 400~1000mg/(kg·d),其疗效有待进一步观察,且有价格昂贵和血源性感染可能的缺点。

3. 其他　白介素 3(IL-3)疗法、TNF-α 抑制剂等靶向治疗方法仍处于动物实验阶段。中医治疗本病主要是辨证分型治疗。常见有气虚血瘀、气滞血瘀和寒凝血瘀三型。分别应用益气养血活血化瘀、疏肝理气活血化瘀和温经补肾活血化瘀法组方治疗,临床效果良好,如丹参即具有活血化瘀的作用。

【预防】

1. 必须早期诊断治疗。

2. 平日应保持生活规律,心情舒畅,注意锻炼身体,积极配合治疗。

【小结】

1. 系统性红斑狼疮(SLE)是一种多发于育龄女性的累及多脏器的自身免疫性炎症性结缔组织疾病。妊娠可诱发 SLE 病情复发或加重,SLE 可以引起反复流产、死胎、胎儿生长受限、早产等。

2. SLE 患者病情稳定至少半年,服用泼尼松≤10mg/d;肾功能稳定(Scr≤140μmol/L,Ccr>50mol/min,尿蛋白≤30mg/24h);免疫抑制剂停用半年以上者可以考虑妊娠。而 SLE 处于活动期,或有重要脏器受累,或服用泼尼松≥15mg/d 暂不考虑妊娠。服用糖皮质激素者,不管孕前是否停药,孕期应坚持使用泼尼松。

3. 抗磷脂抗体综合征(APS)是指由抗磷脂抗体(APA)引起的一种非炎症性自身免疫性疾病,主要表现为血栓形成、病理妊娠、血小板减少、精神神经症状等。APS 的首选方法是低分子肝素联合小剂量的阿司匹林。

【思考题】

1. SLE 妊娠的适应证及禁忌证有哪些?

2. 如何鉴别妊娠期高血压疾病引起的肾脏损害与 SLE 所致的肾脏损害?

3. 抗磷脂抗体综合征的抗凝治疗方法有哪些?

(李　真)

第八节　皮肤疾病与妊娠

妊娠期体内新陈代谢、内分泌和免疫系统都有改变,因此孕妇可能发生多种生理性和病理性变化,其中皮肤亦可能发生一些变化,需要正确的诊断以及必要的治疗。妊娠期除一些常见的特异性皮肤病外,任何影响生育年龄妇女的皮肤病都有可能在孕期出现。

【妊娠期生理性皮肤改变】

1. 色素沉着　约 90% 的孕妇会出现色素沉着(pigmentation),常局限于乳晕、腋下、外阴及肛门周围、腹正中白线等处。色素沉着多于妊娠早期出现并呈进行性加重直至分娩,分娩后可自然消退,但多不能恢复至原来的颜色。50%~75% 的孕妇,尤其是肤色较深者,在妊娠的后半期可出现黄褐斑(chloasma),表现为面颊、鼻、上唇和(或)前额、太阳穴处出现不规则、边界清楚的黄褐色斑片,对称分布,日晒后加重,分娩后可完全消退,但也可能持续存在。

2. 毛发和指(趾)甲的改变　妊娠时处于生长期的毛囊比例增多,毛发生长活跃,常出现轻至中度多毛,以上唇、面颊最为明显,亦可见于四肢或背部,可伴有痤疮或其他男性化征象,分娩后可恢复。但分娩后由于生长期毛囊比例代偿性减少,可出现严重的休止期脱发,以分娩后4~20 周内为明显,经 6~15 个月可完全恢复,可留有轻度前发际后移。妊娠期指(趾)甲的改变包括甲横沟、指甲变脆、指甲下角化过度和远端剥离等。

3. 结缔组织改变　妊娠纹(striate gravidarum)是由于妊娠期子宫膨大,弹性组织脆性增加,腹壁皮肤弹性纤维断裂,使腹部出现线状皮肤萎缩纹,发生于 90% 以上的孕妇,常在妊娠 6~7 个月时出现,分布于腹、髋、臀部,也可见于乳房,开始为粉红至紫色的萎缩纹,可有轻微瘙痒,分娩后呈白色或皮肤色,略凹陷,可终生不消退,无不适症状。

4. 脉管系统改变　①牙龈增生:几乎所有孕妇都会出现牙龈增生,常于妊娠初期开始,至第9 个月达到高峰,表现为水肿、充血、可有疼痛,甚至破溃,口腔卫生不良者症状更重。约 2% 的患者出现化脓性肉芽肿样血管损害,称为妊娠齿龈瘤或妊娠肉芽肿,轻触易出血。其发病机制为雌激素水平升高后的血管增生,分娩后多数患者可恢复。②蜘蛛痣(spider angioma):在妊娠后期出现,好发于颈部、眼周及上肢,分娩 2~3 个月后,其颜色可变淡,但往往不能完全消退。③掌红斑:出现于妊娠早期,分布在鱼际、小鱼际或整个手掌,为弥漫红斑或斑点状,与在肝硬化中所见相同,指部常不累及,常与蜘蛛痣同时出现。④静脉曲张和痔:因妊娠子宫的压迫和先天性静脉瓣膜功能不全所致。妊娠早期在前庭和阴道黏膜可见静脉淤血,称 Jacquemier-Chadwick 征。

5. 腺体的改变　外泌汗腺分泌功能增强,痱子、多汗症的发病率增加。皮脂腺功能增强,许多孕妇在妊娠期首次出现痤疮或使痤疮复发。乳晕部皮脂腺扩大,乳晕腺增大,形成褐色小丘疹。

一、妊娠期特有的皮肤病

(一)妊娠瘙痒性荨麻疹性丘疹及斑块

妊娠瘙痒性荨麻疹性丘疹及斑块(pruritic urticarial papules and plaques of pregnancy,PUPPP)又称妊娠多形疹(polymorphic eruption of pregnancy),也有一些学者提出将所有妊娠瘙痒性炎症性皮肤病统称为妊娠多形疹,包括 PUPPP、妊娠痒疹、妊娠丘疹性皮炎等,但目前尚未得到共识。PUPPP 是最常见的妊娠特异性皮肤病。

【病因与机制】

目前有关 PUPPP 的病因与发病机制仍不清楚,有人认为 PUPPP 发病可能与母体-胎儿重量增加过快及多胎妊娠有关,因此提出腹壁的过度膨胀可能是本病的促发因素。

【临床表现】

该病是瘙痒性的自限性炎性皮肤病,典型表现是初产妇,妊娠晚期发病(平均孕 35 周)或产后立即出现(15%),多胎妊娠更常见,并且临床表现出现早,再次妊娠或口服避孕药不复发。

PUPPP 皮疹主要为红色风团样丘疹和斑块,另可有丘疱疹、水疱、靶形损害、环形和多环形风团,可融合成片,类似中毒性红斑。数天至一周后,出现细鳞屑和结痂,类似于湿疹。皮疹最先出现于腹部,通常是在脐周妊娠纹处,但脐部一般不受累。数天后扩展至臀部和大腿近端,严重者能很快遍及全身,但面部、掌跖部一般不受累。在皮疹的蔓延过程中常伴有剧烈瘙痒,并影响睡眠。虽然伴有瘙痒,但抓痕并不常见。PUPPP 经适当治疗后,症状多在几天内得到缓解,产后完全消失(图 12-1)。

【病理】

非特征性的血管旁淋巴细胞和嗜酸性粒细胞的浸润。发病早期几乎无法与妊娠疱疹相鉴别。晚期活检提示有棘皮症和角化过度及角化不全。

【诊断与鉴别诊断】

PUPPP 的诊断主要依据典型的临床表现，若在妊娠末期初产妇脐周膨胀处出现剧烈瘙痒的丘疹及斑块，并累及躯干、臀部及大腿，即可确诊。

【治疗】

原则：缓解瘙痒，延缓疾病进展，促进皮疹消退。

开始治疗时，一般局部外用醋酸氟轻松、曲安

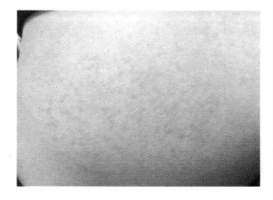

图 12-1　PUPPP 的腹部表现

缩松等强效糖皮质激素霜。每日 5~6 次，皮疹开始消退后换用其他弱效糖皮质激素霜。

【疾病对妊娠的影响】

该病不增加围生期发病率，产后病情可迅速缓解，15%~20% 的患者可持续至产后 2~4 周，一般没有复发倾向（除多胎妊娠外）。胎儿预后好，新生儿没有皮肤改变。

（二）妊娠瘙痒症

包括妊娠期肝内胆汁淤积（见第九章第四节，也有学者认为妊娠瘙痒症仅指妊娠期肝内胆汁淤积）、妊娠痒疹以及妊娠疱疹。

1. 妊娠痒疹

【疾病简介】

妊娠痒疹（prurigo）是一组伴有剧痒的小风团样斑丘疹及慢性小丘疱疹样皮肤损害的总称，好发于妊娠晚期。经产妇多见，其发生率约为 0.5%~2.0%，皮疹分娩后很快自行消退，瘙痒也随之消失，也可以持续数月或下次妊娠时再发。

【病因与机制】

病因不清，多倾向于自身免疫性疾病，孕妇皮肤敏感性常常高于无痒症孕妇，且同时患荨麻疹、哮喘等过敏性疾病者较常见，皮肤划痕试验阳性，血液中嗜酸性细胞明显增多，妊娠期绒毛膜促性腺激素增高，对妊娠代谢产物的敏感可能为致病因素，也有学者认为妊娠痒疹是妊娠疱疹的无渗出性变型，这些有待于进一步证实。

【病理】

丘疹早期为表皮轻度棘细胞层肥厚，表皮局部出现局灶性海绵形成，偶有小水疱形成并有角化不全。真皮浅层血管周围有轻度淋巴细胞浸润，有时可见有少量嗜酸性粒细胞及真皮乳头水肿。有表皮剥脱的丘疹表现为部分表皮缺失，上覆内含变性炎性细胞核的痂。若行连续切片，可见以毛囊为中心的细胞学改变，表现为海绵形成，在毛囊口至皮脂腺开口处有单核细胞浸润，在毛囊周围也有炎症细胞浸润。无特异性。

【临床表现】

多见于经产妇，按皮疹出现的时期分为早发性妊娠痒疹和晚发性妊娠痒疹两类。早发性妊娠痒疹是指发生在妊娠前半期，多在妊娠第 3、4 个月时出现的痒疹。丘疹好发于四肢伸侧、躯干上部、臀部，呈对称分布，圆形，粟粒大至绿豆大，顶端略扁平，初起白色，以后呈深红色、淡红色或正常肤色。丘疹周围有荨麻疹样红晕，经数日或数十日丘疹可消退，但可有新丘疹再发生。由于瘙痒剧烈，夜间尤甚，搔抓使丘疹上覆盖黄色痂皮，痂皮脱落后，局部遗留色素沉着或色素脱失。晚发性妊娠痒疹发生在妊娠最后 2 个月，皮疹形态与早发性妊娠痒疹相同，还可见到丘疱疹及风团，酷似多形性红斑样皮疹（erythema multiforme）。皮疹多先发生在腹壁陈旧妊娠纹上，随后渐向全身扩展。瘙痒剧烈，因搔抓可见抓痕、血痂及苔藓样变（图 12-2）。

Note

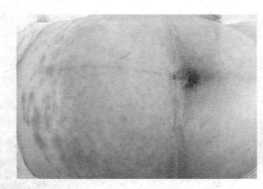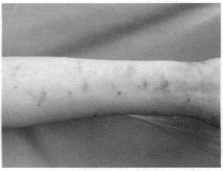

图 12-2　晚发型妊娠痒疹腹部及上肢表现

【诊断及鉴别诊断】

根据经产妇、发疹特点及时期,以及皮肤组织病理改变特点,诊断多无困难。但需与妊娠瘙痒性丘疹及斑块相鉴别,后者由于皮肤组织病理改变与妊娠痒疹近似,只能通过临床表现的不同加以区分。

【处理】

(1) 指导患者生活规律:经常沐浴,保持皮肤干净,避免吃辛辣刺激性食物。

(2) 局部皮肤用药:可选用的药物有止痒水、止痒酊以及炉甘石洗剂等。

(3) 皮质类固醇激素:对严重的妊娠痒疹有较好疗效,常选用泼尼松 40mg/d,尽量缩短疗程,症状明显减轻后逐渐减量直至停药。临产后不宜应用。

(4) 抗组胺药:常选用苯海拉明 25mg,3~4 次 / 日,饭后服;氯苯那敏 4mg,3 次 / 日,口服。

【对妊娠的影响】

皮疹严重者对胎儿不利,可导致死胎、死产。本病在分娩后 2~3 周会自行消退,遗留色素沉着。通常产后几天瘙痒会完全消失。再次妊娠有 70%~80% 的复发率,口服避孕药也能诱发,因此禁用口服避孕药。

2. 妊娠疱疹　病因不清。此类疱疹与妊娠密切相关,但与疱疹病毒却无关联。妊娠疱疹属于一种自身免疫性疾病,可发生于妊娠第 9 周到产后 1 周的任何时间内,但最常见于妊娠 21 周,再次妊娠时发病可比初次妊娠早。病程可持续数周,有时甚至可持续数年。

皮疹常出现在四肢,尤其是手和足,也可累及躯干前表面、头和颜面,但很少累及口腔黏膜和生殖道黏膜;皮损呈多形性、瘙痒性丘疹、斑块、靶形损害、环状风团,伴明显瘙痒,以后可出现紧张性水疱和大疱,疱液清晰,有时呈环状或多环状分布。常伴有严重的烧灼感或瘙痒,致使孕妇坐卧不安。

再次妊娠复发,且发病更早、更严重。部分病人连续妊娠可加重病情。胎儿一般预后良好,但小于胎龄儿的风险增加,由于抗体的被动转移,10% 的病例可发生新生儿水疱,但病情轻且有自限性,几天到几周后能自然消退。该病流产率为 5%。

二、已有皮肤病合并妊娠

许多慢性皮肤疾病可能伴随妊娠,先于妊娠存在或者妊娠期间首次表现出来。妊娠期妇女由于体内激素分泌水平的影响及相关的免疫和代谢的改变,会对已有皮肤病产生正面或负面的影响,许多皮肤病在妊娠期间的表现无法预测。

(一)银屑病

慢性银屑病患者有 40%~60% 在妊娠期改善;另外 10%~20% 病情恶化,需要加强治疗。单亲患有银屑病,子代发病率为 28%,双亲均为银屑病,子代发病率为 65%;银屑病不影响生育能

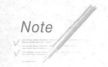

Note

力,不增加流产、早产及出生缺陷的发生率,但脓疱型银屑病,在妊娠晚期可导致胎儿窘迫,病情严重或是病程较长的患者,还会出现胎盘功能低下,甚至发生胎死宫内或新生儿死亡。而且针对银屑病治疗的药物会对妊娠有影响,如口服视黄醇类药物用于治疗银屑病,可伴严重的胎儿畸形,停药3年血中仍可测出,至少停药2年才能妊娠。银屑病不影响分娩时机和方式的选择,理论上讲可能会在伤口处发生病灶并影响伤口的愈合,但是目前还没有相关的临床资料。产后6周内有半数以上患者会有疾病的发作或加重,通常不会超过孕前严重程度。

(二) 湿疹

妊娠确实对大多数湿疹有影响,25%改善,半数以上恶化,且在妊娠早期多见。没有证据表明湿疹能直接影响生育或者增加流产、早产和出生缺陷的发生率。除非是感染性湿疹,湿疹本身不应该影响妇女的分娩计划和产科结局。治疗湿疹的某些药物要停用一段时间方可妊娠,如无论男方或女方,应用甲氨蝶呤者,停药3个月内不可妊娠。

(三) 皮肤肿瘤

良性肿瘤对母儿无影响,恶性黑色素瘤是恶性皮肤肿瘤中最常见能发生胎盘及胎儿转移的类型,妊娠期发生恶性黑色素瘤,预后不良。神经纤维瘤可于妊娠时首发或原有损害增多,扩大,可出现大血管破裂和高血压等并发症。

【小结】

妊娠期皮肤病主要表现为妊娠及产后特异性的瘙痒炎症性皮肤病。其中一部分疾病只对产妇造成严重的瘙痒,而另外一部分则可能导致胎儿窘迫、早产、死胎。对妊娠期皮肤病的早期诊断和及时治疗对于改善孕产妇和胎儿预后至关重要。

【思考题】

1. 妊娠期皮肤的生理性改变有哪些?
2. 哪些皮肤病再次妊娠能复发?

(宋薇薇)

参考文献

1. American Diabetes Association. Standards of medical care in diabetes-2010. Diabetes Care, 2010,33(suppl 1):S11-S61.
2. 单忠艳. 妊娠和产后甲状腺疾病诊治指南. 中华内分泌代谢杂志,2012,28(5):354-371.
3. 谢幸,苟文丽. 妇产科学. 第8版. 北京:人民卫生出版社,2013.
4. 杨慧霞. 妊娠合并糖尿病临床实践指南. 北京:人民卫生出版社,2008.
5. 赵辨. 中国临床皮肤病学. 南京:江苏科学技术出版社,2010.
6. Muallem MM,Rubeiz NG. Physiological and Biological Skin Changes in Pregnancy. Clinics in Dermatology.2006,24(2):80-83.
7. Kroumpouzos G,Cohen LM. Dermatoses of Pregnancy. J Am Acad Dermatol,2001,45(1):1-19.
8. Kroumpouzos G,Cohen LM. Pruritic Folliculitis of Pregnancy. Journal of the American Academy of Dermatology,2000,43(1 pt 1):132-134.

Note

第十三章　妊娠合并外科疾病

第一节　妊娠合并急性胆囊炎

妊娠合并急性胆囊炎(acute cholecystitis during pregnancy)是孕期第二大常见的外科急腹症，仅次于阑尾炎，国外报道发病率为 1/1600~1/10 000，其中约有 70% 的胆囊炎合并胆囊结石。急性胆囊炎可发生在妊娠期的任何阶段，其症状与体征与非妊娠期基本相同，处理方法因孕周不同而有所差异。胆囊因其生理位置较高，妊娠增大的子宫对其影响并不大，妊娠对急性胆囊炎的影响主要是增多的雌、孕激素。

【妊娠期雌、孕激素的变化】

1. **雌激素**　妊娠期间明显增多，主要来自胎盘及卵巢。妊娠早期由卵巢黄体产生，在妊娠10 周后主要由胎儿 - 胎盘单位合成。至妊娠末期，雌三醇值为非孕妇女的 1000 倍，雌二醇及雌酮值为非孕妇女的 100 倍。

2. **孕激素**　妊娠早期由卵巢妊娠黄体产生，妊娠 8~10 周后，胎盘合体滋养细胞是产生孕激素的主要来源。母体孕酮值随妊娠进展逐渐增高，至妊娠末期达 312~624nmol/L，其代谢产物为孕二醇，24 小时尿排出值为 35~45mg。

【妊娠对疾病的影响】

妊娠可增加胆结石形成的风险，其主要机制有以下两种。

1. 妊娠期间体内雌、孕激素浓度的增加，增加肝脏对血浆低密度脂蛋白的摄取与分解，使血液及胆汁内的胆固醇浓度增加，胆酸、胆盐的可溶性发生改变，胆固醇饱和度增加而析出结晶。

2. 妊娠期体内高浓度的孕激素使胆道平滑肌松弛，胆囊增大，排空率降低，残余量增加；雌激素降低胆囊黏膜上皮对钠的调节，使黏膜吸水能力下降，影响胆囊浓缩功能，导致胆汁淤积。

在妊娠期，胆囊炎伴有结石者平均为 60.2%，嵌顿的结石为胆囊炎最常见的病因，但胆石症及胆囊炎在妊娠期的发作并不多见。

【病因及发病机制】

(一)急性结石性胆囊炎

由胆囊结石直接损伤胆囊壁受压部位的黏膜所引起，胆道梗阻、胆汁淤积，继而发生细菌感染。其主要原因有以下两点：

1. **胆囊管梗阻胆囊结石**　滞留的结石直接损伤胆囊壁黏膜，导致胆汁排出受阻，胆汁淤积、浓缩。胆道梗阻致胆囊上皮释放磷脂酶，使卵磷脂水解而释放溶血卵磷脂。溶血卵磷脂和高浓度的胆汁酸盐均可引起上皮细胞损害，加重黏膜的炎症反应，使其水肿、坏死。

2. **细菌感染**　多继发于胆道梗阻。致病菌大部分是革兰阴性杆菌，其中以大肠杆菌最常见，也常合并有厌氧菌感染。

(二)急性非结石性胆囊炎

较为少见，病因不清，通常在严重创伤、烧伤、腹部非胆道手术后的危重病人中发生。致病因素主要是胆汁淤积和缺血，导致细菌的繁殖。

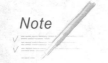

【病理】

（一）急性结石性胆囊炎

1. 急性单纯性胆囊炎　病变开始时,黏膜充血、水肿,胆囊内渗出增多,胆囊肿大。此时积极治疗后梗阻解除、炎症消退,大部分组织可恢复原来结构,不留瘢痕。

2. 急性化脓性胆囊炎　病情进一步加重,病变累及胆囊壁全层,胆囊壁增厚,胆囊表面充血并有纤维素性或脓性物质渗出。此阶段治疗后纤维组织增生、瘢痕化,容易复发。

3. 急性坏疽性胆囊炎　如胆囊梗阻持续,胆囊内压进一步升高,胆囊壁受压导致供血不足,进而缺血、坏疽。

（二）急性非结石性胆囊炎

其病理变化与急性结石性胆囊炎相似,但病情发展更迅速,容易出现胆囊穿孔、坏疽。

【临床表现】

妊娠期急性胆囊炎的临床表现与非妊娠期表现基本相同,但由于妊娠期解剖学和生理学方面的改变,使其具有一定的特殊性。

1. 典型症状　主要表现为进食油腻食物、劳累后或夜间突发的右上腹持续性绞痛,阵发性加重,疼痛向右肩及背部放射,常伴有恶心、呕吐、发热等症状。胆结石并发胆管炎时可出现Charcot 三联征。急性化脓性胆管炎病情严重时,可出现 Reynolds 五联征。

2. 典型体征　右上腹压痛、反跳痛,腹肌紧张,部分患者在右肋下缘可触及随呼吸运动肿大的胆囊,触痛明显（Murphy 征阳性）。若病情严重,可出现败血症及黄疸。

3. 妊娠期特殊表现　腹痛是妊娠期常见的主诉,胃肠胀气、不能耐受油腻食物等非妊娠期的典型表现在妊娠期变得不再典型。妊娠期急性胆囊炎患者 Murphy 征阳性者较少见。妊娠期的一些改变,容易隐藏急性胆囊炎的典型症状,大约 50% 的患者是无症状的,这需引起注意。

【诊断】

妊娠合并急性胆囊炎需结合临床表现、实验室检查以及影像学以明确诊断。

1. 症状、体征　妊娠期出现进食油腻食物、劳累后或夜间突发的右上腹持续性绞痛,阵发性加重,疼痛向右肩及背部放射,伴有恶心、呕吐、发热等症状,右上腹胆囊区压痛、肌紧张,Murphy征阳性。

2. 实验室检查　白细胞计数升高,伴有核左移,一般在 $12 \times 10^9/L$ 左右,如出现化脓性胆囊炎或胆囊穿孔、坏疽时,白细胞可 $\geqslant 20 \times 10^9/L$。ALT 和 AST 有轻度升高,出现胆总管梗阻时,血清胆红素或碱性磷酸酶升高。

3. 影像学检查　对于胆道疾病的诊断,影像学检查是必不可少的,常用的方法有腹部 B 超、MRI。

（1）腹部 B 超:其安全、快捷、简便、经济而准确,是诊断胆道疾病的首选方法。对胆囊结石的诊断率在 95% 以上,假阳性率和假阴性率为 2%~4%。

（2）MRI:有良好的软组织对比度,可以提供详细、综合的胆道系统状态,并根据病变部位、形态进行病因的判断,定性诊断准确率达 64%~98%。

【鉴别诊断】

妊娠合并急性胆囊炎,因其症状不典型或受其他妊娠常见疾病症状混淆,需注意与以下疾病鉴别诊断。

1. 胃肠道合并症　如急性胰腺炎、急性阑尾炎、胃十二指肠溃疡穿孔、肠梗阻等。

2. 妊娠相关疾病

（1）恶心、呕吐和厌食等症状需与早孕反应和妊娠剧吐相鉴别,早孕反应和妊娠剧吐一般发生在早孕期,并无腹部炎性症状。

（2）上腹痛、肝功异常需与妊娠期高血压和 HELLP 综合征相鉴别,HELLP 综合征有血压增

Note

高,并伴有血小板减少。

(3) 妊娠中晚期出现的腹痛,需与先兆早产、胎盘早剥等妊娠急症相鉴别,阴道流血、宫底上升及胎心监测显示有规律宫缩等有助于鉴别诊断。

【治疗】

对于妊娠期间胆囊炎急性发作,其治疗方法有争议,在不同孕周采用的治疗方式也各不相同,主要分为保守治疗和手术治疗。

(一) 保守治疗

在妊娠早期和晚期,一般主张采用保守治疗,85%~90%的患者经过保守治疗后可缓解症状。

1. 急性发作期 妊娠期胆囊炎急性发作,大部分可通过饮食控制,服用解痉、镇痛药物和抗生素等措施使其得到缓解。

(1) 对症支持治疗:禁食禁水,给予胃肠减压,肠外营养支持,维持水、电解质及酸碱平衡。

(2) 解痉、镇痛:硝酸甘油 0.3~0.6mg,舌下含服,每 3~4 小时 1 次,其作用短暂,临床意义不大;阿托品 0.5~1mg,肌内注射,每 3~4 小时 1 次;也可与镇痛药合用,加强止痛效果,哌替啶 50~100mg,肌内注射。另外应注意避免使用吗啡类药物,因为其会导致 Oddi 括约肌痉挛而加剧疼痛。

(3) 抗感染:大肠杆菌、克雷伯菌和肠球菌是胆囊炎的主要病原菌,因此,需要选用对这些病原菌有效的抗生素。另外需要考虑妊娠期的抗生素使用禁忌,要充分评估母体用药潜在获益和已知或未知的胚胎或胎儿风险。对于存在胆道感染者,联合使用青霉素和氨基糖苷类效果较好。

2. 症状缓解期 可使用利胆药,促进胆汁分泌。熊去氧胆酸可促进肝细胞分泌大量稀薄的胆汁,冲洗胆道,消除胆汁淤积,每日剂量为 10mg/kg。

(二) 手术治疗

出现以下情况时,应考虑手术治疗:①非手术治疗无效,病情加重;②上腹部出现肿块或胆囊脓肿;③有明显腹膜炎体征,或怀疑有坏疽性胆囊炎、胆囊穿孔或胆囊周围积液;④出现梗阻性黄疸,并有胆总管结石、急性胆管炎或急性胰腺炎者;⑤病情严重,难以与急性胰腺炎区别者;⑥妊娠期反复发作的胆囊炎。急性非结石性胆囊炎,因其容易坏疽穿孔,一旦诊断,应及早手术。

因妊娠期急性胆囊炎行保守治疗的复发率有 40%~70%,而延迟妊娠期患者胆囊切除术会导致近期和远期的并发症增加,有学者认为应在孕中期进行手术治疗。目前常用的手术方式有开腹胆囊切除术(open cholecystectomy,OC)和腹腔镜胆囊切除术(laparoscopic cholecystectomy,LC),麻醉方式可采用全麻或持续性硬膜外麻。

1. 开腹胆囊切除术(OC) 为一种传统的手术方式,宜在孕中期进行。因孕中期的子宫不是很大,视野暴露比较充分,且此时胎儿器官发育已经完成,发生自然流产和早产的几率小。在关腹前,宜做局部引流。

2. 腹腔镜胆囊切除术(LC) 与传统的 OC 相比较,其具有创伤小、出血少、术后疼痛轻、住院时间短等优点。国内外有研究表明,在孕中期进行 LC,并无增加早产及流产的风险,也未发现有新生儿死亡及发病,孕中期行 LC 是相对安全的。另外有研究认为 CO_2 可在孕早期影响胎儿发育,故在孕早期发生的急性胆囊炎不宜行手术治疗。

如果病人全身情况危重,或者局部病变严重,充血、粘连、水肿使得相关解剖不清,不能进行胆囊切除术时,可行胆囊造口术,待情况恢复后二期手术切除胆囊。

(三) 产科处理

在处理疾病的同时,应兼顾母儿双方,注意保胎、促胎肺成熟。无产科指征者,原则上不考虑同时行剖宫产术。

【对母儿影响】

急性胆囊炎发作时可引起自然流产、早产,如果采用保守治疗方法,病情反复发作,饮食控

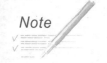
Note

制或肠外营养支持,营养下降,可致胎儿生长受限,严重者可并发胰腺炎,造成母儿死亡。

【预防】

妊娠合并胆囊炎容易反复发作,进而影响母儿,因此,做好孕前保健准备显得异常重要。

1. 孕前咨询 加强对计划妊娠妇女的饮食指导,注意控制体重,避免暴饮暴食。对有胆囊炎或胆结石病史的未孕妇女,孕前应行检查了解胆囊情况,必要时行手术治疗后再行怀孕。

(1) 肝胆 B 超:对急性胆囊炎的诊断准确率为 85%~95%。

(2) 实验室检查:血常规中白细胞升高;血清丙氨酸转移酶、碱性磷酸酶升高;约 1/2 患者血清胆红素升高;1/3 患者血清淀粉酶升高。

2. 妊娠适应证 如为无症状性胆结石患者,在饮食控制,定期检查的前提下可进行妊娠,不建议行预防性胆囊切除术。

3. 妊娠禁忌证 胆石症和胆囊炎并不是妊娠禁忌,对于有症状的胆囊炎患者,建议在妊娠前先行治疗。

【小结】

1. 妊娠合并急性胆囊炎是孕期第二大常见的外科急腹症,约有 70% 的胆囊炎有合并胆囊结石。

2. 妊娠期间因为体内雌、孕激素浓度的增加,可增加胆结石形成的风险。

3. 急性胆囊炎可发生在妊娠期的任何阶段,其症状与体征与非妊娠期基本相同,处理方法因孕周不同而有所差异。

4. 妊娠合并胆囊炎容易反复发作,造成不良妊娠结局,应做好孕期保健工作。

【思考题】

1. 妊娠合并急性胆囊炎的发病机制是什么,根据其病理改变可分为几种类型?

2. 妊娠合并急性胆囊炎的手术指征有什么?

第二节 妊娠合并急性阑尾炎

妊娠合并阑尾炎(acute appendicitis in pregnancy)是妊娠期间最常见的导致手术的非产科因素,国外报道发病率约为 1/1400~1/6600。急性阑尾炎在妊娠各时期均可发生,妊娠中期较为多见,在妊娠中晚期其临床表现通常不典型,往往导致诊断、处理不及时,并发阑尾穿孔,严重威胁母婴生命安全。因此,早期诊断、及时处理对母儿预后有重要的意义。妊娠期间子宫发生生理性改变,从而对盆腔、腹腔脏器造成一定的影响,了解子宫妊娠期生理性变化,有助于理解妊娠合并急性阑尾炎的临床表现,以便早期诊断、及时处理。

【子宫妊娠期生理性变化】

妊娠期间子宫体逐渐增大变软。子宫由非孕时(7~8)cm×(4~5)cm×(2~3)cm 增大至妊娠足月时的 35cm×25cm×22cm。妊娠早期,子宫形态逐渐由倒置的梨形变为球形或直椭圆形,其增大呈不对称性,受精卵着床及胎盘种植处明显突出,形态不规则。妊娠 12 周后,子宫逐渐呈均匀对称增大并超出盆腔,在耻骨联合上方可触及。子宫增大以底部最为明显,宫底向上膨出,使输卵管、卵巢几乎在子宫的中段处与子宫相连接,增粗的圆韧带相对地接近中线,几乎呈垂直走向。妊娠晚期,由于乙状结肠和直肠固定在盆腔的左后方,故妊娠子宫常有不同程度的右旋。

【妊娠对疾病的影响】

1. 妊娠期阑尾位置的变化　妊娠期随着子宫逐渐增大,盲肠和阑尾受压向上、外、后移位。在妊娠 12 周,阑尾根部位于髂嵴下两横指,20 周末相当于髂嵴高度,32 周位于髂嵴上两横指,妊娠足月时可达胆囊区,分娩后 10 天开始复位。阑尾在向上移的同时,其伴有逆时针方向旋转,长轴从原来指向内下方变成水平位,尖端指向脐部,最后有 60% 的阑尾呈垂直位,尖端向上,部分为增大的子宫所覆盖。因此,妊娠期发生的阑尾炎压痛部位通常不典型。如盲肠位置固定,则阑尾位置并不随子宫增大而变化。

2. 妊娠合并急性阑尾炎容易发生穿孔和弥漫性腹膜炎　妊娠期盆腔充血、毛细血管通透性和组织蛋白溶解能力增加,促进炎症的发展;另外,增大的子宫使腹壁防卫能力减弱及大网膜不能发挥局部防御性功能。在分娩或早产后,子宫缩小,可导致已局限的感染重新扩散。因此,妊娠合并急性阑尾炎容易并发穿孔,阑尾穿孔后炎症不易被包裹、局限,进而发展成弥漫性腹膜炎,严重者可导致脓毒血症、麻痹性肠梗阻等,危及母儿生命。

【病因及发病机制】

通常认为,有多种因素可引起急性阑尾炎的发生。

1. 阑尾腔梗阻　管腔内容物潴留,内压升高,压迫阑尾壁,阻碍血运。其常见的原因:①淋巴组织增生或水肿致管腔狭窄;②粪石、粪块、蛔虫阻塞;③阑尾系膜过短导致阑尾扭曲;④慢性阑尾炎所致管腔狭窄;⑤阑尾开口部位有病变,如炎症、结核、肿瘤等,使阑尾排空受阻。

2. 细菌感染　致病菌多为肠道内的各种革兰阴性杆菌和厌氧菌。在阑尾梗阻的基础上,阑尾管腔内的细菌分泌内毒素和外毒素,损伤黏膜上皮,细菌侵入受损黏膜进入阑尾肌层,导致感染。少数者可继发于其他部位的感染,由血运传至阑尾。

【病理】

1. 急性单纯性阑尾炎　属于病变早期,局限于黏膜和黏膜下层。大体可见阑尾轻度肿大,浆膜充血,表面有少量纤维素性渗出物。镜下可见黏膜表面一个或多个缺损,阑尾各层水肿并有中性粒细胞浸润。临床症状和体征均较轻。

2. 急性化脓性阑尾炎　也称为急性蜂窝织炎性阑尾炎,常由单纯性阑尾炎进一步发展而来。大体可见阑尾明显肿大,浆膜高度充血,表面覆盖脓性渗出物。镜下可见炎性病变深达肌层及浆膜层,管壁各层均有大量中性粒细胞弥漫浸润,并有炎性水肿及纤维素渗出,小脓肿形成,腔内有积脓。阑尾周围的腹腔内形成局限性腹膜炎,临床症状和体征较重。

3. 急性坏疽性阑尾炎　为一种重型的阑尾炎。阑尾腔因阻塞、积脓致腔内压力增高,阑尾系膜静脉受炎症影响而发生血栓性静脉炎,引起阑尾壁血液循环障碍,导致阑尾坏死。阑尾呈暗紫色或黑色,常出现穿孔,穿孔部位多位于阑尾根部和尖端,若继续扩散则引起急性弥漫性腹膜炎。

4. 阑尾周围脓肿(periappendicular abscess)　急性阑尾炎坏疽穿孔,大网膜移至右下腹将阑尾包裹,则形成炎性肿块或阑尾周围脓肿。

【临床表现】

(一)妊娠早期

症状和体征与非妊娠期基本相同。

1. 症状　腹痛是急性阑尾炎最常见的症状,最初多表现为上腹及脐周阵发性隐痛或绞痛,随后转移并固定至右下腹,呈持续性疼痛(转移性右下腹痛)。可伴有食欲下降、恶心、呕吐、腹泻等胃肠道症状。低位的阑尾炎可出现直肠刺激征,排便时有里急后重感。

2. 体征　发热,一般不超过 38℃,高热多见于阑尾坏疽、穿孔。右下腹有一固定压痛点,通常位于麦氏点,伴有明显的反跳痛。若出现腹肌紧张,则提示可能为化脓性阑尾炎。

(二)妊娠中晚期

由于腹部解剖结构及生理特点的改变,急性阑尾炎的症状、体征往往并不典型,与病变程度

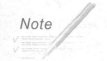
Note

不相符。

1. **症状** 转移性右下腹痛较少见,随着妊娠子宫的增大,阑尾位置逐渐上移或转移至子宫背面,故腹痛可位于右上腹或右侧腰部。另外,妊娠期腹壁随着子宫增大而伸张,疼痛感受器接受腹膜刺激的反应下降,其疼痛程度及性质也有所改变。一部分患者仍会出现恶心、呕吐、腹泻等胃肠道症状。全身症状有乏力、发热,甚至寒战等。也有腹痛及全身症状均不明显者。

2. **体征** 阑尾位置随着妊娠子宫增大而改变,可能不存在腹部压痛,或者压痛点位于右上腹、侧腹壁或者后腰部。即使发生阑尾穿孔或发展成弥漫性腹膜炎时,腹肌紧张及腹壁强直的体征也可能不明显。

【诊断】

文献报道妊娠期急性阑尾炎术前诊断率为 50%~85%,有 14%~30% 在阑尾穿孔或并发弥漫性腹膜炎时才确诊。急性阑尾炎在妊娠期不同时期有不同的表现,其症状与体征往往不典型,容易造成漏诊或对病情严重性估计不足,延误治疗。需要结合临床症状、体征、实验室检查和影像学检查以诊断急性阑尾炎,其中又以影像学检查结果最为重要。

1. **症状、体征** 妊娠合并急性阑尾炎的症状和体征并不典型,往往与疾病的严重程度并不相符,常见的有腹痛、恶心、呕吐,压痛、反跳痛。

2. **实验室检查** 白细胞计数明显增加,持续 $\geq 15 \times 10^9/L$,或计数在正常范围内但伴随核左移,有助于诊断。但是由于妊娠期存在生理性的白细胞增多,从而使得依靠实验室检查早期诊断妊娠合并急性阑尾炎的可能性不大。

3. **影像学检查** 对于妊娠合并急性阑尾炎的诊断,影像学检查是非常重要的,常用的有 B超、MRI。

(1) B超:B超检查敏感性为 76%~90%,特异性为 86%~100%。在妊娠中晚期由于增大的子宫遮盖阑尾,往往会影响阑尾显影,限制 B超的诊断。

(2) MRI:MRI 具有良好的组织分辨率且无放射性,在妊娠期中晚期运用相对安全,其诊断的敏感性为 90%~100%,特异性为 94%~98%,具有较高的诊断敏感性和特异性,但因其费用高昂并未被广泛应用。

4. **手术探查** 一旦临床表现及检查高度可疑阑尾炎,需要行手术探查以明确诊断,可避免因犹豫耽误手术而发生弥漫性腹膜炎的严重后果。手术探查方式可选择开腹探查及腹腔镜探查。

【鉴别诊断】

妊娠腹痛是常见的症状,其原因有产科因素及非产科因素。因妊娠合并急性阑尾炎的症状体征并不典型,需要提高警惕,注意与其他疾病相鉴别。

(一)妊娠相关疾病

1. 早产、临产等有规律的宫缩,伴有见红,宫口逐渐扩张等。

2. 胎盘早剥有阴道流血、宫底上升等症状体征。

3. 异位妊娠破裂常见于孕早期,停经后有不规则阴道出血及下腹痛,后穹隆穿刺可抽出不凝血,B超可确诊。

(二)非妊娠相关疾病

1. **卵巢肿瘤扭转** 多发生于妊娠 8~15 周,表现为突发性一侧剧烈疼痛,肿块较大时可触及附件区压痛性包块,B超检查可见附件区肿块。

2. **急性胆囊炎** 临床表现为右上腹疼痛,向右肩及背部放射,伴有黄疸、发热、寒战,B超检查可予以鉴别。

3. **泌尿系统相关疾病** 如急性肾盂肾炎、肾盂积水等也要注意鉴别。

【治疗】

妊娠合并急性阑尾炎并不主张进行保守治疗,一旦确诊,应立即手术。

Note

（一）一般处理

主要有对症支持及抗感染。

1. 对症支持治疗   维持水、电解质及酸碱平衡。

2. 抗感染   选择对胎儿影响小、对肠道菌群敏感的广谱抗生素。厌氧菌感染引起的阑尾炎占75%~90%，应选择甲硝唑、头孢类抗生素。在术中取阑尾分泌物行细菌培养＋药敏试验，指导术后抗生素使用。

（二）手术治疗

目前手术方式主要有两种，开腹阑尾切除术和腹腔镜下阑尾切除术。

1. 开腹阑尾切除术   如怀疑有阑尾穿孔并发腹膜炎，开腹阑尾切除术是最好的手术方式。术中注意避免刺激子宫，如有阑尾穿孔、盲肠壁水肿，则应放置引流管。

2. 腹腔镜阑尾切除术   腹腔镜阑尾切除术因其安全、有效、创伤小、恢复快等优势，被越来越多的医生及患者接受。

（三）产科处理

术后若继续妊娠，应给予保胎治疗。若无产科指征，不应同时行剖宫产术。

【对母儿影响】

妊娠合并急性阑尾炎可造成不良妊娠结局。阑尾炎增加流产或早产的发生率，尤其是阑尾穿孔并发弥漫性腹膜炎时母儿预后不良。

单纯性阑尾炎的胎儿丢失率3%~5%，一旦发生阑尾穿孔，胎儿丢失率上升至20%~30%，围产儿死亡率1.8%~14.3%。

【预防】

由于妊娠期急性阑尾炎容易误诊、漏诊，对孕妇及胎儿威胁较大。对于有慢性阑尾炎病史的妇女，应在孕前行阑尾切除术；对于已妊娠的妇女，应加强产前检查及宣教，及时发现、诊断，及早处理。

【小结】

1. 妊娠合并阑尾炎是妊娠期间最常见的导致手术的非产科因素，其在妊娠各时期均可发生。

2. 妊娠中晚期其临床表现通常不典型，往往导致诊断、处理不及时，并发阑尾穿孔，严重威胁母婴生命安全。

3. 妊娠合并急性阑尾炎的治疗原则是手术治疗。

【思考题】

1. 妊娠合并急性阑尾炎为什么在妊娠中晚期的表现不典型？

2. 妊娠合并急性阑尾炎的诊断方法有哪些？

第三节 妊娠合并急性胰腺炎

急性胰腺炎（acute pancreatitis, AP）是由于多种病因导致胰腺消化酶在胰腺内被激活，引起胰腺组织自身消化导致的急性化学性炎症。妊娠合并急性胰腺炎并不常见，国内外报道其发病率约为1/1000~1/10 000，但随着人们生活水平提高，饮食结构改变，其发病率呈上升趋势。妊娠期急性胰腺炎可发生于妊娠的任何时期，以妊娠中晚期多见。妊娠期胰腺炎导致的母婴死亡率

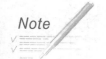

高达 37% 和 11%~37%,但随着医学技术的发展,妊娠期胰腺炎能得到早期诊断、早期治疗,孕母死亡率显著降低。此外,随着新生儿科医护技术力量的增强,围生期的死亡率也随之下降。

【病因和发病机制】

妊娠期急性胰腺炎的病因很多,常见的病因为胆石症、大量饮酒和暴饮暴食。

1. 胆石症(cholelithiasis)与胆道疾病　胆石症是引起急性胰腺炎最常见的原因,而妊娠可增加胆石症和胆泥形成的风险。在妊娠期,孕妇体内的雌激素和胆固醇升高,易形成胆汁淤滞,使胆汁内的胆盐、胆固醇、卵磷脂比例失调。此外,妊娠期孕妇体内的孕激素升高,可使胆囊平滑肌松弛,蠕动减少,从而使胆囊排空延长,进而导致胆固醇沉积形成结石。胆石嵌顿可引起胆道阻塞或 Vater 壶腹部狭窄,使胆道内压力升高,当胆道内压力超过胰管内压力,胆汁逆流入胰管引起急性胰腺炎。

2. 大量饮酒和暴饮暴食　酗酒是国外急性胰腺炎的主要病因。乙醇可刺激胃酸分泌,从而使胰泌素和缩胆囊素(cholecystokinin,CCK)分泌(属胰腺外分泌)增加。此外,长期酗酒者常出现胰液内蛋白含量增加,易沉淀形成蛋白栓,导致胰液排出不畅。

暴饮暴食引起短时间内大量食糜进入消化道,刺激胰液大量分泌,此时若出现胰管排出不畅,便可造成胰管内压力升高,从而使胰液溢出胰管外引起急性胰腺炎。在妊娠中晚期,增大的子宫可压迫胆管和胰管,更容易引起胰液排出不畅,引起急性胰腺炎。

3. 高脂血症　妊娠期孕妇长期摄入大量的高脂、高蛋白饮食,血脂水平升高,脂肪酶以及妊娠期孕妇体内的胎盘催乳素可使血清中的三酰甘油降解,释放出大量的游离脂肪酸,不仅造成胰腺细胞的急性脂肪浸润,还可损伤胰腺细胞的毛细血管,造成胰腺微循环急性脂性栓塞,导致胰腺缺血和坏死。

少数患者患有家族性高脂血症,可因胰液内脂质沉着或来源于胰腺外的脂肪栓塞引起胰腺炎,常反复发生。

4. 甲状旁腺功能亢进(hyperparathyroidism)　甲状旁腺功能亢进时,血钙水平升高,可刺激胰液分泌增加,此外,长期的高血钙可引起胰管钙化、管内结石形成从而使胰液排出不畅,严重者可引起胰管破裂,造成胰液溢出胰管外引起胰腺组织自身消化。

5. 其他　胰腺手术、腹部外伤可直接或间接损伤胰腺组织或胰腺的血液供应引起急性胰腺炎。感染、妊娠期高血压等也可引起急性胰腺炎。已知某些药物,如噻嗪类利尿药、糖皮质激素可直接损伤胰腺组织,使胰液分泌增加或黏稠度增加,引起急性胰腺炎。

【临床表现】

(一)症状

1. 腹痛　起病急骤,疼痛程度轻重不一,轻者钝痛,重者持续性刀割样痛、绞痛或钻痛,呈持续性,可有阵发性加剧。疼痛部位多位于中、上腹部,可向腰背部放射。

2. 胃肠道症状　多伴有恶心、呕吐,多在起病后出现,呕吐物为食物和胆汁,呕吐后腹痛不减轻。还伴有腹胀,有的胀闷难受甚于腹痛。

3. 发热　多为中度发热,发病 1~2 天后出现,持续 3~5 天。如发热持续不退或逐渐升高,应考虑继发感染。

4. 黄疸　胆总管受压时约 25% 的患者出现黄疸。

5. 休克　多见于重症胰腺炎。患者出现皮肤苍白、四肢湿冷,脉搏细数,血压下降,甚至出现少尿或无尿。

重症胰腺炎如诊治不及时,还可出现全身性反应综合征、多器官功能障碍、胰性脑病,甚至死亡。

(二)体征

常有中、上腹压痛,腹肌紧张,但在妊娠中晚期因子宫增大掩盖而不典型。可有腹胀、肠鸣音消失等肠麻痹表现。少数重症胰腺炎患者因血液、胰酶或坏死组织沿腹膜间隙与肌层渗入腹壁下,在两侧胁腹部或脐部出现瘀斑。溢出的胰液可刺激腹膜或膈肌引起腹水或胸水。部分患者因低血钙出现手足抽搐,为预后不佳的表现。当患者有黄疸、休克、多器官功能障碍、全身性反应综合征或胰性脑病时,可出现皮肤发黄、血压低、四肢冰冷、甚至昏迷等相应的体征。

【诊断】

（一）详细询问病史

了解有无胆石症病史、暴饮暴食等诱发因素。妊娠中晚期出现中、上腹疼痛的患者均应考虑到急性胰腺炎的可能。

（二）症状和体征

患者常有中、上腹疼痛,恶心、呕吐等不适。与症状相比,患者的体征相对较轻,妊娠中晚期受增大的子宫的影响,腹部压痛、腹肌紧张等体征可能不典型。

（三）辅助检查

1. 血、尿淀粉　　血清淀粉酶是诊断非妊娠期急性胰腺炎的主要实验室依据,但妊娠多伴有血清淀粉酶升高,妊娠中期血清淀粉酶可为妊娠早期的4倍,致使妊娠期血清淀粉酶的诊断特异性大大降低。因此,需连续监测血清淀粉酶,如持续升高仍有助于诊断。血清淀粉酶在起病后6~12小时开始升高,48小时后开始下降,持续3~5天。血清淀粉酶升高>500U,超过正常值的3倍时有诊断价值。

尿淀粉酶升高较晚,常在发病后12~14小时开始升高,但下降缓慢,持续1~2周。尿淀粉酶>250U时有临床意义。

2. 血清脂肪酶　　胰腺是脂肪酶的唯一来源,因此血清脂肪酶对诊断急性胰腺炎有很高的特异度和灵敏度。血清脂肪酶一般在起病后24~72小时开始上升,持续7~10天。

3. 其他生化检查　　C-反应蛋白（C-reactive protein,CRP）是炎症和组织损伤的非特异性标志物,在胰腺坏死时明显升高。此外,由于腹内脂肪坏死与钙结合皂化导致血钙降低,且血钙降低程度与病情严重程度相关,当血钙低于1.5mmol/L时提示预后不良。急性胰腺炎时,还可出现血糖、血清胰蛋白酶、血清AST、LDH升高。

4. B超检查　　腹部B超可见胰腺肿大,胰内及胰周围回声异常,还可了解胆道及胆囊情况,后期对脓肿、钙化及假性脓肿亦有诊断意义。

X线以及CT可为急性胰腺炎的诊断提高较好的影像学依据,但因具有放射性,在妊娠期并不适用。磁共振胰胆管成像（magnetic resonance cholangiopancreaatographhy,MRCP）无放射性,能清楚地显示软组织,胰胆管系统显像效果也较好,但目前尚无明确的指南提出在妊娠期进行MRCP检查。

【鉴别诊断】

妊娠期急性胰腺炎的诊断较非妊娠期困难,应与妊娠相关疾病以及胃肠道疾病相鉴别。

1. 妊娠相关疾病　　恶心、呕吐需与早孕反应、妊娠剧吐相鉴别,早孕反应以及妊娠剧吐无腹痛、腹胀等不适。妊娠早期出现的腹痛需与异位妊娠破裂相鉴别,异位妊娠破裂典型症状为停经后腹痛以及阴道流血,B超可协助诊断。妊娠中晚期出现的腹痛应与HELLP综合征、先兆早产、胎盘早剥等妊娠合并症相鉴别:HELLP综合征伴有血压升高、尿蛋白阳性,还出现肝功能异常以及血小板减少;先兆早产出现规律宫缩、宫口扩张;胎盘早剥伴有子宫底升高,胎心监测以及B超可协助鉴别诊断。

2. 妊娠合并胃肠道疾病　　需与妊娠合并胆囊炎、胆石症、胃十二指肠溃疡穿孔、肠梗阻等相鉴别。

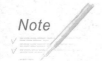

【对母儿影响】

1. 对孕妇的影响　妊娠合并急性胰腺炎引起的一系列并发症,如休克、多器官功能障碍、全身性反应综合征或胰性脑病均可对孕妇机体造成影响。

2. 对胎儿的影响　妊娠合并急性胰腺炎可导致胎儿流产、早产甚至胎死宫内。

【治疗】

妊娠期急性胰腺炎的治疗与非妊娠期基本一致,对于孕早期和孕中期的急性胰腺炎患者,治疗应以急性胰腺炎为主,其次考虑胎儿因素。而对于妊娠晚期的急性胰腺炎患者,此时胎儿存活率高,治疗时应兼顾胎儿,如急性胰腺炎效果不佳,而胎儿娩出可存活时应及时终止妊娠。

(一) 保守治疗

主要是监测生命体征,维持水、电解质平衡,营养支持,抑制胰液分泌。

1. 监测病情情况　严密监测患者的生命体征,以及血、尿淀粉酶,血清脂肪酶、C- 反应蛋白、血糖、血钙等各项生化指标。同时还需密切监测胎儿胎动、胎心以及胎儿宫内情况。

2. 营养支持　急性胰腺炎一般都需禁食、胃肠减压,在禁食期间,应保证患者的能量供应。部分患者甚至需要全胃肠外营养。

3. 维持水、电解质平衡,保持血容量　需积极补充体液及电解质,维持有效血容量。对于出现休克的重症胰腺炎患者,有时需输入白蛋白、血浆等以增加血容量。

4. 抗感染治疗　因已证实预防性使用抗生素并不能显著降低病死率,2012 年急性胰腺炎诊治指南提出,非胆源性急性胰腺炎不推荐预防性使用抗生素,胆源性急性胰腺炎或合并感染的急性胰腺炎应常规使用抗生素。使用抗生素时,应选择对胎儿无致畸作用的药物。

5. 减少胰液分泌　抑肽酶可抑制胰蛋白酶和糜蛋白酶的分泌,用法:10 万 U,静滴,2 次 /日。H_2 受体拮抗药或质子泵抑制药可抑制胃酸分泌,进而间接抑制胰液分泌,还可预防应激性溃疡的发生。生长抑素及其类似物(奥曲肽)可直接抑制胰腺外分泌,但对胎儿的影响仍需长期随访,使用时应慎重。

6. 解痉、止痛　确诊急性胰腺炎后可使用止痛药,理想的止痛药是哌替啶,50~100mg,肌注,2~6 小时 / 次。使用止痛药时应观察患者的呼吸情况以及胎儿胎心改变,必要时可减少药量或停药。解痉可用阿托品,0.5mg,肌注,3~4 次 / 天。

7. 中医中药　大黄、芒硝、清胰汤、柴芍承气汤等可活血化瘀、通里攻下,对治疗急性胰腺炎有效。

(二) 手术治疗

对于经保守治疗 48 小时以上,病情无好转,出现胰腺坏死或感染,已形成胰腺脓肿或出现大量腹腔积液的患者或出现严重并发症的患者需手术治疗。

手术指征:①已形成胰腺脓肿、消化道瘘等;②合并胰胆管梗阻;③出现胰腺脓肿、假性囊肿等并发症,需切开引流的患者;④发现有胰腺坏死,出现腹膜后大量渗液压迫胰腺的患者;⑤尚不能确诊,疑有腹腔内脏器穿孔、内出血或严重腹膜炎的患者,需剖腹探查。

(三) 产科处理

1. 监测胎儿情况　治疗期间,应严密观察胎动、宫缩情况,监测胎心,无应激试验监护胎儿宫内情况,超声检查羊水量、胎盘功能、脐血流、胎儿生物物理评分等。

2. 预防早产　妊娠期急性胰腺炎出现早产的几率高达 60%,在监护胎儿宫内情况时,应视情况予抑制宫缩治疗,如胎儿早产无法避免,应予促胎肺成熟治疗以提高胎儿存活率。

3. 终止妊娠　终止妊娠的指征包括胎儿窘迫、胎儿宫内死亡以及明显的流产或早产征兆。多数可自然分娩,产程中应严密监测病情变化;胰腺炎病情较重时可适当放宽剖宫产指征。

【预防】

妊娠期急性胰腺炎对孕妇及胎儿均可造成严重的危害,因此应积极预防。患有胆石症的孕妇,妊娠前应予积极治疗,妊娠期应定期进行肝胆系统检查,避免发作。此外,妊娠期应养成合理的饮食习惯,避免暴饮暴食,定期检测血脂,适当控制体重。

案例

谭某,女,28 岁。因"停经 33^{+5} 周,恶心、呕吐、上腹部疼痛 1 小时"入院。孕妇平素月经规则,14 岁,4~6/28~30 天,量中,偶有痛经。末次月经 2013-3-15,预产期 2013-12-23。停经 40$^+$ 天自测尿妊娠试验阳性,孕 1$^+$ 月 B 超证实"宫内早孕,存活"。早孕反应不明显,孕 4$^+$ 月感胎动活跃至今。孕期唐氏筛查、甲状腺功能、地贫筛查、优生五项、四维筛查均未见异常。孕早期无感冒、服药史,无放射线、化学性物质接触史,无猫、狗等宠物接触史。孕妇今日 12 点进食后出现上腹部疼痛,呈持续性,向腰部放射,而后出现恶心、呕吐,呕吐为非喷射性,呕吐物为胃内容物,遂入院就诊。孕妇 2011 年体检时发现胆管结石,偶感腹痛,一直未予就诊。

患者入院后详细询问病史,并进行体格检查。病史如前,查体:心率 92 次 / 分,血压 112/78mmHg,心肺听诊无异常,腹膨隆,左上腹轻压痛,双下肢无水肿。入院后完善相关检查,如三大常规、血离子、肝肾功能、CRP,血淀粉酶、尿淀粉酶、血清脂肪酶,产科 B 超及肝胆胰脾 B 超,行胎心监测观察胎儿宫内情况。

诊断:妊娠合并急性胰腺炎。诊断依据:①病史:有胆石症病史,进食后突发恶心、呕吐、持续性上腹痛。②查体:左上腹压痛,向腰部放射。③辅助检查:因患者病程较短,血尿淀粉酶、血清脂肪酶等无明显异常,应予定期复查。

治疗:①禁食、胃肠减压。②静脉补充营养,维持水电解质平衡。③抗生素预防感染。④抑制胰液分泌。⑤自数胎动,听胎心 4 次 / 日,行胎心监护。⑥予糖皮质激素促胎肺成熟。⑦必要时可予解痉镇痛药物。

【小结】

妊娠期急性胰腺炎并不常见,部分症状较轻,经治疗后好转,但严重的急性胰腺炎可导致孕妇出现休克、多器官功能障碍、胰性脑病等严重并发症,导致胎儿流产、早产甚至胎死宫内。因此,对于妊娠合并急性胰腺炎应做到早诊断、早治疗,避免出现严重的母婴并发症。

【思考题】

1. 妊娠合并急性胰腺炎的常见病因有哪些?
2. 妊娠合并急性胰腺炎的保守治疗包括哪些?

第四节　妊娠合并急性肠梗阻

肠梗阻(intestinal obstruction)指各种原因导致肠内容物不能正常运行、顺利通过肠道而引起的全身性生理紊乱。肠梗阻是普通外科常见的急腹症之一,但在妊娠期并不常见。妊娠期肠梗阻较非妊娠期病情重,如处理不及时,后果严重,可出现母婴严重并发症甚至死亡。

【妊娠期胃肠道生理改变】

1. 妊娠期子宫增大,可挤压盆腔内的肠管使其位置发生变化。
2. 增大的子宫可牵拉既往存在粘连的肠管,使其发生扭曲或闭塞。

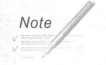
Note

3. 妊娠期孕激素水平升高,可降低肠管平滑肌兴奋性,使其张力降低,蠕动减弱,甚至发生肠麻痹。

4. 妊娠晚期胎头下降可压迫肠管。

5. 妊娠期易出现便秘,积存在直肠或乙状结肠内的粪块可影响肠管排空。

6. 妊娠期子宫逐渐增大,如肠系膜过长或过短,可使肠管间的相互位置发生变化。

【病因和分类】

按肠梗阻发生的基本原因,可分为以下三类。

1. 机械性肠梗阻(mechanical intestinal obstruction)　为最常见的肠梗阻类型,其中又以粘连最多见,其次有肠扭转、肠套叠、炎性狭窄、先天性狭窄等。妊娠期子宫增大可推挤肠袢,如存在术后粘连,则可因受压或扭转形成肠梗阻;先天性肠系膜根部过短,或肠系膜过短或过长,受增大的子宫推挤,肠管活动受限,使小肠扭转或套叠,引起机械性肠梗阻。机械性肠梗阻好发于妊娠 16~20 周子宫体上升入腹腔时,或妊娠 32~36 周胎头下降入盆腔时,或产褥期子宫突然缩小,肠袢急剧移位时也可引起肠扭转。

肠扭转部位好发于粘连部,因此,既往有腹部手术史(如阑尾手术、宫外孕手术等),或有炎症病史的患者需警惕机械性肠梗阻的发生。

2. 动力性肠梗阻　因神经反射或毒素刺激引起肠壁肌功能紊乱,使肠管痉挛或肠蠕动丧失,导致肠内容物不能通过,无器质性的肠腔狭窄。可分为麻痹性肠梗阻和痉挛性肠梗阻。麻痹性肠梗阻(paralytic ileus)多见于腹膜炎或全身水电解质紊乱,是由于交感神经兴奋使肠壁肌肉暂时抑制。痉挛性肠梗阻是因肠壁肌肉暂时性收缩导致,多由肠道炎症或神经功能紊乱引起。

3. 血运性肠梗阻　较少见,因肠系膜血管发生栓塞或血栓形成引起,肠管血运障碍,蠕动功能丧失,可发生绞窄甚至坏死。

按肠壁有无血运障碍,可分为单纯性肠梗阻和绞窄性肠梗阻。单纯性肠梗阻只出现肠内容物通过受阻,没有肠管血运障碍;绞窄性肠梗阻出现肠内容物通过受阻,同时伴有肠管血运障碍。

按梗阻的部位可分为高位梗阻(如空肠上段)和低位梗阻(如回肠末段和结肠)。

按梗阻的程度可分为完全性肠梗阻和不完全性肠梗阻。

【病理和病理生理】

1. 单纯性肠梗阻　梗阻部位以上的肠管肠蠕动增加,以克服肠内容物通过障碍。此外,肠腔内因气体和液体积贮而膨胀,肠管过度膨胀时可影响肠壁静脉回流,使液体向腹腔渗漏。梗阻部位以下的肠管瘪陷、空虚或者仅存少量粪便。

2. 绞窄性肠梗阻(strangulated intestinal obstruction)　首先出现静脉回流受阻,肠壁充血、水肿、增厚,呈暗红色。随着病程进展继而出现动脉血运受阻,血栓形成,肠管变成紫黑色,又由于肠壁变薄、缺血,最后可出现肠管坏死甚至穿孔。

妊娠合并肠梗阻的病理生理改变主要由体液丧失、肠膨胀以及毒素的吸收和感染所致。严重的缺水、电解质紊乱、酸碱平衡失调和细菌感染可引起休克,如诊治不及时可出现呼吸、循环障碍,最后可因多器官功能障碍甚至衰竭而死亡。

【临床表现】

妊娠期肠梗阻的临床症状与非妊娠期基本相同,但由于妊娠晚期子宫增大,肠袢向子宫的后方或两侧移动,或者在产后出现腹壁松弛,可使体征不典型。

(一)症状

1. 腹痛　机械性肠梗阻时,由于梗阻以上部位肠蠕动增加,引起阵发性绞痛,疼痛一般在中腹部,也可偏于梗阻所在的部位。腹痛时可伴有肠鸣音亢进。如腹痛的间歇期逐渐缩短,甚至

Note

出现持续性腹痛,应警惕可能是绞窄性肠梗阻。

2. 呕吐　早期呕吐呈反射性,呕吐物为食物或胃液。此后呕吐随梗阻部位不同而不同,高位梗阻时,呕吐出现早且频繁,呕吐物为胃及十二指肠内容物;低位梗阻时,呕吐出现迟且少,晚期的呕吐物可呈粪样。

3. 腹胀　一般出现较晚,腹胀的程度与梗阻部位有关。高位梗阻时腹胀不明显,低位梗阻或麻痹性肠梗阻时腹胀较重,可遍及全腹。

4. 排便、排气障碍　完全性肠梗阻时患者无排气排便,但在高位梗阻早期,由于梗阻部位以下肠管内残存有粪便和气体,可有排气和少量排便。

（二）体征

多伴有腹胀、腹部压痛,压痛部位一般位于梗阻部位。少数患者腹部可见胃肠型及蠕动波,但子宫增大时可被掩盖。机械性肠梗阻时可出现肠鸣音亢进,有气过水声或金属音,而麻痹性肠梗阻时肠鸣音减弱或消失。

【诊断】

妊娠期肠梗阻时,各类辅助检查并不能确诊,必须详细了解病史,如病程经过以及既往有无腹部手术史,再结合体格检查以及辅助检查综合分析,才能得出正确的诊断。

（一）症状及体征

妊娠期出现腹痛、呕吐、腹胀、排便排气障碍(即"痛、吐、胀、闭")等不适,腹部出现压痛,可伴有肠鸣音亢进,但麻痹性肠梗阻时肠鸣音减弱甚至消失。

（二）辅助检查

1. 实验室检查　单纯性肠梗阻的早期无明显变化,晚期因缺水、血液浓缩出现血红蛋白比值、血细胞比容升高,尿比重增加。绞窄性肠梗阻时可出现白细胞和中性粒细胞增加。

2. B超检查　起病较晚后才会出现B超异常,因此如首次检查不明确,6小时后需再次复查B超。B超可见:①肠管扩张伴积气和积液,小肠内径可大于3cm,结肠内径可大于6cm。②机械性肠梗阻时可见部分肠管蠕动活跃,且肠管内主要是液体和气体回声;麻痹性肠梗阻时肠蠕动减弱或消失。③肠壁水肿。

肠梗阻时,腹部立位片可见气液平面和气胀肠祥,但因具有放射性,在妊娠期并不适用。

【鉴别诊断】

妊娠合并肠梗阻需与胎盘早剥、妊娠合并卵巢囊肿蒂扭转以及急性胰腺炎、急性胆囊炎、胆石症、急性阑尾炎等妊娠合并症相鉴别。

1. 妊娠相关疾病　妊娠合并卵巢囊肿蒂扭转的患者也伴有恶心、呕吐、腹痛,后穹隆穿刺可抽出浆液性或黏液性液体,B超可协助鉴别诊断。胎盘早剥伴有子宫底升高,胎心监测以及B超可协助鉴别诊断。

2. 妊娠合并胃肠道疾病　妊娠期肠梗阻需与妊娠合并急性胰腺炎、急性胆囊炎、胆石症、急性阑尾炎等相鉴别。

【对母婴影响】

妊娠合并急性肠梗阻可引起母婴严重并发症。肠梗阻引起肠管解剖及功能改变,还可导致孕妇全身性生理紊乱。此外,由于妊娠期子宫增大,且妊娠期不考虑X线等放射线检查,使妊娠合并急性肠梗阻的诊断较困难;另一方面,妊娠期对全身麻醉、手术亦有顾虑,常使手术延误从而增加孕妇及胎儿的死亡率。

【治疗】

妊娠合并肠梗阻的治疗与非妊娠期基本相同,治疗方法需根据梗阻的性质、部位、程度,病人的全身情况以及胎龄、胎儿情况而定。治疗原则是纠正水、电解质紊乱和酸碱失衡,解除梗阻以及适当的产科处理。

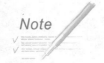

（一）保守治疗

1. 胃肠减压 是治疗妊娠合并肠梗阻的重要措施，可吸出胃肠道内积滞的气体和液体，减轻腹胀，降低肠腔内压力，还可减少肠腔内的毒素和细菌以及改善肠壁的血液循环。

2. 纠正水、电解质紊乱和酸碱失衡 应及时输液补充水、电解质，输液的容量以及种类须根据患者呕吐情况、缺水程度、血液浓缩程度以及尿量、尿比重，并结合血清离子浓度（钾、钠、氯等）和动脉血气结果而定。绞窄性肠梗阻时可能还需要输入血浆、全血以补充丧失在肠腔或腹腔内的血浆及血液。

3. 防治感染 常规应用抗生素预防感染，应选择对胎儿无致畸作用的药物。单纯性肠梗阻可不应用抗生素。

（二）手术治疗

对确诊为绞窄性肠梗阻或高度怀疑绞窄性肠梗阻、完全性肠梗阻或经保守治疗 24 小时后症状无缓解的患者，应及时手术治疗。手术的目的是在最短时间内，以最简单的方法解除梗阻、恢复肠腔通畅，具体手术方法需根据梗阻性质、病因、部位以及患者全身情况而定。

（三）产科处理

处理肠梗阻的同时，应监测宫缩、胎心以及胎儿宫内情况，必要时予保胎治疗。一般认为，经保守治疗好转的患者可继续妊娠；妊娠 12 周前需手术治疗的患者应先行人工流产；妊娠 12~28 周需手术治疗的患者无须终止妊娠，术后视情况予保胎治疗；妊娠 28~34 周需手术治疗的患者应先予促胎肺成熟治疗，剖宫产手术后充分暴露视野再行肠梗阻手术；妊娠 34 周后需手术治疗的患者可先行剖宫产手术后再行肠梗阻手术。

【预防】

妊娠期肠梗阻虽然发病率不高，但常出现孕妇及胎儿严重并发症，孕妇死亡率达 10%~20%，胎儿死亡率达 30%~50%，与诊断以及手术不及时直接相关。因此，对于妊娠期肠梗阻应做到早期诊断以及早期治疗。

【小结】

妊娠期急性肠梗阻的病情较非妊娠期严重，可引起严重的水、电解质紊乱、酸碱平衡失调、感染以及休克，引起严重的母婴并发症甚至死亡。因此，对于妊娠合并急性肠梗阻应做到早期诊断和及时治疗，以改善母婴预后。

【思考题】

1. 妊娠期胃肠道的生理性改变有哪些？

2. 不同孕周的急性肠梗阻应如何处理？

第五节 妊娠期泌尿系结石

妊娠期泌尿系结石指从妊娠开始到分娩结束期间发生的泌尿系结石，泌尿系结石包括肾结石、输尿管结石、膀胱结石和尿道结石。多种病理因素相互作用而导致的泌尿系结石称为尿石症。妊娠期合并泌尿系结石可能诱发胎儿流产或导致孕妇脓毒血症的发生，对孕妇与胎儿构成潜在危害。由于需要同时考虑孕妇与胎儿的安全性问题，明确妊娠泌尿系结石的诊断与选择适当治疗方法，对临床医师是一个严峻的挑战。

【妊娠期相关生理变化及对疾病的影响】

（一）妊娠期泌尿道解剖变化

生理性肾积水是妊娠期妇女常见的泌尿道解剖变化，其左、右侧发生率分别为67%与90%。其主要原因有妊娠子宫与卵巢血管产生的机械性压迫，以及妊娠期孕激素水平升高。生理性肾积水，尤其是输尿管的梗阻、扩张、尿液积滞，有助于结石微量成分的积聚、尿路感染，最终导致结石的形成。

（二）妊娠期泌尿系生理变化

妊娠期，在胎盘产生的人绒毛膜促性腺激素、雌激素、孕激素的参与下，孕妇心排出量增加以及肾血管阻力降低，显著增加了肾小球滤过率（glomerular filtration rate，GFR）与肾血流量（renal plasma flow，RPF），并在整个妊娠期间维持高水平。在妊娠中晚期，GFR与RPF分别增加40%~65%与50%~85%，与非妊娠期相比，GFR升高约50%，RPF约增加35%。

（三）妊娠期与结石有关的排泄物变化

妊娠期高尿钙症，妊娠期尿酸、草酸排泄量增加对妊娠泌尿系结石的形成均有重要的影响。研究发现，尽管孕妇尿液中存在大量泌尿系结石形成物及促晶体沉淀物，但妊娠泌尿系结石的发生率并不高于非妊娠妇女，原因可能因为：①妊娠期限过短，不足以使结石形成物结晶发生结石；②肾小球滤过率增加，导致尿液中结石形成的抑制物如柠檬酸、镁、葡萄糖胺聚糖的排泄率也显著增加，抑制了泌尿系结石的形成。

【病因及发病机制】

1. 局部因素　尿路感染、尿路梗阻或尿路异物等局部因素可以导致结石的形成。妊娠期肾积水、输尿管扩张是形成尿路结石的重要局部解剖因素。

2. 代谢因素　妊娠期肾小球滤过率的增加导致尿液中结石形成促进物如：糖、钠、钙、尿酸增加，以及结石形成抑制物如：柠檬酸、镁、葡萄糖胺聚糖减少，对泌尿系结石的形成具有十分重要的意义。

3. 环境因素　因炎热气候影响，在热带、亚热带及一些地方的夏季，泌尿系结石发生率高；饮水少，饮食不均衡，尤其在妊娠期蛋白质、钙、镁等摄入过多，以及维生素A、维生素B_6缺乏时均可导致泌尿系结石的形成；长期应用糖皮质激素、口服磺胺类等药物亦可增加结石发病率。

【病理变化】

泌尿系结石在肾和膀胱内形成，绝大多数输尿管结石和尿道结石是结石排出过程中停留所致。结石直接刺激尿路黏膜导致黏膜充血、水肿、糜烂及上皮脱落，甚至局部组织溃疡、狭窄。长期结石创伤可使肾盂壁变厚、间质组织纤维增生、白细胞浸润。结石可阻塞尿路，尤其是输尿管结石，容易导致肾积水和肾脏进行性损害或不可逆性损害。当尿路结石并梗阻时，由于尿液引流不畅，能继发尿路感染，而感染又可加重结石的形成，形成恶性循环。

【临床表现】

妊娠合并泌尿系结石的临床表现与非孕期相似，与结石的大小、形状、所在部位、有无感染以及梗阻程度有关。

（一）症状

1. 无症状　表面光滑或固定在肾盂或下肾盏内不移动又无感染及阻塞的结石可无任何症状。

2. 疼痛　肾区疼痛，呈持续性或阵发性发作，性质为隐痛、钝痛、胀痛或绞痛，疼痛可沿输尿管部位并向膀胱、外生殖器、大腿内侧等处放射。

3. 血尿　为尿石症的常见症状，大多数病人有肉眼血尿或镜下血尿，镜下血尿更为常见，多发生在疼痛之后。有时活动后镜下血尿是上尿路结石的唯一临床表现。

4. 尿路感染症状　尿石症并发感染时，出现尿频、尿急、尿痛以及脓尿等，可有体温升高或寒战等症状。

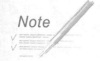

5. 排尿困难及无尿　输尿管被结石阻塞或被结石刺激所引起,较少见。

(二) 体征

在肾绞痛发作时,患侧可有肌肉痉挛和保护性肌肉紧张,轻叩肋脊角处可引起疼痛及压痛。大的结石性肾盂积水可能在腹部扪及,但扩大的妊娠子宫可使腹部触诊受到限制。

【诊断】

(一) 病史及典型临床表现

根据典型表现作出诊断并不困难,但还须明确结石的部位、大小、数目和两侧肾脏功能情况,以及有无并发感染,故尚需进行各项辅助检查。

(二) 实验室检查

1. 尿液检查　大多数有临床症状的患者都有镜下血尿;尿白细胞升高者提示合并有尿路感染;尿培养查见细菌可指导选择敏感性抗生素;尿 pH 则可能提示结石成分(如 pH<5 提示尿酸结石,pH>7 则提示感染性结石)。

2. 血液检查　除血常规检查红、白细胞计数外,测定血清钙和血清磷,以及血清蛋白、白蛋白和球蛋白的比例,对结石病因诊断有一定帮助;做尿素氮、肌酐、尿酸的测定可以了解肾功能状况。

(三) 影像学检查

1. 放射线检查尿路平片(kidney ureter bladder,KUB)及静脉尿路造影(intravenous urography,IVU)　是诊断一般尿路结石的金标准,CT 也有一定帮助,但妊娠期泌尿系结石中,胎儿的存在使放射线应用严重受限,因此在妊娠期应避免 X 线或 CT 检查。

2. 内镜检查　包括肾镜、输尿管镜和膀胱镜检查。属于侵入性检查,孕期并不主张,但内镜直视下对部分结石患者诊断的同时可进行处理,所以必要时可选择使用。

3. 超声检查　该检查无创并简单,对人体无害,不影响胎儿,为妊娠期诊断尿路结石首选的检查方法。超声不仅可发现 2mm 以上,即 X 线诊断所谓的“阳性结石”,而且能够检出 X 线所不能发现的“阴性结石”。但是,超声诊断输尿管中下段小结石时存在一定困难,特别是妊娠子宫使常规超声探查受限,髂部和盆部输尿管结石可见性更差,加之 90% 妊娠妇女出现生理性肾积水,有时难与结石引起的梗阻性肾积水相区别。

4. 磁共振检查　采用磁共振泌尿系水成像,能清楚地显示肾脏的集合系统,特别是扩张的集合系统,能明确梗阻部位,尤其适用于结石引起的肾积水的孕妇。

【鉴别诊断】

1. 急性阑尾炎　妊娠早期并发急性阑尾炎比较容易作出诊断,但是在妊娠中、晚期,急性阑尾炎症状与体征很不典型,容易与尿石症引起的疼痛相混淆。需通过密切观察病情的进展,监测白细胞计数,以及行腹部 B 超检查辅助诊断。

2. 胆石症　胆结石引起的胆绞痛有时会与肾绞痛相混淆,但胆绞痛大多在饱餐或进高脂肪餐后数小时内发作,疼痛多在中上腹或右上腹,常放射至右肩胛处或右肩部,超声可辅助诊断。

3. 急性胰腺炎　急性胰腺炎常表现为上腹疼痛、恶心和呕吐,但急性胰腺炎常常不易诊断,所以对于有急性上腹痛者,均应考虑急性胰腺炎的可能。早期多次测定血清或其他体液淀粉酶含量,对诊断有帮助,必要时行上腹部 CT 检查或 MRI 检查可协助鉴别诊断。

4. 卵巢囊肿蒂扭转　卵巢囊肿蒂扭转的典型症状为突发剧烈疼痛,发生恶心、呕吐甚至休克。妇科检查可以发现压痛明显、张力较大的肿块并有局限性肌紧张,有时扭转后能自行复位,疼痛也可随之缓解。B 超有助于诊断。

【治疗】

泌尿系结石对妊娠无明显不良影响,但合并感染者的处理较非孕期困难。妊娠期泌尿系结石的治疗首选保守治疗,以解痉、镇痛、抗感染为主,部分经保守治疗无效者需要外科干预治疗。

(一)无症状和无并发症者

可采取密切观察,嘱患者大量饮水,每日需饮水 2500~4000ml,保持每日尿量在 2000~3000ml 以上。小结石(<0.4cm)大多能自然随尿液排出体外,无须特别处理,而对大的无症状的结石可以考虑产后予以摘除。

(二)有症状和合并泌尿道感染者

1. 对症治疗   解痉、镇痛、抗感染,必要时抑制宫缩处理。

(1) 止痛:当肾绞痛一经确诊,可予盐酸哌替啶 50mg 肌肉或静脉注射,可 6 小时重复一次,或与异丙嗪合用。还可用吗啡 10mg 和阿托品 0.5mg 联合肌注。

(2) 抗感染:有尿路感染症状者,可使用广谱抗生素,一般选用无肾毒性且对胎儿无不良作用的头孢类或青霉素类,或根据细菌药敏试验选择抗生素。

(3) 抑制宫缩:疼痛常诱发宫缩,导致先兆流产或早产,应给予安胎治疗,20 周前可用黄体酮口服或阴道用药,间苯三酚静脉点滴;20 周后可用盐酸利托君(安宝)、阿托西班(依保)等抑制宫缩;妊娠 26 周后,应促胎肺成熟,治疗过程中密切关注母儿情况。

2. 手术治疗   当保守治疗失败、持续疼痛或止痛无效、肾盂积脓、败血症、双肾或孤立肾梗阻时,需要外科干预。

(1) 经皮肾穿刺造瘘术:能快速引出肾积水并减轻集合系统内压力,为梗阻性结石并发肾积脓及无法行输尿管内操作时的首选方法。经皮肾造瘘引流术能使肾功能得到一定的改善,积水及感染减轻,具有创伤小、对妊娠期女性及胎儿影响小的优点。

(2) 双 J 管置入术:膀胱镜下逆行置入双 J 管,是解决孕妇上尿路梗阻的传统方法。有学者认为孕 <22 周应首选经皮肾造瘘引流而妊娠后期才选择行双 J 管置入。

(3) 经输尿管镜治疗:使用输尿管镜,一方面可以明确诊断,另一方面可同时进行治疗。妊娠后期因解剖位置的变化,输尿管镜尤其是硬镜操作相当困难,应谨慎选用。

(4) 经皮肾镜碎石取石术(percutaneous nephrolithotomy,PCNL):因全身麻醉、术中体位改变、术后出血等因素均增加胎儿及母体的危险,故在妊娠期泌尿系结石患者中不推荐使用。

(5) 体外冲击波碎石(extracorporeal shock wave lithotripsy,ESWL):因其能量波可能导致胎儿死亡而被禁用。

(6) 开放手术:因存在全身麻醉以及手术后的各类并发症,亦不推荐使用。

(三)产科处理

在处理疾病的同时,应兼顾母儿双方,注意保胎、促胎肺成熟。对于足月后结石发作者,应及时终止妊娠后再处理结石,只要胎儿安全娩出,结石的处理方式参照非妊娠期即可;如患者有产科指征需行剖宫产,只要无外科处理结石的禁忌证,可以于胎儿娩出后即刻取石或碎石。无产科指征者,原则上不考虑同时行剖宫产术。

【预防】

1. 妊娠期多饮水,保持每日尿量在 2~3L,养成睡前饮水、清晨和夜间起床时饮水的好习惯,可稀释尿液,降低结石成分饱和度。同时应饮食均衡,避免高嘌呤、高血钙、高磷酸和高草酸饮食,以降低尿中促成结石成分的浓度,减少尿石症发生率。

2. 妊娠期尿路感染应积极治疗,因为感染可促进结石形成。孕期应避免乱用可促进尿路结石形成的药物,如有指征应遵医嘱,并监测尿中相应的成分浓度,以调整药量。

3. 孕期,尤其孕前宜系统检查,及早发现可能存在于泌尿系腔内外的异常病变,从而减轻对母婴的潜在危险的影响。

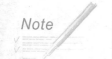

【小结】

1. 妊娠泌尿系结石的形成,一方面与患者所处的地理、环境、气候、个体等因素相关,另一方面,与妊娠期生理解剖变化有密切关系。妊娠期超负荷营养代谢、高磷低镁血症、糖尿病及隐性尿路感染,对妊娠期泌尿系结石的形成有重要影响。

2. 妊娠期泌尿系结石的临床表现与非妊娠期无明显差异,超声是诊断妊娠期泌尿系结石的首选检查方法。

3. 处理原则是同时考虑孕妇与胎儿的安全性问题,明确妊娠泌尿系结石的诊断与选择适当治疗方法。

【思考题】

1. 妊娠期泌尿系结石形成的生理变化主要有哪几方面?
2. 试述妊娠期泌尿系结石的诊断及鉴别诊断。
3. 试述妊娠期泌尿系结石治疗方式的选择。

(王志坚)

参考文献

1. 丰有吉,沈铿. 妇产科学. 第 2 版. 北京:人民卫生出版社,2010.

2. 谢幸,苟文丽. 妇产科学. 第 8 版. 北京:人民卫生出版社,2013.

3. Cunningham FG,Leveno KJ,Bloom SL,et al. Williams Obstetrics. 24th ed. New York:McGraw-Hill Companies,2014.

4. 史常旭,辛晓燕. 现代妇产科治疗学. 北京:人民军医出版社,2010.

5. Chiappetta Porras LT,Nápoli ED,Canullán CM,et al. Minimally Invasive Management of Acute Biliary Tract Disease during Pregnancy. HPB Surgery,2009.

6. Palanivelu C,Rangarajan M,Senthilkumaran S,et al.Safety and Efficacy of Laparoscopic Surgery in Pregnancy:Experience of a Single Institution.Journal of Laparoendoscopic& Advanced Surgical Techniques,2007,17(2):186-190.

7. Wilasrusmee C,Sukrat B,McEvoy M,et al. Systematic review and meta-analysis of safety of laparoscopic versus open appendicectomy for suspected appendicitis in pregnancy. British Journal of Surgery,2012,99(11):1470-1478.

8. Dewhurst C,Beddy P,Pedrosa I. MRI evaluation of acute appendicitis in pregnancy. Journal of Magnetic Resonance Imaging,2013,37(3):566-575.

9. 肖国宏,陈敦金. 妊娠合并急性胰腺炎的病因及诊疗. 中华产科急救电子杂志,2012,1(1):59-62.

10. 中华医学会消化病学分会胰腺疾病学组,中华胰腺病杂志编辑委员会,中华消化杂志编辑委员会等. 中国急性胰腺炎诊治指南(2013 年,上海). 中华消化杂志,2013,33(4):217-222.

11. 连岩,王谢桐. 妊娠合并肠梗阻. 中国实用妇科与产科杂志,2011,10:732-735.

Note

第十四章　外阴阴道疾病

第一节　外阴阴道的解剖

一、外阴的解剖

外阴指女性生殖器官的外露部分。包括：

1. 阴阜(mons pubis)　即耻骨联合前面隆起的脂肪垫,皮下脂肪丰富。青春期该部皮肤开始生长阴毛,分布呈倒三角形。阴毛的疏密和色泽存在个体和种族的差异。

2. 大阴唇(labium majus)　为靠近两股内侧的一对隆起的皮肤皱襞,其外侧面与皮肤相同,皮层内有皮脂腺和汗腺,青春期长出阴毛;内侧面皮肤湿润似黏膜,大阴唇皮下脂肪层含丰富的血管、淋巴管和神经。未婚或未生育妇女,两侧大阴唇自然合拢,遮盖阴道口及尿道口。经产妇的两侧大阴唇常常分离。

3. 小阴唇(labium minus)　系位于两侧大阴唇内侧的一对薄皮肤皱襞,其前端两侧相互融合,并分为前后两叶,包绕阴蒂。前叶形成阴蒂包皮,后叶形成阴蒂系带。小阴唇表面湿润、色褐、无毛,富含神经末梢,故极敏感。

4. 阴蒂(clitoris)　位于两侧小阴唇顶端下方,部分被阴蒂包皮围绕,与男性阴茎同源,由海绵体构成,有勃起性。阴蒂分为3部分:前为阴蒂头,暴露于外阴,富含神经末梢,为性反应器官;中为阴蒂体;后为两阴蒂脚,附着于两侧耻骨支上。

5. 阴道前庭(vaginal vestibule)　为两小阴唇之间的菱形区域,前为阴蒂,后为阴唇系带,两侧为小阴唇。阴道口与阴唇系带之间有一浅窝,称为舟状窝(又称为阴道前庭窝)。阴道前庭内有以下结构:

(1) 尿道口:位于阴蒂头后下方,其后壁上有一对并列腺体,称为尿道旁腺。尿道旁腺开口小,是细菌容易潜伏的场所。

(2) 前庭大腺:又称巴多林腺,位于大阴唇后部,被球海绵体肌覆盖,如黄豆大小,左右各一,腺管细长,约1~2cm,开口于前庭后方小阴唇与处女膜之间的沟内。在性刺激下,腺体分泌黏液样分泌物,起润滑作用。正常情况下不能触及此腺。若腺管口闭塞,可形成囊肿或脓肿,则能看到或触及。

(3) 前庭球:又称球海绵体,位于前庭两侧,由许多弯曲的静脉组成,能勃起。其前部与阴蒂相接,后部与前庭大腺相邻,表面覆有球海绵体肌。

(4) 阴道口和处女膜:阴道口位于尿道口后方,前庭的后部。覆盖阴道口的一层有孔薄膜,称处女膜,其孔的形状、大小及厚薄因人而异,少数膜孔有中隔、伞状,易被误认为处女膜已破。极少数处女膜组织坚韧,需手术切开。初次性交可使处女膜破裂,受分娩影响产后仅留有处女膜痕。

二、阴道的解剖

阴道是由黏膜和肌肉组织构成的富有弹性的管状器官,是内生殖器的一个组成部分,为连

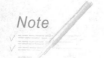

接子宫与外阴的通道。阴道上端与子宫颈相连,围绕子宫颈的部分称阴道穹隆区,该区分为前后左右穹隆。后穹隆较深,其顶端与子宫直肠陷凹紧贴,后者是腹腔的最低部分,为临床某些疾病的诊断或手术的途径。阴道下端开口于阴道前庭后部。阴道口覆有一层较薄呈皱褶的黏膜,称处女膜,其大小和形状常不规则。阴道前后壁长短不相同,阴道前壁长 7~9cm,与膀胱和尿道相邻。其间隙为静脉丛的结缔组织层组成,称膀胱 - 尿道 - 阴道隔。后壁长 10~12cm,后壁上段与直肠之间有子宫直肠窝,中段与直肠接触,其间隙也为静脉丛的结缔组织层所分隔,称为直肠阴道隔,下段与会阴相邻。平时,阴道前后壁紧贴。阴道壁有很多横行皱襞并外覆弹力纤维,故有较大的伸展性。又因富有静脉丛,故局部受损伤时易出血或形成血肿。阴道的支持组织包括子宫颈——连接阴道上端,肛提肌——包围阴道中部,尿生殖膈——阴道下部贯穿其内。其筋膜与阴道的纤维层相连,将阴道悬吊于耻骨坐骨支上,会阴体在阴道后下方起到支持作用。

【小结】

1. 大阴唇皮下含丰富血管,外伤后易形成血肿。
2. 小阴唇和阴蒂富含神经末梢,对性激素敏感。
3. 前庭大腺若腺管闭塞,可形成囊肿或脓肿。
4. 阴道后穹隆与盆底最低的直肠子宫陷凹紧密相邻,临床上可经此穿刺或引流。

【思考题】

1. 女性的外生殖器包括哪些结构?
2. 什么是阴道前庭? 包括哪些结构?

第二节　外阴及阴道炎症

外阴及阴道炎症是妇产科临床面临最多的疾病之一,各年龄组均可发病。外阴阴道与尿道、肛门毗邻,局部潮湿,细菌容易繁殖;生育年龄妇女性活动较频繁,且外阴阴道是分娩、宫腔操作的必经之道,容易受到损伤及外界病原体的感染;绝经后妇女及婴幼儿雌激素水平低,局部抵抗力下降,也易发生感染。外阴及阴道炎症可单独存在,也可两者同时存在。

一、非特异性外阴炎

【病因】

由于解剖的特点,女性外阴部与尿道、阴道、肛门邻近,经常受到经血、阴道分泌物、尿液、粪便的刺激,若不注意皮肤清洁易引起外阴炎;其次,尿粪瘘患者的尿粪、糖尿病患者的含糖尿液、穿紧身化纤内裤导致局部通透性差、局部潮湿以及经期使用卫生巾的刺激等均可引起非特异性外阴炎(non-specific vulvitis)。

【临床表现】

外阴皮肤瘙痒、疼痛、烧灼感,于活动、性交、排尿及排便时加重。炎症多发生于小阴唇内、外侧和大阴唇,严重时可波及整个外阴部。检查可见外阴皮肤肿胀、局部充血、糜烂,常有抓痕,严重者形成溃疡或湿疹,甚至外阴部蜂窝织炎、外阴脓肿,伴腹股沟淋巴结肿大。慢性炎症可使皮肤增厚、粗糙、皲裂,甚至苔藓样变。

【治疗】

1. 病因治疗　积极寻找病因,若发现糖尿病应及时治疗糖尿病,若有尿瘘、粪瘘应及时行修补术。

2. 局部治疗　可用0.1%聚维酮碘或1∶5000高锰酸钾液坐浴,每日2次,每次15~30分钟,也可选用其他具有抗菌消炎作用的药物外用。坐浴后涂抗生素软膏或紫草油。此外,可选用中药苦参、蛇床子、白鲜皮、土茯苓、黄柏各15g,川椒6g,水煎熏洗外阴部,每日1~2次。急性期还可选用红外线等局部物理治疗。

【预防】

注意个人卫生,穿纯棉内裤并经常更换,保持外阴清洁、干燥。

二、前庭大腺炎

【病因】

前庭大腺位于两侧大阴唇下1/3深部,腺管开口于小阴唇内侧近处女膜处。因解剖部位的特点,在性交、流产、分娩等其他情况污染外阴部时,病原体容易侵入而引起前庭大腺炎(bartholinitis)。此病以育龄妇女多见,幼女及绝经后妇女少见。主要病原体为内源性病原体及性传播疾病的病原体,前者如葡萄球菌、大肠埃希菌、链球菌、肠球菌,后者主要为淋病奈瑟菌及沙眼衣原体。本病常为混合感染,急性炎症发作时,病原体首先侵犯腺管,腺管口因炎症肿胀阻塞,渗出物不能排出而形成脓肿,称前庭大腺脓肿(abscess of bartholin gland)。

【临床表现】

炎症多为一侧。急性炎症发作时,患侧外阴肿胀、疼痛、灼热感、步行困难,有时会致大小便困难。检查见局部皮肤红肿、发热、触痛明显。若为淋病奈瑟菌感染,挤压局部可流出稀薄、淡黄色脓汁。当脓肿形成时,疼痛加剧,可触及波动感,如未处理,脓肿继续增大,出现发热等全身症状,常伴腹股沟淋巴结肿大。脓肿壁薄,可自行破溃,脓流出后自觉轻快,但如破口较小,脓液不能全部流出,可反复急性发作。

【治疗】

急性期需卧床休息,局部保持清洁。可取前庭大腺开口处分泌物做细菌培养,确定病原体。根据病原体选用口服或肌内注射抗生素。在获得培养结果之前,可选择广谱抗生素。此外,可选用清热解毒中药如蒲公英、紫花地丁、金银花、连翘等局部热敷或坐浴。脓肿形成后可切开引流并做造口术,尽量避免切口闭合后反复感染或形成囊肿。

三、前庭大腺囊肿

【病因】

前庭大腺囊肿(bartholin cyst)系因前庭大腺管开口部阻塞,分泌物积聚于腺腔而形成。前庭大腺管阻塞的原因:

1. 前庭大腺脓肿消退后,腺管阻塞,脓液吸收后由黏液分泌物所代替。

2. 先天性腺管狭窄或腺腔内黏液浓稠,分泌物排出不畅,导致囊肿形成。

3. 前庭大腺管损伤,如分娩时会阴与阴道裂伤后瘢痕阻塞腺管口,或会阴后-侧切开术损伤腺管。前庭大腺囊肿可继发感染形成脓肿反复发作。

【临床表现】

前庭大腺囊肿大小不等,多由小逐渐增大,有些可持续数年不变。若囊肿小且无感染时多无自觉症状,往往于妇科检查时方被发现;若囊肿大,患者可感到外阴有坠胀感或有性交不适。检查见外阴患侧肿大,可触及囊性肿物,多呈椭圆形,与皮肤有粘连,该侧小阴唇被展平,阴道口被挤向健侧,可继发感染形成脓肿。

【治疗】

较小的囊肿可暂不处置,较大的囊肿可予手术,行囊肿造口术以保持前庭大腺的功能。亦

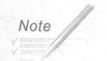
Note

可采用 CO_2 激光或微波行囊肿造口术,效果良好。

四、婴幼儿外阴阴道炎

【病因及病原体】

婴幼儿阴道炎(infantile vaginitis)常见于 5 岁以下幼女,多与外阴炎并存。由于婴幼儿的解剖、生理特点,容易发生炎症。

1. 婴幼儿解剖特点为外阴发育差,不能遮盖尿道口及阴道前庭,细菌容易侵入。

2. 婴幼儿的阴道环境与成人不同,新生儿出生后 2~3 周,母体来源的雌激素水平下降,阴道上皮薄,糖原少,pH 升至 6~8,乳杆菌为非优势菌,抵抗力低,易受其他细菌感染。

3. 婴幼儿卫生习惯不良,外阴不洁、大便污染、外阴损伤或蛲虫感染,均可引起感染。

4. 阴道误放异物,婴幼儿好奇,在阴道内放置橡皮、铅笔头、纽扣等异物,造成继发感染。常见病原体有大肠埃希菌及葡萄球菌、链球菌等。目前,淋病奈瑟菌、阴道毛滴虫、白假丝酵母菌也成为常见病原体。病原体常通过患病母亲或保育员的手、衣物、毛巾、浴盆等间接传播。

【临床表现】

主要症状为阴道分泌物增多,呈脓性。临床上多由母亲发现婴幼儿内裤有脓性分泌物而就诊。大量分泌物刺激引起外阴痛痒,患儿哭闹、烦躁不安或用手搔抓外阴。部分患儿伴有下泌尿道感染,出现尿频、尿急、尿痛。若有小阴唇粘连,排尿时尿流变细、分道或尿不成线。检查发现除外阴红肿外,阴蒂部也红肿,尿道口、阴道入口充血、水肿,有脓性分泌物自阴道口流出。病变严重者,外阴表面可见溃疡,小阴唇可发生粘连,粘连的小阴唇有时遮盖阴道口及尿道口,粘连的上、下方可各有一裂隙,尿自裂隙排出。在检查时还应做肛诊排除阴道异物及肿瘤。对有小阴唇粘连者,应注意与外生殖器畸形鉴别。

【诊断】

婴幼儿采集病史常需要详细询问女孩母亲,同时询问母亲有无阴道炎病史,结合症状及查体所见,通常可做出初步诊断。用细棉拭子或吸管取阴道分泌物找阴道毛滴虫、白假丝酵母菌或涂片行革兰染色做病原学检查,以明确病原体,必要时做细菌培养。

【治疗】

1. 保持外阴清洁、干燥、减少摩擦。

2. 针对病原体选择相应口服抗生素治疗,或用吸管将抗生素溶液滴入阴道。

3. 对症处理　有蛲虫者,给予驱虫治疗;若阴道有异物,应及时取出;小阴唇粘连者,外涂 0.1% 雌激素软膏,严重者可用手指向下向外轻轻分离,分离后的创面每日涂擦抗生素软膏或 40% 紫草油,防止再次粘连。

五、滴虫性阴道炎

【病因】

滴虫性阴道炎(trichomonal vaginitis)是由阴道毛滴虫引起的常见阴道炎症。阴道毛滴虫适宜在温度 25~40℃、pH 5.2~6.6 的潮湿环境中生长,在 pH 5 以下或 7.5 以上的环境中则不生长。滴虫的生活史简单,只有滋养体而无包囊期,滋养体生存力较强,能在 3~5℃生存 21 日,在 46℃生存 20~60 分钟,在半干燥环境中约生存 10 小时,在普通肥皂水中也能生存 45~120 分钟。滴虫有嗜血及耐碱的特性,故于月经前、后阴道 pH 发生变化(经后接近中性)时,隐藏在腺体及阴道皱襞中的滴虫于月经前、后常得以繁殖,引起炎症发作。滴虫能消耗、吞噬阴道上皮内的糖原,并可吞噬乳杆菌,阻碍乳酸生产,使阴道 pH 升高。滴虫阴道炎患者的阴道 pH 5~6.5。滴虫不仅寄生于阴道,还常侵入尿道或尿道旁腺,甚至膀胱、肾盂以及男方的包皮皱褶、尿道或前列腺中。

Note

滴虫性阴道炎往往与其他阴道炎并存,美国报道约 60% 同时合并细菌性阴道病。

【传播途径】

1. 性交直接传播 与女性患者有一次非保护性交后,近 70% 男子发生感染,通过性交男性传染给女性的几率可能更高。由于男性感染滴虫后常无症状,易成为感染源。

2. 间接传播 经公共浴池、浴盆、浴巾、游泳池、坐式便器、衣物、污染的器械及敷料等间接传播。

【发病机制】

早在 1938 年研究人员即发现了阴道毛滴虫,但直到 1947 年才认识到阴道毛滴虫可引起阴道炎。由于缺乏理想的动物模型,对滴虫阴道炎的发病机制了解较少。滴虫主要通过其表面的凝集素(AP65、AP51、AP33、AP23)及半胱氨酸蛋白酶黏附于阴道上皮细胞,进而经阿米巴样运动的机械损伤以及分泌的蛋白水解酶、蛋白溶解酶的细胞毒作用,共同摧毁上皮细胞,并诱导炎症介质的产生,最后导致上皮细胞溶解、脱落、局部炎症发生。

【临床表现】

潜伏期为 4~28 日。感染初期 25%~50% 的患者无症状,其中 1/3 将在 6 个月内出现症状,症状轻重取决于局部免疫因素、滴虫数量多少及毒力强弱。主要症状为阴道分泌物增多及外阴瘙痒,间或有灼热、疼痛、性交痛等。分泌物特点为稀薄脓性、黄绿色、泡沫状、有臭味。分泌物呈脓性是因为分泌物中含有白细胞;呈泡沫状、有臭味是因为滴虫无氧酵解碳水化合物,产生腐臭气体。瘙痒部位主要为阴道口及外阴。若尿道口有感染,可有尿频、尿痛,有时可见血尿。阴道毛滴虫能吞噬精子,并能影响精子存活,可致不孕。检查见阴道黏膜充血,严重者有散在出血斑点,甚至宫颈有出血点,形成"草莓样"宫颈,后穹隆有多量白带,呈灰黄色、黄白色稀薄液体或黄绿色脓性分泌物,常呈泡沫状。带虫者阴道黏膜无异常改变。

【诊断】

典型病例容易诊断,若在阴道分泌物中找到滴虫即可确诊。最简单的方法是生理盐水悬滴法:显微镜下见到呈波状运动的滴虫及增多的白细胞,有症状者阳性率达 60%~70%。对可疑患者,若多次悬滴法未能发现滴虫时,可送培养,准确性达 98% 左右。取分泌物前 24~48 小时避免性交、阴道灌洗或局部用药,取分泌物时窥器不涂润滑剂,分泌物取出后应及时送检并注意保暖,否则滴虫活动力减弱,造成辨认困难。目前聚合酶链反应(PCR)也可用于滴虫的诊断,敏感性 90%,特异性 99.8%。

> 案例
>
> 某女,40 岁,白带增多伴外阴瘙痒 5 天。妇科检查:阴道黏膜充血,分泌物黄色,稀薄泡沫状,宫颈光滑,子宫正常大小,双附件区无异常。白带常规检查:悬滴法见呈波状运动的滴虫及增多的白细胞。临床诊断:滴虫性阴道炎。

【治疗】

因滴虫性阴道炎可同时有尿道、尿道旁腺、前庭大腺滴虫感染,欲治愈此病,需全身用药,主要治疗药物为甲硝唑及替硝唑。

1. 全身用药 初次治疗推荐甲硝唑 2g,单次口服;或替硝唑 2g,单次口服。也可选用甲硝唑 400mg,每日 2 次,连服 7 日;或替硝唑 500mg,每日 2 次,连服 7 日。女性患者口服药物的治愈率为 82%~89%,若性伴侣同时治疗,治愈率达 95%。服药后偶见胃肠道反应,如食欲减退、恶心、呕吐。此外,若出现头痛、皮疹、白细胞减少等时应停药。治疗期间及停药 24 小时内禁饮酒,因其与乙醇结合可出现皮肤潮红、呕吐、腹痛、腹泻等戒酒样反应。甲硝唑能通过乳汁排泄,若在哺乳期用药,用药期间及用药后 24 小时内不宜哺乳。服用替硝唑者,服药后 3 日内避免哺乳。

2. 性伴侣的治疗 滴虫性阴道炎主要由性行为传播,性伴侣应同时进行治疗,治疗期间禁止性交。

3. 随访 治疗后无症状者无须随诊,有症状者需进行随诊。部分滴虫性阴道炎治疗后可发生再次感染或于月经后复发,治疗后需随访至症状消失,对症状持续存在者,治疗后 7 日复诊。对初次治疗失败患者增加药物剂量及疗程仍有效。初次治疗失败者可重复应用甲硝唑 400mg,每日 2~3 次,连服 7 日。若治疗仍失败,给予甲硝唑 2g,每日 1 次,连服 3~5 日。

4. 妊娠期滴虫阴道炎治疗 妊娠期滴虫性阴道炎可导致胎膜早破、早产及低出生体重儿、但甲硝唑治疗能否改善以上并发症尚无定论。妊娠期治疗可以减轻症状,减少传播,防止新生儿呼吸道和生殖道感染。美国疾病控制中心建议甲硝唑 2g,单次口服,中华医学会妇产科感染协作组建议甲硝唑 400mg 口服,每日 2 次,共 7 日,但用药前最好取得患者知情同意。

5. 顽固病例的治疗 有复发症状的病例多数为重复感染。为避免重复感染,内裤及洗涤用的毛巾,应煮沸 5~10 分钟以消灭病原体,并应对其性伴侣进行治疗。对极少数顽固复发病例,应进行培养及甲硝唑药物敏感试验,可加大甲硝唑剂量及应用时间,每日 2~4g,分次全身及局部联合用药(如 1g 口服,每日 2 次,阴道内放置 500mg,每日 2 次),连用 7~14 日。也可应用替硝唑或奥硝唑治疗。

6. 治愈标准 滴虫性阴道炎常于月经后复发,故治疗后检查滴虫阴性时,仍应每次月经后复查白带,若经 3 次检查均阴性,方可称为治愈。

六、外阴阴道假丝酵母菌病

由白假丝酵母菌引起的一种常见外阴阴道炎,也称外阴阴道念珠菌病。国外资料显示,约 75% 妇女一生中至少患过 1 次外阴阴道假丝酵母菌病,其中 40%~50% 经历过 1 次复发。

【病因及诱发因素】

80%~90% 病原体为白假丝酵母菌,10%~20% 为光滑假丝酵母菌病、近平滑假丝酵母菌、热带假丝酵母菌等。酸性环境适宜假丝酵母菌病的生长,有假丝酵母菌感染的阴道 pH 多在 4.0~4.7,通常 <4.5。白假丝酵母菌为双相菌,有酵母相及菌丝相:酵母相为芽生孢子,在无症状寄居及传播中起作用;菌丝相为芽生孢子伸长成假菌丝,侵袭组织能力加强。假丝酵母菌对热的抵抗力不强,加热至 60℃ 1 小时即死亡;但对干燥、日光、紫外线及化学制剂等抵抗力较强。白假丝酵母菌为条件致病菌,10%~20% 非孕妇女及 30% 孕妇阴道中有此菌寄生,但菌量极少,呈酵母相,并不引起症状。只有在全身及阴道局部免疫能力下降,尤其是局部细胞免疫能力下降,假丝酵母菌大量繁殖,转变为菌丝相,出现阴道炎症状。常见发病诱因主要有妊娠、糖尿病、大量应用免疫抑制剂及广谱抗生素。妊娠时机体免疫力下降,雌激素水平高,阴道组织内糖原增加,酸度增高,有利于假丝酵母菌生长,此外,雌激素可与假丝酵母菌表面的激素受体结合,促进阴道黏附及假菌丝形成。糖尿病患者机体免疫力下降,阴道内糖原增加,适合假丝酵母菌繁殖。大量应用免疫抑制剂如皮质类固醇激素或免疫缺陷综合征,使机体抵抗力降低。长期应用抗生素,改变了阴道内病原体之间的相互制约关系,尤其是抑制了乳杆菌的生长。其他诱因有胃肠道假丝酵母菌、含高剂量雌激素的避孕药、穿紧身化纤内裤及肥胖,后者可使会阴局部温度及湿度增加,假丝酵母菌易于繁殖引起感染。

【传染途径】

1. 主要为内源性传染,假丝酵母菌除寄生阴道外,也可寄生于人的口腔、肠道,这三个部位的假丝酵母菌可互相传染,一旦条件适宜可引起感染;

2. 少部分患者可通过性交直接传染;

3. 极少患者可能通过接触感染的衣物间接传染。

【发病机制】

白假丝酵母菌在阴道寄居以致形成炎症,要经过黏附、形成菌丝、释放侵袭性酶类等过程。假丝酵母菌通过菌体表面的糖蛋白与阴道宿主细胞的糖蛋白受体结合,黏附宿主细胞,然后菌体出芽形成芽管和假菌丝,菌丝可穿透阴道鳞状上皮吸收营养,假丝酵母菌进而大量繁殖。假丝酵母菌生长过程中,分泌多种蛋白水解酶并可激活补体旁路途径,产生补体趋化因子和过敏毒素,导致局部血管扩张、通透性增强和炎症反应。

【临床表现】

1. 症状　主要表现为外阴瘙痒、灼痛,性交痛以及尿痛,还可伴有尿频、白带增多。外阴瘙痒程度居各种阴道炎症之首,严重时坐卧不宁,异常痛苦。

2. 体征　阴道黏膜充血、水肿,小阴唇内侧及阴道黏膜上附有白色状物,擦除后露出红肿黏膜面,少部分患者急性期可能见到糜烂及浅表溃疡。阴道分泌物由脱落上皮细胞和菌丝体、酵母菌和假菌丝组成,其特征是白色稠厚呈凝乳或豆腐渣样。妇科检查外阴可见地图样红斑,外阴水肿,常伴有抓痕,严重者可见皮肤皲裂,表皮脱落。

由于患者的流行情况、临床表现轻重不一,感染的假丝酵母菌菌株、宿主情况不同,对治疗的反应有差别。为利于治疗及比较治疗效果,目前将外阴阴道假丝酵母菌病分为单纯性外阴阴道假丝酵母菌病(uncomplicated VVC)和复杂性外阴阴道假丝酵母菌病(complicated VVC)。单纯性 VVC 指正常非孕宿主发生的、散发、由白假丝酵母菌所致的轻或中度 VVC。复杂性 VVC 包括:复发性 VVC、重度 VVC、妊娠期 VVC、非白假丝酵母菌所致的 VVC 或宿主为未控制的糖尿病、免疫低下者(表 14-1)。重度 VVC 指临床症状严重,外阴或阴道皮肤黏膜有破损,按 VVC 评分标准≥7 分者(表 14-2)。评分≤6 分者为轻、中度 VVC,≥7 分者为重度 VVC。复发性 VVC 指 1 年内有症状性 VVC 发作 4 次或 4 次以上。

表 14-1　VVC 的分类

单纯性外阴阴道假丝酵母菌病 (以下单种或多种情况时)	复杂性外阴阴道假丝酵母菌病 (以下单种或多种情况时)
偶发 VVC	复发性 VVC(RVVC)
轻、中度 VVC	重度 VVC
白假丝酵母菌	非白假丝酵母菌
正常健康宿主	特殊宿主如:妊娠期、未控制的糖尿病、免疫抑制等

表 14-2　VVC 评分标准

	0分	1分	2分	3分
瘙痒	无	偶有发作,可被忽略	能引起重视	持续发作,坐立不安
疼痛	无	轻	中	重
充血、水肿	无	轻	中	重
抓痕、皲裂、糜烂	无	—	—	有
分泌物量	无	较正常稍多	量多,无溢出	量多,有溢出

【诊断】

典型病例不难诊断。若在分泌物中找到白假丝酵母菌的芽孢及菌丝即可确诊。取少许凝乳状分泌物,放于盛有 10%KOH 或生理盐水玻片上,混匀后在显微镜下找到芽孢和假菌丝。由于 10%KOH 可溶解其他细胞成分,假丝酵母菌检出率高于生理盐水,阳性率为 70%~80%。此外,可用革兰染色检查。若有症状而多次湿片检查为阴性;或为顽固病例,为确诊非白假丝酵母菌

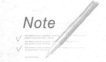

感染,可采用培养法。pH 测定具有重要鉴别意义,若 pH<4.5,可能为单纯假丝酵母菌病感染,若 pH>4.5,并且涂片中有多量白细胞,可能存在混合感染。

【治疗】

1. 治疗原则　①积极去除 VVC 的诱因;②规范化应用抗真菌药物,首次发作或首次就诊是规范化治疗的关键时期;③性伴侣无须常规治疗,RVVC 患者的性伴侣应同时检查,必要时给予治疗;④不常规进行阴道冲洗;⑤VVC 急性期间避免性生活或性交时使用安全套;⑥同时治疗其他性传播感染;⑦强调治疗的个体化;⑧长期口服抗真菌药物要注意监测肝肾功能及其他有关毒副反应。

2. 单纯性 VVC 的治疗　可局部用药也可全身用药,主要以局部短疗程抗真菌药物为主。全身用药与局部用药的疗效相似,治愈率 80%~90%,用药 2~3 日症状减轻或消失。唑类药物的疗效高于制霉菌素。

(1) 局部用药:局部用药可选择下列药物放于阴道内,阴道用药:①咪康唑软胶囊 1200mg,单次用药;②咪康唑栓或咪康唑软胶囊 400mg,每晚 1 次,共 3 日;③咪康唑栓 200mg,每晚 1 次,共 7 日;④克霉唑栓或克霉唑片 500mg,单次用药;⑤克霉唑栓 100mg,每晚 1 次,共 7 日;⑥制霉菌素泡腾片 10 万单位,每晚 1 次,共 14 日;⑦制霉菌素片 50 万单位,每晚 1 次,共 14 日。

(2) 全身用药:氟康唑 150mg,顿服。也可选用伊曲康唑每次 200mg,每日 1 次,连用 3~5 日;或用 1 日疗法,每日口服 400mg,分 2 次服用。

3. 复杂性 VVC 的治疗

(1) 重度 VVC:无论局部用药或全身用药,应在治疗单纯性 VVC 方案基础上,延长疗程。症状严重者,局部应用低浓度糖皮质激素软膏或唑类霜剂。氟康唑:150mg,顿服,第 14 天应用其他可以选择的药物还有伊曲康唑等,但在治疗重度 VVC 时,建议 5~7 日的疗程。

(2) 复发性外阴阴道假丝酵母菌病(recurrent vulvovaginal candidiasis,RVVC)的治疗:治疗原则包括强化治疗和巩固治疗。根据培养和药物敏感试验选择药物。在强化治疗达到真菌学治愈后,给予巩固治疗至半年。下述方案仅供参考:

强化治疗:治疗至真菌学转阴。具体方案如下。

1) 口服用药:氟康唑 150mg,顿服,第 1、4、7 日应用。

2) 阴道用药:①咪康唑栓或软胶囊 400mg,每晚 1 次,共 6 日;②咪康唑栓 1200mg,第 1、4、7 日应用;③克霉唑栓或片 500mg,第 1、4、7 日应用;④克霉唑栓 100mg,每晚 1 次,7~14 日。

3) 巩固治疗:目前国内外没有较为成熟的方案,建议对每月规律性发作 1 次者,可在每次发作前预防用药 1 次,连续 6 个月。对无规律发作者,可采用每周用药 1 次,预防发作,连续 6 个月。对于长期应用抗真菌药物者,应检测肝、肾功能。

(3) 不良宿主 VVC:如未控制的糖尿病或免疫抑制剂者,控制原发病,抗真菌治疗同严重的 VVC。

(4) 妊娠期 VVC:早孕期权衡利弊慎用药物,选择对胎儿无害的唑类阴道用药,而不选用口服抗真菌药物治疗。具体方案同单纯性 VVC,但长疗程方案疗效会优于短疗程方案。

(5) 非白假丝酵母菌 VVC:治疗效果差。可选择非氟康唑的唑类药物作为一线药物,并延长治疗时间。若出现复发,可选用硼酸胶囊放于阴道,每日 1 次,用 2 周,有效率 70%。

(6) VVC 再发:曾经有过 VVC,再次确诊发作,由于 1 年内发作次数达不到 4 次,不能诊断为复发性 VVC,称为 VVC 再发。对于这类 VVC,尚无明确分类,建议仍按照症状、体征评分,分为单纯性 VVC 或重度 VVC。治疗上,建议根据此次发作严重程度,按照单纯性 VVC 或重度 VVC 治疗,可以适当在月经后巩固 1~2 个疗程,要重视对这类患者的好发因素的寻找及去除。

(7) 性伴侣治疗:约 15% 男性与女性患者接触后患有龟头炎,对有症状男性应进行假丝酵母菌检查及治疗,预防女性重复感染。

4. 随诊　症状持续存在或 2 个月内再发作者应进行随访。对 RVVC 在治疗结束后 7~14 日、

1 个月、3 个月和 6 个月各随访 1 次,3 个月及 6 个月时建议同时进行真菌培养。

七、细菌性阴道病

细菌性阴道病(bacterial vaginosis,BV)为阴道内正常菌群失调所致的一种混合感染。但临床及病理无炎症改变。正常阴道内以产生过氧化氢的乳杆菌占优势。细菌性阴道病时,阴道内能产生过氧化氢的乳杆菌减少,导致其他细菌大量繁殖,主要有加德纳菌、厌氧菌(动弯杆菌、普雷沃菌等)及人型支原体,其中以厌氧菌居多,厌氧菌数量可增加 100~1000 倍。促使阴道菌群发生变化的原因仍不清楚,推测可能与频繁性交、多个性伴侣或阴道灌洗使阴道碱化有关。

【临床表现】

10%~40% 患者无临床症状,有症状者主要表现为阴道分泌物增多,有鱼腥臭味,尤其性交后加重,可伴有轻度外阴瘙痒或烧灼感。分泌物呈鱼腥臭味是由于厌氧菌繁殖的同时可产生胺类物质所致。检查见阴道黏膜无充血的炎症表现,分泌物特点为灰白色,均匀一致,稀薄,常黏附于阴道壁,但黏度很低,容易将分泌物从阴道壁拭去。

细菌性阴道病除导致阴道炎症外,还可引起其他不良结局,如妊娠期细菌性阴道病可导致绒毛膜羊膜炎、胎膜早破、早产;非孕妇可引起子宫内膜炎、盆腔炎、子宫切除术后阴道顶端感染。

【诊断】

目前使用最广泛的是 Amsel 诊断标准。

1. 均质、稀薄、白色阴道分泌物,常黏附于阴道壁。

2. 线索细胞(clue cell)阳性 取少许阴道分泌物放在玻片上,加一滴 0.9% 氯化钠溶液混合,高倍显微镜下寻找线索细胞,与滴虫阴道炎不同的是白细胞极少。线索细胞即阴道脱落的表层细胞与细胞边缘贴附颗粒状物,即各种厌氧菌,尤其是加德纳菌,细胞边缘不清。

3. 阴道分泌物 pH>4.5。

4. 胺臭味试验(whiff test)阳性 取阴道分泌物少许放在玻片上,加入 10% 氢氧化钾溶液 1~2 滴,产生烂鱼肉样腥臭气味,系因胺遇碱释放氨所致。

具备上述标准的 3 条就可诊断 BV,其中第 2 条是必备的。其中阴道的 pH 是最敏感的指标,胺臭味试验是最具有高度特异性的指标,但该方法在实际工作中却常受到多种因素的干扰而影响临床诊断的准确性。除临床诊断标准外,还可应用革兰染色,根据各种细菌的相对浓度进行诊断。细菌性阴道病为正常菌群失调,细菌定性培养在诊断中意义不大。本病应与其他阴道炎相鉴别(表 14-3)。

表 14-3 细菌性阴道病与其他阴道炎鉴别

	细菌性阴道病	外阴阴道假丝酵母菌病	滴虫阴道炎
症状	分泌物增多,无或轻度瘙痒	重度瘙痒,烧灼感	分泌物增多,轻度瘙痒
分泌物特点	白色,均质,腥臭味	白色,豆腐渣样	稀薄、脓性、泡沫状
阴道黏膜	正常	水肿、斑块	散在出血点
阴道 pH	>4.5	<4.5	>5
胺试验	阳性	阴性	阴性
显微镜检查	线索细胞,极少白细胞	芽生孢子及假菌丝,少量白细胞	阴道毛滴虫,多量白细胞

【治疗】

治疗原则为选用抗厌氧菌药物,主要有甲硝唑、克林霉素。甲硝唑抑制厌氧菌生长,不影响乳杆菌生长,是较理想的治疗药物,但对支原体效果差。

1. 口服药物 首选甲硝唑 400mg,每日 2 次,口服,共 7 日,或克林霉素 300mg,每日 2 次,

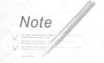

连服 7 日。甲硝唑 2g 顿服的治疗效果差,目前不再推荐应用。

2. 局部药物治疗　含甲硝唑的栓剂,每晚 1 次,连用 7 日;或 2% 克林霉素软膏阴道涂布,每次 5g,每晚 1 次,连用 7 日。口服药物与局部用药效果相似,治愈率 80% 左右。

3. 微生物及免疫治疗　国内外大量研究证实,传统抗生素的应用或多或少地影响了阴道菌群的恢复,而应用乳酸杆菌制剂治疗细菌性阴道病及预防其复发效果显著。因此,从微生态学的角度出发,通过生态制剂调整疗法,扶正和保护阴道内的正常菌群的组成和比例,恢复其自然的抵抗外来菌侵扰的能力,促进其本身的自净作用是治疗此类疾病的趋势。目前临床上常用的阴道用乳杆菌活菌胶囊(定君生)即为此类制剂,用法:每日 1 粒,用 10 日,阴道置入。

4. 性伴侣的治疗　本病虽与多个性伴侣有关,但对性伴侣给予治疗并未改善治疗效果及降低其复发率,因此,性伴侣不需要常规治疗。

5. 妊娠期细菌性阴道病的治疗　由于本病与不良妊娠结局如绒毛膜羊膜炎、胎膜早破、早产有关,任何有症状的细菌性阴道病孕妇及无症状的高危孕妇(有胎膜早破、早产史)均需治疗。由于本病在妊娠期有合并上生殖道感染的可能,多选择口服用药,甲硝唑 200mg,每日 3 次,连服 7 日;或克林霉素 300mg,每日 2 次,连服 7 日。

6. 随访　治疗后无症状者不需常规随访。细菌性阴道病复发较常见,对症状持续或症状重复出现者,应告知患者复诊,接受治疗。可选择与初次治疗不同的药物。

八、萎缩性阴道炎

【病因】

萎缩性阴道炎(atrophic vaginitis)常见于自然绝经及卵巢去势后妇女,也可见于产后闭经或药物假绝经治疗的妇女。因卵巢功能衰退,雌激素水平降低,阴道黏膜萎缩变薄,上皮细胞内糖原减少,阴道内 pH 增高,多为 5.0~7.0,嗜酸性的乳杆菌不再为优势菌,局部抵抗力降低,便于细菌的侵入繁殖而发生炎症。此外不注意外阴的清洁卫生、性生活频繁、营养不良、维生素 B 缺乏等也易患此病。

【临床表现】

主要症状为阴道分泌物增多,稀薄,淡黄色,因感染病原菌不同可呈泡沫状或脓性,也可带有血性,可有外阴瘙痒、灼热和尿频、尿痛等症状。妇科检查见阴道黏膜萎缩,皱襞消失,上皮菲薄,变平滑,有充血红肿,也可见黏膜有小出血点或出血斑,严重者可形成溃疡,分泌物呈水样,脓性有臭味,如不及早治疗,溃疡部可有瘢痕收缩或与对侧粘连,致使阴道狭窄或部分阴道闭锁,导致分泌物引流不畅,形成阴道积脓或宫腔积脓。

【诊断】

根据年龄、绝经、卵巢手术史、盆腔放射治疗史或药物性闭经史及临床表现,诊断一般不难,但应排除其他疾病。应取阴道分泌物检查,显微镜下见大量基底层细胞及白细胞而无滴虫及假丝酵母菌。对有血性白带者,应与子宫恶性肿瘤鉴别,需常规做宫颈刮片,必要时行分段诊刮术。对阴道壁肉芽组织及溃疡,需与阴道癌相鉴别,可行局部活组织检查。

【治疗】

治疗原则为抑制细菌生长,补充雌激素,增强阴道抵抗力。

1. 抑制细菌生长　可用 1% 乳酸或 0.5% 醋酸冲洗阴道,每日 1 次,增强阴道酸度,抑制细菌的繁殖。冲洗阴道后,应用甲硝唑 200mg 或诺氟沙星 200mg,每日 1 次,放于阴道深部,7~10 日为 1 个疗程。吡哌酸栓剂,隔日 1 次,共 5~7 日。α- 干扰素(奥平)栓剂,6U,每日 1 次,共 7 日。

2. 增强阴道抵抗力　针对病因,补充雌激素是萎缩性阴道炎的主要治疗方法。①局部给药:己烯雌酚 0.125~0.25mg,每晚放入阴道深部,7 日为 1 个疗程;或用己烯雌酚软膏或普罗雌醚软膏或霜剂局部涂抹,每日 2 次;或应用雌三醇(欧维婷)栓剂 1mg,阴道用药,第 1 周内每天 1 次,

1周后改为每周2次。②全身用药：尼尔雌醇，首次服4mg，每2~4周1次，每次2mg，维持2~3个月；对同时需要性激素替代治疗的患者，可予妊马雌酮（倍美力）0.3~0.625mg和甲羟孕酮2mg口服，每日1次；或异炔诺酮（利维爱）2.5mg每日或隔日口服。用药前须检查乳腺和子宫内膜，如有乳腺增生或癌变者，或子宫内膜增生或癌变者禁用。

【小结】

　　1. 生殖系统炎症是妇女常见疾病，引起炎症的病原体包括多种微生物如细菌、病毒、真菌及原虫等。女性生殖系统炎症不仅危害患者，还可危害胎儿、新生儿。因此，对生殖系统炎症应积极防治。

　　2. 女性生殖道的解剖、生理生化特点具有比较完善的自然防御功能，增强了对感染的防御能力。

　　3. 当自然防御功能遭到破坏，或机体免疫功能下降、内源性菌群发生变化或外源性致病菌侵入，均可导致炎症发生。

【思考题】

　　1. 试述滴虫性阴道炎的诊断依据。

　　2. 如何鉴别细菌性阴道病、外阴阴道假丝酵母菌病、滴虫性阴道炎？

（程文俊）

第三节　外阴上皮内非瘤样病变

　　女性外阴的解剖学特点是生殖道、泌尿道和肠道开口的集中汇集部位，常常受到宫颈、阴道前庭大腺分泌物、尿液、粪液的刺激，长期处于潮湿状态，在不同致病因素作用下而发生外生殖器皮肤黏膜表皮组织生长紊乱和真皮组织病变的慢性疾病。外阴上皮内非瘤样病变（nonneoplastic epithelial disorders of vulva）指一组外阴皮肤病变的病理学诊断名称，多发于青春期前和绝经后，发病率1/300~1/1000，临床以顽固性外阴瘙痒，皮肤色素减退，外阴皮肤上皮增生或萎缩为主要病变特征的慢性病变过程，是妇科较常见又难治愈，易复发的疾病。

　　外阴上皮内非瘤样病变是发生在外阴皮肤和黏膜的一类疾病，命名和分类一直较混乱。1975年国际外阴疾病研究协会（International Society for the Study of Vulvar Disease，ISSVD）决定用"慢性外阴营养不良"（chronic vulvar dystrophy）来替代，包括外阴白斑、白斑性外阴炎、神经性皮炎、硬化性苔藓等，并根据组织病理学特征将外阴营养不良分为硬化性苔藓营养不良、增生性营养不良以及混合性营养不良。1987年ISSVD又与国际妇科病理学专家协会（ISGYP）共同商定建议废止既往所用慢性外阴营养不良分类法，使用新的外阴皮肤病分类法（表14-4）。

表 14-4　外阴皮肤病分类（ISSVD，1987）

皮肤和黏膜上皮内非瘤样病变	中度不典型增生（VIN Ⅱ）
鳞状上皮细胞增生	重度不典型增生（VIN Ⅲ）
硬化性苔藓	非鳞状上皮内瘤变
其他皮肤病	佩吉特病（Paget disease）
外阴上皮内瘤变 VIN	非浸润性黑色素细胞肿瘤
鳞状上皮内瘤变	浸润癌
轻度不典型增生（VIN Ⅰ）	

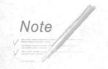
Note

一、外阴鳞状上皮增生

外阴鳞状上皮增生是以外阴瘙痒为主的一种外阴疾病,曾被称外阴增生性营养不良,临床上称为慢性单纯性苔藓(lichen simplex chronicus)或神经性炎。

【病因】

发病原因不明,大量研究显示可能与免疫、遗传、感染、局部刺激、代谢紊乱有关,尚无确切证据表明外阴损伤、过敏、局部营养失调是导致发病的直接原因,但外阴皮肤长期处于阴湿状态和阴道排出物刺激可能与发病有关。

【病理类型】

上皮细胞层次增多,表皮层角化过度,棘细胞层、基底层以亮细胞为主,底微突,短粗呈小起伏波浪状,部分区域底微突较少,上皮细胞间隙增宽;上皮细胞内张力原纤维局灶性紊乱断裂,基底黑色素细胞内色素明显减少;基底膜厚薄不均,真皮层基底膜下弹性纤维,网状纤维增加,可见较多成纤维细胞、淋巴细胞;血管壁增厚,血管内皮细胞凸向管腔。

【临床表现】

外阴瘙痒为主要症状,多见于 50 岁以上中年妇女,外阴病损范围各异,主要见于大阴唇、阴蒂包皮、阴唇后联合处,常呈对称性。早期病变的外阴皮肤呈粉红或暗红色,角化过度部位呈白色。长期瘙痒和摩擦,外阴皮肤增厚似皮革状,色素增加。正常皮肤纹理变得明显突出,皮崤隆起,呈多数小多角形扁平丘疹,群集成片,呈现出苔藓性改变。阴道口无明显狭窄,频繁搔抓可出现表皮破损皲裂或溃疡,如溃疡长期不愈,特别是有结节隆起时,应警惕癌变可能,必要时重复多点活检。

【诊断】

重视发病年龄和家族史,需了解检查身体其他部位有无类似病变,本病通过大体观察不易准确判断,确诊需做病理检查,排除有无癌变时也依据活体组织检查。

1. 活检 在局麻下进行,切取全厚皮片,宜捎带一些皮下组织,包括病变边缘的正常组织,10% 甲醛液固定标本。如怀疑局部癌变,可先在皮肤上涂 10% 甲苯胺蓝液,待 2~3 分钟干燥后,再用 1% 醋酸液涂抹擦去染料,在残留蓝色部位取材,可提高癌灶的检出准确率。推荐在阴道镜下局部涂 3% 醋酸液定点活检,可减少早期癌漏诊率。

2. 显微镜观察 增生型主要病理变化为表皮质过度角化和角化不全。棘细胞层不规则增厚,真皮浅层淋巴细胞和浆细胞浸润。

【鉴别诊断】

1. 糖尿病外阴炎 假丝酵母菌外阴病、外阴擦伤、接触性皮炎等长期刺激下,均使外阴过度角化,经渗出物浸渍,角化表皮脱落或显露白色,表现为瘙痒、灼痛,但在原发病治愈后,白色可消退,瘙痒症状消失。

2. 局限性神经性皮炎 为一种继发于其他瘙痒性皮肤病的病损,首发症状为阵发性剧烈瘙痒,并无皮肤破损,因反复搔抓摩擦,皮肤出现片状丘疹,日久皮肤变肥厚,呈苔藓状,边界清晰,干燥,可见碎小鳞屑,与慢性湿疹本质相同。

3. 白癜风 为常见的皮肤病,病损常见于面、颈、生殖器、肛周等,外阴为其好发部位之一,多累及大阴唇、小阴唇,皮损大小不等。

【处理】

目前尚无确切疗效的药物,聚焦超声治疗有明显的临床疗效。

(一)一般治疗

同硬化性苔藓的一般治疗。

(二)局部治疗

真皮中部淋巴细胞和浆细胞浸润,毛细血管减少,皮肤附件萎缩或消失。治疗目的是控制

Note

局部瘙痒,缓解皮肤病变进程。

1. 药物治疗

(1) 0.025% 醋酸氟氢松(fluocinolone acetonide)或 0.01% 曲安奈德(triamcinolone acetonide)或 1%~2% 氢化可的松(hydrocortisone)软膏或霜剂,每日涂抹局部 3~4 次可缓解瘙痒,但长期使用高效类固醇制剂,可导致局部皮肤萎缩,故当瘙痒基本控制后应停用高效类固醇药物,改为氢化可的松每日 1~2 次局部治疗,可明显改善增生变厚的皮肤。镜下检查显示治疗后,原有的组织病理变化消失。

(2) 维生素、孕激素治疗:临床研究发现维生素配以黄体酮治疗病损可收到缩短病程的疗效。维生素 E 胶丸 500mg,维生素 AD 胶丸 6000μg,维生素 B_1 100mg,黄体酮针剂 60mg,赛庚啶片 50mg。将上述药物混合使用后,瘙痒仍明显可增加曲安奈德软膏 10g 配制成乳液,涂抹病损部位,2 次 / 日。

(3) 中药煎汤坐浴

基本处方:蛇床子 30g,苦参 30g,黄芪 15~30g,苍术 10g,莪术 15g,荆芥 10g,当归尾 15g,红花 15g,赤芍 15g,白鲜皮 15g,10 天为一疗程,一般 3 个疗程。

2. 手术治疗 外阴鳞状上皮增生发生癌变仅为 5%,且手术治疗后约 50% 患者发生远期复发,故手术治疗仅适用于:①长期药物治疗无效者;②已发生恶变或有恶变可能者。常选择外阴单纯切除术,术后瘢痕形成常导致性交痛,有主张外阴切除同时行皮瓣移植以减少手术致瘢痕挛缩。术后应定期随访,复发后再次手术仍有一定复发率。

3. 激光、微波及聚焦超声治疗 同外阴硬化性苔藓的相应治疗。

二、外阴硬化性苔藓病

外阴硬化性苔藓(lichen sclerosus of vulva,VLS)是一种以外阴皮肤萎缩变薄为主的皮肤病,亦被称为"硬化萎缩性苔藓"(lichen atrophic sclerosus)。硬化性苔藓可发生于任何年龄的妇女,但多见于围绝经期妇女。

【病因】

1. 免疫因素 硬化性苔藓可能与免疫性疾病有关研究发现患者中 HLA-B10 抗原的阳性率较未患病妇女明显增高,血清中 CD3、CD4、CD8 等均有不同程度的变化,约 22% 硬化性苔藓病人患有自身免疫性疾病如白癜风、糖尿病、甲状腺疾病等,斑秃、恶性贫血、原发胆汁性肝硬化、系统性红斑狼疮、风湿性关节炎;42% 有自身免疫性抗体;60% 具有一种或多种自身免疫性疾病的相关症状,推测 VLS 为免疫介导的外阴皮肤病变。

2. 遗传因素 文献中有母女、姐妹等直系亲属家族性发病的报道,提示 VLS 有家族聚集性发病倾向。研究证实人类白细胞抗原 HLA 参与了免疫应答的遗传学控制,Xing 等采用聚合酶链式反应(PCR)方法研究一些与 VLS 相关的 HLADQ 和 DR,认为这些抗原和单体可能与 VLS 的易感性有关。

3. 激素因素 硬化性苔藓好发于围绝经女性,患者血二氢睾酮明显低于正常同龄妇女,性激素受体 ER 与 PR 表达水平降低,不同性激素水平的显著变化可能是导致外阴皮肤病理性改变原因之一。

4. 感染因素 研究显示部分硬化性苔藓(VLS)与外阴上皮内瘤变(VIN)类似,起源于瘤样增生,与 HPV 感染有关;也有研究认为与 HPV 感染无关。

5. 局部因素 外阴特殊的解剖特点,局部环境的阴湿、温热等物理因素的长期刺激可导致发病。有研究发现外阴白色病损手术切除他处皮瓣移植到缺损外阴后,移植的皮肤可发生类似的病变,从而佐证了局部环境的致病作用。

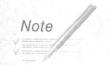

【病理】

外阴上皮细胞层次减少,细胞体积缩小;细胞器相对集中,底微突呈典型鸡爪或树突状,部分区域底微突变短减少,上皮间隙性增宽;基底细胞变性真皮中部淋巴细胞和浆细胞浸润,毛细血管减少,皮肤附件萎缩或消失。

【临床表现】

多见绝经期妇女,幼女少见;青春期、儿童期病损可随年龄增长而改善,成年女性皮肤病变呈进行性;发病初期外阴病损呈淡红色或紫色,晚期皮肤因角化过度呈卷烟纸样白色外观;病变主要侵犯阴唇、阴蒂包皮、从双侧小阴唇向外扩展到大阴唇,延伸累及会阴体及肛周,形成蝴蝶状;皮肤变薄变白,失去弹性,阴蒂萎缩伴大小阴唇融合缩小,以致完全消失;病变晚期皮肤菲薄,阴道口挛缩狭窄,瘙痒后引起皲裂及溃疡,在硬化性苔藓基础上发生上皮增生,呈现出斑块状增厚或疣样增生,此种增生更易演变为不典型增生。

【诊断】

系统了解家族史和患病情况,认真进行全身检查和专科检查,仔细观察病变范围、病变形态特点,确诊需病理检查,阴道镜下使用 3% 醋酸液染色定点活检。

光镜观察:上皮细胞角化过度,可见角化珠形成,基底细胞变性,真皮层胶原纤维水肿或变性。

电镜观察:上皮细胞萎缩,细胞间隙增大,细胞间隙颗粒减少,黑色素颗粒减少或消失,镜检周围空泡形成,线粒体肿胀空泡变性。

【鉴别诊断】

1. 外阴部股癣、牛皮癣　可出现外阴皮肤瘙痒和皮损,但在身体其他部位有类似病变,皮损处皮屑镜检可查见真菌。

2. 白癜风　发病始于任何年龄,病损常见于面、颈、生殖器,外阴是好发部位之一。多累及大小阴唇,皮损大小不等,形态不一的纯白色斑,相互融合可呈地圈状;白斑边缘与正常皮肤界限分明,终身存在不消退;患处除色素减退外,无萎缩、脱屑等病理改变,亦无痒痛等自觉症状。

3. 老年生理性萎缩　仅见于绝经后老年妇女,其外阴萎缩情况与身体其他部位同步;仅表现为外阴皮肤及皮下脂肪层的萎缩,大阴唇变平,小阴唇退化;局部皮肤无色素减退,无任何自觉症状。

【处理】

1. 一般治疗　应注意保持外阴皮肤清洁干燥,禁用碱性或刺激性药物擦洗,忌食辛辣和致过敏食物,忌着不透气的化纤内裤。凡精神紧张典型,瘙痒症状明显以致焦虑失眠者,可酌情服用镇静、安眠或抗过敏药物。

2. 局部药物治疗

(1) 局部使用丙酸睾酮是治疗硬化性苔藓的标准方法,该药治疗可使部分萎缩性皮肤病变有所改善。用法:丙酸睾酮 200mg 加入 10g 凡士林软膏或 30g 维生素 E 霜剂中涂抹患部,3~4 次/天,至少用药 1 个月左右出现疗效,治疗 3~6 个月,瘙痒症状消失后 1~2 年内,逐渐减少用药次数,直到 1~2 次/周维持量。如瘙痒症状严重,也可将丙酸睾酮与 1% 或 2% 氢化可的松软膏混合涂抹,瘙痒缓解后渐减量至停用氢化可的松软膏;如治疗周期内出现毛发增多或阴蒂肥大等男性化性别反应时,可用黄体酮 100mg 加入 30g 软膏中局部涂抹;如瘙痒严重,可用曲安奈德 5ml 加入生理盐水 2ml 制成悬液皮下注射。

(2) 中药:处方:蛇床子 30g,苦参 30g,荆芥 10g,黄芪 15~30g,黄柏 15g,苍术 10g,蜂房 15g,莪术 15g,白鲜皮 15g,熏洗 10 天为一疗程,一般 3 个疗程。

3. 手术治疗　如病灶局限可考虑单纯性病灶切除,由于硬化性苔藓恶变几率低,故很少采用外科治疗。

4. 超声治疗　HIFU 治疗的原理是利用超声波在组织内良好的能量穿透性和沉积性作用到发生病变的真皮层,通过机械热效应及空化效应,损伤病变组织中的小血管和神经末梢,通过改善微血管和神经末梢的营养,使病变组织修复和再生。其疗效优于药物治疗和其他物理治疗。

5. 激光治疗　一般选用 CO_2 激光或氦 - 氖激光治疗,破坏病变组织深度达 2mm,可破坏真皮层内的神经末梢和病变组织,阻断瘙痒引起的病变皮肤破损。激光治疗具有精确、操作简易、破坏性小、术后病率低、愈合后瘢痕组织较少的优点,但远期复发率与手术切除相近。

三、其他外阴皮肤病

(一)接触性皮炎

接触性皮炎(contact dermatitis)指因外阴皮肤直接接触刺激物或致敏物所引起的表皮炎症反应。

【病因】

由致敏物引起的过敏接触性皮炎为典型的迟发Ⅳ型变态反应。此类致敏的低分子化学物质为半抗原,初次反应阶段的约需 4 天的诱导期,再次接触致敏物质后 24~48 小时内产生明显的炎症反应。外阴皮肤较机体其他部位更多接触到致敏物,如卫生纸、卫生巾、肥皂、消毒冲洗液、避孕套、紧身内裤等,故更容易发生接触性皮炎。

【病理】

病变类似外阴鳞状上皮细胞增生改变。

【临床表现】

急性接触性皮炎一般起病急,接触外来致敏物或刺激物后,首先发作外阴瘙痒或灼痛,局部发红,继而出现边界清楚的丘疹,严重者水肿伴发水疱。如接触致敏物刺激不强或浓度较低时则表现为局部皮肤过度增厚、角化过度,可能出现表皮脱落和鳞屑形成。

【诊断】

病史了解有无外阴接触致敏物史,体格检查了解身体其他部位有无类似病变,专科检查外阴红肿、皮疹形态、分布范围,必要时活检。

【处理】

无论刺激物还是致敏原导致的皮炎,治疗方法是相同的。绝大多数患者在单纯停用致病物后即皮炎迅速好转,如无法确定致病原,应立即停用以往使用的局部药物,每日用清水清洁外阴观察。如外阴部仅出现红斑或丘疹无渗出时,可采用炉甘石洗剂涂抹局部效果最佳。如为急性期炎性渗出多时,可用生理盐水 20 ∶ 1 复方醋酸铝溶液或 3% 硼酸液局部湿敷。当病变处干燥后可采用氢化可的松类皮质激素局部涂抹,严重者可加用地塞米松全身用药。

(二)贝赫切特病

贝赫切特病(Behcet's disease)又名眼 - 口 - 生殖器综合征(oculo-oral-genital syndrome)即白塞病,是以反复发作的眼炎、口腔黏膜溃疡、外阴溃疡或其他皮肤损害为主要特征的疾病,还可能伴有心血管、关节、甚至中枢神经系统损害。

【病因】

病因不明。

【临床表现】

白塞病好发 20~40 岁年龄人,以男性为主,最初出现口腔溃疡,继而外阴发病,眼炎出现较晚,多呈周期性发作及缓解,各部位病变先后发作时间不一。

1. 眼部病变　起病时患者有眼周疼痛、怕光,最初出现结膜炎、视网膜脉管炎,晚期可出现眼前房积脓,最终波及双眼,如不及时治疗,可因视神经萎缩、青光眼或白内障导致失明。

2. 口腔病变　口腔溃疡可发生在唇、舌、口腔黏膜、软腭、扁桃体,甚至鼻咽腔。溃疡为单个

或多个,边缘界限清楚,四周发红,底部呈污秽灰色,可导致进食困难。

3. 生殖器病变　溃疡可发生在外阴、宫颈、阴道,亦可见于会阴、肛门。病损类似口腔溃疡,急性期可伴有发热、疼痛,腹股沟淋巴结肿大,阴道分泌物增加。

4. 其他皮肤病变　可表现为痤疮、脓疮、水肿、结节性红斑,多见于头面部、颈部、躯干。皮肤有非特异性过敏症。

5. 心血管系统病变　特征为血栓性静脉炎、视网膜静脉,上下腔静脉均可受累,肺部血栓性脉管炎可引起咯血和肺梗死,肺动脉血栓形成可导致肺源性心脏病。

6. 神经系统病变　多表现为中枢神经系统症状,类似多发性硬化病,时好时坏为其发病特征。

【处理】

各部位溃疡一般均可自行痊愈。急性期给皮质激素如口服泼尼松 20~40mg/d,可加速其愈合,长期小剂量泼尼松 15mg/d 可防止复发。沙利度胺(thalidomide)有类似泼尼松的治疗和预防作用,用法:200mg,2 次 / 日,用 5 天后减量,100mg,2 次 / 日,用 15~60 天可防止复发。

(三)脂溢性皮炎

脂溢性皮炎(seborrheic dermatitis)是一种与皮脂溢出有关的慢性皮肤炎症,多见于头皮,亦可出现于其他皮脂腺丰富的部位。

【病因】

病因不明,研究多认为皮脂腺活动性增加,释放的皮质增多或其成分改变有关,还可继发微生物感染,尤其是真菌感染与本病发生发展有关。

【临床表现】

本病多发于皮脂腺分泌旺盛的青壮年人,发病部位以头皮、乳房下、腋窝、外阴、腹股沟等多见。表现为皮肤呈黄红色或鲜红色斑片,上覆油腻性鳞屑或痂皮;低温潮湿更易发作,常伴有念珠菌感染;主要症状为局部皮肤瘙痒;外阴发病时常伴有身体其他部位发病。

【处理】

调整生活规律,调节饮食,少食高脂、多糖及辛辣刺激性食物,多食蔬菜,避免精神过度紧张,保证充足睡眠,要避免肥皂和搔抓。可口服维生素 B_6、B_{12} 或复合维生素,瘙痒明显者加用抗组胺药治疗。抗真菌药物如酮康松 0.2g/d 连用 14 天,或伊曲康唑 0.1g/d 连用 21 天。

局部治疗以去脂、杀菌、消炎、止痒为目标。无糜烂渗出时,可用 5% 硫酸霜与糖皮质激素混合外用;有渗出者可用 3% 硼酸或 1 ∶ 5000 高锰酸钾液湿敷,当渗出减少时可用皮康霜、复方康纳乐霜剂治疗。

(四)外阴白癜风

外阴白癜风(vitiligo)是皮肤局部黑色素细胞被破坏引起的疾病,多发于年轻女性。除外阴,身体其他部位也可伴发;病损常累及大阴唇、小阴唇,在外阴发白区周围皮肤往往有过度色素沉着,故白色区域界限分明;如病损在大阴唇上部,该处阴毛亦变白,病损区皮肤光滑润泽,弹性正常,患者无疼痛不适;故除伴发皮炎按炎症处理外,一般不需治疗。

(五)外阴银屑病

银屑病(psoriasis)亦称牛皮癣,是一种常见皮肤病,主要表现为红斑、丘疹、白色鳞屑,具有病程长,冬季加重,夏季转轻等临床特点,发病原因不明,多认为与基因调控和环境因素有关。

根据临床特点分为寻常型、脓疱型、关节病型及红皮病型,其中寻常型约占 95%。

【临床表现】

起病初期为皮肤红色丘疹,逐渐扩大,可融合成红色斑块,表面覆盖干燥的银白色鳞屑;进行期为新的皮肤可渗血,旧的皮损不断扩展;稳定期为病情处于平稳状态,皮损可发生在全身任何部位,以头部和四肢伸侧多见,很少发生于女性会阴部。

【病理特点】

表皮角质增厚,角化不全,表皮层肥厚,表皮突下延,真皮毛细血管扩张,血管周围单核细胞浸润。

银屑病临床上难以根治,治疗只能达到近期临床缓解效果,治疗包括全身使用免疫制剂、维生素 A 酸类、皮质类固醇激素、甲砜霉素等,局部可用类固醇激素或维生素 A 酸类霜剂。

【小结】

1. 外阴鳞状上皮增生是以瘙痒为主,病因不明的外阴皮肤病变,好发于中年以上妇女,主要病理改变为外阴上皮过度角化和角化不全,发生癌变的几率为 5%,临床处置以药物治疗为主,手术治疗后约 50% 病例可发生远期复发,局部聚焦超声治疗有较好的临床疗效。

2. 外阴硬化性苔藓是外阴上皮内非瘤样病变之一,病因不明,是一种以外阴皮肤萎缩变薄为主的皮肤病变。病理特点:上皮细胞体积减少,血管减少,真皮层胶原细胞水肿变性伴炎细胞浸润。治疗可采用局部药物治疗和聚集超声治疗。

【思考题】

1. 外阴鳞状上皮增生与外阴硬化性苔藓病的病理特征有何不同?

2. 外阴鳞状上皮增生的治疗中手术治疗有什么临床价值?

3. 外阴硬化性苔藓的丙酸睾酮局部治疗为何是标准的治疗方法?

第四节　外阴阴道肿瘤

一、外阴良性肿瘤

外阴良性肿瘤较少见。根据肿瘤的组织来源将其划分为上皮源性肿瘤、上皮附件源性肿瘤、中胚叶源性肿瘤、神经源性肿瘤、瘤样病变五类。

(一)外阴上皮来源性肿瘤

1. 外阴乳头状瘤

【病因】

局部炎症慢性刺激外阴皮肤或黏膜,逐渐形成表面向外生长的乳头状突起,可能与 HPV 感染有关。

【病理】

病理分为三类,即乳头状瘤、疣状乳头状瘤和纤维上皮乳头状瘤,是上皮增生为主的病变,镜下见复层鳞状上皮中的棘细胞层增生肥厚,上皮向表面突出形成乳头状结构,上皮细胞排列整齐,无组织和细胞的异型性。

【临床表现】

好发于 40~70 岁中老年妇女,病变生长缓慢,病变多发生于大阴唇、阴阜、阴蒂或肛周,单发或多发,可无症状,亦可出现外阴瘙痒等不适。

【诊断】

外阴乳头状瘤的诊断一般不困难,确诊需依据病理检查。

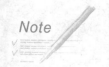
Note

【鉴别诊断】

（1）尖锐湿疣：典型的乳头状瘤与尖锐湿疣，临床上有时难以区分。尖锐湿疣组织病理可见到典型的挖空细胞，病变呈毛刺状，质地软，可触血，病变发展快，有性接触传播史，HPV检测阳性。

（2）寻常疣、扁平疣及传染性软疣：外阴皮肤出现相应的疣状病灶。

（3）外阴癌：早期外阴癌在疣状样病灶基础上破溃、出血需活检定性。

【处理】

以局部手术治疗为主，切除范围应在病灶外0.5~1cm，术中应做冷冻切片检查，如证实有恶变，应做局部广泛切除。

2. 软型疣（acrochordon） 又称纤维上皮性息肉（fibroepithelial polyp）。

【病因】

病因不明确。

【病理】

见以纤维血管为核心，角化的鳞状上皮覆盖的息肉状病变。

【临床表现】

可见于各个年龄段女性，病变呈舌状或球形，好发于大阴唇，单发或多发，常无症状，外阴改变可类似尖锐湿疣，可多年无进展。

【诊断】

确诊依据病理检查。

【鉴别诊断】

需与纤维瘤、尖锐湿疣、血管黏液瘤、细胞性血管纤维瘤、平滑肌瘤等相鉴别。

【处理】

以局部切除的手术治疗为主，手术后复发与恶变较少，如切除不彻底局部复发，可再次手术。

3. 痣（nevi） 即发生于皮肤的有色素的突起病变。

【病因】

不明原因。痣具有一定遗传性，高强度的紫外线照射皮肤和摩擦等不良刺激是外阴皮肤痣恶变的重要诱因。

【病理】

按痣生长部位分为三型：

1. 皮内痣 痣细胞脱离上皮基底层进入真皮层。

2. 交界痣 痣细胞位于表皮基底层和真皮乳头交界处。

3. 混合痣 两种成分均有。

【临床表现】

可见于各种年龄女性，一般无症状，多在专科检查时发现。痣一般直径几毫米，可见淡褐色或黑色结节平坦或隆起皮肤，有时表面见毛发。皮内痣界限清楚，病变略隆起，交界痣和混合痣一般表面平坦，但边界不清或颜色不均匀，长期刺激或摩擦后，局部出现瘙痒或出血，存在恶变潜能。

【诊断】

确诊依据病理检查。

【鉴别诊断】

需与外阴黑色素瘤相鉴别。

【处理】

外阴痣具有恶变的潜能。痣恶变常是隐匿的,当出现溃疡、出血等症状时,即使痣没有色素沉着也要及早病检明确诊断。对"高危痣"即亲属有黑色素瘤病史者,着色性干皮病者,青少年有暴晒史,痣边界不清,色素不均匀,直径≥7mm,或增长迅速,痣周围出现卫星灶,痣表面毛发脱落等必须及时处理。治疗以手术切除为主,范围应在病灶外1~2cm处,深部应达正常组织。注意孕期内激素的改变有增加痣恶变的可能,建议孕前预防性痣切除。

（二）上皮附件来源的肿瘤

1. 汗腺瘤（hydradenoma）　较少见,为汗腺上皮增生形成的肿瘤,好发于成年女性,多表现为大阴唇的实性结节病变,直径<1cm,一般无症状,有时可继发感染。病理特征为分泌型柱状细胞及腺瘤样结构,需与恶性汗腺瘤、外阴子宫内膜异位症相鉴别。汗腺瘤多为良性,诊断依据病理检查,治疗以手术切除为主。

2. 皮脂腺腺瘤（sebaceous adenoma）　较少见,称皮脂腺异位症。易发生在黏膜部位或小阴唇,为孤立的1~3cm圆形或卵圆形病灶,单发或多发,隆起皮肤,病理特征为皮脂腺腺瘤细胞增生成结节,治疗为手术切除病灶。

（三）中胚叶来源肿瘤

1. 脂肪瘤（lipoma）　为多见于阴阜或大阴唇的实性肿瘤,直径大小各异,边界清楚,活动好,病理特点为成熟的脂肪细胞与纤维组织相间,肿瘤较小时不需手术,若增长迅速伴有症状可手术切除。

2. 纤维瘤（fibroma）　较少见,为多发生于大阴唇外侧的实性质硬肿物,病理特征为成纤维细胞增生,如肿瘤体积大,可手术切除。

3. 平滑肌瘤　很少见,来源于外阴部及外阴血管平滑肌,多发生于大阴唇,边界清楚,质硬肿物,活动度好,病理特点为平滑肌细胞束状排列增生,治疗以手术切除为主,诊断依据病理。

（四）瘤样病变

1. 尖锐湿疣（condyloma acuminatum）　为人乳头瘤病毒（HPV）感染形成的外阴局部疣状增生性病变,好发外阴、阴道、宫颈、肛周等部位。外观为丘疹状、乳头状、鸡冠花状、毛刺状赘生物,根部有蒂或融合成片,易出血。诊断依据病理检查,需与假性湿疣、寻常疣、扁平湿疣等相鉴别。治疗主要为激光等物理治疗或三氯醋酸烧灼或干扰素等药物治疗,有较高复发率。

2. 巴氏腺囊肿（bartholin cyst）　多因会阴部巴氏腺管阻塞,腺体分泌物潴留形成,多见发生于阴唇下1/3的囊性肿块,边界清楚,可继发感染形成脓肿,需与中肾管囊肿鉴别,治疗多选择造口术。

3. 中肾管囊肿（parovarian cyst）　中肾管囊肿是中肾管残迹来源的囊肿,如输卵管系膜、子宫旁、阴道旁囊肿等。囊肿大小不一,需与巴氏腺囊肿鉴别,囊肿较大有症状时需手术治疗。

二、外阴上皮内瘤变

外阴上皮内瘤变（vulvar epithelial neoplasia,VIN）指局限外阴皮肤黏膜上皮内的肿瘤性病变,多见于35~45岁女性,约50%的VIN患者伴有其他部位的上皮内瘤变,约38%的VIN可自然消退,2%~4%或进展为浸润癌。1986年,国际外阴疾病研究协会（ISSVD）将鲍恩病（Bowen disease）、增殖性红斑、单纯性原位癌等统一命名为VIN,并根据上皮内细胞异型程度,把VIN分为3级,2004年ISSVD对VIN进行修正,认为VIN Ⅰ主要是HPV感染的反应性改变,VIN主要指高级别的VIN Ⅱ~Ⅲ级病变。

【病因】

不完全清楚,目前认为多数VIN为HPV感染相关,P53基因异常可促进分化型VIN向鳞癌发展,其他危险因素包括性传播疾病、肛门-生殖道病变、免疫抑制以及吸烟等。

【病理】

VIN 主要病理学改变为表面角化上皮层增厚,基底层至棘细胞层出现异型细胞,细胞形态大小不等,胞核大,染色质增多,深染,核分裂象增多。VIN 分为二级,低级别上皮内瘤变病变细胞占据上皮层下 1/3 的为 VIN Ⅰ级,高级别上皮内瘤变占据上皮层下 1/3~2/3 的为 VIN Ⅱ级,占据 2/3 及以上的为 VIN Ⅲ级(包括原位癌)。

依据病理形态与生物学特点将 VIN 分为两类。

1. 普通型(usual VIN,uVIN)　与高危型 HPV 感染相关,病灶中多能检测出 HPV16、18,多发生于生育年龄女性;超过 30% 病例合并生殖道其他部位病变(以 CIN 最常见),与外阴浸润性疣状癌及基底细胞癌有关。

2. 分化型(differentiated VIN,dVIN)　与 HPV 感染无关,病变在硬化苔藓基础上发生,多发生于绝经后妇女;病理形态主要为溃疡,疣状丘疹或过度角化斑片,与外阴角化性鳞癌有关。

【临床表现】

VIN 的临床症状无特异性。一般表现为外阴部隆起的斑片状、丘疹状等病变,可比正常皮肤黏膜的皮色深或同色,也可表现为白色、浅红色;瘤变多出现在两侧大小阴唇处,或在尿道口和阴道口黏膜旁,可伴有外阴瘙痒,烧灼不适,甚至发生溃疡,排尿困难。

【诊断】

依据外阴长期瘙痒及妇科检查发现皮肤黏膜的病变可作出初步诊断,确诊需病理检查,对可疑病灶应做多点活检或在术中行快速病理检查,以确定是否有浸润及切缘有无残留病灶。

【鉴别诊断】

需与外阴上皮内非瘤样病变、外阴棘皮病、早期外阴浸润癌相鉴别。

【处理】

治疗目的:消除病灶,缓解临床症状,预防 VIN 恶变,包括局部药物和物理治疗、手术治疗。

1. 局部治疗

(1) 药物治疗:抗病毒药物 1% 西多福韦(cidofovir),干扰素凝胶,免疫抑制剂 5% 咪喹莫特(imiquimod),抗肿瘤药物 5% 氟尿嘧啶软膏(5-FU)。

(2) 物理治疗:治疗前应做组织活检,浸润癌高危者与溃疡者禁用,主要为激光、冷冻、电灼以及光动力学治疗,亦可作为病灶广泛年轻患者的辅助治疗。

2. 手术治疗　手术对病灶完全切除并对病灶进行彻底的组织病理学评定,术式包括:

(1) 局部扩大切除(wide local excision):适用于病灶局限者。外阴两侧的病灶切除范围应在病灶外 0.5~1.0cm 处。手术时切除组织边缘需行冷冻切片以确定无残留病灶。若无病灶累及,可保留阴蒂及其正常功能。

(2) 外阴皮肤切除(skinning vulvectomy):适于年轻患者。切除部分或全部外阴和会阴的皮肤,保留皮下组织,维持外阴形态,缺损区需大腿或臀部皮肤移植,该方法可较满意地维持外阴的结构和功能。

(3) 单纯外阴切除(simple vulvectomy):适用于治疗老年、广泛性 VIN 病变患者,切除范围包括外阴皮肤及部分皮下组织,与根治性手术的区别在于其不需切除会阴筋膜。

三、外阴恶性肿瘤

外阴恶性肿瘤指来源于外阴皮肤黏膜上皮源性、平滑肌源性与间叶源性的恶性肿瘤,多数为鳞状细胞癌,腺癌较少,平滑肌肉瘤、癌肉瘤、恶性黑色素瘤等罕见。其转移途径以直接蔓延及淋巴转移最常见,其次为血行播散。

(一) 外阴鳞状上皮癌

外阴鳞状上皮癌是最常见的外阴恶性肿瘤,占外阴癌的 80%~90%,好发于老年妇女,病变起源于外阴皮肤鳞状上皮的基底层的异常增生,在外阴上皮内瘤变的基础上进展穿透基底膜形成外阴浸润癌。

【病因】

确切病因不明。

1. HPV 感染　高危型人乳头瘤病毒感染是外阴癌发病的重要因素之一,病毒通过外阴皮肤黏膜的破损处侵入上皮的基底细胞,整合宿主细胞,发生细胞异常增生,并向周围浸润和远处转移。其中高危型 HPV 感染相关的外阴癌多发生于 50 岁以下的妇女,>50 岁的外阴癌中高危型 HPV-DNA 的检出率明显低于 50 岁以下妇女。

2. 外阴皮肤病变　长期外阴部皮肤的慢性炎症,外阴单纯性增生,外阴硬化苔藓。

3. 其他　长期吸烟、糖尿病、梅毒等。

【病理】

起病初期可表现为外阴局限性结节,逐渐向内或向外生长,肿块可溃烂形成久治不愈的溃疡,癌灶周边多伴有外阴增生或硬化性苔藓等病变。外阴癌在镜下根据癌细胞成熟程度可分为高分化(细胞巢中心见角化珠)、中分化(细胞巢内角化细胞较少)、低分化(细胞分化不成熟,多无明显角化)3 级。

【临床表现】

1. 症状　外阴鳞癌好发老年妇女,≥50 岁患者占 80.7%;绝大多数患者的前期症状为外阴瘙痒,瘙痒常发生在肿块出现前,可持续 5 年以上,瘙痒以夜间为主,多由外阴慢性病变引起;无痛性肿块如增长较快或合并感染时,继发疼痛与发热,当病灶侵犯了尿道或肛门进而出现排尿不畅伴血尿或排便困难等症状。

2. 体征　外阴癌病灶可发生于外阴任何部位,70% 位于大小阴唇部,其他可出现阴蒂部、会阴后联合部,常与外阴营养不良病变并存。位于阴蒂后联合处的外阴癌称中线癌,位于阴唇两侧的称为旁线癌。大部分病灶为单发,形态多变,早期表现为外阴局部丘疹结节,随病情发展,呈菜花型或溃疡型浸润性生长,如浸润盆底组织肿块固定,并发生转移。

3. 转移途径

(1) 局部蔓延:外阴癌进展可侵犯周围组织器官,向内侵犯尿道、阴道,向外侵犯肛门及直肠,晚期向下部侵犯盆底组织和耻骨。

(2) 淋巴转移:为外阴癌最常见的转移途径,腹股沟浅淋巴结是外阴癌淋巴转移的第一站,即前哨淋巴结。癌细胞经患侧腹股沟浅淋巴结→腹股沟深淋巴结→盆腔淋巴结→腹主动脉旁淋巴结→纵隔淋巴结→锁骨上淋巴结。

(3) 血行转移:多在晚期出现,可转移到肺、肝、骨、脑等处。

【诊断】

根据病史、症状、体征,临床可作出初步诊断,由于早期浸润癌常与一些外阴慢性疾病或上皮内瘤变并存,诊断存在一定困难。对外阴可疑疾病应做细胞学和病理学检查确定诊断。

1. 细胞学检查　常可查见癌细胞,其阳性率不高,约 50% 左右。

2. 活体组织病理检查　对外阴赘生物,白色病损、结节灶、菜花灶、溃疡灶,均需阴道检查和(或)甲苯胺染色定位活检。对坏死的病灶,取材应有足够深度,对病灶大或糜烂性病灶应多点活检,避免漏检,对腹股沟转移肿块,可行穿刺活检,有利于制订治疗方案。

3. 影像学检查　用于了解外阴癌对周围器官的侵犯以及盆腔和远处转移情况。

细胞学和病理学检查可协助确定外阴癌的分期(表 14-5)和确定治疗方案。

【处理】

外阴癌的治疗包括手术切除、放射治疗、化学治疗。

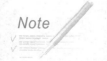

Note

表 14-5　外阴癌手术病理分期（FIGO，2009）

FIGO 分期	临床特征
Ⅰ期	肿瘤局限于外阴，淋巴结无转移
ⅠA 期	肿瘤局限于外阴或会阴，最大径线≤2cm，间质浸润≤1mm
ⅠB 期	肿瘤局限于外阴或会阴，最大经线 >2cm 或间质浸润 >1mm
Ⅱ期	肿瘤侵犯下列任何部位：下 1/3 尿道、下 1/3 阴道、肛门，淋巴结无转移
Ⅲ期	肿瘤有或（无）侵犯下列任何部位：下 1/3 尿道、下 1/3 阴道、肛门，有腹股沟淋巴结转移
ⅢA 期	① 1 个淋巴结转移（≥5mm），或② 1~2 个淋巴结转移（<5mm）
ⅢB 期	①≥2 个淋巴结转移（≥5mm），或②≥3 个淋巴结转移（<5mm）
ⅢC 期	阳性淋巴结伴淋巴结包膜外转移
Ⅳ期	肿瘤侵犯其他区域（上 2/3 尿道、上 2/3 阴道）或远处转移
ⅣA 期	①肿瘤侵犯下列任何部位：上尿道和（或）阴道黏膜、膀胱黏膜、直肠黏膜或固定在骨盆壁；②腹股沟 - 股淋巴结出现固定或溃疡形成
ⅣB 期	任何部位（包括盆腔淋巴结）的远处转移

1. 手术治疗

（1）外阴浸润癌（ⅠA 期）手术，指肿瘤直径≤2cm，浸润程度≤1mm 的单个外阴病灶，应行局部广泛切除术（wide local excision）。手术切除缘距离肿瘤边缘 1cm，深度至少 1cm 达皮下组织，如局部切除标本有神经或血管侵犯，应考虑扩大手术范围，通常不需切除腹股沟淋巴结。

（2）早期外阴癌手术：指肿瘤局限于外阴，未侵犯邻近器官，且临床无可疑淋巴结转移者，应先处理原发病灶，依据切除的病灶病理检查结果，决定进一步对淋巴结的处理。

（3）原发病灶的手术

1）如病变局限，推荐采用外阴局部广泛切除术。手术切除范围应包括病灶周围≥1cm 的外观正常组织，深度达到尿生殖膈下筋膜；如病灶位于阴蒂或其附近，则应切除阴蒂，与传统手术相比，外阴局部广泛切除术式在预防局部复发方面疗效相当；如同时存在 VIN 或硬化性苔藓，应切除病变部位的表浅皮肤组织以控制症状；若怀疑有潜在的浸润病灶，则切除深度同浸润癌，术中对切除组织的基底和边缘送快速病理学检查，避免肿瘤残留。

2）外阴癌根治性切除术（radical excision）：传统的外阴癌根治性切除术包括肿瘤外 2cm 以内所有组织的全部切除，深度达筋膜；若肿瘤较大手术对外阴部毁损巨大，部分患者需植皮或转移皮瓣覆盖创面。对有尿道或肛门直肠侵犯者应予以手术切除，术前可给予放疗或同期放化疗，以减小手术对尿道和肛门部位的切除范围。侧位型外阴癌应作患侧腹股沟淋巴结切除，中线型外阴癌或累及阴道部的肿瘤，应作双侧腹股沟淋巴结切除。

2. 放射治疗　放疗是外阴癌综合治疗的重要组成部分，为有效的辅助治疗。研究表明，对淋巴结转移者进行术后腹股沟及盆腔放疗，可改善生存，减少复发。如外阴肿瘤大或侵犯尿道、膀胱者，术前可放疗，减少肿瘤体积，降低肿瘤细胞活性，增加手术切除率，保留尿道和肛门括约肌功能，少数患者肝肾功能不全不宜手术可选择全量放疗。

3. 化学治疗　早期外阴鳞癌患者术后一般不需辅助加化疗。对外阴病灶较大（>4cm）的腺癌或肉瘤者，术后应辅加 3~4 个疗程的联合化疗。对腺癌可选择以铂类为基础的方案；对肉瘤可选择异环磷酰胺、多柔比星联合化疗。

（二）外阴佩吉特病

外阴佩吉特病（Paget disease）指发生于外阴和会阴及肛周的 Paget 病变。

Note

【病因】

肿瘤细胞来源于皮肤胚胎生发层的多能基底细胞,为一种具有低死亡率的常见的老年慢性病。

【病理】

1. 大体　病变外观为暗红色湿疹样,边界较为清楚,表面可有抓痕。病灶多位于大阴唇,可蔓延至阴阜、小阴唇和会阴等处。

2. 镜下　上皮的棘层肥厚,表层细胞中出现 Paget 细胞,细胞大而圆。多在钉脚处出现,核大深染,可见核分裂象;细胞质淡染而丰富,PAS 染色阳性。

【临床表现】

最常见的症状是外阴瘙痒、烧灼感及疼痛。绝经后的女性约占 93%。在外阴部查见境界清楚的红色斑块或红白相间斑块,表面可有抓痕及渗出、结痂和角化形成。有 20% 为多处病灶,46% 为双侧性病变。大阴唇为好发部位(68%),其他病变部位有小阴唇(57%)、阴蒂(20%)、会阴(18%)和肛周皮肤(18%)。部分患者可合并有乳腺癌、宫颈癌、皮肤癌等其他恶性肿瘤。

【诊断】

外阴 Paget 病的诊断主要依据外阴病灶的活检。应注意与外阴湿疹、Bowen 病相鉴别。

【处理】

外阴 Paget 病的治疗以手术切除为主,辅以氟尿嘧啶软膏局部应用治疗。

切除局部病灶,切缘一般在肉眼可见病灶边缘 1~2cm,切除皮肤及部分皮下脂肪层。对于外阴单发病灶可行病灶扩大切除,外阴多发病灶则应行外阴单纯切除术。

外阴 Paget 病外科手术后的复发率为 32%,复发时间为 13 个月 ~11 年。复发病灶可以再次手术切除。

(三) 外阴基底细胞癌

外阴基底细胞癌(basal cell carcinoma of the vulva)罕见。外阴基底细胞癌仅占到全身全部基底细胞癌的 1%。

【病因】

病因不明。相关的致病因素有白卡砷剂等化学刺激、放射线的照射等。

【病理】

1. 大体　肿瘤多表现为外阴部的结节或肿块,中心可有溃疡形成。

2. 镜下　瘤细胞巢边缘细胞的排列呈栅栏状,呈现鳞状分化时称为鳞状细胞癌,出现腺样结构称之为腺样基底细胞癌,若含有大量色素称之为色素样基底细胞。

【诊断】

外阴瘙痒为外阴基底细胞癌的主要症状,其他可有外阴不适、疼痛和出血等。平均发病年龄为 68 岁。外阴局部早期表现为阴部的结节,以后发展为肿块,表面破溃则可以形成溃疡,合并感染则出现红肿压痛。依据对肿瘤的活组织检查以确诊。肿瘤以局部蔓延为主,很少发生转移。

【鉴别诊断】

需注意与外阴部的其他病变和肿瘤如 Bowen 病、Paget 病和黑色素瘤等相鉴别。

【处理】

1. 手术切除　为外阴基底细胞癌的主要治疗方法。切缘应在肿瘤边缘外 1~2cm,术中送检快速病理检查,以了解手术切缘和基底是否切净。手术切除的治愈率较高,复发率为 20%。

2. 放射治疗　基底细胞癌对放射线治疗较敏感,治疗多不能够达到根治量,目前仅用于部分早期患者。

3. 药物治疗　局部可用氟尿嘧啶。对于复发或有远处转移的患者则可以给全身化疗。

(四) 前庭大腺癌

外阴腺癌(adenocarcinoma of the vulva)较鳞状细胞癌少见,主要来自外阴的腺体组织,包括前庭大腺、尿道旁腺和汗腺。前庭大腺癌少见,约占外阴恶性肿瘤的 5%,50% 以上为腺癌,50~60 岁为发病高峰年龄。

【病因】

病因不明。前庭大腺癌患者常有该腺体炎症病史。

【病理】

1. 大体　前庭大腺癌通常呈局限性的分叶状。晚期出现溃疡,常常合并感染。

2. 镜下　腺管或腺腔呈筛状扩张及周围神经浸润是巴氏腺癌主要的病理特征。

【临床表现】

最常见的症状为阴道疼痛和肿胀。中期患者,前庭大腺肿物溃破,出现溃疡,合并感染可出现渗液或流血。癌灶周围浸润累及阴道直肠隔或会阴。前庭大腺癌比外阴鳞癌更易出现腹股沟淋巴结转移。当瘤灶增大时,可阻塞外阴前庭,可能出现腹股沟、盆腔淋巴结的转移。

【诊断】

肿瘤位于阴唇深部的前庭大腺位置,覆盖肿瘤的皮肤可完整,也可有溃疡,周围组织有浸润。前庭大腺癌可发生淋巴结转移,除腹股沟淋巴结转移外,也可直接到达盆腔淋巴结,出现闭孔淋巴结转移。

【鉴别诊断】

1. 子宫内膜癌的阴道转移灶　通常出现于阴道口。且病灶较浅,子宫内膜活检阳性。

2. 前庭大腺囊肿　为常见的良性囊性病变。多年不变。

【处理】

1. 手术治疗　术式应作根治性外阴切除和腹股沟淋巴结清扫术。根治性外阴切除包括外阴广泛切除和部分肛提肌、坐骨直肠窝脂肪和受累部分的阴道壁广泛切除。

2. 化疗　有效药物为顺铂(DDP)、卡铂(CBP)和环磷酰胺(CTX)。

3. 放射治疗　对于具有高危因素如切缘阳性或局部浸润深以及侵犯周围神经的患者术后可辅助放疗;复发病例无法手术切除时亦可选择放疗。

四、阴道良性肿瘤

阴道良性肿瘤可以分为囊性肿瘤和实性肿瘤。前者主要有中肾管囊肿、副中肾管囊肿和包涵囊肿,后者常见有阴道尖锐湿疣、乳头状瘤、阴道纤维瘤、平滑肌瘤、神经纤维瘤,以及阴道腺病、阴道血管瘤等。阴道良性肿瘤发生较外阴、宫颈肿瘤少见。

1. 中肾管囊肿　女性胚胎发育过程中,中肾管不完全退化,残存部分管腔上皮细胞有分泌活动,形成囊肿。多位于阴道的前壁和侧壁,囊肿一般直径 2cm 左右,可单发或多发,囊壁内被覆单层立方上皮或低柱状上皮,无纤毛,囊腔内含褐色或透明液体。小的囊肿无症状,不需要治疗。

2. 副中肾管囊肿　又称苗勒管残余囊肿,约占阴道壁囊肿的一半。在胚胎早期阴道索的演变过程中,有些副中肾管腺上皮小岛残存于阴道壁内,发展为囊肿,即副中肾管囊肿,囊壁由单层有分泌黏液功能的高柱状上皮形成。囊肿直径 2~5cm,囊内充满黏液。临床症状:阴道出血,阴道分泌物增多,下坠感,性交困难等。诊断时须与阴道腺病鉴别。囊肿较大且有症状时可予以手术切除。

3. 阴道纤维瘤、平滑肌瘤、神经纤维瘤　并不常见,任何年龄均可发生。肿瘤大小不等,阴道前壁较常见,无临床症状,随着肿瘤逐渐长大,出现阴道白带增多,阴道肿块,尿频、尿急、大小便困难或性交困难。当肿瘤有溃疡、坏死,可出现白带增多、阴道出血。检查发现阴道壁有实性、质硬、边界清楚的肿块，诊断上应注意与膀胱、直肠膨出、阴道壁囊肿相鉴别，当肿瘤表面有溃疡、坏死、出血时应与肉瘤相鉴别。治疗采用手术切除。

4. 阴道乳头状瘤　可发生于任何年龄，发生于阴道各壁，瘤体积较小，质脆、基底宽，呈菜花状。组织病理学肿瘤表面有乳头状突起，覆盖薄层鳞状上皮。治疗为手术切除。

5. 阴道尖锐湿疣　阴道尖锐湿疣由人乳头瘤病毒（HPV）感染引起。与阴道尖锐湿疣有关的是 HPV6、11、16、18、24、33、35、39 型等，主要经性传播，患者开始感觉瘙痒，皮损初为淡红色丘疹，以后增生，呈乳头状、菜花状，甚至融合成鸡冠花状，根部有蒂。临床症状有阴道白带增多、瘙痒、疼痛。治疗常选用局部用药、物理疗法、免疫治疗，瘤体较大可行手术切除。

6. 阴道腺病　阴道腺病（vaginal adenosis）指阴道壁表面或黏膜下出现副中肾管的腺体或腺囊肿。

【病因】

非固醇类合成激素包括己烯雌酚等的广泛应用，一些在母体内受到此类药物影响者，阴道腺病患病率显著增加。还可能与获得性阴道腺病、性激素刺激、阴道上皮化生、基底层细胞分化相关。

【病理】

阴道腺病分成 4 种类型：①隐匿型（occult）；②囊肿型（cystic）；③腺瘤型（adenomatous）；④斑点型（effluent）。

【临床表现】

发病年龄 22~65 岁，临床症状主要有白带增多、性交痛、血性分泌物、阴道灼热感，阴道细沙粒、米粒大小的结节，或表现为红色颗粒状斑点或斑块，鸡冠状突起。

【诊断】

依据碘染色试验、阴道镜检查、阴道组织学确诊，阴道镜下所见与宫颈转化区相似，可见腺体开口、腺囊肿和柱状上皮岛。组织活检是确诊阴道腺病的依据，同时可排除恶变和不典型腺病。

【处理】

无症状患者组织学无不典型增生可不做治疗。小病灶可做局部切除，也可选用电灼、冷冻、激光等治疗。

阴道腺病有发展为阴道透明细胞癌及鳞癌的可能，癌变率低于 0.4%。对病变广泛合并不典型增生者可行部分阴道切除。

五、阴道上皮内瘤变

阴道上皮内瘤变（vaginal intraepithelial neoplasia，VAIN）指局限于阴道上皮层内的不典型增生和原位癌的一组病变，是阴道上皮癌的癌前病变，约 5% 的 VAIN 最终发展为浸润癌。VAIN 多见 60 岁以上妇女，多数 VAIN 患者有宫颈上皮内瘤变史，1%~3% 的 VAIN 可与宫颈上皮内瘤变同时存在。

【病理】

1. 大体　阴道病灶黏膜可呈正常、糜烂或稍为隆起增厚的白斑。阴道镜下，病灶扁平或稍隆起，可伴有点状或镶嵌状改变。碘试验阳性。

2. 镜下　阴道上皮内瘤变多发生于阴道顶部。VAIN 约 50% 以上病灶呈多灶性或弥漫性分布，按表层内异形细胞分布范围分为：低级别鳞状上皮内瘤变（Ⅰ级），不典型增生细胞局限于上皮的下 1/3，核分裂数目少见；高级别鳞状上皮内瘤变（Ⅱ级），中度不典型增生细胞，局限于上皮的下 2/3，可见异常核型分裂数目；Ⅲ级，重度不典型增生细胞，超过上皮全层的 2/3，异常核分裂数目常见，如异型细胞达上皮全层时则为原位癌。

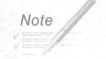
Note

【病因】

病因至今不清。阴道上皮与外阴、宫颈上皮共同起源于泌尿生殖窦,对致癌源的敏感性大致相同。人乳头瘤病毒(HPV)感染可能是诱发 VAIN 的主要病因,长期接受免疫抑制剂或放射治疗可能为诱发 VAIN 的高危因素。

【临床表现】

阴道上皮内瘤变可无症状或仅有阴道分泌物增多和(或)接触性阴道出血,体征上阴道黏膜可无异常,或仅轻度糜烂,门诊难以发现异常。

【诊断】

阴道上皮内瘤变无特殊的症状和体征,确诊需依据病理学检查。

1. 阴道细胞学检查　阴道脱落细胞涂片检查是阴道上皮内瘤变初步筛选的有效方法。阴道细胞学涂片异常,应明确该异常细胞是否来自宫颈或外阴。

2. 阴道镜检查　阴道细胞学出现异常时,需行此项检查。阴道黏膜涂抹 3% 醋酸可发现阴道上皮病灶出现白色镶嵌状。范围广泛的病灶需作多点活检,应注意阴道穹隆部,约 28% 的 VAIN 在该处发现隐匿病灶。

3. 病理检查　凡阴道黏膜上有明显的病灶,直接行活检送病理检查。如阴道黏膜无明显异常,可在阴道镜或碘液涂抹阳性处行活检送病理检查。

【鉴别诊断】

阴道上皮内瘤变应与如下疾患鉴别:

1. 阴道炎或阴道上皮萎缩　症状与体征往往与阴道上皮内肿瘤相似,主要靠病理检查鉴别。炎症可见细胞增生,核浆比例增大,核分裂少,且多在深层。

2. 人乳头状瘤病毒感染　其病理表现为细胞不典型增生,位于中、浅层,并出现挖空细胞。

【处理】

VAIN 治疗强调个体化,综合考虑病灶情况、患者情况,决定治疗方法。VAIN I 经阴道镜活检排除高级病变后,密切随访。VAIN II / III,应尽早诊断,及时治疗,以降低发展为浸润癌风险,可采用非手术治疗和手术治疗。

1. 非手术治疗

(1) 局部治疗:将 5% 的 5- 氟尿嘧啶软膏置阴道内,每日 1 次,5 日为 1 个疗程。每 2 周重复 1 个疗程,可多疗程应用。

(2) 物理治疗:凡阴道上皮角化过度、局部化疗不敏感、化疗失败病例,均可采用二氧化碳激光治疗。激光治疗阴道上皮内瘤变成功率在 80% 左右。

(3) 放射治疗:适用于年老、病变范围广泛或其他治疗无效者。

2. 手术治疗　多用于 VAIN III 或宫颈癌切除子宫后的阴道残端 VAIN 者。手术方式包括阴道病灶切除、阴道顶端或全阴道切除术。对单灶性的病灶可采用局部或部分阴道切除术。

六、阴道恶性肿瘤

阴道恶性肿瘤分为原发性和继发性两类,以继发性阴道癌多见,其可由邻近器官直接蔓延或经血行、淋巴途径转移而来。原发性阴道恶性肿瘤少见,占女性生殖系统恶性肿瘤 1%~2% 左右。组织病理学上,85%~95% 的原发性阴道癌为鳞状细胞癌;腺癌次之,占 4%~5%;少见的阴道癌有黑色素瘤、肉瘤、内胚窦瘤。

(一)阴道鳞状上皮癌

阴道鳞状上皮癌(squamous carcinoma of the vagina)是最常见的阴道恶性肿瘤。发病年龄高峰在 50~70 岁。阴道鳞状上皮癌可能均由阴道上皮内高级别病变(VAIN),或经微小浸润癌发展为浸润癌。

Note

【病因】

阴道鳞状上皮癌确切病因不详。可能与下列因素有关。

1. 人乳头瘤病毒感染（HPV）　一项病例对照研究显示，在 80% 的阴道原位癌和 60% 的阴道鳞状细胞癌中可检测到 HPV，与外阴癌相似。在年轻女性 HPV 感染与阴道癌发生的关系更为密切，1%~3% 的宫颈癌患者可同时或诱发阴道癌，因此，人乳头瘤病毒 16 和 18 型被认为是这些癌瘤的启动因素。阴道癌与宫颈癌基因表达有相关的同源性。

2. 长期阴道黏膜异物刺激与损伤　原发性阴道鳞癌常发生于后穹隆，如使用子宫托可能会导致阴道癌。

3. 盆腔放射治疗　报道约有 20% 的患者曾经有盆腔放射治疗史。Boice 报道宫颈癌经放射治疗后，有 0.18%~1.54% 发生原发性阴道癌。Choo 认为宫颈癌放射治疗后 10~40 年可发生阴道细胞结构不良或阴道癌。

4. 免疫抑制　吸烟、多个性伴侣、性生活开始早，可能与阴道癌的发生有关。

【病理】

原发性阴道癌发病率低，确诊时应严格排除继发性癌。诊断原则：①肿瘤原发部位在阴道，除外来自女性生殖器官或生殖器官以外的肿瘤转移至阴道的可能；②如肿瘤累及宫颈阴道部，子宫颈外口区域有肿瘤时，应归于宫颈癌；③肿物局限于尿道者，应诊断为尿道癌。

1. 阴道微小浸润癌　临床上罕见，为上皮层的癌瘤突破其底部的基底膜，累及间质，浸润深度小于 3mm，间质内血管和淋巴管未受侵犯。

2. 阴道浸润性鳞状上皮癌

（1）常见部位为阴道上 1/3 的后壁和下 1/3 的前壁，病灶早期可以是黏膜潮红，粗糙易出血，随之可出现乳头状、菜花状等病灶。

（2）镜下 90% 以上为鳞癌，多为中度分化。可有角化珠、细胞角化不良和存在细胞间桥。

【临床表现】

1. 症状　阴道微小浸润或早期癌可无明显的症状，或仅有阴道分泌物增多和接触性出血。随着病程的发展，可出现阴道排恶臭液、不规则阴道出血、尿频、尿急、血尿、排便困难、腰骶部疼痛等，晚期可出现咳嗽、咯血、气促等恶病质。

2. 体征　妇检可见阴道内肿物。原位癌或早期浸润癌病灶仅为糜烂、白斑或息肉状。一般浸润癌病灶晚期常累及阴道旁、主韧带和宫骶韧带，出现膀胱阴道瘘或尿道阴道瘘或直肠阴道瘘，以及腹股沟、盆腔、锁骨上淋巴结的转移。

【诊断】

阴道鳞状上皮癌位于体表阴道腔内，只需妇科检查，就可查到阴道赘生物，直视下对可疑部位活检确诊。但早期浸润癌，癌灶不明显或行全宫切除术后，在阴道残端两角发生的癌，必须仔细检查。若肿瘤位于黏膜下或软组织中可行穿刺活检。

【辅助检查】

1. 组织活检和阴道细胞学的检查　可疑组织均需进行活检以定性。阴道细胞学检查阳性率较低。

2. 诊断性刮宫　了解宫颈管内膜、子宫内膜有无癌灶的存在。

3. 内镜检查　凡病期较晚者，均需行尿道 - 膀胱镜、直肠 - 乙状结肠镜检查，以排除癌灶侵犯这些器官。

4. 影像学检查　包括 B 超、CT、MRI、静脉肾盂造影和胸片检查。

【鉴别诊断】

1. 阴道上皮萎缩　绝经前后妇女雌激素缺乏所致的上皮萎缩，阴道细胞学检查被怀疑为癌；组织学检查见基底细胞或亚基底细胞构成，碘试验阳性。上皮层的结构正常，无核分裂。

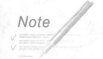

2. 阴道尖锐湿疣 肉眼观察此类病灶难以与阴道鳞状上皮癌鉴别。组织学显示有轻度到中度不典型的增生,均有过度角化,电镜下可能见到 HPV 颗粒。

3. 阴道炎症 与早期阴道癌在肉眼上难以分辨,组织学检查上皮内的基底细胞或亚基底细胞层呈反应性增厚,但仅局限于上皮的下 1/3。

【临床分期】

原发性阴道癌的临床分期采用国际妇产科联盟(FIGO)的分期标准(表 14-6)。

表 14-6 阴道癌 FIGO 分期(引自 2012 年 FIGO 年报)

分期	临床特征
Ⅰ期	肿瘤局限于阴道壁
Ⅱ期	肿瘤已累及阴道旁组织,但未达骨盆壁
Ⅲ期	肿瘤扩展至骨盆壁
Ⅳ期	肿瘤范围超出真骨盆,或侵犯膀胱黏膜或直肠黏膜,但黏膜泡状水肿不列入此期
ⅣA 期	肿瘤侵犯膀胱和(或)直肠黏膜,和(或)直接蔓延超出真骨盆
ⅣB 期	肿瘤转移至远处器官

【转移途径】

1. 淋巴转移 阴道上 1/3 和中 1/3 的淋巴引流入盆腔淋巴结,下 1/3 引流入腹股沟淋巴结。

2. 直接浸润 阴道前壁癌灶可累及尿道和膀胱;后壁病灶可累及直肠或直肠旁组织;侧壁病灶常向阴道旁浸润。

3. 血行转移 常发生于晚期病例。

【处理】

治疗应根据患者年龄、病变分期和阴道受累部位确定个体化治疗方案。

1. 放射治疗 放射治疗适用于Ⅰ~Ⅳ期所有病例,是绝大多数阴道癌最佳的治疗方法。早期患者可行单纯放疗,晚期患者可行放疗加化疗,放射治疗总的 5 年生存率为 69%,其中常见并发症为阴道狭窄、瘘和卵巢功能丧失等。

(1) 病灶表面的Ⅰ期患者可选腔内放疗。

(2) 病灶Ⅱ期及Ⅲ期患者,可行盆腔外照射 50Gy,然后加腔内放疗,总计量不少于 70Gy,有条件者可选用调强适形放射治疗。

(3) 病灶累及阴道下 1/3 者,可选用组织间插植放疗,并行腹股沟淋巴结区放疗或手术切除淋巴结。

(4) 年轻患者在根治性放疗前行腹腔镜下双侧卵巢移位,同时全面检查盆腔,尽可能切除肿大的淋巴结。

(5) 手术治疗后,病理提示手术切缘阳性,盆腔淋巴结或腹主动脉旁淋巴结阳性或脉管内有癌栓者,应补充术后外照射或腔内放疗。

(6) 同期化疗对阴道癌作用不明了,加顺铂或 5-FU 的同期放化疗可能有一定疗效。

2. 手术治疗 由于阴道鳞状上皮浸润癌与周围器官的间隙小,膀胱阴道间隔及直肠阴道间隔仅 5mm 左右,如需要保留其周围的器官(膀胱、尿道和直肠),切除肿瘤周围组织的安全范围很小,很难达到根治切除目的。因此,阴道浸润癌的手术治疗应受到限制。

(1) 癌灶位于阴道上段的Ⅰ期患者可行根治性全子宫和阴道上段切除术及盆腔淋巴结清扫术,阴道切缘距病灶至少 1cm。

(2) 癌灶位于阴道下 1/3,Ⅰ期患者行阴道大部分切除术及双侧腹股沟淋巴结清扫术,必要时切除部分外阴和尿道,并行阴道下段成形术。

（3）凡癌灶位于阴道中段或多中心患者，全阴道切除及腹股沟、盆腔淋巴结清扫术。但手术创伤大，并发症高，临床多选用放射治疗。

（4）对ⅣA期及放疗后中央型复发者，尤其已形成膀胱阴道瘘或直肠阴道瘘者可行前盆或后盆器官切除术和盆腔或加腹股沟淋巴清扫术。

3. 辅助化疗　对阴道非鳞癌患者，在根治性放疗或手术后可考虑给予3~4个疗程联合化疗，特别是局部病灶较大时，化疗可能有助于减少复发。这方面临床研究报道较少，辅助化疗的作用有待评价。

（二）阴道腺癌

阴道腺癌（adenocarcinoma of the vagina）少见，占阴道癌的4%~5%，可在任何年龄出现。中肾管残留的阴道腺癌见于年轻女性。阴道透明细胞腺癌可在儿童期、青春期，极少发生于30岁以上人群。

【病因】

阴道腺癌的病因尚未明了。研究显示：阴道透明细胞腺癌与母亲孕期服用己烯雌酚（DES）有关。子宫内接触DES发展为透明细胞癌危险性为1/1000，雌激素在胚胎发育时期，干扰了苗勒管上皮分化与退化过程，或者抑制了由鳞状上皮替代柱状上皮的过程。

【病理】

1. 大体　阴道腺癌病灶多数为外生型，呈息肉状或结节状，斑块状，表面有溃疡。病灶大小可3~10cm不等。

2. 镜下　成人型阴道腺癌组织学上有子宫内膜样型、腺样囊腺型、腺鳞癌和中肾管癌。中肾管癌又分为腺癌、中肾瘤和透明细胞癌。

【临床表现】

1. 症状　20%早期癌可无症状，随病程发展，可出现阴道排液，阴道出血。癌侵犯膀胱或直肠时出现尿频、尿急、尿血，排便困难，腰骶疼痛。

2. 体征　病灶可始发于经阴道任何部位，病灶多呈息肉状或结节状，斑块状，质地较硬，可累及大部分阴道。转移途径、临床分期与原发性阴道癌相同。

【诊断】

凡是阴道肿物或较明显的糜烂灶均应行阴道细胞学检查和活检以确诊。病灶局限、表浅者，可在阴道镜下进行观察和活检。

【鉴别诊断】

应首先排除阴道外的原发癌灶累及阴道，如尿道旁腺癌和前庭大腺癌。阴道子宫内膜异位症和阴道腺癌需与恶性滋养细胞肿瘤阴道转移相鉴别。

【处理】

主要采用手术、放射治疗或综合治疗。

1. 手术治疗　阴道透明细胞腺癌者多数为幼、少女，病灶趋向浅表生长，治疗要考虑保留生育功能，保留卵巢内分泌功能和一定长度的阴道。

（1）早期阴道浅表病灶均作局部切除加局部放射治疗，保留生育功能和阴道功能，复发风险较大。

（2）病灶侵犯阴道上1/3，选择根治性全子宫切除＋盆腔淋巴结切除＋阴道上段切除。

（3）病灶累及阴道下2/3，选择根治性全子宫切除＋盆腔淋巴结切除＋全阴道切除，应考虑皮瓣移植重建阴道，应保留卵巢。

（4）晚期或中心型复发可选择盆腔脏器切除术。

2. 放射治疗

（1）Ⅰ期患者作组织内插植放射或阴道内照射。

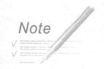

（2）Ⅱ期患者除作以上处理外，加全盆腔外照射，使肿瘤剂量达 50~60Gy。晚期和复发的阴道腺癌常采用放射治疗。

3. 化学治疗 有一定疗效，常用药物有阿霉素（ADM）、放线菌素（KSM）、环磷酰胺（CTX）、顺铂（DDP），联合化疗。

（三）阴道恶性黑色素瘤

阴道恶性黑色素瘤（malignant melanoma of the vagina）简称恶黑，是一种恶性程度高、预后极差、特殊类型的阴道恶性肿瘤。发病年龄跨度大，22~78 岁，多见于绝经后的女性，5 年生存率仅为 5%~21%。

【病因】

发病原因不明，可能与正常皮肤在某些致癌因素作用下的恶变，交界性黑痣的恶变，恶性前期病变雀斑恶变来源有关。另外，过度光照、家族遗传、个体免疫功能缺陷与发病相关。

【病理】

阴道黑色素瘤多数发生在绝经后女性的阴道远端的前壁，多为深部浸润，晚期发生远处转移。

1. 大体 常表现为黏膜溃疡性蓝色或黑色的息肉样赘生物或结节。

2. 镜下 细胞间变程度和多形性较皮肤黑色素瘤更为显著。以上皮性细胞多见，肿瘤细胞内多见色素。免疫组化分子病理 S-100 阳性，NSE 阳性，HMB-45 阳性，可辅助诊断。

【临床表现】

1. 症状 阴道黑色素瘤早期无症状，主要表现为绝经后阴道不规则流血，妇科检查发现阴道肿块或肿块溃烂，排柏油样液。

2. 体征 阴道病灶表面黑色或黑灰色，肿块多发生于阴道前壁下 1/3 处，单发或多灶性，体积大小不等，晚期出现疼痛，外阴或患侧下肢水肿。

【诊断】

如检查发现阴道内结节或赘生物，特别是含色素病变，均应进行组织学诊断。应将色素病灶区，包括病变边缘 1~2mm 切除，如病灶较大亦可先活检标本送病理检查。如病灶为少色或无色易误诊，需借助组织化学或免疫组织化学方法 s-100 蛋白、抗黑色素瘤特异性抗体 HMB-45 联合检测，以提高恶性黑色素瘤诊断的准确率。

【处理】

1. 手术治疗 为阴道恶性黑色素瘤的首选治疗。根据病灶的部位、浸润深度决定手术范围和是否清扫淋巴结，手术范围与总体生存率无关。

（1）根治性手术：根据病灶部位，分为：①病灶位于阴道下段者可选局部病灶广泛切除 + 腹股沟淋巴结切除；②病灶位于阴道上段者可选根治性全阴道切除 + 子宫及盆腔淋巴结切除；③病灶位于阴道中段者可选根治性全阴道切除 + 盆腔淋巴结 + 腹股沟淋巴结切除。

（2）肿瘤局部广泛切除：病变深度 1~4mm 者，切除肿瘤及边缘 1~2cm 正常组织或行区域淋巴结切除。

（3）姑息性手术：病变深度 >4mm，中晚期恶性黑色素瘤可选择姑息性病灶切除，可不作区域性淋巴结切除，局部或区域淋巴结复发可再行姑息性切除术。

2. 免疫治疗 为手术治疗后辅助治疗的首选方法。①大剂量干扰素治疗有助于改善预后，ASCO 推荐术后使用 α- 干扰素，2000 万 U/（m²·d）皮下注射，每周 3 次，共 48 周；②卡介苗（BCG）注射在黑色素瘤病灶内或周围，通过刺激患者产生免疫反应，使淋巴细胞聚集肿瘤病灶中使之消退。

3. 化疗治疗 恶性黑色素瘤对化疗不敏感，治疗作用非常有限。化疗药物氮达卡巴嗪（DTIC）有效率约 21%，各种联合方案均未能明显延长晚期恶性黑色素瘤的生存期。

4. **放射治疗**　放疗对某些病例有效,只作为辅助或姑息性治疗手段,可提高局部复发控制率并延长生存期。局部广泛切除术后给予盆腔外照射是阴道恶性黑色素瘤较合适的治疗方式。

【小结】

外阴阴道肿瘤较少见,有良恶性之分,确诊依据组织病理学诊断,良性肿瘤以手术切除病灶为主要治疗方法。恶性肿瘤需根据肿瘤 FIGO 分期、治疗指南和规范确定手术、放疗、化疗的个体化综合治疗。

【思考题】

1. 何为外阴、阴道上皮内瘤变?
2. 试述外阴鳞状细胞癌的手术病理分期。
3. 试述阴道鳞状细胞癌的诊断与治疗。

(辛晓燕)

参考文献

1. 丰有吉,沈铿.妇产科学.第 2 版.北京:人民卫生出版社,2010.
2. 谢幸,苟文丽.妇产科学.第 8 版.北京:人民卫生出版社,2013.
3. 刘朝晖,廖秦平.外阴阴道假丝酵母菌病(VVC)诊治规范修订稿.中国实用妇科与产科杂志,2012,06:401-402.
4. Vijaya D,Dhanalakshmi TA,Kulkarni S. Changing trends of vulvovaginal candidiasis. J Lab Physicians,2014,6(1):28-30.
5. 曹泽毅.中华妇产科学(临床版).第 3 版.北京:人民卫生出版社;2014.
6. Aydin Y,Atis A,Polat N.Bilateral endometrioma of Bartholin glands accompanying ovarian endometrioma. J Obstet Gynaecol,2011,31(2):187-189.
7. Horn LC,Wanger S. Frozen section analysis of vulvectomy specimens:results of a-5year study period. Int J Gynecol Pathol,2010,29(2):165-172.
8. Lindell G,Jonsson C,Ehrsson RJ,et al. Evaluation of preoperative lymphoscintigraphy and sentinel node procedure in vulvar cancer. Eur J Obstet Gynecol Reprod Biol,2010,152(1):91-95.
9. Oonk MH,van Hemel BM,Hollema H,et al. Size of sentinel-node metastasis and chances of non-sentinel-node involvement and survival in early stage vulvar cancer:results from GROINSS-V,a multicentre observational study. Lancet Oncol,2010,11(7):646-652.
10. Van ed Nieuwenh of HP,Massuger LF,van der Avoort IA,et al.Vulvar squamous cell carcinoma development after diagnosis of VIN increases with age. Eur J Cancer,2009,45(5):851-856.

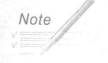

第十五章　子宫颈疾病

第一节　子宫颈的解剖学和组织学

一、子宫颈解剖学

子宫颈上端与子宫峡部相连,因解剖上较狭窄,称为解剖学内口。在其下方宫腔内膜开始转变为子宫颈黏膜,称为组织学内口(图 15-1)。子宫颈管腔为梭形,称为子宫颈管,未生育女性宫颈管长 2.5~3.5cm。子宫颈管下端称为子宫颈外口,未产妇子宫颈外口呈圆形,已产妇因横裂分为前唇和后唇。以阴道为界,可将子宫颈分为上下两部,分别称为子宫颈阴道上部(占子宫颈的 2/3)和子宫颈阴道部(占子宫颈的 1/3)。子宫颈阴道上部两侧与子宫主韧带相连,而子宫颈阴道部则突入阴道内。

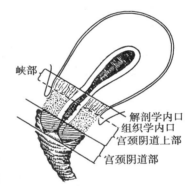

图 15-1　子宫剖面图

子宫颈主要由结缔组织构成,含少量平滑肌纤维、血管及弹力纤维。子宫颈管黏膜为单层高柱状上皮,黏膜内腺体分泌碱性黏液,形成黏液栓堵塞子宫颈管。黏液栓成分及性状受性激素影响,发生周期性变化。子宫颈阴道部由复层鳞状上皮覆盖,表面光滑。子宫颈外口柱状上皮与鳞状上皮交界处,是子宫颈癌及其癌前病变的好发部位。

正常情况下,子宫颈具有多种防御功能,包括黏膜免疫、体液免疫及细胞免疫,是阻止下生殖道病原菌进入上生殖道的重要防线,但子宫颈也容易受性交、分娩及宫腔操作的损伤,且子宫颈管单层柱状上皮抗感染能力较差,容易发生感染。因子宫颈阴道部鳞状上皮与阴道鳞状上皮相延续,阴道炎症可引起子宫颈阴道部炎症。若子宫颈管黏膜炎症得不到及时彻底治疗,可引起上生殖道炎症。

二、子宫颈组织学

子宫颈上皮由子宫颈阴道部鳞状上皮和子宫颈管柱状上皮组成,子宫颈组织学的特殊性是发生宫颈上皮内瘤样变(CIN)和宫颈癌的病理学基础。

1. 子宫颈阴道部鳞状上皮由深至浅可分为基底带、中间带及浅表带 3 个带。基底带由基底细胞和旁基底细胞组成。基底细胞和旁基底细胞含有表皮生长因子受体(EGFR)、雌激素受体(ER)及孕激素受体(PR)。基底细胞为储备细胞,无明显细胞增殖表现,在某些因素刺激下可以增生,也可以增生成为不典型鳞状细胞或分化为成熟鳞状细胞。旁基底细胞为增生活跃的细胞,偶见核分裂象。中间带与浅表带为完全不增生的分化细胞,细胞渐趋死亡、脱落。

2. 子宫颈管柱状上皮为分化良好细胞,而柱状上皮下细胞为储备细胞,具有分化或增殖能力,通常在病理切片中见不到。柱状上皮下储备细胞的起源,有两种不同观点:①直接来源于柱状细胞。细胞培养和细胞种植实验结果显示,人柱状细胞可以双向分化,即分化为 CK7和 CK18 阳性分泌黏液的柱状细胞和分化为 CK13 阳性的储备细胞;②来源于子宫颈鳞状上皮的基底细胞。

3. 转化区(transformation zone),也称为移行带(图 15-2)。

(1) 原始鳞 - 柱状交接部:胎儿期,来源于泌尿生殖窦的鳞状上皮向头侧生长,至子宫颈外口与子宫颈管柱状上皮相邻,形成原始鳞 - 柱状交接部。

(2) 生理鳞 - 柱状交接部:青春期后,在雌激素作用下,子宫颈发育增大,子宫颈管黏膜组织向尾侧移动,即子宫颈管柱状上皮及其下的间质成分到达子宫颈阴道部,使原始鳞 - 柱状交接部外移。原始鳞 - 柱状交接的内侧,由于覆盖的子宫颈管单层柱状上皮菲薄,其下间质透出呈红色,外

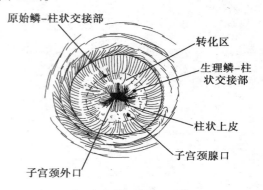

图 15-2 子宫颈转化区

观呈细颗粒状的红色区,称为柱状上皮异位(columnar ectopy)。由于肉眼观似糜烂,过去称为"宫颈糜烂",实际上并非真性糜烂,现已废弃这一名词。此后,在阴道酸性环境或致病菌作用下,外移的柱状上皮由原始鳞 - 柱状交接部的内侧向子宫颈口方向逐渐被鳞状上皮替代,形成新的鳞 - 柱状交接部,即生理鳞 - 柱状交接部。

(3) 转化区:原始鳞 - 柱状交接部和生理鳞 - 柱状交接部之间的区域,称为转化区。在转化区形成过程中,新生的鳞状上皮覆盖子宫颈腺管口或伸入腺管,将腺管口堵塞,腺管周围的结缔组织增生或形成瘢痕压迫腺管,使腺管变窄或堵塞,腺体分泌物潴留于腺管内形成囊肿,称为子宫颈腺囊肿(naboth cyst)。子宫颈腺囊肿可作为辨认转化区的一个标志。绝经后雌激素水平下降,子宫颈萎缩,原始鳞 - 柱状交接部退回至子宫颈管内。

转化区表面被覆的柱状上皮被鳞状上皮替代的机制:①鳞状上皮化生(squamous metaplasia):暴露于子宫颈阴道部的柱状上皮受阴道酸性影响,柱状上皮下未分化储备细胞(reserve cell)开始增殖,并逐渐转化为鳞状上皮,继之柱状上皮脱落,被复层鳞状细胞所替代。化生的鳞状上皮偶可分化为成熟的角化细胞,但一般均为大小形态一致、形圆而核大的未成熟鳞状细胞,无明显表层、中层、底层 3 层之分,也无核深染、异型或异常分裂象。化生的鳞状上皮既不同于子宫颈阴道部的正常鳞状上皮,镜检时见到两者间的分界线;又不同于不典型增生,因而不应混淆。子宫颈管腺上皮也可鳞化而形成鳞化腺体。②鳞状上皮化(squamous epithelization):子宫颈阴道部鳞状上皮直接长入柱状上皮与其基底膜之间,直至柱状上皮完全脱落而被鳞状上皮替代。

转化区成熟的化生鳞状上皮对致癌物的刺激相对不敏感,但未成熟的化生鳞状上皮却代谢活跃,在人乳头瘤病毒等的刺激下,发生细胞异常增生、分化不良、排列紊乱、细胞核异常、有丝分裂增加,最后形成 CIN。

【小结】

子宫颈上皮由子宫颈阴道部鳞状上皮和子宫颈管柱状上皮组成,子宫颈组织和解剖学的特殊性是子宫颈病变形成的重要基础。子宫颈重要的解剖学结构包括宫颈外口、组织学内口、解剖学内口、转化区。尤其需要注意的是,宫颈外口柱状上皮与鳞状上皮交接处,是宫颈癌的好发部位。而宫颈具有的多种防御功能,则是阻止下生殖道病原菌进入上生殖道的重要屏障。

【思考题】

1. 子宫颈组织学内口和解剖学内口的区别是什么?
2. 什么是子宫颈转化区?

第二节　子宫颈炎症

子宫颈炎包括子宫颈阴道部炎症及子宫颈管黏膜炎症,其中以急性子宫颈管黏膜炎多见。若急性子宫颈炎(acute cervicitis)未经及时诊治或病原体持续存在,可导致慢性子宫颈炎症(chronic cervicitis)。

一、急性子宫颈炎

【病因及病原体】

子宫颈炎症包括子宫颈阴道部及子宫颈管黏膜炎症,其中以子宫颈管黏膜炎常见。

子宫颈炎的病原体包括:①性传播疾病病原体:主要见于性传播疾病的高危人群,以淋病奈瑟菌及沙眼衣原体为主,它们均感染子宫颈管柱状上皮,沿黏膜面扩散引起浅层感染,病变以子宫颈管明显,而淋病奈瑟菌还常侵袭尿道移行上皮、尿道旁腺及前庭大腺;②内源性病原体:与细菌性阴道病、生殖道支原体感染有关。值得注意的是,部分子宫颈炎患者的病原体并不明确。

【临床表现】

大部分患者无症状。有症状者主要表现为阴道分泌物增多,呈黏液脓性,阴道分泌物刺激可引起外阴瘙痒及灼热感。部分患者可出现经间期出血、性交后出血等症状。合并尿路感染时,可出现尿急、尿频、尿痛。

【体征】

妇科检查可见子宫颈充血、水肿、黏膜外翻,子宫颈管口可见黏液脓性分泌物附着甚至从子宫颈管流出。炎症可导致子宫颈管黏膜质脆,容易诱发出血。淋病奈瑟菌感染常可累及尿道旁腺、前庭大腺,体检时可发现尿道口、阴道口黏膜充血、水肿以及大量脓性分泌物。

【诊断】

结合特征性体征以及显微镜检查阴道分泌物白细胞增多,可做出急性子宫颈炎症的初步诊断。子宫颈炎症诊断后,需进一步做衣原体及淋病奈瑟菌的检测。

1. 特征性体征

(1) 子宫颈管或子宫颈管棉拭子标本上,肉眼见到脓性或黏液脓性分泌物。

(2) 用棉拭子擦拭子宫颈管时,容易诱发子宫颈管内出血。

2. 白细胞检测　可检测子宫颈管分泌物或阴道分泌物中的白细胞,后者需排除引起白细胞增高的阴道炎症。

(1) 子宫颈管脓性分泌物涂片做革兰染色,中性粒细胞 >30/ 高倍视野。

(2) 阴道分泌物湿片检查白细胞 >10/ 高倍视野。

3. 病原体检测　进行病原体检测时需要排除细菌性阴道病、滴虫阴道炎和生殖道疱疹(尤其是单纯疱疹病毒 -2,HSV-2)。子宫颈炎的病原体以沙眼衣原体和淋病奈瑟菌最常见,故需要针对这两种病原体进行检测。

检测淋病奈瑟菌常用的方法:①淋病奈瑟菌培养:为诊断淋病的金标准方法;②分泌物涂片革兰染色:查找中性粒细胞内有无革兰阴性双球菌,由于子宫颈分泌物的敏感性、特异性差,不推荐用于女性淋病的诊断方法;③核酸检测:包括核酸杂交及核酸扩增,核酸扩增方法诊断淋病奈瑟菌感染的敏感性及特异性高。

检测沙眼衣原体常用的方法:①衣原体培养:方法复杂,故临床少用;②酶联免疫吸附试验:检测沙眼衣原体抗原,为临床常用的方法;③核酸检测:包括核酸杂交及核酸扩增,后者检测衣原体感染的敏感性和特异性均较好,但应做好质量控制,避免污染。

值得注意的是,大多数子宫颈炎患者分离不出任何病原体,尤其是性传播疾病的低危人群(如年龄 >30 岁的妇女)。由于子宫颈炎也可以是上生殖道感染的一个征象,因此,对子宫颈炎患者应注意有无上生殖道感染。

【治疗】

治疗方法包括经验性治疗或针对病原体治疗。主要用抗生素进行治疗。

1. 经验性抗生素治疗　适用于有性传播疾病高危因素的患者,如年龄 <25 岁、多性伴侣或新性伴侣,且为无保护性性交。可在未获得病原体检测结果前,采用针对衣原体的抗生素进行治疗,方案为阿奇霉素 1g 单次顿服;或多西环素 100mg,每日 2 次,连服 7 日。如果患者所在人群中淋病患病率高,需同时使用抗淋病奈瑟菌感染药物。

2. 针对病原体的抗生素治疗

(1) 淋病奈瑟菌感染导致的单纯性急性子宫颈炎:主张大剂量、单次给药,常用药物有头孢菌素,如头孢曲松钠 250mg,单次肌注;或头孢克肟 400mg,单次口服;或头孢唑肟 500mg,肌内注射;或头孢西丁 2g,肌内注射,加用丙磺舒 1g,口服;或头孢噻肟钠 500mg,肌内注射;也可选择氨基糖苷类抗生素中的大观霉素 4g,单次肌内注射。

(2) 沙眼衣原体感染所致子宫颈炎:可用药物有多西环素 100mg,每日 2 次,连服 7 日;红霉素类,主要为阿奇霉素 1g 单次顿服,或红霉素 500mg,每日 4 次,连服 7 日;喹诺酮类,主要有氧氟沙星 300mg,每日 2 次,连服 7 日;左氧氟沙星 500mg,每日 1 次,连服 7 日。由于淋病奈瑟菌感染常伴有衣原体感染,因此,若为淋菌性子宫颈炎,治疗时应同时应用抗衣原体药物。

(3) 合并细菌性阴道病的子宫颈炎:需要同时治疗细菌性阴道病,否则子宫颈炎将持续存在。

3. 性伴侣的治疗　需要对子宫颈炎患者的性伴侣进行检查。如患者诊断可疑衣原体淋病奈瑟菌或毛滴虫感染并得到相应治疗,其性伴侣也应接受相应检查和治疗,治疗方法同患者。为避免重新感染,患者及其性伴在治疗期间应禁止性生活。

4. 随访　子宫颈炎患者在治疗后 6 个月内衣原体或淋病奈瑟菌重复感染较多见,故建议随访和重新评估。如果症状持续存在,患者则需要重新接受治疗,无论性伴是否治疗,建议所有感染衣原体或淋病奈瑟菌的患者在治疗后 3~6 个月内接受重新筛查。

二、慢性子宫颈炎

急性子宫颈炎迁延不愈或病原体持续感染都可导致慢性子宫颈炎。慢性子宫颈炎的病原体可与急性子宫颈炎相似,病理检查可见宫颈间质内大量淋巴细胞、浆细胞等慢性炎症细胞浸润,可伴有子宫颈腺上皮及间质的增生和鳞状上皮化生。

【病理】

1. 慢性子宫颈管黏膜炎　子宫颈管黏膜皱襞较多,感染后容易形成持续性子宫颈黏膜炎,患者表现为子宫颈管黏液及脓性分泌物,易反复发作。

2. 子宫颈息肉(cervical polyp)　由子宫颈管腺体和间质局限性增生并向子宫颈外口突出形成。子宫颈息肉常在体检时发现,常为单个存在,也可多个,色红,质软而脆,呈舌形,可带蒂,蒂部宽窄、深浅不一,根部可位于子宫颈外口也可位于子宫颈管内。在光镜下可见息肉表面被覆高柱状上皮,间质水肿、血管丰富且伴有慢性炎症细胞浸润。子宫颈息肉极少恶变,但需要与子宫恶性肿瘤相鉴别。

3. 子宫颈肥大　子宫颈腺体及间质在慢性炎症长期刺激下发生增生,即可表现为子宫颈肥大。此外,子宫颈深部腺体形成囊肿也可导致子宫颈肥大,并伴有硬度增加。

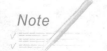

【临床表现】

慢性子宫颈炎患者多无症状,少数可出现阴道分泌物增加,色淡黄或脓性。部分患者可出现性交后出血、月经间期出血或因分泌物刺激外阴导致瘙痒或不适。妇科检查可见子宫颈呈糜烂样改变,子宫颈口可有黄色分泌物覆盖或分泌物从宫颈口流出。部分患者仅在体检时发现子宫颈息肉或子宫颈肥大。

【诊断及鉴别诊断】

根据临床表现可初步做出慢性子宫颈炎的诊断,但需要与常见子宫颈病理生理改变相鉴别。子宫颈息肉需要与子宫颈和宫体恶性肿瘤鉴别,方法是切除息肉后送病理学检查以确诊。内生型子宫颈癌尤其腺癌也可导致子宫颈肥大,因此,对于子宫颈肥大的患者需要行子宫颈细胞学检查,必要时可行子宫颈管搔刮术。

【治疗】

1. 慢性子宫颈炎　如表现为糜烂样改变,首先需排除子宫颈上皮内瘤变和子宫颈癌。若为无症状的生理性柱状上皮异位,则无须处理。如果伴有分泌物增多、乳头状增生或接触性出血,可予局部物理治疗,可使用激光、冷冻、微波等。

物理治疗注意事项:①治疗前,应常规行子宫颈癌筛查;②治疗时间选在月经干净后 3~7 日内进行;③排除急性生殖道炎症;④物理治疗后有阴道分泌物增多,甚至有大量水样排液,术后 1~2 周脱痂时可有少许出血;⑤在创面尚未完全愈合期间(4~8 周)禁盆浴、性交和阴道冲洗;⑥物理治疗有引起术后出血、子宫颈狭窄、不孕、感染的可能,治疗后应定期复查。观察创面愈合情况直到痊愈,同时注意有无子宫颈管狭窄。

2. 子宫颈息肉　摘除息肉并送病理检查。

3. 子宫颈肥大　进行宫颈癌筛查,排除子宫颈上皮内瘤变和子宫颈癌后,一般无须治疗。

4. 慢性子宫颈管黏膜炎　了解有无沙眼衣原体以及淋病奈瑟菌感染、性伴侣是否接受治疗、阴道微生物失调是否持续存在,明确病因后针对病因进行治疗。对于无明显病原体和病因的患者,目前尚无有效治疗方法,可尝试物理治疗。

【小结】

1. 子宫颈炎是常见的妇科疾病,病原体通常为沙眼衣原体或淋病奈瑟菌。

2. 子宫颈炎的诊断主要根据特征性体征、子宫颈管分泌物或阴道分泌物中的白细胞检测以及病原体检测。

3. 子宫颈炎治疗主要采用抗生素药物,包括经验性治疗或获得检测结果后针对病原体使用抗生素进行治疗。

【思考题】

1. 子宫颈炎经验性抗生素治疗如何进行?

2. 如何对诉有"子宫颈糜烂"的患者进行解释和治疗?

3. 对慢性子宫颈炎进行鉴别诊断时需要排除哪些疾病?

第三节　子宫颈上皮内瘤变

子宫颈癌起源于子宫颈上皮内瘤变,两者病因相同,均为高危型 HPV 感染所致。

子宫颈上皮内瘤变(cervical intraepithelial neoplasia,CIN)是与子宫颈浸润癌密切相关的一组子宫颈病变,常发生于 25~35 岁妇女。大部分低级别 CIN 可自然消退,但高级别 CIN 具有癌变潜能,可能发展为浸润癌,被视为癌前病变。CIN 反映了子宫颈癌发生发展中的连续过程,通过筛查发现 CIN,及时治疗高级别病变,是预防子宫颈癌行之有效的措施。

CIN 还包括腺上皮内瘤变,比较少见,本节仅介绍子宫颈鳞状上皮内瘤变。

【发病相关因素】

流行病学调查发现 CIN 和子宫颈癌与以下因素相关。

1. 人乳头瘤病毒(human papilloma virus,HPV)感染　HPV 感染在 25~35 岁女性中最为常见,这一时间段也是女性感染暴露率最高的时期。目前已知 HPV 共有 120 多个型别,30 余种与生殖道感染有关,其中高危型 HPV 感染与 CIN 和子宫颈癌发病密切相关。接近 90% 的 CIN 和 99% 以上的子宫颈癌组织发现有高危型 HPV 感染,常见的高危型 HPV 型别包括 16、18、31、33、35、39、45、51、52、56 和 58,常见的低危型 HPV 型别包括 6、11、42、43、44,低危型 HPV 一般不诱发癌变。约 70% 的子宫颈癌与 HPV16 和 18 型感染相关。高危型 HPV 产生病毒癌蛋白,其中 E6 和 E7 分别作用于宿主细胞的抑癌基因 $P53$ 和 Rb,使之失活或降解。在 $P53$ 基因突变细胞中,E7 蛋白还可起到抗凋亡的作用,由此发生的一系列分子事件最终导致癌变。

2. 性行为及分娩次数　多个性伴侣、初次性生活 <16 岁、早年分娩、多产与子宫颈癌发生有关。青春期子宫颈发育尚未成熟,对致癌物较敏感。分娩次数增多,子宫颈创伤几率也增加,分娩及妊娠内分泌及营养也有改变,患子宫颈癌的危险增加。孕妇免疫力较低,HPV-DNA 检出率很高。

3. 与高危男性接触　与患有阴茎癌、前列腺癌或其性伴侣曾患子宫颈癌的高危男子性接触的妇女,也易患子宫颈癌。

4. 免疫抑制状态　接受器官移植后使用免疫抑制剂和感染 HIV 也是发生子宫颈癌以及高级别子宫颈上皮内瘤变的危险因素。

5. 其他　吸烟可增加感染 HPV 效应。

【临床表现】

CIN 患者一般无明显症状,偶有阴道分泌物增加、接触后出血。体检时子宫颈外观可无异常,或仅见柱状上皮异位。

【病理学诊断和分级】

CIN 分为 3 级,反映了 CIN 发生的连续病理过程(图 15-3)。

Ⅰ级:即轻度异型。上皮下 1/3 层细胞核增大,核质比例略增大,核染色稍加深,核分裂象少,细胞极性正常。

Ⅱ级:即中度异型。上皮下 1/3~2/3 层细胞核明显增大,核质比例增大,核深染,核分裂象较多,细胞数量明显增多,细胞极性尚存。

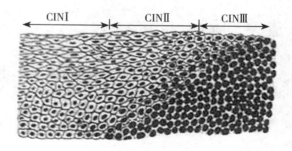

图 15-3　CIN 分级

Ⅲ级:包括重度异型和原位癌。病变细胞占据 2/3 层以上或全部上皮层,细胞核异常增大,核质比例显著增大,核形不规则,染色较深,核分裂象多,细胞拥挤,排列紊乱,无极性。

目前,CIN 的病理学分级采用二级分级。即低级别病变(CIN Ⅰ)和高级别病变(包括 CIN Ⅱ 和 CIN Ⅲ)。

【诊断】

CIN 的诊断遵循细胞学联合 HPV、阴道镜和组织病理学检查"三阶梯式诊断"模式。

1. 子宫颈细胞学检查　CIN 及早期子宫颈癌筛查的基本方法,也是诊断的必需步骤。相对

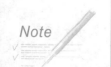

于高危 HPV 检测,细胞学检查特异性高,但敏感性较低。可选用巴氏涂片法或液基细胞涂片法。筛查应在 21 岁以后开始,对于 <21 岁的女性,无论何时开始性生活都不建议筛查。年龄 21~29 岁的女性,仅使用子宫颈细胞学检查进行筛查,筛查频率为每 3 年 1 次。年龄 ≥30 岁的女性,首选子宫颈细胞学检查联合高危型 HPV-DNA 检测进行筛查,筛查频率为每 5 年 1 次;如果单独使用子宫颈细胞学检查进行筛查,筛查频率则为每 3 年 1 次。子宫颈细胞学检查的报告形式主要有巴氏 5 级分类法和 TBS(the Bethesda system)分类系统。巴氏分类法简单,但其各级之间的区别无严格客观标准,也不能很好地反映组织学病变程度。推荐使用 TBS 分类系统,该系统较好地结合了细胞学、组织学与临床处理方案。

2. **高危型 HPV-DNA 检测**　相对于细胞学检查,其敏感性较高,特异性较低。可与细胞学检查联合应用于子宫颈癌筛查。也可用于细胞学检查异常的分流,当细胞学为意义未明的不典型鳞状细胞(ASCUS)时进行高危型 HPV-DNA 检测,阳性者行阴道镜检查,阴性者 12 个月后行细胞学检查。也可作为子宫颈癌初筛的方法。但由于年轻妇女的 HPV 感染率较高,且大多为一过性感染,推荐用于 30 岁以后的女性。

3. **阴道镜检查**　若细胞学检查为 ASCUS 且高危 HPV-DNA 检测阳性、或低度鳞状上皮内病变(LSIL)及以上,应做阴道镜检查。阴道镜检查时,如果无法完整评估转化区的状态,则需要行子宫颈管搔刮术(endocervical curettage,ECC),以防遗漏子宫颈管内病变。

4. **子宫颈活组织检查**　为确诊子宫颈鳞状上皮内瘤变的最可靠方法。任何肉眼可见病灶,均应做单点或多点活检。若无明显病变,可选择在子宫颈转化区 3、6、9、12 点处活检,或在碘试验(又称为 Schiller 试验)不染色区或涂抹醋酸后的醋酸白上皮区取材,或在阴道镜下取材以提高确诊率。

【治疗】

1. **CIN Ⅰ**　约 60%CIN Ⅰ 会自然消退。若细胞学检查为低度鳞状上皮内病变(LSIL)或意义未明的不典型鳞状细胞(ASCUS),可在 1 年后复查细胞学和高危型 HPV-DNA 检测。若细胞学检查为高度鳞状上皮内病变(HSIL)或不排除高度病变的不典型鳞状细胞(ASC-H),阴道镜检查满意者可在 1 年和 2 年后复查细胞学和高危型 HPV-DNA 检测,阴道镜检查不满意或 ECC 阳性者,推荐行子宫颈锥切术。

2. **CIN Ⅱ和 CIN Ⅲ**　约 20%CIN Ⅱ 会发展为 CIN Ⅲ,5% 发展为浸润癌。故所有的 CIN Ⅱ 和 CIN Ⅲ 均需要治疗。阴道镜检查满意者可用物理治疗或子宫颈锥切术;阴道镜检查不满意、复发性、ECC 发现的 CIN Ⅱ和 CIN Ⅲ 通常采用子宫颈锥切术,包括子宫颈环形电切除术(loop electrosurgical excision procedure,LEEP)和冷刀锥切术。经子宫颈锥切确诊、年龄较大、无生育要求、强烈要求切除子宫的 CIN Ⅲ 患者也可考虑行全子宫切除术。

案例

42 岁已婚女性,$G_6P_1A_5$,因性交后阴道流血就诊,门诊查体见子宫颈呈糜烂样改变,行子宫颈液基细胞学检查和高危型 HPV-DNA 检测,结果分别为 LSIL、HPV16、HPV52 型阳性,后行阴道镜检查,阴道镜图像不满意,行 ECC 并在碘试验不染色区取组织物送病理检查。结果回报:ECC 标本未见异常,子宫颈活检组织可见 CIN Ⅱ和 CIN Ⅲ。后行 LEEP 术,标本送病理检查,结果为 CIN Ⅲ,切缘未见病变。术后 1 年和 2 年再次复查子宫颈液基细胞学检查和高危型 HPV-DNA 检测,均未见异常。后一直在门诊接受常规筛查随访。

【小结】

1. CIN 可分为 1~3 级,发病与高危型 HPV 持续感染密切相关,转化区是 CIN 及子宫颈癌的好发部位。

2. CIN 的诊断遵循细胞学联合HPV、阴道镜和组织病理学检查"三阶梯式诊断"模式。组织学诊断是确诊和分级的依据。

3. 子宫颈锥切是主要的治疗手段。

4. 筛查发现 CIN 并及时治疗高级别病变,是预防子宫颈癌的有效措施。

【思考题】

1. CIN 和子宫颈癌发病相关因素包括哪些?

2. CIN 如何治疗?

第四节 子宫颈癌

子宫颈癌(cervical cancer),简称宫颈癌。在全世界范围内,子宫颈癌发病率位居女性恶性肿瘤(包括乳腺癌)第四位,但其致死率位居女性恶性肿瘤之首。85% 子宫颈癌患者为发展中国家女性,我国每年新增子宫颈癌患者约 13 万。子宫颈癌高发年龄为 50~55 岁。自 20 世纪 50 年代以来,由于子宫颈细胞学筛查的普遍应用,使子宫颈癌和癌前病变得以早期发现和治疗,子宫颈癌的发病率和死亡率已有明显下降,但与此同时子宫颈癌的年轻化趋势也日益明显。

【发病相关因素】

同"子宫颈上皮内瘤变"。

【组织发生和发展】

CIN 形成后继续发展,突破上皮下基底膜,浸润间质,形成子宫颈浸润癌(图 15-4)。

【病理】

1. 鳞状细胞浸润癌 占子宫颈癌的 75%~80%。

(1)巨检:微小浸润癌肉眼观察无明显异常,或类似子宫颈柱状上皮异位。随病变发展,可形成 4 种类型(图 15-5)。

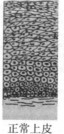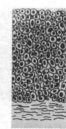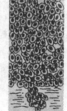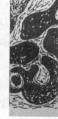

正常上皮　　上皮内瘤变　　原位癌　　微小浸润癌　　浸润癌

图 15-4　子宫颈正常上皮 - 上皮内瘤变 - 浸润癌

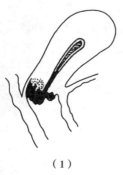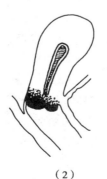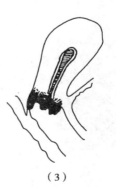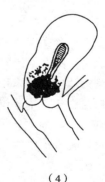

（1）　　　　　（2）　　　　　（3）　　　　　（4）

图 15-5　子宫颈癌类型（巨检）

（1）外生型;（2）内生型;（3）溃疡型;（4）颈管型

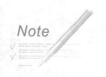
Note

1）外生型：最常见，癌灶向外生长呈乳头状或菜花样，组织脆，触之易出血。常累及阴道。

2）内生型：癌灶向子宫颈深部组织浸润，子宫颈表面光滑或仅有柱状上皮异位，子宫颈肥大变硬，呈桶状，常累及宫旁组织。

3）溃疡型：上述两型癌组织继续发展合并感染坏死，脱落后形成溃疡或空洞，似火山口状。

4）颈管型：癌灶发生于子宫颈管内，常侵入子宫颈管及子宫峡部供血层或转移至盆腔淋巴结。

（2）显微镜检

1）微小浸润癌：指在原位癌基础上镜检发现小滴状、锯齿状癌细胞团突破基底膜，浸润间质。诊断标准见临床分期（表 15-1）。

表 15-1　子宫颈癌临床分期（FIGO，2009 年）

I 期	肿瘤局限在子宫颈（扩展至宫体将被忽略）
I A	镜下浸润癌（所有肉眼可见的病灶，包括表浅浸润，均为 I B 期）间质浸润深度 <5mm，宽度≤7mm
I A1	间质浸润深度≤3mm，宽度≤7mm
I A2	间质浸润深度 >3mm 且 <5mm，宽度≤7mm
I B	临床癌灶局限于子宫颈，或者镜下病灶 > I A
I B1	临床癌灶≤4cm
I B2	临床癌灶 >4cm
II 期	肿瘤超越子宫，但未达骨盆壁或未达阴道下 1/3
II A	肿瘤侵犯阴道上 2/3，无明显宫旁浸润
II A1	临床可见癌灶≤4cm
II A2	临床可见癌灶 >4cm
II B	有明显宫旁浸润，但未达到盆壁
III 期	肿瘤已扩展到骨盆壁，在进行直肠指诊时，在肿瘤和盆壁之间无间隙。肿瘤累及阴道下 1/3。由肿瘤引起的肾盂积水或肾无功能的所有病例，除非已知道由其他原因所引起
III A	肿瘤累及阴道下 1/3，没有扩展到骨盆壁
III B	肿瘤扩展到骨盆壁，或引起肾盂积水或肾无功能
IV 期	肿瘤超出了真骨盆范围，或侵犯膀胱和（或）直肠黏膜
IV A	肿瘤侵犯邻近的盆腔器官
IV B	远处转移

2）浸润癌：指癌灶浸润间质范围超出微小浸润癌，多呈网状或团块状浸润间质。根据癌细胞分化程度可分为：I 级为高分化鳞癌（角化性大细胞型），大细胞，有明显角化珠形成，可见细胞间桥，细胞异型性较轻，无核分裂或核分裂 <2/ 高倍视野。II 级为中分化鳞癌（非角化性大细胞型），大细胞，少或无角化珠，细胞间桥不明显，细胞异型性明显，核分裂象 2~4/ 高倍视野。III 级为低分化鳞癌即小细胞型，多为未分化小细胞，无角化珠及细胞间桥，细胞异型性明显，核分裂 >4/ 高倍视野。大细胞角化性和非角化性癌有四种变型：淋巴上皮样癌、梭形细胞鳞状细胞癌、子宫颈疣状乳头状肿瘤和基底细胞样鳞状细胞癌。

2. 腺癌　近年来子宫颈腺癌的发生率有上升趋势，占子宫颈癌的 15%~20%。

（1）巨检：来自子宫颈管内，浸润管壁；或自子宫颈管内向子宫颈外口突出生长；常可侵犯宫旁组织；病灶向子宫颈管内生长时，子宫颈外观可正常，但因子宫颈管膨大，形如桶状。

（2）显微镜检：主要组织学类型有 2 种。

1）黏液腺癌：最常见，来源于子宫颈管柱状黏液细胞，镜下见腺体结构，腺上皮细胞增生呈多层，异型性明显，见核分裂象，癌细胞呈乳突状突入腺腔。可分为高、中、低分化腺癌。

2）恶性腺瘤：又称微偏腺癌（MDC），属高分化子宫颈管黏膜腺癌。癌性腺体多，大小不一，形态多变，呈点状突起伸入子宫颈间质深层，腺上皮细胞无异型性，常有淋巴结转移。

3. 腺鳞癌　占子宫颈癌 3%~5%，由储备细胞同时向腺细胞和鳞状细胞分化发展而形成。癌组织中含有腺癌和鳞癌两种成分。

4. 其他　少见病理类型如神经内分泌癌、未分化癌、混合性上皮/间叶肿瘤、间叶肿瘤、黑色素瘤、淋巴瘤等。

【转移途径】

主要为直接蔓延和淋巴转移，血行转移极少见。

1. 直接蔓延　最常见，癌组织局部浸润，向邻近器官及组织扩散。常向下累及阴道壁，极少向上由子宫颈管累及宫腔；癌灶向两侧扩散可累及主韧带及子宫颈旁、阴道旁组织直至骨盆壁；癌灶压迫或侵及输尿管时，可引起输尿管阻塞及肾积水。晚期可向前、后蔓延侵及膀胱或直肠，形成膀胱阴道瘘或直肠阴道瘘。

2. 淋巴转移　癌灶局部浸润后侵入淋巴管，形成瘤栓，随淋巴液引流进入局部淋巴结，在淋巴管内扩散。淋巴转移一级组包括宫旁、子宫颈旁、闭孔、髂内、髂外、髂总、骶前淋巴结，二级组包括腹股沟深浅淋巴结、腹主动脉旁淋巴结。

3. 血行转移　极少见，晚期可转移至肺、肝或骨骼等。

【临床分期】

采用国际妇产科联盟（FIGO，2009 年）的临床分期标准（表 15-1）。临床分期在治疗前进行，治疗后不再更改（图 15-6）。

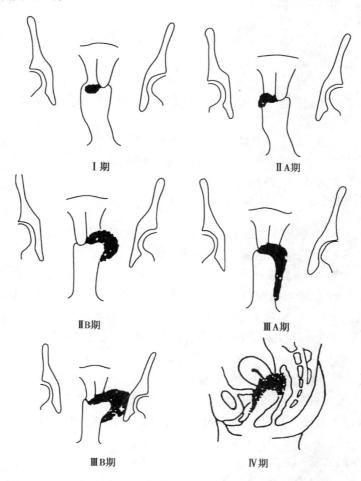

图 15-6　子宫颈癌临床分期示意图

【临床表现】

早期子宫颈癌常无明显症状和体征。颈管型患者因子宫颈外观正常易漏诊或误诊。随病变发展,可出现以下表现。

1. 症状

(1)阴道流血:常表现为接触性出血,即性生活或妇科检查后阴道流血。也可表现为不规则阴道流血,或经期延长、经量增多。老年患者常为绝经后不规则阴道流血。出血量根据病灶大小、侵及间质内血管情况而不同,若侵蚀大血管可引起大出血。一般外生型癌出血较早,量多;内生型癌出血较晚。

(2)阴道排液:多数患者有白色或血性、稀薄如水样或米泔状、有腥臭味的阴道排液。晚期患者因癌组织坏死伴感染,可有大量米泔样或脓性恶臭白带。

(3)晚期症状:根据癌灶累及范围出现不同的继发性症状,如尿频、尿急、便秘、下肢肿痛等;癌肿压迫或累及输尿管时,可引起输尿管梗阻、肾盂积水及尿毒症;晚期可有贫血、恶病质等全身衰竭症状。

2. 体征 微小浸润癌可无明显病灶,子宫颈光滑或糜烂样改变。随病情发展,可出现不同体征。外生型子宫颈癌可见息肉状、菜花状赘生物,常伴感染,质脆易出血;内生型表现为子宫颈肥大、质硬,子宫颈管膨大;晚期癌组织坏死脱落,形成溃疡或空洞伴恶臭。阴道壁受累时,可见赘生物生长或阴道壁变硬;宫旁组织受累时,双合诊、三合诊检查可扪及子宫颈旁组织增厚、结节状、质硬或形成冰冻状骨盆。

【诊断】

早期病例的诊断应采用子宫颈细胞学检查和(或)高危型 HPV-DNA 检测、阴道镜检查、子宫颈活组织检查的"三阶梯"程序,确诊依据为组织学诊断。检查方法同"第三节 子宫颈上皮内瘤变"。

子宫颈有明显病灶者,可直接在癌灶取材。子宫颈锥切术适用于子宫颈细胞学检查多次阳性而子宫颈活检阴性者、或子宫颈活检为 CIN II 和 CIN III 需确诊者、或可疑微小浸润癌需了解病灶的浸润深度和宽度等情况。可采用冷刀切除、环形电切除(LEEP),切除组织应做连续病理切片(24~36 张)检查。

确诊后根据具体情况选择胸部 X 线摄片、静脉肾盂造影、膀胱镜检查、直肠镜检查、B 型超声检查及 CT、MRI、PET-CT 等影像学检查。

【鉴别诊断】

主要依据子宫颈活组织病理检查,与有临床类似症状或体征的各种子宫颈病变鉴别。包括:①子宫颈良性病变:子宫颈柱状上皮异位、子宫颈息肉、子宫颈子宫内膜异位症和子宫颈结核性溃疡等;②子宫颈良性肿瘤:子宫颈黏膜下肌瘤、子宫颈管肌瘤、子宫颈乳头瘤等;③子宫颈恶性肿瘤:原发性恶性黑色素瘤、肉瘤及淋巴瘤、转移性癌等。

【处理】

根据临床分期、患者年龄、生育要求、全身情况、医疗技术水平及设备条件等,综合考虑制订适当的个体化治疗方案。总原则为采用手术和放疗为主、化疗为辅的综合治疗。

1. 手术治疗 手术的优点是年轻患者可保留卵巢及阴道功能。主要用于早期子宫颈癌(I A~ II A_1 期)患者。① I A_1 期:无淋巴脉管间隙浸润者行筋膜外全子宫切除术,有淋巴脉管间隙浸润者按 I A_2 期处理。② I A_2 期:行改良广泛性子宫切除术及盆腔淋巴结切除术。③ I B_1 和 II A_1 期:行广泛性子宫切除术及盆腔淋巴结切除术,必要时行腹主动脉旁淋巴取样。④部分 I B_2 和 II A_2 期:首选放疗,也可行广泛性子宫切除术及盆腔淋巴结切除术和腹主动脉旁淋巴结取样,或同期放化疗后行全子宫切除术。也有采用新辅助化疗后行广泛性子宫切除术,但其远期疗效有待进一步验证。未绝经、<45 岁的鳞癌患者可保留卵巢。对要求保留生育功能的年轻患者,

ⅠA$_1$期可行子宫颈锥形切除术;ⅠA$_2$和肿瘤直径<2cm的ⅠB$_1$期,可行广泛性子宫颈切除术及盆腔淋巴结切除术。

2. 放射治疗   适用于:①部分ⅠB$_2$和ⅡA$_2$期和ⅡB~ⅣA期患者;②全身情况不适宜手术的早期患者;③子宫颈大块病灶的术前放疗;④手术治疗后病理检查发现有高危因素的辅助治疗。放射治疗包括腔内照射及体外照射。腔内照射采用后装治疗机,放射源为^{137}铯(Cs)、^{192}铱(Ir)等,用以控制局部原发病灶。体外照射多用直线加速器、^{60}钴(Co)等,治疗子宫颈旁及盆腔淋巴结转移灶。早期病例以局部腔内照射为主,体外照射为辅;晚期以体外照射为主,腔内照射为辅。

3. 化疗   主要用于晚期或复发转移患者和同期放化疗。常用抗癌药物有顺铂、卡铂、氟尿嘧啶和紫杉醇等。常采用以铂类为基础的联合化疗方案,如TP(顺铂与紫杉醇)、FP(顺铂与氟尿嘧啶)、BVP(博来霉素、长春新碱与顺铂),BP(博来霉素与顺铂)等。多采用静脉化疗,也可用动脉局部灌注化疗。

【预后】

与临床期别、病理类型等密切相关,有淋巴结转移者预后差。

【随访】

子宫颈癌治疗后50%复发在1年内,75%~80%在2年内。治疗后2年内应每3~4个月复查1次,3~5年内每6个月复查1次,第6年开始每年复查1次。随访内容包括盆腔检查、阴道脱落细胞学检查、胸部X线摄片、血常规及子宫颈鳞状细胞癌抗原(SCCA)等。

【预防】

子宫颈癌病因明确、筛查方法较完善,是一个可以预防的肿瘤。①通过普及、规范子宫颈癌筛查(二级预防),早期发现CIN,并及时治疗高级别病变,阻断子宫颈浸润癌的发生。②广泛开展预防子宫颈癌相关知识的宣教,提高接受子宫颈癌筛查和预防性传播性疾病的自觉性。③自2006年第一个HPV疫苗上市以来,大量临床试验显示HPV疫苗能有效防止HPV16、HPV18相关CIN的发生。因此条件成熟时推广HPV疫苗注射(一级预防),可通过阻断HPV感染预防子宫颈癌发生。

案例

52岁已婚女性,已绝经,G$_4$P$_3$,因"性交后阴道出血2周"就诊。查体:外阴可见大量血污,阴道内可见血块,拭去血块后可见子宫颈后唇肿物,外观呈菜花样,最大直径5cm,质地脆,触之极易出血,因肿物较大,阴道穹隆无法完整暴露。双合诊可及子宫前位,正常大小,子宫活动,患者左侧阴道穹隆明显变浅,质地变硬,双侧附件区未触及明显肿物。三合诊此处缺少内容及子宫活动,宫旁组织软,主骶韧带未及明显结节感。取子宫颈肿物行病理学检查,结果为子宫颈高分化鳞状细胞癌。按照FIGO 2009分期,该患者临床分期为子宫颈高分化鳞状细胞癌ⅡA2期。行广泛全子宫和双侧附件切除、双侧盆腔淋巴结清扫术、腹主动脉旁淋巴结取样术。术后病理提示子宫颈高分化鳞状细胞癌,盆腔淋巴结淋巴结见转移,腹主动脉旁淋巴结未见转移,肿瘤浸润子宫颈全层。术后患者接受同期放化疗,放疗后规则随访1年,未发现复发。

【小结】

1. 子宫颈癌的主要组织学类型是鳞癌,腺癌次之。

2. 直接蔓延和淋巴转移是子宫颈癌的主要转移途径。

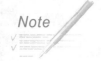
Note

3. 接触性出血是外生型子宫颈癌的早期症状。

4. 采用 FIGO 临床分期。一般早期采用手术治疗,晚期采用放射治疗。

5. HPV 疫苗是子宫颈癌的一级预防手段,筛查可早期发现病变,属于二级预防手段,两种方法均有助于降低子宫颈浸润癌的发生率和死亡率。

【思考题】

1. 子宫颈癌的分期标准是什么?

2. 子宫颈癌治疗方法包括哪些?

（林仲秋）

第十六章　子宫疾病

第一节　子宫的解剖与生理功能

子宫(uterus)是胚胎着床、胎儿生长发育及产生月经的器官。

【子宫的位置】

子宫位于盆腔的中央,膀胱与直肠之间,下端接阴道,两侧有输卵管和卵巢。正常子宫的宫底位于骨盆入口平面以下,宫颈外口在坐骨棘水平稍上方。成人子宫的位置常呈轻度前倾前屈位,也可因膀胱充盈或直肠胀满而发生变化。

【子宫的形态】

正常成人的子宫呈倒置梨形,长 7~8cm,宽 4~5cm,厚 2~3cm,宫腔容量约 5ml,重约 50g。子宫由子宫体(corpus uteri)和子宫颈(cervix uteri)两部分组成(图 16-1)。宫体顶部为子宫底(fundus uteri),子宫底两侧为子宫角(cornua uteri),与输卵管相通。宫体与宫颈连接部较狭窄,称为子宫峡部(isthmus uteri)。子宫峡部在非孕期长约 1cm,妊娠期则逐渐伸展变长、变薄,临产时可达 7~10cm,形成子宫下段,成为软产道的一部分。子宫峡部上端解剖上较狭窄,又称解剖学内口;下端则因子宫内膜组织在此处转变为宫颈黏膜,故又称组织学内口。宫体与宫颈的比例因年龄而异,婴儿期为 1:2;生育期为 2:1,老年期为 1:1。

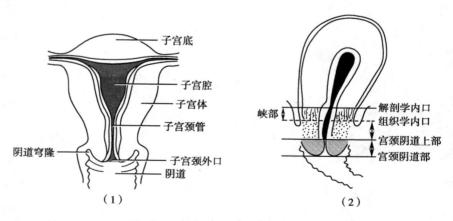

图 16-1　子宫的冠状断面和矢状断面
(1)子宫冠状断面;(2)子宫矢状断面

【子宫的组织结构】

子宫体壁由 3 层组织所组成,由外向内分为浆膜层(serosal layer)、肌层(myometrium)和内膜层(endometrium)。①浆膜层:即覆盖宫体的盆腔脏腹膜,紧贴肌层。在子宫峡部处,腹膜与子宫前壁结合较疏松,并向前反折覆盖膀胱,形成膀胱子宫陷凹(vesicouterine pouch)。在子宫后面,宫体部浆膜层向下延伸覆盖宫颈后方及阴道后穹隆,再折向直肠,形成直肠子宫陷凹(rectouterine pouch),亦称道格拉斯陷凹(douglas pouch)。②肌层:由大量平滑肌束和少量弹力纤维及胶原纤维组成,非孕时厚约 0.8cm。肌层大致分为外纵、中交错、内环三层,这种肌纤维排

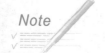
Note

列有利于分娩时的子宫收缩及月经、流产和产后的子宫缩复止血。宫体肌层内有大血管穿行。
③内膜层：直接相贴于子宫肌层，其间无内膜下层组织。内膜又分为3层：基底层、海绵层和致
密层。基底层为靠近子宫肌层的1/3内膜，因不受卵巢性激素的影响，所以不发生周期性变化；
近宫腔的外2/3内膜为致密层和海绵层，是内膜的功能层，受卵巢性激素影响而发生周期变化，
脱落形成月经。

　　宫颈上端借子宫峡部与宫体相连，以阴道为界分为上下两部，下端伸入阴道内的部分称宫
颈阴道部，阴道以上的部分称宫颈阴道上部。宫颈腔呈梭形，称子宫颈管（cervical canal）。未
生育成年女性宫颈管长2.5~3cm。颈管下端为宫颈外口，未产妇呈圆形；已产妇因分娩导致大
小不等的横裂，分为前唇和后唇。宫颈主要由结缔组织构成，含少量弹力纤维及平滑肌。颈管
内的黏膜呈纵行皱襞，为单层高柱状上皮，黏膜腺体可分泌碱性黏液，形成黏液栓，堵于宫颈外
口。宫颈黏膜受卵巢激素影响发生周期性变化。宫颈阴道部被覆复层鳞状上皮。宫颈复层鳞
状上皮和单层柱状上皮的交界处（squamo-columnar junction，SCJ）是宫颈癌及其癌前病变的好
发部位。

　　【子宫韧带】
　　子宫韧带主要由结缔组织组成，
左右对称生长共4对，起到维持子宫
位置的作用（图16-2）。

　　1. 阔韧带（broad ligament）　即
子宫两侧缘延至盆壁的翼状结构，为
覆盖子宫前后壁的双层腹膜皱襞。阔
韧带分为前后两叶，上缘游离，内2/3
包围输卵管（伞部无腹膜遮盖），外1/3
为骨盆漏斗韧带（infundibulopelvic
ligament），也称卵巢悬韧带（suspensory

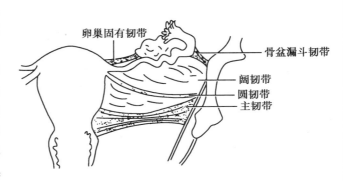

图16-2　子宫的韧带

ligament of ovary），卵巢动静脉由此穿行。阔韧带两侧缘达盆壁，其间有丰富的血管、神经、淋巴
管及大量的疏松结缔组织，统称为宫旁组织（parametrium）。子宫动静脉和输尿管下段穿行于
阔韧带基底部。卵巢内侧与子宫角之间的阔韧带稍增厚，称卵巢固有韧带（proper ligament of
ovary）。输卵管以下、卵巢附着处以上的阔韧带称为输卵管系膜（mesosalpinx），其间有结缔组织
及中肾管遗迹。阔韧带可限制子宫向两侧倾斜。

　　2. 圆韧带（round ligament）　呈圆形条索状，长10~12cm，由结缔组织和平滑肌构成。始于
子宫角的前面、输卵管近端的下方，在阔韧带前叶覆盖下向前向下伸展达两侧盆壁，再向上、向
外延伸穿过腹股沟管，止于大阴唇前端皮下，可使子宫维持前倾位置。

　　3. 主韧带（cardinal ligament）　为一对坚韧的平滑肌与结缔组织纤维束。在阔韧带的下部，
横行于宫颈两侧和骨盆侧壁之间，又称宫颈横韧带，起固定宫颈的作用。

　　4. 宫骶韧带（uterosacral ligament）　起自宫颈后面的上侧方，向两侧绕过直肠达第2~3骶
椎前的筋膜。韧带由平滑肌和结缔组织组成，表面有腹膜遮盖，短厚而有力，将宫颈向后上牵引，
间接维持子宫前倾位置。

　　【子宫的血管、淋巴和神经】
　　1. 血管　子宫的血供主要来自于子宫动脉（uterine artery）。子宫动脉为髂内动脉前干分支，
沿盆侧壁向下、向前行，穿经阔韧带基底部、子宫旁组织达子宫外侧（子宫峡部水平）约2cm处，
横跨输尿管至子宫外侧缘。在宫颈阴道上部分为上、下两支：上支称子宫体支，较粗，沿子宫侧
缘迂曲上行，至宫角处又分为宫底支、卵巢支（与卵巢动脉末梢吻合）及输卵管支；下支称宫颈-
阴道支，较细，分布在宫颈及阴道上段（图16-3）。

Note

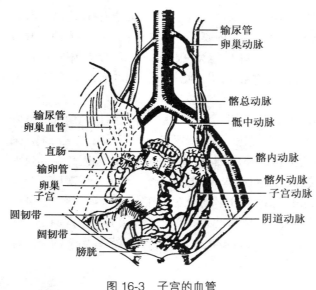

图 16-3　子宫的血管

2. 淋巴　子宫颈淋巴管可流向三个方向：向外沿子宫动脉注入髂内淋巴结；向后外侧的注入闭孔、髂内、髂总淋巴结；向后走行的经宫骶韧带注入髂淋巴结。注入两侧髂内和髂外淋巴结的淋巴输出管大部分注入髂总及腰淋巴结，部分向后注入髂淋巴结或主动脉下淋巴结。子宫体下 1/3 部的淋巴管向外穿过阔韧带基底部至盆侧壁，注入髂血管淋巴结，部分穿过主韧带注入闭孔淋巴结。子宫底和子宫体上 2/3 部发出的集合淋巴管经阔韧带上部，与输卵管卵巢的淋巴管汇合，沿卵巢血管上行，在肾下端平面注入腰淋巴结（图 16-4）。

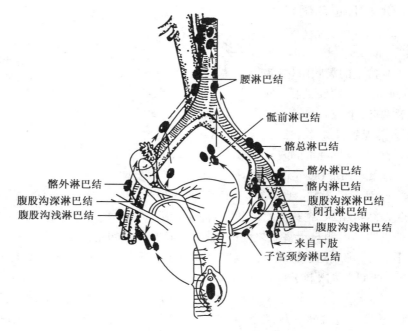

图 16-4　子宫的淋巴走向

3. 神经　子宫主要由交感神经和副交感神经支配。交感神经纤维自腹主动脉前神经丛分出，下行入盆腔后分为两部分：卵巢神经丛和骶前神经丛。骶前神经丛大部分在宫颈旁形成骨盆神经丛，分布于宫体、宫颈、膀胱上部等。骨盆神经丛中还含有来自第Ⅱ、Ⅲ、Ⅳ骶神经的副交感神经纤维及向心传导的感觉神经纤维（图 16-5）。子宫平滑肌有自主节律性，完全切除其神经后仍能够节律性收缩，可完成分娩活动。临床上可见低位截瘫的产妇仍能顺利自然分娩的案例。

【子宫的生理】

月经周期是育龄妇女下丘脑 - 垂体 - 卵巢轴对生殖道靶器官 - 子宫内膜周期性作用的结果，并为接纳胚胎着床作准备。月经（menstruation）是子宫内膜受卵巢周期影响而发生周期性脱落及出血产生的。规律月经的建立是生殖功能成熟的重要标志。出血第 1 天为月经周期的开始，

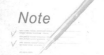
Note

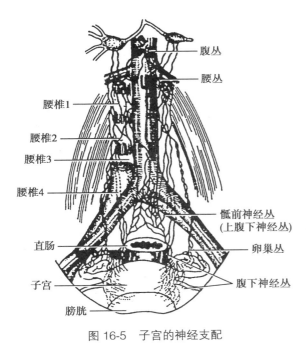

图 16-5　子宫的神经支配

两次月经第 1 天的间隔时间称一个月经周期（menstrual cycle）。周期一般为 21~35 天，平均 28 天。每次月经的持续时间称经期，平均 5 天，范围为 2~8 天。一次月经的总失血量称经量，正常多为 20~60ml，多于 80ml 为月经过多。月经血呈暗红色，主要成分为血液，此外还有子宫内膜碎片、炎症细胞、宫颈黏液及脱落的阴道上皮细胞。月经属生理现象，一般不影响妇女正常的生活与工作。有些妇女可出现下腹及腰骶部不适。

1. **子宫内膜的组织学周期性变化**　子宫内膜分为基底层和功能层，基底层不受月经周期中激素变化的影响，故在月经期不发生脱落。功能层受卵巢激素的影响呈周期性变化，在月经期坏死脱落。正常一个月经周期以 28 日为例，其组织形态的周期性变化可分为 3 期。

（1）增生期（proliferative phase）：即月经周期第 5~14 日，是卵泡发育成熟的阶段。在雌激素作用下，子宫内膜上皮与间质细胞呈增生状态。此期又分为早、中、晚期 3 期。①增生期早期：在月经周期第 5~7 日。此期内膜较薄，仅 1~2mm。腺上皮细胞呈立方形或低柱状，间质较致密，细胞呈星形。间质中的小动脉较直且壁薄。②增生期中期：在月经周期第 8~10 日。此期间质明显水肿；腺体增多、增长、弯曲；腺上皮细胞增生活跃，细胞呈柱状，有分裂象。螺旋小动脉逐渐发育，管壁变厚。③增生期晚期：在月经周期第 11~14 日。此期内膜增厚至 3~5mm，表面高低不平，略呈波浪形。上皮细胞呈高柱状，核分裂象增多，腺体更长，形成弯曲状。间质细胞呈星状，相互吻合成网状；组织水肿明显，小动脉略弯曲，管腔增大。

（2）分泌期（secretory phase）：即月经周期第 15~28 日，相当于黄体期。内膜继续增厚，在孕激素的作用下开始呈分泌反应，血管增加，更加弯曲，间质水肿疏松。内膜厚且松软，含丰富的营养物质，有利于受精卵着床。分泌期也分为早、中、晚期 3 期。①分泌期早期：在月经周期第 15~19 日。此期内膜腺体屈曲更明显。腺上皮细胞的核下出现含糖原的小泡，称为核下空泡，是分泌早期的组织学特征。螺旋小动脉继续增生，间质水肿。②分泌期中期：在月经周期第 20~23 日。腺体内分泌上皮细胞顶端胞膜破裂，细胞内糖原排入腺腔，称顶浆分泌，为分泌中期的组织学特征。间质更加疏松、水肿，螺旋小动脉继续增生、卷曲。③分泌期晚期：在月经周期第 24~28 日。为月经来潮前期，相当于黄体退化阶段。内膜厚达 10mm，呈海绵状。腺体开口面向宫腔，糖原等分泌物溢出，间质更疏松、水肿。表面上皮细胞下的间质分化为蜕膜样细胞。螺旋小动脉在此期迅速增长超出内膜厚度，也更弯曲，管腔也扩张。

（3）月经期：即月经周期第 1~4 日。孕酮和雌激素撤退后，子宫内膜功能层从基底层崩解脱离。月经来潮前 1 天，子宫肌层收缩引起内膜螺旋小动脉持续痉挛，内膜血流减少，组织变性、坏死。血管壁通透性增加、破裂致内膜底部血肿形成，组织坏死脱落。脱落的内膜与血液相混排出，形成月经血。

2. **子宫内膜的生物化学变化**

（1）甾体激素受体：子宫内膜腺细胞和间质细胞在增殖期富含雌、孕激素受体，且雌激素受体在此期含量最高，排卵后明显减少。而孕激素受体在排卵时达到高峰，随后腺上皮孕激素受体逐渐减少，间质细胞孕激素受体相对增加。

Note

（2）血管收缩因子：子宫内膜在月经来潮前 24 小时缺血、坏死后，释放前列腺素 $F_{2\alpha}$、一氧化氮和内皮素 -1 等血管收缩因子，使其在经期达最高水平。此外，血小板聚集产生的血栓素 A_2 也使血管收缩，从而导致子宫血管和肌层的节律性收缩。最后导致子宫内膜功能层迅速缺血坏死、崩解脱落。

（3）酸性黏多糖：在雌激素的作用下，子宫内膜间质细胞能产生一种和蛋白质结合的碳水化合物，称为酸性黏多糖（acid mucopolysaccharide，AMPS）。雌激素既能促使 AMPS 的产生，还能使之浓缩聚合，形成间质中的基础物质，支持增生期子宫内膜的成长。排卵后，孕激素阻止 AMPS 的合成，促其降解，去聚合，致使基础物质失去黏稠性，血管通透性增加。代谢产物及营养物质在细胞和血管之间自由交换，使内膜获得充足营养，为受精卵着床及发育做准备。

（4）各种水解酶：子宫内膜溶酶体内含有多种水解酶，如酸性磷酸酶、β - 葡萄糖醛酸酶等，可使黏多糖、蛋白质及核酸分解。雌、孕激素能促进这些水解酶的合成。水解酶平时贮存在溶酶体内，不具活性。排卵后若未受精，黄体在一定时间后萎缩，雌、孕激素浓度下降，使溶酶体膜的通透性增加，水解酶进入组织，影响内膜的代谢，破坏组织，从而造成内膜的剥脱和出血。

【小结】

1. 子宫是胚胎着床、胎儿生长发育及产生月经的器官。子宫由宫体和宫颈两部分组成。子宫体壁由 3 层组织所组成，由外向内分为浆膜层、肌层和内膜层。

2. 子宫韧带主要由结缔组织组成，左右对称生长共 4 对，包括圆韧带、阔韧带、主韧带和宫骶韧带，共同维持子宫位置。

3. 月经是子宫内膜受卵巢周期影响而发生周期性脱落及出血产生的。在卵巢分泌的雌孕激素影响下，子宫内膜出现周期性变化，分为增殖期、分泌期、月经期 3 个阶段。

【思考题】

1. 维持子宫正常位置的韧带有哪些？其各自作用是什么？
2. 正常的月经周期是怎样的？子宫内膜周期各期与卵巢周期的联系是怎样的？

第二节　子宫肌瘤

子宫肌瘤（uterine myoma）是子宫最常见的良性肿瘤。组织学特征为子宫平滑肌及结缔组织增生。多见于 30~50 岁的育龄期女性，20 岁以下少见。根据尸检资料，30 岁以上妇女约 20% 有子宫肌瘤。由于很多患者无症状或因肌瘤很小，故临床报道的发病率远较其真实的发病率为低。

【病因】

确切病因尚不明了，根据好发于生育年龄妇女，绝经后肌瘤停止生长，甚至萎缩、消失等，提示子宫肌瘤的发生可能与女性激素有关。有证据表明己烯雌酚和二酚基丙烷的暴露是子宫肌瘤的高危环境因素。实验证明雌激素能使子宫肌细胞增生肥大，肌层变厚，子宫增大。孕激素有促进肌瘤有丝分裂活动、刺激肌瘤生长的作用。女性激素通过相应激素受体起作用。子宫肌组织内雌激素受体含量随月经周期不同雌激素水平而变化。子宫肌瘤组织中雌激素受体和雌二醇含量较正常子宫肌组织高。但 17-β 羟类固醇脱氢酶含量较低，故雌二醇转变为雌酮的量少。另外，有文献报道其他高危因素如膳食、压力、生殖道感染、内分泌异常，产前或早年暴露于放射环境因素等等。

Note

细胞遗传学研究显示:60%子宫肌瘤染色体核型正常,40%子宫肌瘤存在细胞遗传学的异常,包括12号和17号染色体长臂片段互换、12号染色体长臂重排、7号染色体长臂部分缺失等。分子生物学研究结果提示,子宫肌瘤是由单克隆平滑肌细胞增殖而成,多发性子宫肌瘤是由不同克隆细胞形成。

【分类】

按肌瘤与子宫肌壁的关系分为三类(图16-6)。

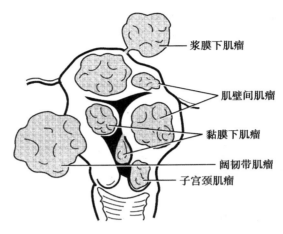

图16-6　子宫肌瘤的分类

1. 肌壁间肌瘤(intramural myoma)　占60%~70%,肌瘤位于子宫肌壁内,周围均被肌层包围。

2. 浆膜下肌瘤(subserous myoma)　约占20%,肌瘤向子宫浆膜面生长,突起于子宫表面。肌瘤表面仅由子宫浆膜覆盖。当瘤体继续向浆膜面生长,仅有一蒂与子宫肌壁相连,成为带蒂的浆膜下肌瘤,其营养由蒂部血管供应,因血供不足易变性、坏死。若蒂突发扭转而断裂,肌瘤脱落至腹腔或盆腔,形成游离性肌瘤。若肌瘤位于宫体侧壁向宫旁生长,突入阔韧带两叶之间称阔韧带肌瘤。

3. 黏膜下肌瘤(submucous myoma)　占10%~15%。肌瘤向子宫黏膜方向生长,突出于宫腔,仅由黏膜层覆盖,称为黏膜下肌瘤。肌瘤多为单个,使宫腔变形增大,子宫外形无明显变化。黏膜下肌瘤易形成蒂,在宫腔内生长犹如异物,常引起子宫收缩。肌瘤可被挤出宫颈外而突入阴道,称为子宫肌瘤阴道娩出。

子宫肌瘤常为多个,各种类型的肌瘤可发生在同一子宫,临床上称多发性子宫肌瘤。

【病理】

1. 巨检　肌瘤为实质性球形结节,表面光滑,与周围肌组织有明显界限。虽无包膜,但肌瘤周围的子宫肌层受压形成假包膜,其与肌瘤间有一层疏松网状区域,容易剥出。肌瘤长大或多个融合时,呈不规则形状,切面呈白色,质硬,可见漩涡状或编织状结构。肌瘤颜色与硬度因纤维组织多少而变化。

2. 镜检　肌瘤由梭形平滑肌细胞和纤维结缔组织构成,细胞大小均匀,呈长卵圆形,排列成漩涡状或棚状,核为杆状,染色较深。

【肌瘤变性】

肌瘤失去其原有典型结构称肌瘤变性。常见的变性类型:

1. 玻璃样变(hyaline degeneration)　又称透明样变,最多见。肌瘤部分组织水肿变软,剖面漩涡状结构消失,被均匀的透明样物质取代,色苍白。镜下见病变区肌细胞消失,为均匀粉红色无结构区,与无变性区边界明显。

2. 囊性变(cystic degeneration)　继发于玻璃样变,组织坏死、液化发生囊性变,此时子宫肌瘤变软,很难与妊娠子宫或卵巢囊肿区别。肌瘤内出现多个大小不等的囊腔,其间有结缔组织相隔,也可融合成一个大囊腔,腔内含清澈无色液体,也可自然凝固成胶冻状。镜下见囊腔由玻璃样变的肌瘤组织构成,内壁无上皮衬托。

3. 红色样变(red degeneration)　多见于妊娠期或产褥期,为一种特殊类型的坏死,发生机制不清楚,可能与肌瘤内小血管退行性变引起血栓及溶血,血红蛋白渗入肌瘤内有关。患者主诉急性腹痛、发热,检查肌瘤迅速增大等。肌瘤创面呈暗红色,如半熟的烤牛肉,腥臭、质软、漩

Note

涡状结构消失。镜下见组织高度水肿,假包膜内大静脉及瘤体内小静脉有栓塞,广泛出血伴溶血,肌细胞减少,细胞核常溶解消失,并有较多脂肪小球沉积。

4. 肉瘤样变(sarcomatous degeneration)　肌瘤恶变为肉瘤少见,发病率为0.4%~0.8%,多见于年龄较大妇女。因无明显症状,易被忽视。肌瘤在短期内迅速增大或伴不规则阴道流血者,应考虑有肉瘤变可能,若绝经后妇女肌瘤增大,更应警惕发生恶变。肌瘤恶变后,组织变软而且脆,切面灰黄色,似生鱼肉状,与周围组织界限不清。镜下见平滑肌细胞增生,排列紊乱,漩涡状结构消失,细胞有异型性。

5. 钙化(degeneration with calcification)　多见于蒂部狭小血供不足的浆膜下肌瘤及绝经后妇女的肌瘤。常在脂肪变性之后进一步分解成三酰甘油再与钙盐结合成碳酸钙石,形成营养不良性钙化沉积在肌瘤内。X线摄片可清楚看到钙化阴影。镜下见钙化区为层状沉积,呈圆形或不规则形,苏木素染色有深蓝色微细颗粒。

【临床表现】

1. 症状　多无明显症状,仅在体检时偶然发现。症状与肌瘤部位、有无变性相关,而与肌瘤大小、数目关系不大。常见症状:

(1)经量增多及经期延长:多见于大的肌壁间肌瘤及黏膜下肌瘤。肌瘤使宫腔增大,子宫内膜面积增加,并影响子宫收缩,可有经量增多、经期延长等症状。此外肌瘤可能使肌瘤附近的静脉受挤压,导致子宫内膜静脉丛充血与扩张,从而引起月经增多。黏膜下肌瘤伴有坏死感染时,可有不规则阴道流血或血样脓性排液。长期经量增多可继发贫血,出现乏力、心悸等症状。

(2)下腹包块:肌瘤较小时在腹部摸不到肿块;当肌瘤逐渐增大使子宫超过3个月妊娠大时可从腹部触及。肿块居下腹正中部位,实性、可活动、无压痛、生长缓慢。巨大的黏膜下肌瘤可脱出于阴道外,患者可因阴道脱出肿块就诊。

(3)白带增多:肌壁间肌瘤使宫腔面积增大,内膜腺体分泌增多,并伴有盆腔充血,致使白带增多;子宫黏膜下肌瘤一旦感染可有大量脓样白带,如有溃烂、坏死、出血时,可有血性或脓血性恶臭的阴道溢液。

(4)压迫症状:子宫前壁下段肌瘤可压迫膀胱引起尿频、尿急;宫颈肌瘤可引起排尿困难、尿潴留;子宫后壁肌瘤(峡部或后壁)可引起下腹坠胀不适、便秘等症状。阔韧带肌瘤或宫颈巨型肌瘤向侧方发展,嵌入盆腔内压迫输尿管使上泌尿路受阻,形成输尿管扩张甚至发生肾盂积水。

(5)其他:常见下腹坠胀、腰酸背痛,经期加重,可引起不孕或流产。肌瘤红色样变时有急性下腹痛,伴呕吐、发热及肿瘤局部压痛。浆膜下肌瘤扭转可有急性腹痛,黏膜下肌瘤由宫腔向外排出时可致腹痛。

2. 体征　与肌瘤大小、位置、数目及有无变性相关。大肌瘤可在下腹部扪及实质性不规则肿块。妇科检查子宫增大,表面不规则单个或多个结节状突起。浆膜下肌瘤可扪及单个实质性球状肿块与子宫有蒂相连。黏膜下肌瘤位于宫腔内者子宫均匀增大;黏膜下肌瘤脱出子宫颈外口,窥阴器检查即可看到子宫颈口处有肿物,粉红色,表面光滑,宫颈四周边缘清楚,伴感染时可有坏死、出血及脓性分泌物。

> 案例
>
> 　　某女,45岁,月经量增多近两年,经量为平时的2倍,伴血块,无痛经,月经周期由以往的4~5天延长到9~10天。曾在当地医院行诊断性刮宫术,病理诊断未见异常。妇科检查:宫体前位,增大如孕8周大小,质地中,活动可,双侧附件区未及异常。辅助检查:Hb 76g/L,尿hCG(−)。B超:子宫前位,84mm×64mm×50mm,前壁肌层内有一低回声团块,50mm×45mm×40mm,向宫腔突出,双侧卵巢正常大小。

【诊断】

1. 病史及临床表现　患者多无明显症状,仅在体检时偶然发现。若有子宫肌瘤的既往史,并有典型的临床表现,则进一步提示疾病严重程度。

2. 辅助检查　对于不典型的疑难病例,可采用以下检查手段协助诊断。

(1) B型超声:为目前最为常用的辅助诊断方法。可显示子宫增大,形状不规则,见低回声团块,帮助判断肌瘤数目、部位、大小及内部是否均匀或液化、囊性变等。超声检查既有助于诊断子宫肌瘤,并为区别肌瘤是否变性提供参考,又有助于与卵巢肿瘤或其他盆腔肿块鉴别。

(2) 诊断性刮宫:通过宫腔探针探测子宫腔大小及方向,感觉宫腔形态,了解宫腔内有无肿块及其所在部位。对于子宫异常出血的患者常需鉴别子宫内膜病变,诊断性刮宫具有重要价值。

(3) 宫腔镜检查:在宫腔镜下可直接观察宫腔形态、有无赘生物,有助于黏膜下肌瘤的诊断。

(4) 腹腔镜检查:当肌瘤须与卵巢肿瘤或其他盆腔肿块鉴别时,可行腹腔镜检查,直接观察子宫大小、形态、肿瘤生长部位并初步判断其性质。

(5) 磁共振检查:一般情况下,无须采用磁共振检查。磁共振成像有助于鉴别子宫肌瘤和子宫肉瘤。

【鉴别诊断】

应与下列疾病鉴别:

1. 妊娠子宫　应注意肌瘤囊性变与妊娠子宫先兆流产鉴别。妊娠者有停经史,早孕反应,子宫随停经月份增大变软,借助尿或血β-hCG测定、B型超声可确诊。

2. 卵巢肿瘤　一般无月经改变,多为偏于一侧的囊性肿块。实质性卵巢肿瘤可误认为是带蒂浆膜下肌瘤;肌瘤囊性变可被误诊为卵巢囊肿。应详细询问病史,仔细行三合诊检查,注意肿块与子宫的关系,必要时可借助B型超声、腹腔镜或探宫腔长度及方向等检查协助诊断。

3. 子宫腺肌病　两者均可使子宫增大、经量增多,局限性子宫腺肌病类似子宫肌壁间肌瘤,质硬,亦有经量增多等症状。但子宫腺肌病有继发性进行性痛经,子宫常均匀性增大,很少超过3个月妊娠大小,且可有经期子宫增大、经后缩小的变化。有时两者可以并存。

4. 子宫恶性肿瘤

(1) 子宫肉瘤:好发于老年妇女,生长迅速,侵犯周围组织时出现腰腿痛等压迫症状。有时从宫口有息肉样赘生物脱出,触之易出血,肿瘤的活组织检查有助于鉴别。肌瘤切除术后常规行活检,确认无恶变。

(2) 子宫内膜癌:以绝经后阴道流血为主要症状,好发于老年妇女,子宫呈均匀增大或正常,质软。应注意更年期妇女肌瘤可合并子宫内膜癌。诊刮有助于鉴别。

(3) 宫颈癌:有不规则阴道流血及白带增多或不正常排液等症状,外生型较易鉴别,内生型宫颈癌则应与宫颈管黏膜下肌瘤鉴别。可借助于B型超声检查、宫颈细胞学刮片检查、宫颈活组织检查、宫颈管搔刮及分段诊刮等鉴别子宫恶性肿瘤。

5. 盆腔炎性包块　常有盆腔感染病史。包块边界不清,与子宫粘连或不粘连,有压痛,经抗感染治疗后症状、体征好转。

6. 其他　子宫畸形、卵巢子宫内膜异位囊肿等根据病史、体征及B型超声检查鉴别。

【处理】

治疗必须根据患者年龄、生育要求、症状及肌瘤的部位、大小、数目等情况进行全面考虑。

1. 随访观察　若肌瘤小且无症状,通常不需治疗,尤其近绝经年龄患者,雌激素水平低落,肌瘤可自然萎缩或消失,每3~6个月随访一次。随访期间若发现肌瘤增大或症状明显时,再考虑进一步治疗。

2. 药物治疗　肌瘤小于2个月妊娠子宫大小,症状不明显或较轻,近绝经年龄及全身情况不宜手术者,可给予药物对症治疗。

(1) 促性腺激素释放激素类似物(GnRH-a):采用大剂量连续或长期非脉冲式给药可产生抑制 FSH 和 LH 分泌作用,降低雌二醇至绝经水平,以缓解症状并抑制肌瘤生长使其萎缩。但停药后又逐渐增大到原来大小。用药 6 个月以上可产生绝经综合征、骨质疏松等副作用,故长期用药受限制。一般应用长效制剂,每月皮下注射 1 次。常用药物有亮丙瑞林(leuprorelin),每次 3.75mg,或戈舍瑞林(goserelin)每次 3.6mg。目前临床多用于:①术前辅助治疗 3~6 个月,待控制症状、纠正贫血、肌瘤缩小后手术,有助于降低手术难度,减少术中出血,避免输血;②对近绝经期患者有提前过渡到自然绝经作用,避免手术。

(2) 雄激素:可对抗雌激素,使子宫内膜萎缩,作用于子宫平滑肌,增强收缩、减少出血,近绝经期可提前绝经。常用药物:丙酸睾酮 25mg 肌注,每 5 日 1 次,经期 25mg/d,共 3 次,每月总量不超过 300mg。

(3) 其他药物:米非司酮(mifepristone)亦可用于子宫肌瘤治疗,12.5mg/d 口服,作为术前用药或提前绝经使用。但不宜长期使用,以防其拮抗糖皮质激素的副作用。

3. 手术治疗适应证　①月经过多继发贫血;②有膀胱、直肠压迫症状或肌瘤生长较快;③保守治疗失败;④子宫大于 10 周妊娠大小;⑤不孕或反复流产排除其他原因。手术途径可经腹、经阴道或宫腔镜及腹腔镜下手术。手术方式:

(1) 肌瘤切除术(myomectomy):适用于希望保留生育功能的患者。多经腹或经腹腔镜下切除,突出宫口或阴道内的黏膜下肌瘤可经阴道或经宫腔镜切除。术后复发率 50%,约 1/3 患者需要再次手术。

(2) 子宫切除术(hysterectomy):肌瘤大,个数多,症状明显,经药物治疗无效,不需保留生育功能,或疑有恶变者,可行全子宫切除术。必要时可于手术中行冷冻切片组织学检查,依具体情况决定是否保留双侧附件。术前应行宫颈细胞学检查排除宫颈恶性病变,围绝经期患者可行诊刮排除子宫内膜癌。

(3) 其他微创治疗:除了腹腔镜手术,其他微创技术包括核磁引导下聚焦超声技术(magnetic resonance-guided focused ultrasound surgery,MRgFUS)、子宫动脉栓塞(uterine artery embolization,UAE)等。

【子宫肌瘤合并妊娠】

子宫肌瘤合并妊娠的发病率占肌瘤患者的 0.5%~1%,占妊娠的 0.3%~0.5%。因肌瘤小又无症状,在妊娠分娩过程中易被忽略,故肌瘤合并妊娠的实际发病率远较上述数字高。

1. 肌瘤对妊娠及分娩的影响　与肌瘤大小和生长部位有关。黏膜下肌瘤可影响受精卵着床而导致早期流产。较大的肌瘤可能因为机械性压迫,使宫腔变形或者子宫内膜供血不足而导致流产;或者导致胎儿、胎盘位置异常、产道梗阻而增加剖宫产和产后出血的几率。

2. 妊娠期及产褥期易发生红色变性　表现为肌瘤迅速增大,剧烈腹痛,发热和白细胞计数升高,通常采用保守治疗能缓解。妊娠合并子宫肌瘤多能自然分娩,但要预防产后出血。若肌瘤阻碍胎儿下降应行剖宫产术,术中是否同时切除肌瘤,需根据肌瘤大小、部位和患者情况决定。

【预防】

早年注意减少高危环境的暴露,饮食健康,作息规律。研究提示,每天摄入 3~4 次乳制品的女性和不吃乳制品的女性相比,前者肌瘤风险降低 30%。水果和蔬菜的摄入也有助于降低肌瘤的风险,其中水果的效果优于蔬菜。据研究,红酒中的一种膳食抗毒素——白藜芦醇(Resveratrol),可以促进子宫肌瘤细胞的凋亡,降低细胞活力和数量,增加停留在 G1 期细胞的比例,同时具有抗纤维形成作用。

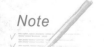

Note

【小结】

　　1. 子宫肌瘤是女性生殖器最常见的良性肿瘤。组织学特征为子宫平滑肌及结缔组织增生。

　　2. 患者的临床症状取决于肌瘤生长的部位、大小、数目及有无变性等情况。

　　3. 无症状的小子宫肌瘤一般不需治疗,有手术指征的患者可根据具体情况,采用子宫肌瘤剔除术或全子宫切除术。手术是治疗子宫肌瘤最有效的方法。

【思考题】

　　1. 子宫肌瘤可与哪些疾病相鉴别?
　　2. 子宫肌瘤合并妊娠如何处理?

第三节　子宫内膜癌

　　子宫内膜癌(endometrial cancer)指一组发生于子宫内膜上皮细胞的恶性肿瘤,约 80% 为来源于子宫内膜腺体的腺癌。约 75% 发生于绝经期和绝经后妇女,占女性全身恶性肿瘤的 7%,占女性生殖道恶性肿瘤的 20%~30%。在我国其发病率仅次于宫颈癌,并呈逐年上升的趋势。

【病因】

　　确切病因尚不清楚。目前根据肿瘤对雌激素依赖及预后,将子宫内膜癌分为两型(表 16-1)。

　　Ⅰ型为雌激素依赖型,常见的病理类型为Ⅰ~Ⅱ级内膜样腺癌、黏液性腺癌,占子宫内膜癌的 70%~80%,其发生可能与雌激素对子宫内膜的长期持续刺激有关,多见于无排卵性功能失调性子宫出血、多囊卵巢综合征、功能性卵巢肿瘤、绝经后长期服用雌激素而无孕酮拮抗等;也与子宫内膜增生过长相关,单纯型增生过长发展为子宫内膜癌约为 1%,而复杂型增生过长约为 3%,不典型增生过长约为 30%。这类肿瘤分化较好,恶性程度低,预后好。多见于较年轻的患者,常伴有肥胖、高血压、糖尿病、未婚少产等。此型与 PTEN、KRAS、PIK3CA 等基因突变和微卫星不稳定等有关。

表 16-1　Ⅰ型子宫内膜癌和Ⅱ型子宫内膜癌的比较

	Ⅰ型子宫内膜癌	Ⅱ型子宫内膜癌
激素水平	雌激素依赖型	非雌激素依赖型
发生	子宫内膜长期受雌激素刺激或增生过长等	与雌激素无明确关系
比例	70%~80%	20%~30%
年龄	年轻,常伴肥胖、未婚少产等	老年,体瘦
常见病理	Ⅰ~Ⅱ级内膜样腺癌、黏液性腺癌	Ⅲ级内膜样腺癌、浆液性腺癌和透明细胞癌等
分化	好,恶性程度低	差,恶性程度高
预后	好	差
常见分子事件	PTEN、KRAS、PIK3CA 等基因突变和微卫星不稳定等	TP53 基因突变和 HER2 基因扩增

Note

Ⅱ型为非雌激素依赖型,常见的病理类型有Ⅲ级内膜样腺癌、浆液性腺癌和透明细胞癌等,占子宫内膜癌的 20%~30%,其发生与雌激素无明确关系。这类肿瘤分化较差,恶性程度高,预后不良,多见于老年体瘦的妇女。此型与 *TP53* 基因突变和 *HER2* 基因扩增有关。

约 20% 的子宫内膜癌患者有家族史,其中关系最为密切的是林奇综合征(Lynch syndrome),即遗传性非息肉结直肠癌综合征(hereditary non-polyposis colorectal cancer syndrome,HNPCC),由错配修复基因突变引起,近 40%~60% 的患者有发生子宫内膜癌的风险。

【病理】

1. 巨检病变多见于宫底部内膜,以子宫两角居多。依病变形态和范围分为两型。

(1) 弥漫型:肿瘤累及宫腔大部或全部,常以菜花样物充满宫腔甚至脱出于宫口外,表面可有出血、坏死,甚至形成溃疡,较少有肌层浸润。晚期可侵及肌壁全层或扩展至宫颈管,阻塞宫颈管则可致宫腔积脓。

(2) 局限型:癌灶局限于宫腔,多位于宫底或宫角部,呈息肉或小菜花状。病变易浸润肌层。

2. 镜检有多种组织类型

(1) 内膜样腺癌:占 80%~90%。内膜腺体高度异常增生,可形成乳头或筛孔状结构。癌细胞异型性明显,核分裂象多见,分化差的腺癌腺样结构消失,成实性癌块。按腺癌分化程度分为Ⅰ级(高分化 G1)、Ⅱ级(中分化 G2)、Ⅲ级(低分化或未分化 G3)。分级越高,恶性程度越高。

(2) 腺癌伴鳞状上皮分化:腺癌组织中含有鳞状上皮成分。按鳞状上皮的良恶性划分,良性为腺角化癌,恶性为鳞腺癌,介于两者之间为腺癌伴鳞状上皮不典型增生。

(3) 浆液性腺癌:腺体呈复杂的乳头样或裂隙样结构。癌细胞异型性明显,可见明显的细胞复层,约 1/3 含有砂粒体。恶性程度很高,易广泛累及肌层、脉管。无明显肌层浸润时也可能发生腹腔播散。

(4) 黏液性腺癌:肿瘤多半由胞质内充满黏液的细胞组成,多数腺体结构分化良好,恶性程度低。

(5) 透明细胞癌:癌细胞呈实性片状、腺管状或乳头状排列,癌细胞胞浆丰富、透亮,核异型性明显。恶性程度较高,易早期转移。

【转移途径】

子宫内膜癌生长缓慢,常局限在内膜或宫腔,极少数发展较快。转移途径主要为直接蔓延、淋巴转移,晚期有血行转移。

1. 直接蔓延　癌灶初期多沿子宫内膜蔓延,向上经宫角至输卵管、卵巢和其他盆腔器官,向下至宫颈管及阴道,向外可侵及肌层达浆膜面而至输卵管、卵巢,并可累及盆腔腹膜、直肠子宫陷凹及大网膜。

2. 淋巴转移　为子宫内膜癌的主要转移途径。癌肿浸润至深肌层、扩散到宫颈管,或癌组织分化不良时,易发生淋巴转移。转移途径与癌灶生长部位有关:宫底部的癌沿阔韧带多转移至腹主动脉旁淋巴结;宫角部癌灶沿圆韧带至腹股沟淋巴结;子宫下段及宫颈管癌灶可转移至宫旁、髂内、髂外、髂总淋巴结;子宫后壁癌灶可沿宫骶韧带扩散到直肠淋巴结。

3. 血行转移　晚期可经血道转移至肺、肝、骨骼。

【分期】

现采用国际妇产科联盟(FIGO,2009 年)修订的子宫内膜癌分期对手术治疗者采用手术 - 病理分期(表 16-2)。2009 年新分期是自 1950 年第一个分期诞生以来的第五次修改,准确地反映子宫内膜癌发生发展规律,可较准确地预测病人的预后。由于内膜癌与癌肉瘤具有相同的组织起源、生物学行为及转移特点,该分期同样适用于癌肉瘤。

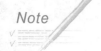

表 16-2 子宫内膜癌手术病理分期(FIGO,2009 年)

Ⅰ期 肿瘤局限于子宫体
　Ⅰ A 肿瘤浸润深度 <1/2 肌层
　Ⅰ B 肿瘤浸润深度 ≥1/2 肌层

Ⅱ期 肿瘤侵犯宫颈间质,但未超出子宫

Ⅲ期 肿瘤局部和(或)区域的扩散
　Ⅲ A 肿瘤累及浆膜层和(或)附件
　Ⅲ B 阴道和(或)宫旁受累
　Ⅲ C 盆腔淋巴结和(或)腹主动脉旁淋巴结转移
　　Ⅲ C1 盆腔淋巴结阳性
　　Ⅲ C2 腹主动脉旁淋巴结阳性伴(或不伴)盆腔淋巴结阳性

Ⅳ期 肿瘤侵及膀胱和(或)直肠黏膜,和(或)远处转移
　Ⅳ A 肿瘤侵及膀胱和(或)直肠黏膜
　Ⅳ B 远处转移,包括腹腔内淋巴结转移和(或)腹股沟淋巴结转移

【临床表现】

1. 症状 多数患者表现为阴道流血或阴道排液。

(1)阴道流血:多为绝经后阴道流血,量少,或为持续性或间歇性流血;尚未绝经者则可表现为经量增多、经期延长或月经间期出血。

(2)阴道排液:约 25% 的患者诉排液增多,早期多为浆液性或血性排液,晚期合并感染则有脓血性排液,伴有恶臭。

(3)腹痛:晚期浸润周围组织或压迫神经引起下腹及腰骶部疼痛,并向下肢及足部放射。侵犯宫颈堵塞宫颈管导致宫腔积脓时,出现下腹胀痛及痉挛样疼痛。

(4) 全身症状:晚期患者常伴贫血、消瘦、恶病质、发热及全身衰竭等症状。

2. 体征 早期妇科检查无明显异常,子宫正常大小、活动可,双侧附件软、无肿块。晚期偶见癌组织自宫口脱出,质脆,触之易出血。若合并宫腔积脓,子宫增大伴明显压痛。癌灶向周围浸润,子宫固定或在宫旁或盆腔内扪及不规则结节状肿块。

案例

某女,62 岁,绝经 10 年,3-0-2-3。阴道不规则出血 3 月余,无腹痛腹胀、头晕乏力、恶心呕吐等不适。妇科检查:外阴已婚式,阴道畅,有少许暗红色血迹,宫颈光,子宫前位,正常大小,未萎缩,无压痛,双侧附件未及。查血 CA125:40U/ml,B 超:子宫大小 45mm×40mm×40mm,宫颈长度 12mm,内膜厚度 4mm,回声不均匀,双侧卵巢已萎缩。予分段诊刮,病理报告:(宫腔)子宫内膜样腺癌。

【诊断】

1. 病史及临床表现 主要表现为围绝经期妇女月经紊乱或绝经后不规则阴道流血。老年、肥胖、绝经延迟、少育或不育、长期应用雌激素及家族肿瘤史等均为高危因素。

2. 辅助检查

(1)分段诊刮(fractional curettage):是确诊内膜癌最常用、最可靠的方法。先环刮宫颈管,再进宫腔搔刮内膜,取得的刮出物分瓶标记送病理检查。操作需谨慎,尤其刮出物疑为癌组织时,不应继续刮宫,以防出血及癌扩散。

(2)细胞学检查:经阴道后穹隆或宫颈管行细胞涂片检查,阳性率低,通常作为筛选,最后确

Note

诊依据组织学检查。

(3) B 型超声检查：典型内膜癌声像图为子宫增大或绝经后子宫相对增大，宫腔内见实质不均回声区，形态不规则，宫腔线消失，有时见肌层内不规则回声紊乱区，边界不清，可做肌层浸润程度的判断。

(4) 宫腔镜检查：可直视宫腔，能直接观察病灶大小、生长部位、形态，并取活组织送病理检查。

(5) 其他影像学检查：磁共振（MRI）有助于判断肌层浸润深度和宫颈间质浸润，正电子发射计算机断层显像（PET）、计算机体层成像（CT）有助于判断有无子宫外转移。

(6) 血清 CA125 检测：有子宫外转移，血清 CA125 可升高，也可作为疗效观察的指标。

【鉴别诊断】

子宫内膜癌应与引起围绝经期及绝经后阴道流血的各种疾病相鉴别。

1. 围绝经期排卵失调性子宫出血（ovulatory disorder bleeding，ODB）　主要表现为月经紊乱（经量增多、经期延长、经间期出血或不规则流血等）。妇科检查无异常，分段诊刮后病理检查可确诊。

2. 老年性阴道炎　主要表现为血性白带，可见阴道壁充血或黏膜下散在出血点。内膜癌见阴道壁正常。老年妇女还须注意两种情况并存的可能。

3. 子宫黏膜下肌瘤或内膜息肉　多表现为月经过多及经期延长，及时行分段诊刮、宫腔镜检查及 B 型超声检查等可确诊。

4. 老年性子宫内膜炎合并宫腔积脓　常表现为阴道排液增多，浆液性、脓性或脓血性。子宫正常大小或增大变软，扩张宫颈管及诊刮即可明确诊断。

5. 宫颈管癌、子宫肉瘤及输卵管癌　均表现为不规则阴道流血及排液增多。宫颈癌病灶位于宫颈管内，宫颈管扩大形成桶状宫颈。子宫肉瘤一般多在宫腔内以致子宫增大。输卵管癌以间歇性阴道排液、阴道流血、下腹隐痛为主要症状，可有附件包块。分段诊刮、宫颈活检及影像学检查可协助鉴别。

【处理】

治疗应根据患者年龄、生育要求、癌灶累及范围、肌层浸润深度、癌细胞分化等情况而定。主要的治疗为手术、放疗、化疗和激素药物治疗，可单用或联用。

1. 手术治疗　为首选的治疗方法。全面的手术 - 病理分期可确定病变范围、术后治疗及预后相关因素。手术的目标是尽可能达到没有可测量的病灶。手术的程序：经腹或腹腔镜下留取腹腔冲洗液行细胞学检查，全面探查盆腹腔，包括腹膜、横膈膜及浆膜层有无病灶，并在任何可疑部位取活检以排除子宫外病变，切除子宫、双附件及可疑或增大的盆腔或腹主动脉旁淋巴结，必要时行冷冻切片，以决定进一步手术范围。

Ⅰ期患者应行全子宫及双侧附件切除术，具有如下情况，行盆腔淋巴结切除术及腹主动脉旁淋巴结取样术：①可疑或增大的盆腹腔淋巴结；②特殊类型癌：浆液性腺癌、透明细胞癌、鳞状细胞癌、癌肉瘤、未分化癌；③深肌层浸润癌（≥1/2 肌层）；④子宫内膜样高级别腺癌（G3）；⑤肿瘤直径≥2cm 或癌灶累及宫腔面积超过 50%。

对于早期并要求保留生育功能的年轻患者，需具备：①分段诊刮示病理为子宫内膜样腺癌，高分化（G1 级）；② MRI 检查（首选）或经阴道超声检查确定病灶局限于子宫内膜，且无其他部位可疑病灶；③无药物治疗或妊娠的禁忌证。对于特殊类型的子宫内膜癌不可保留生育功能。治疗期间每 3~6 个月分段诊刮或取子宫内膜活检，若子宫内膜癌持续存在≥6 个月，则行全子宫加双附件切除加手术分期；若 6 个月后病变完全缓解，鼓励受孕，孕前持续每 3~6 个月进行内膜取样检查。若完成生育后或内膜取样发现疾病进展，即行全子宫 + 双附件切除 + 盆腔淋巴结清扫及腹主动脉旁淋巴结切除术。

Ⅱ期患者能手术者直接行改良性广泛全子宫 + 双附件切除 + 盆腔淋巴结清扫及腹主动脉

旁淋巴结切除术,或先行放疗后再行手术;不能手术者则先行肿瘤靶向放疗,再重新评估是否可以手术切除。

Ⅲ期和Ⅳ期手术范围与卵巢癌相同,进行肿瘤细胞减灭术。若病变超出子宫但局限在盆腔内(转移至阴道、膀胱、肠/直肠、宫旁)无法切除者,推荐放疗+阴道近距离放疗±化疗±手术。若病变超出腹腔或转移到肝脏,考虑姑息性子宫+双附件切除±化疗±放疗±激素治疗。

目前前哨淋巴结显像技术已应用于对子宫内膜癌的盆腔淋巴结转移评估。

2. 放射治疗　是子宫内膜癌治疗的有效方法之一,可分腔内照射和体外照射。新指南主张针对已知或可疑侵犯部位进行肿瘤靶向放疗,包括近距离放疗和外照射放疗,不推荐行全腹放疗。诊断性的影像学检查常用于放疗前评估肿瘤的局部转移范围及排除远处转移。

单纯放疗:只用于有手术禁忌证或无法手术切除的晚期患者。腔内照射总剂量为45~50Gy。体外照射总剂量为40~45Gy。Ⅰ期G1且无法手术者,可选用单纯腔内照射。其他各期则应采用腔内腔外照射联合放疗。

术后放疗:为内膜癌重要的术后辅助治疗,可明显降低局部复发率,对已有深肌层浸润、淋巴结转移、盆腔及阴道残留病灶等高危因素的患者,术后均需加用放疗。

3. 化疗　为晚期或复发肿瘤的综合治疗措施之一,也用于术后有复发高危因素的患者,以减少盆腔外远处转移。常用药物:顺铂、紫杉醇、阿霉素、环磷酰胺、氟尿嘧啶、丝裂霉素、依托泊苷等。可单独或联合应用,也可与孕激素合用。当患者药物化疗后肿瘤仍进展可考虑使用贝伐单抗。子宫浆液性腺癌术后化疗同卵巢上皮性癌。

4. 孕激素治疗　孕激素治疗仅适用于分化好、雌激素/孕激素受体阳性的子宫内膜样腺癌,多见于晚期或复发、不能手术切除、年轻要求保留生育功能的患者。可选择甲地孕酮、醋酸甲羟孕酮和左炔诺孕酮宫内缓释系统。

【预防】

预防及早期发现内膜癌的措施:①普及防癌知识,定期行防癌检查;②正确掌握使用雌激素的指征;③围绝经期妇女月经紊乱或不规则阴道流血者应先除外内膜癌;④绝经后妇女出现阴道流血应警惕内膜癌可能;⑤注意肥胖、高血压、糖尿病等高危因素。

【随访】

子宫内膜癌患者初治结束后的随访,前3年每3个月随访1次,3年后每6个月随访1次,5年后每年随访1次。随访内容包括关于症状、生活方式、肥胖、运动及营养咨询的健康宣教;盆腔检查;胸部X线摄片;血清CA125;有临床指征行影像学检查。

【小结】

1. 子宫内膜癌指一组发生于子宫内膜上皮细胞的恶性肿瘤,约80%为来源于子宫内膜腺体的腺癌,多见于围绝经期或绝经后的妇女。

2. 根据肿瘤对雌激素依赖及预后,将子宫内膜癌分为两种类型:Ⅰ型为雌激素依赖型,分化好,恶性程度低,预后好,患者较年轻,常伴有肥胖、高血压、糖尿病、未婚少产等。Ⅱ型为非雌激素依赖型,其发生与雌激素无明确关系,分化较差,恶性程度高,预后不良,多见于老年体瘦的妇女。

3. 病理类型以内膜样腺癌为主,其余包括腺癌伴鳞状上皮分化、浆液性癌、黏液性癌及透明细胞癌。以淋巴转移为主,其次为直接蔓延、晚期血行转移。

4. 90%患者出现阴道流血或阴道排液症状,分段诊刮是常用而有价值的诊断方法。

5. 手术为首选的治疗方法,进行合理的分期手术,并结合放疗、化疗及激素药物治疗等。

Note

【思考题】

1. 子宫内膜癌的诊断要点和鉴别诊断有哪些?
2. 试述子宫内膜癌Ⅰ型与Ⅱ型的区别要点。

第四节　子 宫 肉 瘤

子宫肉瘤(uterine sarcoma)是子宫间叶组织起源的恶性肿瘤的总称,可来源于子宫肌层、肌层内结缔组织和内膜间质,也可继发于子宫平滑肌瘤。少见,占子宫恶性肿瘤的 3%,占女性生殖道恶性肿瘤的 1%,恶性程度高。好发于围绝经期妇女,多见于 40~60 岁以上妇女。

【病因】

子宫肉瘤病因不明,从组织发生学上认为与胚胎细胞残留和间质细胞化生有关,盆腔放疗史、雌激素的长期刺激可能是发病的危险因素。

【组织发生与病理】

根据不同的组织发生来源,主要分为(参考 2014 年 WHO 分类):

1. 平滑肌肉瘤(leiomyosarcoma)　占子宫肉瘤 30%~40%,易发生盆腔血管、淋巴结及肺转移。多数来自子宫肌层或子宫血管壁平滑肌纤维(原发性),少数由子宫肌瘤恶变而来(继发性)。原发性子宫平滑肌肉瘤呈弥漫性生长,与子宫肌层无明显界限,无包膜。而继发性平滑肌肉瘤,肌瘤恶变常从中心开始向周围扩展直至整个肌瘤,切面为均匀一致的黄色或红色结构,呈鱼肉状或豆渣样,漩涡样结构消失。镜下可见:①细胞异常增生,排列紊乱,漩涡状排列消失;②细胞核异型性明显;③核分裂象 >5/10HP;④凝固性坏死。继发性子宫平滑肌肉瘤患者的预后比原发性者好。

2. 子宫内膜间质肉瘤(endometrial stromal sarcoma,ESS)　由类似正常内膜间质的细胞组成,浸润肌层或血管,根据核分裂象、血管浸润及预后情况分为两类。

(1) 低级别子宫内膜间质肉瘤(既往称为低度恶性子宫内膜间质肉瘤或淋巴管内间质异位症):有向宫旁组织转移倾向,较少发生淋巴及肺转移。大体见子宫球状增大,宫旁组织或子宫外盆腔内可见似蚯蚓状淋巴管内肿瘤,质如橡皮,富有弹性。切面见肿瘤呈息肉样或结节状,自子宫内膜突向宫腔或突至宫颈口外,也可浸润肌层,呈结节状或弥漫性生长。瘤组织呈鱼肉状,均匀一致,呈黄色,质软。镜下瘤细胞侵入肌层肌束间,细胞形态大小一致,胞浆少,核分裂象 <10/10HP。复发迟,平均初始治疗后 5 年复发,即使复发,仍常见长期存活者。

(2) 高级别或未分化子宫内膜间质肉瘤:恶性程度高,预后差。大体见肿瘤多发生在子宫底部,呈息肉状向宫腔突起,质软且脆,常伴有出血坏死。切面呈灰黄色,鱼肉状。当侵入肌层时,肌壁则局限性或弥漫性增厚。镜下肿瘤细胞分化程度差,细胞大小不一致,核深染,异型性明显,核分裂象 >10/10HP。

3. 上皮和间叶混合性肉瘤　指肿瘤中具有上皮和间叶两种成分组成的恶性肿瘤。根据其中上皮成分的良恶性,又分为腺肉瘤和癌肉瘤。

(1) 腺肉瘤(adenosarcoma):含有良性腺上皮成分及肉瘤样间叶成分的双向分化的肿瘤。多见于绝经后妇女,也可见于青春期或育龄期妇女。腺肉瘤呈息肉样生长,突入宫腔,较少侵犯肌层,切面常呈灰红色,伴出血坏死,可见小囊腔。镜下可见被间质挤压呈裂隙状的腺上皮成分,周围间叶细胞排列密集,细胞轻度异型。

(2) 癌肉瘤(carcinosarcoma):是一种恶性上皮和恶性间叶成分混合组成的子宫恶性肿瘤,也称恶性中胚叶混合瘤(malignant mesodermal mixed tumor,MMMT)。常见于绝经后妇女。通常表现为息肉样、大块状、坏死及出血性的肿物充满子宫腔,并且可侵犯子宫肌层,扩展到子宫外。

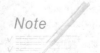

镜下见恶性上皮成分,通常为 Mullerian 型上皮,间叶成分分为同源性和异源性,后者常见恶性软骨、骨骼肌及横纹肌成分,恶性明显。

【转移途径】

主要有血行播散、直接蔓延及淋巴转移 3 种。其中平滑肌肉瘤的血行播散为主,较易转移至肺,癌肉瘤淋巴转移为主。

【临床表现】

1. 症状　早期症状不明显,随着病情发展可出现下列表现。

(1) 阴道不规则出血:最常见,量多少不等。

(2) 腹痛:肉瘤生长快,子宫迅速增大或瘤内出血、坏死、子宫肌壁破裂引起急性腹痛。

(3) 腹部包块:患者常诉下腹部包块迅速增大。

(4) 压迫症状及其他:可压迫膀胱或直肠,出现尿频、尿急、尿潴留、大便困难等症状。晚期患者全身消瘦、贫血、低热或出现肺、脑转移相应症状。宫颈肉瘤或肿瘤自宫腔脱出至阴道内,常有大量恶臭分泌物。

2. 体征　子宫增大,外形不规则,宫颈口有息肉或肌瘤样肿块,呈紫红色,极易出血。继发感染后有坏死及脓性分泌物。晚期肉瘤可累及骨盆侧壁,子宫固定不动,也可转移至肠管腹腔,但腹水少见。

案例

某女,45 岁。因"阴道不规则出血伴下腹坠痛 10 天"入院。妇科检查:盆腔可扪及直径约 20cm 的包块,活动度差。B 超示:子宫肌层实质性占位(子宫左侧壁低回声区 47mm×39mm×39mm,子宫前壁肌层内高回声区 63mm×58mm×50mm,彩色血流星点样),子宫后方实质性占位(142mm×131mm×72mm,彩色血流短条状,与子宫肌层分界欠清),附件来源? 其他来源不除外。入院检查:CA125 22.1mIU/L,CA199 4.44mIU/L,CEA 0.37mIU/L,AFP 3.47ng/ml,血 hCG(-)。行剖腹探查 + 全子宫 + 双侧附件切除术,术中冰冻报告:子宫平滑肌肉瘤。

【诊断】

术前诊断困难,对绝经后妇女及幼女宫颈赘生物、子宫肿块迅速增大并伴阴道不规则出血及腹痛等,均应考虑有无子宫肉瘤可能。辅助诊断可选阴道彩色多普勒超声检查、诊断性刮宫等,但诊刮对子宫平滑肌肉瘤的诊断价值有限。确诊依据为组织病理学检查。

【鉴别诊断】

子宫肉瘤临床表现与子宫肌瘤及其他恶性肿瘤相似,需与子宫肌瘤、子宫内膜癌、子宫内膜息肉、静脉内平滑肌瘤病、恶性潜能未定型平滑肌瘤等鉴别,最终依靠病理检查进行鉴别。

【临床分期】

子宫肉瘤既往一直沿用子宫内膜癌的分期,自 2009 年才首次由国际妇产科联盟(FIGO,2009 年)确定独立的手术病理分期标准,将子宫平滑肌肉瘤和内膜间质肉瘤的分期独立出来,而癌肉瘤仍按照子宫内膜癌分期,见表 16-3。

【处理】

手术治疗是子宫肉瘤的首选方法,全子宫加双侧附件切除术是其标准术式。超出子宫外的病灶,应尽可能切除子宫外的转移灶。

表 16-3　子宫肉瘤手术病理分期（FIGO，2009 年）

分期	肿瘤范围
（1）子宫平滑肌肉瘤	
Ⅰ期	肿瘤局限于子宫
ⅠA	肿瘤直径≤5cm
ⅠB	肿瘤直径>5cm
Ⅱ期	肿瘤扩散至盆腔
ⅡA	侵犯附件
ⅡB	侵犯子宫及其他盆腔组织
Ⅲ期	肿瘤扩散腹腔（不包括子宫肿瘤凸向腹腔）
ⅢA	1 处病灶
ⅢB	1 处以上病灶
ⅢC	盆腔淋巴结和（或）腹主动脉旁淋巴结转移
Ⅳ期	膀胱和（或）直肠或有远处转移
ⅣA	侵犯膀胱和（或）直肠
ⅣB	远处转移
（2）子宫内膜间质肉瘤和腺肉瘤	
Ⅰ期	肿瘤局限于子宫体
ⅠA	局限于子宫内膜和（或）宫颈内膜
ⅠB	浸润肌层≤1/2
ⅠC	浸润肌层>1/2
Ⅱ期	同平滑肌肉瘤
Ⅲ期	同平滑肌肉瘤
Ⅳ期	同平滑肌肉瘤
（3）癌肉瘤	分期同子宫内膜癌

　　癌肉瘤用内膜癌的分期是合适的：①都发生于内膜；②都有生发上皮成分；③癌肉瘤的生物学行为是以癌为主；④对铂剂化疗过敏；⑤都是以淋巴结转移为主

　　子宫肉瘤因组织病理学类型的不同而具有不同的转移途径和预后，其具体术式尚存争议。一般认为早期子宫平滑肌肉瘤患者卵巢转移率低，对于年轻患者可考虑保留卵巢，但内膜间质肉瘤因其与卵巢分泌激素相关，不推荐保留卵巢。高级别或未分化子宫内膜间质肉瘤恶性程度高，淋巴结转移影响预后，常规推荐淋巴切除术，而早期子宫平滑肌肉瘤因淋巴结转移率低，是否淋巴结切除尚存争议。癌肉瘤生物学行为类似于高级别子宫内膜癌，建议行肿瘤细胞减灭术。

　　术后还需根据肿瘤的期别和病理类型辅以放疗、化疗、激素治疗或靶向药物治疗等个体化联合治疗。除平滑肌肉瘤外，对于局限性子宫内膜间质肉瘤、腺肉瘤和癌肉瘤，放射治疗可降低盆腔复发率从而提高患者生活质量。目前对肉瘤化疗比较好的药物有铂类、多柔比星、异环磷酰胺、吉西他滨、紫杉醇等，常采用联合方案，其中吉西他滨/多西紫杉醇治疗子宫平滑肌肉瘤首选，异环磷酰胺/紫杉醇治疗癌肉瘤首选。子宫内膜间质肉瘤因其含有雌孕激素受体，孕激素治疗有一定的效果。靶向药物的出现也为子宫肉瘤的治疗提供了新思路。

【预后】

子宫肉瘤患者即使得到积极治疗,局部和远处复发仍很常见。影响其预后的主要因素有患者肿瘤临床分期、分化程度、组织学类型、年龄、血管及淋巴管受侵、淋巴结转移、辅助治疗、性激素受体表达及肿瘤相关基因表达等。

【预防】

对于盆腔的良性病变,应避免不加选择地采用放射治疗,过多接触放射线,有可能导致肉瘤的发生。对绝经期前后的妇女,最好每半年做一次盆腔检查及其他辅助检查。任何年龄的妇女特别是老年妇女,如有阴道不规则出血或下腹不适,宜及时诊治。

【小结】

1. 子宫肉瘤少见,是子宫间叶组织恶性肿瘤的总称,预后差。

2. 其组织病理学发生可分为子宫平滑肌肉瘤、子宫内膜间质肉瘤、上皮和间叶混合性肉瘤三大类,其中,子宫内膜间质肉瘤又分为低级别、高级别和未分化型,上皮和间叶混合性肉瘤包括腺肉瘤和癌肉瘤。

3. 最常见的症状为迅速增大的子宫,伴阴道不规则出血或腹痛,临床症状无特异性。术前诊断困难,确诊需组织病理学检查。

4. 手术是主要的治疗方法,根据手术病理分期及病理类型,选择术后放疗、化疗或激素治疗等个体化联合治疗。

【思考题】

1. 试述子宫内膜间质肉瘤的分类及区别。

2. 试述子宫肉瘤的手术病理分期标准。

第五节　子宫内膜异位症

子宫内膜异位症(endometriosis),简称内异症,指具有生长能力的子宫内膜组织(腺体和间质)出现在子宫腔被覆内膜及宫体肌层以外的体内其他部位。内异症是一种雌激素依赖性的、高发于育龄期女性的常见妇科疾病。虽然组织学上内异症病灶是良性病变,但却具有生长、浸润、转移、复发等恶性行为。由于内异症引起痛经、慢性盆腔痛、不孕等症状,并有一定的恶变率,因此严重影响女性生活质量,并造成明显的卫生经济负担。

【流行病学】

内异症主要见于育龄期女性,其发病率逐年上升。在18~45岁女性中,内异症发病率高达10%~15%,在痛经女性中其发病率为40%~60%,在不孕症女性中其发病率为20%~52%。在绝经后或全子宫双附件切除术后,仍有2%~4%女性被证实患有子宫内膜异位症。由于部分内异症患者无症状,或未经手术病理确诊,因此,内异症的实际发病率有可能被低估。

研究表明,内异症具有一定的家族遗传倾向,15%~20%患者有家族史。直系亲属患有子宫内膜异位症者,则其发病率增高7倍,且病情更为严重。其他与内异症发病相关的因素包括初潮早、月经周期短、经期长、经量多、产次少、较好的社会经济状况、运动少、二噁英及其类似物和电离辐射暴露等。

【发病机制】

自1860年Von Rokitansky首次描述子宫内膜异位症以来,研究者对内异症的发病机制开展了大量研究,也提出了各种假说。但各种假说都不能完全解释内异症的发生发展机制。

1. 组织学发生

(1) 内膜种植:1920 年,Sampson 首先提出脱落的子宫内膜碎片随经血经输卵管逆流入盆腔,种植到盆腹膜等部位而发生子宫内膜异位症,从而提出种植学说。支持此学说的依据:①月经期腹腔镜检查提示 90% 的女性有经血逆流。内异症病灶多见于盆腔最低部位,而活动器官较少发生种植。闭经或输卵管阻塞患者内异症发病率下降。相反的,子宫后倾或下生殖道闭锁等导致经血排出不畅的患者内异症发病率明显升高。以上均提示经血逆流种植。②腹壁剖宫产切口、会阴切口会在术后发生瘢痕部位内异症结节,可能是医源性种植的结果。③Abdel-Schahid 等在静脉内观察到内膜组织,推测临床上所见的肺、胸膜、四肢的皮肤、肌肉、骨、外周神经、脑部等远离盆腔的器官的内异症都可能是子宫内膜通过血管、淋巴管播散的结果。④实验研究中,内膜组织块能够被人为缝合于腹膜表面,形成内异症病灶,再次支持了种植学说。

(2) 体腔上皮化生:这一理论最初由 Meyer 及 Novak 等提出,并在 70 年代以后得到 Lauchlan 等的第二苗勒管系统理论进一步支持。此理论认为卵巢表面上皮、输卵管和子宫表面间皮、大网膜、盆腹腔的浆膜以及肠道表面浆膜等,组织学上相互移行,发生学上与从苗勒管发生的输卵管、子宫、宫颈以及阴道中上段黏膜一样,都起源于胚胎期的原始体腔上皮,可称为第二苗勒管系统。因此,在适当的条件下,第二苗勒管系统能够向苗勒管组织分化。当其向子宫内膜分化时,可形成内异症病灶。此理论可解释胸膜腔内异症的发生。支持这一理论的证据:①腹膜微小内异症病灶在镜下可以观察到内膜上皮细胞与间皮细胞的移行;②卵巢表面上皮与内膜间质细胞共培养后可形成腺腔样结构;③灭活的孕兔子宫内膜组织植入家兔皮下后,腹膜可在雌激素的作用下形成内异症病灶。

(3) 干细胞起源:人体任何组织都是由干细胞分化而来。因此,越来越多的学者提出子宫内膜异位症的干细胞起源学说。研究表明子宫内膜组织中存在干/祖细胞,这些干/祖细胞同样大量存在于经血中,因此,这些“种子”能够随经血进入盆腔,继而种植形成内异症病灶。另外,有研究表明,骨髓干细胞能够定植于在位或异位内膜组织,并分化为腺上皮。因此,骨髓干细胞可以成为内异症病灶的另一起源。除此之外,种植部位组织中的干细胞也可能为内异症提供了“种子”。干细胞起源学说使我们更清晰地认识到内异症发病过程的“种子”和“土壤”关系。

2. 影响因素

(1) 遗传因素:内异症具有一定的家族遗传倾向,被认为是一种多基因遗传病。目前已发现 60 余个与内异症易感性相关的候选基因。另外,部分染色体改变,包括单体 X、4q+、5q+ 和 7、8、10 三倍染色单体,以及染色体片段如 1p、22p、5p、6q、7p 丢失患者也合并有内异症,提示内异症与遗传有关。

(2) 免疫因素:子宫内膜异位症患者常常伴有局部和全身的免疫功能异常,两者相互促进,但孰因孰果尚不清楚。内异症患者腹腔液中单核巨噬细胞明显增多,但其吞噬功能下降,同时自然杀伤细胞(NK)和细胞毒性 T 细胞(Tc)的细胞毒性作用也减弱,导致进入盆腔的子宫内膜碎片不能被及时清除。过剩的各种免疫细胞分泌大量细胞因子,如白细胞介素 -1(IL-1)、IL-6、IL-8、肿瘤坏死因子 - α(TNF-α)、血小板衍生生长因子(PDGF)、转化生长因子 - β(TGF-β)、巨噬细胞衍生生长因子(MDGF)、表皮生长因子(EGF)等,反过来促进了异位内膜的增殖、血管生成等。另外,未清除的异位内膜组织刺激体液免疫,产生一系列自身抗体,如抗多核苷酸抗体、抗 DNA 抗体、抗组蛋白抗体、抗磷脂抗体、抗子宫内膜、抗碳酸酐酶和卵巢抗体等,引起不孕和自然流产。

(3) 雌激素:子宫内膜异位症是雌激素依赖性疾病。然而,内异症患者与正常女性相比血清雌二醇(E_2)水平并无显著差异。进一步研究显示,内异症患者月经血中的 E_2 浓度明显升高,内异症组织中雌激素合成酶芳香化酶表达升高,而正常内膜未检出该酶活性。因此,局部异常合成大量雌激素可能是促进内异症发展的因素之一。

(4)在位内膜决定论:我国郎景和教授等发现内异症患者的在位子宫内膜与非患者的在位子宫内膜存在生长因子、基质金属蛋白酶、雌激素受体表达等多方面差异,进一步引起内膜组织在"异位"的黏附、侵袭、生长能力差异。据此,他们提出了子宫内膜异位症的"在位内膜决定论",即不同个体(患者与非患者)间,在位内膜本身的生物学特性决定了它是否在"异位"发展为内异症病灶。

【病理】

异位子宫内膜可出现在身体不同部位,但绝大多数位于盆腔内的卵巢、宫骶韧带、子宫后壁下部浆膜面以及覆盖直肠子宫陷凹、乙状结肠的腹膜层和阴道直肠隔。其中以侵犯卵巢者最常见,约占80%,其他如宫颈、阴道、外阴亦有受累及者。此外,脐、膀胱、肾、输尿管、肺、胸膜、乳腺、淋巴结,甚至手、臂、大腿处均可发病,但极罕见。

子宫内膜异位症的主要病理变化是子宫体以外的组织或器官有内膜样组织的生长。在病变的较早期阶段常可见典型的内膜样腺体和间质。这些内膜样组织可出现类似于在位宫腔内膜的周期性改变。随着异位内膜反复的出血、机化,病灶逐渐形成结节或囊肿,其内部出现吞噬含铁血黄素细胞的沉着。由于反复机化和其他炎性介质的参与,病灶常和周围的组织器官发生粘连。在病灶的后期阶段,仅残留极少量甚至不存在形态学上可以识别的子宫内膜样腺体和间质,而代之以反复出血机化后的含有散在含铁血黄素细胞的层状胶原结缔组织,与周围组织紧密粘连。由于形成时间不同,在同一病例或同一病变部位均可存在各个不同发展时期的病灶。异位内膜也可因血供、对性激素反应性等因素,表现为与在位内膜的周期不同步或无反应状态。

异位内膜组织与在位子宫内膜一样,可以发生某些化生性改变甚至肿瘤性转化。但化生性改变多为纤毛上皮化生及嗜伊红化生等。异位内膜组织恶变率小于1%,多与激素替代治疗有关。其中腺体成分可以发生增生过长或伴有不典型,继而发展为内膜样腺癌、透明细胞癌等,间质成分可转化为内膜间质肉瘤等。

1. 卵巢子宫内膜异位症

(1)早期病变:为卵巢浅表的灰红色、棕色或蓝红色的斑点或小囊肿。囊肿仅数毫米大小,有时可融合形成桑葚样的结构,剥离时有咖啡色的黏稠液体溢出。镜下可见到较为典型的内膜腺体及间质。由于反复破裂出血,病灶与周围形成粘连,严重时与子宫及阔韧带等紧密粘连成片,妇科检查像冰冻盆腔。

(2)典型的卵巢内异症囊肿:由异位内膜向卵巢皮质侵入,反复的出血机化形成。囊肿一般不超过10cm,单房或多房;囊肿表面灰白色,镶嵌着棕色的斑块,常与周围组织有程度不等的粘连;囊肿内含咖啡色黏稠液体,故被称为"巧克力囊肿";囊壁厚薄不一,其内壁部分区域光滑,但很多区域粗糙,上覆灰黄色、咖啡色或棕红色的小颗粒或小斑块。内膜样囊肿常为双侧,约占30%左右。

内膜样囊肿壁由于受囊内容物压迫,扩大变薄及反复的出血机化,腺上皮往往被破坏或脱落而看不到,因此,有些临床上很明确的内膜样囊肿,在病理上反而找不到证据来证实。内膜样囊肿的囊壁可有以下表现:①囊壁内衬柱状上皮,像内膜的腺上皮,上皮下是内膜的间质细胞,伴有出血,这是较为典型的内膜样囊肿;②囊壁内衬上皮大部分破坏,只能见到少数不完整的上皮,间质部分或全部为肥大的含铁血黄素细胞所代替,这是最常见者;③内膜上皮及间质都找不到,只能见到含铁血黄素细胞层在囊壁周围,其外有玻璃样变性的结缔组织。这种情况,如果囊肿大体特点像内膜样囊肿或者同时有盆腔其他部位的内膜异位,便可诊断"符合内膜样囊肿"。

2. 腹膜子宫内膜异位症 病灶多分布于盆腹腔腹膜以及各脏器浆膜面。根据病灶的结构和细胞活力,可分为两种类型:①小泡状及丘疹状病损:病灶呈单个或小簇状,直径小于5mm,病灶常有出血,呈红色;如无出血则为透明或黄色,周围有网状血管,腹膜常充血。活检组织中95%可找到内膜组织,呈息肉状或囊状,细胞活跃,有周期变化,其上覆有结缔组织或腹膜间皮,病灶与腹膜间可有液体聚积。②结节状病损:病灶表现为不同程度的纤维化及色素沉着,颜色有白、黄、蓝、红、棕及黑等。活检中50%~60%可见到内膜组织。此类病灶血供差,腺细胞活力低,常呈增生反应或退化,与月经周期一致性差。

3. 深部浸润型内异症　深部浸润型子宫内膜异位症(deeply infiltrating endometriosis,DIE),指病灶浸润深度≥5mm的内异症,常见于阴道直肠隔、直肠子宫陷凹、宫骶韧带、阴道穹隆等。其中累及阴道直肠隔的病灶可以是直肠子宫陷凹封闭从而包裹病灶于其中,也可以是病变直接浸润至腹膜下阴道直肠隔而形成。病灶在直肠壁浸润多较表浅,少数穿透肌层进入肠腔可引起周期性便血。在严重的病例,直肠壁被异位内膜组织广泛浸润,纤维增生形成狭窄环,使肠腔狭窄甚至阻塞,发生大便困难;有时在盆腔内形成一个大而坚实的肿块。典型病变镜下诊断没有困难。因此,年轻女性发现阴道直肠隔浸润性病灶时,结合症状和体征,应首先考虑内异症,而不可轻易诊断为恶性肿瘤。

【临床表现】

子宫内膜异位症可因病变部位不同,而有多种多样的临床表现,但多与月经周期密切相关。约25%的内异症患者无任何症状。

1. 症状

(1) 痛经和慢性盆腔痛:继发性痛经是子宫内膜异位症的典型症状。典型痛经常于月经来潮前1~2日开始,经期第1日最剧,以后逐渐减轻,至月经干净时消失。偶有下腹痛出现在月经将尽或已尽者。疼痛多位于下腹部及腰骶部,可放射至阴道、会阴、肛门或大腿。部分患者伴有直肠刺激症状,表现为里急后重感、稀便。疼痛剧烈者可伴有恶心呕吐、面色苍白、出冷汗等。疼痛程度与病灶大小并不一定成正比,如较大的卵巢子宫内膜异位囊肿可能疼痛较轻,而散在的盆腔腹膜小结节病灶却可导致剧烈痛经。多数患者疼痛程度随局部病变加重而逐年加剧,少数患者逐渐发展为慢性盆腔痛,经期加剧。

(2) 不孕:正常妇女不孕率约为15%,内膜异位症患者中可高达50%。引起不孕的原因复杂,主要相关因素:①盆腔解剖结构异常:重度内异症病灶可引起卵巢、输卵管周围广泛粘连,输卵管伞端僵硬、封闭,直肠子宫陷凹封闭,导致输卵管拾卵和受精卵的运输障碍。②盆腔内微环境改变:内异症患者盆腔微环境表现为巨噬细胞主导的局部免疫激活引起一系列级联效应,从而导致多种炎性因子、炎症细胞异常,干扰排卵、受精等过程。③卵巢功能异常:受腹腔内IL-1、IL-6等炎症因子的影响,内异症患者常合并卵泡发育异常,导致受精率下降、胚胎质量欠佳、种植率降低。黄素化未破裂卵泡综合征(luteinized unruptured follicle syndrome,LUFS),是一种排卵功能障碍,存在于18%~79%的子宫内膜异位症患者中。此病症为卵泡发育成熟且卵泡出现黄素化,患者基础体温呈双相,子宫内膜呈分泌期改变,但成熟的卵子不能排出,因此无受孕可能。另外,约25%~45%的内异症患者存在黄体功能不全,可能与卵泡发育不良、血泌乳素升高等相关。④宫腔内环境异常:内异症患者存在明显的子宫内膜结构、宫腔内免疫环境以及容受相关分子表达异常,从而影响胚胎的着床和植入,也与高自然流产率相关。

(3) 性交痛:约30%患者可出现性交痛。多见于直肠子宫陷凹、宫骶韧带或阴道直肠隔有异位病灶或因病变导致子宫后倾固定的患者。性交时由于碰撞、挤压病灶而引起疼痛。一般表现为深部性交痛,月经来潮前性交痛更明显。

(4) 月经失调:15%~30%患者有经量增多、经期延长或经前点滴出血。月经失调可能与盆腔内环境紊乱或卵巢内异症囊肿破坏卵巢组织,导致卵巢排卵异常、黄体功能不全等有关,部分患者可能与同时合并子宫腺肌病有关。

（5）急腹痛：卵巢内异症囊肿常多次出现小的破裂。由于破口可立即被周围组织粘连包裹，故仅造成一过性下腹部或盆腔深部疼痛。如破口较大，大量囊液流入盆腹腔可引起突发性剧烈腹痛，伴恶心、呕吐和肛门坠胀。破裂多发生在经期及其前后，与经期囊内出血、压力增高有关。部分也可发生在排卵期，破裂前多有性生活或其他腹压增加的情况。其症状类似输卵管妊娠破裂，但穿刺见咖啡色囊液，而非不凝血。

（6）其他特殊症状：盆腔外内异症多表现为结节样肿块，伴周期性疼痛、出血。肿块在经期明显增大，月经后又缩小，可产生压迫症状。肠道内异症患者可出现周期性腹痛、腹泻或便秘，甚至便血。严重者可因病变压迫肠管而出现肠梗阻症状。膀胱内异症可在经期出现血尿，尿痛、尿频症状多因严重的痛经症状而被掩盖。异位内膜累及输尿管，可出现血尿，一侧腰痛，甚至形成肾积水、无功能肾。呼吸道内异症可出现经期咯血及气胸。瘢痕内异症可见瘢痕处结节于经期增大，疼痛加重。

2. 体征　腹部体检多无阳性体征。巨大的卵巢内异症囊肿偶可在腹部扪及。囊肿破裂时可出现腹膜刺激征。盆腔检查时，典型的盆腔子宫内膜异位症可表现为子宫后倾固定，直肠子宫陷凹、宫骶韧带或子宫后壁下段等部位扪及触痛性结节。在一侧或双侧附件区扪及囊块，活动度差，往往有轻压痛。若病变累及直肠阴道隔，可在阴道后穹隆部扪及触痛性结节，甚至可看到隆起的紫蓝色斑点、结节。腹壁或会阴瘢痕处内异症病灶可在切口附近触及结节状肿块，边界不清，较固定，可有压痛。

案例

某女，25 岁，已婚未育。继发性痛经 5 年，逐渐加重，伴经量多。妇科检查提示子宫后倾固定，左附件区扪及 4cm 大小囊块，活动度差。B 超提示：左附件区囊肿，内见细密光点，卵巢内膜样囊肿可能。腹腔镜检查见：子宫直肠陷凹封闭，子宫后壁、直肠前壁以及后陷凹表面腹膜散在咖啡色内异症病灶，左卵巢呈囊性，与子宫后壁、左输卵管膜状粘连。术中分解粘连，剥除左卵巢囊肿。术后病理报告：左卵巢内膜样囊肿。

【诊断】

凡育龄期女性出现继发性痛经进行性加重、慢性盆腔痛、不孕、性交痛等，同时盆腔检查时扪及盆腔内有触痛性结节或子宫旁有不活动的囊性包块，即应高度怀疑子宫内膜异位症。确诊需手术结合病理综合判断。对于临床表现及术中所见高度怀疑内异症，而病理未见异位内膜证据的，也可诊断。

1. 影像学检查　经阴道或腹部 B 型超声是卵巢内异症囊肿的重要检查手段。它有助于判断囊肿的位置、大小、形状、囊内容物以及囊肿与周围脏器特别是子宫的关系。内异症囊肿的超声声像图一般表现为单房或多房的圆形或椭圆形囊肿，壁较厚，粗糙不平，活动度差，囊内可见细密光点。盆腔 CT 和 MRI 对盆腔内异症尤其是阴道直肠隔病灶有诊断价值，但费用较昂贵。

2. 血清 CA125 测定　血清 CA125 水平可在中重度内异症患者中升高，但大多不高于100U/ml。由于 CA125 敏感度及特异度均不高，故诊断价值有限。对于 CA125 升高患者，这一指标可用来监测病情活动。

3. 抗子宫内膜抗体　是内异症的标志抗体。靶抗原是内膜腺体细胞中的一种孕激素依赖性糖蛋白。其诊断内异症的特异性 90%~100%，但敏感性只有 60% 左右。

4. 腹腔镜检查　是目前诊断内异症的最佳方法。在腹腔镜下见到典型病灶或对可疑病灶进行活检即可确诊。术中所见也是临床分期的重要依据。腹腔镜下可以同时进行诊断和治疗。

Note

对于临床高度怀疑内异症引起不孕、慢性盆腔痛而 B 超无阳性发现的患者可首选腹腔镜检查作为确诊手段。

5. 其他　如膀胱镜、结肠镜等有助于特殊部位内异症的诊断。

【鉴别诊断】

1. 卵巢恶性肿瘤　早期无症状，有症状时多呈持续性腹胀、腹痛。病情发展快，一般情况差，多伴腹水。B 超提示包块为混合性或实性。CA125 多高于 200U/ml。腹腔镜检查或剖腹探查可鉴别。

2. 盆腔炎性包块　多有急性或反复发作的盆腔感染史，疼痛无周期性，多为持续性下腹部隐痛，劳累、受凉后加重，可伴发热和白细胞增高，抗生素治疗有效。

3. 子宫腺肌病　痛经症状相似，但多位于下腹正中且更剧烈，常伴经量增多，子宫多呈球形增大，质硬，后壁较明显，经期检查子宫触痛明显。此病常与内异症并存。

【临床分期】

子宫内膜异位症的分期方案较多。1985 年美国生殖学会（AFs）提出"修正的子宫内膜异位症分期法"（表 16-4）较为明确，有利于评估疾病严重程度及选择治疗方案，从而能准确比较和评价各种不同疗法的优劣。此分期法需经腹腔镜检查或剖腹探查确诊，并要求详细观察和记录内膜异位病灶部位、数目、大小、深度和粘连程度，最后以评分法表达。

表 16-4　AFS 修正子宫内膜异位症分期法（1985）

患者姓名：　　　　　　　　　　　　　　　日期：
手术方式：腹腔镜　剖腹探查　　　　　　　病理：
分期：Ⅰ期（微型）:1~5 分；Ⅱ期（轻型）:6~15 分；Ⅲ期（中型）:16~40 分；Ⅳ期（重型）:>40 分
推荐治疗：

异位病灶		病灶大小				粘连范围		
		<1cm	1~3cm	>3cm		<1/3 包入	1/3~2/3 包入	>2/3 包入
腹膜	浅	1	2	4				
	深	2	4	6				
卵巢	右浅	1	2	4	薄膜	1	2	4
	右深	4	16	20	致密	4	8	16
	左浅	1	2	4	薄膜	1	2	4
	左深	4	16	20	致密	4	8	16
输卵管	右				薄膜	1	2	4
					致密	4	8	16
	左				薄膜	1	2	4
					致密	4	8	16
直肠子宫陷凹封闭	部分封闭		4		全部封闭	40		

注：若输卵管全部被包裹应为 16 分

【治疗】

迄今为止，除了根治性手术，尚无一种治疗方法能够治愈子宫内膜异位症。药物和保守性手术均有较高的复发率，因此，内异症应被视为一种慢性疾病，需要终身的管理方案以最大化地利用药物治疗、避免反复的手术。内异症治疗的根本目的在于：缩减和去除病灶，减轻和控制疼痛，治疗和促进生育，预防和减少复发。治疗策略应根据患者年龄、症状、病变部位和范围以及对生育要求等不同情况加以全面考虑。原则上症状轻微且无生育要求者采用期待疗法；有生育要求的轻症患者先行药物治疗，病变较重者行保守手术；年轻无继续生育要求的重度患者可采

Note

用保留卵巢功能手术,辅以药物治疗;症状和病变均严重的无生育要求患者可考虑根治性手术。手术治疗内异症后应辅以药物治疗,以提供更长时间的症状缓解。

1. 对症治疗 非甾体消炎药、针灸等能够缓解痛经或腹痛,但无法阻止病变的进展。因此,仅适用于症状轻微、病变较轻且无生育要求者。接受期待疗法的患者应密切随访。有生育要求者不推荐期待疗法。

2. 药物治疗 由于妊娠和闭经能够避免经血逆流,导致异位内膜萎缩退化,故采用性激素治疗造成患者较长时间闭经已成为临床上治疗内膜异位症的常用药物疗法。目前临床上采用的性激素疗法如下:

(1) 口服避孕药:目前常用的口服避孕药为低剂量高效孕激素和炔雌醇的复合片,能够通过抑制促性腺激素分泌并直接作用于在位和异位内膜,引起异位内膜萎缩。长期连续服用能够造成类似妊娠的长期闭经,因此称作"假孕疗法"。服用期间不但可抑制排卵起到避孕作用,且可起到缓解痛经和减少经量的作用。服法可为一般短效口服避孕药的周期用药,也可连续用药。连续用药的疗效较肯定。与GnRH-a相比,口服避孕药对慢性盆腔痛和性交痛的效果与GnRH-a相当,但对痛经的效果略差。常见的副作用包括恶心、乳房胀痛、体重增加、情绪改变和阴道点滴出血,通常程度较轻。

(2) 促性腺激素释放激素激动剂(GnRH-a):为人工合成的十肽类化合物,其作用与天然的GnRH相似,但其稳定性好、半衰期长、效价是天然GnRH的100倍。长期足量的GnRH-a通过与垂体GnRH受体结合引起受体减少、促性腺激素减量调节以及垂体脱敏,最终达到"药物垂体切除"的效果,使卵泡停止发育,卵巢甾体激素降到绝经水平,从而引起异位内膜组织萎缩。目前我国常用的GnRH-a类药物有亮丙瑞林(抑那通)、戈舍瑞林(诺雷得)、曲普瑞林(达菲林)等。用法均为月经第1天注射1支后,每28天注射一次,共3~6次。一般用药3~6周后体内雌激素到达绝经水平,可使痛经缓解。不良反应主要有潮热、阴道干燥、性欲减退、情绪改变等绝经症状,停药后可消失。但骨量丢失需一年甚至更长时间才能逐渐恢复。雌激素对不同组织具有不同的作用阈值。体内雌激素水平在20~50pg/ml时,能够抑制子宫内膜生长的同时不影响骨代谢。因此,GnRH-a治疗同时或3个月时应使用雌激素反向添加疗法(add-back therapy),以维持体内雌激素水平在合适的治疗窗口内。

(3) 高效孕激素:其作用机制是抑制垂体促性腺激素分泌,同时直接作用于在位和异位子宫内膜诱导其蜕膜化,继而萎缩退化、闭经。常用药物有醋酸甲羟孕酮每天口服30mg,或甲地孕酮每天口服40mg,或炔诺酮每天口服5mg,连用6个月。在缓解症状方面,其疗效与GnRH-a相当。通常副作用轻微,主要有阴道不规则流血、恶心、乳房胀痛、液体潴留、体重增加等。停药后月经恢复正常。

(4) 达那唑:为合成的17a-乙炔睾酮衍生物,能阻断垂体促性腺激素的合成和释放,直接抑制卵巢甾体激素的合成,以及直接与子宫内膜的雄激素和孕激素受体结合,抑制内膜增生,导致内膜萎缩和闭经。用法为每次200mg,每日2~3次,从月经第一日开始,持续用药6个月。药物不良反应与卵巢功能抑制和雄激素样作用有关,主要有体重增加、乳房缩小、痤疮、皮脂增加、多毛、声音改变、头痛、潮热、肌痛性痉挛、肝损等。长期应用可影响脂质代谢,增加心血管病风险。男性化改变在停药后可能不消失。目前有阴道给药制剂,可减少不良反应的发生。

(5) 孕三烯酮:为19-去甲睾酮甾类药物,有抗孕激素和抗雌激素作用,能降低体内雌激素水平,增加游离睾酮含量,使异位内膜萎缩吸收。用法为月经第1天起,每次2.5mg口服,每周两次,连续6个月。该药疗效与达那唑相近,但不良反应较低,对肝功能影响较小且可逆。

(6) 米非司酮:是人工合成的孕激素拮抗剂,与孕激素受体高度亲和力结合后对人子宫内膜细胞有直接抑制作用。长期连续用药能够有效地抑制排卵和干扰子宫内膜的完整性,诱发闭经导致子宫内膜和异位内膜的萎缩。但用药期间血清雌二醇保持在早、中期卵泡期水平,故不会

Note

引起骨质疏松和低雌激素综合征。用法为 10~50mg/d 口服，连续 3~6 个月。副作用轻，主要为不典型的潮热，偶有一过性转氨酶增高。由于其抗糖皮质激素作用，长期使用者应考虑肾上腺功能减退的可能。

(7) 其他：芳香化酶抑制剂能够抑制异位内膜的雌激素合成，从而导致异位病灶萎缩。但其应用仍处于探索阶段。

3. **手术治疗**　除通过诊断性腹腔镜检查术以确诊内膜异位症和进行手术分期外，内膜异位症的手术治疗适用于：①药物治疗后症状不缓解，局部病变加剧或生育功能仍未恢复者；②卵巢内膜异位囊肿直径 >5cm；③可疑内异症引起不孕者。根据手术范围的不同，可分为保留生育功能、保留卵巢功能和根治性手术 3 类。

(1) 保留生育功能手术：适用于年轻有生育要求的患者，特别是采用药物治疗无效者。手术范围为尽量切净或灼除内膜异位灶，分解粘连，恢复正常解剖结构，保留子宫和一侧或双侧附件。术后复发率约为 40%。术后应尽早妊娠或加用药物治疗以降低复发率。

(2) 保留卵巢功能手术：指尽可能清除盆腔内病灶，切除子宫，保留至少一侧卵巢或部分卵巢，又称半根治性手术。此手术适用于年龄在 45 岁以下，且无生育要求的重症患者。但术后仍有约 5% 的复发率。

(3) 根治性手术：即将子宫、双侧附件及盆腔内所有内膜异位病灶予以切除。适用于 45 岁以上近绝经期的重症患者。对于近绝经、子宫和宫颈正常的患者，可保留子宫。因为当卵巢切除后，即使体内残留部分异位内膜灶，亦将逐渐自行萎缩退化以至消失。

(4) 缓解疼痛的手术：主要包括两种术式：①腹腔镜子宫神经切断术（laparoscopic uterine nerve ablation，LUNA），指切除或破坏宫骶韧带与宫颈相连处，适用于盆腔中央痛严重者，但对于缓解内异症相关的盆腔痛无效；②骶前神经切除术（presacral neurectomy，PSN），指从下腹神经丛水平切断子宫的交感神经支配，用于治疗月经相关的中线痛肯定有效，但技术上有一定要求，有损伤附近静脉丛、导致出血的风险，患者术后也有便秘和（或）尿失禁的问题。两种术式的近期疼痛缓解率较好，但复发率达 50%。

【预防】

目前内异症病因不清，发病机制复杂，故无法完全预防。以下措施有助于减少内异症的发生：

1. **防止经血逆流**　早期发现、治疗各种下生殖道闭锁、梗阻等病变，避免其引起经血逆流。
2. **药物避孕**　口服避孕药有助于减少经量、促进异位子宫内膜萎缩，降低内异症发病率。
3. **防止医源性异位内膜种植**　凡进入宫腔内的经腹手术，特别是中孕期剖宫取胎术，均应用纱布垫保护好子宫切口周围术野，以防宫腔内容物溢入腹腔和腹壁切口；缝合子宫壁时，应避免缝针穿过子宫内膜层；关闭腹腔后，需用生理盐水洗净腹壁切口。月经来潮前禁做各种输卵管通畅试验，以免将子宫内膜推注入腹腔。宫颈及阴道手术包括宫颈电烙、激光和微波治疗以及整形术等均应在月经干净后 3~7 日内进行，以免下次月经来潮时脱落的子宫内膜种植在尚未愈合的手术创面。人工流产负压吸宫术时，负压不宜过高，吸管应缓慢拔出，否则腔内外压差过大，宫腔内血液和内膜有随负压而被吸入腹腔内的危险。

【小结】

子宫内膜异位症是一种雌激素依赖性疾病，引起的痛经、慢性盆腔痛、不孕等，严重影响女性生活质量。目前除根治性手术外，尚无法完全治愈内异症。因此，内异症应被视为一种慢性病，根据患者的年龄、病情程度、生育要求等制订合理的治疗方案。

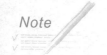
Note

【思考题】

1. 子宫内膜异位症各类药物治疗的作用机制分别是什么?
2. 子宫内膜异位症各种治疗方法的适宜人群及其利弊?

第六节　子宫腺肌病

子宫腺肌病(adenomyosis)指子宫内膜腺体和间质存在于子宫肌层中,伴随周围肌层细胞的代偿性肥大和增生。流行病学调查显示子宫腺肌病多发生于 30~50 岁经产妇,约 15% 同时合并内异症,约半数合并子宫肌瘤。同时对尸检及因病切除子宫的标本做连续切片检查,发现 10%~47% 的子宫肌层中有子宫内膜组织,但约 35% 左右无临床症状。

【病因】

子宫腺肌病发病原因至今不明。1908 年 Cullen 提出基底层内膜侵袭是大多数子宫腺肌病的病因。研究发现,人体所有空腔器官都有黏膜下层,其主要作用是阻止腺体向肌层生长,保持向空腔方向生长,但子宫是个例外。目前大多数学者认为子宫腺肌病是基底层内膜细胞增生、侵入到肌层间质的结果。因此,多次妊娠及分娩、人工流产、慢性子宫内膜炎等造成子宫内膜基底层损伤,被认为是子宫腺肌病发病的高危诱发因素。

高雌激素血症与子宫腺肌病的关系目前也越来越受到重视,临床研究证实通过抑制雌激素水平,可延缓该病的病程与发展,同时研究发现腺肌病常合并子宫肌瘤和子宫内膜增生,提示高水平雌激素刺激,也可能是促进内膜向肌层生长的原因之一。近期研究还提示子宫腺肌病患者在位内膜和异位内膜都合成雌激素,这些雌激素可能影响子宫腺肌病生长,子宫腺肌病肌层中芳香化酶和雌酮硫酸酯酶的活性都较对照组显著升高。

目前研究还表明子宫腺肌病的发病因素可能还包括免疫因素、血管生成因素及遗传因素等。

【病理】

1. 巨检　子宫多呈均匀性增大,呈球形,一般不超过 12 周妊娠子宫大小,子宫肌层病灶分为弥漫型及局限型两种。一般多为弥漫性生长,且多累及后壁。子宫肌层切面呈小梁状,含有出血灶,不存在明显的肿瘤结节,可见含血小囊腔。少数子宫内膜在子宫肌层中呈局限性生长形成结节或团块,类似子宫肌壁间肌瘤,称子宫腺肌瘤,其剖面缺乏子宫肌瘤明显且规则的肌纤维漩涡状结构,其与周围肌层边界不清。

2. 镜检　子宫腺肌病镜下表现为子宫肌层内出现圆形或不规则的子宫内膜间质和腺体。正常子宫内膜与肌层之间的边界不规则,伸入浅肌层。子宫肌层内呈岛状分布的子宫内膜腺体与间质是本病的镜下特征。目前病理镜下诊断标准为子宫内膜组织出现在肌壁,距离内膜基底层底部至少半个低倍视野(图 16-7)。

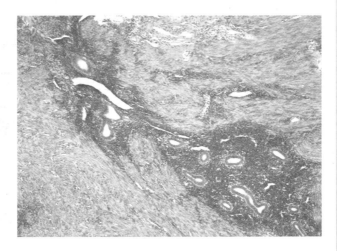

图 16-7　子宫腺肌病

【临床表现】

1. 症状　子宫腺肌病多发生于 30~50 岁经产妇。临床主要表现是经量增多、经期延长,以及逐渐加剧的进行性痛经。痛经常在月经来潮前 1 周出现,至月经结束,其发生率为 15%~30%。月经过多发生率为 40%~50%,表现为连续数个月经周期中月经期出血量多,一般大于 80ml,并影响女性身体、心理、社会和经济等方面的生活质量,严重者因月经过多可导致继发性贫血、晕厥等症状。此外,部分患者可有不明原因的月经中期阴道流血、性欲减退等症状。另约有 35% 患者无明显临床症状。

2. 体征 妇科检查子宫呈均匀增大或有局限性结节隆起,质硬且有压痛,经期压痛更明显,约有 15%~40% 患者患有内异症,故子宫活动度差。约有半数患者同时合并子宫肌瘤,而无症状者有时与子宫肌瘤不易鉴别。

> 案例
>
> 某女,38 岁,1-0-3-1。进行性加剧痛经 5 年,伴经量增多。妇科检查:子宫后位,增大如孕 10 周大小,质硬,固定。B 超:子宫大小 69mm×70mm×69mm,提示:质地不均,弥漫性腺肌病。实验室检查:血 Hb 84g/L;CA125 98.3U/ml。

【诊断】

根据典型症状及体征可作出初步诊断,确诊需组织病理学检查。B 超及 MRI 等影像学可辅助诊断。

1. 病史 询问重点是月经史、孕产史及手术史。特别注意疼痛或痛经的发生发展与月经及孕产史的关系。

2. 妇科检查 子宫腺肌病的子宫活动度差,呈均匀增大或有局限性结节隆起,质硬且有压痛,经期压痛更明显。

3. 辅助检查

(1) CA125 值测定:中、重度子宫腺肌病患者 CA125 值可能会轻度升高,多低于 100 000U/ml,但 CA125 测定的特异性及敏感性均有限。因此,不宜单独作为诊断或者鉴别诊断的依据。

(2) 阴道及腹部 B 超:是子宫腺肌病的常规诊断手段之一,其典型声像图包括:①子宫均匀增大呈球形,周边毛糙,子宫肌层呈不同程度增厚,尤以后壁增厚显著,典型的子宫腺肌病后壁的厚度是前壁的 3~4 倍;②子宫内膜厚度变化不大,多数内膜线前移;③子宫切面多呈不均质低回声暗区或小结节,局灶型的表现为不均质强回声,边界模糊不清无包膜;④肌层内可见多发、散在的小积血囊;⑤月经前后子宫大小和内部回声有变化;⑥彩色超声图像示子宫内血流明显增多,可探及低流速的动静脉血流(图 16-8)。

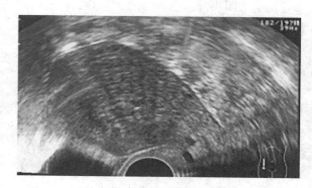

图 16-8 子宫腺肌病超声图像

(3) 磁共振:是目前诊断子宫腺肌病最可靠的无创伤诊断方法。目前 MRI 子宫腺肌病诊断标准包括:①子宫增大,外缘尚光滑;②T_2WI 显示子宫的正常解剖形态扭曲或消失;③子宫后壁明显增厚,结合带厚度 >8mm;④T_2WI 显示子宫壁内可见一类似结合带的低信号肿物与稍高信号的子宫肌层边界不清,类似于结合带的局灶性或广泛性增宽,该低信号区常波及全层。其中可见局灶性的大小不等斑点状高信号区,即为异位的陈旧性出血灶或未出血的内膜岛,与子宫肌瘤的区别主要在于病灶的边界及病灶内的信号。

(4) 计算机断层扫描(CT):由于对软组织的分辨率有限,在显示病灶的有无及与子宫肌瘤的

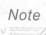

鉴别上不如 MRI 敏感,故不建议应用于子宫腺肌病的诊断。

【鉴别诊断】

1. 子宫肌瘤　该病常需与子宫腺肌瘤相鉴别,子宫肌瘤也可表现为盆腔包块,妇科检查可扪及盆腔内肿块,突向宫腔的子宫肌瘤可表现为月经过多。但该病一般没有明显痛经,子宫局限性增大,辅助检查提示肿块与正常子宫肌层分界清晰,患者血清 CA125 多为正常范围。

2. 子宫内膜异位症　本病常与子宫腺肌病同时发生,痛经症状与子宫腺肌病相似,疼痛部位多为下腹深部及腰骶部,并可向肛门、会阴、大腿放射,同时可表现为性交痛。妇科检查可发现子宫多后倾固定,直肠子宫陷凹、宫骶韧带或子宫后壁下段等部位扪及触痛性结节,在一侧或双侧附件区可扪及与子宫或阔韧带粘连的囊性不活动包块伴轻压痛。

【处理】

1. 药物治疗　目前尚无根治本病的有效药物。年轻有生育要求、近绝经期、不接受手术或者保守手术治疗后症状复发者,可考虑药物治疗。

(1) 对症药物治疗:多采用非甾体消炎药(吲哚美辛、萘普生、布洛芬等),缓解慢性盆腔疼痛及痛经,适用于无严重症状的患者。对症治疗不能阻止病情进展。

(2) 雄激素类衍生物

1) 孕三烯酮:19- 去甲睾酮甾体类药物,可拮抗孕激素与雌激素,能增加游离睾酮含量,减少性激素结合球蛋白水平,抑制 FSH、LH 峰值并减少 LH 均值,使体内雌激素水平下降,异位内膜萎缩、吸收,也是一种假绝经疗法。用法:每次 2.5mg,2 次 / 周,6 个月为一疗程。其副作用较低,对肝功能影响较小且可逆,且用药量少、方便。

2) 达那唑:为合成的乙炔睾酮衍生物,抑制 FSH、LH 峰;抑制卵巢甾体激素生成并增加雌孕激素代谢;直接与子宫内膜雌孕激素受体结合抑制内膜细胞增生,最终导致内膜萎缩,出现闭经,又称假绝经疗法。达那唑还可以影响子宫腺肌病患者机体的免疫功能,治疗期间痛经可消失,停药后会复发。不良反应主要有体重增加、乳房缩小、痤疮、皮脂增加、多毛、声音改变、头痛、潮热及肌痛性痉挛等,但发生率低,症状不严重。用法:每次 200mg,2~3 次 / 日,持续 6 个月。

(3) 促性腺激素释放激素激动剂(GnRH-a):为人工合成的十肽类化合物,能促进垂体细胞分泌黄体生成激素和促卵泡激素,长期应用对垂体产生降调作用,可使 LH 和 FSH 分泌急剧减少。有研究表明子宫腺肌病导致不孕与化学和免疫等因素有关,而 GnRH-a 有调节免疫活性的作用,使腹水内细胞因子浓度减少,使白细胞介素 -1(IL-1)和肿瘤坏死因子(TNF-α)显著减少,抑制了腹膜炎性细胞因子和局部炎性反应,且使子宫大小形态恢复正常,从而改善了妊娠率。但 GnRH-a 作用是可逆性的,故对子宫腺肌病合并不孕的治疗在停药后短期内不能自行受孕者,应选择辅助生殖技术。GnRH-a 用于治疗子宫腺肌病有增多趋势,连续使用 GnRH-a 后子宫缩小,患者闭经、痛经消失。不孕症患者停药后妊娠机会可能增加。长期应用 GnRH-a 可引起低雌激素症状,如潮热、多汗、阴道干燥,尤其可使骨密度降低,故连续用 6 个月后,应进行骨密度测量。配合"反向添加疗法",可以较安全地延长 GnRH-a 的使用时间至 1 年甚至更长时间。

(4) 米非司酮:为孕激素受体调节剂,有较强的抗孕激素作用,无雌激素样影响,无骨质流失危险,还有抑制血管生成作用。不良反应有轻度潮热、阴道干涩等症状。用法:于月经第 1~3 天开始口服(10mg/d)3 个月,患者可出现停经、痛经消失,子宫体积明显缩小。

(5) 左炔诺孕酮宫内节育系统(曼月乐)治疗:其作用是基于子宫内膜水平的局部高剂量的孕酮,可引起蜕膜样变、上皮萎缩及产生直接的血管改变,使月经量减少,甚至闭经。其不良反应较传统的宫内节育器少,主要为突破性出血,常发生于放置后的最初 6 个月。曼月乐植入 12 个月可显著减小患者子宫体积,痛经、月经量过多等临床症状得到明显缓解,观察表明曼月乐对月经过多和轻中度痛经效果较好，对重度痛经效果不够理想。长期应用可能产生的不良反应包括头痛、乳房胀痛、脂溢性皮炎、痤疮和体重增加等。

2. 手术治疗　目前认为手术治疗适应证包括以下几种情况：①痛经等症状严重药物治疗不能缓解者；②子宫体积较大，大于孕 10 周者；③出现了压迫症状或者贫血等；④合并盆腔其他部位子宫内膜异位症者。

子宫腺肌病手术治疗包括根治手术和保守手术。根治手术即为子宫切除术，保守手术包括血管介入治疗、子宫腺肌瘤切除术、子宫内膜及肌层切除术、腹腔镜下子宫肌层电凝术、腹腔镜子宫神经去除术和骶前神经阻断术等。

(1) 子宫切除术：如果患者无生育要求，且病变广泛、保守治疗无效、合并子宫肌瘤或者存在子宫内膜癌的高危因素，如家族史、糖尿病或多囊卵巢综合征，建议行子宫切除。子宫切除可通过阴道、腹腔镜或者开腹手术完成。

(2) 保守手术

1) 血管介入性治疗：血管性介入治疗子宫腺肌病的机制是通过栓塞子宫的供血动脉，使子宫内的病灶坏死吸收萎缩，从而达到治疗目的。通过介入治疗可一定程度上改善月经过多及痛经症状，其远期效果尚有待观察。

2) 子宫腺肌瘤或子宫病灶切除术：适用于年轻、要求保留生育功能的子宫腺肌病患者。手术要求尽量切除病变组织，可以明显改善症状，增加妊娠几率。子宫腺肌病病变多为弥漫性，界限不清，几乎不可能彻底切除病灶。单纯子宫腺肌病病灶切除术术后疼痛缓解率低、复发率高。对于子宫体积大，手术操作有困难或者贫血的患者，术前应用 GnRH-a 可减少子宫血供，缩小子宫体积，纠正贫血，有利于手术的操作。

3) 子宫病灶电凝术：子宫肌层内病灶电凝术可以引起肌层内病灶坏死，从而达到治疗目的。对于 40 岁以上的腺肌病患者，肌层内病变广泛不能有效切除病灶，而患者无生育要求但希望保留子宫，可以考虑这种术式。

4) 子宫内膜切除术：指在宫腔镜下行子宫内膜切除术治疗子宫腺肌病，术后患者月经量明显减少，甚至闭经、痛经好转或消失。该术式对轻症患者的月经量及痛经有明显改善，但对中重度患者无效。

5) 腹腔镜子宫神经切断术（laparoscopic uterine nerve ablation，LUNA）和骶前神经阻滞术（presacral neurectomy，PSN）：子宫的感觉神经与交感、副交感神经伴行，阻断这些神经的通路，可能阻断痛觉的神经冲动信号向中枢的传导，从而减轻症状。目前认为，腹腔镜子宫神经去除术和骶前神经阻断术是治疗疼痛的有效手段之一。

【小结】

1. 子宫腺肌病指子宫内膜腺体和间质存在于子宫肌层中，伴随周围肌层细胞的代偿性肥大和增生。

2. 子宫腺肌病多发生于 30~50 岁经产妇，约 15% 同时合并内异症，约半数合并子宫肌瘤。多次妊娠及分娩、人工流产、慢性子宫内膜炎等造成子宫内膜基底层损伤，被认为是子宫腺肌病发病的高危诱发因素。

3. 子宫腺肌病临床主要表现是经量增多、经期延长，以及逐渐加剧的进行性痛经。妇科检查子宫呈均匀增大或有局限性结节隆起，质硬且有压痛，经期压痛更明显。

4. 子宫腺肌病的治疗应视患者年龄、生育要求和症状而定，可根据不同患者个体进行药物治疗或者手术治疗。

【思考题】

1. 子宫腺肌病与子宫肌瘤的鉴别诊断有哪些？
2. 针对有生育要求的子宫腺肌病患者，如何制订合理的治疗方案？

（徐丛剑）

参考文献

1. 丰有吉，沈铿. 妇产科学. 第 2 版. 北京：人民卫生出版社，2010.

2. 谢幸，苟文丽. 妇产科学. 第 8 版. 北京：人民卫生出版社，2013.

3. 曹泽毅. 中华妇产科学（临床版）. 第 3 版. 北京：人民卫生出版社，2014.

4. Segars JH, Parrott EC, Nagel JD, et al. Proceedings from the Third National Institutes of Health International Congress on Advances in Uterine Leiomyoma Research：comprehensive review, conference summary and future recommendations. Hum Reprod Update，2014，20（3）：309-333.

5. Murali R, Soslow RA, Weigelt B. Classification of endometrial carcinoma：more than two types. Lancet Oncology，2014，15（7）：e268-278.

6. Amant F, Moerman P, Neven P, et al. Endometrial Cancer.Lancet，2005，366（9484）：491-505.

7. Prat J.Staging classfication for cancer of the ovary, fallopian tube, and peritoneum.Int J Gynecol Obstet，2014，124（1）：1-5.

8. Berek JS.Berek & Novak's Gynecology.15th ed.Philadelphia：Lippincott Williams & Wilkins, 2011.

9. DiSaia PJ, Creasman WT.Clinical Gynecologic Oncology.8th ed.New York：Mosby，2012.

10. 徐丛剑，金志军. 子宫内膜异位症. 北京：人民卫生出版社，2002.

11. Practice Committee of the American Society for Reproductive Medicine.Treatment of pelvic pain associated with endometriosis：a committee opinion. Fertil Steril，2014，101：927-935.

12. Kim ML, Seong SJ.Clinical applications of levonorgestrel-releasing intrauterine system to gynecologic diseases. Obstet Gynecol Sci，2013，56（2）：67-75.

13. Benagiano G, Habiba M, Brosens I.The pathophysiology of uterine adenomyosis：an update. Fertil Steril，2012，98（3）：572-579.

第十七章　卵巢和输卵管疾病

第一节　卵巢和输卵管的解剖结构和功能

一、卵巢的解剖结构和功能

【解剖结构】

卵巢(ovary)是女性产生卵子和分泌性激素的性腺。卵巢位于髂内、外动脉分叉处的卵巢窝内,呈扁卵圆形。成年女性卵巢大小长约4cm,宽2cm,厚1cm,卵巢窝的前界为脐动脉索,后界为髂内动脉和输尿管,窝底有闭孔血管和闭孔神经。初生儿卵巢的位置较高,略呈斜位;成人的位置较低,其长轴位于直位;老人的位置更低。当妊娠时,由于子宫的移动,卵巢的位置也有极大改变,卵巢和输卵管上移达阑尾部位。因此,阑尾炎发作时可能会累及卵巢和输卵管,应注意鉴别诊断。

卵巢由三个韧带和卵巢系膜维持,卵巢上端借卵巢悬韧带连于盆侧壁,韧带内有卵巢的血管、淋巴管和神经丛等。下端借卵巢固有韧带连于子宫。卵巢悬韧带又名骨盆漏斗韧带(infundibulo-pelvic ligament),是腹膜皱襞,其中含有卵巢动、静脉,淋巴管,卵巢神经丛,少量平滑肌纤维和致密结缔组织等。此韧带起自骨盆上口,髂总血管的分支处居骶髂关节前方,下降达卵巢输卵管端。卵巢固有韧带:是卵巢与子宫底角间的索条,又名卵巢子宫索,由平滑肌和纤维组织构成,其内含有血管。起自卵巢子宫端,穿经子宫阔韧带前后叶间的略后侧,附着于子宫与输卵管结合处的后下方。输卵管卵巢伞:附于卵巢输卵管端,对卵巢也稍有固定作用。另外,卵巢还有一些附属器官,属卵巢的胚胎残余,包括卵巢冠、囊状附件及卵巢旁体。

约有10%卵巢肿瘤并发蒂扭转。肿瘤的蒂为卵巢悬韧带、卵巢固有韧带和输卵管组成。由于静脉回流受阻,发生剧烈腹痛,为常见的妇科急腹症。

【血管、淋巴管和神经】

1. 血管　卵巢的血供主要来自卵巢动脉和子宫动脉的卵巢支吻合组成的动脉弓,该动脉弓大约有10个动脉分支,从卵巢门进入髓质形成螺旋状分支,并呈辐射状伸入皮质,在卵泡内膜处形成血管网,并与卵泡外膜的毛细血管网相交通。人类卵泡的粒层无血管进入,黄体内易形成毛细血管网,白体不含血管网。上述毛细血管网集合成静脉,经卵巢门而出,在卵巢系膜内构成静脉丛,然后汇集成卵巢静脉,与同名动脉伴行。右侧卵巢静脉流入子宫卵巢静脉后汇入下腔静脉,而左侧卵巢静脉直接汇入左肾静脉内。

2. 淋巴管　卵巢皮质内有丰富的淋巴管,彼此互相连接成网。淋巴毛细管围绕在卵泡的外膜和黄体周围,而卵泡内膜和粒层往往缺乏淋巴管,淋巴毛细管在髓质内集合成较大的淋巴管由卵巢门注入腹主动脉淋巴结和腰淋巴结。

3. 神经　卵巢神经来自卵巢神经丛,而卵巢神经丛是来自腹主动脉交感神经丛,交感神经丛含神经节。该神经下行到盆腔,分出卵巢支,与动脉一同由卵巢门而入髓质。在髓质内形成神经丛。再从此发出神经纤维进入皮质内,除血管中有较多神经纤维外,在平滑肌、卵泡、黄体、闭锁卵泡和生殖上皮等处都有极细的神经纤维分布,在次级卵泡内可见末梢感受器。

【组织学】

组织学上,在年轻女性卵巢表面上皮为低柱状立方上皮,随年龄的增长而变扁平。至生育年龄晚期和绝经后妇女,卵巢表面扁平的上皮可向下陷入皮质,而后与上皮分离形成上皮包涵囊肿。

卵巢实质由皮质和髓质构成。卵巢皮质分为外层和内层,外层为纤维性白膜,位于表面上皮下方,白膜随年龄而增厚。功能活跃的卵巢白膜界限清晰,主要由致密胶原纤维组成。卵巢皮质内层很厚,含丰富细胞和结缔组织以及不同发育阶段的卵泡、黄体和白体。卵巢皮质间质是由梭形细胞、网状纤维及散在的胶原纤维构成。卵巢髓质较小,位于中央,主要由疏松结缔组织、血管和神经组成(图 17-1)。

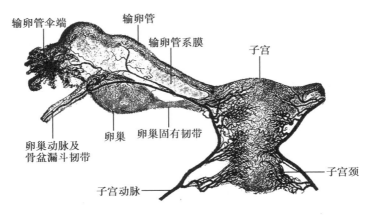

图 17-1　卵巢输卵管解剖

在不同年龄、不同的月经周期和妊娠期,卵巢皮质组织学表现各有不同。年轻女性卵巢由活跃的卵泡和富于细胞的间质构成,少量结缔组织伴行血管由卵巢门进入卵巢。中年女性,卵巢中心主要由白体和血管组成,此期的髓质较明显;绝经后妇女的卵巢皮质间质萎缩。

【功能】

卵巢的功能是产生与排出卵子,分泌甾体激素,维持卵泡发育、排卵和黄体形成以及子宫内膜周期性变化。

1. 卵泡发育　卵泡发育从胚胎时期已经开始,第 5 个月胚胎的双侧卵巢有原始卵泡近 700 万个,以后逐渐减少,出生时尚有 100 万~200 万个,青春期时约为 30 万个。青春期后,在垂体分泌的促卵泡激素和黄体生成素刺激下,每个月经周期有一批卵泡发育,其中之一发育成熟并排卵;通常左右卵巢交替排卵。女性一生约排 400 个卵,余者相继退化。绝经期后,排卵停止。卵泡的发育分为原始卵泡、初级卵泡、次级卵泡和成熟卵泡四个阶段。

2. 排卵和黄体　成熟卵泡破裂,次级卵母细胞从卵巢排出的过程称排卵。排卵一般发生在月经周期的第 14 天。排卵后,残留在卵巢内的卵泡颗粒层和卵泡膜向腔内塌陷,卵泡膜的结缔组织和毛细血管也伸入颗粒层,这些成分逐渐演化成具有内分泌功能的细胞团,新鲜时呈黄色,故称黄体。若排出的卵子没有受精,黄体维持 12~14 天后退化,称月经黄体。黄体退化后被致密结缔组织取代,成为瘢痕样的白体。若受精,在胎盘分泌的绒毛膜促性腺激素的刺激下,黄体继续发育,直径可达 4~5cm,称妊娠黄体。妊娠黄体除分泌大量的孕激素和雌激素外,还分泌一种肽类的松弛素,这些激素促使子宫内膜增生,子宫平滑肌松弛,以维持妊娠。妊娠黄体可存在 4~6 个月,然后退化为白体,其内分泌功能被胎盘细胞取代。

Note

二、输卵管的解剖结构和功能

【解剖结构】

输卵管(fallopian tube)长 8~14cm,位于子宫阔韧带的上缘内,以输卵管腹腔口和输卵管子宫口分别与腹腔和子宫腔相通。内侧端连于子宫,外侧端游离,与卵巢相毗邻。输卵管由外侧向内侧分为 4 部:①输卵管伞部:呈漏斗状膨大,边缘有许多呈指状的输卵管伞部有拾卵作用;②输卵管壶腹部:占输卵管全长的 2/3,内含丰富皱褶。卵细胞和精子在此处受精,受精卵被输送到子宫,植入子宫内膜;③输卵管峡部:短而细直,为输卵管结扎部位;④输卵管子宫部:亦称作输卵管间质部,为穿过子宫壁的部分。在女性,腹膜腔借输卵管伞端开口,经输卵管、子宫、阴道与外界相通(图 17-1)。

输卵管由子宫动脉的输卵管支和卵巢动脉的分支分布,静脉注入子宫静脉和卵巢静脉。

【组织学】

输卵管管腔结构自外向内分别为浆膜层、浆膜下层、肌层和黏膜层。外层为浆膜层,系腹膜的一部分;内层为黏膜层,由单层高柱状上皮覆盖。上皮细胞分为纤毛细胞、无纤毛细胞、楔状细胞和未分化细胞 4 种。纤毛细胞的纤毛摆动能助于受精卵运送;无纤毛细胞具有分泌功能;楔状细胞被认为是无纤毛细胞的前身;未分化细胞又称游走细胞,是上皮的储备细胞。

输卵管肌肉的收缩和黏膜上皮细胞的形态、分泌和纤毛摆动,均受性激素影响而发生周期性变化。

【功能】

输卵管是卵子和精子受精场合。输卵管肌肉收缩有助于拾卵、运送受精卵,并在一定程度上阻止经血逆流和宫腔感染向盆腹腔扩散。

【小结】

卵巢是女性产生卵子和分泌性激素的性腺。在不同年龄、不同的月经周期和妊娠期,卵巢皮质组织学表现各有不同。卵巢的功能有产生卵子、分泌甾体激素,维持卵泡发育、排卵和黄体形成以及子宫内膜周期性变化。输卵管是卵子和精子受精的场合。输卵管由外侧向内侧分为输卵管伞部、输卵管壶腹部、输卵管峡部和输卵管间质部。

【思考题】

1. 试述卵巢的周期性变化?
2. 卵巢黄体是如何形成的?
3. 输卵管妊娠最常见的发生部位是哪个?

第二节　卵巢良性疾病

一、卵巢瘤样病变

卵巢瘤样病变(tumor-like lesions)指在组织学上类似于卵巢肿瘤的非肿瘤性病变。2014 年女性生殖器官 WHO 肿瘤分类中,卵巢瘤样病变包括卵泡囊肿、黄体囊肿、妊娠期或产褥期巨大孤立性黄素化滤泡囊肿、过度黄素化反应、妊娠黄体瘤、间质细胞增生、间质细胞增生黄素化、纤维瘤病、巨大水肿等。在卵巢良恶性肿瘤的鉴别诊断中,一定要除外卵巢瘤样病变,避免过

Note

度诊治。

【卵泡囊肿】

正常卵泡直径一般不超过 1cm，月经周期中在 FSH 的作用下，卵泡直径可达 2.5~3cm 为囊状卵泡。一般认为如果囊状卵泡直径 >3cm 则为卵泡囊肿 (follicle cyst)，可发生于任何年龄，多在查体中发现。

【黄体囊肿】

黄体囊肿 (corpus luteum cyst) 来源于月经黄体或妊娠黄体，多由于出血过多的黄体退化延迟所致。多为单发，平均直径 5.5cm，内含草黄色清液或陈旧血性液体。一般无症状，少数患者有月经不规则。黄体囊肿破裂可引起急腹症。

卵泡囊肿和黄体囊肿被认为是卵巢功能性囊肿，系卵巢功能调节紊乱所致，无症状者不需要治疗。如月经后半期超声发现一侧卵巢直径 3~5cm 囊肿，可于下一个月经周期的第 5 天复查超声，如囊肿消失，则可明确为卵巢功能性囊肿。

【妊娠黄体瘤】

妊娠黄体瘤 (pregnancy luteoma) 又名妊娠性结节性膜黄体细胞增生症，由含丰富嗜酸性胞质的黄体细胞构成的单个或多个结节性病变。多在妊娠末期出现，产褥期退化，并非真性卵巢肿瘤。

妊娠黄体瘤肿瘤大小不一，从肉眼不易观察到至直径 20cm。约有 1/3 的病例为双侧性发生。肿瘤呈圆、卵圆形，结节或分叶状，色淡黄或红棕，边界清楚，无包膜，切面质软，实性为主伴囊性区或出血区。瘤细胞为多角形或不规则形，其体积介于黄素化粒层细胞及卵泡膜细胞之间，胞质丰富嗜酸性，内含少量或不含脂质，细胞核为圆形，核仁明显，核分裂象较多见。肿瘤细胞弥漫分布，可形成索状或巢状结构，部分有滤泡样结构形成。免疫组化染色：在妊娠黄体瘤中抑制索、CD99、CK 和 vimentin 呈阳性。

妊娠黄体瘤患者多数临床无症状，常在剖宫产时发现；1/4 患者有多毛等男性化表现，在妊娠终止后可自然消退，临床上需与卵巢良恶性肿瘤鉴别。

临床处理：因妊娠黄体瘤产后可完全消退，高度怀疑此瘤的患者，术中行活检即可，如明确为妊娠黄体瘤，不需手术切除。

【间质细胞增生】

间质细胞增生 (stromal hyperplasia) 是发生于卵巢的瘤样病变，表现为卵巢间质细胞增生而无黄素化间质细胞出现。病变发生在卵巢的皮质和(或)髓质，呈界限不清的白色或黄色结节，有时结节可融合，取代周围正常卵巢组织。

镜下卵巢髓质和部分皮质区见小间质细胞，细胞弥漫分布、部分呈结节状，胶原纤维稀少。小间质细胞增生明显时，卵巢的结构可全部被增生的小间质细胞取代，找不到明确的卵巢组织。组织学上需要和卵巢间质卵泡膜细胞增生症和低级别子宫内膜样间质肉瘤鉴别。

大部分间质增生发生在绝经后妇女，常伴有肥胖、高血压和糖代谢紊乱。由于增生的间质产生过量的外周转化或不转化为雌酮的雄激素，故患者可伴有雌激素或雄激素过多的症状。

【纤维瘤病】

纤维瘤病 (fibromatosis) 为产生胶原纤维的卵巢间质的非肿瘤性增生，可使一侧或双侧卵巢瘤样增大。卵巢直径在 8~14cm 之间，表面光滑或呈分叶状。典型者切面质硬，灰白色，可出现小囊腔。约 80% 的病例为双侧性。

纤维瘤病组织病理学多表现为卵巢内弥漫的成纤维细胞增生，伴不等量的胶原纤维。个别病变病灶局限。增生的纤维围绕在卵泡周围。病变内可出现灶性的黄素化间质细胞及卵巢水肿，部分病例可出现巢状的性索细胞。

平均年龄 25 岁,80% 为单侧性,临床表现月经不规则或闭经。

病变多弥漫,活检确诊,一般不需手术切除。如发生扭转则需要切除患侧附件。

【其他】

伴随妊娠的不常见瘤样病变还有卵巢在妊娠期或产褥期巨大孤立性黄素化滤泡囊肿、妊娠性颗粒细胞增生、妊娠性门细胞增生及异位蜕膜。诊断时要注意有无妊娠病史,结合临床及病理表现。妊娠期巨大孤立性黄素化滤泡囊肿常被误诊为卵巢肿瘤而过度治疗。

二、多囊卵巢综合征

多囊卵巢综合征(polycystic ovarian syndrome,PCOS)多发生于年轻患者,以高雄激素、持续无排卵和卵巢多囊改变为特征。双侧卵巢对称均匀增大,白膜增厚,白膜下多为直径 8~10mm 大小卵泡,数目超过 12 个。

PCOS 属内分泌调节紊乱疾病,治疗以降低雄激素、调整月经周期、改善胰岛素抵抗和促排卵为主。既往的卵巢打孔和楔形切除手术,因易引起周围粘连和卵巢组织破坏,目前临床已不主张采用(详见第二十三章第九节)。

三、卵巢子宫内膜异位症

子宫内膜异位症多发生在盆腔脏器和腹膜,以卵巢内异症(ovarian endometriosis)为最多见,80% 的病变累及一侧卵巢。

早期卵巢子宫内膜异位症为微小病灶型,随病变进展,异位内膜侵犯卵巢皮质并在内生长,反复周期性出血,形成单个或多个 5~20cm 不等的囊肿,内含巧克力样或陈旧出血样液体,故又称卵巢巧克力囊肿。卵巢内异症常与周围脏器或腹膜粘连,也可破裂或继发感染导致急腹症。

临床症状:慢性盆腔痛、不孕、盆腔包块。超声检查可确定囊肿位置、大小,囊肿内见细小絮状光点。超声诊断卵巢巧克力囊肿的敏感性和特异性均达 95% 以上。血清 CA125 轻度升高。临床上需与卵巢恶性肿瘤和盆腔炎性包块鉴别。

年轻卵巢巧克力囊肿患者行卵巢囊肿剥除手术,术后给予 3~6 个月 GnRH-a 或口服避孕药治疗。对复发或年纪大无生育要求的患者,可行患侧附件切除手术。

四、卵巢炎性疾病

盆腔炎性疾病(pelvic inflammatory disease,PID)指女性上生殖道的一组感染性疾病,包括子宫内膜炎、输卵管炎、输卵管卵巢脓肿、盆腔腹膜炎。因为卵巢白膜是良好的防御屏障,所以单纯的卵巢炎症并不常见,多为急性输卵管炎累及卵巢所致,发炎的输卵管伞端和卵巢粘连形成输卵管卵巢炎。炎症可通过排卵的破孔累及卵巢实质,形成输卵管卵巢脓肿,严重者可导致卵巢组织永久性破坏。输卵管卵巢脓肿可发生在一侧或双侧,如反复发生可导致盆腔炎后遗症,形成输卵管卵巢囊肿。

临床表现:发热、盆腔痛、阴道排液。

治疗:急性期以抗炎为主。由于盆腔炎症是多种病原体的混合感染,所以选用抗生素原则应覆盖淋病奈瑟菌、衣原体、需氧菌、厌氧菌的广谱抗生素以及联合用药,炎症多能控制。也可根据药敏试验选择敏感抗生素,但病原菌培养往往需要数天才有结果。如输卵管卵巢脓肿经治疗 48~72 小时发热不能控制,伴有全身中毒症状,应及时手术。年轻妇女尽量保留卵巢功能。慢性盆腔炎症可予以活血化瘀和清热解毒的中药治疗,伴有不孕者可行腹腔镜检查(详见第二十四章第一节)。

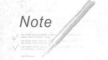

【小结】

卵巢良性病变常见的有卵巢瘤样病变、多囊卵巢综合征、卵巢子宫内膜异位症和盆腔炎性疾病。卵巢瘤样病变包括滤泡囊肿、黄体囊肿、妊娠期或产褥期巨大孤立性黄素化滤泡囊肿、过度黄素化反应、妊娠黄体瘤、间质细胞增生、间质细胞增生黄素化、纤维瘤病、巨大水肿等。

【思考题】

1. 什么是卵巢功能性囊肿？
2. 卵巢子宫内膜异位症的主要临床表现是什么？

第三节 卵 巢 肿 瘤

卵巢肿瘤（ovarian tumor）是常见的妇科肿瘤，其组织学类型繁多，不同类型的肿瘤有不同的生物学行为。卵巢肿瘤可发生于任何年龄。卵巢生殖细胞肿瘤常见于青春期女性，性索-间质肿瘤多发生在生育年龄妇女，而卵巢上皮性恶性肿瘤在绝经后妇女多见。

卵巢恶性肿瘤致死率居妇科恶性肿瘤首位。由于卵巢位于盆腔深部，卵巢上皮性恶性肿瘤在早期不易发现，70%~80% 发现时已是晚期，60%~70% 在 3 年内复发，5 年生存率在 30% 左右。卵巢恶性肿瘤早期常无症状，晚期可有消化道和压迫等症状，但常为非特异性。直接蔓延、腹腔种植和淋巴转移是卵巢恶性肿瘤的主要转移途径。肿瘤并发症包括蒂扭转、破裂、感染和恶变。手术是主要治疗手段，术后根据手术病理分期等决定是否辅助化疗。

【组织学分类】

众所周知，卵巢肿瘤组织学类型繁多，形态复杂。世界卫生组织（WHO）在统一卵巢肿瘤的命名、组织学分类、病理学、生物学行为以及规范术语等方面取得了显著成绩。

> WHO 卵巢肿瘤组织学分类历史回顾
>
> 1973 年：WHO 卵巢肿瘤组织学类型首次问世。
>
> 1999 年：WHO 增加了新的卵巢肿瘤和亚型，由 Scully 主编出版。
>
> 2002 年 1 月和 3 月：在法国召开了卵巢肿瘤组织学分类的编辑和工作会议。
>
> 2003 年 9 月：由 Tavassoli FA 和 Devilee P 主编的 WHO 肿瘤分类的《乳腺和女性生殖器官肿瘤的病理学和遗传学》（World Health Organization Classification Tumours, Pathology and Genetics, Tumours of the Breast and Female Genital Organs）出版。这次新的卵巢肿瘤组织学分类将原表面上皮-间质肿瘤中低度恶性肿瘤由交界性肿瘤代替，并将分类顺序变为恶性、交界性和良性。
>
> 2014 年：WHO 肿瘤分类的《乳腺和女性生殖器官肿瘤的病理学和遗传学》再版，将交界性肿瘤更改为：交界性肿瘤/不典型增生性内膜样肿瘤；性索间质肿瘤分为纯性索肿瘤、纯间质肿瘤和混合性索-间质肿瘤。

卵巢肿瘤主要分为上皮性肿瘤、性索-间质肿瘤、生殖细胞肿瘤和转移性肿瘤四大类（表 17-1）。

1. 上皮性肿瘤（epithelial tumors） 是最常见的卵巢肿瘤，占卵巢肿瘤总数的 60%~70%，包括浆液性肿瘤、黏液性肿瘤、内膜样肿瘤、透明细胞肿瘤、Brenner 瘤等。这类肿瘤起源于卵巢

Note

表面上皮及其衍化成分,发生于育龄妇女及更年期妇女。组织学上,表面上皮肿瘤由一种或多种不同类型的上皮组织构成。其生物学行为因组织学类型的不同而不同,组织病理学上分为良性、交界性和恶性。

2. 性索 - 间质肿瘤(sexcord-stromal tumour)　是由卵巢颗粒细胞,卵泡膜细胞、Sertoli 细胞、Leydig 细胞及间质来源的成纤维细胞中的一种或几种细胞混合组成的卵巢肿瘤。占卵巢肿瘤的 8%。分为纯性索肿瘤、纯间质肿瘤、混合性索 - 间质肿瘤。

3. 生殖细胞肿瘤(germ cell tumors)　占卵巢原发性肿瘤的 30%,其中 95% 为良性成熟性囊性畸胎瘤。20 岁以下的女性中,约 60% 的卵巢肿瘤为生殖细胞肿瘤,其中 1/3 为恶性。大多数恶性生殖细胞肿瘤为纯粹型,约 10% 为混合型。

4. 继发性肿瘤(secondary tumors)　指卵巢外的原发瘤转移至卵巢的恶性肿瘤,包括邻近器官和组织直接蔓延到卵巢的肿瘤也属同一范畴。然而,同时发生于子宫和卵巢的组织结构相似的肿瘤多数为独立发生。转移性卵巢癌的一般特征为双侧性,卵巢表面的多个小结节,卵巢外蔓延,不常见的传播形式,不常见的组织学特征,血管淋巴管浸润及促纤维增生性改变。

表 17-1　卵巢肿瘤 WHO 组织学分类(2014,编译)

【卵巢上皮性肿瘤】

浆液性肿瘤

　　良性(浆液性囊腺瘤、浆液性腺纤维瘤、浆液性表面乳头状瘤)

　　交界性(浆液性交界性肿瘤 / 不典型增生性浆液性肿瘤、浆液性交界性肿瘤 - 微乳头型 / 非浸润性低级别浆液性癌)

　　恶性(低级别浆液性癌、高级别浆液性癌)

黏液性肿瘤

　　良性(黏液性囊腺瘤、黏液性腺纤维瘤)

　　交界性(黏液性交界性肿瘤 / 不典型增生性黏液性肿瘤)

　　恶性(黏液性癌)

内膜样肿瘤

　　良性(内膜样囊肿、内膜样囊腺瘤、内膜样腺纤维瘤)

　　交界性(内膜样交界性肿瘤 / 不典型增生性内膜样肿瘤)

　　恶性(内膜样癌)

透明细胞肿瘤

　　良性(透明细胞囊腺瘤、透明细胞腺纤维瘤)

　　交界性(透明细胞交界性肿瘤 / 不典型增生性透明细胞肿瘤)

　　恶性(透明细胞癌)

Brenner 肿瘤

　　良性(良性 Brenner 瘤)

　　交界性(交界性 Brenner 瘤 / 不典型增生性 Brenner 瘤)

　　恶性(恶性 Brenner 瘤)

浆黏液性肿瘤

　　良性(浆黏液性囊腺瘤、浆黏液性腺纤维瘤)

　　交界性(浆黏液性交界性肿瘤 / 不典型增生性浆黏液性肿瘤)

　　恶性(浆黏液性癌)

未分化癌

间叶性肿瘤(低级别内膜样间质肉瘤、高级别内膜样间质肉瘤)

混合性上皮和间叶肿瘤(腺肉瘤、癌肉瘤)

续表

【性索 - 间质肿瘤】

纯间质肿瘤

纤维瘤、富于细胞纤维瘤、卵泡膜细胞瘤、黄素化卵泡膜细胞瘤伴硬化性腹膜炎、纤维肉瘤、硬化性间质瘤、印戒细胞间质瘤、Leydig 细胞瘤、甾体细胞瘤、恶性甾体细胞瘤

纯性索肿瘤

成人型颗粒细胞瘤、幼年型颗粒细胞瘤、支持细胞瘤、环小管性索瘤

混合性索 - 间质细胞肿瘤

支持 - 间质细胞肿瘤(分化好、中度分化、低分化、网状型)

非特异性支持 - 间质细胞肿瘤

【生殖细胞肿瘤】

无性细胞瘤、卵黄囊瘤、胚胎性癌、非妊娠绒毛膜癌、成熟型畸胎瘤、未成熟型畸胎瘤、混合性生殖细胞肿瘤

【单胚层畸胎瘤和起源于皮样囊肿的体细胞型肿瘤】

良性甲状腺肿、恶性甲状腺肿、类癌(甲状腺肿类癌、黏液性类癌)、神经外胚层肿瘤、皮脂腺肿瘤(皮脂腺瘤、皮脂腺癌)、其他罕见的单胚层畸胎瘤、癌(鳞状细胞癌)

【生殖细胞 - 性索 - 间质肿瘤】

两性母细胞瘤

未分类生殖细胞 - 性索 - 间质肿瘤

【杂类肿瘤】

卵巢网肿瘤、Wolffian 肿瘤,小细胞癌(高钙血症型)、小细胞癌(肺型)

【瘤样病变】

滤泡囊肿、黄体囊肿,妊娠期或产褥期巨大孤立性黄素化滤泡囊肿、过度黄素化反应、妊娠黄体瘤、间质细胞增生、间质细胞增生黄素化、纤维瘤病、巨大水肿

【间皮肿瘤】腺瘤样瘤、间皮瘤

【软组织肿瘤】黏液瘤

【淋巴造血系统肿瘤】淋巴瘤、浆细胞瘤、造血系统肿瘤

【继发性肿瘤】

注:2014 女性生殖器官 WHO 肿瘤分类交界性也称为不典型增生性,如浆液性交界性肿瘤 / 不典型增生性浆液性肿瘤;继发性肿瘤(secondary tumor)常被称作转移性肿瘤

【转移途径】

直接蔓延及腹腔种植、淋巴转移是卵巢恶性肿瘤主要的转移途径,故其转移特点是盆、腹腔内广泛转移灶,包括横膈、大网膜、腹腔脏器表面、壁腹膜以及腹膜后淋巴结等部位。即使外观肿瘤局限在原发部位,也可存在广泛微转移,其中以上皮性癌表现最为典型。

淋巴转移途径有三种方式:①沿卵巢血管经卵巢淋巴管向上至腹主动脉旁淋巴结;②沿卵巢门淋巴管达髂内外淋巴结,经髂总至腹主动脉旁淋巴结;③沿圆韧带进入髂外及腹股沟淋巴结。横膈为转移好发部位,尤其右膈下淋巴丛密集,最易受侵犯。血行转移少见,晚期可转移到肺、胸膜及肝实质。

Note

【FIGO 分期】(表 17-2)

表 17-2　卵巢恶性肿瘤分期系统(FIGO,2014 年)

期别	肿瘤范围
I 期	癌局限于卵巢
ⅠA 期	癌局限于单侧卵巢,包膜完整,卵巢表面无肿瘤;腹水或腹腔冲洗液中未找到恶性细胞
ⅠB 期	癌局限于双侧卵巢,包膜完整,卵巢表面无肿瘤;腹水或腹腔冲洗液中未找到癌细胞
ⅠC 期	肿瘤局限于单侧或双侧卵巢
ⅠC1 期	手术过程中肿瘤破裂
ⅠC2 期	手术前出现肿瘤破裂或肿瘤穿破包膜
ⅠC3 期	腹水或腹腔冲洗液中找到癌细胞
Ⅱ 期	肿瘤累及单侧或双侧卵巢,伴盆腔内扩散
ⅡA 期	癌扩散和(或)转移至子宫和(或)卵巢
ⅡB 期	癌扩散至其他盆腔内器官
ⅡC 期	ⅡA 或ⅡB,伴有卵巢表面有肿瘤,或包膜破裂,或腹水或腹腔冲洗液中有恶性细胞
Ⅲ 期	肿瘤侵犯单侧或双侧卵巢,伴盆腔外腹膜种植和(或)腹膜后淋巴结转移;肝脏或脾脏表面受累为ⅢC 期
ⅢA 期	腹膜后淋巴结转移,伴或不伴腹腔腹膜表面镜下转移
ⅢA1 期	组织学或细胞学证实仅有腹膜后淋巴结转移
ⅢA(i)	转移肿瘤病灶最大径线≤10mm(非淋巴结径线)
ⅢA(ii)	转移肿瘤病灶最大径线 >10mm(非淋巴结径线)
ⅢA2 期	腹腔腹膜表面镜下转移,伴或不伴腹膜后淋巴结转移
ⅢB 期	肉眼可见肿瘤腹腔腹膜表面转移,直径≤2cm,伴或不伴腹膜后淋巴结转移
ⅢC 期	肉眼可见肿瘤腹腔腹膜表面转移,直径 >2cm,伴或不伴腹膜后淋巴结转移
Ⅳ 期	腹腔脏器以外的远处转移,肿瘤穿破肠壁、肝脏或脾脏实质受累为ⅣB 期
ⅣA 期	胸腔细胞学阳性
ⅣB 期	腹腔脏器以外的远处转移,包括腹股沟淋巴结腹腔外的淋巴结转移

【临床表现】

1. 卵巢良性肿瘤　肿瘤小一般无症状,常在妇科普查时发现。肿瘤明显增大时,可感到腹胀或腹部扪及肿块。当肿瘤增大占据盆、腹腔时,可出现尿频、便秘、气急、心悸等压迫症状。体格检查见腹部膨隆,包块活动度差,叩诊实音,无移动性浊音。双合诊和三合诊检查可在子宫一侧或双侧触及圆形或类圆形肿块,多为囊性,表面光滑,活动,与子宫无粘连。

2. 卵巢恶性肿瘤　早期常无症状。晚期主要症状为腹胀、腹部肿块、腹腔积液及其他消化道症状;部分患者可有消瘦、贫血等恶病质表现。肿瘤向周围组织浸润或压迫,可引起腹痛、腰痛或下肢疼痛;压迫盆腔静脉可出现下肢水肿;功能性肿瘤可出现不规则阴道流血或绝经后出血。三合诊检查可在直肠子宫陷凹处触及质硬结节或肿块,肿块多为双侧,实性或囊实性,表面凹凸不平,活动差,与子宫分界不清,常伴有腹腔积液。有时可在腹股沟、腋下或锁骨上触及肿大的淋巴结。

【并发症】

1. 蒂扭转　为常见的妇科急腹症,约 10% 卵巢肿瘤可发生蒂扭转。好发于瘤蒂较长、中等大、活动度良好、重心偏于一侧的肿瘤,如成熟畸胎瘤。常在体位突然改变,或妊娠期、产褥期子宫大小、位置改变时发生蒂扭转。卵巢肿瘤扭转的蒂由骨盆漏斗韧带、卵巢固有韧带和输卵管

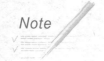
Note

组成。发生急性扭转后,因静脉回流受阻,瘤内充血或血管破裂致瘤内出血,导致瘤体迅速增大。若动脉血流受阻,肿瘤可发生坏死、破裂和继发感染。蒂扭转的典型症状是体位改变后突然发生一侧下腹剧痛,常伴恶心、呕吐甚至休克。双合诊检查可扪及压痛的肿块,以蒂部最明显(图17-2)。

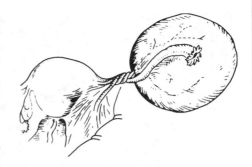

图 17-2　卵巢肿瘤蒂扭转

治疗原则是一经确诊,尽快行手术治疗。根据术中探查情况、年龄和生育要求决定手术范围。如果扭转时间短或不全扭转,卵巢颜色正常,可予以复位后行患侧卵巢囊肿剥除手术。如果卵巢组织坏死或年龄大无生育要求患者,可行患侧附件切除手术。术时应先在扭转蒂部靠子宫的一侧钳夹后,再切除肿瘤和扭转的瘤蒂,钳夹前不可先将扭转的蒂回复,以防血栓脱落造成重要器官栓塞。

2. 破裂　约3%卵巢肿瘤会发生破裂。分自发性破裂和外伤性破裂。自发性破裂常因肿瘤发生恶性变,肿瘤快速、浸润性生长穿破囊壁所致。外伤性破裂则在腹部受重击、分娩、性交、妇科检查及穿刺后引起。症状轻重取决于破裂口大小、流入腹腔囊液的量和性质。严重者可致腹腔内出血、腹膜炎及休克。体征有腹部压痛、腹肌紧张。超声检查发现盆腔原存在的肿块消失或缩小,出现盆腹腔积液。

3. 感染　多继发于蒂扭转或破裂,较少见。感染也可来自邻近器官感染灶的扩散。临床表现为发热、腹痛、腹部压痛及反跳痛、腹肌紧张、腹部肿块及白细胞升高等。治疗原则是抗感染治疗后,手术切除肿瘤。感染严重者,如果感染控制48~72小时,发热腹痛无好转,则需尽快手术。

4. 恶变　当肿瘤短期内迅速生长,尤其双侧性卵巢肿瘤,或肿瘤标志物升高应考虑有恶变可能,并应尽早手术探查。

案例

患者女,17岁。既往体健,14:00时体育课时突发右下腹绞痛,休息后无明显缓解,立即至医院就诊。18:00时入急诊室,患者呈痛苦面容,大汗,强迫仰卧位,左侧卧位后右下腹痛可稍微缓解。体格检查:生命体征平稳,全腹软,麦氏点压痛明显,未及反跳痛,肛查右附件区可扪及一直径约6cm囊性肿块,活动度可,张力高,压痛明显,其余体格检查无特殊。腹部超声右附件区探及一直径6cm混合回声占位,内见强回声点。19:30时急诊手术,术中见右侧卵巢囊性增大直径约6cm,右侧卵巢固有韧带及骨盆漏斗韧带扭转360°。卵巢外观组织未见明显缺血坏死,将卵巢缓慢回纳至正常解剖位置,行右侧卵巢肿瘤剥除术。术中冷冻病理:卵巢囊性成熟性畸胎瘤。

【诊断】

根据病史和体征,如果考虑卵巢肿瘤,应行必要的辅助检查,来明确盆腔肿块是否来自卵巢、卵巢肿块的性质是否为肿瘤、卵巢肿瘤是良性还是恶性、肿瘤的可能组织学类型以及恶性肿瘤的转移范围。

常用的辅助检查:

1. 影像学检查

(1) B型超声检查:超声在诊断卵巢肿瘤中具有重要的价值,其临床诊断符合率高达90%。超声可了解肿块的部位、大小、形态,囊性或实性,囊内有无乳头。同时彩色多普勒超声可测定卵巢及其新生组织血流变化,有助于卵巢良恶性肿瘤鉴别诊断(图17-3)。

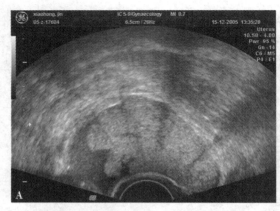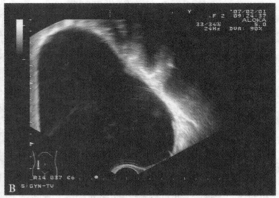
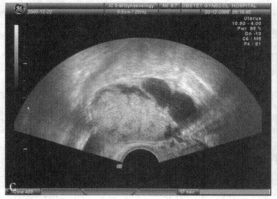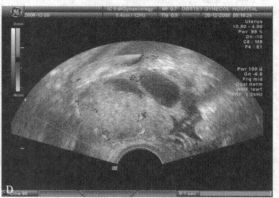

图 17-3　卵巢良恶性浆液性肿瘤超声图像

A. 卵巢良性浆液性囊腺瘤超声影像:囊腔内含有乳头样结构,血管分布稀少;B. 卵巢良性浆液性囊腺瘤超声影像:液性暗区、边界清、内部回声均匀,血供不丰富;C、D. 卵巢浆液性囊腺癌超声和多普勒影像:实性或囊实混合回声、内部回声不均,囊壁不平整,彩色显示血管分布较多且不规整

(2)腹部 X 线摄片:卵巢畸胎瘤可显示牙齿、骨质及钙化囊壁,临床已不常用。

(3)MRI、CT、PET 检查:MRI 可较好显示肿块及肿块与周围的关系,有利于病灶定位及病灶与相邻结构关系的确定,增强扫描有利于卵巢良恶性肿瘤鉴别诊断。CT 可判断周围侵犯及远处转移情况,对手术方案的制订有较大优势。PET 或 PET-CT 对卵巢肿瘤的敏感性和特异性均不高,一般不推荐用于初次诊断,但是对于晚期卵巢恶性肿瘤和复发肿瘤的全面评估有着重要的临床价值。

2. 肿瘤标志物

(1)血清 CA125:是目前诊断复发性卵巢癌最常用的肿瘤标志物。大约 80%~85% 的卵巢癌患者在初次诊断时即伴有血清 CA125 水平升高。并且在这一部分患者中,血清 CA125 水平的改变与疾病的进展或消退有关。CA125 敏感性的范围为 79%~95%,阳性预测值接近 100%,但近半数的早期病例并不升高,故不单独用于卵巢上皮性癌的早期诊断。90% 以上患者 CA125 水平与病程进展相关,故更多用于病情监测和疗效评估。

(2)血清 HE4:人附睾蛋白 4(HE4)是一种新的肿瘤标志物,88% 上皮卵巢恶性肿瘤升高,敏感性及特异性分别为 72.9% 及 95%。HE4 联合 CA125 检测可提高恶性肿瘤检出的敏感性。

(3)血清 AFP:对卵黄囊瘤有特异性诊断价值。未成熟畸胎瘤、混合性无性细胞瘤中含卵黄囊成分者,AFP 也可升高。

(4)血清 hCG:在诊断非妊娠性卵巢绒癌有价值,但需与妊娠绒癌鉴别。

(5)性激素:颗粒细胞瘤、卵泡膜细胞瘤产生较高水平雌激素,浆液性、黏液性囊腺瘤或勃勒纳瘤有时也可分泌一定量雌激素,支持 - 间质肿瘤多分泌雄激素。

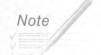
Note

3. 腹腔镜检查　可直接观察肿块外观和盆腔、腹腔及横膈等部位,在可疑部位进行多点活检,抽取腹腔积液行细胞学检查。

4. 细胞学检查　抽取腹腔积液或腹腔冲洗液和胸腔积液,行细胞学检查。

【鉴别诊断】

卵巢良性肿瘤需与卵巢瘤样病变、盆腔炎性疾病、浆膜下子宫肌瘤等鉴别。

卵巢恶性肿瘤需与盆腔结核、子宫内膜异位症、生殖道以外来源的肿瘤鉴别。

1. 卵巢良性肿瘤和恶性肿瘤的鉴别(表 17-3)

表 17-3　卵巢良恶性肿瘤的鉴别

	卵巢良性肿瘤	卵巢恶性肿瘤
年龄	20~50 岁	不同类型肿瘤各异
肿瘤生长	缓慢	迅速
病程	较长	较短
一般情况	良好	较差,甚至恶病质
体征	肿瘤多为单侧,表面光滑	肿瘤多为双侧,形状不规则
腹水	多无腹水	有,腹水中可查到癌细胞
B 型超声	液性暗区、边界清、内部回声均匀,血供不丰富	实性或囊实混合回声、内部回声不均,血供丰富
预后	良好	晚期预后差

2. 卵巢良性肿瘤的鉴别诊断

(1) 卵巢瘤样病变:卵泡囊肿和黄体囊肿是育龄期妇女最常见卵巢瘤样病变。多为单侧,壁薄,直径≤5cm。一般在月经第 5 天复查超声,大多消失或减小。临床上可予以观察,或口服避孕药 3 个月,可自行消失;若肿块持续存在或增大,卵巢肿瘤的可能性较大。

(2) 输卵管卵巢炎性疾病:急性盆腔炎引起的输卵管卵巢脓肿多有腹痛、发热症状;与盆腔炎后遗症形成的输卵管卵巢囊肿鉴别,后者常有盆腔炎性疾病病史,查体两侧附件区有不规则条形囊性包块,边界较清,活动受限。

(3) 子宫肌瘤:浆膜下肌瘤或肌瘤囊性变,容易与卵巢肿瘤混淆。肌瘤常为多发性,与子宫相连,检查时随宫体及宫颈移动。B 型超声检查可协助鉴别。

(4) 卵巢子宫内膜异位症:常有慢性盆腔痛和不孕病史,体格检查有盆腔包块,直肠子宫陷凹结节。B 型超声检查、腹腔镜检查有助于鉴别。超声检查卵巢内膜样囊肿内见细小絮状光点。

(5) 腹腔积液:当出现腹腔积液时,需要除外其他系统疾病病史,如急慢性肝硬化、心衰、慢性肾病史。同时,大量腹水需要与巨大卵巢囊肿鉴别。腹水平卧时腹部两侧突出如蛙腹,叩诊腹部中间鼓音,两侧浊音,移动性浊音阳性;B 型超声检查见不规则液性暗区,液平面随体位改变,其间有肠曲光团浮动,无占位性病变。而巨大卵巢囊肿平卧时腹部中间隆起,叩诊浊音,腹部两侧鼓音,无移动性浊音,边界清楚;B 型超声检查有助于鉴别。

3. 卵巢恶性肿瘤的鉴别诊断

(1) 盆腹腔结核:多发生于年轻、不孕妇女,伴月经稀少或闭经。有消瘦、乏力、低热、盗汗、食欲缺乏等全身症状。常有肺结核史,合并腹腔积液和盆腹腔内粘连性肿块。胸部 X 线摄片、腹部平片、B 型超声检查多可协助诊断,必要时行剖腹探查或腹腔镜检查取活检确诊。

(2) 深部子宫内膜异位症:多有慢性盆腔痛病史,内异症可发生在阴道直肠隔,累及输尿管,查体有粘连性肿块及直肠子宫陷凹结节,血清学检查伴有 CA125 的升高,临床上很难与卵巢恶性肿瘤鉴别。B 超检查、盆腔 MRI 和腹腔镜检查有助于鉴别。

(3) 转移性卵巢肿瘤:最常见的卵巢转移性肿瘤是来自消化道和乳腺恶性肿瘤。胃肠道肿瘤多有消化道症状,伴有血清 CA199 升高;对于双侧卵巢肿瘤应详细询问胃肠道病史,可借助胃肠镜检查、钡剂灌肠 X 线检查来鉴别。

（4）腹膜后肿瘤：腹膜后肿瘤多无症状，肿瘤较大和位置较低者可使子宫、直肠或输尿管移位，体格检查往往固定不动，血清 CA125 水平正常。B 型超声检查和盆腔 MRI 有助于鉴别。

【卵巢肿瘤的治疗】

治疗原则：根据患者年龄、生育要求、肿瘤性质、生长状态、分化程度、转移与否等多个临床病理因素制订个体化治疗方案。良性肿瘤可行单侧附件切除术，或肿瘤剥除术；交界性肿瘤根据患者年龄、生育要求及对侧卵巢情况决定手术范围，年轻未生育患者可行肿瘤剥除术或患侧附件切除术，以保留其生育功能。卵巢恶性肿瘤原则上应早期行全面的分期手术，晚期则行肿瘤细胞减灭术。根据肿瘤类型和临床病理分期，术后辅以化疗。

【手术治疗】

卵巢恶性肿瘤的治疗原则是手术为主，辅以化疗、放疗及其他综合治疗。

手术是卵巢恶性肿瘤最主要的治疗手段之一。一般均首选手术治疗。对于晚期不能手术或全身情况不能耐受手术的患者，可先行新辅助化疗后再视情况考虑手术。手术探查可明确肿瘤类型及其累及范围，完善临床病理分期，为术后辅助治疗方案的选择提供依据。彻底的肿瘤细胞减灭术是影响卵巢癌患者预后的主要因素之一。

一、卵巢上皮性肿瘤

卵巢上皮性肿瘤（ovarian epithelial tumors）是最常见的卵巢肿瘤，这类肿瘤起源于卵巢表面上皮及其衍化成分。从组织发生来看，卵巢表面上皮 - 间质肿瘤起源于卵巢表面的间皮，和（或）于间皮下陷入卵巢皮质浅部而形成的包涵囊肿。从胚胎学上看，卵巢表面的生发上皮和副中肾管同样都是来自原始的体腔上皮。因此，生发上皮有向副中肾管方向分化的特性：向输卵管上皮分化者为浆液性，向宫颈黏液上皮分化者为黏液性，向内膜上皮分化者为内膜样肿瘤。

卵巢上皮性恶性肿瘤特点：多发生在中老年妇女，女性一生中患卵巢癌的危险约为 1.5%，早期诊断困难，就诊时 70%~80% 已属晚期，60%~70% 在 3 年内复发，死亡率居妇科恶性肿瘤之首，5 年生存率徘徊在 30%~40%。

【发病相关因素】

高危因素：晚婚晚育（>35 岁）、不孕不育、年龄 50~60 岁、累计排卵超过 40 年、患卵巢癌危险相对较高。其他危险因素还有环境、饮食、服用外源性非避孕性雌激素等。保护因素：早孕早育（<25 岁），妊娠期不排卵及长期服用避孕药，可减少其发生。

遗传相关的卵巢癌占 5%~10%，90% 以上的遗传性卵巢癌与有关的基因 *BRCA1* 和（或）*BRCA2* 基因突变相关。如直系亲属有卵巢癌和乳腺癌者，女性罹患卵巢癌和乳腺癌的几率会明显升高。*BRCA1* 基因突变可显著增加乳腺癌 45%~85%，卵巢癌 20%~45% 患病风险；*BRCA2* 基因突变则引起乳腺癌和卵巢癌的患病风险分别为 30%~50% 和 10%~20%。

【分类】

卵巢表面上皮肿瘤由一种或多种不同类型的上皮组织构成。其生物学行为因组织学类型的不同而不同。主要病理类型有：浆液性、黏液性腺癌、子宫内膜样、透明细胞、移行上皮、浆黏液性等肿瘤，每种病理类型都有良性、交界性、恶性区分。

1. 浆液性肿瘤（serous tumours） 随着对卵巢浆液性上皮肿瘤起源的深入研究，WHO 将卵巢浆液性癌分为高级别和低级别卵巢浆液性癌。卵巢高级别浆液性癌被认为是输卵管上皮内癌形成后经输卵管伞端脱落，种植在卵巢表面或内陷到卵巢实质所致，多与 *BRCA1* 和（或）*BRCA2* 基因突变相关，p53 阳性，病程进展迅速，对铂类化疗敏感；卵巢低级别浆液性癌则可能由正常输卵管上皮脱落至卵巢表面或形成包涵囊肿后再发生癌变的结果，p53 阴性，病程进展缓慢，对铂类化疗不敏感。高级别和低级别卵巢浆液性上皮肿瘤不同来源的学说被称之为"二元论学说"。

（1）良性浆液性肿瘤（benign serous tumours）：良性浆液性肿瘤占整个浆液性肿瘤的 60%，全部卵巢肿瘤的 16%，年龄范围 20~80 岁，好发年龄为 40~60 岁，包括浆液性囊腺瘤、浆液性腺纤维瘤、浆液性表面乳头状瘤。良性浆液性肿瘤直径在 1~10cm 之间，偶尔可 >30cm，典型者为单房或多房囊性肿物。囊腔外表面光滑，内表面含小乳头，囊内容物为稀薄的水样，偶尔呈不透明或血样。组织病理学见囊壁、腺腔或乳头内衬以类似输卵管黏膜纤毛细胞的瘤细胞。瘤细胞多为单层，瘤细胞非典型性不明显，无核分裂象（图 17-4A）。有的肿瘤上皮可形成乳头状结构。临床预后良好。

（2）浆液性交界性肿瘤（serous borderline tumours）：为卵巢潜在低度恶性浆液性肿瘤，形态介于良性和恶性肿瘤之间。发生率约为 4.8/（10 万·年），占卵巢上皮性肿瘤的 10%~15%。浆液性交界性肿瘤患者较浆液性腺癌患者年轻 10~15 岁（45 岁 vs 60 岁）。30%~50% 的浆液性交界性肿瘤为双侧性。

大体肿瘤多呈囊性，囊内有数量不一的赘生物，或表面有乳头的实性包块，也可呈囊实性。浆液性交界性肿瘤与浆液性囊腺瘤最主要的区别是出现增生的上皮，形成乳头或微乳头，细胞核呈轻 - 中度非典型性（表 17-4）。浆液性上皮细胞的非典型性比良性浆液性肿瘤明显，但无间质浸润（图 17-4B）。30% 浆液性交界性肿瘤发生在卵巢外表面，2/3 可发生腹膜种植。

表 17-4　卵巢交界性肿瘤病理诊断标准

1. 上皮复层 <4 层；	5. 上皮乳头和假乳头轻度分支至复杂分支；
2. 每个高倍视野中有丝分裂细胞数 ≤4 个；	6. 上皮出芽样突起和细胞脱落进入腺腔；
3. 细胞核轻度不典型增生；	7. 无明显间质浸润是最基本的病理标准
4. 细胞核与细胞质的比率增加；	

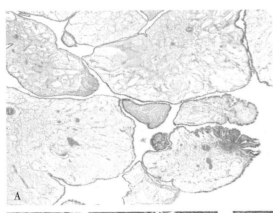
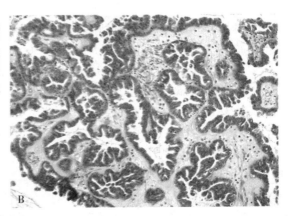
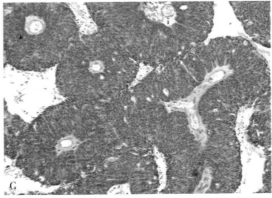

图 17-4　卵巢浆液性肿瘤组织学表现

A. 卵巢良性浆液性肿瘤：瘤细胞多为单层，瘤细胞非典型性不明显，无核分裂象；B. 卵巢浆液性交界性肿瘤：细胞核轻度不典型增生，胞核与细胞质的比率增加，但明显间质浸润；C. 卵巢高级别浆液性癌：癌细胞可呈腺管状、乳头状或实性排列，常伴出血、坏死

浆液性交界性肿瘤患者多无症状,偶尔表现为腹胀,或由于囊性肿瘤破裂或扭转而出现腹痛。年轻患者可能合并不孕。50%~80% 卵巢浆液性交界性肿瘤为 FIGO Ⅰ期,其临床经过呈惰性,5 年生存率达 90%~99%,10 年生存率也极高。Ⅲ期浆液性交界性肿瘤,5 年生存率在 55%~75%。因此,对生育年龄的浆液性交界性肿瘤早期患者可行保留生育功能的手术。

(3) 浆液性腺癌(serous carcinoma):卵巢浆液性腺癌占卵巢上皮性癌的 75%;2/3 为双侧性。肿瘤多数呈不规则形,乳白色或灰红色。浆液性腺癌的组织结构变化很大,癌细胞可呈腺管状、乳头状或实性排列。低级别的浆液性腺癌为囊实性,囊腔内或肿瘤表面可见柔软的乳头,乳头比交界性浆液性肿瘤的乳头更柔软、融合;高级别者为实性、质脆的、多结节状的包块,常伴出血、坏死(图 17-4C)。

临床上卵巢浆液性腺癌早期常无症状,可在妇科检查时发现。主要表现为腹胀、腹部肿块及腹水。

卵巢浆液性腺癌患者总的 5 年生存率约为 30%~40%,晚期患者 5 年生存率仅为 10%~20%,如果肿瘤仅局限于卵巢或盆腔者,5 年生存率可达 80%。

2. 黏液性肿瘤(mucinous tumours)　卵巢黏液性上皮肿瘤是由部分或全部含细胞内黏液的瘤细胞构成的卵巢肿瘤。瘤细胞与宫颈内膜、胃幽门部或肠上皮相似,一些肿瘤内有散在的杯状细胞分布。故根据细胞形态,黏液性肿瘤可分为宫颈内膜样及肠型。伴有腹膜种植时,前者多呈结节状,由该型黏液腺体组成,伴明显结缔组织反应,而后者呈弥漫性分布,形成假黏液瘤,其预后较前者差。

(1) 良性黏液性肿瘤(benign mucinous tumours):良性黏液性囊腺瘤占卵巢良性肿瘤的 20%,良性黏液性肿瘤包括囊腺瘤、囊腺纤维瘤及腺纤维瘤。多为单侧,双侧发生率为 3%~10%。多数直径达 15~30cm,表面光滑,灰白色。切面常为多房,囊腔内充盈稀薄或黏稠无色黏液。单房性囊肿则囊壁衬黏液柱状上皮,瘤细胞多呈单层排列,核位于基底部,排列整齐,伴胶原纤维厚壁。多房性囊腺瘤则囊腔大小不等,内壁衬覆宫颈管内膜样型上皮时,偶见局部形成葡萄状分支腺体或折叠形成乳头。

临床特点与其他良性卵巢肿瘤临床表现相似,黏液囊腺瘤可逐渐长大至足月妊娠大或更大,但除有压迫症状外无其他症状。治疗原则以手术为主要的治疗。

(2) 交界性黏液性肿瘤(mucinous borderline tumours):临床早期多无症状,肿瘤增至中等大小时,可感腹胀或腹部扪及肿块。妇科检查时,在子宫旁触及球形肿块,多为囊性,表面光滑,活动,与子宫无粘连。

病变局限于卵巢时预后很好,仅个别复发。现在认为大多数被诊断为伴腹膜假黏液瘤的卵巢肠型黏液性交界肿瘤,实际上是阑尾假黏液瘤的转移。进展期,其转移常表现为侵袭性的盆腔或腹腔种植,而非腹膜假黏液瘤。当发生盆腔或腹腔种植时,其预后与发生转移的黏液性卵巢癌相似。

(3) 黏液腺癌:卵巢黏液腺癌发生率为黏液性肿瘤的 12% 和卵巢恶性肿瘤的 20%。患者多为 40~70 岁女性,多为单侧性,双侧者为 15%~20%,95% 局限于卵巢。

黏液腺癌通常为体积较大、单侧性、表面光滑、多房或单房的囊性包块。囊腔内含稀薄的水样或黏稠的黏液样物质。衬覆囊壁、腺腔、乳头的癌细胞呈单层或复层排列;癌细胞往往重度非典型性,核基本位于基底,深染,核形态不规则或巨核,核仁明显,核浆比失调,有明显的间质浸润。

主要为腹胀腹痛,包块生长迅速,可伴腹水;可发生不规则阴道出血或绝经后阴道出血。如果术中冷冻提示黏液腺癌时,应高度警惕与来源于大肠、阑尾、胰腺、胆道系统、胃或宫颈的转移性腺癌相鉴别。

黏液性癌患者预后较浆液性癌好,主要取决于临床病理分期。Ⅰ期黏液性卵巢腺癌预后很好,而有卵巢外转移者预后很差。

3. 内膜样肿瘤(endometrioid tumours)　良性和交界性内膜样肿瘤较少见。

内膜样癌占卵巢癌 10%~20%。并且多发生在 50~60 岁妇女。为发生于卵巢与子宫体的子宫内膜样腺癌相似的恶性肿瘤,部分内膜样肿瘤在子宫内膜异位症的基础上发生。

现认为卵巢多数子宫内膜样肿瘤发生于表面上皮包涵腺体。镜下特点与子宫内膜癌极相似,多为高分化腺癌或腺棘皮癌,并常发子宫内膜癌,不易鉴别何者为原发或继发。

临床特点:70% 病例肿瘤局限于卵巢和邻近盆腔组织,双侧病变约占所有病例的 28%,在 FIGO I 期和 II 期病例中占 13%。多数患者无症状,部分可出现盆腔包块、月经紊乱和阴道不规则流血。部分患者有特异的卵巢间质细胞分泌的类固醇激素症状。80% 的病例血清 CA125 水平升高。

内膜样癌患者预后与 FIGO 分期密切相关,其 5 年存活率:I 期 78%,II 期 63%,III 期 24% 和 IV 期 6%。

4. 透明细胞肿瘤(clear cell tumours)　包括良性、交界性和恶性 Brenner 瘤。透明细胞癌(clear cell carcinoma)占卵巢癌 5%~11%,患者年龄在 40~70 岁,高峰年龄 52 岁左右,约 1/2~2/3 病例未生育过,临床表现多与腹部肿块有关,少数有旁分泌现象,病人可伴高钙血症(10%)。透明细胞肿瘤在卵巢上皮性肿瘤中,与卵巢和盆腔子宫内膜异位症关系最密切,常合并子宫内膜异位症(25%~50%)。预后与分期有关,透明细胞腺癌患者的生存率较同期浆液性腺癌患者稍低。

5. Brenner 瘤　良性 Brenner 瘤平均年龄 50 岁。多数因为其他原因行盆腔手术时发现。肿瘤为界限清楚,表面光滑的实性纤维性肿瘤,偶为囊性。交界性 Brenner 瘤预后好,术后不易复发。

恶性 Brenner 瘤是由分布于纤维瘤样间质中的侵袭性恶性移行细胞巢和良性移行细胞巢构成的卵巢恶性肿瘤。平均年龄 60 岁,主要表现为腹痛和腹部增大,20% 的病人可有阴道流血,15% 伴子宫内膜增殖症。与其他卵巢上皮性癌预后类似,肿瘤局限于卵巢预后较好。

【治疗原则】

1. 基本原则

(1) 卵巢良性肿瘤:年轻患者行卵巢肿瘤切除术,年纪大无生育要求患者可行患侧附件切除手术。

(2) 卵巢交界性肿瘤:临床上处理采取个体化规范化治疗。

I 期,年轻有生育要求者行患侧附件切除,腹腔冲洗液细胞学检查及多点活检。对于只有一侧卵巢或双侧卵巢囊肿的患者,可行部分卵巢切除或双侧卵巢囊肿剥除以保留患者的生育功能。2014 NCCN 指南指出,交界性肿瘤是否切除淋巴结不影响总生存率,但需要行大网膜切除和进行腹膜多点活检。

对于 I 期已完成生育和 II 期以上卵巢交界性肿瘤患者,建议行完全的分期手术。对各期的交界瘤患者,如已行满意的肿瘤细胞减灭术,且转移灶也为交界性,可严密随访,不需加用化疗。没有前瞻性研究提示辅助化疗可改善患者的生存率。

(3) 早期卵巢上皮性癌:全面分期手术和(或)保留生育功能的分期手术。

(4) 晚期卵巢上皮性癌:肿瘤细胞减灭术,术后辅助化疗。

2. 早期卵巢癌的手术治疗

(1) 全面的分期手术:适用于无生育要求的 I、II 期卵巢癌。标准的术式包括全子宫和双附件切除术、大网膜大部分切除术、盆腔和腹主动脉旁淋巴清扫术,黏液性肿瘤需切除阑尾。

手术操作的步骤及注意事项:

1) 应有足够大的腹部纵切口(从耻骨联合至脐上 4 横指),应保证腹腔内有足够显露和视野,上腹部器官和腹膜后淋巴结能仔细探查。

Note

2）探查前留取腹腔液或腹腔冲洗液，以便行腹腔细胞学检查（腹水，或盆腔、结肠侧沟、上腹部冲洗液）。

3）全面盆腹腔探查及活检（可疑的病灶、粘连、大网膜、肠系膜和子宫直肠陷窝、两侧结肠沟、肝、隔、脾、胃肠道表面浆膜及盆腹腔壁腹膜），除对所有可疑部位进行活检外，还应在膀胱腹膜返折、后陷凹、两侧结肠沟、横膈，以及两侧盆腔侧壁进行随机活检。

4）大网膜切除。

5）探查和切除卵巢肿物时应注意尽量避免肿物破裂。

6）全子宫和双输卵管卵巢切除（卵巢动静脉高位结扎）。

7）与肿物的粘连分解后可疑的粘连断端应送病理检查。

8）盆腔及腹主动脉旁淋巴结清除（肠系膜下动脉水平）淋巴清扫应尽量彻底，不要以淋巴活检代替淋巴清扫。

9）上皮性癌应常规切除阑尾，阑尾的转移率高达 19.8%。

（2）卵巢癌保留生育功能手术：即保留子宫和对侧附件。其余手术范围同分期手术。应在告知肿瘤的扩散范围及可能的预后，在与患者进行充分沟通、知情同意的情况下，进行保留生育功能的分期手术。

早期卵巢上皮性癌保留生育功能手术指征：

1. 患者年轻，有生育要求；

2. ⅠA 期，分化良好；

3. 对侧卵巢外观正常（不需进行楔切活检，因可能影响今后的生育）；

4. 腹腔细胞学检查阴性；

5. 高危区，如子宫直肠陷窝、大网膜、肠系膜、结肠侧沟、横膈和腹膜后淋巴结等，探查活检均阴性；

6. 可按要求随访。

此术式亦可用于需要生育的ⅠA 期性索间质肿瘤和各期恶性生殖细胞肿瘤。生育完成后可根据情况行二次手术切除子宫及对侧附件。

3. 晚期和复发性卵巢癌的手术治疗　治疗原则首选手术，辅以化疗、放疗和生物治疗。

（1）初次肿瘤细胞减灭术（primary cytoreductive surgery）：初次剖腹手术是为减少肿瘤负荷，同时明确肿瘤诊断和分期而进行的手术。原则是尽最大努力切除原发灶及一切转移瘤。若残余癌灶直径 <1cm，为满意的肿瘤细胞减灭术（optimal cytoreductive surgery），残余癌灶直径 >1cm，称为不满意的肿瘤细胞减灭术（suboptimal cytoreductive surgery）。临床研究显示晚期卵巢癌患者手术后残留灶的大小是判断预后最重要的因素之一。

（2）二次肿瘤细胞减灭术（secondary cytoreductive surgery）：泛指所有为再次减少肿瘤负荷而进行的手术，常常用于首次治疗后达到临床完全缓解又复发的患者。目前尚无临床随机对照试验证实手术治疗复发性卵巢癌的效果。

（3）中间性肿瘤细胞减灭术（intermediate cytoreductive surgery）：当肿瘤巨大、固定或存在肝、肺等远处转移以及有大量胸腹水而增加手术危险性时，术前化疗可使肿瘤缩小、松动，使转移灶消失；若胸腹腔给药，还可控制胸腹水，促进吸收，减少组织水肿，改善全身情况，有利于肿瘤细胞减灭术的实施和完成，提高病人的生存率，从而使原来无法手术的患者受益。

（4）二次探查术（second look laparotomy）：对卵巢癌来说，指满意的肿瘤细胞减灭术后经过至少 6 个疗程的化疗，通过妇科检查、影像学辅助检查和实验室检测均无肿瘤复发迹象，临床达到

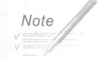

完全缓解,再次施行的剖腹探查术。目的:①了解盆、腹腔有无复发;②是否可停止化疗或再行少数几个疗程作为巩固化疗;③是否应更换化疗方案,或改用其他治疗方法等。旨在减少不必要的过度治疗。随着临床肿瘤监测、随访技术和方法的进步,目前在许多大的妇科肿瘤中心二探术已不再是常规手术。

4. **卵巢上皮性癌术后化疗**　大多数卵巢上皮性癌患者均需接受术后化疗。I期部分患者可以不化疗,全面分期手术后的IA或IB期/G1的患者,单纯手术治疗后的生存率可达90%以上,术后不需化疗,可观察随访。IA或IB期/G2的患者术后可选择观察随访或化疗。但是IA、IB期/G3、IC期以及Ⅱ~Ⅳ期的患者术后均需化疗。

化疗途径有静脉化疗和腹腔化疗。I期患者推荐静脉化疗。对于接受满意细胞减灭手术、残留肿瘤最大径≤1cm的Ⅲ期患者,推荐给予腹腔化疗。晚期病例(Ⅱ~Ⅳ期)推荐给予6~8个周期化疗。早期病例推荐给予3~6个周期化疗。首选化疗方案:紫杉醇联合卡铂静脉化疗、多西他赛联合卡铂静脉化疗、紫杉醇联合顺铂。对于肿瘤较大的、大量腹水、无法手术的Ⅲ~Ⅳ期患者术前也可考虑进行新辅助治疗。

常用化疗方案(详见第十九章):

(1) 腹腔化疗(IP)/静脉化疗(IV)方案:第1天:紫杉醇135mg/m² 持续静脉滴注>3小时或>24小时;第2天:顺铂75~100mg/m² 腹腔化疗(紫杉醇后);第8天:紫杉醇60mg/m² 腹腔化疗。每3周一疗程,共6个疗程。

(2) 静脉化疗方案:①紫杉醇175mg/m² 静脉滴注>3小时,卡铂AUC5-7静脉滴注>1小时,每3周一疗程,共6个疗程。②多西他赛60~75mg/m² 静脉滴注>1小时,卡铂:AUC5-6静脉滴注>1小时,每3周一疗程,共6个疗程。

【预后】

卵巢恶性肿瘤的预后与病理分级、生物学因素、临床分期、残留病灶大小、瘤体减灭满意与否、术后化疗是否敏感以及有无肿瘤复发和耐药等因素有关。

I期患者的5年生存率为80%~90%,Ⅱ期为40%~60%,Ⅲ期为10%~15%,Ⅳ期为<5%。

【复发卵巢癌】

复发性卵巢癌(recurrent ovarian cancer)的处理已成为临床亟待解决的重要问题。随着卵巢癌治疗的进步和新的化疗药物的不断出现,卵巢癌已经演变成为需要长期临床关怀和治疗的慢性疾病。

1. **复发性卵巢癌定义和分型**　复发性卵巢癌指经过满意的瘤体减灭术和正规足量化疗后达到临床完全缓解,停药半年后出现的肿瘤复发。根据患者对铂类药物的敏感性和复发的时间,将复发性卵巢癌大致分为以下两大类型。

(1) 铂类敏感型:初次采用以铂类为基础的化疗并已获得临床证实的缓解,停药超过6个月,才出现复发病灶,认为属于铂类敏感型复发性卵巢癌。

(2) 铂类耐药型:①原发铂类耐药的患者为在首次以铂类为基础的辅助治疗期间肿瘤进展或稳定,或化疗结束后6个月内复发的患者;②继发铂类耐药为首次治疗时对铂类敏感但再次用以铂类为基础的化疗无缓解的患者。

2. **复发性卵巢癌诊断**　目前临床上有多种方法用于卵巢癌复发的监测,如体格检查、血清CA125测定、影像学检查以及二次探查术等。

中华医学会妇科肿瘤分会制订的复发性卵巢恶性肿瘤的诊治规范中有关卵巢恶性肿瘤复发的迹象和证据包括:①肿瘤标志物升高;②出现胸腹水;③身体检查发现肿块;④影像学检查发现肿块;⑤发生不明原因肠梗阻。以上各项只要存在1项,即可考虑肿瘤复发;出现2项,肿瘤复发的可能性更大。肿瘤复发的诊断最好有病理检查报告的支持。

3. **复发性卵巢癌治疗**　卵巢癌一旦复发,治愈的可能性极小。故复发性卵巢癌的治疗目的不是为了治愈,而是依据个体化原则进行姑息性治疗,即改善症状、控制病情、提高生存质量、延长生存期。

目前,能手术的铂类敏感型复发性卵巢癌,治疗原则仍以尽可能的二次肿瘤细胞减灭术和辅以化疗为主;不能手术者选择以铂类抗癌药物为主的联合化疗。耐药型复发性卵巢癌则选择二线化疗方案,并推荐参加临床试验。

二、性索-间质肿瘤

卵巢性索-间质肿瘤(sex cord-stromal tumor)是起源于胚胎期性腺的性索间充质细胞的肿瘤,占卵巢恶性肿瘤的比例小于5%,是卵巢肿瘤主要亚型中最少见的一种。颗粒细胞和支持细胞起源于性索,卵泡膜细胞、莱狄细胞和成纤维细胞起源于间充质细胞。这一原始的性腺间质具有双向的性潜能。因此其形成的肿瘤可由男性细胞构成(支持细胞或莱狄细胞),也可由女性细胞构成(颗粒细胞或卵泡膜细胞)。

卵巢性索-间质肿瘤可发生在各个年龄段的女性。颗粒细胞瘤、支持-间质细胞瘤和硬化间质肿瘤主要发生在青春期前期的少女和30岁以内的女性。而成人颗粒细胞瘤通常发生在中老年女性,45~55岁是发病高峰。

该类肿瘤因具有分泌激素特征,临床上也称之为"功能性肿瘤"。发生在青春期前少女的卵巢性索-间质肿瘤中,超过80%以同性假性性成熟为首发特征。青春期患者常伴有继发性闭经,常伴有腹部疼痛或腹部膨隆。成年女性中月经过多和绝经后阴道出血是最常见的症状。该类肿瘤的典型表现为绝经后阴道流血,迅速进展的雄激素过多产生的皮肤红斑、附件混合包块。

手术切除是卵巢性索-间质肿瘤的首选治疗方法。肿瘤通常局限于一侧卵巢。早期年轻患者行患侧附件切除,晚期患者术后需要以铂类药物为基础的化疗。卵巢性索-间质肿瘤患者预后良好,其主要原因是该类肿瘤能早期诊断,及时行治愈性手术。

1. 纯间质肿瘤(pure stromal tumor)

(1) 纤维瘤(fibroma):纤维瘤是相对常见的、激素分泌不活跃的卵巢性索-间质肿瘤。该瘤系良性,呈实性,来源于产生胶原的梭形间质细胞。纤维瘤可能产生胸腹水,引起像上皮性卵巢癌一样的临床表现,这种现象被称之为麦格斯综合征(Meigs syndrome)。

(2) 卵泡膜细胞瘤(thecoma):卵泡膜细胞瘤是性索-间质肿瘤中较常见的亚型。该瘤发病年龄多在65岁左右,30岁以前发病少见。卵泡膜细胞瘤的激素活性是性索-间质肿瘤中最高的,常产生过多的雄激素。因此,常以异常阴道流血或盆腔肿块为首发症状和体征,或两者都有。多数患者同时有子宫内膜不典型增生或子宫内膜腺癌。肿瘤由充满脂质的间质细胞组成,偶尔出现黄素化。其中50%黄素化的卵泡膜细胞瘤患者激素分泌不活跃,或产生过多雄激素,从而表现为男性化。

卵泡膜细胞瘤呈实性,类似于正常围绕在卵巢滤泡周围的卵泡膜细胞。由于这一结构,超声表现为实性附件肿块,可与浆膜下平滑肌瘤混淆。

卵泡膜细胞瘤临床上呈良性经过,手术切除可治愈。

(3) 硬化性间质瘤(sclerosing stromal tumor):硬化性间质瘤罕见,其占卵巢性索-间质瘤的比例<5%。该瘤的发病年龄为2~76岁,平均为21岁,80%发生于30岁以前。肿瘤大小从微型至20cm不等。组织学上出现有水肿的结缔组织包绕的细胞假小叶结构及血管形成增多、大部分区域硬化等,均为其区别于其他疾病的特点。临床上为良性,典型者多为单侧,月经不规则和盆腔疼痛均为常见症状。很少出现腹水,激素分泌不活跃。

(4) 甾体细胞肿瘤(steroid cell tumor):甾体细胞肿瘤占卵巢性索-间质肿瘤的比例不到5%。各年龄段均可发病,平均发病年龄为25岁左右。该瘤全部或主要由分泌甾体激素样细胞构成,并按细胞的组织学构成分类。

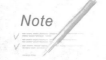
Note

该瘤多见于绝经后妇女,往往表现为雌激素过多症状,仅少数病人患者有雄激素过多的表现。镜下瘤细胞胞质内含有特征性的间质细胞晶体(reinke crystals)。因该类肿瘤分泌睾酮,临床上会出现高雄激素血症、闭经和男性化表现。

2. 混合性性索 - 间质细胞肿瘤(mixed sex cord-stromal tumor)　支持 - 间质细胞肿瘤(sertoli-Leydig cell tumor):支持 - 间质细胞瘤仅占卵巢性索 - 间质瘤的 5%~10%,平均发病年龄为 25 岁,90% 的患者为生育期妇女。

肿瘤直径 1~50cm 不等,平均 13cm。支持 - 间质细胞瘤多为黄色,呈小叶状。肿瘤质地多为实性,部分囊性。其内壁含或不含息肉样结构或血管样结构。镜下肿瘤形态各异,含有类似上皮细胞和睾丸间质样细胞。支持 - 间质细胞瘤有 4 种分化亚型:高分化、中分化、低分化、网状型,其中有相当大的重叠,高分化肿瘤临床上都为良性。

该类肿瘤产生类固醇激素,10% 的病人临床上有雄激素过多的症状,表现为多毛、短暂性秃头、声音变粗、阴蒂增大等,闭经较常见。因此,若术前发现患者有单侧可触及的附件肿块和雄激素过多症状,应高度怀疑支持 - 间质细胞瘤可能。这些病人若血清睾酮和雄烯二酮的比值升高进一步支持诊断。

15%~20% 的支持 - 间质细胞瘤临床上呈恶性,其预后与肿瘤的分期和分化程度相关。I 期病人 5 年生存率超过 90%。

3. 纯性索肿瘤　卵巢性索 - 间质肿瘤中,颗粒细胞瘤占 70%。该瘤被认为是由位于卵巢滤泡内的、环绕生发细胞周围的细胞发展而来。依据临床和组织学观察,颗粒细胞瘤被分为两种亚型:成人型和幼年型,分别占 95% 和 5%。

(1) 成人型颗粒细胞瘤:颗粒细胞瘤 95% 为成人型,为低度恶性肿瘤,往往呈无痛性生长。95% 为单侧,80%~90% 诊断时为 I 期。年龄多大于 30 岁,平均发病年龄 52 岁。月经过多和绝经后阴道出血是常见症状,表明子宫内膜长期持续暴露于雌激素环境(见下一案例),如果绝经后妇女发现盆腔包块,并出现阴道出血症状,应考虑到卵巢性索 - 间质肿瘤可能,临床上还需要与子宫内膜癌、宫颈癌等子宫恶性肿瘤鉴别。1/4 成人型颗粒细胞瘤患者可合并子宫内膜不典型增生或子宫内膜腺癌。继发性闭经偶有报道。

大体所见,成人型颗粒细胞瘤体积大,呈多囊性,直径多超过 10~15cm。肿瘤内部以含有形态各异的实性和囊性结构为特点,并伴有出血灶。镜下的特征性表现为 Call-Exner 小体—颗粒细胞围绕一嗜伊红液体空间呈菊花样排列。

如果确诊为成人型颗粒细胞瘤,需要进行肿瘤标志物检测,包括抑制素 A、抑制素 B 和血清雌二醇水平。雌二醇的术后监测作用有限,特别是对于那些年轻的、渴望保留生育功能的妇女及那些保留对侧卵巢的妇女。

颗粒细胞瘤通常进展缓慢,肿瘤高分期以及有残余肿瘤灶为其不良预后因素。I 期患者的 5 年生存率为 85%~95%,Ⅱ ~ Ⅳ期患者 5 年生存率为 30%~50%。卵巢颗粒细胞瘤具备晚期复发特点,复发的中位时间为 6 年,最长可 30 年。

(2) 幼年型颗粒细胞瘤:幼年型颗粒细胞瘤多于儿童和年轻女性,发病年龄可从新生儿 ~67 岁不等,平均发病年龄为 13 岁,50% 发生在青春期前。幼年型颗粒细胞瘤有时伴发内生软骨瘤病和马富奇综合征(Maffucci syndrome)。

受卵巢颗粒细胞瘤的影响,患者雌激素、孕酮和睾酮的水平可能升高,而促性腺激素水平降低。常表现为月经不规则或闭经。青春期前的女孩表现为典型的同性性早熟,其特点是乳房增大、出现阴毛、阴道分泌物及其他第二性征等。少数情况下,肿瘤分泌雄激素,会出现男性化症状。临床上,幼年型颗粒细胞瘤的延误诊断常见。

幼年型颗粒细胞瘤肉眼观与成人型类似,实性或囊性,形态各异。瘤体积可很大,平均直径为 12cm。镜下,细胞呈圆形,可与成人型颗粒细胞瘤相区别。Call-Exner 小体罕见,但卵泡膜细胞成分常见。

该瘤预后良好,5 年生存率为 95%。与成人型颗粒细胞瘤相似,95% 的幼年型颗粒细胞瘤单侧发生,诊断时多为I期。然而,该瘤晚期侵袭性较成人型强,复发和生存时间都相对较短。复发间隔多在 3 年以内,超过 3 年少见。

(3) 支持细胞瘤:卵巢支持细胞瘤罕见,其占所有卵巢性索 - 间质肿瘤的比例 <5%。发病年龄 2~76 岁不等,诊断时患者平均年龄为 30 岁。1/4 的患者有雌激素过多或雄激素过多的表现。但大多数肿瘤临床上无内分泌功能。

典型支持细胞瘤为单侧、实性、黄色,大小 4~12cm,起源于能形成输精管的细胞。该瘤在组织学上常被归入特征性小管。然而支持细胞瘤能与许多其他肿瘤混淆,该瘤进行免疫染色对确诊非常重要。

诊断时,超过 80% 为I期。临床上多数为良性。细胞中度不典型增生、有丝分裂象活跃及肿瘤细胞坏死,则提示肿瘤具有更大的恶性潜能,多见于 10% 的I期患者和大多数 Ⅱ ~ Ⅳ期的患者。若出现上述征象,复发的危险性也增高。

(4) 环状小管性索细胞瘤:环状小管性索细胞瘤占卵巢性索 - 间质肿瘤的 5%,其特点是含有戒指样小管和独特的细胞成分,其组织学特点介于支持细胞瘤和颗粒细胞瘤之间。临床上,该瘤有两种不同的类型。其中一种占 1/3,临床上呈良性,发生于 PJS(Peutz-Jeghers syndrome)综合征的患者。该亚型的肿瘤体积较小,多病灶发生,可有钙化,双侧发生,偶尔被诊断。15%PJS 患者可发生宫颈恶性腺瘤,其是一种罕见的、极度高分化的腺癌。另 2/3 患者没有 PJS。这一亚型的肿瘤体积相对较大,单侧发生,有不同的症状,其中 15%~20% 临床上为恶性。

> **案例**
>
> 患者女,60 岁,绝经 10 年。既往体健,自述 3 个月来阴道不规则流血,量少,色鲜红,否认近期使用含激素类的药物。妇科检查:宫颈轻度糜烂,无接触性出血,子宫大小如育龄期妇女,左侧附件区扪及囊性肿块,活动度好,未及压痛,其余体格检查无特殊。妇科超声:子宫 5cm×5cm×3cm,内膜 6mm,回声不均匀,左侧附件探及一直径约 4.5cm 混合回声区,见彩色血流。完善术前准备后行探查手术。术中所见:子宫如育龄期大小,左侧卵巢呈囊性增大,表面光滑,未见腹水。手术切除左侧附件,剖视肿瘤切面呈黄褐色,囊实性,见出血坏死。术中送冷冻病理提示为卵巢成年型颗粒细胞瘤,遂行分期手术。

【卵巢性索间质肿瘤的治疗】

1. **手术治疗**　卵巢性索 - 间质肿瘤患者的主要治疗方法是手术切除,经腹或腹腔镜进行手术分期,颗粒细胞肿瘤可不切除淋巴结。对于无生育要求的妇女,应行包括全子宫及双附件切除术在内的分期手术。对于I期低危的年轻患者,可行保留子宫及生育功能的单侧附件切除术。同时,需进行子宫内膜取样检查,特别是在只行保留生育功能手术的颗粒细胞瘤患者或卵泡膜细胞瘤患者,因为许多这样的病人有共存的子宫内膜不典型增生或子宫内膜腺癌,而这将影响是否切除子宫。

手术切除产生激素的性索 - 间质肿瘤后,术前高水平的性类固醇激素很快下降。然而,由这些激素水平升高导致的身体症状,部分或全部术后会慢慢消失。

2. **化疗**　性索 - 间质肿瘤的治疗以手术切除为主,I期高危的卵巢恶性性索 - 间质肿瘤患者需要辅助化疗,高危因素包括肿瘤体积较大,最大直径超过 10~15cm;肿瘤破裂;分化差。应行以铂类为基础的化疗,PEB(顺铂 + 依托泊苷 + 博来霉素)或 PVB(顺铂 + 长春新碱 + 博来霉素)方案,化疗 3~4 个疗程。此外,Ⅱ~Ⅳ期患者需行术后治疗 PEB 或 PVB 方案,化疗 4~6 个疗程。

3. 放疗 目前,术后放疗治疗卵巢性索 - 间质肿瘤的作用有限。化疗通常是术后首选的治疗,因为其通常耐受性更好,能更广泛地获得并更容易实施。放疗可用于局限性病灶或部分复发患者。

4. 预后 一般而言,卵巢性索 - 间质肿瘤的预后较上皮性卵巢癌好,主要是因为大多数患者诊断时处于I期。虽然Ⅱ~Ⅳ期肿瘤罕见,但其预后不良,与相应分期的上皮性卵巢癌的预后相似。手术分期是影响预后的临床因素中最重要的因素。影响预后的独立预测因子:年龄<40岁;肿瘤体积较小;肿瘤被完全切除。

三、卵巢生殖细胞肿瘤

卵巢生殖细胞肿瘤(ovarian germ cell tumors)来源于卵巢原始生殖细胞,在卵巢肿瘤中占第3位。目前最常见的亚型是卵巢囊性成熟性畸胎瘤,该亚型占卵巢生殖细胞肿瘤的95%,其临床表现为良性。主要包括无性细胞瘤、卵黄囊瘤、未成熟畸胎瘤和其他罕见类型。

卵巢恶性生殖细胞肿瘤区别于卵巢上皮性肿瘤,具有三个典型特征:①患者典型发病年龄较轻,通常为青春期或25岁之前;②绝大多数患者确诊时临床分期为I期;③肿瘤化疗敏感性高,预后佳,包括病变进展期患者。因此,对有生育要求的卵巢恶性生殖细胞肿瘤患者首选保留生育功能的手术,且绝大多数无须术后化疗。

卵巢恶性生殖细胞肿瘤的肿瘤标志物也不同于上皮性卵巢癌,血清AFP对卵黄囊瘤有特异性诊断价值。未成熟畸胎瘤、混合性无性细胞瘤中含卵黄囊成分者,AFP也可升高。另外,血清hCG在诊断卵巢非妊娠性绒癌具有价值。但是,当患者血清hCG升高时,应首先除外妊娠相关疾病,如宫内妊娠、异位妊娠以及妊娠滋养细胞肿瘤。病理组织学上卵巢非妊娠性绒癌还需与妊娠性绒癌鉴别。妊娠性绒癌患者多为生育年龄、已婚、有停经史。镜下所见可见到混合其他恶性生殖细胞肿瘤成分,尤其是无性细胞瘤成分;单纯性卵巢非妊娠性绒癌很罕见。当临床和病理鉴别困难时,需要短串联重复序列(short tandem repeat,STR)区别卵巢妊娠性绒癌与非妊娠绒癌(表17-5)。

表 17-5 卵巢恶性生殖细胞肿瘤血清肿瘤标志物

病理组织学	AFP	hCG
无性细胞瘤	−	±
卵黄囊瘤	++	−
未成熟畸胎瘤	±	−
非妊娠绒癌	−	+
胚胎性癌	++	+
混合生殖细胞肿瘤	±	±

AFP= 甲胎蛋白;hCG= 人绒毛膜促性腺激素

1. 无性细胞瘤(dysgerminoma) 无性细胞瘤在卵巢恶性生殖细胞肿瘤最常见,妊娠期多见。约5%的无性细胞瘤发生于性腺核型异常表型的女性,尤其是当含有一条正常或异常Y染色体时,如Turner综合征镶嵌型(45,X/46,XY)、Klinefelter综合征(46,XY,男性假两性畸形),以及Swyer综合征(46,XY,单纯性腺发育障碍症)。染色体异常的肿瘤可能发生退行性变或恶变,最常见转归为无性细胞瘤。因为40%的含Y染色体的成性腺细胞瘤会发生恶变,故临床上应施行双侧卵巢切除术。

无性细胞瘤15%~20%为双侧。5%患者因混合性合体滋养细胞分泌,血清hCG升高。无性细胞瘤大体表现多样,大多为实质性,色泽粉红至棕褐或奶油样,分叶状肿块。镜检见单一增殖的圆形、多面体透明大细胞,胞浆含有丰富糖原,以及有一个或多个明显核仁的类似中央细胞核。

无性细胞瘤治疗包括保留生育功能的患侧附件切除术和全面手术分期。除无性细胞瘤Ⅰ期术后可观察外,其他分期的肿瘤患者术后均需化疗,多选 BEP(博来霉素 + 依托泊苷 + 顺铂)方案。无性细胞瘤预后良好。3/4 患者确诊时为Ⅰ期,而且 5 年生存率超过 95%。即使病变进展者,化疗后生存率仍较高。

2. 卵黄囊瘤(york sac tumours)　卵黄囊瘤既往占所有恶性卵巢生殖细胞肿瘤的 20%。1/3 患者在初潮前发病。

肿瘤大体检查实性肿块质地较脆,局部坏死、出血,通常伴囊性变和破裂。卵黄囊瘤镜检表现多样。最常见为疏松网状和内皮窦样结构。Scbiller-duval 小体为其特异性改变。血清 AFP 水平能作为可靠的肿瘤治疗后监测标志物。

卵黄囊瘤是病死率最高的卵巢恶性生殖细胞肿瘤类型。所有患者无论分期如何,都需化疗。2/3 患者疾病分期为Ⅰ期,5 年存活率达 80%。由于卵黄囊瘤具有迅速生长、腹腔播散、血行远处肺部转移倾向。因此,Ⅱ~Ⅳ期患者生存率低下,小于 10%。确诊后 2 年内死亡率超过 90%。预后不良因素包括分期、手术分期后病灶残余以及是否存在腹水。

3. 成熟畸胎瘤(mature teratoma)　为良性肿瘤,是卵巢肿瘤中最常见类型之一(25%),占卵巢畸胎瘤的 95%。此类肿瘤可由内、中、外三个原始胚层来源的成熟组织构成,但以外胚层来源的皮肤及其附件成分构成的囊性畸胎瘤为多,也称皮样囊肿(dermoid cyst)。多数为囊性,少数为实性。

多数发生在单侧,双侧较少。肿瘤体积大小不等,圆形或分叶状,表面光滑。切面多数为单房,少数多房,房内充满黄色油腻样物、角化物与毛发混合物;镜下可见到三胚层各种类型的成熟组织,其中以皮肤、皮脂腺、汗腺、毛囊及脂肪最多见;其次为软骨、神经胶质、神经细胞、骨及呼吸上皮;其他如甲状腺、胃肠上皮及牙齿等较少见。

成熟畸胎瘤可见于女性各年龄组,以 20~40 岁居多。一般无症状,当肿瘤体积增大时,有腹胀、轻度腹痛及压迫症状。如肿瘤发生扭转或破裂、感染时,出现急腹症表现。

4. 未成熟畸胎瘤(immature teratoma)　未成熟畸胎瘤占全部卵巢恶性生殖细胞肿瘤的 20%,多见于年轻女性。

此类肿瘤大块圆形或分叶状、疏松或实质性肿块。其时常穿透卵巢包膜并局部浸润。未成熟畸胎瘤内部多呈实质性伴散在囊样结构,实质性部分为未成熟组织、软骨、骨组织或数者结合体,而囊性结构则含有浆液或黏液、胎脂与毛发。

镜检时可见杂乱混合的组织。未成熟成分中,几乎总占据主导地位的神经外胚层组织是由圆形恶性小细胞按原始管状或片状排列而成,可伴随神经胶质结构。主要根据未成熟神经组织含量将肿瘤分为 1 至 3 级。

未成熟畸胎瘤复发转移率较高,预后与 FIGO 分期相关。未成熟畸胎瘤可伴发腹膜散在成熟组织种植灶,但并不影响肿瘤分期或预期生存率。2/3 未成熟畸胎瘤确诊时为Ⅰ期,5 年生存率为 90%~95%。未成熟畸胎瘤Ⅰ A 期(G1)的患者预后良好,术后无须辅助化疗。

5. 混合型生殖细胞肿瘤(mixed germ cell tumours)　10% 的卵巢生殖细胞肿瘤患者存在混合型细胞分化。无性细胞瘤是最常见的成分,一般与卵黄囊瘤和未成熟畸胎瘤类型之一或两种同时伴发。因此,初诊为单纯无性细胞瘤患者存在血清 hCG 和 AFP 特异性升高时,须通过全面病理组织学检查进一步寻找生殖细胞其他成分的存在依据。治疗方案和预后则取决于非无性细胞瘤成分。

【卵巢生殖细胞肿瘤的治疗】

1. 手术　对于无生育要求的卵巢恶性生殖细胞肿瘤的患者,应行全面的分期手术。儿童或

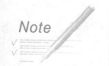

年轻未生育患者,应行保留生育功能的分期手术,但是儿童和青春期的早期恶性生殖细胞肿瘤可不切除淋巴结。

2. 化疗　对I期无性细胞瘤和IA期G1未成熟畸胎瘤患者,无须附加化疗。但是,病变更重或其他病理组织学类型卵巢恶性生殖细胞肿瘤,术后应辅助化疗。尽管没有随机临床研究证据,BEP方案仍被认为是卵巢恶性生殖细胞肿瘤的标准疗法。该方案与顺铂、长春碱及博来霉素联合化疗(PVB)方案比较,疗效相当,但毒性较弱。

3. 放疗　化疗已取代放疗成为所有类型卵巢恶性生殖细胞肿瘤首选的辅助治疗。目前放疗仅用于化疗耐药的恶性生殖细胞肿瘤。

【卵巢恶性肿瘤的随访】

规范化随访是卵巢恶性肿瘤整个治疗过程中非常重要的一个环节。术后随访时间:术后2年,每3个月1次;术后3~5年,每6个月1次;术后5年以上者,每年1次。

卵巢恶性肿瘤的随访内容包括:详细的病史询问,体格检查,盆腔检查,影像学检查(超声检查、CT、MRI、PET-CT可选择),肿瘤标志物是卵巢肿瘤临床随访必须完成的项目(CA125、HE4、AFP等)。

【小结】

卵巢肿瘤是常见的妇科肿瘤,其组织学类型繁多,不同类型的肿瘤有不同的生物学行为。卵巢肿瘤可发生于任何年龄。由于卵巢位于盆腔深部,卵巢上皮性恶性肿瘤在早期不易发现,70%~80%发现时已是晚期,60%~70%在3年内复发,5年生存率在30%左右。卵巢肿瘤的治疗原则:根据患者年龄、生育要求、肿瘤性质、生长状态、分化程度、转移与否等多个临床病理因素制订个体化治疗方案。卵巢恶性肿瘤原则上早期行全面的分期手术,晚期则行肿瘤细胞减灭术和术后化疗。

【思考题】

1. 试述卵巢肿瘤的组织学分类?
2. 卵巢肿瘤的并发症有哪些?
3. 如何鉴别良性和恶性卵巢肿瘤?
4. 试述卵巢上皮性肿瘤的治疗原则?

第四节　输卵管良性疾病

一、输卵管瘤样病变

包括输卵管黏膜增生、输卵管 - 卵巢脓肿、结节性输卵管炎和输卵管内膜异位症。

【输卵管黏膜增生】

输卵管黏膜增生(tubal hyperplasia)指在输卵管慢性炎症过程中,增生的上皮形成假腺样及筛状结构浸润管壁,伴间质增生。多发生在年轻女性,有慢性盆腔炎症病史,文献报道,长期应用他莫昔芬可导致输卵管上皮不典型增生。组织学上常被误诊为输卵管癌,镜下缺少核分裂象和细胞核轻微非典型性有助于鉴别诊断。

【输卵管 - 卵巢脓肿】

输卵管 - 卵巢脓肿(tubo-ovarian abscess)多为急性输卵管炎未得到及时治疗进展所致。发

Note

炎的输卵管伞端和卵巢粘连形成输卵管卵巢炎,炎症通过排卵的破孔累及卵巢实质,形成输卵管 - 卵巢脓肿,严重者可导致卵巢组织永久性破坏。输卵管 - 卵巢脓肿可发生在一侧或双侧。如果输卵管炎症伞端闭锁,可形成输卵管积脓。临床上表现为慢性盆腔痛、不孕和炎症反复发作。输卵管 - 卵巢脓肿治疗以抗炎为主,无好转则选择手术治疗(详见第十七章第二节)。

【结节性峡部输卵管炎】

结节性峡部输卵管炎(salpingitis isthmica nodosa)是输卵管憩室的一种表现形式,常伴有不孕和异位妊娠。

【输卵管内膜异位症】

输卵管内膜异位症(endosalpingiosis)指间皮转化为具有纤毛细胞和分泌细胞的输卵管上皮,是一种良性病变。输卵管内膜异位症可异位在腹膜、子宫浆膜和附件,但是输卵管内膜异位症常无子宫内膜间质,可见砂粒体和异型性。临床上多为偶然发现,可有盆腔痛症状。

二、输卵管妊娠

在异位妊娠中,95% 为输卵管妊娠(tubal pregnancy),其中以壶腹部妊娠为最多见。由于输卵管管腔狭窄,管壁薄、缺少黏膜下组织、肌层薄弱,不利于胚胎生长,所以输卵管妊娠往往在妊娠 8~12 周发生流产或破裂,引起下腹痛。

【发病相关因素】

慢性输卵管炎症、有前次输卵管妊娠或手术史、输卵管发育异常等。

【症状和体征】

典型症状有停经、腹痛、阴道出血。临床上常被易误诊为宫内妊娠流产。输卵管妊娠破裂可有腹痛,腹腔内出血严重者可引起急腹症、晕厥和休克。盆腔检查:输卵管妊娠未破裂者,可于子宫旁触及增厚和包块;破裂者宫颈有举痛、后穹隆饱满且触痛。可借助血 hCG 和超声诊断。

【治疗】

包括保守治疗和手术治疗(详见第八章第二节)。

【小结】

常见的输卵管良性疾病为非输卵管肿瘤的良性病变,包括输卵管瘤样病变和输卵管妊娠,输卵管瘤样病变包括输卵管黏膜增生、输卵管 - 卵巢脓肿、结节性输卵管炎和输卵管内膜异位症。

【思考题】

如何鉴别输卵管良性疾病和输卵管良性肿瘤?

第五节　输卵管肿瘤

输卵管肿瘤在妇科肿瘤中较少见,有良性肿瘤和恶性肿瘤。组织学类型与卵巢肿瘤相似,临床症状和体征缺少特异性,易被误诊。

一、输卵管良性肿瘤

输卵管良性肿瘤较罕见,其组织种类较多,以息肉状腺纤维瘤、乳头状瘤多见,还有囊性腺纤维瘤、脂肪瘤和畸胎瘤等。

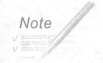

【症状和体征】

输卵管良性肿瘤较小的患者缺乏特异性症状和体征,临床上易发生漏诊和误诊。输卵管内膜异位症可有盆腔疼痛,结节性输卵管炎常伴有不孕和异位妊娠。大多数输卵管良性肿瘤在盆、腹腔手术时被发现。

【治疗】

主要为肿瘤切除或输卵管切除,预后良好。但输卵管乳头状瘤和畸胎瘤有发生恶变的可能,术中应行冷冻病理检查。

二、输卵管恶性肿瘤

凡是卵巢癌具有的组织学类型均可发生在输卵管,其中 50%~80% 为浆液性癌,其次为子宫内膜样癌(25%)、移行细胞癌、未分化癌或癌肉瘤,偶有输卵管发生滋养细胞疾病的报道。如同时发现有卵巢癌和输卵管癌发生,而原发部位不明确的肿瘤,则统称为输卵管 - 卵巢癌。

(一)原发性输卵管癌

原发性输卵管癌(primary carcinoma of fallopian tube)是非常罕见的妇科恶性肿瘤,占女性生殖道恶性肿瘤的 0.1%~1.8%,好发年龄为 40~65 岁,发病高峰年龄为 52~57 岁,超过 60% 的原发性输卵管癌发生于绝经后妇女。最常见的症状体征是阴道排液、下腹痛和盆腔包块。由于原发性输卵管癌组织学特征和生物学行为与卵巢上皮性癌相似,因此处理参照卵巢上皮性癌。

【病因】

输卵管癌的病因尚未明确。1978 年 Tatum HJ 报道,在输卵管癌患者中,约 70% 的有慢性输卵管炎,50% 有不孕史,推测慢性炎性可能是输卵管癌的发病诱因。由于输卵管与卵巢上皮性癌均起源于苗勒管上皮,故认为和卵巢癌有相似的病因学基础和基因异常,如与 $BRCA1$ 和 $BRCA2$、$p53$ 和 k-ras 等基因突变有关。

【病理】

1. 巨检　最常见的原发部位为壶腹部,其次为伞部。病变多为单侧,早期肿瘤局限于黏膜时,外观可正常,触诊柔软,常为输卵管积血、积脓或积水;随着病程进展,输卵管增粗,呈不规则形或腊肠形,伞端与周围组织粘连闭锁。晚期肿瘤则侵犯整个输卵管,穿透输卵管浆膜面或从伞端突出。输卵管剖面可见乳头或菜花样组织,管腔扩大,管壁增厚,内有积水或积血。

2. 镜检　乳头状腺癌最多见。输卵管腺癌的组织学分型分为 3 级,分级越高,恶性程度越高,预后越差。I级为乳头型,分化较好,以乳头结构为主;Ⅱ级为乳头腺泡型,乳头结构仍存在,单细胞分化较差,异型性明显并有小腺泡或腺腔形成;Ⅲ级为腺泡髓样型,细胞分化差,核分裂象多,形成实性片状、巢状,有时可见腺泡结构(表 17-6)。

表 17-6　输卵管癌的病理学诊断标准

1. 肿瘤主体位于输卵管,由输卵管内膜发生,镜下主要为输卵管黏膜受累并呈乳头状结构。
2. 组织学类型为输卵管黏膜上皮。
3. 如果肿瘤累及输卵管壁,应能识别恶性和良性输卵管上皮的移行区。
4. 肿瘤位于输卵管,卵巢及子宫内膜正常,或见类似于输卵管癌的病理形态,但其肿瘤体积必须小于输卵管肿瘤。

【转移途径】

输卵管癌的转移途径与卵巢癌类似,以直接播散转移为主。输卵管伞端脱落的癌细胞播散种植至盆腹腔腹膜、大网膜、肠表面,或通过输卵管蠕动逆行向宫腔、宫颈及对侧输卵管蔓延,也可经淋巴管转移至腹主动脉旁淋巴结和盆腔淋巴结,晚期可经血行转移至肺、肝、脑等脏器。

Note

【分期】

采用 FIGO（2014 年）制定的手术病理分期（表 17-7）。

表 17-7　输卵管癌的手术病理分期（FIGO，2014 年）

FIGO 期别	肿瘤范围
I 期	癌局限于输卵管
IA 期	癌局限于单侧输卵管,扩展至黏膜下和(或)肌层,未穿破浆膜;腹水或腹腔冲洗液中未找到癌细胞
IB 期	癌局限于双侧输卵管,扩展至黏膜下和(或)肌层,未穿破浆膜;腹水或腹腔冲洗液中未找到癌细胞
IC 期	肿瘤局限于单侧或双侧输卵管
IC1 期	手术过程中肿瘤破裂
IC2 期	手术前出现肿瘤破裂或肿瘤穿破到达浆膜面
IC3 期	腹水或腹腔冲洗液中找到癌细胞
Ⅱ 期	单侧或双侧输卵管癌伴盆腔内扩散
Ⅱ A 期	癌扩散和(或)转移至子宫和(或)卵巢
Ⅱ B 期	癌扩散至其他盆腔内组织
Ⅲ 期	单侧或双侧输卵管癌伴盆腔外腹膜种植和(或)腹膜后淋巴结转移;肝脏或脾脏表面受累为 ⅢC 期
Ⅲ A 期	腹膜后淋巴结转移,伴或不伴腹腔腹膜表面镜下转移
Ⅲ A1 期	组织学或细胞学证实仅有腹膜后淋巴结转移
Ⅲ A(i)	转移肿瘤病灶最大径线≤10mm(非淋巴结径线)
Ⅲ A(ii)	转移肿瘤病灶最大径线 >10mm(非淋巴结径线)
Ⅲ A2 期	腹腔腹膜表面镜下转移,伴或不伴腹膜后淋巴结转移
Ⅲ B 期	肉眼可见肿瘤腹腔腹膜表面转移,直径≤2cm,伴或不伴腹膜后淋巴结转移
Ⅲ C 期	肉眼可见肿瘤腹腔腹膜表面转移,直径 >2cm,伴或不伴腹膜后淋巴结转移
Ⅳ 期	腹腔脏器以外的远处转移,肿瘤穿破肠壁、肝脏或脾脏实质受累为 ⅣB 期
Ⅳ A 期	胸腔细胞学阳性
Ⅳ B 期	腹腔脏器以外的远处转移,包括腹股沟淋巴结腹腔外的淋巴结转移

注释:与 2009 年相比,2014 年 FIGO 分期更新有以下几点:①删除原 0 期。②将术中或术前肿瘤破裂加入到 IC 期中。理由:研究认为肿瘤破裂可以影响患者预后,腹腔积液细胞学阳性也同样可以作为独立的预后评估因素,而肿瘤穿破浆膜层后,与腹膜接触机会增大,可能发生浆膜的种植。③删除原 ⅡC 期。④将腹膜后淋巴结转移降至 Ⅲ A 期。理由:85% 左右的 Ⅲ 期患者为浆液性癌,10% 不到的 I 期患者可有孤立的淋巴结转移,Ⅲ 期和 Ⅳ 期患者的淋巴结转移率为 55% 及 88%;单独的腹膜后淋巴结转移患者预后更好。⑤注意:肿瘤穿透肠壁及转移至肝、脾实质后为 ⅣB 期

【诊断】

1. 病史　常有原发或继发不孕史。

2. 临床表现　早期无症状,体征多不典型,易被忽视或延误诊断。典型的表现为阴道排液、腹痛和盆腔肿块,称为输卵管癌"三联征",只有不到 15% 的患者有典型的"三联征"。

（1）阴道排液:是输卵管癌患者最重要的临床症状,多为浆液性或浆液血性,量多少不等,常为间歇性。排液后下腹痛减轻,是因病变致间歇性输卵管积水所致。

（2）下腹痛:多发生于患侧,为钝痛,以后逐渐加剧呈痉挛绞痛,阴道排液后腹痛减轻。

（3）盆腔肿块:是输卵管癌的重要体征,妇科检查可扪及附件肿块,大小不一,活动受限或固定不动。

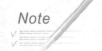
Note

（4）阴道出血：输卵管癌患者常有阴道不规则出血，因此，若高龄妇女出现不规则阴道流血而诊断性刮宫阴性者，也应考虑有输卵管癌的可能。

（5）其他：肿瘤增大后压迫或累及周围器官可致腹胀、尿频、尿急等，晚期出现恶病质表现。腹水较少见，淡黄色或血性。极少数病例是在行全子宫和双侧输卵管卵巢切除手术后，经病理检查时偶然发现。

【辅助诊断】

1. 细胞学检查　阴道脱落细胞学检查找到不典型腺上皮纤毛细胞，分段诊刮阴性排除子宫颈癌和内膜癌后，高度怀疑输卵管癌。当肿瘤穿破输卵管浆膜时可在腹水或腹腔冲液中找到恶性细胞。

2. 影像学检查　B 型超声、CT、MRI 等有助于术前分期，确定肿块大小、性状、有无转移及腹腔积液情况等。

3. 血清 CA125　不推荐作为早期筛查的手段。虽是输卵管癌诊断和预后判断的重要参考指标，但无特异性，主要用于治疗后的随访，在初次治疗后的升高相当有意义。

4. 腹腔镜检查　可直接观察输卵管及卵巢，并可同时取得组织及腹腔积液进行检查。

【鉴别诊断】

输卵管癌应与附件区炎性包块、卵巢肿瘤鉴别；有阴道排液者需与子宫内膜癌、宫颈癌鉴别；输卵管葡萄胎或绒癌则常误诊为异位妊娠。若输卵管占位病变不能排除输卵管癌，应尽早手术探查以确诊。

【治疗】

原发性输卵管癌的组织学特征、生物学行为和预后相关因素与卵巢浆液性癌相似，故处理原则参考卵巢上皮性癌，即早期以全面的分期手术和晚期以彻底的肿瘤细胞减灭手术为手术原则，术后辅助化疗。

1. 手术　早期患者应行全面分期手术（详见第十七章第三节），晚期行肿瘤细胞减灭术。对晚期患者而言，肿瘤减灭术后残余病灶大小与预后直接相关。

2. 化疗　多采用以铂类为基础的辅助化疗，常用 TC、TP 和 PAC 方案。输卵管癌患者与同期卵巢癌患者的预后近似或优于卵巢癌。目前尚无足够证据表明术后化疗对早期输卵管癌有益，鉴于晚期输卵管癌对铂类化疗的反应性与卵巢癌类似，大多数情况下对早期输卵管癌仍给予术后化疗。

【预后】

预后与临床期别、初次手术后残余肿瘤直径和输卵管肌层浸润深度密切相关。5 年生存率Ⅰ期患者为 65%，Ⅱ期为 50%~60%，Ⅲ~Ⅳ期为 10%~20%。

【随访】

参照卵巢上皮性癌（第十七章第三节）。

（二）遗传性输卵管癌

流行病学研究显示，输卵管癌患者的一级亲属发生卵巢癌和较早发生乳腺癌的风险增加，两项队列研究分析发现分别有 5% 和 11% 的输卵管癌患者同时患有乳腺癌，提示乳腺癌和输卵管癌之间的相关性。原因是由于野生型 *BRCA1* 和 *BRCA2* 等位基因缺失造成乳腺癌、输卵管癌和卵巢癌发生的高遗传风险。

遗传性输卵管癌是由输卵管内膜的固有层上皮发生，病理类型多为高级别浆液性腺癌。

其症状体征与散发输卵管癌患者相同，生存率同卵巢癌。

最近文献报道，对有 *BRCA1* 和 *BRCA2* 突变肿瘤家族史的绝经前妇女，在完成生育或因其他疾病行全子宫切除时，可行双侧输卵管预防性切除。在围绝经期或绝经后妇女可行预防性卵巢切除，能减少输卵管癌和（或）卵巢癌的发生。

Note

（三）输卵管癌肉瘤

输卵管癌肉瘤，临床比较罕见。主要发生在 50~60 岁的妇女，且确诊时多为晚期，多有腹痛、腹胀和异常阴道出血症状。如果能行满意的瘤体减灭手术，术后可选择以铂类为主的方案化疗。但预后差，大多在 2 年内死亡。

【小结】

输卵管肿瘤在妇科肿瘤中较少见，有良性肿瘤和恶性肿瘤。组织学类型与卵巢肿瘤相似，临床症状和体征缺少特异性，易被误诊。晚期输卵管癌表现为阴道排液、腹痛和盆腔肿块，称为输卵管癌"三联征"。处理原则参考卵巢上皮性癌。

【思考题】

1. 输卵管癌的"三联征"指的是什么？
2. 谈谈你对卵巢癌"二元论发生学说"的看法？

（鹿　欣）

参考文献

1. Robert JK，Maria LC，Robert HY，et al. 女性生殖器官 WHO 肿瘤分类 IARC，Lyon，2014.
2. 张建民. 病理学. 南昌：江西科学技术出版社，2004.
3. 丰有吉，沈铿. 妇产科学. 第 2 版. 北京：人民卫生出版社，2010.
4. 谢幸，苟文丽. 妇产科学. 第 8 版. 北京：人民卫生出版社，2013.
5. 曹泽毅. 中国妇科肿瘤学. 北京：人民军医出版社，2011.
6. John OS，Joseph IS，Lisa MH，et al. Williams Gynecology.New York：McGraw-Hill Companies，2008.
7. Rosai J. 阿克曼外科病理学. 第 9 版. 回允中 译. 北京：北京大学医学出版社，2006.

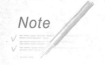

第十八章　妊娠合并常见妇科肿瘤

第一节　妊娠合并常见妇科良性肿瘤

【概述】

妊娠合并子宫肌瘤是常见妊娠合并症之一,发生率占妊娠总数 0.1%~1.0%。随着生育年龄推迟和超声技术的提高,妊娠合并子宫肌瘤诊断率和发病率呈增加趋势。

妊娠合并附件肿物占妊娠期妇女 1%~4%,其中大多数为生理性囊肿,妊娠早期出现,其后随着妊娠进展,可逐渐缩小或消失;其他妊娠合并卵巢肿瘤的病理类型以成熟畸胎瘤最多见,其次为上皮性肿瘤,包括浆液性囊腺瘤、黏液性囊腺瘤、交界性卵巢肿瘤等,少数为卵巢浆液性囊腺癌和无性细胞瘤等。

妊娠与肿瘤之间相互影响,使各种并发症及急腹症发生率增加,影响产科结局和母婴的安危。因此,妊娠合并妇科良性肿瘤属于高危妊娠,应根据妊娠周数、胎儿成熟度和并发症的发生情况及患者对胎儿的期盼等,制订个体化的治疗方案,维护母婴健康。

妊娠期一般不对子宫肌瘤和较小的良性卵巢肿瘤进行干预,注意严密观察,防止流产和早产等。若发生肿瘤破裂、蒂扭转或可疑恶性及子宫肌瘤变性保守治疗效果欠佳等,应进行手术治疗。手术方式、手术时机和手术途径应根据肿瘤部位、病理类型及妊娠周数、胎儿成熟度等个体化地进行,其中手术一般包括急诊手术或择期手术。孕早期发现卵巢肿瘤,最佳手术时间多在孕中期 16~18 周,手术途径包括剖腹手术或腹腔镜下手术,治疗原则同非孕期。剖腹手术麻醉方式多选择区域阻滞麻醉,腹腔镜下手术则多选择全身麻醉,围术期应需防止宫缩,注意保胎,加强胎儿宫内监护。妊娠晚期通常手术原则同非孕期,在剖宫产时进行肿瘤切除术。围术期注意保持孕妇生理状态的稳定,注意孕妇体位,防止出现低氧血症、低血压、低糖血症和仰卧位低血压引起的胎盘血供不足等情况,术后注意采取保胎措施。

一、妊娠合并子宫肌瘤

【概述】

妊娠合并子宫肌瘤时妊娠和肿瘤相互均产生一定的影响。

1. 妊娠对子宫肌瘤影响　妊娠期子宫血流增加和激素水平增高等,可能对肌瘤产生促生长作用,组织水肿,平滑肌细胞肥大,肌瘤明显增大,有时引起红色变性和各种退行性变,如透明变性、囊性变等;带蒂的浆膜下肌瘤可出现蒂扭转;产后及哺乳期由于雌孕激素水平下降,可引起肌瘤体积缩小。

2. 妊娠期子宫肌瘤对母婴的影响　与肌瘤位置、大小及相关处理等有关。黏膜下的子宫肌瘤可引起胚胎种植率和妊娠率降低;肌壁间肌瘤过大,妊娠早期可引起流产等;妊娠中晚期较大肌瘤,可引起胎位 / 胎儿发育异常、发育迟缓、胎盘低置或前置;分娩时可引起宫缩乏力、产程延长、胎儿宫内窘迫;肌瘤位于宫颈及子宫下段时可引起因产道梗阻造成的难产,产后易出现产后出血、感染,同时增加剖宫产率。子宫肌瘤切除术后的妊娠存在子宫破裂的风险。因此,建议子宫肌瘤切除术后 1 年后妊娠为宜,尤其是穿透宫壁的肌瘤切除术后需避孕时间更长。

Note

【临床表现】

临床多无特异表现,除孕前体检发现外,肌瘤较大者妊娠期产前检查时查体腹部触诊发现子宫大于妊娠月份或子宫呈不对称增大,多数子宫肌瘤在妊娠期经超声检查发现或出现以下并发症时发现,如流产、肌瘤红色变性时引起腹痛、发热等,妊娠期子宫增大后出现压迫症状,少数患者在剖宫产时发现。

【诊断与鉴别诊断】

根据病史、症状、体征、妇科检查和超声检查均可确诊,或剖宫产术中探查发现。超声检查可对肌瘤大小、数目、部位与胎盘关系明确诊断,但对位于子宫后壁的子宫肌瘤,因受胎儿的影响,有时可能诊断困难。

对既往无子宫肌瘤病史或孕前未行妇科检查的孕妇,需与畸形子宫和卵巢肿瘤等进行鉴别诊断。

【临床处理】

妊娠合并子宫肌瘤属于高危妊娠,并发症发生率升高,应根据肌瘤位置、大小、孕周及胎儿成熟度和并发症的发生情况予以个体化处理。

妊娠期处理:一般保守治疗为主,不对子宫肌瘤进行干预,但应加强产前检查,注意观察子宫肌瘤大小等变化,注意防止流产和早产。若子宫肌瘤发生红色变性引起急腹症时,首先采用保守治疗,即卧床休息、镇痛、预防感染等措施可缓解,若保守治疗效果不佳或发生浆膜下肌瘤蒂扭转,应考虑行子宫肌瘤切除术,术后注意保胎。因孕期行子宫肌瘤切除术,易引起流产,必须告知患者及家属其风险。

围分娩期处理:妊娠合并子宫肌瘤多能自然分娩。预计可经阴道分娩者,临产后须仔细观察产程进展,分娩早期发现宫缩乏力应给予积极处理;随产程进展,如发现产道受阻,或因产科原因等,应及时进行剖宫产,酌情同时行子宫肌瘤切除术。如在妊娠晚期产前评估时,发现子宫肌瘤有可能引起产道梗阻,应采用剖宫终止分娩。因肌瘤可影响子宫收缩,无论是阴道分娩,还是剖宫产,均应防止产后出血。

关于剖宫产术中是否同时行肌瘤切除,应视肌瘤大小、部位、数目和患者情况等决定。如果肌瘤为多发,位于肌层,则可待产后复查,再决定是否手术。因剖宫产术中行子宫肌瘤切除,易引起出血,应做好充分准备,必要时配血,并告知家属其风险,术中有可能因出血,被迫行全子宫切除术。也有观点认为在剖宫产同时,不建议进行肌瘤切除术。因产后随子宫复旧收缩,肌瘤会相应缩小。产后根据肌瘤再次评估的情况,决定是否行肌瘤切除术。

产褥期处理:注意预防产后出血、感染,加强宫缩剂和抗感染措施。

【预后】

妊娠合并子宫肌瘤的预后与非孕期相似。

二、妊娠合并卵巢良性肿瘤

【概述】

妊娠合并卵巢良性肿瘤时母婴和肿瘤相互均产生一定的影响。

1. 卵巢肿瘤对母婴的影响　早孕期卵巢肿瘤可能引起流产等,中孕期可发生急腹症,以肿瘤蒂扭转常见,发生率达10%~15%;晚孕期肿瘤较大者可占据盆腔,分娩时发生肿瘤扭转、破裂、出血和感染等,同时阻塞产道,使产程延长而发生滞产、难产,子宫破裂、胎儿宫内窘迫和新生儿窒息等并发症,但一般不直接影响胎儿生长发育。

2. 妊娠对卵巢肿瘤的影响　妊娠时盆腔充血,血液供应丰富,肿瘤可能生长迅速。妊娠期卵巢浆液性交界性肿瘤多有微浸润表现,但妊娠结束后微浸润消失。也有许多学者认为妊娠不加速肿瘤生长,肿瘤生物学行为与非孕期妇女相似,肿瘤预后与肿瘤病理类型等有关。

【临床表现】

妊娠合并卵巢良性肿瘤多为年轻女性,一般多无明显症状。妊娠早期妇科检查可扪及盆腔包块,妊娠中期后不易检查,但急腹症发生率高于非孕期,尤其肿瘤蒂扭转。

【诊断与鉴别诊断】

患者一般无明显自觉症状,妊娠前诊断发现少。多在妊娠期出现并发症、产前检查或剖宫产时发现卵巢肿瘤。根据临床妇科检查、超声检查及必要 MRI 和肿瘤标志物协助诊断。肿瘤标志物在妊娠期鉴别诊断的价值不如非孕期。

需与卵巢生理性囊肿、卵巢恶性肿瘤及浆膜下子宫肌瘤等进行鉴别诊断。

【临床处理】

妊娠合并良性卵巢肿瘤的处理应根据肿瘤性质、妊娠周数、胎儿成熟度和并发症,以及患者和家属的意愿等选择个体化的治疗方案,进行急诊手术或择期手术,途径包括剖腹或腹腔镜下手术。

妊娠合并卵巢良性肿瘤处理:①若妊娠合并卵巢肿瘤产生各种并发症,如肿瘤蒂扭转、破裂或高度可疑为恶性等,均应即刻手术,一般不顾及胎儿因素。②早期妊娠:发现肿瘤者可等待至妊娠 12 周后手术,以免引起流产,尤其是卵巢肿瘤 <5cm,不能完全排除妊娠期黄体囊肿,且因手术易诱发流产,可密切观察其消长情况。随着 MRI 用于妊娠期肿瘤检查,对生长迅速、混合性附件包块、血流阻力低,高度可疑恶性者,则不必局限肿瘤大小进行手术。③中期妊娠:妊娠14~18 周是最佳手术期。因患者年轻,可根据个体情况行保留生育功能的手术,术后常规保胎治疗以防止流产。④妊娠 28 周后:发现肿瘤者,手术较难进行,且易诱发宫缩导致早产,可视情况等待至妊娠足月行剖宫产,同时切除肿瘤;或产后根据肿瘤性质以及产后恢复情况决定手术时机。⑤分娩期:如肿瘤未阻塞产道,可在产后手术;如肿瘤阻塞产道,可根据情况进行剖宫产的同时切除肿瘤。

【预后】

妊娠合并良性卵巢肿瘤的预后与非孕期相似。

【小结】

妊娠合并子宫肌瘤及良性卵巢肿瘤发病并不少见。妊娠和肿瘤相互影响,妊娠期临床应根据肿瘤性质、妊娠周数、胎儿成熟度和并发症及患者意愿等决定是否观察、择期或急诊手术。如行手术时,应注意围术期母体和胎儿的情况,术后注意保胎。

【思考题】

1. 孕期妊娠合并子宫肌瘤的处理原则是什么?
2. 妊娠合并卵巢良性肿瘤的处理原则是什么?

第二节　妊娠合并常见妇科恶性肿瘤

【概述】

近年来女性生殖道恶性肿瘤发病率呈增加和年轻化趋势,且随着女性首次妊娠年龄及多胎妊娠的增加,妊娠期合并恶性肿瘤的发病率也呈现增加趋势,临床虽病例少见,但已经成为影响母婴健康的因素之一。

妊娠期合并妇科恶性肿瘤包括宫颈癌、卵巢恶性肿瘤等,其中妊娠合并输卵管恶性肿瘤、子

Note

宫肉瘤、外阴和阴道恶性肿瘤等均少见，多为个案报道。目前国内流行病资料有限，发病率不同，治疗尚缺乏前瞻性研究资料。妊娠滋养细胞肿瘤是一组来源于胎盘滋养细胞的疾病，详见其他章节。

妊娠期合并妇科恶性肿瘤涉及孕妇、宫内胎儿、家庭和伦理等方面的问题，且目前恶性肿瘤的诊疗措施如手术、放疗、化疗及影像学检查都可能对胎儿发育有潜在影响。因此，联合多学科，根据妊娠情况、肿瘤期别、胎儿期胎龄等，制订个体化诊疗措施，对维持母婴健康具有重要意义。

孕期肿瘤对母婴有一定影响。

1. 妊娠对肿瘤影响　妊娠时体内的激素水平变化，如雌孕激素、hCG 及肾上腺皮质激素的分泌增加及机体免疫系统受到抑制，均可能刺激肿瘤的生长和加速肿瘤进展。妊娠期盆腔充血及血液供应丰富，可能对恶性肿瘤生长具有促进作用，且与非孕期比较更易发生肿瘤浸润和转移。

妊娠期宫颈解剖和生理发生改变，宫颈出现不同程度外翻、活跃鳞状上皮化生及鳞柱交界外移，转化区血管网扩张与增生等，易与宫颈上皮内瘤变（CIN）混淆。在临产时宫颈扩张，可能会促使宫颈癌等恶性肿瘤发生扩散，如早期患者淋巴结转移可能高于非孕期患者。

2. 肿瘤对妊娠影响　生殖道肿瘤对妊娠的直接影响与肿瘤的部位、病理类型、期别及相关诊疗措施等有关。其中早期宫颈癌一般不影响妊娠，中晚期宫颈癌可因继发感染、出血等导致流产或早产等，分娩时可能引起难产、产时及产后大出血等。

妊娠期卵巢恶性肿瘤对妊娠各期的影响同卵巢良性肿瘤。另外，妊娠合并卵巢恶性肿瘤，最主要是肿瘤易发生破裂，导致肿瘤扩散转移，进展迅速，威胁母亲生命安全。

3. 孕期肿瘤诊疗措施对母婴的影响

（1）化疗对母婴影响：所有化疗药物在妊娠期用药物分类中都属于 D 类或者 X 类药物，对宫内胎儿发育可能有不良影响。孕期化疗可能引起自然流产、胎儿致畸、胎儿生长受限、毒副作用和胎儿宫内死亡等。其危害与化疗时妊娠周数、药物种类、剂量、化疗次数和化疗药物通过胎盘的能力等相关，其中最重要因素是化疗时妊娠周数，3~8 周时为胚胎期，药物的危险为致畸或流产，9 周后进入胎儿期，药物的毒性作用是器官发育畸形。孕中晚期化疗，可能引起早产，胎儿生长受限，低体重儿及血细胞减少。因此，在妊娠 14 周后实施化疗可能相对安全，但注意孕 35 周后化疗可引起新生儿粒细胞减少的几率。

对胎儿器官发育影响最大的药物是抗代谢药（如 MTX、5-FU 等）和烷化剂（环磷酰胺和苯丁酸氮芥）、长春碱类和抗生素类药物等。顺铂等影响相对较小，早孕期可致畸，还可能导致胎儿生长受限和听力损害；依托泊苷可诱发全血细胞减少；目前尚缺乏紫杉醇等应用报道。联合化疗比单药化疗致畸率高。因此，妊娠合并妇科恶性肿瘤化疗时慎重选用上述影响较大的化疗药物。

由于孕妇血容量和血流动力学方面的改变，影响到药物分布，降低了药物浓度峰值，以及药物清除率降低，致使药物在孕妇体内的半衰期会延长。宫内羊水作为药物代谢的第三间隙，可能会延迟药物的清除，增加药物的毒性，特别是 MTX 等药物。孕妇血清内白蛋白浓度的相对减低，可能致非蛋白结合型药物浓度提高和副作用增加。孕妇肝功能代谢增强，可能会增加或者降低药物在肝内代谢。胃排空和肠蠕动能力的降低可能会改变经口服的化疗药物的代谢，影响某些药物疗效，使药物治疗剂量的范围变小，临床是否根据非孕患者的剂量进行调整，尚需循证研究。

胎盘对维持正常妊娠具有多方面的功能。在妊娠第 5 周，原始胎盘就可以转运母体内营养物质给宫内胎儿。妊娠 28 周后几乎所有的化疗药物均能通过胎盘到达胎儿体内，也可从胎儿体内再循环回到母体。低分子量、非离子化、脂类样分子结合蛋白的能力较低，易通过胎盘循环，大多数化疗药物，如顺铂等都属于此类，可通过胎盘影响胎儿宫内安全，但目前尚缺乏有关化疗药物在孕妇体内的代谢过程资料；胎儿对药物的代谢作用与胎儿器官功能的发育成熟程

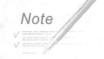

度有关。

（2）放疗对母婴的影响：放疗是妇科恶性肿瘤的主要治疗措施之一，但放疗对宫内胎儿有严重不良影响，甚至导致胎儿宫内死亡。即使存活下来，也可能发生严重畸形，或者诱发在未来儿童期或成人期发生的白血病和实体瘤等。

妊娠期间放疗对母婴的影响，与放疗剂量和妊娠时间有关。目前认为即使在妊娠早期胎儿仅接受了 10~20cGy 最低剂量放疗，妊娠晚期接受 200cGy 放疗，均足以对胎儿带来损害。放疗在受精卵着床前期或着床期（在受精后 9~10 天）可是致死性的损害，如致畸或流产；在胚胎组织器官分化早期可致胎儿畸形和生长障碍；在组织器官分化晚期 / 胚胎早期可致胎儿神经发育与生长障碍及小头畸形；胚胎晚期 / 胎儿期可发生恶性肿瘤、遗传缺陷等。故合并恶性肿瘤的孕妇患者，原则上不宜在妊娠期间进行放疗。

（3）孕期妇科肿瘤患者的影像学检查对宫内胎儿影响：临床影像学检查包括 B 超、X 线、CT 和 MRI 等，对妇科恶性肿瘤术前诊断、分期和制订治疗方案有重要参考价值。鉴于胎儿在宫内即使接受放疗剂量阈值约 10~20cGy，也可能对胎儿产生不利。因此，妊娠早期不宜进行 X 线和 CT 检查。妊娠期建议行 B 超和必要的 MRI 影像学检查。

目前尽管妊娠期 MRI 扫描应用尚未得到 FDA 的认可，多数学者认为在妊娠期应用 MRI 扫描比 CT 扫描更安全。MRI 扫描多应在妊娠中期使用。

【临床诊断】

1. 病史及妇科检查　患者一般无特异临床症状，多在妊娠期出现并发症和产前检查发现。因此，应重视孕前和妊娠期的妇科检查。

2. 影像学检查　孕期进行 B 超和必要 MRI。

3. 肿瘤标志物　血清学肿瘤标志物检测，如 CA125、AFP 和 CEA 等在妊娠早期可出现生理性升高，妊娠中期逐步恢复。因此，在妊娠早期诊断意义有限，但在妊娠中、晚期可用于辅助诊断和病情监测。

【临床处理】

目前国内外均缺乏妊娠合并妇科恶性肿瘤诊治指南。在遵循非孕期恶性肿瘤治疗原则前提下，推荐组建包括妇科肿瘤、产科、儿科专家在内的多学科治疗团队，根据妊娠期患者肿瘤组织学特点、肿瘤期别、妊娠情况及患者本人和家属意愿，进行个体化处理。治疗中注意人文关怀，提高生活质量。

1. 手术治疗　手术治疗是妊娠合并妇科恶性肿瘤患者主要治疗方法之一。若继续妊娠，应行保留子宫的分期手术，肿瘤手术治疗的原则上同非孕期。围术期间注意孕妇的生理状态保持稳定；妊娠晚期注意保持左倾体位，防止出现低氧血症、低血糖症及仰卧位低血压引起的胎盘血供不足等情况。手术方式的选择应结合母亲、肿瘤恶性程度和胎儿有无存活希望及伦理等进行。如妊娠早期确诊为恶性肿瘤，应在终止妊娠后及早行肿瘤分期手术；妊娠晚期可在剖宫产同时或其后行妇科恶性肿瘤分期手术。

（1）剖宫产手术时机：鉴于化疗药物严重骨髓抑制等副作用多发生在化疗后 1~2 周最严重，对计划分娩者，手术最好选择在结束化疗后 2~3 周进行；若妊娠 35 周后则不应使用化疗，以免化疗药物残留在胎儿体内继续发挥毒副作用，影响新生儿多系统的功能。早产儿促胎肺成熟等相对积极一些。

（2）肿瘤手术治疗：手术途径同卵巢良性肿瘤，最佳手术时间为 16~18 周。对术前高度可疑为恶性肿瘤者，应注意术中肿瘤的完整切除，以免造成肿瘤破裂导致腹腔内种植。

2. 化疗　常用妇科恶性肿瘤化疗药物可能对胎儿发育产生不利影响。因此，对确需化疗的患者，妊娠早期宜在终止妊娠后化疗，以期达到最佳疗效。妊娠中晚期需进行妊娠期新辅助化疗，在进行保留胎儿的肿瘤细胞减灭术后立即开始化疗。化疗前必须充分取得孕妇及其家属的知情同意,了解化疗对胎儿存在的影响。

几乎所有化疗药物如环磷酰胺、阿霉素和顺铂等,基本上可通过"血/乳屏障",从乳汁中排泄,对婴儿有潜在毒性。因此,计划分娩前2~3周原则上不再进行化疗。产褥期接受化疗的患者,原则上应避免母乳喂养。

3. 放疗原则　放疗是妇科恶性肿瘤的治疗措施之一,但即使很小剂量放疗也会对胎儿造成不良影响。因此,放疗多在终止妊娠或产后进行。

一、妊娠合并宫颈癌

妊娠合并宫颈癌指妊娠期和产后6个月内诊断的宫颈癌。目前其发病率约为1/10 000,临床少见,但位居妊娠合并妇科恶性肿瘤的首位。

【临床表现】

临床表现同非孕期。多数患者在产前诊断常规宫颈细胞学筛查中发现异常,约20%患者以接触性阴道流血就诊,外生型出血较早且量多,内生型出血较晚。阴道排液多为白色或血性、稀薄如水样、有腥臭味等。晚期或转移癌根据癌灶累及范围可有不同继发症状,如尿频、尿急、下肢肿痛等,癌灶压迫或累及输尿管,引起输尿管梗阻、肾盂积水,以及贫血等。

【诊断与鉴别诊断】

妊娠合并宫颈癌诊断:妊娠期间出现阴道流血时,在排除产科因素引起的出血后,应进行妇科查体及宫颈细胞学检查,对异常者行阴道镜检查,取活检病理学检查以明确诊断。因宫颈锥切术可能引起出血、流产和早产,只有在细胞学和组织学检查提示可疑为浸润性癌时,才进行宫颈锥切术。在组织学诊断浸润性癌后,应结合妇科检查和盆腔MRI进行临床分期。

鉴别诊断:妊娠期间阴道流血应与妊娠流产出血和宫颈糜烂等进行鉴别诊断。

【临床处理】

妊娠合并宫颈癌的处理,在遵循恶性肿瘤治疗原则前提下,应根据妊娠期患者肿瘤期别、妊娠孕周情况及患者本人和家属对维持妊娠的意愿,进行个体化处理。

1. 妊娠合并宫颈癌处理原则

(1)不要求继续妊娠者,其治疗原则和非孕期子宫颈癌基本相同。

(2)要求继续妊娠者:①宫颈癌ⅠA期合并妊娠,目前无成熟意见。国外根据宫颈锥切术后病理诊断,采用的治疗方法可参考。ⅠA1期:宫颈锥切切缘阴性、间质浸润深度<3mm、无脉管浸润的ⅠA1期,可维持妊娠至妊娠晚期,并根据产科情况决定是否经阴道分娩。若不需生育者,于产后6周按照宫颈癌治疗常规进行治疗。ⅠA2期:间质浸润深度3~5mm,无脉管浸润者,妊娠可维持足月,分娩方式采用剖宫产,同时行广泛子宫切除术和盆腔淋巴结切除术。②ⅠB1或ⅡA期合并妊娠,对妊娠13~20周的宫颈癌,延迟治疗会对患者产生不利影响,所以不应推迟手术或放化疗。期盼胎儿者,可进行新辅助化疗,以期待胎儿成熟后手术。可在行剖宫产的同时行广泛性子宫切除术和盆腔淋巴结切除术,也可终止妊娠后放疗。③妊娠28周后的宫颈癌:可等待胎儿成熟,估计胎儿可存活时再行剖宫产,同时行广泛性子宫切除术和盆腔淋巴结切除术,也可行产后放化疗。④妊娠20~28周期间发现宫颈癌:ⅠB1期及低于ⅠB1期患者可推迟治疗,此期间可先辅助化疗或手术控制病情,待胎儿成熟,估计可存活时行剖宫产,行广泛性子宫切除术和盆腔淋巴结切除术,也可以产后再放化疗。ⅠB2期及以上患者一般不推荐推迟治疗。⑤除ⅠA1期和部分ⅠA2期病例外,其他病例一般应在34周前终止妊娠。分娩方式一般采用古典式剖宫产。在延迟治疗期间,严密观察病情,如肿瘤进展,及时终止妊娠。

目前,对ⅠB2及以上患者,延迟治疗是否影响患者生存、何种治疗属于延迟治疗、延迟治疗的时间长短等问题,尚需更多循证医学证据。

2. 化疗　妊娠合并宫颈癌化疗适应证取决于肿瘤的组织类型和期别、胎儿孕周、患者及家

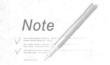
Note

属对妊娠的期盼等。目前初步认为妊娠合并宫颈癌可采取标准手术治疗和化疗,且孕期化疗主要的是新辅助化疗,但化疗方案前瞻性研究少,多采用顺铂等药物进行化疗。对中期妊娠患者,新辅助治疗同时,积极进行促胎肺成熟,尽可能保证早产剖宫产胎儿成熟。

3. 放疗　Ⅱ~Ⅳ期宫颈癌合并早期妊娠者,不需妊娠者,先行体外照射,待胎儿自然流产后,再行腔内放疗。中晚期妊娠者,应先剖宫取胎,然后给予常规体外及腔内放疗。

【预后】

妊娠合并宫颈癌的预后与孕周、肿瘤期别有关,其中不同孕期的子宫颈癌 5 年生存率较产后 6 个月诊断的高;与非妊娠期患者预后相比,妊娠早期合并子宫颈癌患者 5 年生存率同非孕期,但妊娠晚期合并子宫颈癌 5 年生存率较非孕期低。

附:【妊娠合并宫颈上皮内瘤变】

妊娠合并宫颈上皮内瘤变(CIN)多由 HPV 感染所致。流行性病学资料显示孕期宫颈细胞学异常率 2%~7%,其中多数为低级别病变(CINⅠ),约 14% 为妊娠期间合并宫颈上皮内高级别病变(CINⅡ/Ⅲ),进展为浸润性宫颈癌的几率为 0~10%,与非孕期无明显差异。其发病率呈增加趋势,但尚缺乏前瞻性临床研究。

【孕期肿瘤对母婴的影响】

1. CIN 对母婴的影响　妊娠期 CIN 一般对母婴无明显影响,且异常细胞多于产后 6~8 周恢复正常,CIN 可能在分娩后会退变消失。

2. 妊娠对 CIN 的影响　妊娠早期宫颈充血、肥大,体内雌激素增加使柱状上皮外移,正常转化区的基底细胞可有核增大、深染等,出现非典型改变;颈管腺体分泌增加、颈管内膜蜕膜样变,均可能影响宫颈脱落细胞的读片结果;一部分蜕膜细胞,受孕激素影响,子宫内膜腺体呈高度分泌反应(A-S 征)常被误诊为非典型细胞。另一方面因孕期特殊的免疫状态,免疫功能可能低下,HPV 感染及阴道湿疣的发生率明显升高,但妊娠期大部分宫颈病变在产后可以自行逆转。

【临床表现】

一般多无症状,常规产前检查可见宫颈细胞学异常。

【诊断与鉴别诊断】

孕期阴道宫颈细胞学检查宫颈基底细胞有核增大、深染等,诊断时应加以注意。孕期阴道镜检查的指征同非孕期,目的是排除宫颈浸润癌的存在。因妊娠期宫颈血供增加、血流丰富、血管密集,阴道镜检查可能会高估宫颈病变的程度,且可能导致流产及阴道出血等,需与先兆流产等进行鉴别。

【临床处理】

目前尚无证据表明妊娠期间 CIN 比非孕期更容易发展为宫颈浸润癌。绝大多数病变均于产后自行缓解或无进展。因此,一般妊娠期 CIN 可保守性处理。

妊娠期出现阴道流血,均需常规阴道窥器检查,若可疑病变应做宫颈刮片细胞学检查及进一步阴道镜检查、宫颈活检,以免漏检和误诊。一般妊娠早期病理学确诊为 CIN 高级别病变者需严密观察,每 10~12 周行宫颈和细胞学检查,必要时行阴道镜联合检查。鉴于妊娠早期宫颈锥切术的流产率高,且妊娠期宫颈鳞 - 柱交接部因受高雌激素影响而外移,移行带区的基底细胞出现非典型改变,易误诊。因此,宫颈锥切术仅适用于对宫颈细胞检查异常和阴道镜检查异常高度怀疑宫颈浸润癌者,手术时间多选择妊娠早中期,且足月阴道分娩后 6~8 周应再复次评估,按照重新评估后情况处理。临床对疑诊高级别病变者,应密切随访以减少宫颈浸润癌的漏诊和发生。

【预后】

孕期合并 CIN 的患者产后宫颈病变多数无明显进展,病变可消退。

二、妊娠合并卵巢恶性肿瘤

妊娠合并卵巢恶性肿瘤的发病率为 1/10 000~1/100 000,位居妊娠合并妇科恶性肿瘤第二位,病理类型以卵巢浆液性囊腺癌及无性细胞瘤较多见。

【临床表现】

患者多为年轻女性,一般临床无特异症状。多系常规产前超声检查发现,病变多局限于卵巢,部分患者因肿瘤蒂扭转、破裂等出现腹痛等急腹症,同时可能引起宫缩,导致流产和早产等产科并发症时被发现。

【诊断与鉴别诊断】

1. 妊娠合并卵巢恶性肿瘤诊断　根据临床表现、早孕或产后的三合诊检查、B 超和(或)磁共振成像(MRI)检查进行诊断;部分患者在剖宫产探查时发现。肿瘤标志物在妊娠期呈现生理性升高,用于良恶性辅助诊断意义有限,但对术后病情监测等有一定价值。

2. 鉴别诊断　妊娠合并附件肿物,大多数为生理性囊肿,出现在早期妊娠阶段,随着妊娠进展多数可自行逐渐消失;其他病理类型多为良性卵巢病变,以成熟畸胎瘤最多见,其次为上皮性肿瘤包括良性浆液性囊腺瘤、黏液性囊腺瘤、交界性卵巢肿瘤和生殖细胞肿瘤和性索间质肿瘤,少数为卵巢上皮性癌等。良性病变多见于年轻患者,而浆液性囊腺癌多见于 40 岁以上。因此,在妊娠早期须与卵巢非赘生性囊肿、其他良性病变浆膜下子宫肌瘤等鉴别诊断。伴有腹水者,与原发腹膜癌、腹膜结核、羊水过多等鉴别诊断。

【临床处理】

目前妊娠合并卵巢恶性肿瘤国内外缺乏诊治指南,在遵循恶性肿瘤治疗原则前提下,应根据妊娠期患者肿瘤组织类型、期别、妊娠情况及患者本人和家属意愿,多学科联合进行个体化处理。

1. 手术治疗　妊娠合并卵巢恶性肿瘤的手术原则与非孕期相似,以手术为主,辅助化疗,但应根据临床期别、妊娠情况和家属意愿个体化处理。

对有强烈妊娠要求者,妊娠早期发现附件肿物,可严密随访至妊娠中期,除非出现急腹症。妊娠中期可疑恶性肿瘤,进行保留子宫和健侧卵巢的临床分期手术,术后保胎治疗,并根据病理类型、期别及对母胎的影响,进行辅助化疗,待结束妊娠后,再按照卵巢恶性肿瘤诊治常规进行处理。妊娠晚期,估计胎儿存活,应尽快结束妊娠,进行卵巢恶性肿瘤全面分期手术,术后根据病理类型及分期,辅助标准方案化疗。一般手术范围选择:ⅠA 期 G1 卵巢上皮癌与卵巢交界性肿瘤,有生育要求,行单侧附件切除及全面分期手术,维持妊娠至足月分娩。超过ⅠA 期 G1 上皮性癌,应尽早结束妊娠,并行肿瘤细胞减灭术。卵巢生殖恶性细胞肿瘤合并妊娠可行单侧附件切除及分期手术。卵巢性索间质肿瘤合并妊娠,即使病变已发生浸润转移,一般可行单侧附件切除,继续完成妊娠。

妊娠合并卵巢恶性肿瘤可选择剖腹手术和腹腔镜下手术。对ⅠA 期可行腹腔镜下手术切除肿物,最佳手术时间为 16~18 周,但要注意肿物完整切除,以免造成肿瘤腹腔内种植播散和转移。剖宫产手术时机最好选择在结束化疗后 2~3 周进行手术,且在妊娠 35 周后不再使用化疗。

2. 化疗　妊娠合并卵巢恶性肿瘤化疗适应证取决于肿瘤的组织类型、期别、胎儿孕周、患者及家属对妊娠的期盼等。孕期化疗的目的是在保留胎儿和子宫的情况下实施卵巢恶性肿瘤的治疗。鉴于化疗对胎儿的影响,孕期化疗需考虑化疗时机、药物方案、剂量及终止妊娠的时机等问题。孕中期后除早期(ⅠA 或ⅠB 期)、高分化肿瘤(G1)外,所有恶性生殖细胞肿瘤和浸润性上皮细胞癌均需手术 + 术后辅助化疗。但鉴于妊娠患者的化疗经验少,多数学者支持妊娠期采用铂类单药化疗,术后采用标准联合化疗方案,与非妊娠期相同。

【预后】

妊娠合并卵巢恶性肿瘤主要预后因素与组织类型和临床期别等有关,与非妊娠期预后相

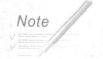
Note

比,5 年生存率 60%~80%,较非孕期上皮性癌高。卵巢交界性肿瘤和卵巢性索间质肿瘤合并妊娠的预后良好,可能系妊娠患者年轻、诊断早和期别低等,而非孕期本身原因。

【小结】

　　妊娠合并妇科恶性肿瘤发病低,其中合并宫颈癌和卵巢肿瘤多见。临床表现与非孕期无特异症状,多在急腹症或产前检查发现。患者多年轻、临床分期早。妊娠和肿瘤两者相互影响,妊娠加重肿瘤进展,肿瘤影响妊娠和分娩。鉴于手术、化疗和放疗对胚胎和胎儿、新生儿及母体存在的影响,治疗时应以兼顾母亲和婴儿健康为基本原则,根据妊娠期患者肿瘤病理、期别、妊娠情况及患者本人和家属意愿,需进行个体化处理,且今后尚需进一步临床研究。

【思考题】

　　1. 妊娠合并妇科恶性肿瘤患者化疗的时机是什么?
　　2. 妊娠合并宫颈癌治疗原则是什么?
　　3. 妊娠合并卵巢恶性肿瘤的治疗原则是什么?

(李小平)

参考文献

1. 丰有吉,沈铿. 妇产科学. 第 2 版. 北京:人民卫生出版社,2011.
2. 孙建衡,蔡树模,高永良. 妇科肿瘤学. 北京:北京大学医学出版社,2011.
3. 沈铿,崔恒,丰有吉. 常见妇科肿瘤诊治指南. 第 4 版. 北京:人民卫生出版社,2014.
4. 中华医学会. 临床诊疗指南-妇产科学分册. 北京:人民卫生出版社,2007.
5. Morice P,Uzan C,Gouy S,et al.Gynaecological cancers in pregnancy.Lancet,2012,379(9815):558-569.
6. Amant F,Van CK,Vergote I,et al.Gynecologic oncology in pregnancy.Crit Rev Oncol Hematol,2008,67(3):187-195.
7. Jackson H,Granger S,Price R,et al.Diagnosis and laparoscopic treatment of surgical diseases during pregnancy:an evidence-based review. Surgical endoscopy,2008,22(9):1917-1927.
8. Kaymak O,Ustunyurt E,Okyay RE,et al.Myomectomy during cesarean section.Int J Gynaecol Obstet.2005,89(2):90-93.
9. Qidwai GI,Caughey AB,Jacoby AF.Obstetric outcomes in women with sonographically identified uterine leiomyomata.Obstet Gynecol.2006,107(2 Pt 1):376-382.
10. Amant F,Halaska MJ,Fumagalli M,et al.Gynecologic cancers in pregnancy:guidelines of a second international consensus meeting. Int J Gynecol Cancer,2014,24(3):394-403.
11. Mancari R,Tomasi-Cont N,Sarno MA,et al. Treatment options for pregnant women with ovarian tumors.Int J Gynecol Cancer,2014,24(6):967-972.

Note

第十九章 妇科肿瘤治疗的基本原则

第一节 化 学 治 疗

化学治疗(化疗)已成为妇科恶性肿瘤重要的辅助治疗,可有效地控制肿瘤生长和转移,提高肿瘤患者的生存率,甚至对滋养细胞肿瘤达到治愈的效果,但化疗具有双重性和非靶向性,在治疗肿瘤的同时,对机体产生副作用并引发耐药。因此,如何规范地进行化疗具有重要的临床意义。

【妇科恶性肿瘤细胞生物学】

化疗药物是基于正常细胞与恶性肿瘤细胞生长方式的差异,达到杀伤肿瘤的目的。鉴于肿瘤间和肿瘤内存在异质性,相同的化疗方案对同一类型肿瘤反应存在差异。因此,要选择适当的药物并降低其毒副作用,首先要了解细胞的生长特点及肿瘤细胞的动力学特征。

1. 细胞周期 体内所有分裂细胞都遵循相同的复制程序。细胞周期指连续分裂细胞从一次有丝分裂结束到下一次有丝分裂结束经历整个的过程所需要的时间,包括间期和有丝分裂期(M 期),其中间期指从一次有丝分裂结束到下一次有丝分裂开始的时期,包括 DNA 合成前期(G_1期)、DNA 合成期(S 期)与 DNA 合成后期(G_2期)。当该期延长时,通常认为细胞进入 G_0 期或者静止期。M 期发生有丝分裂和染色体分离。

临床上根据细胞周期与化疗药物作用的机制,将化疗药物分为周期特异性药物和周期非特异性药物。周期特异性药物仅对细胞周期中的某一时相有较强的作用,且其作用呈时间相关性,如抗代谢类药对 S 期细胞作用显著,植物碱类药物主要作用于 M 期;而周期非特异性药物主要对增殖细胞群中各期细胞均发挥作用,且其作用呈剂量相关性,如烷化剂类药物。

一般人体内正常组织细胞分为三类:①增殖细胞群,如造血干细胞等;②不再增殖细胞群,又称终末细胞,如成熟的红细胞等;③暂不增殖细胞群,又称 G_0 期细胞,如肝细胞等。人体内肿瘤细胞多处于细胞复制活跃期,故对化疗药物敏感,而处于 G_0 期的正常细胞则不敏感,化疗期间得到保护。这种生长方式的差异是化疗药物发挥作用的基础。

2. 肿瘤的倍增生长方式 倍增时间指肿瘤体积增大一倍所需要的时间。不同肿瘤的倍增时间差异很大,一般来说转移性肿瘤较原发肿瘤的倍增时间快。肿瘤生长及倍增速度受活跃分裂细胞数量的调节,通常肿瘤中仅有少数细胞的快速增殖即生长组分,其他细胞都处于 G_0 静止期。一般化疗可治愈的肿瘤是生长组分比例高的肿瘤,如妊娠滋养细胞肿瘤。

倍增生长方式为肿瘤生长的另一特征,表现为在肿瘤早期体积很小时呈指数生长,但随着肿瘤生长,肿瘤倍增时间随着肿瘤体积的增大而逐渐延长,生长速度减慢,即冈伯兹生长方式(Gompertzian growth)。关于人类肿瘤倍增时间有限,一般胚胎性肿瘤的倍增时间较短(20~40天),腺癌和鳞状细胞癌的倍增时间相对较长(50~150 天)。鉴于肿瘤处于 Gompertzian 生长的指数增殖期,大量细胞处于细胞周期的活跃期,此时进行化疗,多数都很敏感。因此,利用这种指数生长方式,晚期卵巢癌多进行肿瘤细胞减灭术联合化疗的治疗方案,且手术后肿瘤残留灶越小,理论上会促进更多剩余的肿瘤细胞进入细胞周期活跃期,从而可能增加化疗的敏感性。

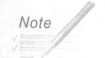

3. **肿瘤细胞动力学**　化疗药物作用方式遵循一级反应动力学,即化疗药物通常以一定比例杀灭肿瘤细胞,而不是杀灭一定数量的细胞。如某个剂量的化疗药物可杀灭几个对数的细胞($10^2\sim10^4$),故并不能治愈肿瘤,因为肿瘤负荷通常为 10^{12} 或更多个细胞。因此,通常须联合应用细胞周期特异性与细胞周期非特异性化疗药物,作用于细胞周期不同时相,并进行间断的多疗程治疗,以提高肿瘤的疗效。

一级反应动力学理论也为手术联合术后辅助化疗的治疗方案提供了依据。因肿瘤治疗的疗效与初始化疗时的肿瘤细胞负荷成反比,故通过初始肿瘤手术治疗时,尽可能切除原发肿瘤,残留灶越小,越利于辅助化疗。临床上卵巢上皮癌肿瘤细胞减灭术后残留灶越小,即肿瘤负荷越少,化疗疗效和预后可能就越好。另外,基于一级动力学理论,即使肿瘤负荷较小,化疗时药物的剂量也不应减低。

4. **肿瘤细胞的化疗耐药**　化疗耐药是肿瘤治疗失败的原因之一。根据耐药的发生机制,分为先天性或获得性耐药两类,目前发生机制尚不清。初步研究显示,耐药可能与肿瘤细胞动力学、生物化学因素和药理学等因素相关,其中细胞动力学耐药可能与细胞周期的时相特异性、细胞生长比例及用药时机等因素相关;生物化学因素与细胞内靶物质水平和结构的改变等有关;药理学因素包括药物吸收、排泄或分解代谢增加及药物的相互作用等。

【妇科恶性肿瘤常用化疗药物分类】

1. **根据抗肿瘤药物的来源、化学结构和作用机制分类**　根据抗肿瘤药物来源分为烷化剂、抗代谢类、抗生素类、植物类、激素类和其他类,如生物调节剂和基因治疗等。

2. **根据抗肿瘤药物作用机制分类**　①作用于 DNA 化学结构的药物(主要是烷化剂、蒽环类和铂类);②影响核酸合成药物(主要是代谢类);③影响蛋白质合成药物(主要是长春新碱和三尖杉酯碱等);④改变机体激素平衡,发挥抗肿瘤作用药物(主要是雌激素、雄激素和孕激素等);⑤其他作用机制,如生物反应调节剂和单克隆抗体类等。由于目前药物发展很快,许多药物作用是多靶点药物,以上分类已经不能概括所有药物及新研发的药物。

【妇科恶性肿瘤化疗的目标】

1. 治愈性化疗。

2. 姑息性化疗,旨在控制肿瘤,延长生存期;或缓解症状。

临床初始化疗前应明确治疗的目标。对滋养细胞肿瘤和卵巢生殖细胞肿瘤,如果初始治疗目标为治愈,且治愈可能性很大,即使再严重的化疗不良反应的化疗方案也可以考虑接受。若化疗目的是姑息治疗,临床应权衡各种因素,选择不良反应小的治疗方案,避免产生严重不良毒副作用,以提高患者生活质量为主。

【妇科恶性肿瘤化疗的分类及作用】

1. **根治性化疗**　用于化疗高度敏感的妇科恶性肿瘤,如滋养细胞肿瘤和卵巢生殖细胞肿瘤,通过化疗可根治或治愈肿瘤。

2. **辅助化疗**　多用于术后,以消灭残留的微小瘤灶或亚临床瘤灶,求得缓解,延缓复发,提高生存。如卵巢上皮癌肿瘤细胞减灭术后的辅助化疗。

3. **巩固性化疗**　为肿瘤达到临床或病理完全缓解后的补充化疗,目的是强化疗效,预防复发。如宫颈癌放疗后的巩固性化疗。

4. **新辅助化疗**　术前或放疗前缩小恶性肿瘤的范围和体积,为后续治疗创造条件。如局部晚期宫颈癌和晚期卵巢上皮癌等术前的新辅助化疗。

5. **姑息性化疗**　主要用于治疗复发性或初始治疗发生耐药的肿瘤,目的是控制肿瘤生长,改善肿瘤患者的生活质量,延长生存期。

【妇科恶性肿瘤化疗的常用途径】

妇科恶性肿瘤化疗途径分为全身性化疗和区域性化疗,其中区域性化疗指将药物直接输注

Note

到肿瘤所在的区域,旨在利用药物所在区域的腔隙清除速度比全身血液循环中慢,以高浓度的活性药物与瘤细胞接触更长时间而发挥抗肿瘤作用,包括腹腔化疗、胸腔内化疗、瘤体区域性介入化疗、瘤内间质注射化疗和鞘内注射化疗等。临床上根据患者病情,采用多种用药途径联合治疗,如静脉化疗联合腹腔化疗等,疗效更好。

临床上妇科恶性肿瘤常用的化疗途径如下:

1. 静脉全身化疗　　最常用化疗途径,适用于所有妇科恶性肿瘤患者。

2. 口服给药　　多用于肿瘤患者术后辅助治疗或晚期肿瘤患者姑息治疗。

3. 肌内注射　　多用于肿瘤辅助治疗,常用药物如甲氨蝶呤(MTX)和博来霉素(BLM)等。

4. 腹腔化疗　　多用于治疗晚期卵巢癌腹水、横膈转移瘤和腹腔弥漫转移灶等。

5. 动脉介入化疗　　多用于局部脏器内有大块瘤灶且血运丰富的肿瘤。如滋养细胞肿瘤的盆腔病灶、妇科恶性肿瘤肝转移、局部晚期宫颈癌等。

6. 鞘内注射化疗　　多用于绒癌患者脑转移,如甲氨蝶呤鞘内注射等。

【妇科恶性肿瘤化疗适应证和禁忌证】

1. 化疗适应证

(1) 对化疗敏感、通过化疗可期望治愈的妇科恶性肿瘤,如恶性滋养细胞肿瘤、部分生殖道恶性生殖细胞肿瘤。

(2) 有化疗指征、需采用包括化疗在内的综合治疗,以期望提高治疗效果,减缓复发的妇科恶性肿瘤患者,如卵巢上皮癌手术前后的辅助化疗。

(3) 已无手术或放疗指征的晚期肿瘤患者,或术后、放疗后复发转移患者,进行姑息治疗,以改善生活质量或延长生存。

2. 化疗相对禁忌证

(1) 骨髓储备差。

(2) 中 - 重度肝肾功能异常(轻度异常慎用)。

(3) 心功能障碍者,不选用蒽环类抗癌类药物。

(4) 一般状况衰竭者。

(5) 伴严重感染者。

(6) 精神疾病患者不能合作者。

(7) 过敏体质者慎用,对所用抗癌药物过敏者忌用。

【化疗的基本原则】

1. 肿瘤确诊原则　　除滋养细胞肿瘤外,原发妇科恶性肿瘤必须在病理学确诊后进行化疗;首次复发肿瘤最好能获得细胞学或组织学证据(理想的情况下,疾病复发应取得细胞学、最好是组织学证据)。

2. 化疗知情同意原则　　化疗实施前须请患者或其授权的家属签署化疗知情同意书,医师要向患者或其家属说明化疗的目的、化疗药物可能引起的副作用等,患者或家属同意后方可实施化疗,尤其是妊娠合并恶性肿瘤患者。

3. 化疗方案规范化应用原则　　化疗药物规范应用取决于多种因素,化疗前应确定药物的种类、单药或联合用药、药物剂量、给药途径或方式、给药时间、顺序及疗程间隔、辅助用药等。总的来说治疗效果取决于肿瘤灶内的药物浓度和作用时间。

(1) 药物剂量:有效剂量和最大剂量耐受性是影响化疗疗效的主要因素,通常化疗药物的治疗剂量窗比较窄。因此,化疗前需准确计算药物剂量,以取得最佳疗效,避免严重不良反应发生。通常多数药物的剂量依据患者体表面积(BSA)进行计算,在每个疗程开始前应准确测定其身高和体重指数。此种计算是将患者躯体标准化,以保证每个患者按比例接受相同的药物剂量,但对肥胖和消瘦患者应个体化。卡铂剂量计算是基于患者的肾小球滤过率,采用 Calvert

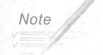
Note

公式进行计算,但在老年或营养不良患者中,血清肌酐水平低并不能准确反映其肾功能。因此,对这类患者中进行卡铂计算,应选择预定肌酐水平(0.8mg/dl 或 1.0mg/dl),以保证安全的用药剂量。5-FU 的剂量则是依据患者体质量进行计算,而对于超过体质量 65kg 患者,则不再参照体质量计算。

(2) 剂量强度:剂量强度指单位时间内应用的药物剂量。其重要性是对化疗高度敏感的肿瘤获得治愈的目的,但对化疗不敏感肿瘤,不可能通过增加药物剂量获得疗效,且产生剂量限制性毒性。

(3) 化疗间隔:根据不同肿瘤生物学特性和药物反应决定。间隔延长影响疗效或易出现耐药,而缩短间隔易出现不良反应,故不能随意变更。

(4) 给药途径:应根据肿瘤部位、转移方式等,采取全身和(或)局域性给药途径。如腹腔化疗多用于残留病灶小的患者。

(5) 按照正确的给药顺序、速度和时间进行化疗:根据细胞周期、药物作用机制、不良反应决定用药顺序和速度,以提高疗效,减少不良反应和耐药。

(6) 药物浓度与配制:为保证药物的疗效及药物稳定性,须严格按照药物说明书,采用不同液体准确配制所需药物浓度并妥善保存,否则可能降低药物效价。

4. 化疗个体化原则　个体化治疗指根据肿瘤患者的期别、年龄、性别、病理类型、患者的耐受性及个体化体质差异等,制订个体化给药方案。由于肿瘤异质性和肿瘤内异质性存在,化疗药物的敏感性存在明显的个体差异,相同方案即使对同一病理类型的肿瘤,疗效差异可以很大。因此,实施化疗遵循规范化原则的同时,需与个体化治疗原则相结合,以保证患者最大受益,尤其是儿童期肿瘤患者、妊娠期合并肿瘤患者和老年肿瘤患者。

5. 联合化疗用药原则　鉴于肿瘤异质性,除少数情况外,单一化疗药物在临床上通常难以治愈肿瘤。因此,原则上恶性肿瘤化疗多采用联合化疗,给药方法多采用序贯疗法,其中联合用药原则:①所用药物需单独应用时确有效果,或已经验证联合应用有效;②选用的药物抗癌机制/作用位点应有所差异,常应用周期非特异药物与周期特异性药物联合;③每种药物的副作用不完全相同,避免毒性叠加;④不同作用机制的多种化疗药物联合应用时,肿瘤耐药性不一致。

6. 综合治疗原则　根据患者的机体状况、肿瘤病理类型、期别等,有计划、合理地进行包括化疗在内的各种综合治疗,如手术、放疗和生物治疗等综合治疗策略,以期提高疗效、预防和延缓复发。如宫颈癌化疗的综合应用方式主要包括同步放化疗、化疗与放疗的序贯联合、新辅助化疗、术后辅助化疗等。

7. 临床试验研究原则　恶性肿瘤治疗目前尚不能达到治愈目标。因此,需不断研发新的化疗药物,进行临床试验研究,并鼓励患者积极参加新药临床研究,以改善患者的预后。但进行新药临床研究时,须严格遵守药品临床试验管理规范(good clinical practice, GCP)。

8. 卫生经济学原则　化疗除严格掌握适应证,同时遵循疗效和风险、最大收益和最小风险原则。

【化疗方案选择】

选择有效的化疗方案是保障肿瘤合理治疗的前提。化疗方案选择原则上以疗效肯定而毒副作用轻微为首选,建议选择经前瞻性、大样本、多中心、随机临床试验研究证实或国际妇产科联盟(FIGO)或美国国立癌症综合网络(national comprehensive cancer network, NCCN)肿瘤诊治规范推荐的化疗方案和我国妇科恶性肿瘤诊治指南推荐方案。目前无规范化治疗方案者,建议采用参加药物临床试验确立的方案。

【化疗效果评估、监测与毒性作用防治】

1. 化疗效果的评价方法　准确评价化疗疗效是妇科恶性肿瘤治疗的关键,化疗期间其评估是一个动态过程。目前实体瘤疗效评价标准(response evaluation criteria in solid tumors group,RECIST)是基于肿瘤靶病灶大小一维测定评价标准。根据结果将近期疗效分为完全缓解(complete response,CR)、部分缓解(partial response,PR)、疾病稳定(stable of disease,SD)和疾病进展(progression of disease,PD),计算有效率,其中最重要的是完全缓解率。对无可测量靶病灶,也可采用肿瘤标志物水平测定以评价疗效。目前卵巢恶性肿瘤多参照 Rustin 等提出 CA125 下降水平的评价标准。远期疗效评价指标包括无疾病生存期、总生存期及生活质量等。

2. 化疗疗效的监测   在每个化疗疗程开始前,化疗期间和化疗间期都应评估和记录不良反应,患者体能状态的改变和基本的实验室检查结果,以便对化疗的疗效和不良反应进行动态评估。其中药物不良反应分类多参照 WHO 的毒性反应的分类标准及美国国家癌症研究所通用不良反应事件术语(national cancer institute common terminology criteria for adverse events,NCI CTCAE)。对患者进行药物不良反应及其干预治疗的教育也应作为治疗的一部分。

(1) 化疗前

1) 核对诊断:组织病理学确诊的妇科恶性肿瘤并具有化疗适应证(滋养细胞肿瘤除外)。

2) 患者一般体能状态评估:目前国际上多采用 Karnofsky(KPS)活动状态评分和美国东部肿瘤协作组 Zubrod-ECOG-WHO(ZPS)的简化活动状态评分。KPS 评分≤40 分或 ZPS 评分≥3 分,一般不宜化疗。对老年妇科肿瘤患者则采用老年综合评估体系(comprehensive geriatric assessment,CGA)。

3) 完善病史记录和进行体格及专科检查。

4) 必要的血清肿瘤标志物水平检测。

5) 影像学检查:评估肿瘤部位及大小。

6) 全身脏器功能评估:某些药物需重点检查特殊的脏器功能,如蒽环类药物需评估心脏情况,顺铂需评估肾功能情况,博来霉素需评估肺功能等。

(2) 化疗期间

1) 合理使用止吐、预防过敏及铂类药物化疗时水化利尿等辅助药物。

2) 生命体征监测,警惕过敏发生等。

3) 建立静脉通道,多疗程化疗时建议经外周深静脉置入中心导管,以防止药物渗漏,一旦发生尽早处理。

4) 应根据病情变化和药物毒性反应,尤其骨髓抑制程度,调整下一个疗程药物的剂量。

(3) 化疗间期

1) 监测血常规、肝肾功能、电解质等,异常时对症治疗。

2) 询问并记录化疗毒性反应,Ⅲ度以上不良反应需采取临床干预措施,出现Ⅳ度反应后应立即停药并给予对症处理。如出现以下毒性反应:①呕吐频繁而剧烈,电解质紊乱,难以纠正;②腹泻超过 4 次/日或出现血性腹泻;③血小板计数 $<50\times10^9/L$;④感染性发热,体温在 38℃以上;⑤胃肠道出血或穿孔、肺部大量咯血等并发症,应停药观察。

3) 因严重毒副反应不能恢复,导致下一疗程延期者,需下调化疗药物剂量。

4) 每疗程前须核对各项检查及肿瘤标志物。

5) 每 2~3 个疗程后,从症状、体征、肿瘤标记物及影像学肿瘤病灶大小变化、药物毒副反应程度等,全面评估化疗疗效和毒性反应,以决定后续治疗方案是否继续、更换或何时终止治疗等。

【化疗毒副反应的分类及其防治】

1. 化疗毒副反应的分类

(1) 按照毒副反应发生的程度分类:目前化疗毒副反应的分类方法参照 WHO 的毒副反应分级标准,分为 0、Ⅰ、Ⅱ、Ⅲ和Ⅳ度(表 19-1)。

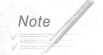

表 19-1　抗癌药物急性及亚急性毒性反应分度标准（WHO）

项目	0 度	Ⅰ 度	Ⅱ 度	Ⅲ 度	Ⅳ 度
血液学					
血红蛋白（×10⁹g/L）	≥110	95~109	80~94	65~79	<65
白细胞（×10⁹/L）	≥4.0	3~3.9	2.0~2.9	1.0~1.9	<1.0
红细胞（×10⁹/L）	≥2.0	1.5~1.9	1.0~1.4	0.5~0.9	<0.5
血小板（×10⁹/L）	≥100	75~99	50~74	25~49	<25
出血	无	瘀点	轻度失血	明显失血	严重失血
消化系统					
胆红素	≤1.25N	1.26~2.5N	2.6~5N	5.1~10N	>10N
SGOT/SGPT	≤1.25N	1.26~2.5N	2.6~5N	5.1~10N	>10N
磷酸酶	≤1.25N	1.26~2.5N	2.6~5N	5.1~10N	>10N
口腔	无	红斑、疼痛	红斑、溃疡可进食	溃疡只进流食	不能进食
恶心、呕吐	无	恶心	暂时性呕吐	呕吐、需治疗	难控制的呕吐
腹泻	无	暂时性（<2 天）	能耐受（>2 天）	不能耐受需治疗	血性便
肾、膀胱					
尿素氮	≤1.25N	1.26~2.5N	2.6~5N	5.1~10N	>10N
肌酐	≤1.25N	1.26~2.5N	2.6~5N	5.1~10N	>10N
蛋白尿	无	+，<3g/L	++~+++，3~10g/L	++++，>10g/L	肾病综合征
血尿	无	镜下血尿	严重血尿	严重血尿，血块	泌尿道梗阻
肺	无	症状轻微	活动后呼吸困难	休息时呼吸困难	需完全卧床
药物热	无	<38℃	38~40℃	>40℃	发热伴低血压
过敏	无	水肿	支气管痉挛，无须治疗	支气管痉挛，需治疗	过敏反应
皮肤	无	红斑	干性脱皮，水疱瘙痒	湿性皮炎，溃疡	剥脱皮炎，坏死，需手术
脱发	无	轻微脱发	中度脱发，斑秃	完全脱发，可再生	完全脱发，不能再生
感染	无	轻度感染	中度感染	重度感染	重度感染伴低血压
心脏					
节律	正常	窦性心动过速，休息时心率110 次 / 分	单灶 PVC，房性心律失常	多灶性 PVC	窦性心律不齐
心功能	正常	无症状，但有异常心脏体征	有症状，心功能不足，但无需治疗	有症状，心功能不足，治疗有效	有症状，心功能不足，治疗无效
心包炎	无	有心包积液，无症状	有症状但不需抽水	心包填塞需抽水	心包填塞，需手术治疗
神经系统					
神志	清醒	暂时嗜睡	嗜睡，时间不到清醒的 50%	嗜睡时间多于清醒 50%	昏迷
周围神经	正常	感觉异常和(或)腱反射减退	严重感觉异常和(或)轻度无力	不能耐受的感觉异常和(或)显著运动障碍	瘫痪
便秘	无	轻度	中度	重度，腹胀	腹胀，呕吐
疼痛	无	轻度	中度	重度	难治

Note

(2) 按照毒副反应发生时间分类：急性、亚急性和慢性毒副反应。

2. 化疗常见毒副反应的防治

(1) 骨髓抑制：化疗引起骨髓抑制最常见，根据 WHO 分级分为 0~Ⅳ度，以白细胞减少症出现早且常见，多在化疗后 7~10 天发生。其次血小板减少症和贫血出现相对晚。发生特点呈剂量限制性和药物累积性特点，与药物种类、剂量，多药联合和用药时间等有关。骨髓抑制有增加感染和诱发出血等风险，严重者危及患者生命，可行延期化疗，减少化疗药物剂量，对骨髓抑制较明显的药物包括卡铂、依托泊苷、阿霉素、异环磷酰胺(IFO)等。少数药物如丝裂霉素、放线菌素 D 对血小板影响明显。

防治：白细胞减少症过早或过低时，应预防性用粒细胞集落刺激因子升白细胞或适当减少化疗药物剂量；伴有发热时，同时采用抗感染治疗，药物多选择碳青霉素或三 / 四代头孢(可加氨基糖苷类)。对持续发热 72 小时，应除外真菌感染。促红细胞生成素(EPO)可用于化疗相关性贫血，最好同时补充铁剂。注射用促血小板生成素(TPO)或注射用重组人白介素 -11 可用于血小板减少症的治疗。重度血小板减少症或出血倾向者，需及时输注血小板。

(2) 消化系统反应

1) 食欲缺乏、恶心与呕吐：为常见不良反应，与药物种类和剂量、用药途径和时间、既往化疗史和心理等因素有关。不同药物机制有所差异，且恶心和呕吐的程度不同。化疗药物引起的恶心、呕吐分为急性和迟发性。急性呕吐发生于给药后数分钟到几小时，一般在给药 24 小时内。迟发性呕吐常发生于化疗 24 小时后，通常在 48~72 小时达到高峰，取决于所用药物，可持续达 7 天。目前将化疗药物致吐性分为 4 类：高致吐性药物(出现急性呕吐的风险≥90%)、中致吐性药物(30%~90% 的风险)、低致吐性药物(10%~30% 的风险)和极低致吐性药物(<10% 的风险)。以铂类药物、异环磷酰胺、阿霉素等发生早，且症状明显，而抗代谢类药物因刺激胃肠黏膜轻，发生晚。

防治：止吐的目的是预防恶心、呕吐。一般化疗前 30 分钟，对急性高度致吐化疗药物，最新 ACSO 指南推荐神经激肽 1(NK1)拮抗药、5- 羟色胺(5-HT3)受体拮抗药和地塞米松止吐三药联合应用。必要时给予镇静剂，适当补液或静脉营养对症治疗。中致吐性药物推荐帕洛诺司琼和糖皮质激素联合，或 5- 羟色胺(5-HT3)受体拮抗药和糖皮质激素联合；低度致吐化疗药物建议化疗前仅用 8mg 地塞米松；极低致吐药物化疗前可不常规应用任何止吐药。对于预期可能发生的胃肠道反应，可采用神经精神治疗，如系统脱敏治疗，配合应用苯二氮䓬类(地西泮)。

2) 口腔黏膜溃疡及胃肠道黏膜反应：口腔黏膜溃疡部位、发生时间与化疗药物种类有关。如甲氨蝶呤和放线菌素 D 发生口腔黏膜溃疡常见，氟尿嘧啶(5-FU)次之。5-FU 引起的溃疡多发生在面颊黏膜和口唇，多在停药后 3~7 天反应高峰发生，往往伴肠黏膜损伤，严重时出现黏膜剥脱性肠炎和腹泻。放线菌素 D 多发生舌边、舌根及咽喉溃疡，严重者可累及整个胃肠道。脂质体阿霉素药物发生口腔溃疡较晚。

防治：口腔溃疡时一般保持口腔清洁，用生理盐水漱口，也可用 0.05% 过氧化氢漱口，溃疡处用青黛散和锡类散等涂抹，氢氧化镁和黏膜表面保护剂及表面麻醉。其他促进黏膜愈合的措施，如维生素 E、海藻酸钠和激光等。甲氨蝶呤化疗致口腔溃疡，局部用四氢叶酸涂抹或漱口。顽固口腔溃疡，也可用粒细胞集落刺激因子(granulocyte colony-stimulating factor, G-CSF)等局部涂抹。

3) 药物性肝损害：化疗药物如放线菌素、吉西他滨、足叶乙苷和甲氨蝶呤等均可引起不同程度的肝功能损害，多发生在化疗后 7~14 天，表现为各种血清转氨酶升高，停药或给予保肝治疗后可恢复。少数药物如甲氨蝶呤等，可致中毒性重症肝炎和慢性肝纤维化。当血清转氨酶升高时，注意应与病毒性、免疫性等潜在的基础性肝脏疾病进行鉴别诊断。

防治：Ⅰ~Ⅱ度药物性肝损害保肝治疗后，应慎用或酌情减少药物剂量，必要时调整化疗方

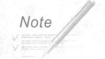

案。对严重肝损害,总胆红素 >85.50μmol/L,尤其是发生药物性黄疸者应停化疗,保肝治疗,积极促进有害药物的代谢和排除。

(3) 泌尿系损害:导致肾功能损害的化疗药物以顺铂、甲氨蝶呤和异环磷酰胺多见。常发生用药 24 小时后,3~7 天明显。顺铂主要引起急性肾衰、肾小管酸中毒和低镁血症等;MTX 引起非少尿型肾衰竭等;异环磷酰胺引起范科尼综合征、肾小管酸中毒和出血性膀胱炎等。

防治:①顺铂为基础的化疗:化疗前 1 日晚开始水化,至化疗后 2~3 天,每日输液 2000~3500ml,并使用利尿药,保证 24 小时尿量 >2500ml。必要时化疗前给予细胞保护剂,如硫代硫酸钠和氨磷汀等。②碱化尿液:大剂量 MTX 化疗前,既要水化还要碱化尿液,即输注或口服碳酸氢钠,保持尿 pH>6.5,测尿 pH2~3 次 / 日。③预防 MTX 肾毒性,需给予四氢叶酸(CF)解救,其中 CF 用量为 MTX 剂量 10%~15%。④预防 IFO 导致的膀胱性出血:在化疗的同时和用药后 4 小时和 8 小时,静脉应用 2- 巯基乙基磺酸钠(美司钠),剂量为 IFO 用量 10%~30%。

(4) 心脏毒性反应:化疗引起心脏毒性类型分为急性或亚急性心脏毒性、慢性心脏毒性和迟发性心脏毒性。导致心脏毒性药物主要是蒽环类药物如阿霉素和表柔比星等,其次丝裂霉素、5-FU、紫杉醇和异环磷酰胺等。蒽环类药物毒性反应呈药物剂量依赖性和药物协同性,非蒽环类心脏毒性呈多态性和不易预测性。

防治:目前尚无特异治疗措施,关键在预防。对有心脏病史的高危患者应密切监测,必要时化疗前使用心肌保护剂如右丙亚胺等,同时使用对心脏影响小的药物表柔比星或脂质体阿霉素等,控制药物剂量,阿霉素单药剂量 <550mg/m²,联合化疗时剂量 <400mg/m² 等。

(5) 肺毒性反应:化疗相关性肺毒性包括药物直接损害,如肺炎 / 肺纤维化、急性过敏反应、非心源性肺水肿,其他包括感染和呼吸道出血等。与剂量有关的药物包括博来霉素(BLM)和苯丁酸氮芥等,其中 BLM 终生累积剂量小于 250mg/m²。高危因素如年龄、吸烟史、放疗、吸氧和给药方式及其他肺毒药物合用时,增加肺毒性。

防治:尚无特效的治疗措施。化疗期间定期监测症状、体征及肺功能和进行影像学检查,及早发现并停药。降低博来霉素的累积剂量小于 250mg/m² 或总量不超过 360mg/m²,减少高危因素。

(6) 皮肤毒性反应:皮肤毒性分为局部性和全身性毒性反应两类。前者多系药物外渗 / 外漏等引起局部毒性反应,常用药物包括蒽环类、丝裂霉素、IFO 及长春碱类等。全身性药物毒性反应包括:脱发、皮疹、皮炎、瘙痒等。皮疹多见于甲氨蝶呤,严重者可致剥脱性皮炎。有些药物如蒽环类,类似糜烂剂的作用,外溢时严重者会引起组织坏死,需请外科处理。

防治:提高药物穿刺和输注技术,严密监测,及时处理药物外渗 / 外漏等。

(7) 化疗对神经系统的毒性反应:神经毒性分为外周神经毒性和中枢神经毒性。导致外周神经毒性的药物包括顺铂、奥沙利铂和长春碱类等,呈剂量限制性毒性不良反应,发生在化疗期间或化疗结束后,典型周围神经病变发生率 30%~40%,症状包括疼痛、麻木 / 刺痛、感觉丧失和功能障碍等。导致中枢神经毒性药物如 IFO 和 MTX,其中 IFO 可引起可逆性脑病等,发生率较高;MTX 鞘内注射可引起无菌性脑膜炎、横贯性脊髓病、急性和亚急性脑病和脑白质病。

防治:目前缺乏有效预防和治疗措施,主要是密切观察,积极预防和对症处理。

(8) 过敏性反应:许多化疗药物可引起轻微的过敏反应,如表现为皮肤潮热、皮疹和背痛等,严重时引起过敏性休克,如呼吸急促、水肿、血压改变,甚至伴血管性虚脱等危及生命,其中以紫杉醇、铂类和脂质体阿霉素较常见。紫杉醇引起的过敏反应多在化疗开始 15~30 分钟内发生,铂类引起的发生晚,多在化疗几个疗程后或再次使用时出现,且表现为皮疹、瘙痒、哮鸣和呼吸困难较重等,BLM 可能引起高热、休克甚至死亡。

防治:每次化疗前都应做好抗过敏反应的准备,根据不同药物和不良反应个体化处理。如紫杉醇化疗前,先给予地塞米松进行脱敏处理,化疗时进行抗过敏及心电监护,并做好急性过敏的抢救准备。铂类引起的超敏反应须脱敏处理等。

Note

（9）其他毒副反应：妇科恶性肿瘤化疗期间还出现认知功能障碍、疲劳、化疗对胚胎潜在的致突变、致畸和致肿瘤作用、性功能障碍、化疗相关性闭经、化疗诱发的卵巢功能不全、不孕等。对年轻肿瘤患者，化疗期间及化疗结束后应避孕 1 年。

鉴于所有抗肿瘤药物的毒性反应，临床须了解药物的药效学和药代动力学特点等，在规范化和个体化的原则下合理用药，及时评估和防治不良反应，同时对患者及家属进行化疗急性和迟发性毒副反应的教育，避免发生严重不良反应。

【小结】

　　妇科恶性肿瘤化疗分为根治性化疗、辅助化疗、巩固性化疗、新辅助化疗和姑息性化疗五类。常用化疗途径分为静脉、动脉介入化疗、腹腔化疗、胸腔内化疗等，临床可联合应用。不同妇科恶性肿瘤化疗方案的选择基于临床循证医学证据，实施时应遵循规范化和个体化等原则。在化疗前、化疗期间及化疗后对化疗疗效和毒性反应需进行动态评估和监测，并积极防治各种不良反应。

【思考题】

　　1. 化疗的适应证及禁忌证是什么？
　　2. 化疗的基本原则是什么？
　　3. 常用化疗药物毒副反应及防治措施是什么？

第二节　放射治疗

【概述】

　　妇科恶性肿瘤 70 年代以前采用以镭疗为主的肿瘤组织内（插植）或天然体腔内（如宫腔内）放射治疗方式，70 年代后开始采用 ^{60}Co（钴）、^{137}Cs（铯）和 ^{192}Ir（铱）等放射源的后装腔内放射治疗方式，而同步放化疗的应用使放疗疗效进一步提高。近 20 余年随着放射物理、剂量学和计算机及影像诊断等进展，放疗从传统的二维放射治疗过渡到三维适形和调强放射治疗及立体定向放射治疗的精确定位、精确计划和精确治疗的时代，提高了肿瘤靶区的放射剂量，减少了周围正常组织照射和不良反应发生。因此，手术和（或）放疗已成为宫颈癌、外阴癌和阴道癌等主要治疗措施，放疗也可作为上述三种器官肿瘤的首选治疗或作为辅助治疗或姑息治疗手段。

　　目前用于妇科恶性肿瘤近距离放疗核素包括 ^{60}Co（钴）、^{192}Ir（铱）和 ^{137}Cs（铯）等，其中 ^{60}Co（钴）也可用于远距离外照射，腹腔内灌注治疗多用 ^{32} 磷，骨转移瘤放疗多用 ^{89} 锶。

　　妇科恶性肿瘤放射治疗常用设备包括：①外照射设备：电子直线加速器是最常用的放疗设备。现代直线加速器可产生高能和低能 X 射线及多种能量的电子线。还包括许多特殊附件，如非对称光栏、多叶准直器及射野成像系统等，可进行更加精细治疗。其他包括 ^{60}Co（钴）治疗机、X 线治疗机和质子加速机，其中后者比较昂贵。②内照射设备：包括近距离后装治疗机和放射粒子植入设备。③放疗辅助设备：包括常规模拟机、模拟 CT 机，治疗计划设备包括二维治疗计划、三维治疗计划、三维逆向治疗计划及剂量测量设备。

【放射技术和方法】

　　目前放疗技术方法包括：①体外照射（如常规技术、三维适形技术和调强技术）；②近距离照射（如腔内照射）；③体内灌注核素溶液。

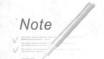

1. 外照射或体外放疗（external-beam radiation therapy，EBRT） 放射源与身体保持一定距离，集中照射人体某一部位的放疗技术。现代多使用直线加速器、CT 及 MRI 模拟定位机、治疗计划系统（三维）、体位固定设施、治疗计划和体位验证系统即影像引导的放疗（image-guided radiotherapy，IGRT）等，进行精确定位、精确计划和精确摆位，即三维适形和调强放疗。放疗高剂量区分布的形状在三维方向上与病变（靶区）的形状一致为三维适形放疗（three dimensional conformal radiation therapy，3DCRT），在适形放疗的基础上再对每一射野内诸点的射线强度能按要求进行调整即为调强适形放疗（intensity modulated radiation therapy，IMRT）。

盆腔体外照射一般分为盆腔常规外照射和盆腔三维适形或调强照射。盆腔常规外照射主要采用箱式四野照射或前后对穿照射，在模拟机下定位，依据骨性标志定位照射野范围。盆腔三维适形或调强照射是基于计算机断层扫描（CT）技术的治疗计划和应用适形挡块、子野照射等多种技术的外照射方法。MRI 是目前评价晚期肿瘤患者软组织和宫旁累及范围的推荐检查方式。对未行手术分期的患者，PET-CT 扫描有助于明确淋巴结转移状况。

肿瘤放疗医生放疗前需勾画靶区和正确组织，以便处方照射剂量。靶区指肿瘤区（gross tumor volume，GTV）。以宫颈癌为例，宫颈癌的 GTV 包括累及的宫颈、扩展到的宫旁、阴道壁、宫体和（或）淋巴结。宫颈癌术后的盆腔临床靶区（clinical tumor volume，CTV）包括阴道残端、上端阴道、阴道旁及盆腔淋巴引流区。近年还提出宫颈癌淋巴结/淋巴管 CTV 的放疗指南。宫颈癌的计划靶区（planning tumor volume，PTV）包括上述 CTV 上方的适当边缘。目前勾画宫颈癌的正常组织包括膀胱、直肠、乙状结肠、大肠、小肠和骨髓。临床需注意正常组织移位的潜在问题。

目前多采用剂量分割照射模式，其中分次照射剂量、每次照射时间间隔和总治疗时间是影响疗效的关键因素。一般盆腔外照射剂量 45Gy（40~50Gy），分割剂量常规每天 1.8~2Gy。若存在局限大块瘤灶，则需要再追加或同步增加高度适形放疗剂量 10~15Gy。对腹主动脉旁淋巴结阳性患者，须进行盆腔及腹主动脉旁淋巴结引流区照射即扩大野（或延伸野）照射。下 1/3 阴道受侵时，靶区还包括全阴道、腹股沟淋巴结引流区。

2. 近距离照射或腔内放疗（intracavitary brachytherapy） 近距离照射是将放射源密封，直接放入肿瘤组织内（插植）或天然体腔内（如宫腔内）进行放射治疗，包括腔内和组织间照射两种方式。目前临床主要采用后装腔内放射治疗，即先将空载的施源器置于体腔内病变部位，然后在有防护屏蔽的条件下远距离地将放射源通过管道传输到容器内进行治疗，放射源包括 ^{60}Co（钴）、^{137}Cs（铯）和 ^{192}Ir（铱）等，采用的后装治疗机分高、中、低剂量率后装治疗机。

妇科恶性肿瘤近距离放疗应根据阴道及宫颈局部肿瘤情况选择适合的施源器。通常阴道内施源器包括卵圆体、环或圆柱体，与宫腔管联合使用。与外照射联合应用时，近距离照射通常于外照射治疗后期阶段开始使用，此时原发肿瘤已充分消退，以满足近距离剂量几何分布要求。对肿瘤外形不规则、单纯腔内放疗难以实施者，最好采用联合组织间插植放疗方式。对子宫切除术后患者，可采用阴道施源器的近距离放疗作为外照射补充。对子宫颈未切除且伴有中心性病变的患者，不推荐将单纯调强放疗及适形技术作为首选，应选择近距离放疗和（或）联合体外放疗作为主要方式。

近距离放疗最常用的剂量参数系统多为 Mancheter 系统，常将处方剂量定位于"A"点。A点根据施源器的位置设定。此外，不同肿瘤再依据解剖学特点，计算"B"点或"F"点、膀胱点和（或）直肠点接受的放射剂量。

以往近距离放疗为低剂量率（low dose rate，LDR），其中 A 点通过低剂量率给予，假定剂量为40~70Gy/h。美国国立癌症综合网络（NCCN）推荐 A 点剂量系统是以低剂量率分割为基础，外照射时推荐放疗分割方案为每天给予 1.8~2Gy。近几十年采用后装治疗机进行高剂量率（high dose rate，HDR）>12Gy/h 的近距离放疗。此时需通过线性二次方模型公式将 HDR 额定 A 点剂

Note

量转换为 A 点 LDR 生物学等价剂量。因为两种剂量率的生物学效应存在差异,即随着剂量率增加,损伤修复减少,肿瘤和早发反应正常细胞存活减少;晚发反应正常组织损伤增加,不良反应增加。目前,越来越多证据 HDR 治疗并发症较少,局部控制率较好,逐渐优先采用近距离放疗技术。

目前外照射联合近距离放疗的方法有多种,其中最常用的 HDR 给予 5 次剂量分割,包括宫腔内管及阴道施源器,每次分割 A 点剂量为 6Gy,A 点总剂量为 30Gy。

随着图像引导近距离放疗的临床应用,美国近距离治疗协会和欧洲放射治疗协会推荐处方为靶区剂量,而不是点剂量,以限制正常组织的照射剂量,提高靶区治疗强度,显示良好局部控制,且毒性反应可接受。

3. 放疗联合化疗和同步放化疗   同步放化疗(concurrent chemotherapy and radiotherapy,CCRT)指在放疗的同时应用小剂量化疗,以增加瘤组织对放射的敏感性。其机制可能系同步应用化疗能干扰细胞周期,使肿瘤细胞周期同步化,更多的 G_0 期细胞进入增殖周期(放射敏感期);再者通过改善肿瘤细胞的氧合状态及微循环来增加放射敏感性等。目前同步放化疗已经成为妇科恶性肿瘤标准治疗,应用于宫颈癌、子宫内膜癌和外阴癌等,常用化疗药物包括铂类、紫杉烷类和抗代谢类如氟尿嘧啶(5-FU)。

鉴于放疗仅对局部的病灶进行控制,而化疗可对放射野外的亚临床病灶及转移病灶均发挥作用。因此,放疗和化疗序贯联合应用,可增加肿瘤局部控制率,降低远处转移的发生。

4. 放疗联合手术   放疗联合手术是在手术前、术中及手术后进行放疗,旨在减少手术切除范围和相对并发症的发生,提高肿瘤局部控制。

(1)术前放疗:旨在减少肿瘤局部和远处转移,避免手术切缘阳性。一般须照射剂量为 40~50Gy/4~5 周。多在完成放疗后 4~6 周进行手术。对于IB2 或ⅡA2 期宫颈癌,术前还可针对肿瘤局部进行 1~3 次近距离照射,肿瘤表面给予 12~20Gy,待 1~2 周、肿瘤缩小后再进行手术。此方法的优点是缩小肿瘤易于手术进行、局部放疗不良反应小、不延误手术时间。

(2)术中放疗:指在对术中存在复发风险高的残留病灶或无法切除的孤立灶,进行的单次、靶向、大剂量放疗,包括组织间埋置粒子、电子线照射或近距离放疗等。常用单剂量照射 10~20Gy。目前妇科临床应用少。

(3)术后放疗:对一些高危因素患者,如淋巴结阳性、切缘阳性和有残留病灶等进行术后辅助放疗。一般多在 6 周内开始放疗,治疗方案应根据高危因素个体化。

【妇科恶性肿瘤放疗分类】

妇科恶性肿瘤放疗的目的是最大限度地杀灭肿瘤细胞,并尽可能减少其对正常组织的损伤。根据放疗的目的,分为:①根治性放疗,如早期宫颈癌、外阴癌和阴道癌;②术后辅助性放疗,如中期宫颈癌、外阴癌和阴道癌和子宫恶性肿瘤等;③姑息性放疗,如转移瘤症状控制,包括出血、疼痛和梗阻等。

【宫颈癌放疗】

宫颈癌病理类型以鳞癌为主,其次为腺癌,其他类型少见。早期宫颈癌以手术为主,除IA1期外,其他所有期别的宫颈癌均可采用放疗。宫颈癌根治性放疗包括盆腔外照射联合近距离照射,并行同步增敏化疗,是宫颈癌标准的治疗方法,且建议同步放化疗在 8 周内完成。

1. 放疗适应证

(1)IA 期:首选手术。对不能耐受手术者,也可选择单纯近距离放疗,A 点剂量 LDR 60~75Gy/2f 或 HDR 45Gy/6~8f。一般不进行盆腔外照射。

(2)IB-ⅡA 期:可行根治性手术或根治性放疗,必要时依据病理等因素,采用联合化疗等综合治疗。

1)宫颈癌根治术后辅助放疗适应证:术后高危因素如淋巴结转移阳性、手术切缘阳性、宫旁

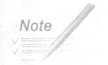

组织浸润者,具备其中一个高危因素术后补充盆腔外照射放疗+顺铂同步化疗,或盆腔外照射±阴道腔内放疗。具备中危因素:如原发病灶>4cm、>1/3宫颈间质浸润和(或)淋巴脉管间隙浸润。一般认为具备2个或以上中危因素者进行辅助放疗,其中盆腔外照射45Gy,阴道残端切缘阳性者补充腔内照射10~20Gy。髂总淋巴结阳性、腹主动脉旁淋巴结阳性者,需行延伸野外照射放疗。高危因素患者可采用铂类药物为基础的同步放化疗增敏(单药顺铂或顺铂+5-FU)。对子宫切除及腹主动脉旁淋巴结放疗者,可采用调强放疗及高度适形放疗技术,减少肠管及其他器官接受放疗剂量。

2) 根治性放疗适应证:未手术切除的患者需针对原发肿瘤,包括肉眼可见病灶、宫旁组织、宫骶韧带、骶前淋巴结及其他可能发生转移的淋巴,同时还要保证覆盖一定范围正常阴道组织(至少在病灶外3cm)进行根治性放疗,即外照射和腔内照射联合放疗方案,并进行同步增敏化疗,目的是A点的剂量达到80Gy。计划中的根治性放疗/同步放化疗应在8周内完成,延长时间会影响效果。

盆腔外照射剂量45~50Gy(常规分割、三维适形技术需30~40Gy时应屏蔽直肠及膀胱),每次1.8~2Gy,其中在20~30Gy时开始加用腔内照射。IB1、IIA1的A点等效总剂量≥80~85Gy,IB2、IIA2的A点等效总剂量≥85Gy。靶区器官包括:肿瘤、子宫、宫旁组织、子宫骶骨韧带,盆腔淋巴结(髂内、髂外、闭孔和骶前淋巴结)及髂总较低部分淋巴结,微小转移病灶区域。对髂总淋巴结阳性、腹主动脉旁淋巴结阳性者,需行延伸野外照射,转移淋巴结区剂量增加10~15Gy。注意子宫颈未切除且伴有中心性病变的患者,不应将调强放疗及适形放疗技术作为唯一治疗手段,仍应选择近距离放疗联合外照射治疗。

盆腔内照射:治疗剂量覆盖宫颈、阴道上段及内侧宫旁组织,避免直肠、膀胱过量照射。可采用HDR或LDR照射方式。放射生物学证据显示HDR治疗并发症少,局部控制率高。因此,是优先采用的近距离技术方法。目前联合盆腔外照射,A点的总等效剂量应达到80~85Gy,采用HDR剂量/分割计划为45Gy。

3) 放疗后手术:如病理类型为腺癌或肿瘤对放疗不敏感,或放疗后仍有肿瘤残存,可考虑辅助行全子宫切除术。

(3) IIB~III期:首选根治性放疗和同步增敏化疗,或放疗前腹腔镜切除淋巴结。A点等效总剂量≥85Gy。若髂总和(或)腹主动脉旁淋巴结阳性者,需行延伸野外照射,肿大淋巴结区剂量增加10~15Gy;若腹股沟淋巴结转移,照射野须包括腹股沟淋巴引流区;下1/3阴道受侵时,建议同时行腹股沟淋巴引流区预防性外照射45~50Gy及阴道柱状施源器阴道补量。IIIB期建议宫旁补量10~15Gy。

(4) IV期:IVA期首选同步放化疗,主要进行高剂量外照射,也可视情况加用腔内和(或)插植放疗。IVB期宫颈癌:姑息治疗,包括行姑息性放疗。

(5) 单纯子宫切除术后辅助放疗:对单纯子宫切除术后,应根据术后组织分级、肌层浸润深度、病理类型等个体化制订方案。

1) IA1期,且无淋巴脉管间隙浸润,随访观察。

2) ≥IA2期或IA1期伴有淋巴脉管间隙浸润,已行二次手术根治、且淋巴结阴性者,可观察。但若存在一个或更多的病理高危因素,如原发肿瘤大、间质浸润深或淋巴脉管间隙浸润,术后放疗多以盆腔外照射±阴道腔内放疗。

3) ≥IA2期或伴有淋巴脉管间隙浸润:未行手术者,可行盆腔外照射联合腔内放疗,同步增敏化疗。

4) 阴道残端有癌者可行腔内放疗和同步增敏化疗。

2. 放疗方式

(1) 外照射:包括常规技术(主要是箱式四野照射或前后对穿照射)和三维适形技术或调强

技术。盆腔外照射一般靶区包括：

1）常规技术：在模拟机下定位，依据骨性标记物确定照射野范围，一般上界在 L_4~L_5 间隙，下界在闭孔下缘，外界在真骨盆外 1.5~2cm 处，侧野的前界包括耻骨联合，后界一般在 S_2~S_3 间隙（若骶骨韧带受累、子宫后位或肿瘤沿直肠扩展或盆腔淋巴结阳性时，建议包括整个骶骨），建议屏蔽保护直肠、部分小肠和膀胱。扩大野（或延伸野）放疗包括盆腔靶区和腹主动脉旁淋巴引流区。注意避让脊髓和保护肾。下 1/3 阴道受侵时，照射靶区还包括盆腔、双侧腹股沟淋巴引流区和全部阴道。

2）调强技术或三维适形技术：目前应用增多，采用 CT 模拟机定位后进行。①宫颈癌术后盆腔照射靶区如下：可见病灶（如果存在）、阴道残端、上段阴道（至少 3cm）、阴道旁及盆腔淋巴引流区（髂内、髂外、髂总、闭孔和骶前）；②未手术者盆腔放疗靶区包括：肿瘤和整个宫颈区、子宫、肿瘤下 3cm 阴道、宫旁及盆腔淋巴引流区（髂内、髂外、髂总、闭孔和骶前）；③扩大野放疗靶区：包括盆腔靶区和腹主动脉旁淋巴引流区；④下 1/3 阴道受侵时靶区：盆腔靶区及双侧腹股沟淋巴引流区和全部阴道。

（2）内照射

1）术后常规内照射：多采用阴道柱状施源器照射阴道残端，以阴道黏膜下 0.5cm 为参考点，一般驻留 1cm。每次 5~6Gy，共 2 次。一般在术后 1 个月后进行。

2）宫颈癌根治性内照射：以 A 点、B 点为参考点设计治疗计划，其中 A 点位于阴道穹隆上方 2cm 旁开 2cm 处，是宫颈癌腔内放疗最常用的剂量计算点。A 点同一水平外侧 3cm 处为 B 点。目前多采用高剂量率后装技术，每次 4~7Gy，每周 1~2 次，共 4~7 次，A 点 30~42Gy。腔内放疗与外照射放疗结合。A 点外照射 + 腔内照射的总剂量一般为：ⅠB1、ⅡA1 期 80~85Gy，ⅠB2、ⅡA2、ⅡB~Ⅳ期≥85Gy，采用不同剂量率后装治疗时，应进行生物剂量转换，避免膀胱和直肠的不良反应。阴道壁，尤其是下 1/3 受累时还需加阴道柱状施源器照射阴道，以阴道黏膜下 0.5~1cm 处为参考点，每次 4~5Gy，每周 1 次，共 2~4 次。

3）宫颈癌三维腔内照射：以 CT/MRI 定位勾画靶区，包括宫颈及周围邻近瘤区，以高危临床靶区确定处方剂量。每次 4~7Gy，每周 1~2 次，共 4~7 次。

（3）同步放化疗：多采用以铂类为基础的化疗，应用较多方案为顺铂或顺铂 +5-FU 等。

【子宫内膜癌放疗】

目前 WHO 将子宫内膜癌分为子宫内膜样腺癌、浆液性腺癌、透明细胞癌和子宫癌肉瘤，其中以腺癌多见，预后好。治疗以手术为主，辅助放疗、化疗和内分泌治疗。

1. 放疗适应证

（1）Ⅰ期

1）ⅠA 期 G_2、G_3 和 IB 期 G_1 和 G_2 患者：推荐术后阴道腔内放疗。2012 年后 NCCN 推荐对 ⅠA 期 G_1 无高危因素者仅观察。

2）IB 期 G_3 患者：术后行阴道腔内放疗。对是否行外照射持有不同观点，对仅做子宫切除术伴有中高危病理因素患者，推荐术后外照射联合腔内照射；行全面分期手术，发现淋巴结阳性者，建议外照射联合腔内照射，否则不建议行外照射。

2012 年 FIGO 推荐对中高危患者（至少具备以下 2 项：年龄 >60 岁、深肌层浸润、低分化、浆液性或透明细胞癌、淋巴脉管浸润）进行阴道近距离放疗，而低危患者（无论有无切除淋巴结、肌层浸润 <50%、中高分化或仅有其中一个高危因素）不是放疗的指征。2015 年 NCCN 指南推荐进行放疗的高危因素还包括：肿瘤大小、子宫下段或子宫颈腺体表面累及。

（2）Ⅱ期：术后须接受外照射和阴道腔内照射。

（3）Ⅲ和Ⅳ期：放疗方案应根据患者情况，进行个体化治疗。ⅢA 期仅附件转移的患者，可选择盆腔外照射 + 阴道腔内照射 + 顺铂同步化疗。ⅢB 少见，单独手术困难，可联合术前放疗。对

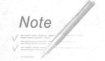
Note

仅有盆腔淋巴结转移,进行盆腔外照射和腔内照射联合。对主动脉旁淋巴结转移的患者,可行延伸野放疗。晚期不能手术者,可行单纯放疗或配合激素治疗或联合化疗等综合治疗。

(4) 对于特殊组织类型,如子宫内膜浆液性乳头癌和透明细胞癌术后可进行化疗和肿瘤靶向放疗(tumor-directed radiotherapy)。全腹腔放疗由于并发症多及疗效有限,2012 年 NCCN 指南将其作为 3 类证据,目前已少用。

(5) 局部和局域内膜癌复发处理:复发患者的再治疗受许多因素的影响,如复发时间、既往治疗情况、复发部位等。对单纯手术后复发患者,可给予较高剂量放疗。单纯阴道内复发者,可行手术切除。放疗应腔内、外照射联合和(或)三维适形或调强放疗,或组织间插植治疗。

2. 子宫内膜癌放疗方式

(1) 放疗方式

1) 术前放疗:目的是控制、缩小癌灶,为手术创造机会或缩小手术范围,主要用于术前评价手术有困难或ⅢB 期阴道侵犯较重者。自手术病理分期后多不主张行术前放疗。

术前放疗以腔内放疗为主,以 A 点和 F 点作为内膜癌的剂量参照点。A 点即为宫颈癌腔内放疗的剂量参照量;F 点位于子宫底部距子宫中轴旁开 2cm,此点代表子宫底部肿瘤接受剂量。一般放射剂量为常规全量腔内放疗的 1/3~1/2,A 点、F 点剂量 20~30Gy/2~3 次,放疗 10~14 天后行单纯子宫切除和附件切除术,或全剂量放疗(腔内联合外照射)。放疗后 8~12 周后行单纯子宫切除和附件切除术;或术前体外照射:用于不能腔内照射者,或有宫腔外转移者。

2) 术后放疗:对术后具有复发高危病理因素如低分化、淋巴脉管浸润(LVSI)、肌层浸润等,或手术范围不足的术后辅助放疗。

3) 单纯放疗:仅适用于伴有病态性肥胖、严重内科并发症、高龄早期患者或无法手术切除的晚期患者,一般采用临床分期进行放疗。①腔内放疗(后装)高剂量率:A 点及 F 点总剂量为 45~50Gy,每周 1 次,分 6~7 次完成。②外照射:45~50Gy,6 周内完成。

(2) 外照射方法

1) 盆腔外照射:包括常规技术、三维技术和调强技术,范围同宫颈癌,全盆腔照射总剂量 45~50Gy,每次 1.8~2Gy,每周 4~5 次。

2) 全腹腔照射:用于特殊类型如子宫内膜浆液性腺癌等,全腹照射总剂量 30Gy,每次照射 1.5Gy,之后缩野,使腹主动脉区达到 40~45Gy,盆腔达到 50Gy,现少用。目前多采用适形和调强技术照射盆腔和腹主动脉旁区,并给予同步增敏化疗,以减少并发症。

(3) 内照射方法

1) 术后腔内多用于手术范围不够,或疑有癌残存,或局部复发高危者。放疗多在 2~3 周内开始。一般首次腔内照射前需进行妇科检查了解残端,选择适合的适源器,多采用阴道柱状施源器照射阴道残端,驻留阴道上 1/3 或 1/2,以黏膜下 0.5~1cm 为参考点。ⅢB 期考虑全阴道照射。应用高剂量率照射时,建议低剂量分割照射,每次 4~6Gy,1~2 次 / 周。术后单纯腔内放疗推荐剂量 30Gy,联合外照射者推荐剂量 10~20Gy。

2) 未手术者的腔内放疗:目前多采用高剂量率后装放疗技术,4~7Gy,1~2 次 / 周,共 4~7 次。宫颈受累者需适当行以 A 点为参考点的腔内放疗,阴道受累者还需加阴道柱状施源器,以黏膜下 0.5~1cm 为参考点,每次 4~5Gy,1~2 次 / 周,共 2~4 次。

【子宫肉瘤的放疗】

目前 WHO 将子宫肉瘤分为子宫平滑肌肉瘤、子宫内膜间质肉瘤和高级别(未分化)子宫内膜肉瘤,治疗以手术为主,辅助放疗、化疗或内分泌治疗等。

1. 放疗适应证　放疗对子宫内膜间质肉瘤相对敏感,Ⅱ期及以上患者术后可辅助放疗。子宫平滑肌肉瘤对放疗敏感性较差,故不作常规辅助治疗,但对复发、转移等可考虑进行放疗。目前子宫肉瘤一般不单纯放疗,主要用于术后的辅助治疗或某些特殊转移部位(脑、骨或肺等)的姑息治疗。

2. 放疗方式　术后一般采用腔内、外照射联合,外照射剂量 45~50Gy 或个体化治疗。采用常规技术或调强放疗技术。照射野根据病变范围、手术情况和患者耐受程度等决定。腔内照射一般采用高剂量率后装治疗机,阴道残端补量每次 4~6Gy,每周 1~2 次,共 10~20Gy。腔内照射一般在术后 12 周内开始进行,可在外照射后进行,也可在外照射期间进行。

【卵巢恶性肿瘤的放疗】

卵巢恶性肿瘤病理以上皮性肿瘤为主,其次为生殖细胞肿瘤。治疗原则以手术为主,术后辅助化疗等。近年研究显示放疗对卵巢上皮性恶性肿瘤治疗有一定疗效,但单纯放疗较手术并无优势,故放疗作为综合治疗措施,应合理地应用。

1. 放疗适应证　卵巢生殖细胞肿瘤中无性细胞瘤和颗粒细胞瘤对放疗敏感,术后可进行辅助放疗。卵巢上皮性癌一般多发生广泛转移,因此,一般放疗多用于特殊部位转移瘤的治疗,如脑、骨或肺转移瘤,或用于某些耐药患者的姑息治疗,多在化疗后进行。

2. 放疗方式　一般卵巢恶性肿瘤术后行全腹腔放疗、局部小野照射和(或)腔内照射。局部小野照射主要是针对手术或化疗后残存瘤灶的放疗,建议采用调强放疗技术,剂量可达 45~60Gy;腔内照射主要用于阴道残留癌灶或复发,只限于腔内照射到达的范围,一般配合外照射;全腹腔放疗和腹腔内 ^{32}P 灌注治疗不良反应大,目前较少用。

【外阴癌放疗】

外阴癌发病率低,占女性生殖道肿瘤 3%~5%,且发病呈年轻化趋势。病理类型以鳞状细胞癌为主,其他类型包括恶性黑素瘤和腺癌等。临床易早发现,目前治疗以手术为主,强调个体化和多学科综合治疗,以缩小手术范围,提高患者生活质量。

1. 放疗适应证　外阴癌有效治疗剂量在 55~60Gy 以上,而外阴正常组织耐受量为 40~45Gy。因此,放疗不作为外阴癌首选,但作为外阴癌综合治疗的重要部分,适用于不能手术和不宜手术患者,或术后辅助治疗的一种手段。

2. 放疗方式

(1) 术前放疗:对外阴病灶大、浸润深,累及尿道、肛门的病灶行术前放疗,以缩小瘤灶,增加切除机会。采用电子线照射的体外常规放疗(30~40Gy/3~4 周)或切线照射,放疗结束后 2~3 周手术。

(2) 术后放疗:若手术切缘邻近癌灶(<5mm),又无法再行扩大切除或具有高危因素应补充术后放疗,照射剂量 40~50Gy/4~5 周。

(3) 根治性放疗:主要采用体外照射,范围包括肿瘤病灶外 2cm,遮挡肛门,进行电子射线照射,总剂量 60~70Gy/2Gy×30~35f/5~6 周。由于外阴耐受性差,先 X 线照射 40Gy,视皮肤反应,采用电子线照射,剂量 20~30Gy。如果有皮肤严重反应,休息 2~3 周再继续放疗。病灶外凸大者,可采用 X 线切线照射。6~12 周后可考虑手术切除或给予近距离放疗。

(4) 腹股沟淋巴结放疗:术前放疗,若腹股沟淋巴结固定或出现溃疡不可手术切除,应取活检进行确诊后再行放疗,必要时可行同步增敏化疗。部分病例放疗后可以再行淋巴结切除术。

术后放疗适用于病理提示腹股沟淋巴结阳性者,应补充给予盆腔和腹股沟区放疗。照射剂量视术后有无残存瘤灶,一般 40~50Gy/2Gy×20~25f/4~5 周。根治性放疗 60~70Gy/2Gy×30~35f/5~6 周,每日左右两野照射。目前多采用三维适形或调强放疗。

(5) 姑息治疗:主要是止痛和缓解压迫症状。

(6) 组织间插植放疗:一般对亚临床瘤灶剂量为 50Gy 左右,但有残存瘤,需要将剂量提高至 60Gy 以上。应用调强放疗技术,可减少不良反应发生。

常规放疗照射腹股沟应选择直线加速器电子束和低能 X 线混合照射,外阴浅表病变用适当

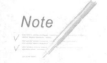

能量的电子束加补偿物照射。对盆腔区照射选择高能 X 线照射，一般 45~50Gy/1.8~2Gy/5 周。对亚临床瘤灶放疗剂量为 50Gy，残存瘤区一般 60Gy 以上。目前多采用调强放疗技术，以保护盆腔脏器。

【阴道癌放疗】

放疗适用于 I~IV 期阴道浸润癌患者，是多数患者的首选治疗。早期可单纯放疗，晚期可行放疗联合化疗等。由于阴道癌多为年老患者，考虑解剖原因等，治疗方案应强调个体化，如单纯腔内放疗、外照射及联合放化疗等。

1. 放疗适应证

1）原位癌：行手术或腔内放疗，腔内放疗剂量使阴道黏膜达到 60Gy。

2）病灶表浅的 I 期：行单纯腔内放疗或局部手术 + 放疗，根据病灶大小决定是否用外照射。

3）II 期患者：进行盆腔外照射和内照射联合放疗。外照射剂量 45~50Gy，病灶累及阴道下 1/3 者，同时行双侧腹股沟和股三角区。常规技术 30~40Gy 时屏蔽直肠、膀胱，同时加用阴道内照射。有条件推荐进行适形调强放疗，照射 45Gy 后再行阴道内照射。

4）III 期患者治疗：同 III 期宫颈癌，盆腔外照射剂量可适当增加，淋巴结瘤区加量至 60Gy。有条件者，推荐行适形调强放疗。

5）IV 期以姑息治疗为主。

6）对阴道透明细胞癌和恶性黑素瘤以手术为主，辅助化疗、生物治疗和放疗等综合治疗。

2. 放疗方式

（1）内照射为主，若宫颈受累或侵犯穹隆上段阴道时，加以 A 点为参考点的宫颈区照射，多采用阴道柱状施源器照射，必要时结合外照射技术。

（2）外照射：技术同宫颈癌。对术后病理高危因素如手术切缘阳性、盆腔淋巴结阳性或腹主淋巴结阳性，或脉管内有癌栓等，行外照射和（或）内照射。

（3）同步放化疗对阴道癌疗效待定，采用顺铂或 5-FU 可能获益。

【放疗主要并发症】

放疗的并发症分为急性、亚急性和晚期三种类型。基于治疗的方式，急性放疗反应发生在治疗期间，亚急性不良反应发生在治疗 3~6 个月内，晚期不良反应发生在治疗 6 个月后。不良反应的出现及其表现取决于被照射组织的类型（早发反应和晚发反应的正常组织）及放射耐受剂量。

急性和亚急性反应中，以骨髓、小肠、直肠、膀胱最明显。如多数患者轻度疲乏、食欲缺乏，少数患者可有恶心、呕吐等全身反应，轻到中度的腹泻、腹部不适、大便疼痛等直肠反应。部分患者泌尿系表现为尿频、尿急、尿痛及少数血尿等膀胱刺激征，尤其在同步放化疗，还出现白细胞、血小板下降等骨髓抑制。一般给予对症治疗，止泻、抗炎等。

晚期并发症常见的包括放射性直肠炎、乙状结肠炎、放射性小肠炎、放射性膀胱炎、外阴纤维化和淋巴水肿、盆腔纤维化、阴道狭窄和阴道缩短等，少数患者可发生较严重并发症，如肠梗阻、肠出血及穿孔等。

1. 放射性膀胱炎　多发生在放疗后 1 年左右，根治性放疗后有症状的 III/IV 级的膀胱晚期并发症的发生率为 4%~8%。主要表现为尿频、尿急、尿痛及长期尿血，严重者膀胱 - 阴道瘘或尿道 - 阴道瘘。以保守治疗为主，抗炎、止血、药物膀胱灌注，严重者手术治疗。高压氧治疗可试用于血尿。

2. 放射性直肠炎、乙状结肠炎　多发生在放疗后 6 个月至 1 年，晚期并发症发生率 5%~8%。主要症状为腹泻、黏液便、里急后重、便血，有时便秘和大便疼痛。少数出现毛细血管扩张、大出血、直肠溃疡和直肠乙状结肠狭窄，严重者直肠阴道瘘等。多在随访 18~36 个月时出现。处理是对症治疗。采用激素或中药灌肠，氩离子凝固，激光治疗或受累黏膜面甲醛治疗。若出现狭窄、梗阻、瘘管、穿孔,则需手术治疗。

3. **放射性小肠炎**　临床表现为慢性肠炎、亚急性肠梗阻、肠穿孔和(或)狭窄,如稀便、大便次数增加、黏液便、腹痛,严重者肠穿孔和梗阻。可在一个疗程的治疗性放疗后发生,其中有症状的Ⅲ/Ⅳ的小肠晚期并发症发生率为 3%~12%,多发生在根治性术后患者。任何原因导致腹、盆腔内小肠粘连固定都可以加重小肠的放射损伤。需对症治疗,严重者手术治疗。

4. **阴道狭窄**　放疗后毛细血管扩张和阴道纤维化,导致阴道狭窄及明显缩短,影响性生活。应通过咨询和训练,包括定期阴道冲洗、佩戴阴道模具,适当使用雌激素软膏及油性润滑剂等,并鼓励患者放疗后定期性生活。

【放疗后随访】

放疗后 1~2 年内,每 3 个月随访一次,了解患者的疗效和放疗不良反应。随访内容包括常规妇科检查,血尿便常规、肝肾功能,肿瘤标志物,腹盆腔超声或 CT/MRI、胸片等,必要时进行 PET-CT 进行全身评估。放疗后 3~5 年,每 3~6 个月随访,检查项目同前。

【小结】

妇科恶性肿瘤放疗常用技术包括:体外照射(常规技术、三维适形技术和调强技术)、近距离照射(腔内照射)和体内灌注核素溶液。根据放疗目的分为:根治性放疗、术后辅助性放疗和姑息性放疗。鉴于放疗局限性,应联合化疗和(或)手术,分别在术前、术中或术后进行放疗。放疗野应覆盖肿瘤浸润、转移部位及淋巴结引流区。注意放射剂量分割、放疗期间及放疗后产生的近期和远期不良反应并积极防治。放疗期间可行以铂类等药物为基础的增敏化疗或联合化疗提高疗效。不同妇科恶性肿瘤放疗指征存在差异,与肿瘤类型、期别及术后高危因素等有关,应进行个体化处理和定期随访。

【思考题】

1. 妇科恶性肿瘤常见的放疗方式是什么?
2. 宫颈癌放疗的主要适应证是什么?
3. 妇科恶性肿瘤放疗的主要不良反应是什么?

(李小平)

参考文献

1. 沈铿,崔恒,丰有吉.常见妇科肿瘤诊治指南.第 4 版.北京:人民卫生出版社,2014.

2. Schorge JO,Schaffer JI,Halvorson LM,et al.威廉姆斯妇科学.陈春玲,译.北京:科学出版社,2011.

3. 中华医学会.临床诊疗指南-妇产科学分册.北京:人民卫生出版社,2007.

4. Cardonick E,Iacobucci A.Use of chemotherapy during human pregnancy.The lancet oncology,2004,5(5):283-291.

5. Schiffer CA,Anderson KC,Bennett CL,et al.Platele transfusion for patients with cancer: Clinical practice guidelines of the American society of clinical Oncology. J Clin Oncol,2001,19(5): 1519-1538.

6. Morice P1,Uzan C,Gouy S,et al.Gynaecological cancers in pregnancy.Lancet,2012,379 (9815):558-569.

7. Amant F,Van Calsteren K,Halaska MJ,et al.Gynecologic cancers in pregnancy:guidelines of

Note

an international consensus meeting.Int J Gynecol Cancer,2009,19(Suppl 1):S1-12.

8. Greskovich JF Jr,Macklis RM.Radiation therapy in pregnancy:risk calculation and risk minimization.Semin Oncol,2000,27(6):633-645.

9. Pereg D,Koren G,Lishner M.Cancer in pregnancy:gaps,challenges and solutions.Cancer Treat Rev,2008,34(4):302-312.

Note

第二十章　妊娠滋养细胞疾病

妊娠滋养细胞疾病（gestational trophoblastic disease, GTD）是一组来源于胎盘滋养细胞的疾病。根据组织学将其分为葡萄胎、侵蚀性葡萄胎、绒毛膜癌（简称绒癌）及胎盘部位滋养细胞肿瘤等，其中侵蚀性葡萄胎、绒癌和胎盘部位滋养细胞肿瘤等均为恶性肿瘤，统称妊娠滋养细胞肿瘤（gestational trophoblastic neoplasia, GTN）。

由于侵蚀性葡萄胎和绒癌在临床表现、诊断和处理原则等方面基本相同，故在临床上将两者合称为妊娠滋养细胞肿瘤，并进一步根据病变范围分为两类：①无转移妊娠滋养细胞疾病，病变局限于子宫；②转移性妊娠滋养细胞肿瘤，病变扩散至子宫以外部位。由于胎盘部位滋养细胞肿瘤在临床表现、发病过程及处理上与妊娠滋养细胞肿瘤明显不同，故另列一类。

绝大多数滋养细胞肿瘤继发于妊娠，但尚有极少数来源于卵巢或睾丸生殖细胞，称为非妊娠性绒癌，不属于本章讨论范围。

第一节　妊娠滋养细胞的发育与分化

妊娠滋养细胞由胚胎的胚外层细胞（extra-embryonic cell）演化而来。孕卵着床时，囊胚最外层与子宫内膜接触的一层扁平细胞演变为细胞滋养细胞（cytotrophoblast, CT）。受精后 7~8 日，着床部位的细胞滋养细胞又分化出合体滋养细胞（syncytiotrophoblast, ST）。由于这两种细胞出现于绒毛形成以前，称为绒毛前滋养细胞（previllous trophoblast）。

在细胞滋养细胞与子宫蜕膜之间的合体滋养细胞，相互融合失去细胞膜形成多核细胞团，出现腔隙后合体滋养细胞排列成柱状结构，称合体滋养细胞柱，是绒毛的雏形。约在受精后 12 日，细胞滋养细胞侵入合体滋养细胞柱内，形成初级绒毛。在受精第 13 日或 14 日，由细胞滋养细胞构成的细胞滋养细胞柱向四周扩展，形成细胞滋养细胞壳（cytotrophoblastic shell）。约受精后 2 周，胚外中胚层长入合体滋养细胞柱内，初级绒毛演变成次级绒毛，合体滋养细胞柱之间的腔隙也演变成绒毛间隙。绒毛形成后，位于绒毛表面的滋养细胞称绒毛滋养细胞（villous trophoblast），而其他部位的滋养细胞称绒毛外滋养细胞（extravillous trophoblast）。

细胞滋养细胞为滋养干细胞，具有增殖活性和分化能力。合体滋养细胞为分化成熟细胞，合成妊娠相关的各种激素，并承担胎儿和母亲间的物质交换。细胞滋养细胞有两种分化形式，位于绒毛表面的细胞滋养细胞直接分化为合体滋养细胞，位于绒毛外与胎盘床相连的锚定绒毛（anchoring villi）部位的细胞滋养细胞则分化为中间型滋养细胞（intermediate trophoblast, IT）。中间型滋养细胞可分为三个细胞亚群：绒毛型中间型滋养细胞（villous intermediate trophoblast）、种植部位中间型滋养细胞（implantation site intermediate trophoblast）及绒毛膜型中间型滋养细胞（chorionic type intermediate trophoblast）。种植部位中间型滋养细胞能侵入蜕膜和子宫肌层，浸润并替代螺旋小动脉内皮细胞，绒毛膜型中间型滋养细胞起固定胎盘的作用，而绒毛型中间型滋养细胞是一种可向其余两种细胞分化的过渡期细胞。

在正常妊娠时，滋养细胞具有增生活跃、侵袭和破坏母体组织及血管等特性。当滋养细胞异常增生和侵袭时，便形成各种滋养细胞疾病。其中，葡萄胎形成与绒毛滋养细胞异常有关，绒癌形成与绒毛前滋养细胞异常有关,胎盘部位滋养细胞肿瘤形成与种植部位中间型滋养细胞异常有关。

【小结】

1. 妊娠滋养细胞由胚胎胚外层细胞演化而来,分为细胞滋养细胞、合体滋养细胞和中间型滋养细胞。

2. 当滋养细胞异常增生和侵袭时,便形成各种滋养细胞疾病。

【思考题】

滋养细胞如何发育及分类?

第二节　葡　萄　胎

葡萄胎因妊娠后胎盘绒毛滋养细胞增生、间质水肿,而形成大小不一的水疱,水疱间借蒂相连成串,形如葡萄而名之,也称水泡状胎块(hydatidiform mole)。葡萄胎可分为完全性葡萄胎和部分性葡萄胎两类。

【相关因素】

不十分明确。

1. 完全性葡萄胎(complete hydatidiform mole)　亚洲和拉丁美洲国家的发生率较高,如韩国和印度尼西亚约 1 次 /400 次妊娠,日本 1 次 /500 次妊娠,而北美和欧洲国家发生率较低,0.6~1.1 次 /1000 次妊娠。根据我国的一次全国性调查,平均每 1000 次妊娠 0.78 次,其中浙江省最高为 1.39 次,山西省最低为 0.29 次。完全性葡萄胎偶尔发生于双胎妊娠,其中另一胎为正常活胎,发生率为 1 次 /22 000~100 000 次妊娠。近年来完全性葡萄胎的发生率在亚洲国家有所下降,其中部分地区已降至与欧美国家相似的水平。同一种族居住在不同地域,其葡萄胎发生率不一定相同,如居住在北非和东方国家的犹太人后裔的发生率是居住在西方国家的 2 倍,提示造成葡萄胎发生地域差异的原因除种族外,尚有多方面的因素。

营养状况与社会经济因素是可能的高危因素之一,饮食中缺乏维生素 A 及其前体胡萝卜素和动物脂肪者发生葡萄胎的几率显著升高。年龄是另一高危因素,大于 35 岁和 40 岁妇女的葡萄胎发生率分别是年轻妇女的 2 倍和 7.5 倍,而大于 50 岁的妇女妊娠时约 1/3 可能发生葡萄胎。相反小于 20 岁妇女的葡萄胎发生率也显著升高。既往葡萄胎史也是高危因素,有过 1 次和 2 次葡萄胎妊娠者,再次发生率分别为 1% 和 15%~20%。另外,流产和不孕史也可能是高危因素。

完全性葡萄胎的染色体核型为二倍体,均来自父系,其中 90% 为 46XX,系由一个细胞核阙如或失活的空卵(enucleate egg)与一个单倍体精子(23X)受精,经自身复制为 2 倍体(46XX)。另有 10% 核型为 46XY,系由一个空卵分别和两个单倍体精子(23X 和 23Y)同时受精而成。虽然完全性葡萄胎染色体基因为父系,但其线粒体 DNA 仍为母系来源。

染色体父系来源是滋养细胞过度增生的主要原因,并与基因组印迹(genomic imprinting)紊乱有关。基因组印迹指父母双亲来源的两个等位基因具有不同的表达活性,这种差异表达的基因被称为印迹基因(imprinted genes)。印迹基因可分为父源和母源两种,父源印迹基因只在母源染色体上表达,母源印迹基因只在父源染色体上表达。双亲染色体的共同参与是确保印迹基因正常表达的前提,也为胚胎正常发育所必需。但完全性葡萄胎缺乏母源染色体,必然导致基因组印迹紊乱。

　　近年发现,尚有一类双亲来源的完全性葡萄胎,占完全性葡萄胎的20%左右,具有经典的完全性葡萄胎的临床病理特征,但有家族性和重复性特点,也是二倍体核型,但二套染色体分别来源于父亲和母亲。研究表明,该类葡萄胎的发生与母亲染色体19q13.3~13.4片段上*NLRP7*基因突变有关。NLRP突变可造成父源印迹基因表达缺失,从而表现为完全性葡萄胎。

　　2. 部分性葡萄胎(partial hydatidiform mole)　传统认为部分性葡萄胎的发生率低于完全性葡萄胎,但近年资料表明,部分性和完全性葡萄胎的比例基本接近甚至更高,如日本和英国报道分别为0.78和1.13,其原因可能与完全性葡萄胎发生率的下降及对部分性葡萄胎诊断准确性的提高有关。许多伴有三倍体的早期流产其实为部分性葡萄胎。迄今对部分性葡萄胎高危因素的了解较少,可能相关的因素有不规则月经和口服避孕药等,但与饮食因素及母亲年龄无关。

　　部分性葡萄胎的染色体核型90%以上为三倍体,合并存在的胎儿也为三倍体。最常见的核型是69XXY,其余为69XXX或69XYY,系由一看似正常的单倍体卵子和两个单倍体精子受精,或由一看似正常的单倍体卵子(精子)和一个减数分裂缺陷的双倍体精子(卵子)受精而成,所以一套多余的染色体多来自父方。多余的父源基因物质也是部分性葡萄胎滋养细胞增生的主要原因。另外尚有极少数部分性葡萄胎的核型为四倍体,但其形成机制还不清楚。

【病理】

　　1. 完全性葡萄胎　大体检查水泡状物如葡萄,大小不一,直径自数毫米至数厘米不等,其间有纤细的纤维素相连,常混有血块和蜕膜碎片。水泡状物占满整个宫腔,胎儿及其附属物阙如。镜下见:①可确认的胚胎或胎儿组织缺失;②绒毛水肿;③弥漫性滋养细胞增生;④种植部位滋养细胞呈弥漫和显著的异型性。

　　2. 部分性葡萄胎　仅部分绒毛呈水泡状,合并胚胎或胎儿组织,胎儿多已死亡,且常伴发育迟缓或多发性畸形,合并足月儿极少。镜下见:①有胚胎或胎儿组织存在;②局限性滋养细胞增生;③绒毛大小及其水肿程度明显不一;④绒毛呈显著的扇贝样轮廓、间质内可见滋养细胞包涵体;⑤种植部位滋养细胞呈局限和轻度的异型性。完全性葡萄胎和部分性葡萄胎的核型和病理特征鉴别要点见表20-1。

表20-1　完全性和部分性葡萄胎核型和病理特征比较

特征	完全性葡萄胎	部分性葡萄胎
核型	46,XX(90%)和46,XY	常为69,XXX和69,XXY
病理特征		
胎儿组织	缺乏	存在
胎膜、胎儿红细胞	缺乏	存在
绒毛水肿	弥漫	局限,大小和程度不一
滋养细胞包涵体	缺乏	存在
扇贝样轮廓绒毛	缺乏	存在
滋养细胞增生	弥漫,轻~重度	局限,轻~中度
滋养细胞异型性	弥漫,明显	局限,轻度

【临床表现】

　　1. 完全性葡萄胎　由于超声检查等诊断技术的进步,葡萄胎患者常在妊娠早期未出现症状或仅有少量阴道流血时,就已得到诊治,所以症状典型者已经少见。完全性葡萄胎的典型症状如下:

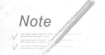
Note

(1) 停经后阴道流血：80% 以上患者会出现阴道流血，为最常见的症状。一般在停经 8~12 周左右开始不规则阴道流血，量多少不定。若大血管破裂，可造成大出血和休克，甚至死亡。葡萄胎组织有时可自行排出，但排出前和排出时常伴有大量流血。反复的阴道流血若不及时治疗，可继发贫血和感染。

(2) 子宫异常增大、变软：因葡萄胎迅速增长及宫腔内积血，约半数以上患者的子宫大于停经月份，质地变软，并伴 hCG 水平异常升高。约 1/3 患者的子宫与停经月份相符，另有少数子宫小于停经月份，原因可能与水泡退行性变、停止发育有关。

(3) 妊娠呕吐：多发生于子宫异常增大和 hCG 水平异常升高者，出现时间一般较正常妊娠早，症状严重且持续时间长。发生严重呕吐且未及时纠正时可导致水电解质平衡紊乱。

(4) 子痫前期征象：多发生于子宫异常增大者，可在妊娠 24 周前出现高血压、蛋白尿和水肿，但子痫罕见。若早期妊娠发生子痫前期，要考虑葡萄胎可能。

(5) 甲状腺功能亢进：约 7% 患者可出现轻度甲状腺功能亢进表现，如心动过速、皮肤潮湿和震颤，血清游离 T_3、T_4 水平升高，但突眼少见。

(6) 腹痛：因葡萄胎增长迅速和子宫过度快速扩张所致，表现为阵发性下腹痛，一般不剧烈，能忍受，常发生于阴道流血之前。若发生卵巢黄素化囊肿扭转或破裂，可出现急性腹痛。

(7) 卵巢黄素化囊肿（theca lutein ovarian cyst）：大量 hCG 刺激卵巢卵泡内膜细胞发生黄素化而造成，常为双侧，但也可单侧，大小不等，最小仅在光镜下可见，最大直径可在 20cm 以上。囊肿表面光滑，活动度好，切面为多房，囊壁薄，囊液清亮或琥珀色。光镜下见囊壁为内衬 2~3 层黄素化卵泡膜细胞。黄素化囊肿一般无症状。由于子宫异常增大，在葡萄胎排空前一般较难通过妇科检查发现，多由 B 型超声检查作出诊断。黄素化囊肿常在葡萄胎清宫后 2~4 个月自行消退。

2. 部分性葡萄胎　部分性葡萄胎大多没有完全性葡萄胎的典型症状，程度也常较轻。阴道流血常见，但子宫多数与停经月份相符甚至更小，一般无子痫前期、卵巢黄素化囊肿、腹痛等，妊娠呕吐也较轻。

【自然转归】

在正常情况下，葡萄胎排空后血清 hCG 逐渐下降，首次降至正常的平均时间大约 9 周，最长一般不超过 14 周。若葡萄胎排空后 hCG 持续异常要考虑妊娠滋养细胞肿瘤。完全性葡萄胎发生子宫局部侵犯和（或）远处转移的几率约分别为 15% 和 4%。当出现下列高危因素之一时应视为高危葡萄胎：①hCG>100 000U/L；②子宫明显大于相应孕周；③卵巢黄素化囊肿直径 >6cm。另外，年龄 >40 岁和重复葡萄胎也视为高危因素。

部分性葡萄胎发生子宫局部侵犯的几率约为 4%，一般不发生转移。与完全性葡萄胎不同，部分性葡萄胎缺乏明显的临床或病理高危因素。

【诊断】

凡有停经后不规则阴道流血、子宫大于停经月份者，要考虑葡萄胎可能。若在早期妊娠出现子痫前期、妊娠剧吐、甲亢征象、阴道排出葡萄样水疱组织等支持诊断。常选择下列辅助检查以进一步明确诊断。

1. 超声检查　B 型超声是诊断葡萄胎的一项可靠和敏感的辅助检查，通常采用经阴道彩色多普勒超声。完全性葡萄胎的典型超声图像为子宫大于相应孕周，无妊娠囊或胎心搏动，宫腔内充满不均质密集状或短条状回声，呈"落雪状"，水疱较大时则呈"蜂窝状"。常可测到双侧或一侧卵巢囊肿。彩色多普勒超声检查可见子宫动脉血流丰富，但子宫肌层内无血流或仅稀疏血流信号。部分性葡萄胎可在胎盘部位出现由局灶性水疱状胎块引起的超声图像改变，有时还可见胎儿或羊膜腔，胎儿通常畸形。由于部分性葡萄胎和妊娠早期的完全性葡萄胎超声表现常不典型，容易造成误诊。当临床表现典型，结合 B 型超声，常常可以确诊。

Note

案例
　　女性,25岁,有性生活史,停经8周,阴道少量流血5日。妇科检查:子宫颈着色,宫口闭,子宫如妊娠3个月大,软,双附件区各有鸡蛋大小囊性肿物,无压痛。B型超声检查:子宫增大如孕3月大,宫内未见妊娠囊,宫腔内充满落雪状物,双侧卵巢均见5cm×5cm×3cm囊肿,有分隔。本例诊断首先考虑:完全性葡萄胎,双侧卵巢黄素化囊肿。

　　2. 人绒毛膜促性腺激素(hCG)测定　　血清hCG测定是诊断葡萄胎的另一项重要辅助检查。正常妊娠时,滋养细胞在孕卵着床后数日便开始分泌hCG。随孕周增加,血清hCG滴度逐渐升高,停经8~10周达高峰,持续1~2周后逐渐下降。但在葡萄胎时,血清hCG滴度常明显高于正常孕周的相应值,而且在停经8~10周以后继续持续上升。约45%的完全性葡萄胎患者的血清hCG水平在10万U/L以上,最高可达240万U/L。>8万U/L支持诊断。但也有少数葡萄胎,尤其是部分性葡萄胎因绒毛退行性变,hCG升高不明显。

　　临床上常用抗hCG抗体或抗hCG-β亚单位单克隆抗体检测血清或尿hCG水平。近年发现,hCG并不是单一分子,除规则hCG(regular hCG)外,还有其他结构变异体,包括高糖化hCG(hyperglycosylated hCG,hCG-H)、hCG游离β亚单位等。正常妊娠时hCG的主要分子为规则hCG,而在滋养细胞疾病时则产生更多的hCG结构变异体。因此,同时测定规则hCG及其结构变异体,有助于滋养细胞疾病的诊断和鉴别诊断。

　　3. DNA倍体分析　　流式细胞计数是最常用的倍体分析方法。完全性葡萄胎的染色体核型为二倍体,部分性葡萄胎为三倍体。

　　4. 母源表达印迹基因检测　　部分性葡萄胎拥有双亲染色体,所以表达父源的印迹基因(如P57KIP2),而完全性葡萄胎无母源染色体,故不表达该类基因。因此,检测母源表达印迹基因可区别完全性和部分性葡萄胎。

　　5. 其他检查　　如X线胸片、血细胞和血小板计数、肝肾功能等。

【鉴别诊断】

　　1. 流产　　葡萄胎病史与流产相似,容易相混淆。完全性葡萄胎与先兆流产的鉴别比较容易,B型超声检查可以确诊。但部分性葡萄胎与不全流产或稽留流产不仅临床表现相似,在病理检查时也因绒毛水肿、滋养细胞增生不明显等造成鉴别困难,需要通过DNA倍体分析和P57KIP2免疫组化染色等检查进行鉴别。

　　2. 双胎妊娠　　子宫大于相应孕周的正常单胎妊娠,hCG水平也略高于正常,与葡萄胎相似,但双胎妊娠无阴道流血,B型超声检查可以确诊。

【处理】

　　1. 清宫　　葡萄胎诊断一经成立,应及时清宫。但清宫前首先应注意有无休克、子痫前期、甲状腺功能亢进及贫血等合并症,出现时应先对症处理,稳定病情。清宫应由高年资医生操作。一般选用吸刮术,其具有手术时间短、出血少、不易发生子宫穿孔等优点。由于葡萄胎清宫时出血较多,子宫大而软,容易穿孔,所以清宫应在手术室内进行,在输液、备血准备下,充分扩张宫颈管,选用大号吸管吸引。待葡萄胎组织大部分吸出、子宫明显缩小后,改用刮匙轻柔刮宫。为减少出血和预防子宫穿孔,可在术中应用缩宫素静脉滴注。缩宫素可能会引起滋养细胞转移、甚至导致肺栓塞,虽然目前尚无证据证实这一风险,但常推荐在充分扩张宫颈管和开始吸宫后使用缩宫素。子宫小于妊娠12周可以一次刮净,子宫大于妊娠12周或术中感到一次刮净有困难时,可于1周后行第二次刮宫。

　　在清宫过程中,极少数患者因子宫异常增大、缩宫素使用不当以及操作不规范等因素发生滋养细胞进入子宫血窦造成肺动脉栓塞,甚至出现急性呼吸窘迫、急性右心衰竭,要及时给予心

Note

血管及呼吸功能支持治疗,一般在 72 小时内恢复。急性呼吸窘迫可由甲状腺功能亢进、子痫前期等合并症引起。为安全起见,建议子宫大于妊娠 16 周或有合并症者应转送至有治疗经验的医院进行清宫。

组织学是葡萄胎的最终诊断依据,所以葡萄胎每次刮宫的刮出物,必须送组织学检查。取材应注意选择近宫壁种植部位、新鲜无坏死的组织送检。

2. **卵巢黄素化囊肿的处理**　囊肿在葡萄胎清宫后会自行消退,一般不需处理。若发生急性蒂扭转,可在 B 型超声或腹腔镜下做穿刺吸液,囊肿也多能自然复位。若扭转时间较长发生坏死,则需做患侧附件切除术。

3. **预防性化疗**　不常规推荐。研究显示,预防性化疗可降低高危葡萄胎发生妊娠滋养细胞肿瘤的几率,故预防性化疗仅适用于有高危因素和随访困难的完全性葡萄胎患者。预防性化疗应在葡萄胎排空前或排空时实施,选用甲氨蝶呤、氟尿嘧啶或放线菌素 -D 等单一药物,一般采用多疗程化疗至 hCG 阴性。部分性葡萄胎不做预防性化疗。

4. **子宫切除术**　单纯子宫切除不能预防葡萄胎发生子宫外转移,只能去除葡萄胎侵入子宫肌层局部的风险,所以不作为常规处理。对于年龄接近绝经、无生育要求者可行全子宫切除术,两侧卵巢可以保留。当子宫小于妊娠 14 周大小时可直接切除子宫。手术后仍需定期随访。

【随访】

葡萄胎患者清宫后必须定期随访,以便尽早发现滋养细胞肿瘤并及时处理。随访应包括以下内容:①定期 hCG 测定:葡萄胎清宫后每周一次,直至连续 3 次阴性,以后每个月一次共 6 个月,然后再每 2 个月一次共 6 个月,自第一次阴性后共计 1 年;②询问病史:包括月经状况,有无阴道流血、咳嗽、咯血等症状;③妇科检查:必要时可选择 B 型超声、X 线胸片或 CT 检查等。

葡萄胎患者随访期间应可靠避孕一年。hCG 成对数下降者阴性后 6 个月可以妊娠,但对 hCG 下降缓慢者,应延长避孕时间。妊娠后,应在妊娠早期做 B 型超声和 hCG 测定,以明确是否正常妊娠,产后也需随访 hCG 至正常。避孕方法可选用避孕套或口服避孕药。不选用宫内节育器,以免混淆子宫出血的原因或造成穿孔。

【小结】

1. 葡萄胎是良性疾病,但部分可发展成妊娠滋养细胞肿瘤。
2. 完全性葡萄胎的染色体核型为二倍体,全部染色体来自父方。部分性葡萄胎的染色体核型为三倍体,多余一套染色体多来自父方。
3. 典型的临床表现是停经后阴道流血和子宫异常增大。
4. 辅助检查包括超声检查和血清 hCG 测定等,组织学诊断是确诊依据。
5. 处理原则是及时清宫和定期 hCG 测定随访。

【思考题】

1. 如何规范进行葡萄胎清宫?
2. 如何对葡萄胎患者进行随访?

第三节　妊娠滋养细胞肿瘤

妊娠滋养细胞肿瘤 60% 继发于葡萄胎妊娠,30% 继发于流产,10% 继发于足月妊娠或异位妊娠,其中侵蚀性葡萄胎(invasive mole)全部继发于葡萄胎妊娠,绒癌(choriocarcinoma)可继发于葡萄胎妊娠,也可继发于非葡萄胎妊娠。换言之,葡萄胎妊娠后可发生侵蚀性葡萄胎或绒癌,而非葡萄胎妊娠后只继发绒癌。侵蚀性葡萄胎恶性程度一般不高,大多数仅造成局部侵犯,仅4%的患者并发远处转移,预后较好。绒癌恶性程度极高,发生转移早而广泛,在化疗药物问世以前,其死亡率高达90%以上。随着诊断技术及化疗的发展,绒癌患者的预后已得到极大的改善。

【病理】

侵蚀性葡萄胎的大体检查可见子宫肌壁内有大小不等的水泡状组织,子宫腔内可有原发病灶,也可没有原发病灶。当病灶接近子宫浆膜层时,子宫表面可见紫蓝色结节。病灶可穿透子宫浆膜层或侵入阔韧带内。镜下可见水泡状组织侵入肌层,有绒毛结构及滋养细胞增生和异型性。但绒毛结构也可退化,仅见绒毛阴影。

绝大多数绒癌原发于子宫体,极少数可原发于输卵管、宫颈、阔韧带等部位。绒癌的大体观见肿瘤侵入子宫肌层内,可突向子宫腔或穿破浆膜,单个或多个,大小不等,无固定形态,与周围组织分界清,质地软而脆,海绵样,暗红色,伴明显出血坏死。镜下见细胞滋养细胞和合体滋养细胞成片状高度增生,明显异型,不形成绒毛或水泡状结构,并广泛侵入子宫肌层造成出血坏死。肿瘤不含间质和自身血管,瘤细胞靠侵蚀母体血管而获取营养物质。

【临床表现】

1. 无转移滋养细胞肿瘤　大多数继发于葡萄胎妊娠。

(1) 阴道流血:在葡萄胎排空、流产或足月产后,有持续的不规则阴道流血,量多少不定。也可表现为一段时间的正常月经后再停经,然后又出现阴道流血。长期阴道流血者可继发贫血。

(2) 子宫复旧不全或不均匀性增大:常在葡萄胎排空后4~6周子宫尚未恢复到正常大小,质地偏软。也可受肌层内病灶部位和大小的影响,表现出子宫不均匀性增大。

(3) 卵巢黄素化囊肿:由于hCG的持续作用,在葡萄胎排空、流产或足月产后,双侧或一侧卵巢黄素化囊肿持续存在。

(4) 腹痛:一般无腹痛,但当子宫病灶穿破浆膜层时可引起急性腹痛及腹腔内出血症状。若子宫病灶坏死继发感染也可引起腹痛及脓性白带。黄素化囊肿发生扭转或破裂时也可出现急性腹痛。

(5) 假孕症状:由于hCG及雌、孕激素的作用,表现为乳房增大,乳头及乳晕着色,甚至有初乳样分泌,外阴、阴道、子宫颈着色,生殖道质地变软。

2. 转移性滋养细胞肿瘤　更多见于非葡萄胎妊娠后或为经组织学证实的绒癌。肿瘤主要经血行播散,转移发生早而且广泛。最常见的转移部位是肺(80%),其次是阴道(30%),以及盆腔(20%)、肝(10%)和脑(10%)等。由于滋养细胞的生长特点之一是破坏血管,所以各转移部位症状的共同特点是局部出血。

转移性滋养细胞肿瘤可以同时出现原发灶和继发灶症状,但也有不少患者原发灶消失而转移灶发展,仅表现为转移灶症状,若不注意常会误诊。

(1) 肺转移:可无症状,仅通过X线胸片或肺CT作出诊断。典型表现为胸痛、咳嗽、咯血及呼吸困难。这些症状常呈急性发作,但也可呈慢性持续状态达数月之久。在少数情况下,可因肺动脉滋养细胞瘤栓形成,造成急性肺梗死,出现肺动脉高压、急性肺功能衰竭及右心衰竭。

(2) 阴道转移:转移灶常位于阴道前壁及穹隆,呈紫蓝色结节,破溃时引起不规则阴道流血,甚至大出血。一般认为系宫旁静脉逆行性转移所致。

(3) 肝转移:为不良预后因素之一,多同时伴有肺转移。病灶较小时可无症状,也可表现为右上腹部或肝区疼痛、黄疸等,若病灶穿破肝包膜可出现腹腔内出血,导致死亡。

(4) 脑转移:预后凶险,为主要的致死原因。一般同时伴有肺转移和(或)阴道转移。转移初期多无症状。脑转移的形成可分为3个时期:首先为瘤栓期,可表现为一过性脑缺血症状如

 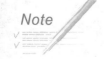

猝然跌倒、暂时性失语、失明等;继而发展为脑瘤期,即瘤组织增生侵入脑组织形成脑瘤,出现头痛、喷射样呕吐、偏瘫、抽搐直至昏迷;最后进入脑疝期,因脑瘤增大及周围组织出血、水肿,造成颅内压进一步升高,脑疝形成,压迫生命中枢,最终死亡。

(5)其他转移:包括脾、肾、膀胱、消化道、骨等,其症状视转移部位而异。

【诊断】

1.临床诊断 根据葡萄胎排空后或流产、足月分娩、异位妊娠后出现阴道流血和(或)转移灶及其相应症状和体征,应考虑妊娠滋养细胞肿瘤可能,结合 hCG 测定等检查,妊娠滋养细胞肿瘤的临床诊断可以确立。

(1)血清 hCG 测定:hCG 水平是妊娠滋养细胞肿瘤的主要诊断依据。影像学证据支持诊断,但不是必需的。对于葡萄胎后滋养细胞肿瘤,凡符合下列标准中的任何一项且排除妊娠物残留或再次妊娠即可诊断为妊娠滋养细胞肿瘤:①hCG 测定 4 次高水平呈平台状态(±10%),并持续 3 周或更长时间,即 1、7、14、21 日;②hCG 测定 3 次上升(>10%),并至少持续 2 周或更长时间,即 1、7、14 日。

非葡萄胎后滋养细胞肿瘤的诊断标准:足月产、流产和异位妊娠后 hCG 多在 4 周左右转为阴性,若超过 4 周血清 hCG 仍持续高水平,或一度下降后又上升,在除外妊娠物残留或再次妊娠后,可诊断妊娠滋养细胞肿瘤。

> 案例
>
> 45 岁经产妇,葡萄胎清宫后 8 周,不规则阴道流血 7 日。近 3 周血 hCG 持续上升,入院时为 3500U/L。检查子宫如孕 2 个月大。B 型超声检查见子宫肌层内直径 3cm 的蜂窝状病灶,双侧附件区阴性。肺 CT 阴性。临床诊断:妊娠滋养细胞肿瘤。

(2)超声检查:是诊断子宫原发病灶最常用的方法。在声像图上子宫可正常大小或不同程度增大,肌层内可见高回声团块,边界清但无包膜;或肌层内有回声不均区域或团块,边界不清且无包膜;也可表现为整个子宫呈弥漫性增高回声,内部伴不规则低回声或无回声。彩色多普勒超声主要显示丰富的血流信号和低阻力型血流频谱。

(3)X 线胸片:为常规检查。肺转移的最初 X 线征象为肺纹理增粗,以后发展为片状或小结节阴影,典型表现为棉球状或团块状阴影。转移灶以右侧肺及中下部较为多见。X 线胸片明确的肺转移支持妊娠滋养细胞肿瘤诊断。

> 案例
>
> 30 岁妇女,人工流产术后 8 个月。术后一直有间歇性阴道流血,量不多。阴茎套避孕。现尿妊娠试验阳性,胸部 X 线摄片见两肺中下叶散在浅淡半透明圆形阴影及棉花团影。临床诊断:妊娠滋养细胞肿瘤。

(4)CT 和磁共振检查:胸部 CT 对发现肺部较小病灶和脑、肝等部位的转移灶有较高的诊断价值。磁共振主要用于脑、腹腔和盆腔病灶诊断。对 X 线胸片阴性者,应常规检查胸部 CT。对 X 线胸片或胸部 CT 阳性者,应常规检查脑、肝 CT 或磁共振。

(5)其他检查:如血细胞和血小板计数、肝肾功能等。

2.组织学诊断 在子宫肌层内或子宫外转移灶组织中若见到绒毛或退化的绒毛阴影,则诊断为侵蚀性葡萄胎;若仅见成片滋养细胞浸润及坏死出血,未见绒毛结构者,则诊断为绒癌。若原发灶和转移灶诊断不一致,只要在任一组织切片中见有绒毛结构,均诊断为侵蚀性葡萄胎。

组织学证据对于妊娠滋养细胞肿瘤的诊断不是必需的,但有组织学证据时应以组织学诊断为准。

【临床分期】

采用国际妇产科联盟(FIGO)妇科肿瘤委员会制定的临床分期,该分期包含了解剖学分期和预后评分系统两个部分(表 20-2、表 20-3),其中规定预后评分≤6 分者为低危,≥7 分者为高危。例如,一患者为滋养细胞肿瘤肺转移,预后评分为 6 分,此患者的诊断应为"妊娠滋养细胞肿瘤(Ⅲ:6)"。预后评分是妊娠滋养细胞肿瘤治疗方案制订和预后评估的重要依据,而解剖学分期有助于明确肿瘤进程和各医疗单位之间比较治疗效果。

表 20-2　滋养细胞肿瘤解剖学分期(FIGO,2000 年)

Ⅰ期	病变局限于子宫
Ⅱ期	病变扩散,但仍局限于生殖器官(附件、阴道、阔韧带)
Ⅲ期	病变转移至肺,有或无生殖系统病变
Ⅳ期	所有其他转移

表 20-3　FIGO/WHO 预后评分系统(2000 年)

评分	0	1	2	4
年龄(岁)	<40	≥40	—	—
前次妊娠	葡萄胎	流产	足月产	—
距前次妊娠时间(月)	<4	4~<7	7~12	>12
治疗前血 hCG(U/L)	≤10^3	>10^3~10^4	>10^4~10^5	>10^5
最大肿瘤大小(包括子宫)	—	3~<5cm	≥5cm	—
转移部位	肺	脾、肾	胃肠道	肝、脑
转移病灶数目	—	1~4	5~8	>8
先前失败化疗	—	—	单药	两种或两种以上药物

【治疗】

治疗原则为采用以化疗为主、手术和放疗为辅的综合治疗。必须在明确临床诊断的基础上,根据病史、体征及各项辅助检查的结果,作出正确的临床分期,并根据预后评分将患者评定为低危或高危(低危通常包括≤6 分的Ⅰ~Ⅲ期患者,高危通常包括≥7 分的Ⅰ~Ⅲ期和Ⅳ期患者),再结合骨髓功能、肝肾功能及全身情况等评估,制订合适的治疗方案,以实施分层治疗。

1. 化疗　常用的一线化疗药物有甲氨蝶呤(MTX)、放线菌素 -D(Act-D)或更生霉素(KSM)、氟尿嘧啶(5-Fu)、环磷酰胺(CTX)、长春新碱(VCR)、依托泊苷(VP-16)等。低危患者选择单一药物化疗,高危患者选择联合化疗。

(1) 单一药物化疗:目前常用的单药化疗药物及用法见表 20-4。

表 20-4　推荐常用单药化疗药物及其用法

药物	剂量、给药途径、疗程日数	疗程间隔
MTX	0.4mg/(kg·d)肌内注射,连续 5 日	2 周
Weekly MTX	50mg/m² 肌内注射	1 周
MTX+	1mg/(kg·d)肌内注射,第 1、3、5、7 日	2 周
四氢叶酸(CF)	0.1mg/(kg·d)肌内注射,第 2、4、6、8 日	
	(24 小时后用)	
MTX	250mg 静脉滴注,维持 12 小时	
Act-D	10~12μg/(kg·d)静脉滴注,连续 5 日	2 周
5-Fu	28~30mg/(kg·d)静脉滴注,连续 8~10 日	2 周

Note

疗程间隔一般指上一疗程化疗的第一日至下一疗程化疗的第一日之间的间隔时间。这里特指上一疗程化疗结束至下一疗程化疗开始的间隔时间。

（2）联合化疗：首选 EMA-CO 方案或氟尿嘧啶为主的联合化疗方案（表 20-5）。

表 20-5　联合化疗方案及用法

方案	剂量、给药途径、疗程日数	疗程间隔
EMA-CO		2 周
第一部分 EMA		
第 1 日	VP16 100mg/m^2　静脉滴注	
	Act-D 0.5mg　静脉注射	
	MTX 100mg/m^2　静脉注射	
	MTX 200mg/m^2　静脉滴注 12 小时	
第 2 日	VP16 100mg/m^2,静脉滴注	
	Act-D 0.5mg　静脉注射	
	四氢叶酸（CF）15mg,肌内注射	
	（从静脉注射 MTX 开始算起 24 小时给药,每 12 小时 1 次,共 2 次）	
第 3 日	四氢叶酸 15mg,肌内注射,每 12 小时 1 次,共 2 次	
第 4 至 7 日	休息（无化疗）	
第二部分 CO		
第 8 日	VCR 1.0mg/m^2 静脉注射	
	CTX 600mg/m^2 静脉注射	
5-Fu+KSM		3 周 *
5-Fu	26-28mg/（kg·d）静脉滴注 8 日	
KSM	6μg/（kg·d）静脉滴注 8 日	

* 特指上一疗程化疗结束至下一疗程化疗开始的间隔时间

（3）疗效评估：在每一疗程化疗结束后,应每周一次测定血清 hCG,并结合妇科检查和影像学检查。在每疗程化疗结束至 18 日内,血 hCG 下降至少 1 个对数称为有效。

（4）毒副反应防治：化疗的主要毒副反应为骨髓抑制,其次为消化道反应,肝、肾功能损害及脱发等。所以化疗前应先检查骨髓及肝肾功能等,用药期间严密观察,注意防治。

（5）停药指征：为 hCG 连续 3 次阴性后,低危患者至少给予 1 个疗程的化疗,而对于化疗过程中 hCG 下降缓慢和病变广泛者可给予 2~3 个疗程的化疗;高危患者继续化疗 3 个疗程,其中第一疗程必须为联合化疗。

2. 手术　主要用于辅助治疗。对控制大出血等各种并发症、切除耐药病灶、减少肿瘤负荷和缩短化疗疗程等方面有作用,在一些特定的情况下应用。

（1）子宫切除：对于无生育要求的无转移患者在初次治疗时可选择全子宫切除术,并在术中给予单药单疗程辅助化疗,也可多疗程至血 hCG 水平正常。对于大病灶、耐药病灶或病灶穿孔出血者,可在化疗的基础上行全子宫切除术,生育期年龄妇女应保留卵巢。对于有生育要求者,若穿孔病灶不大,可做病灶切除加子宫修补术;若耐药病灶为单个及子宫外转移灶已控制,血 hCG 水平不高,可考虑做病灶切除术。

（2）肺叶切除术：对于多次化疗未能吸收的孤立的耐药病灶,血 hCG 水平不高,可考虑做肺叶切除。由于肺转移灶吸收后形成的纤维化结节可以在 hCG 转阴后在 X 线胸片上较长时间存在,所以在决定手术前应注意鉴别。

3. 放射治疗　应用较少,主要用于肝、脑转移和肺部耐药病灶的治疗。

4. 耐药复发病例的治疗　几乎全部无转移和低危转移患者均能治愈,但尚有 20% 左右的高危转移病例出现耐药和复发,并最终死亡。对这类患者如何治疗仍然是当今滋养细胞肿瘤治疗的一大难题。其策略包括:①治疗前准确分期和评分,给予规范的化疗方案,以减少耐药和复发;②采用由有效二线化疗药物组成的联合化疗方案,常用药物有异环磷酰胺、铂类、博来霉素、紫杉醇等,由这些药物组成的化疗方案主要有 EP-EMA(EMA-CO 中的 CO 被顺铂和依托泊苷所替代),PVB(顺铂、长春新碱、博来霉素),BEP(博来霉素、依托泊苷,顺铂),VIP(依托泊苷、异环磷酰胺、顺铂或卡铂),TP/TE(紫杉醇、顺铂 / 紫杉醇、依托泊苷)等;③采用综合治疗和探索新的治疗手段。

【随访】

治疗结束后应严密随访,第 1 次在出院后 3 个月,然后每 6 个月 1 次至 3 年,此后每年 1 次直至 5 年,以后可每 2 年 1 次。也可 I~III期低危患者随访 1 年,高危患者包括IV期随访 2 年。随访内容同葡萄胎。随访期间应严格避孕,一般于化疗停止≥12 个月后方可妊娠。

【小结】

　　1. 侵蚀性葡萄胎和绒癌临床上统称为妊娠滋养细胞肿瘤,可继发于任何妊娠,但以葡萄胎为最常见。

　　2. 无转移滋养细胞肿瘤的主要表现为异常阴道流血,多继发于葡萄胎妊娠。

　　3. 转移性滋养细胞肿瘤经血行播散,肺转移最常见,肝、脑转移者预后不良。

　　4. 血清 hCG 异常升高是主要诊断依据,影像学证据和组织学诊断不是必需的。

　　5. 治疗以化疗为主,低危首选单一药物化疗,高危首选联合化疗。

【思考题】

　　1. 如何诊断妊娠滋养细胞疾病?

　　2. 如何制订合适的化疗方案?

第四节　胎盘部位滋养细胞肿瘤

胎盘部位滋养细胞肿瘤(placental site trophoblastic tumor,PSTT)指起源于胎盘种植部位的一种特殊类型的滋养细胞肿瘤。临床罕见,占妊娠滋养细胞肿瘤的 1%~2%。多数不发生转移,预后良好。

【病理】

大体检查见肿瘤可为突向宫腔的息肉样组织,也可侵入子宫肌层或子宫外扩散,切面呈黄褐色或黄色。镜下见肿瘤几乎完全由中间型滋养细胞组成,无绒毛结构,呈单一或片状侵入子宫肌纤维之间,仅有灶性坏死和出血。免疫组化染色见部分肿瘤细胞 hCG 和人胎盘生乳素(HPL)阳性。

【临床表现】

绝大多数发生于生育期年龄,绝经后罕见,平均发病年龄 31~35 岁。可继发于足月产、流产和葡萄胎,但后者相对少见,偶尔合并活胎妊娠。症状多表现为闭经后不规则阴道流血或月经过多。体征为子宫均匀性或不规则增大。仅少数病例发生子宫外转移,受累部位包括肺、阴道、脑、肝、肾及盆腔和腹主动脉旁淋巴结。一旦发生转移,预后不良。

【诊断】

症状、体征不典型,容易误诊。确诊靠组织学诊断,可通过刮宫标本作出诊断,但在多数情况下需靠手术切除的子宫标本才能准确诊断。常用的辅助检查：

1. **血清 hCG 测定** 多数阴性或轻度升高，其水平与肿瘤负荷不成比例，无评估预后的价值。但检测 hCG 游离 β 亚单位常升高。

2. **HPL 测定** 血清 HPL 一般为轻度升高或阴性，但免疫组化通常阳性。

3. **超声检查** B 型超声检查表现为类似于子宫肌瘤或其他滋养细胞肿瘤的声像图，彩色多普勒超声检查可显示子宫血流丰富。

胎盘部位滋养细胞肿瘤容易漏诊，也会与绒癌、上皮样平滑肌瘤等疾病混淆，临床上对有异常阴道流血的生育年龄妇女患者需警惕本疾病的发生。

案例

女性，35 岁。2 年前足月自然分娩一孩，阴茎套避孕。不规则阴道流血 1 月，无腹痛。妇科检查：子宫略大，无压痛，双侧附件无包块。尿妊娠试验阳性。血清 hCG 1000U/L，B 型超声子宫略大，宫腔内无胚囊，子宫后壁肌壁间有蜂窝状暗区内血流丰富，双侧附件区未见包块。胸部 CT 未见病灶。诊断：胎盘部位滋养细胞肿瘤。

【临床分期和高危因素】

参照 FIGO 分期中的解剖学分期，但预后评分系统不适用。一般认为，与 PSTT 预后相关的高危因素为：①肿瘤细胞有丝分裂指数 >5 个 /10HP；②距先前妊娠时间 >2 年；③有子宫外转移。

【处理】

手术是首选的治疗方法，原则是切除一切病灶，手术范围为全子宫切除及双侧附件切除术。年轻妇女若病灶局限于子宫，卵巢外观正常可保留卵巢。不推荐保留生育功能，但对年轻希望生育、I 期且病灶局限者，可采用刮宫、宫腔镜或局部病灶切除等方法，并予以化疗。这类治疗尚缺乏大样本临床资料支持，需充分知情同意和严密随访，发现异常应及时手术。有高危因素的患者术后应给予辅助性化疗。因 PSTT 对化疗的敏感性不及侵蚀性葡萄胎和绒癌，故应选择联合化疗，首选的化疗方案为 EMA-CO。而对于无高危因素的患者一般不主张术后辅助性化疗。

【随访】

治疗后应随访，随访内容同妊娠滋养细胞肿瘤。由于通常缺乏肿瘤标志物，所以随访时临床表现和影像学检查更有价值。

【小结】

1. 起源于中间型滋养细胞，临床罕见，多发生于生育年龄妇女。
2. 临床表现为闭经后不规则阴道流血或月经过多。
3. 大多数病灶局限于子宫，预后良好。
4. 血清 hCG 测定多数阴性或轻度升高，确诊靠组织学检查。
5. 手术是首选的治疗方法，高危患者术后应予辅助性化疗。

【思考题】

1. 如何避免漏诊胎盘部位滋养细胞肿瘤？
2. 年轻患者能否进行保留生育功能的治疗？

（王新宇）

Note

参考文献

1. 丰有吉,沈铿.妇产科学.第2版.北京:人民卫生出版社,2010.

2. 谢幸,苟文丽.妇产科学.第8版.北京:人民卫生出版社,2013.

3. Berek JS. Berek & Novak's Gynecology. 15th ed.New York:Lippincott Williams & Wilkins,2011.

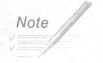

第二十一章　盆底功能障碍性疾病及盆底器官损伤性疾病

第一节　骨盆底的结构

骨盆底（pelvic floor）是封闭骨盆出口的软组织，由多层肌肉和筋膜组成。人类直立行走后，骨盆出口就成了盆腹腔的最低点，盆底需要足够的支托组织，防止盆腔脏器从骨盆出口处脱出。这种解剖及生理要求，使得盆底支托组织逐渐演变成能自行扩张的肌肉筋膜组织，能承受盆腔向下的压力，同时也形成了能让胎儿娩出以及排尿排便的盆底裂隙。若盆底组织结构和功能缺陷，可导致盆腔脏器膨出、脱垂或引起分娩障碍；若分娩处理不当，亦可损伤盆底组织或影响其功能。

骨盆底前方为耻骨联合下缘，后方为尾骨，两侧为耻骨降支、坐骨支及坐骨结节。盆腔器官包括阴道、子宫、膀胱和直肠。两侧坐骨结节前缘的连线将盆底分为前、后两部：前部为尿生殖三角（trigonum urogenitale），又称尿生殖区（regiones urogenitalis），有尿道和阴道通过；后部为肛门三角（anal triangle），又称肛区（anal region），有肛管通过。

骨盆底由外层、中层及内层组织构成，另有盆腔结缔组织参与骨盆底的构成。

1. **外层**　由会阴浅筋膜及其深面的 3 对肌肉与一括约肌组成。

（1）球海绵体肌（accelerator urinae）：位于阴道两侧，覆盖前庭球及前庭大腺，向后与肛门外括约肌互相交叉而混合。此肌肉收缩时能紧缩阴道又称阴道缩肌。

（2）坐骨海绵体肌（erector clitoridis）：从坐骨结节内侧沿坐骨升支内侧与耻骨降支向上，最终集合于阴蒂海绵体（阴蒂脚处）。

（3）会阴浅横肌（musculi transversus perinei superficialis）：自两侧坐骨结节内侧面中线会合于中心腱。

（4）肛门外括约肌（ani externus sphincter）：为围绕肛门的环形肌束，前端会合于中心腱。

2. **中层**　即会阴隔膜（perineal membrane，PM），是一层三角形的致密的肌肉筋膜组织，以往称为泌尿生殖膈，认为其是由尿道阴道括约肌、会阴深横肌和覆盖其上、下面的尿生殖膈上、下筋膜共同构成，现改为会阴隔膜，这是因为目前认为这一结构并非以前所认为的那样由中间肌层、上下膜性层所构成的。它实际上就是一层膜性组织。其上方为骨骼肌，即纹状尿生殖括约肌（以前称会阴深横肌）。女性由于阴道的存在，会阴隔膜不能形成连续的膜状组织以完全封闭盆腔前部。会阴隔膜通过阴道及会阴体附着于耻骨支以提供支托力，防止其下垂。会阴隔膜起自坐骨海绵体肌上方的坐骨耻骨下支内侧以及阴蒂脚，其内侧附着于尿道、阴道壁和会阴体。在会阴隔膜头侧有两块弓形的肌肉，它们起自耻骨弓后方并覆盖尿道，这两块肌肉分别称作逼尿肌和尿道阴道括约肌。在女性，它们是尿生殖括约肌的一部分，并延续至尿道括约肌。收缩时能压迫尿道远段。在会阴隔膜后方，会阴深横肌的骨骼肌纤维和一些平滑肌纤维相混合。会阴隔膜最主要的功能和其附着在阴道及会阴体有关。通过这些组织，会阴隔膜固定在骨盆出口，能对抗腹内压增高时所产生向下的压力以支托盆底组织。

Note

3. 内层　即盆膈(pelvic diaphragm)。为骨盆底最里层且最坚韧的组织,由肛提肌(levator ani muscle)及其上、下筋膜组成,有尿道、阴道及直肠贯通其中。肛提肌是盆底最重要的支持结构。它是一对三角形肌肉,两侧肌肉互相对称,向下向内聚集成漏斗状。该肌起自耻骨联合后面、肛提肌腱弓(tendinous arch of levator ani)和坐骨棘,止于尾骨、肛尾韧带和会阴中心腱。该肌按纤维起止和排列不同可分为四部,由前内向后外依次为耻骨直肠肌(puborectalis)、耻尾肌(pubococcygeus)、髂尾肌(iliococcygeus)和尾骨肌(coccygeus)。耻骨直肠肌起于耻骨盆面和肛提肌腱弓前份,肌纤维行向后内,并与对侧纤维交织构成 U 形袢,围绕于直肠和肛管交界处的侧方和后方,起协助肛门括约肌的作用。耻尾肌起于肛提肌腱弓中份,止于肛尾韧带。髂尾肌起于肛提肌腱弓后份和坐骨棘盆面,止于肛尾韧带以及尾骨侧缘。尾骨肌属退化结构,位于肛提肌后上方,骶棘韧带的前方。它起于坐骨棘和骶棘韧带,止于尾骨的外侧缘。肛提肌发育因人而异,发育良好者肌束粗大密集,发育较差者肌束薄弱稀疏,甚至出现裂隙。在左右两肌的前内缘与耻骨联合后面的空隙为盆膈裂孔,尿道、阴道和直肠通过盆膈裂孔和会阴隔膜与外界相通。肛提肌的后缘与尾骨肌相邻接。在直肠后方,左、右肛提肌有部分肌纤维会合形成"U"形肌束,攀绕直肠和阴道后壁,参与形成肛门直肠环。目前对肛提肌的基础研究发现,肛提肌作为一个整体发挥作用,但将其分成两个主要部分描述:盆膈部分(尾骨肌和髂尾肌)和支持脏器部分(耻骨尾骨肌和耻骨直肠肌)。这些肌肉来源于两侧骶骨和尾骨的侧壁。肛尾肌或肛提肌板代表尾骨肌在尾骨的融合。盆腔肌肉功能正常时,盆腔器官保持在肛提肌板之上,远离生殖裂孔,腹腔内压力增加将盆腔内器官向骶骨窝推挤,肛提肌板能防止其下降。

4. 盆腔结缔组织　盆腔脏器通过其浆膜层和盆壁肌肉上覆盖的较厚的结缔组织与侧盆壁相连。盆腔脏器外致密的浆膜层不仅将盆壁的神经血管连入脏器,还起到连接器官至盆腔的支托作用。由于盆腔浆膜结缔组织作用的重要性,有人提出它被单独称为盆腔内筋膜。它同切开腹壁时所见的腹直肌筋膜不一样,盆腔内筋膜是由一层胶原及弹性蛋白所构成的网状结构,并与盆腔脏器和盆腔肌肉融合在一起。在某些部位,盆腔内筋膜中有平滑肌组织。

(1) 子宫韧带:子宫韧带包括阔韧带、主韧带、宫骶韧带及子宫圆韧带。子宫阔韧带是一层腹膜皱襞,它从子宫两侧向外延伸,覆盖于附件组织上。阔韧带本身无支托作用。在阔韧带内,从子宫动脉末端,盆腔内筋膜形成一增厚段,将宫颈和阴道上段连接于侧盆壁上,这一增厚的组织包括主韧带和宫骶韧带。宫骶韧带指形成子宫旁结缔组织内侧缘和道格拉斯窝边界的那部分组织。而主韧带则指将宫颈和阴道外侧缘连接于盆壁的组织。宫骶韧带主要由平滑肌、盆腔脏器自主神经、混合结缔组织和血管组成,而主韧带主要是由血管旁结缔组织和盆腔血管构成。宫骶韧带和主韧带是两个不同的支托组织。主韧带虽然只是由围绕子宫血管周围的结缔组织和神经组成,但它还是很有强度,不仅支托宫颈和宫体,还支托阴道上段。使子宫和阴道在盆膈肛提板的上方保持向后的姿势,并与尿生殖孔分开。圆韧带从子宫肌层延伸而来,它与睾丸纤维索同属一种组织。圆韧带来自阔韧带,从宫体两侧前壁发出。在进入腹膜后腔之前,圆韧带呈圆索状,进入腹膜后腔后,圆韧带从腹壁下动脉深处侧方通过,然后进入腹股沟内环,经腹股沟管从外环穿出后进入大阴唇皮下组织。圆韧带对支托子宫所起的作用不大。

(2) 阴道筋膜和附着组织:阴道上 1/3 段通过主韧带的向下延伸部而悬吊在盆腔内。在盆腔内,阴道前方是膀胱阴道间隙,其后方是道格拉斯窝。阴道中间 1/3 段通过盆腔弓状腱筋膜附着于盆壁。盆腔弓状腱筋膜是由闭孔肌筋膜和肛提肌筋膜增厚而形成。它代表阴道外膜侧方的附着组织。盆腔弓状腱筋膜上段附着于宫颈和主韧带,下段通过会阴隔膜附着于耻骨,并在盆腔内悬吊阴道前壁。阴道外膜前方的结缔组织和附着组织形成一层耻骨宫颈筋膜。这层筋膜是否是一层独立的组织,手术时是否有利用价值,现在仍有争论。

在后外侧,阴道在盆膈和耻骨上方通过直肠阴道隔(Denonvilliers 筋膜)附着于盆腔内筋膜

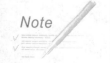

的顶部。直肠阴道隔上端与道格拉斯窝处的腹膜相连,下端与会阴体相连。在胎儿,当腹膜凹陷延伸至会阴体时,直肠阴道隔成为一混合筋膜,成人后,直肠阴道隔在道格拉斯窝处的腹膜下方封闭。直肠阴道隔下端附着于会阴体,能起到支托会阴体的作用。直肠阴道隔末端附着在会阴体上,可起到悬吊和支托作用。直肠阴道隔紧贴在阴道后壁及直肠阴道间隙前方。

阴道下 1/3 段与周围组织连接紧密。在前方,它通过会阴隔膜附着在耻骨上。在后方,它和会阴体互相融合。在两侧与肛提肌中间部分黏附在一起。阴道结缔组织在此处最强大,即使是完全性阴道脱垂的病人,结缔组织仍有支托作用。

(3)尿道支托组织:当腹压升高时,近侧尿道的支托作用对于排尿自制是很重要的。由于胚胎分化来源相同,故尿道末端与阴道是紧密相连不可分的。通过尿道周围结缔组织以及阴道,并经会阴隔膜附着于耻骨,尿道末端的固定非常牢固。尿道近段由吊床样组织所支托。此吊床样结构由盆腔内筋膜和阴道前壁构成。其两侧附着于弓状腱筋膜和肛提肌中间部分,故非常稳固。弓状腱筋膜是一纤维束,附着于耻骨下缘腹侧面,即位于耻骨下缘上 1cm 及坐骨棘中线 1cm 处。盆腔内筋膜附着于肛提肌。因此,随肛提肌收缩和放松可使尿道上升或下降。当腹压升高时,在尿道腹侧面会形成一向下的压力,将尿道压向吊床样支托组织上,使尿道管腔关闭以对抗膀胱内不断升高的压力。筋膜层的稳固程度决定了尿道关闭机制的有效性。如果筋膜层稳固,就形成了一个强大的支托组织,使尿道能被压迫而关闭。如果筋膜层不稳固,那么尿道关闭机制也会受累及。因此,附着于弓状腱筋膜和肛提肌的筋膜层的完整性将直接影响到排尿的自控机制。

在行阴道检查或者阴道镜检查时,盆腔肌肉会收缩或放松。通过肌肉附着处可使膀胱颈位置自主地产生变化。当盆腔肌肉松弛时,膀胱颈位置下降,则排尿开始。如果肌肉收缩则排尿停止。通过弓状腱筋膜内结缔组织的弹性,可限制膀胱颈向下活动过度。

现代解剖学对盆底结构描述日趋细致,根据腔室理论,在垂直方向上将盆底分为前、中、后三个腔室:前腔室包括阴道前壁、膀胱、尿道;中腔室包括阴道顶部、子宫;后腔室包括阴道后壁、直肠。由此将盆腔器官脱垂量化到各个腔室。1994 年,DeLancey 提出了阴道支持结构的三个水平理论:水平 1(level1)为上层支持结构(主韧带 - 宫骶韧带复合体);水平 2(level2)为旁侧支持结构(肛提肌群及膀胱、直肠阴道筋膜);水平 3(level3)为远端支持结构(会阴体及括约肌)。1995 年美国妇产科学会制定了盆底器官脱垂评价系统,即 POP-Q(pelvic organ prolapse quantitation)评价系统。该系统同年被国际尿控协会认可,1996 年被美国妇科泌尿学协会及美国妇科医师协会认可。以下表 21-1、表 21-2 及图 21-1 为 POP-Q 系统的评估内容及分度。

表 21-1　POP-Q 评估指示点及定位范围

指示点	解剖描述	定位范围(cm)
Aa	从处女膜缘至阴道前壁中线 3cm 处的距离	−3~+3
Ba	阴道顶端或前穹隆到 Aa 点之间阴道前壁上段中的最远点	−3~+TVL
Ap	从处女膜缘至阴道后壁中线 3cm 处的距离	−3~+TVL
Bp	阴道顶端或后穹隆到 Ap 点之间阴道后壁上段中的最远点,Bp 点与 Ap 点相对应	−3~+TVL
C	宫颈外口或阴道残端(子宫切除)至处女膜缘的距离	+/−TVL
D	阴道后穹隆或子宫直肠陷窝的位置至处女膜缘的距离	+/−TVL
gh	生殖裂孔长度是尿道外口至阴唇后联合中点的距离	无限定值
pb	会阴体长度是阴唇后联合至肛门开口中点的距离	无限定值
TVL	阴道总长度	无限定值

表 21-2　POP-Q 分期法

分度	内容
0 度	无脱垂,Aa、Ap、Ba、Bp 均在 −3cm 处,C 点或 D 点在 TVL~TVL-2cm 之间
I 度	脱垂最远端在处女膜平面上 >1cm
II 度	脱垂最远端在处女膜平面上 <1cm
III 度	脱垂最远端超过处女膜平面 >1cm,但 <TVL-2cm
IV 度	脱垂最远端脱垂超过 TVL-2cm

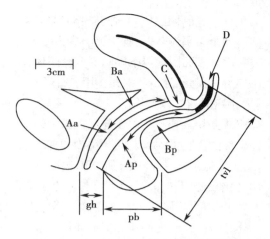

图 21-1　POP-Q 盆腔器官膨出分期图解

【小结】

　　骨盆底是封闭骨盆出口的软组织,由多层肌肉和筋膜组成。现代解剖学对盆底结构描述日趋细致,根据腔室理论,在垂直方向上将盆底分为前、中、后三个腔室:前腔室包括阴道前壁、膀胱、尿道;中腔室包括阴道顶部、子宫;后腔室包括阴道后壁、直肠。由此将盆腔器官脱垂量化到各个腔室。盆底组织结构和功能缺陷,可导致盆底脏器膨出、脱垂或引起分娩障碍;而分娩处理不当,亦可损伤盆底组织或影响其功能。可采用 POP-Q 系统来评估盆底功能。

【思考题】

　　1. 构成骨盆底的结构有哪些?

　　2. POP-Q 系统的评估内容及分度是什么?

第二节　毗邻器官

　　女性生殖器官与输尿管(盆腔段)、膀胱以及乙状结肠、阑尾、直肠在解剖上相邻,特别是直肠、膀胱、输尿管与骨盆底功能关系密切,本章节主要介绍这 3 个毗邻器官。当女性生殖器官病变时,可影响相邻器官,增加诊断与治疗上的困难,反之亦然。女性生殖器官的起始与泌尿系统相同,故女性生殖器官发育异常时,可伴有泌尿系统的发育异常。

　　1. 直肠(rectum)

　　(1)位置与形态:直肠位于盆腔后部,上于第 3 骶椎平面接乙状结肠,向下穿盆膈延续为肛管。直肠在矢状面上有两个弯曲,上部的弯曲与骶骨的曲度一致,称骶曲;下部绕尾骨尖时形成凸向前的会阴曲。在冠状面上,直肠还有 3 个侧曲,从上到下依次凸向右、左、右。直肠的上、下端处于正中平面上。直肠腔内一般有 3 条由黏膜和环行平滑肌形成的半月形横向皱襞,称直肠横襞。

　　(2)毗邻:直肠后面借疏松结缔组织与骶骨、尾骨和梨状肌邻接。在疏松结缔组织内有骶正中血管、骶外侧血管、骶静脉丛、骶丛、骶交感干和奇神经节等。直肠两侧的上部为腹膜腔的直肠旁窝,两侧下部与盆丛、直肠上血管、直肠下血管及肛提肌等邻贴。

　　(3)血管、淋巴和神经:直肠由直肠上、下动脉及骶正中动脉分布,彼此间有吻合。直肠上动脉(superior rectal artery)为肠系膜下动脉的直接延续,行于乙状结肠系膜根内,经骶骨岬左前方下降至第 3 骶椎高度分为左、右两支,由直肠后面绕至两侧下行,分布于直肠。直肠下动脉(inferior rectal artery)多起自髂内动脉前干,行向内下,分布于直肠下部。骶正中动脉发出小支经直肠后面分布于直肠后壁。上述各动脉均有同名静脉伴行。

直肠肌壁外有直肠旁淋巴结。它上段的输出管沿直肠上血管至直肠上淋巴结、肠系膜下淋巴结,下段的输出管向两侧沿直肠下血管注入髂内淋巴结,部分输出管向后注入骶淋巴结,还有部分输出管穿过肛提肌至坐骨直肠窝,随肛血管、阴部内血管至髂内淋巴结。

支配直肠的交感神经来自肠系膜下丛及盆丛,副交感来自盆内脏神经,它们随直肠上、下血管到达直肠。

2. 膀胱(urinary bladder)

(1) 位置与毗邻:膀胱空虚时呈倒置三棱锥体状,位于盆腔前部,其上界约与骨盆上口相当。膀胱尖朝向前上,与腹壁内的脐正中韧带相连。膀胱底为三角形,朝向后下。膀胱底与子宫颈和阴道前壁直接相贴,与尿生殖膈相邻。膀胱尖与膀胱底之间的部分为膀胱体,其上面有腹膜覆盖,下外侧面紧贴耻骨后隙内的疏松结缔组织,以及肛提肌和闭孔内肌。膀胱充盈时呈卵圆形,膀胱尖上升至耻骨联合以上,这时腹前壁折向腹膜也随之上移,膀胱的下外侧面直接与腹前壁相贴。临床上常用这种解剖关系,在耻骨联合上缘之上进行膀胱穿刺或做手术切口。

(2) 血管、淋巴和神经:膀胱上动脉(superior vesical artery)起自髂内动脉的脐动脉,向下走行,分布于膀胱上、中部。膀胱下动脉(inferior vesical artery)起自髂内动脉前干,沿盆侧壁行向下,分布于膀胱下部及输尿管盆部等。膀胱的静脉在膀胱下部的周围形成膀胱静脉丛,最后汇集成与动脉同名的静脉,再汇入髂内静脉。

膀胱的淋巴管多注入髂外淋巴结,亦有少数膀胱的淋巴管注入髂内淋巴结和髂总淋巴结。膀胱的交感神经来自胸 11、12 和腰 1、2 脊髓节段,经盆丛随血管分布至膀胱,使膀胱平滑肌松弛,尿道内括约肌收缩而储尿。副交感神经来自骶 2~4 脊髓节段,经盆内脏神经到达膀胱,支配膀胱逼尿肌,是与排尿有关的主要神经。膀胱排尿反射的传入纤维也通过盆内脏神经传入。

3. 输尿管(ureter)

(1) 盆部:左、右输尿管腹部在骨盆上口处分别越过左髂总动脉末段和右髂外动脉起始部的前面进入盆腔,与输尿管盆部相延续。

输尿管盆部位于盆侧壁的腹膜下,行经髂内血管、腰骶干和骶髂关节前方,向后下走行,继而经过脐动脉起始段和闭孔血管、神经的内侧,在坐骨棘平面,转向前内穿入膀胱底的外上角。女性输尿管盆部位于卵巢的后下方,在经子宫阔韧带基底部至子宫颈外侧约 2cm 处(适对阴道穹侧部的上外方)时,有子宫动脉从前上方跨过,恰似"水在桥下流"。施行子宫切除术结扎子宫动脉时,慎勿损伤输尿管。输尿管盆部的血液供应有不同的来源,接近膀胱处来自膀胱下动脉的分支,在女性也有子宫动脉的分支分布。

(2) 壁内部:输尿管行至膀胱底外上角处,向内下斜穿膀胱壁,开口于膀胱三角的输尿管口。此段长约 1.5cm,即壁内部,是输尿管最狭窄处,也是常见的结石滞留部位。膀胱充盈时,压迫输尿管壁内部,可阻止膀胱内的尿液向输尿管逆流。

【小结】

女性生殖器官与输尿管(盆腔段)、膀胱以及乙状结肠、阑尾、直肠在解剖上相邻,特别是直肠、膀胱、输尿管与骨盆底功能关系密切。直肠位于盆腔后部,上于第 3 骶椎平面接乙状结肠,向下穿盆膈延续为肛管。膀胱位于盆腔前部,其上界约与骨盆上口相当。膀胱尖朝向前上,与腹壁内的脐正中韧带相连。膀胱底为三角形,朝向后下。输尿管有三个狭窄处,其中下两个狭窄处与女性生殖道关系密切。

【思考题】

1. 简述膀胱与女性生殖器官的毗邻关系如何？
2. 简述输尿管与女性生殖道的解剖关系？

第三节   阴道前壁膨出

阴道前壁膨出多因膀胱膨出(cystocele)和尿道膨出(urethrocele)所致,常见为前者。膀胱膨出指各种原因引起阴道支持组织失去正常的支托作用,导致膀胱及其相邻的阴道前壁失去支持力量,而离开原来的解剖位置,严重者可脱出于阴道口外,形成膀胱膨出(阴道前壁膨出)。膀胱膨出多发生于经产妇、长期体力劳动者、慢性咳嗽以及老年妇女。阴道前壁膨出常伴有不同程度的子宫脱垂。

【病因】

阴道前壁主要是由耻骨尾骨肌、膀胱宫颈筋膜和会阴隔膜的支托作用而保持正常位置。有关资料显示分娩损伤是导致膀胱膨出最常见的病因,分娩时上述支托组织及软产道极度伸展、扩张,肌纤维拉长甚至撕裂,特别是第二产程延长和助产手术分娩所导致的损伤。若产后过早参加体力劳动,特别是重体力劳动,导致支托组织不能恢复正常,使得膀胱底部失去支持力,和膀胱紧连的阴道前壁向下膨出,在阴道口或阴道口外可见,称膀胱膨出。若支持尿道的膀胱宫颈筋膜受损严重,尿道紧连的阴道前壁下 1/3 以尿道口为支点向下膨出,称尿道膨出。阴道前壁膨出故多发生于经产妇,未产妇罕见。除此之外,还有体质因素和严重体力劳损,如肥胖、长期超负荷体力劳动和慢性支气管炎导致慢性咳嗽等,这些因素可以长期增加腹内压力,可加速和加重脱垂的进展。另外,绝经后盆腔组织器官的退行性变,对膀胱膨出的形成也有一定的作用;或是盆底组织先天发育不良,亦可造成支托作用的减弱。

【临床表现】

此病多发于经产妇,未产妇罕见。

1. 轻者无明显症状,或仅有轻度压迫感、质块感、下坠感以及腰骶部不适。重者自觉下坠、腰酸明显,并有块状物自阴道脱出,实为膨出的阴道前壁(图 21-2)。长久站立、剧烈活动或增加腹压时块状物增大,早期经平卧休息后肿物可缩小或回纳,病程长时肿物不能完全回纳。

2. 多数患者有不同程度的尿失禁,多在咳嗽、屏气、大笑、体力劳动等增加腹压时可不自主地有尿液溢出,称为压力性尿失禁(stress urinary incontinence,SUI),也称张力性、应力性尿失禁。少部分患者可出现排尿困难而引发尿潴留,甚至并发尿路感染,而出现尿频、尿急、尿痛等尿路感染症状。

3. 阴道前壁膨出长期摩擦,可引起磨损,有感染症状。

4. 如伴子宫脱垂或直肠膨出可有相关症状。

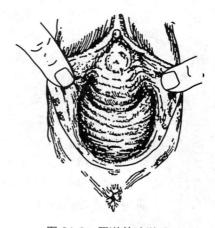

图 21-2   阴道前壁脱垂

案例

某女性患者,60 岁。自觉阴道脱出物 10 年,不可回纳 1 年。生育史:3-0-0-3,2 次顺产,1 次为胎吸术。患者 10 年前开始自觉久站、咳嗽时阴道脱出物,平卧休息时能回纳,开始时大小便均正常,近 1 年来,自觉阴道脱出物增大,平卧休息时不能完全回纳,咳嗽、屏气、

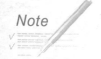

大笑、体力劳动时可不自主地有尿液溢出。妇科检查提示阴道口、阴道前壁松弛,有半球形块状物突出,触之柔软,有囊性感,突起处阴道黏膜变薄透亮,皱襞消失。嘱患者用力向下屏气增加腹压时,阴道前壁全部伴部分膀胱膨出于阴道外口。诊断:阴道前壁Ⅲ度膨出伴膀胱膨出。给予行阴道前壁修补术 + 膀胱颈悬吊术,术后随访患者未再出现阴道脱出物及尿失禁情况。

【诊断】

年龄 40 岁以上,尤其是更年期或老年期妇女,主诉排尿不畅或尿失禁者,应怀疑膀胱膨出。对主诉子宫脱垂的病人,均应仔细识别有无膀胱膨出。因不仅子宫脱垂者常伴有膀胱膨出,而且有时病人会把突出于阴道口外的膨出膀胱误认为是脱垂子宫。怀疑膀胱膨出者,在诊断之前应详细询问患者生育史,有无多产、密产、难产、产程长以及产后过早重体力劳动等病史,关键是通过体格检查及辅助检查手段,如造影、超声波、导尿等积极寻找膀胱、尿道解剖位置改变的相关证据,为诊断提供帮助。

临床传统把阴道前壁膨出分 3 度:

Ⅰ度:阴道前壁形成球状物,向下突出,达处女膜缘,但仍在阴道内。

Ⅱ度:阴道前壁展平或消失,部分阴道前壁突出于阴道口外。

Ⅲ度:阴道前壁全部突出于阴道口外。

注意:膨出分度检查应在最大脱垂状态(maximum prolapse)下进行。判断标准:①屏气时脱垂物变紧张;②牵引脱垂物不能导致脱垂程度进一步加重;③检查时应与患者病程中的最大脱垂程度相似;④站立位屏气是确保脱垂处于最大状态的方法。

【鉴别诊断】

1. 阴道前壁囊肿　由于膀胱膨出为突向阴道外口的块状物,常常与阴道前壁囊肿相鉴别,后者肿块壁薄,位置常固定不变,无压力性尿失禁现象,导尿后肿块也不随之缩小,造影检查时尿道膀胱角无明显改变等有助于两者的鉴别。

2. 子宫脱垂　轻者多无临床症状,重者可出现不同程度的腰骶部疼痛及下坠感,在久立、负重、走路、久蹲后症状加剧。患者自觉有肿块自阴道脱出,且脱出程度逐渐加重,甚至完全脱出于阴道口外,休息时也不能自动回缩,非经手还纳不能复位。妇科检查脱出物下端中央可见到宫颈外口,探针能经此孔进入宫腔,而膀胱膨出在脱出物上方可触及位置正常的子宫。

3. 处女膜闭锁　婴幼儿时无明显症状,到青春期可出现周期性下腹疼痛而无月经来朝。妇科检查可发现处女膜闭锁、膨隆,呈紫蓝色,肛诊在直肠前方可触及囊性肿物,张力较高。

4. 压力性尿失禁　与膀胱膨出有类似症状,两者可同时存在,但尿道膀胱造影时,压力性尿失禁表现为尿道后角消失,尿道斜角大于正常,而单纯膀胱膨出尿道后角及尿道斜角均正常。

【处理】

无症状的轻度患者不需治疗。重度有症状的患者应行阴道前壁修补术,加用医用合成网片或生物补片来达到加强修补、减少复发的作用。

【预防】

除先天性盆底组织发育不良外,本病的预防更重于治疗。应针对病因,做好"妇女"五期保健(青春期、月经期、孕期、产褥期及哺乳期)。提高助产技术,加强产后体操锻炼,避免产后重体力劳动。积极预防和治疗使腹压增加的疾病。重度子宫脱垂者在行阴式全子宫切除时应同时盆底重建,以免术后发生阴道前壁膨出和膀胱膨出。

Note

【小结】

　　分娩损伤是导致膀胱膨出最常见的病因,体质因素和严重体力劳损、绝经后盆腔组织器官的退行性变、盆底组织先天发育不良对膀胱膨出的形成也有一定的作用。根据病史及体征,膀胱膨出不难诊断,关键是正确的分度,给予合适的治疗,手术治疗应行阴道前壁修补术,加用医用合成网片或生物补片来达到加强修补、减少复发的作用。本病重在预防。

【思考题】

　　1. 阴道前壁膨出的病因是什么?
　　2. 阴道前壁膨出的分度标准是什么?什么情况下需要手术治疗?

第四节　阴道后壁膨出

　　阴道后壁膨出常伴直肠膨出(rectocele),常见于经产妇,是因阴道后壁、直肠阴道间隔和直肠前壁薄弱,向前突入阴道穹隆,在阴道口能见到膨出的阴道后壁黏膜。

【病因】

　　阴道后壁膨出病因与阴道前壁膨出病因类似,阴道分娩时的损伤是其主要原因,先天性或老年退行性盆底组织支托作用减缩也是原因之一。分娩后,若受损的耻骨尾骨肌、直肠、阴道筋膜或会阴隔膜等盆底支持组织未能修复,直肠向阴道后壁中段逐渐膨出,在阴道口能见到膨出的阴道后壁黏膜(图21-3)。老年女性盆底肌肉及肛门内括约肌力弱、便秘患者排便时用力可导致加重直肠膨出。阴道穹隆处支持组织薄弱可形成直肠子宫陷凹疝,阴道后穹隆向阴道内脱出,甚至脱出至阴道口外,内有小肠,称肠膨出(enterocele)(图21-4)。

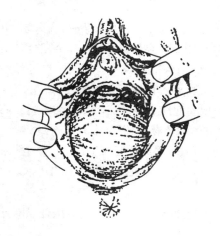
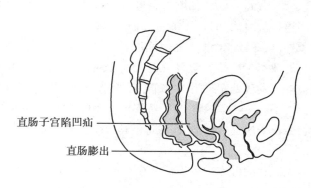

直肠子宫陷凹疝
直肠膨出

图21-3　直肠膨出

【临床表现】

　　患者多有密产、产程延长或产后过早参加重体力劳动以及慢性咳嗽病史,常伴有子宫脱垂。

　　1. 症状　轻者可无自觉症状,仅在阴道口看到阴道后壁黏膜患者,多无自觉症状,当阴道后壁明显凸出阴道口时,有外阴摩擦感,随着病程的进展,可逐渐出现下腹下坠感、腰酸、腰痛,并有久立或行走时加剧,平卧休息后减轻,严重者平卧位无法缓解。多数患者有大便不畅,排便困难,有的甚至要用手指向后推压膨出直肠方能排便。甚至长期便秘,排便时增加腹压可加剧膨

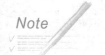
Note

出程度,造成恶性循环,直肠膨出内有粪便潴留,从而又使直肠膨出加剧。重者多伴有子宫脱垂和膀胱膨出,并有相关临床症状。部分患者可伴有痔疮。少数患者有大便失禁。

2. **体征**　常见会阴陈旧性裂伤,阴道口及会阴松弛,阴道后壁呈半球形块状突向阴道口,用力屏气增加腹压时突出更加明显,抬高臀部时肿块可缩小;肛诊时手指向前可进入凸向阴道的直肠盲袋内,并可感到有潴留的粪便,直肠前壁松弛;如直肠括约肌功能受损时,嘱患者做缩肛动作时,则

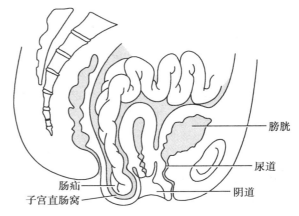

图 21-4　肠膨出

无括约感或括约感减弱;如损伤发生在位置较高处的耻骨尾骨肌纤维,阴道窥器检查可发现阴道后穹隆呈球状膨出,增加腹压时球状物增大,伴直肠膨出时可见两个突出的球状物,此为肠膨出。触诊时可查明疝囊袋。如合并膀胱膨出可有相应体征。

案例

某女性患者,65 岁。自觉阴道脱出物 5 年,不可回纳 2 个月。生育史:4-0-0-4,均顺产,有一次为会阴Ⅲ度裂伤。患者 5 年前开始自觉久站、咳嗽时阴道有脱出物,平卧休息时能回纳,开始时大小便均正常,近 2 个月来,阴道脱出物增大,平卧休息时不能完全回纳,并有大便不畅,排便困难,有时甚至要用手指向后推压膨出直肠方能排便。妇科检查提示阴道口及会阴松弛,阴道后壁呈半球形块状突向阴道口,用力屏气增加腹压时突出更加明显,抬高臀部时肿块可缩小;肛诊时手指向前可进入凸向阴道的直肠盲袋内,并可感到有潴留的粪便。嘱患者用力向下屏气增加腹压时,阴道后壁全部伴部分直肠膨出于阴道口外。诊断:阴道后壁Ⅲ度膨出伴直肠膨出。给予行阴道后壁 + 会阴体修补术,术后随访患者未再出现阴道脱出物及便秘情况。

【诊断】

对于中、老年妇女主诉有经常性的肛门坠胀感、慢性排便困难应怀疑直肠膨出,尤其伴有子宫脱垂病史时,应想到伴发直肠膨出的可能性,并给予仔细检查以确诊。妇检时可探及突向阴道内的直肠盲袋,手指向后压迫盲袋消失,合并肠膨出时可在子宫直肠陷凹探及含有肠管回声的疝囊,嘱患者用力屏气时疝囊增大,抬高臀部时疝囊缩小,甚至消失。根据病史及体征,阴道后壁膨出不难诊断。

阴道后壁膨出分度(以最大脱垂状态时的膨出程度来判断):

Ⅰ度膨出:阴道后壁膨出的球状物达处女膜缘,但仍在阴道口内。

Ⅱ度膨出:阴道后壁膨出的球状物部分脱出于阴道口外。

Ⅲ度膨出:阴道后壁完全膨出于阴道口外,直肠膨出形成球状盲袋。

【鉴别诊断】

1. **子宫脱垂**　轻者多无临床症状,重者可出现不同程度的腰骶部疼痛及下坠感,在久立、负重、走路、久蹲后症状加剧。患者自觉有肿块自阴道脱出,且脱出程度逐渐加重,甚至完全脱出于阴道口外,休息时也不能自动回缩,非经手还纳不能复位。妇科检查脱出物下端中央可见到宫颈外口,探针能经此孔进入宫腔,而直肠膨出在脱出物上方可触及位置正常的子宫,肛诊时指

尖可进入膨出的盲袋内。

2. 直肠脱垂　患者常感肛门坠胀,在咳嗽等增加腹压时即有肿物自肛门脱出,肛诊时觉肛门括约肌松弛,而直肠膨出部位位于阴道口,阴道后壁有球形膨出。

3. 直肠狭窄　患者也常有便秘和肛门坠胀感,还有粪便排不净感觉,因而常有里急后重感。检查时肛门及阴道口无肿块脱出,但肛诊时感肛门括约肌松弛,直肠管腔狭窄,管壁僵硬。患者多有肛门及直肠手术、损伤史。

4. 直肠癌　早期可无明显症状和体征,随着肿瘤的不断增大刺激直肠感觉直肠内有轻度不适,肿瘤继续增大,可使直肠管腔狭窄,产生大便变细、便秘等症状。此外,患者还有腹泻、便血、腹胀以及消瘦、恶病质等表现。肛诊时可触及肿块。

【处理】

仅有阴道后壁膨出而无症状者,不需治疗。有症状的阴道后壁膨出伴会阴陈旧性裂伤者,应行阴道后壁及会阴修补术。修补阴道后壁,应将肛提肌裂隙及直肠筋膜缝合于直肠前,以缩紧肛提肌裂隙。阴道后壁裂伤严重者,应多游离阴道后壁,将两宫骶韧带缝合,缩窄阴道。加用医用合成网片或生物补片可加强局部修复,对重度膨出修复有减少复发的作用。

【预防】

除先天性盆底组织发育不良外,本病的预防重于治疗。应针对病因,做好"妇女"五期保健(青春期、月经期、孕期、产褥期及哺乳期)。推行计划生育,提高助产技术,加强产后体操锻炼,避免产后重体力劳动。积极预防和治疗使腹压增加的疾病。重度子宫脱垂者在行阴式全子宫切除应同时盆底重建,以免术后发生穹隆膨出和肠膨出。

【小结】

分娩损伤是导致阴道后壁膨出最常见的病因,体质因素和严重体力劳损、绝经后盆腔组织器官的退行性变、盆底组织先天发育不良对阴道后壁膨出的形成也有一定的作用。根据病史及体征,阴道后壁膨出不难诊断,关键是正确的分度,给予合适的治疗,应行阴道后壁及会阴修补术。加用医用合成网片或生物补片可加强局部修复,对重度膨出修复有减少复发的作用。本病重在预防。

【思考题】

1. 阴道后壁膨出的病因是什么?
2. 阴道后壁膨出的分度标准是什么?什么情况下需要手术治疗?

第五节　子宫脱垂

子宫脱垂(uterine prolapse),指由于分娩损伤,长期腹压增加,如慢性咳嗽、经常便秘、超负荷运动以及盆底组织发育不良或退行性改变等原因,造成子宫从正常位置沿阴道下降,宫颈外口达坐骨棘水平以下,甚至全部脱出于阴道口外。子宫脱垂常伴发阴道前壁膨出(膀胱膨出)和阴道后壁膨出(直肠膨出)。

【病因】

1. 妊娠、分娩,特别是产钳或胎吸下困难的阴道分娩,盆腔筋膜、韧带和肌肉可能因过度牵拉而被削弱其支撑力量。若产后过早参加体力劳动,特别是重体力劳动,将影响盆底组织的恢复,导致未复旧的子宫有不同程度下移。

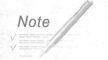
Note

2. 慢性咳嗽、腹水、频繁地举重或者便秘而造成腹腔内压力增加,可导致子宫脱垂。肥胖,尤其是腹型肥胖,也可致腹压增加导致子宫脱垂。随着年龄的增长,特别是绝经后出现的支持结构的萎缩,在盆底松弛的发生或发展中也具有重要作用。

3. 医源性原因包括没有充分纠正手术时所造成的盆腔支持结构的缺损。

【临床表现】

1. 症状　多有密产、难产、阴道助产、慢性咳嗽、长期便秘和超负荷劳动等病史。轻者多无临床症状,重者可出现不同程度的腰骶部疼痛及下坠感,在久立、负重、走路、久蹲后症状加剧。自觉有肿块自阴道脱出,且脱出程度逐渐加重,甚至完全脱出于阴道口外,休息时也不能自动回缩,非经手还纳不能复位。当肿物嵌顿于阴道口外无法还纳时,脱出物组织可出现淤血、水肿,由于长期暴露于阴道口外,可因摩擦而发生子宫颈或阴道壁糜烂,溃疡,甚至继发感染,可有大量脓性分泌物。常伴压力性尿失禁,排尿困难,常有尿潴留,需手还纳脱出的肿物时,才能排尿通畅。由于经常性排尿困难并有尿潴留,故尿路感染症状常见。便秘现象常见,大便困难,有时需用手向内、向后推扶阴道后壁方能排便。

2. 体征　阴道口松弛,常见陈旧性会阴裂伤;嘱患者用力向下屏气,咳嗽增加腹压时,可见子宫颈阴道段连同其后部由阴道壁包裹着的一实性肿块(宫颈及子宫体)位置沿阴道向下移动,严重时通过手指触摸能感觉到子宫全部脱出于阴道口外,并可见不自主性溢尿,再用食、中两指压迫尿道两侧,重复试验时,无尿液溢出。肿块表面,尤其是宫颈可有水肿、糜烂、溃疡,继发感染时表面有多量脓性分泌物,触之易出血;重度脱垂时常伴有膀胱、直肠膨出并有相应体征。

案例

某女性患者,52 岁。自觉阴道脱出物 2 年,不可回纳 1 个月。生育史:2-0-0-2,顺产与产钳助产各一次。患者 2 年前开始自觉久站、咳嗽时阴道脱出物,平卧休息时能回纳,开始时大小便均正常,近 2 月来,阴道脱出物增大,平卧休息时不能完全回纳,并有咳嗽、屏气、体力劳动时可有不自主地尿液溢出及大便不畅、排便困难,有的甚至要用手指向后推压膨出直肠方能排便。妇科检查:提示嘱患者用力向下屏气,咳嗽增加腹压时,可见子宫颈阴道段连同其后部由阴道壁包裹着的一实性肿块(宫颈及子宫体)位置沿阴道向下移动,通过手指触摸能感觉到子宫全部伴部分阴道前、后壁脱出于阴道口外。诊断:子宫Ⅲ度脱垂伴阴道前后壁膨出。给予行阴式全子宫切除 + 阴道前后壁修补术,术后随访患者未再出现阴道脱出物及尿失禁、便秘情况。

【诊断】

子宫脱垂好发于中老年妇女,发病率以 50~60 岁最高。对于有多产、密产、助产、长期腹压增加等病史的中老年妇女,结合临床症状和检查不难诊断,妇科检查时应注意子宫脱垂的程度,并进行分度,同时观察是否伴有膀胱、直肠膨出,是否伴有肠疝。彩色超声波检查时,探头置于下腹,检查时嘱患者用力屏气,可见宫体波自盆腔内正常位置缓慢向下移动,直至宫体波完全消失,此系子宫自盆腔内完全脱垂于阴道口外所致。

子宫脱垂分度,检查是以患者最大脱垂状态时子宫下降的程度,将子宫脱垂分为 3 度(图 21-5)。

Ⅰ度轻型:宫颈外口距处女膜缘小于 4cm,但未达处女膜缘。

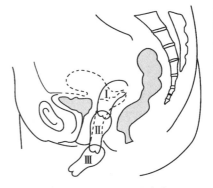

图 21-5　子宫脱垂分度

重型:宫颈外口达处女膜缘,阴道口可见到宫颈。

Ⅱ度轻型:宫颈已脱出于阴道口外,但宫体仍在阴道内。

重型:宫颈及部分宫体脱出于阴道口外。

Ⅲ度:宫颈及宫体全部脱出于阴道口外。

目前国际上多采用 POP-Q 评价系统。

【鉴别诊断】

1. 阴道前后壁膨出　患者常将阴道前后壁脱垂误认为子宫脱垂,通过检查不难鉴别,鉴别点见膀胱膨出和直肠膨出节。

2. 阴道壁囊肿　子宫位置正常,囊壁薄,囊性,边界清楚,位置固定,用力屏气也不移动位置,肿块也无明显增大,导尿后肿块不会缩小。

3. 宫颈肌瘤　宫颈肌瘤为生长于宫颈部位的平滑肌瘤,多数为一唇肌瘤,检查可发现颈管粗大,颈管在穹隆部的位置明显不对称,宫颈外口偏向一侧,另一唇则被压迫变薄,正常大小的子宫被顶入腹腔。

4. 子宫黏膜下肌瘤　为鲜红色球状肿块,质地硬,表面找不到宫颈口,但在其周围或一侧可扪及被扩张变薄的宫颈边缘,沿此边缘可触及脱出物之蒂向宫腔延伸。

5. 慢性子宫内翻　内翻于阴道内的子宫黏膜呈深红色,触之易出血,脱出物表面看不到宫颈开口。但在左右两侧各可见到一小凹陷,此为双输卵管开口位置。肛查及超声检查盆腔内无子宫。

6. 前庭大腺囊肿　前庭大腺开口堵塞,分泌物潴留而形成前庭大腺囊肿。囊肿常位于一侧大阴唇后下方,向大阴唇外侧突出,囊肿较大时,阴道口常被挤向另一侧,妇科检查子宫位置正常。患者常感分泌物增多,有时觉外阴部疼痛。

【处理】

治疗以安全、简单和有效为原则。

1. 非手术治疗

(1) 盆底肌肉锻炼和物理方法:可增加盆底肌肉群的张力。盆底肌肉(肛提肌)锻炼适用于国内分期轻度或者 POP-Q 分期Ⅰ度和Ⅱ度的子宫脱垂者。嘱咐患者行收缩肛门运动,用力收缩盆底肌肉 3 秒钟以上后放松,每次 10~15 分钟,每日 2~3 次。

(2) 放置子宫托:子宫托是一种支持子宫和阴道壁并使其维持在阴道内而不脱出的工具。以下情况尤其适用于子宫托治疗:患者全身状况不适宜做手术;妊娠期和产后。若膨出面溃疡,手术前应促进溃疡面的愈合。

子宫托也可能造成阴道刺激和溃疡。子宫托应间断性取出、清洗并重新放置,否则会出现包括瘘的形成、嵌顿、出血和感染等严重后果。

2. 手术治疗　对脱垂超出处女膜有症状的患者可考虑手术治疗。根据患者不同年龄、生育要求及全身健康状况,治疗应个体化。手术的主要目的是缓解症状,恢复正常的解剖位置和脏器功能,有满意的性功能并能够维持效果。可以选择以下常用的手术方法,合并压力性尿失禁患者应同时行膀胱颈悬吊手术或悬带吊术。

(1) 曼氏手术(Manchester 手术):包括阴道前后壁修补、主韧带缩短及宫颈部分切除术。适用于年龄较轻、宫颈延长的子宫脱垂患者。

(2) 经阴道子宫全切除及阴道前后壁修补术:适用于年龄较大、无须考虑生育功能的患者,但重度子宫脱垂患者的术后复发几率较高。

(3) 阴道封闭术:分阴道半封闭术(又称 LeFort 手术)和阴道全封闭术。该手术将阴道前后壁分别剥离长方形黏膜面,然后将阴道前后壁剥离创面相对缝合以部分或完全封闭阴道。术后失去性交功能,故仅适用于年老体弱不能耐受较大手术者。

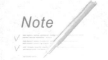

（4）盆底重建手术：阴道穹隆或宫骶韧带悬吊，通过吊带、网片和缝线固定于骶骨前或骶棘韧带上，可经阴道、腹腔镜或开腹完成。

【预防】

除先天性盆底组织发育不良外，本病的预防重于治疗。应针对病因，做好"妇女"五期保健（青春期、月经期、孕期、产褥期及哺乳期）。推行计划生育，提高助产技术，加强产后体操锻炼，避免产后重体力劳动。积极预防和治疗使腹压增加的疾病。

【小结】

分娩损伤、女性盆底组织退化等因素导致其支托组织薄弱，是发生子宫脱垂的病因。子宫脱垂的治疗与否取决于疾病对患者生活治疗的影响。治疗包括非手术和手术治疗，手术方案根据不同的病人应行个体化治疗。子宫脱垂的预防主要是提高产科质量和治疗使慢性腹压增加的疾病。

【思考题】

1. 子宫脱垂的病因是什么？
2. 子宫脱垂的手术指征是什么？如何选择手术方式？

第六节　压力性尿失禁

压力性尿失禁（stress urinary incontinence，SUI）指腹压的突然增加导致尿液不自主流出，不由逼尿肌收缩压或膀胱壁对尿液的张力压引起。其特点是正常状态下无尿液逸失，而腹压突然增高时尿液自动流出，也称真性压力性尿失禁、张力性尿失禁、应力性尿失禁。中国 2006 年流行病调查结果显示，压力性尿失禁在成年女性发生率为 18.9%。

【病因】

压力性尿失禁分为两型：解剖型及尿道内括约肌障碍型。

解剖型压力性尿失禁占 90% 以上，为盆底组织松弛引起。盆底松弛主要有妊娠与阴道分娩损伤和绝经后雌激素减低等原因。尿道内括约肌障碍型约 <10%，可为先天发育异常所致；或因老年人内括约肌功能障碍所引起。

【临床表现】

1. 症状　腹压增加下不自主溢尿是最典型的症状，而尿急、尿频、急迫尿失禁和排尿后膀胱区胀满感亦是常见的症状。80% 的压力性尿失禁患者伴有膀胱膨出。

2. 体征　因 90% 以上的 SUI 为解剖型，因此大多数患者均有膀胱盆底松弛的体征。SUI 分度有主观分度和客观分度。前者又分以下三级，临床常用；后者主要基于尿垫试验。尿垫实验可用于评估尿失禁的严重程度，分为 1 小时尿垫试验和 24 小时尿垫试验两种。

I级：尿失禁只有发生在剧烈压力下，诸如咳嗽、打喷嚏或慢跑。

II级：尿失禁发生在中度压力下，诸如快速运动或上下楼梯。

III级：尿失禁发生在轻度压力下，诸如站立时，患者在仰卧位时可控制尿液。

案例

某女性患者，70 岁，自觉阴道脱出物伴不自主溢尿 1 年，加重 2 个月。生育史：3-0-0-3，均顺产。患者1年前开始自觉久站、咳嗽时阴道脱出物,平卧休息时能回纳,并在重体力劳动时出现不由自主尿液溢出,近2年来,阴道脱出物增大,平卧休息时不能完全回纳,咳嗽、屏气、大笑、体力劳动时可有不自主地尿液溢出。妇科检查提示阴道口、阴道前壁松弛,有半球形块状物突出,触之柔软,有囊性感,突起处阴道黏膜变薄透亮,皱襞消失。嘱患者用力向下屏气增加腹压时,阴道前壁全部伴部分膀胱膨出于阴道外口。诊断:阴道前壁Ⅲ度膨出伴压力性尿失禁。给予行阴道前壁修补术+膀胱颈悬吊术,术后随访患者未再出现阴道脱出物及尿失禁情况。

【诊断】

无单一压力性尿失禁的诊断性试验,以病人的症状为主要依据。压力性尿失禁除常规查体、妇科检查及相关的神经系统检查外,还需相关压力试验、指压试验、棉签试验和尿动力学检查等辅助检查,排除急迫性尿失禁、充盈性尿失禁及感染等情况。

1. 压力试验(stress test)　患者膀胱充盈时,取截石位检查。嘱患者咳嗽的同时,观察尿道口,如果每次咳嗽时尿液不自主溢出,则提示 SUI。延迟溢尿、或有大量的尿液溢出提示非抑制性的膀胱收缩。如果截石位状态下没有尿液溢出,应让患者站立位时重复压力试验。

2. Bonney 试验(指压试验、抬举试验)　患者有不自主排尿时,用食、中两指分别轻压尿道两侧,或者用两手指或略张开的血管钳抬膀胱颈部,或者在尿道外中 1/3 交界处提高前壁以抬高膀胱颈部,再嘱患者咳嗽或用力屏气,若尿液不再溢出,提示患者有压力性尿失禁,合并尿道膨出,致使尿道膀胱后角消失(图 21-6)。

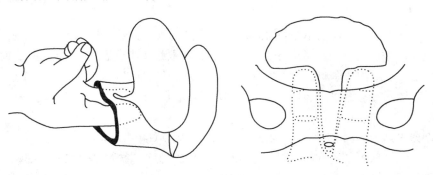

图 21-6　指压试验示意图

3. 棉签试验(Q-tip test)　病人仰卧位,将涂有利多卡因凝胶的棉签置入尿道,使棉签头处于尿道膀胱交界处,分别测量病人在静息时及 Valsalva 动作(紧闭声门的屏气)时棉签棒与地面之间形成的角度(图 21-7)。在静息及做 Valsalva 动作时该角度差小于 15° 为良好结果,说明有良好的解剖学支持;如角度差大于 30°,说明解剖学支持薄弱;15°~30°时,结果不能确定。

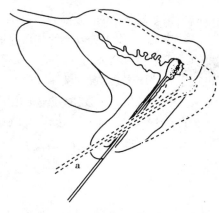

4. 尿动力学检查(urodynamics)　包括膀胱内压力测定和尿流率测定,主要观察逼尿肌的反射以及患者控制或抑制这种反射的能力,并可以了解膀胱排尿速度和排空能力。

5. 尿道膀胱镜检查(cystoscopy)　必要时辅助诊断,可以帮助诊断膀胱结石、肿瘤、憩室或以前手术的缝

图 21-7　棉签试验示意图

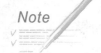

合情况。

6. 超声检查　利用即时或区域超声,可获得患者静息和做Valsalva动作时关于尿道角度、膀胱基底部和尿道膀胱连接处的运动和漏斗状形成的信息。另外,也可能发现膀胱或尿道憩室。

7. 尿道膀胱造影　用导尿管排空尿液,在X线荧光屏监测下,注入12.5%碘化钠液150ml,取出导尿管之前再注入40%碘化油15ml,使膀胱和尿道边缘显示清楚,并在尿道外口放一层碘油浸透的沙布,然后在患者静止、用力及排尿时分别摄侧位片、前后位片各一张。此方法可观察尿道斜角即上尿道上段和膀胱底与垂直轴线所成角度的改变,正常情况下该角度为10°~30°,超过30°为异常,且角度越大,表明支持结构的损伤程度越大。除此之外,尿道膀胱造影还可观察尿道膀胱角,伴有尿失禁患者往往显示尿道膀胱角消失,膀胱三角区呈漏斗形改变。

【鉴别诊断】

症状和体征最易混淆的是急迫性尿失禁,而引起急迫性尿失禁有以下原因,均可通过尿动力学检查来鉴别诊断。

1. 尿道狭窄　尿道口狭窄、尿道狭窄、后尿道瓣膜、前列腺肥大或前列腺癌、尿道损伤、尿道异物、尿道结石等。除有相关尿道狭窄症状外,尿动力学检查可排除。

2. 膀胱病变　神经性膀胱(包括先天性脑脊膜膨出造成的神经损伤、后天性外伤、药物的影响),膀胱结石,膀胱颈部肿瘤,输尿管膨出,膀胱内血块阻塞,膀胱颈挛缩等。除有相关膀胱疾患症状外,尿动力学检查可排除。

3. 输尿管病变　输尿管结石、肿瘤、外伤、手术时误结扎,腹膜后广泛纤维性病变等。除相关输尿管病变症状外,尿动力学检查可排除。

4. 泌尿系感染　包括间质性膀胱炎、泌尿系结核、其他泌尿系感染,均可引起急迫性尿失禁,该类疾患有感染症状,抗感染治疗有效。

【处理】

1. 非手术治疗　包括盆底肌肉锻炼(pelvic floor muscle exercises,PFME)、盆底电刺激、膀胱训练、尿道周围填充物注射、α-肾上腺素能激动剂、选择性M受体阻断药和雄激素替代药物治疗,用于轻、中度压力性尿失禁治疗和手术治疗前后的辅助治疗。非手术治疗患者有30%~60%能改善症状。

2. 手术治疗　压力性尿失禁的手术方法很多,种类有一百余种。目前多沿用的术式为耻骨后膀胱尿道悬吊术和阴道无张力尿道中段悬吊带术。因阴道无张力尿道中段悬吊术更为微创,在许多发达国家已成为一线手术治疗方法。压力性尿失禁的手术治疗一般在患者完成生育后进行。

(1) 耻骨后膀胱尿道悬吊术:术式很多而命名不同,但均遵循2个基本原则:①缝合膀胱颈旁阴道或阴道周围组织,以提高膀胱尿道交界处。②缝合至相对结实和持久的结构上,最常见为缝合至髂耻韧带,即Cooper韧带(称Burch手术)。Burch手术目前应用最多,由开腹途径、腹腔镜途径和"缝针法"完成,适用于解剖型压力性尿失禁。手术后1年治愈率为85%~90%,随着时间推移会稍有下降。

(2) 阴道无张力尿道中段悬吊带术:适用于解剖型压力性尿失禁、尿道内括约肌障碍型压力性尿失禁以及合并有急迫性尿失禁的混合型尿失禁。悬吊带术可用自身筋膜或合成材料。近年来医用合成材料的发展迅速,以聚丙烯材料为主的合成材料悬吊带术已得到全世界普遍认同和广泛应用,术后一年治愈率在90%左右,最长术后11年随诊的治愈率约70%。

阴道前壁修补术通过阴道前壁修补,对尿道近膀胱颈部折叠筋膜缝合达到增加膀胱尿道阻力作用,以往一直为压力性尿失禁治疗的主要手术。该手术方法比较简单,但解剖恢复和临床效果均较差,术后一年治愈率仅约30%,并随时间推移而下降,目前已少用。

【预防】

除先天性盆底组织发育不良外,本病的预防重于治疗。应针对病因,做好"妇女"五期保健(青春期、月经期、孕期、产褥期及哺乳期)。推行计划生育,提高助产技术,加强产后体操锻炼,避免产后重体力劳动。积极预防和治疗使腹压增加的疾病。

【小结】

　　压力性尿失禁指腹压的突然增加导致尿液不自主流出,解剖型压力性尿失禁占90%以上,为盆底组织松弛引起。无单一压力性尿失禁的诊断性试验,以病人的症状为主要依据。非手术治疗用于轻、中度压力性尿失禁治疗,目前主要术式为耻骨后膀胱尿道悬吊术和阴道无张力尿道中段悬吊带术。除先天性盆底组织发育不良外,本病的预防重于治疗。

【思考题】

1. 压力性尿失禁的分型及病因是什么?
2. 压力性尿失禁的辅助试验有哪些?

第七节　生殖道瘘

由于各种原因导致生殖器官与其毗邻器官之间形成异常通道称为生殖道瘘(图21-8)。临床以尿瘘(urinary fistula),又称泌尿生殖瘘(urogenital fistula)最常见,其次为粪瘘(fecal fistula)。若两者同时存在,则称混合性瘘(combined fistula)。

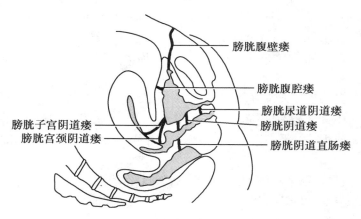

图21-8　尿瘘及粪瘘示意图

一、尿瘘

尿瘘指生殖道与泌尿道之间形成的异常通道,临床特征为尿液自阴道流出,患者可有或无自主排尿。

【病因】

据国内外资料显示,引起尿瘘的第一位原因为分娩创伤,尤其是在产科处理技术不规范化地区,约占90%以上。随着经济的不断发展及产科技术的改进,由妇科手术,如经阴道或经腹子

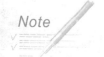

宫切除手术等造成的尿瘘的发生率有上升趋势,在一项 181 例尿瘘的研究中,Keettel 等发现仅有 15% 是由产科原因造成的,而 75% 发生在妇科手术之后,关于这一问题应引起临床医师的重视。其他原因如外伤、癌肿转移、盆腔结核、脓肿、宫颈癌放射治疗以及阴道内长期放置子宫托治疗子宫脱垂等也可致尿瘘,但较少见。

【临床表现】

多有难产、产程延长、剖宫产、妇科手术、创伤、盆腔肿瘤、盆腔放射治疗等病史。

1. 临床症状　有不自主地阴道漏尿;无法自主排尿;经期血尿,常见于剖宫产后形成的膀胱子宫瘘,经血由子宫进入膀胱所致;外阴及臀部皮炎,此因长期尿液浸渍刺激所致,严重时可导致行动不便;多伴有泌尿道感染,出现尿频、尿急、尿痛症状;部分患者因阴道瘢痕狭窄,造成性交困难;部分患者可出现长期闭经或月经稀发,可能与精神创伤有关。

2. 体征　妇科检查可见外阴及臀部有尿液浸渍形成的皮炎,范围较大,时间长者可呈慢性湿疹样改变。窥器扩张阴道可见阴道内有尿液聚积。通过窥器检查和手指触诊可以了解瘘孔位置、大小及其周围瘢痕情况。如瘘孔位于耻骨联合后方难以暴露或瘘孔极小无法寻及时,可嘱患者取胸膝卧位,同时利用阴道拉钩,将阴道后壁向上牵引暴露并窥视以明确瘘孔位置、大小及其与邻近器官及组织的解剖关系。

案例

某女性患者,45 岁,腹腔镜全子宫切除术后 16 天,大量阴道流液 4 天。患者 16 天前因"子宫肌腺症"行腹腔镜下全子宫切除术,术中见膀胱与宫颈致密粘连,术后 3 天发热,最高体温 38.1℃,抗感染治疗后体温正常,无腹胀、腹痛,术后留置导尿 1 天,拔管后排尿正常。术后 16 天起出现阴道流液,量多,有尿味,但仍有自主排尿。妇检阴道内见中等量液体,有尿味,咳嗽时阴道顶端缝线处有液体流出,膀胱注入亚甲蓝液,见阴道残端缝合处有一处瘘孔,有亚甲蓝液流出。膀胱镜确诊为膀胱阴道瘘。留置导尿管 1 个月,并抗生素预防感染,3 个月后行膀胱阴道瘘修补术,术后留置尿管并长期开放 7 天后拔除,痊愈出院。

【诊断】

有难产、产伤、产程过长、产科或妇科手术、盆腔肿瘤、盆腔放射治疗等病史者,出现不自主阴道漏尿现象的患者应考虑尿瘘的诊断。以下辅助检查有助于诊断。

1. 彩色超声检查　如为剖宫产后膀胱子宫瘘,可见子宫切口凹凸不平,浆膜层不连贯,子宫肌层有断裂现象并有多个暗区,子宫腔、颈管内、阴道内有尿液回声,横切面瘘孔处见结痂波形。

2. 金属导尿管探查　用金属导尿管自尿道口插入膀胱,于瘘孔处可触及或窥见导尿管。

3. 亚甲蓝试验　用于鉴别尿道阴道瘘、膀胱阴道瘘,膀胱宫颈瘘和输尿管阴道瘘。方法为用 200ml 经稀释的亚甲蓝溶液经尿道注入膀胱,夹紧导尿管,用窥器扩张阴道进行观察,凡见到蓝色液体经阴道前壁小孔流出者为膀胱阴道瘘;蓝色液体自宫颈口流出者为膀胱宫颈瘘。如不见蓝色液体流出,而见清亮尿液者,则为输尿管阴道瘘可能;如既不见蓝色液体,也不见清亮液体流出者,则可能为尿道阴道瘘。

4. 靛胭脂试验　目的在于确诊输尿管阴道瘘,在膀胱内注入亚甲蓝后阴道内未见蓝色液体流出时,可做此试验,先在阴道内置无菌干纱布一块,然后经静脉注射 0.4% 靛胭脂 5ml,5~7 分钟内如见阴道内干纱布蓝染,可确诊为输尿管阴道瘘。

5. 膀胱镜　目的在于了解膀胱内的情况,如膀胱体积大小,有无炎症、结石、憩室,瘘孔的位置、大小,其周围瘢痕以及瘘孔与输尿管的解剖关系等,还可在镜下做靛胭脂试验。通过蓝色液体的排出来判断输尿管的开口位置,如膀胱内见一侧输尿管喷尿,而在阴道内见蓝色液体时,可诊断为一侧输尿管阴道瘘。必要时还可在镜下行双输尿管插管,若为输尿管瘘,则该侧输尿管导管插管受阻。

6. 静脉肾盂造影　可了解双侧肾功能及输尿管有无梗阻畸形、输尿管异位等。

7. 肾图　目的在于了解双侧肾脏功能和上尿路的通畅情况,若肾图显示一侧肾功能减退和上尿道排泄缓慢,表示输尿管瘘位于该侧。

8. 放射性核素检查　对于复杂尿瘘、阴道狭窄或闭锁等情况,可利用放射性核素对瘘孔进行定位,并可判断瘘孔大小。

【鉴别诊断】

1. 压力性尿失禁　尿瘘应与压力性尿失禁相鉴别。该症系尿道括约肌松弛所致,其临床表现是平时无漏尿现象,当咳嗽、喷嚏、大笑、体位改变、体力劳动等突然增加腹压时,尿液不自主地自尿道溢出,经指压和尿道抬举后则无尿溢出,而尿瘘则无论平时,增加腹压或抬举尿道后均可见漏尿现象。除此之外重要的鉴别点是尿瘘可发现生殖道与泌尿之间存在异常通道即瘘孔。

2. 慢性尿潴留　慢性尿潴留有充盈膨胀的膀胱和排尿困难以及尿液少量漏出等症状。患者多不能自行排尿,膀胱内可导出大量尿液,多见于老年妇女,常有糖尿病等慢性病的临床表现及有关神经系统的阳性体征。妇科检查无瘘孔存在。

3. 紧迫性尿失禁　多见于中年妇女,表现为膀胱已排空,但仍有排尿感,尤其是在天气寒冷或听到流水声时,即有排尿冲动。妇科检查无瘘孔存在。

4. 结核性膀胱挛缩　因结核病变导致膀胱严重挛缩,膀胱容量明显缩小,排尿次数明显增加,严重者每日可达百余次,呈尿失禁显现。但本病有结核病史,有典型的尿频、尿急、尿痛等尿路刺激症状。妇科检查无瘘孔存在。排泄性尿路造影和膀胱镜检查可见典型的结核病变。

【处理】

手术修补为主要治疗方法。

非手术治疗仅限于分娩或手术后 1 周内发生的膀胱阴道瘘和输尿管小瘘孔,留置导尿管于膀胱内或在膀胱镜下插入输尿管导管,4 周至 3 个月有愈合可能。由于长期放置尿管会刺激尿道黏膜引起疼痛,又会干扰病人的日常活动,影响病人的生活质量。因此,建议行耻骨上膀胱造瘘,进行膀胱引流。长期放置引流管拔除前,应重复诊断检查(如染料试验)明确瘘孔是否愈合。引流期间,要经常对患者病情进行评价。应积极处理蜂窝织炎,保证患者营养和液体的摄入,促进瘘孔的愈合。治疗中要注意治疗外阴皮炎和泌尿系感染。绝经后妇女可以给予雌激素,促进阴道上皮增生,有利于伤口愈合。对于术后早期出现的直径仅数毫米的微小瘘孔的尿瘘,15%~20% 的患者可以非手术治疗自行愈合。对于瘘管已经成熟并且上皮化者,非手术治疗则通常失败。

手术治疗要注意时间的选择。直接损伤的尿瘘应尽早手术修补;其他原因所致的尿瘘应该等待 3~6 个月,待组织水肿消退、局部血液供应恢复正常再行手术;瘘修补失败后至少应等待 3 个月后再次手术;由于放疗所致的尿瘘可能需要更长的时间形成结痂,故有学者推荐 12 个月后再修补。

膀胱阴道瘘和尿道阴道瘘手术修补首选阴道手术,不能经阴道手术或复杂尿瘘者,应选择经腹或经腹 - 阴道联合手术。手术成功与否不仅取决于手术本身,术前准备及术后护理也是保证手术成功的重要环节。术前要排除尿路感染,治疗外阴阴道炎症;绝经患者术前口服雌激素两周以上,以促进阴道上皮增生,有利于伤口愈合;术前 1 天应用抗生素预防感染;术后留置尿

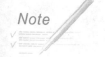

Note

管 10~14 天,保持导尿管引流通畅;放置输尿管导管者,术后留置至少 1 个月;绝经患者术后继续服用雌激素 1 个月。

输尿管阴道瘘治疗的目的包括保护肾功能、解除尿路梗阻、恢复输尿管的完整性和防止泌尿系感染。一旦确定输尿管阴道瘘的诊断,应立即明确输尿管梗阻的程度和瘘孔的位置。逆行输尿管肾盂造影,既有利于诊断,还可同时放置输尿管支架。支架放置成功,既解除了尿路梗阻、保护了肾脏功能,又使输尿管能够自然生长愈合。对于单侧输尿管损伤但未离断,继发轻、中度梗阻的病例,通常可以通过放置输尿管支架治疗。一旦输尿管支架放置失败,即应开腹行输尿管吻合或输尿管膀胱种植术。

【预防】

绝大多数尿瘘可以预防,提高产科质量,预防产科因素所致的尿瘘是关键。疑有损伤者,留置导尿管 10 天,保证膀胱空虚,有利于膀胱受压部位血液循环恢复,预防尿瘘的发生。妇科手术时,对盆腔粘连严重、恶性肿瘤有广泛浸润等估计手术困难时,术前经膀胱镜放入输尿管导管,使术中易于辨认。即使是容易进行的全子宫切除术,术中也须明确解剖关系后再进行手术操作。术中发现输尿管或膀胱损伤,必须及时修补。使用子宫托须日放夜取。宫颈癌进行放疗治疗时注意阴道内放射源的安放和固定,放射剂量不能过大。

二、粪瘘

粪瘘(fecal fistula)指肠道与生殖道之间存在异常通道,导致粪便由阴道排出。临床上以直肠阴道瘘最为常见。

【病因】

造成粪瘘的原因与尿瘘相同,即分娩产伤(分娩时胎头长时间压迫导致局部缺血坏死,会阴Ⅲ度裂伤修补未愈合,会阴切开缝合时缝线穿透直肠黏膜感染)、妇科手术导致的损伤(包括脱垂成形术、腹式或阴式子宫切除术和宫颈癌手术等)以及其他各种类型的创伤、脓肿、肿瘤浸润和不适当的放射治疗等。

【临床表现】

1. 病史　常有产程延长、难产、会阴裂伤修补、妇科手术、外伤、盆腔放射治疗等病史。

2. 症状　可有气体和粪便不自主地自阴道排出;阴道内常有粪便聚积,招致感染;外阴及臀部由于长期受粪便刺激可有皮肤炎症。

3. 体征　窥器扩张阴道,可见阴道内有粪便残留,瘘孔多位于阴道后壁,也有在阴道穹隆部者(高位直肠阴道瘘)。瘘孔大时有时可见粪便自阴道后壁排出,触诊时可明确瘘孔的位置、大小及周围的肉芽组织。瘘孔较大时,阴道内手指可通过瘘孔进入直肠,与直肠内手指会合。

案例

某女性患者,60 岁。阴式全子宫切除 + 阴道后壁修补术后 1 年,阴道排气排粪便 3 天。患者 1 年前因"子宫Ⅲ度脱垂伴阴道后壁膨出"行阴式全子宫切除 + 阴道后壁修补术,手术顺利,术后恢复可。术后未定期复查。入院 3 天前开始自觉有阴道排气排粪便,感轻度腹痛,无明显发热。妇检见阴道内有粪便残留,阴道后壁见直径 2cm 瘘孔,可见少量粪便自阴道后壁排出,阴道内手指通过瘘孔进入直肠,可与直肠内手指会合。诊断为直肠阴道瘘,6 个月后行直肠阴道瘘修补术,手术顺利。术后抑制肠蠕动、禁食等对症治疗,后痊愈出院。

【诊断】

根据病史、症状和体征,粪瘘的诊断不难得出。阴道内有不自主排便,检查发现肠道与生殖道之间有异常通道即可诊断粪瘘。以下检查有帮助诊断。

1. 探针检查 瘘孔小者,从阴道后壁肉芽组织处插入一探针,另一手指伸入肛门,手指与探针相遇即可确诊。

2. 亚甲蓝试验 阴道内放置一块无菌干纱布,用导尿管自肛门内注入稀释的亚甲蓝溶液,如见纱布及阴道后壁肉芽组织蓝染也可确诊。

3. 直肠镜检查 可在镜下观察瘘孔位置、大小及其与周围组织器官的关系。

4. 钡剂灌肠 可诊断小肠及结肠粪瘘。

【鉴别诊断】

1. 新生儿粪瘘 多为先天性直肠阴道瘘,表现为出生后不久出现无明显诱因阴道内排便,常合并肛门闭锁,不难鉴别。

2. 小肠或结肠粪瘘 多由于手术创伤,晚期癌肿浸润,严重感染伴脓肿形成、破溃等原因导致。可依据阴道内排便的性状判断瘘孔位于的肠段范围,有时须经过钡剂灌肠方能确诊。

3. 肛门失禁 表现为患者不能随意排便或排气,排便次数完全取决于肠蠕动次数,有时咳嗽时也可有粪便排出。因此,患者排便无法计数,会阴部常感潮湿,并因长期粪便浸渍刺激而呈现湿疹样改变。肛诊时感觉肛门括约肌松弛,检查无瘘孔存在。

4. 会阴Ⅲ度裂伤 症状有时与粪瘘相似,肛诊时嘱患者做缩肛动作时,检查手指无括约感,也无瘘孔存在。

【处理】

手术修补为主要治疗方式。手术损伤术中应立即修补,手术方式可经阴道、经直肠或经腹途径完成瘘的修补。手术方式的选择主要根据形成瘘管的原因、位置和大小,是否存在多个瘘管,以及医生的手术经验和技巧。瘘修补术主要是切除瘘管,游离周围组织后进行多层缝合。

先天性瘘管应在患者15岁左右月经来潮后再行手术,过早手术容易造成阴道狭窄。压迫坏死性瘘管,应等待3~6个月后再行手术修补。高位巨大直肠阴道瘘合并尿瘘者、前次手术失败阴道瘢痕严重者,应先行暂时性乙状结肠造瘘,之后再行修补手术。术前3天严格肠道准备,同时口服肠道抗生素3天以抑制肠道细菌。术后5天内控制饮食及不排便,同时给予静脉高营养,禁食后改少渣饮食,同时口服肠蠕动抑制药物。保持会阴清洁,逐渐使患者恢复正常排便。

【预防】

原则上与尿瘘的预防相同。分娩时注意保护会阴,防止会阴Ⅲ度裂伤发生。会阴缝合后常规进行肛门指诊,若发现有缝线穿直肠黏膜,应立即拆除重缝。

【小结】

女性生殖道瘘包括尿瘘和粪瘘,多为医源性或非医源性损伤所致。临床表现为不能自控的尿瘘或粪瘘,影响患者生活质量。根据病史、症状及妇科检查一般不难做出诊断,必要时可采用相应的辅助检查。手术修补是主要的治疗方法。因女性生殖道瘘多由医源性损伤所致,故手术操作时应尽量避免误伤肠道和尿道,预防女性生殖道瘘的发生。

【思考题】

1. 生殖道瘘的病因是什么?

2. 生殖道瘘的预防措施有哪些?

(赵爱民)

参考文献

1. 丰有吉,沈铿.妇产科学.第 2 版.北京:人民卫生出版社,2010.

2. 朱兰,郎景和.女性盆底学.第 2 版.北京:人民卫生出版社,2014.

3. John AR,John DT.铁林迪妇科手术学.杨来春,段涛,朱关珍,译.济南:山东科学技术出版社,2003.

第二十二章　盆腔炎性疾病及生殖器结核

第一节　盆腔炎性疾病

盆腔炎性疾病（pelvic inflammatory disease,PID）为女性内生殖道的一组感染性疾病,主要包括子宫内膜炎（endometritis）、输卵管炎（salpingitis）、输卵管卵巢脓肿（tube-ovarian abscess,TOA）和盆腔腹膜炎（peritonitis）等。炎症可局限于一个部位,也可同时累及几个部位,以输卵管炎、输卵管卵巢炎最常见。盆腔炎性疾病多发生在性活跃期的生育年龄妇女,少发于初潮前、无性生活史和绝经后的妇女。PID若未能得到及时、彻底治疗,可导致不孕、输卵管妊娠、慢性盆腔痛,炎症反复发作,从而严重影响妇女的生殖健康。

【高危因素】

1. 年龄　年龄可以作为PID独立的高危因素,可能与育龄妇女性活动频繁、宫颈柱状上皮的外移,以及宫颈黏液机械防御功能变化等因素有关。

2. 性行为　PID多发生在性活跃期妇女,尤其是初次性交年龄小、有多个性伴侣、性交过频以及性伴侣有性传播疾病者。经期性交、使用不洁月经垫等性卫生不良,均可使病原体侵入而引起炎症。此外,受教育程度低、失业、低收入群体不注意性卫生保健,阴道冲洗者盆腔炎性疾病的发生率高。

3. 下生殖道感染　下生殖道感染如淋病性、衣原体性以及细菌性子宫颈炎、阴道病与盆腔炎性疾病的发生密切相关。

4. 子宫腔内手术操作后感染　如刮宫术、输卵管通液术或造影术、宫腔镜检查、放置宫内节育器等,由于手术所致生殖道黏膜损伤、出血、坏死,导致下生殖道内源性病原体上行感染。

5. 邻近器官炎症直接蔓延　如阑尾炎、腹膜炎等蔓延至盆腔,病原体以大肠埃希菌为主。

6. 既往史　PID所致的盆腔广泛粘连、输卵管损伤、输卵管防御能力下降,容易造成再次感染,导致急性发作。有过PID病史的女性再发病率是无病史患者的20倍。由于输卵管在上次感染时的损害,对细菌的侵犯敏感性增加,有25%的急性PID会发生重复感染。

7. 其他　吸烟妇女患病率是非吸烟妇女的2倍,而且具有更高的PID后遗症,如增加不孕症、异位妊娠的获得风险。可能是烟草中某些成分改变了宫颈黏液性状,导致致病微生物更容易上行感染。

【病原体及致病特点】

PID的病原体有外源性及内源性两个来源,两种病原体可单独存在,亦可为混合感染,可能外源性的病原体感染造成输卵管损伤后,机体容易继发内源性的需氧菌及厌氧菌感染。

1. 外源性病原体　主要为性传播疾病的病原体,如沙眼衣原体、淋病奈瑟菌。其他有支原体,包括人型支原体、生殖支原体以及解脲支原体。在西方国家,PID的主要病原体是沙眼衣原体及淋病奈瑟菌。如美国,40%~50%的PID由淋病奈瑟菌引起,10%~40%的PID可分离出沙眼衣原体,对下生殖道淋病奈瑟菌及沙眼衣原体的筛查及治疗,已使PID发病率下降。

2. 内源性病原体　来自寄居于阴道内的微生物群和邻近器官肠道的病原体,包括多种共存的需氧菌及厌氧菌,PID可以仅为需氧菌或厌氧菌的感染,但多数病例是需氧菌及厌氧菌的混合

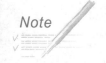

Note

感染。主要的需氧菌及兼性厌氧菌有金黄色葡萄球菌、溶血性链球菌、大肠埃希菌,厌氧菌有脆弱类杆菌、消化球菌。厌氧菌感染的特点是容易形成盆腔脓肿、感染性血栓静脉炎,脓液有粪臭并有气泡。

【感染途径】

1. 沿生殖道黏膜上行蔓延　病原体侵入外阴、阴道后,或阴道内的病原体沿宫颈黏膜、子宫内膜、输卵管黏膜,蔓延至卵巢及腹腔,是非妊娠期和非产褥期 PID 的主要感染途径。淋病奈瑟菌、沙眼衣原体及葡萄球菌等常沿此途径扩散。

2. 经淋巴系统蔓延　病原体经生殖系统创伤处的淋巴管侵入盆腔结缔组织及内生殖器其他部分,是产褥感染、流产后感染及放置宫内节育器后感染的主要感染途径。链球菌、大肠埃希菌、厌氧菌多沿此途径蔓延。

3. 经血液循环传播　病原体先侵入人体其他系统,再经血液循环感染生殖器,为结核菌感染的主要途径。

4. 直接蔓延　腹腔其他脏器感染后,直接蔓延到邻近的内生殖器,如阑尾炎可引起右侧输卵管炎。

【病理及发病机制】

1. 子宫内膜炎及子宫肌炎　急性期子宫内膜充血、水肿,有炎性渗出物,严重者内膜坏死、脱落形成溃疡,镜下见大量白细胞浸润,炎症继续发展可蔓延到深部,形成子宫肌炎。慢性患者以肌层内炎性细胞浸润、肌层增厚、弹性下降为主。

2. 输卵管炎、输卵管积脓、输卵管卵巢脓肿　急性输卵管炎症因病原体传播途径不同而有不同的病变特点。

(1) 炎症经子宫内膜向上蔓延:首先引起输卵管黏膜炎,输卵管黏膜肿胀、间质水肿及充血、大量中性粒细胞浸润,严重者输卵管上皮发生退行性变或成片脱落,引起输卵管黏膜粘连,导致输卵管管腔及伞端闭锁,若有脓液积聚于管腔内则形成输卵管积脓。淋病奈瑟菌及大肠埃希菌、类杆菌以及普雷沃菌,除直接引起输卵管上皮损伤外,其细胞壁脂多糖等内毒素引起输卵管纤毛大量脱落,导致输卵管运输功能减退、丧失。炎症渗出、病灶组织结构及功能的破坏,均可诱发炎性反应,导致盆腔局部或广泛粘连,导致输卵管积水、不孕及慢性 PID。

(2) 病原菌通过宫颈的淋巴播散:通过宫旁结缔组织,首先侵及浆膜层,发生输卵管周围炎,然后累及肌层,而输卵管黏膜层可不受累或受累极轻。病变以输卵管间质炎为主,其管腔常可因肌壁增厚受压变窄,但仍能保持通畅。轻者输卵管仅有轻度充血、肿胀、略增粗;严重者输卵管明显增粗、弯曲,纤维素性脓性渗出物增多,造成与周围组织粘连,导致慢性盆腔痛。

卵巢很少单独发炎,白膜是良好的防御屏障,卵巢常与输卵管伞端粘连而发生卵巢周围炎,称为输卵管卵巢炎,亦称附件炎。炎症可通过卵巢排卵的破孔侵入卵巢实质形成卵巢脓肿,脓肿壁与输卵管积脓粘连并穿通,形成输卵管卵巢脓肿。输卵管卵巢脓肿多位于子宫后方或子宫、阔韧带后叶及肠管间粘连处,可破入直肠或阴道,若破入腹腔则引起弥漫性腹膜炎。

3. 急性盆腔腹膜炎　盆腔内器官发生严重感染时,往往蔓延到盆腔腹膜,发炎的腹膜充血、水肿,并有少量含纤维素的渗出液,形成盆腔脏器粘连。当有大量脓性渗出液积聚于粘连的间隙内,可形成散在小脓肿;积聚于直肠子宫陷凹处形成盆腔脓肿,较多见。脓肿前面为子宫,后面为直肠,顶部为粘连的肠管及大网膜,脓肿可破入直肠而使症状突然减轻,也可破入腹腔引起弥漫性腹膜炎。

4. 急性盆腔结缔组织炎　病原体经淋巴管进入盆腔结缔组织而引起结缔组织充血、水肿及中性粒细胞浸润。以宫旁结缔组织炎最常见,开始局部增厚,质地较软,边界不清,以后向两侧盆壁呈扇形浸润,若组织化脓形成盆腔腹膜外脓肿,可自发破入直肠或阴道。

5. 脓毒血症　当病原体毒性强、数量多、患者抵抗力降低时,常发生脓毒血症。发生盆腔炎性疾病后,若身体其他部位发现多处炎症病灶或脓肿者,应考虑有脓毒血症存在,其中盆腔炎性疾病可是脓毒血症的原发诱因,也可为脓毒血症在生殖系统的表现。

6. **肝周围炎**　指肝包膜炎症而无肝实质损害的肝周围炎,亦称菲科综合征(Fitz-Hugh-Curtis综合征)。淋病奈瑟菌及衣原体感染均可引起。由于肝包膜水肿,吸气时右上腹疼痛。肝包膜上有脓性或纤维渗出物,早期在肝包膜与前腹壁腹膜之间形成松软粘连,晚期形成琴弦样粘连。5%~10%输卵管炎可出现肝周围炎,临床表现为盆腔疼痛后继发右上腹痛,或下腹疼痛与右上腹疼痛同时出现。

7. **盆腔炎性疾病后遗症**　若盆腔炎性疾病未得到及时治疗,可能会发生盆腔炎性疾病后遗症(sequelae of PID),亦称慢性盆腔炎。主要病理改变为组织破坏、广泛粘连、增生及瘢痕形成,导致:①输卵管堵塞、输卵管增粗;②输卵管卵巢粘连形成输卵管卵巢肿块;③若输卵管伞端闭锁,浆液性渗出物聚集形成输卵管积水或输卵管积脓或输卵管卵巢脓肿的脓液吸收,被浆液性渗出物代替形成输卵管积水或输卵管卵巢囊肿;④盆腔结缔组织表现为主,骶韧带增生、变厚,若病变广泛,可使子宫固定。

【临床表现】

可因病原体种类、炎症程度及累及范围等临床表现差异比较大。轻者无症状或症状轻微,重者可诱发脓毒血症。

1. **局部症状和体征**　下腹部可出现轻重不一的疼痛,可从轻微的坠胀,到下腹持续性剧痛。伴阴道分泌物异常或流血增多,流出物污浊,严重时呈脓性,有异味或臭味;局部压痛,以病患侧最明显,严重者可伴反跳痛及腹肌紧张;双合诊检查时可发现宫颈举痛或宫体压痛或附件区压痛,亦可发现子宫及双附件区的压痛,增厚,以病灶处最明显;局部脓肿形成者扪及界限不清、压痛的囊性肿块或局部出现压迫或刺激症状。

2. **器官功能受累的症状和体征**　慢性盆腔炎性疾病急性发作或急性炎症患者,尤其局部有脓肿形成的患者,可出现局部压迫刺激症状;包块位于子宫前方可出现膀胱刺激症状,如排尿困难、尿频,若引起膀胱肌炎还可有尿痛等;包块位于子宫后方可有直肠刺激症状;若在腹膜外可致腹泻、里急后重感和排便困难;如波及肝周围炎,可出现上腹部疼痛等表现。慢性盆腔炎性疾病可造成盆腔器官的粘连,出现器官功能的障碍,如肠梗阻、慢性腹痛、不孕、宫外孕、输卵管积水、盆腔炎性包块、包裹性积液、慢性腹泻、月经失调等。

3. **全身症状和体征**　慢性盆腔炎性疾病急性发作或急性炎症患者可出现体温骤然上升至38℃以上,多伴有畏寒、精神萎靡、食欲缺乏等中毒症状;慢性盆腔炎性疾病多无全身症状和体征,但反复发作、久治不愈的慢性盆腔疼痛患者可伴有心理、精神异常。

案例

患者,30岁。人流术后阴道流血伴下腹痛10天,加重2天。查体:阴道血性液体、浑浊,宫颈举痛,子宫后位,稍大,压痛明显。右侧宫旁明显增厚,压痛。盆腔超声检查:子宫大小60mm×48mm×43mm,内膜厚10mm,双附件未见异常。血常规提示白细胞增高,血hCG正常,给予左氧氟沙星500mg口服,每日1次,甲硝唑400mg口服,每日3次,治疗3天后腹痛减轻,巩固治疗10天后复查血常规正常,腹痛消失,妇科检查恢复正常。

【诊断】

根据病史、症状、体征及实验室检查可做出初步诊断。由于盆腔炎性疾病的临床表现差异较大,临床诊断准确性不高,可遵循下列临床思路进行盆腔炎性疾病的诊断。

感染有关的临床症状与体征:有盆腔炎性疾病相关的临床表现,或炎症遗留的器官功能受累的症状与体征。

感染有关的生化检查及指标,包括白细胞计数、C-反应蛋白(C-reactive protein,CRP)、血清降钙素原(procalcitonin,PCT)、血沉(erythrocyte sedimentation rate,ESR)等是否有异常。

感染有关的影像学检查,包括超声检查和放射影像学检查等。超声检查:包括彩色多普勒检查,可以显示盆腹腔器官的变化,有无组织充血、水肿、增厚,有无积液、积脓、粘连等感染灶或后遗症发生。放射影像学检查:X线照片可显示盆腔感染灶,必要时CT可帮助寻找或显示盆腔深部的情况。

感染有关的病原学检查,包括病原体的培养,相应抗原、抗体的检测等:

感染灶分泌物或感染组织的培养:培养阳性是确诊的依据,必要时重复培养。

感染灶分泌物或冲洗液的涂片:可快速地确定感染病原体的类别。

病原体抗原或抗体的检查:针对特异病原体抗原或抗体等的检测,协助诊断。

侵袭性真菌感染诊断的参考指标:1,3β-D葡聚糖(G试验)、甘露聚糖和抗甘露聚糖抗体(GM试验)可作为侵袭性真菌感染诊断的参考指标。

盆腔炎性疾病的诊断标准,亦可参考2010年美国疾病控制中心(CDC)推荐的标准(表22-1)进行临床筛查和诊断,旨在对年轻女性腹痛或有异常阴道分泌物或不规则阴道流血者,提高对盆腔炎性疾病的认识,对可疑患者做进一步评价,及时治疗,减少后遗症的发生。

表22-1　盆腔炎性疾病的诊断标准(美国CDC诊断标准,2010年)

最低标准
　宫颈举痛或子宫压痛或附件区压痛

附加标准
　体温超过38.3℃(口表)
　宫颈或阴道异常黏液脓性分泌物
　阴道分泌物湿片出现大量白细胞
　ESR升高
　血CRP升高
　实验室证实的宫颈淋病奈瑟菌或衣原体阳性

特异标准
　子宫内膜活检组织学证实子宫内膜炎
　阴道超声或磁共振检查显示输卵管增粗,输卵管积液,伴或不伴有盆腔积液、输卵管卵巢肿块,或腹腔镜检查发现盆腔炎性疾病征象

腹腔镜诊断盆腔炎性疾病的诊断标准　盆腔炎性疾病,尤其是慢性盆腔炎性疾病的诊断,腹腔镜为主要的诊断手段,其诊断标准:①输卵管表面明显充血;②输卵管壁水肿;③输卵管伞端及浆膜面有脓性渗出物。腹腔镜诊断输卵管炎准确率高(敏感性81%,特异性100%),并能直接采取感染部位的分泌物作细菌培养,但临床应用有一定局限性,如对轻度输卵管炎的诊断准确性较低、对单独存在的子宫内膜炎无诊断价值。因此,并非所有怀疑盆腔炎性疾病的患者均需腹腔镜检查。

【鉴别诊断】

盆腔炎性疾病应与急性阑尾炎、输卵管妊娠流产或破裂、卵巢囊肿蒂扭转或破裂、盆腔子宫内膜异位症等急腹症和慢性盆腔疼痛性疾病相鉴别。

1.急性阑尾炎　急性阑尾炎典型患者以转移性右下腹痛为主,可伴恶心、呕吐等消化道症状,在未穿孔前以麦氏点压痛及反跳痛最明显;一旦穿透蔓延及盆腔时与盆腔炎性疾病鉴别困难,必要时可借助超声或腹腔镜等进行鉴别。

Note

2. 输卵管妊娠流产或破裂　输卵管妊娠流产或破裂以短暂的停经后腹痛、阴道流血为主，血或尿 hCG 阳性，后穹隆穿刺抽出血液或血红蛋白的下降等可进行鉴别。

3. 卵巢囊肿蒂扭转或破裂　卵巢囊肿蒂扭转或破裂患者既往有囊肿的病史，常有外力诱因后突然发生的下腹一侧的剧烈、撕裂样疼痛，妇科检查或超声检查可证实囊肿的存在或局部局限性增厚区等可鉴别。

4. 盆腔子宫内膜异位症　盆腔子宫内膜异位症患者多数有进行性加重的痛经，盆底的痛性结节及位置固定的子宫或宫旁的包块，多无盆腔广泛的压痛；如与慢性盆腔炎性疾病后遗症鉴别不清，必要时可借助腹腔镜或诊断性治疗进行鉴别。

【处理】

盆腔炎性疾病的治疗原则：急性期或急性发作患者以抗生素治疗为主，辅以支持治疗，必要时手术治疗，抗生素的使用以早期、足量、广谱及个体化为治疗原则；后遗症期则以解除症状、促进功能恢复为主。根据病情可选择门诊治疗和住院治疗。

1. 门诊治疗　适用于一般状况好，症状轻，能耐受口服或肌内注射抗生素，并有随访条件的患者。常用方案：①头孢曲松钠 250mg 单次肌内注射，或头孢西丁钠 2g，单次肌内注射，同时口服丙磺舒 1g，然后改为多西环素 100mg，每日 2 次，连用 14 日，可同时口服甲硝唑 400mg，每日 2 次，连用 14 日；或选用第三代头孢菌素与多西环素、甲硝唑合用。②氧氟沙星 400mg 口服，每日 2 次，或左氧氟沙星 500mg 口服，每日 1 次，同时加服甲硝唑 400mg，每日 2~3 次，连用 14 日；或莫西沙星 400mg，每日 1 次，连用 14 日。

2. 住院治疗　若患者一般情况差，病情严重，伴有发热、恶心、呕吐；或有盆腔腹膜炎；或输卵管卵巢脓肿；或门诊治疗无效；或不能耐受口服抗生素；或诊断不清，均应住院给予抗生素药物治疗为主的综合治疗。

（1）支持疗法：卧床休息，半卧位有利于脓液积聚于直肠子宫陷凹而使炎症局限。给予高热量、高蛋白、高纤维素流质或半流质饮食，补充液体，注意纠正电解质紊乱及酸碱失衡。高热时采用物理降温。尽量避免不必要的妇科检查以免引起炎症扩散，腹胀应行胃肠减压。

（2）抗生素治疗：给药途径以静脉滴注收效快，常用的配伍方案如下。

1）头霉素类或头孢菌素类药物：头霉素类，如头孢西丁钠 2g，静脉滴注，每 6 小时 1 次；或头孢替坦二钠 2g，静脉滴注，每 12 小时 1 次。加多西环素 100mg，每 12 小时 1 次，静脉或口服。头孢菌素类，如头孢呋辛钠、头孢唑肟钠、头孢曲松钠、头孢噻肟钠也可选用。临床症状改善至少 24 小时后转为口服药物替代，每次 500mg，每日 1 次，连用 3 日。对不能耐受多西环素者，可用阿奇霉素替代，每次 500mg，每日 1 次，连用 3 日。对输卵管卵巢脓肿的患者，可加用克林霉素或甲硝唑，从而更有效地对抗厌氧菌。由于淋病奈瑟菌对头孢克肟的耐药性，美国 CDC 不再建议头孢克肟作为淋病奈瑟菌感染的一线用药。

2）克林霉素与氨基糖苷类药物联合方案：克林霉素 900mg，每 8 小时 1 次，静脉滴注；庆大霉素先给予负荷量（2mg/kg），然后给予维持量（1.5mg/kg），每 8 小时 1 次，静脉滴注。临床症状、体征改善后继续静脉应用 24~48 小时，克林霉素改为口服，每次 450mg，每日 4 次，连用 14 日；或多西环素 100mg，口服，每 12 小时 1 次，连服 14 日。

3）青霉素类与四环素类药物联合方案：氨苄西林／舒巴坦 3g，静脉滴注，每 6 小时 1 次，加多西环素 100mg，每日 2 次，连服 14 日。

4）喹诺酮类药物与甲硝唑联合方案：氧氟沙星 400mg，静脉滴注，每 12 小时 1 次；或左氧氟沙星 500mg，静脉滴注，每日 1 次，或莫西沙星 400mg，静脉滴注，每 24 小时 1 次；联合甲硝唑 500mg，静脉滴注，每 8 小时 1 次。

目前由于耐喹诺酮类药物淋病奈瑟菌株的出现，喹诺酮类不作为盆腔炎性疾病的首选药物。若存在以下因素：淋病奈瑟菌地区流行和个人危险因素低、头孢菌素不能应用（对头孢菌素

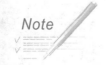
Note

类药物过敏)等,可考虑应用喹诺酮类药物,但在开始治疗前,必须进行淋病奈瑟菌的检测。

(3) 手术治疗:主要用于治疗抗生素控制不满意的输卵管卵巢脓肿或盆腔脓肿或盆腔粘连等。

1) 手术指征:①药物治疗无效:输卵管卵巢脓肿或盆腔脓肿经药物治疗48~72小时,体温持续不降,患者中毒症状加重或包块增大者,应及时手术,避免发生脓肿破裂。②脓肿持续存在:经药物治疗病情好转,继续控制炎症数日(2~3周),包块仍未消失但已局限化,应手术切除,以免日后再次急性发作。③脓肿破裂:突然腹痛加剧、寒战、高热、恶心、呕吐、腹胀,体检腹部拒按或有中毒性休克表现,应怀疑脓肿破裂。若脓肿破裂未及时诊治,死亡率高。因此,一旦怀疑脓肿破裂,需立即在抗生素治疗的同时行剖腹探查。④盆腔炎性疾病后遗症期:盆腔粘连影响器官功能或盆腔炎性疾病反复发作、已形成输卵管积水等需行手术治疗。

2) 手术方案及途径:根据患者情况选择经腹或经阴道穿刺引流、开腹或腹腔镜下手术,以选择创伤小、治疗效果好的手术方案和途径进行。

手术方案　根据患者病变范围、年龄、有无生育要求、病程长短、一般状况等全面考虑。年轻妇女有生育要求,尽量保留卵巢功能,以采用保守性手术为主;对年龄大、反复发作、治疗效果不佳的患者可采用病灶切除术;对极度衰弱危重的患者以姑息性手术为主,必要时可考虑二次手术。

手术途径　根据患者发病缓急、病程长短、脓肿位置、与周围组织关系等采用合适的手术途径。急性发病,脓液局限,可在超声引导下行经阴道或经腹部穿刺冲洗和引流,局部注入抗生素;如脓肿不规则、与周围器官粘连,且反复发作,需要切除感染灶或脓肿已破裂,亦可选择开腹或腹腔镜下手术,但应注意避免器官损伤。

(4) 中药治疗:对于急性盆腔炎性疾病治疗后期或反复发作的慢性盆腔炎性疾病,可辅助中医中药治疗,巩固疗效,可选用活血化瘀、清热解毒药物,例如银翘解毒汤、安宫牛黄丸或紫雪丹等。

【疗效判断及性伴侣治疗】

对于抗生素治疗的患者,应在72小时内评估疗效,明确有无临床症状的改善。患者在治疗后的72小时内临床症状应改善,如体温下降、腹痛和反跳痛减轻,宫颈举痛和子宫压痛、附件区压痛减轻。若此期间症状无改善,需进一步检查排除局部脓肿形成,重新进行评价,必要时局部穿刺、腹腔镜或手术探查引流或病灶切除。对沙眼衣原体以及淋病奈瑟菌感染者,可在治疗后4~6周复查病原体。

对于盆腔炎性疾病患者出现症状前60日内接触过的性伴侣应进行检查和治疗。如果最后一次性交发生在6个月前,则应对最后的性伴侣进行检查、治疗。在女性盆腔炎性疾病患者治疗期间应避免无保护性性交。

【预防】

盆腔炎性疾病的预防应纳入生育年龄妇女保健的重点内容,需要注意:

1. 注意性生活卫生,减少性传播疾病。对沙眼衣原体感染高危妇女筛查和治疗,以减少盆腔炎性疾病发生率。因细菌性阴道病与盆腔炎性疾病相关,及时治疗下生殖道感染,降低盆腔炎性疾病发生率。

2. 加强公共卫生教育,提高公众对生殖道感染的认识及预防感染的重要性。

3. 严格掌握妇科手术指征,减少手术操作,做好术前准备,术时注意无菌操作,预防感染。

4. 及时治疗盆腔炎性疾病,防止后遗症发生。对首次诊断的盆腔炎性疾病的患者,在规范治疗后,应在治疗后的1个月、3个月、6个月和1年进行随访,给予医学指导,避免其复发。

【小结】

　　盆腔炎性疾病为生育期妇女常见的上生殖道的感染性疾病,致病的病原体可来自内源性和外源性两种途径,但常为多种病原体的混合感染,轻者症状轻微,可仅表现为下腹不适或疼痛,重者可发生全身中毒症状,甚至脓毒血症。盆腔炎性疾病的诊断可依据盆腔的感染或后遗症的症状及表现,联合感染有关的生化检查及指标、影像学检查和病原学检查等指标进行诊断。早期、足量、有效、联合抗生素的使用,必要时辅助手术可获得理想的效果。对首次诊断的盆腔炎性疾病应规范治疗,并严密随访至治疗后的半年到一年,给予卫生指导,避免其发展为盆腔炎性疾病后遗症,影响其盆腔器官的功能。

【思考题】

　　1. 盆腔炎性疾病应与哪些疾病进行鉴别?

　　2. 盆腔炎性疾病的治疗原则有哪些,应如何预防其发展为盆腔炎性疾病后遗症?

　　案例

　　女,32 岁。发热伴下腹坠痛 2 天。3 天前因不孕症行宫腔镜检查,术后出现下腹部坠痛,阴道分泌物增多,伴有发热。查体:T 39.2℃。下腹部压痛、反跳痛,双合诊可触及右侧附件区包块直径约 5cm,触痛明显。血常规示:WBC $18×10^9/L$,N 0.87。

　　该患者最可能的诊断是什么?最可能的病原体是什么?若该患者经常规治疗 10 天后,盆腔包块无缩小趋势,下一步应如何处理?

第二节　生殖器结核

　　生殖器结核(genital tuberculosis)是由结核分枝杆菌引起的女性生殖器炎症,又称结核性盆腔炎。多发生于 20~40 岁妇女,也可偶见于绝经后妇女。近年来因耐药结核、艾滋病的增加以及对结核病控制的松懈,生殖器结核的发病率有升高的趋势,全球发病率约 1.39%,其中亚洲占总发生率的 55%。

【病因】

　　生殖器结核的病原菌为结核分枝杆菌(M.tuberculosis),简称为结核杆菌(tubercle bacilli)。结核杆菌为细长略带弯曲的杆菌,大小(1~4)μm×0.4μm,细胞壁外有一层荚膜保护,细胞壁富含脂质等特点为结核杆菌的致病性和耐药性提供了结构基础。结核杆菌可侵犯全身各组织及器官,但以肺部感染最多见。根据结核菌的代谢、生长特性,将在结核病灶中的结核菌群分为四类:①A 群:早期活跃的结核菌,在早期活跃病灶中大量存在于细胞外;②B 群:随着病情进展生长于酸性环境中的巨噬细胞内,量较少;③C 群:是在中性干酪病灶中繁殖缓慢或间歇繁殖;④D 群:呈休眠状,完全不繁殖。不同结核菌群对抗结核药物呈现不同的反应,D 群结核菌对任何药物都不起作用,只能靠机体的免疫能力加以清除,或细菌自身死亡。上述特性决定了抗结核治疗中药物的选择和疗程需要兼顾 4 种结核菌群。

【传播途径】

　　结核分枝杆菌可通过呼吸道、消化道或皮肤损伤侵入易感机体,引起多种组织器官的结核病,其中以通过呼吸道引起肺结核为最多,然后经以下各种途径传播至其他器官,包括女性生殖器官。生殖器结核常继发于身体其他部位结核,如肺结核、肠结核、腹膜结核、肠系膜结核的结核病灶,也可以继发于淋巴结核、骨结核或泌尿系统结核,约 10% 肺结核患者伴有生殖器结核。生殖器结核潜伏期很长,可达 1~10 年,多数患者在日后发现生殖器结核时,其原发病灶多已痊愈。

1. 血行传播 为最主要的传播途径。结核杆菌感染肺部后,大约 1 年内可感染生殖器,如果正值青春期生殖器发育,血供丰富,结核分枝杆菌易借助血行传播累及生殖器,常首先侵犯输卵管,然后依次扩散到子宫内膜、卵巢,侵犯宫颈、阴道、外阴者较少。

2. 直接蔓延 腹膜结核、肠结核可直接蔓延到生殖器。

3. 淋巴传播 较少见。消化道结核可通过淋巴管逆行感染内生殖器。

4. 性交传播 极罕见。男性患泌尿系结核,通过性交传播,上行感染。

【病理】

女性生殖系统结核,根据临床病程,可分为活动期、稳定期、慢性迁延期。活动期是全身粟粒结核的一部分,病理变化以渗出为主,大体病理为子宫双附件表面、盆腹膜粟粒样结节、腹水。稳定期以增生为主,表现为盆腔粘连,输卵管扭曲变形,管腔堵塞,子宫内膜受损,代以瘢痕组织,粘连变形缩小。慢性迁延期以变性坏死为主。根据发生的部位,分为:

1. 输卵管结核 占女性生殖器结核的 90%~100%,即几乎所有的生殖器结核均累及输卵管,双侧性居多,但双侧的病变程度可能不同。随着输卵管结核病情发展,输卵管可有两种类型的改变。

(1)增生粘连型:输卵管表面有多量黄白色结节,与周围器官有广泛粘连,管壁增粗变硬,伞端外翻如烟斗嘴状是输卵管结核的特有表现。输卵管、卵巢、盆腔腹膜大网膜、肠管可有广泛粘连,可见积液量多少不等的包裹性积液。

(2)渗出型:输卵管管壁有干酪性坏死,输卵管黏膜有粘连,管腔内干酪样物质积留,不能外溢,形成输卵管积脓,输卵管增粗,可与其他细菌发生混合感染。急性期腹盆腔广泛散在粟粒状结节,可有黄色浆液性腹水多量。

2. 子宫内膜结核 常由输卵管结核蔓延而来,占生殖器结核的 50%~80%。输卵管结核患者约半数同时有子宫内膜结核。内膜结核结节的特点为在结核结节周围的腺体对卵巢激素的反应不良,表现为持续增生期状态或分泌期不足的状态。早期病变出现在宫腔两侧角,子宫大小、形态无明显变化,随着病情进展,子宫内膜受到不同程度结核病变破坏,形成瘢痕组织,可使宫腔粘连变形、缩小。

3. 卵巢结核 占生殖器结核的 20%~30%,主要由输卵管结核蔓延而来,因有白膜包围,通常仅有卵巢周围炎,侵犯卵巢深层较少,病变多为双侧。少部分卵巢结核由血液循环传播而致,可在卵巢深部形成结节及干酪样坏死脓肿。

4. 宫颈结核 常由子宫内膜结核蔓延而来或经淋巴或血液循环传播,较少见,占生殖器结核的 10%~20%。病变可表现为乳头状增生或为溃疡,这时易与子宫颈癌混淆。宫颈结核可有以下 4 种类型:

(1)溃疡型:在宫颈结核中较多见,溃疡比较表浅,形状不规则,边缘较硬,基底部不平,组织脆弱易出血。

(2)乳头型:较少见,呈乳头状或结节状,质脆,易出血,颇似菜花型宫颈癌。

(3)间质型:系粟粒型病变累及子宫颈纤维肌肉组织,致宫颈明显增大,此型较少见。

(4)子宫颈黏膜型:病变局限于子宫颈管内,系由子宫内膜结核直接蔓延而来。

5. 外阴、阴道结核 外阴与阴道结核均甚少见,多自子宫及宫颈向下蔓延而来或血行传播,病灶表现在外阴及阴道局部形成单个或多个表浅溃疡,久治不愈,尚可形成窦道。

6. 盆腔腹膜结核 盆腔腹膜结核多合并输卵管结核。根据病变特征不同分渗出型和粘连型。渗出型以渗出为主,特点为腹膜及盆腔脏器浆膜面布满无数大小不等的散在灰黄色结节,渗出物为浆液性草黄色澄清液体,积聚于盆腔,有时因粘连形成多个包裹性囊肿;粘连型以粘连为主,特征为腹膜增厚,与邻近脏器之间紧密粘连,粘连间的组织常发生干酪样坏死,易形成瘘管。

【临床表现】

根据病情轻重、病程长短及发生的部位而异,有的患者无任何症状,有的患者则症状较重。

1. 不孕　多数生殖器结核因不孕就诊。在原发性不孕患者中生殖器结核为常见原因之一。由于输卵管黏膜破坏与粘连,常使管腔阻塞,或因输卵管周围粘连,有时管腔尚保存部分通畅,但黏膜纤毛被破坏,输卵管僵硬、蠕动受限,丧失运输功能;子宫内膜结核妨碍受精卵的着床与发育,也可致不孕。

2. 月经失调　早期因子宫内膜充血及溃疡,可有经量过多;晚期因子宫内膜遭不同程度破坏而表现为月经稀发或闭经。多数患者就诊时已经是晚期。对于绝经后妇女可能表现的主要症状为阴道流血。

3. 下腹坠痛　由于盆腔炎性疾病和粘连,可伴有不同程度的下腹坠痛,经期加重。

4. 全身症状　若为活动期,可有结核病的一般症状,如发热、盗汗、乏力、食欲缺乏、体重减轻等。轻者全身症状不明显,有时仅为经期发热,但重者可能有高热等全身中毒症状。

5. 全身及妇科检查　由于病变程度与范围不同而有较大的差异。较多患者因不孕行诊断性刮宫、子宫输卵管碘油造影及腹腔镜检查才发现患有盆腔结核,而无明显症状和体征。严重盆腔结核常合并腹腔结核,检查腹部时有柔韧感或腹腔积液征,形成包裹性积液时,可触及囊性肿块,边界不清,不活动,并伴有肠管粘连。子宫一般发育较差,往往因周围有粘连使得活动受限。若附件受累,在子宫两侧可触及条索状的输卵管或输卵管与卵巢等粘连形成的大小不等及形状不规则的肿块,质硬、表面不平,呈结节状突起,或可触及钙化结节。宫颈、外阴等结核可出现乳头状增生、局部溃疡及病损。

病例

患者女,48 岁。孕 2 产 2,因"下腹胀痛 20$^+$ 天"入院,经抗生素治疗无缓解转入院。入院查体:外阴、阴道、宫颈无异常,子宫后位,大小正常,活动受限。双附件增厚,轻压痛。B 超提示:左附件 2.5cm×3.6cm×3.9cm 不均匀包块,左卵巢包裹其中,周边血流丰富,RI 0.65。盆腔探及液性暗区,最深处约 5cm。CT 提示:左侧附件 3.9cm×3.0cm×3.5cm 囊实性肿块,边界不清,增强扫描见肿块钙化。大网膜污浊样增厚,部分呈饼状。部分小肠壁稍模糊。盆腔内中量腹水。胸片双肺无异常。血沉 54mm/h,CA125 289.4U/L。行诊断性腹腔镜检查,术中见淡血性腹水约 500ml,子宫表面散在粟粒状结节。术后腹水脱落细胞未找到癌细胞,病理提示双侧卵巢、输卵管浆肌层、大网膜、子宫浆膜肌层结核。

【诊断】

多数患者缺乏典型症状和体征,故诊断常被忽略。对下列患者,应详细询问有关结核病史:原发不孕、月经稀少或闭经;未婚女青年有低热、盗汗、盆腔炎或腹水时;盆腔炎性疾病久治不愈时;患者既往有结核病接触史或本人曾有肺结核、胸膜炎、肠结核病史等。如有上述病史应考虑有生殖器结核的可能,需要进行辅助检查,协助结核的诊断。

1. 子宫内膜病理检查　为诊断子宫内膜结核最可靠的依据。由于经前子宫内膜较厚,若有

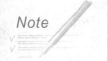

结核分枝杆菌,此时阳性率高,故应选择在经前 1 周或月经来潮 6 小时内行刮宫术。术前 3 天及术后 4 天应每日肌注链霉素 0.75g 及口服异烟肼 0.3g,以预防刮宫引起结核病灶扩散。由于子宫内膜结核多由输卵管结核蔓延而来,故刮宫时应注意刮取子宫角部内膜,并将刮出物送病理检查,在病理切片上找到典型结核结节,诊断即可成立。但诊刮结果阴性并不能排除结核可能,必要时应重复诊刮 2~3 次。若有条件应将部分刮出物或分泌物做结核分枝杆菌检查。若宫腔小而坚硬,无组织物刮出,结合临床病史及症状,也应考虑为子宫内膜结核,并做进一步检查。若外阴、阴道及宫颈可疑结核,可做活组织检查确诊。

2. X 线检查

(1) 胸部 X 线拍片,必要时行消化道或泌尿系统 X 线检查,以便发现原发病灶。

(2) 盆腔 X 线拍片,发现孤立钙化点,提示曾有盆腔淋巴结结核病灶。

(3) 子宫输卵管碘油造影可能见到下列征象:①宫腔呈不同形态和不同程度狭窄或变形,边缘呈锯齿状;②输卵管管腔有多个狭窄部分,呈典型串珠状或显示管腔细小而僵直;③在相当于盆腔淋巴结、输卵管、卵巢部位有钙化灶;④若碘油进入子宫一侧或两侧静脉丛,应考虑有子宫内膜结核的可能。子宫输卵管造影对生殖器结核的诊断帮助较大,但也有可能将输卵管管腔中的干酪样物质及结核分枝杆菌带到腹腔,故造影前后应肌注链霉素及口服异烟肼等抗结核药物。

3. 腹腔镜检查　腹腔镜检查可直观准确地诊断生殖器结核。腹腔镜下生殖器结核病变的特点:①输卵管肿胀、硬化、迂曲、僵直,表面呈粟粒状结节,可与卵巢及周围组织粘连;②以输卵管为中心形成盆腔广泛粘连;③干酪样坏死等结核特异性病理产物。腹腔镜能直接观察盆腔情况,同时可取腹腔液行结核分枝杆菌检查,或在病变处做活组织检查。因结核常致盆腔器官粘连,因此应用腹腔镜诊断结核时注意避免腹腔器官的损伤。

4. 宫腔镜　宫腔镜检查对子宫内膜结核的诊断有特殊意义。宫腔镜下典型的子宫内膜结核病特点为早期可见子宫角部表浅的黄色溃疡,后期子宫内膜可出现干酪样变、纤维化及钙化,输卵管子宫口可因病变引起炎症粘连、闭塞、消失。同时取组织做病理检查可提高阳性诊断率。

5. 超声检查　可探及盆腔包块,界限不清,包块内反射不均质,有时可见高密度钙化反射。有结核性渗液时,可见盆腔积液或界限不清、不规则的包裹性积液或腹水征象。

6. 结核分枝杆菌检查　取月经血或宫腔刮出物或腹腔液做结核分枝杆菌检查,常用方法:①涂片抗酸染色查找结核分枝杆菌。②结核分枝杆菌培养,此法准确,但结核分枝杆菌生长缓慢,需要较长时间才能得到结果。③分子生物学方法,如 PCR 技术,方法快速、简便,但可能出现假阳性。④动物接种,方法复杂,需时较长,难以推广。

7. 结核菌素试验　结核分枝杆菌试验阳性说明体内曾有结核分枝杆菌感染;若为强阳性说明目前仍有活动性病灶,但不能说明病灶部位;若为阴性,一般情况下表示未有过结核分枝杆菌感染。

8. 其他　白细胞计数不高,分类中淋巴细胞增多,不同于化脓性盆腔炎性疾病;活动期血细胞沉降率增快,但正常不能除外结核病变,生殖器结核时血清 CA125 升高,但这些化验检查均非特异性,只能作为诊断参考。

【鉴别诊断】

1. 卵巢肿瘤　生殖器结核患者亦可发现盆腔实性或囊性包块,可发生于单侧或双侧,边界不清、活动度差,呈结节状或表面不规则,容易误诊为卵巢癌。可根据发病过程、有无结核病史、B 型超声检查协助鉴别。诊断困难时,可做腹腔镜检查或剖腹探查以确诊。

2. 盆腔炎性疾病后遗症　盆腔炎性疾病后遗症患者多有急性盆腔炎病史,月经量一般正常,闭经极少见,而生殖器结核患者多为不孕、经量减少至闭经,盆腔检查时可触及增厚结节。

3. 子宫内膜异位症　子宫内膜异位症与生殖器结核的临床表现多有相似之处,如低热、痛经,盆腔有粘连、增厚及结节等。但子宫内膜异位症痛经为继发性并进行性加重,经量较多,经诊断性刮宫、输卵管碘油造影剂腹腔镜检查多能确诊。

4. 宫颈癌　宫颈结核可有乳头状增生或表浅溃疡,与宫颈癌有时不易鉴别,应做宫颈刮片行细胞学检查及宫颈活组织检查。

【处理】

生殖系统结核与全身结核治疗方案相似,以抗结核治疗为主,辅以营养、支持等对症治疗。

1. 抗结核化学药物治疗　抗结核化学药物治疗应遵循早期、规律、全程、适量、联合 5 项原则,具体治疗方案可根据结核病是否活动及病情进展、有无妊娠等综合决定。尽早、规范的抗结核治疗是改善患者预后的关键。

(1) 抗结核药物的选择:常用的抗结核药物包括异烟肼(isoniazid,H)、利福平(rifampin,R)、吡嗪酰胺(pyrazinamide,Z)和乙胺丁醇(ethambutol,E)等,各药物使用方法:

异烟肼(isoniazid,或 INH,H)300mg,每日 1 次顿服,或每周 2~3 次,每次 600~800mg。

利福平(rifampicin,R)每日 450~600mg(体重小于 50kg,用 450mg),早饭前顿服,便于吸收,间歇疗法为每周 2~3 次,每次 600~900mg。

乙胺丁醇(ethambutol,E)每日口服 0.75~1g,也可开始时每日 25mg/kg,8 周后改为 15mg/kg,间歇疗法为每周 2~3 次,每次 1.5~2g。

吡嗪酰胺(pyrazinamide,Z)每日 1.5~2g,分 3 次口服。

链霉素(streptomycin,S)每日肌注 0.75g(50 岁以上或肾功能减退者可用 0.5~0.75g)。

(2) 抗结核药物的联合应用:根据 2010 年 WHO 结核病诊治指南中关于生殖器结核的治疗,推荐采用两阶段、短疗程的治疗方案:

强化方案:强化期 2 个月,选择 HRZE 四种药物联合应用。

巩固方案:巩固治疗 4 个月,选择 HRE 三种药物联合应用;或巩固期每周 3 次间歇应用异烟肼(H)、利福平(R)。

可选的治疗方案:2HRZE/4HRE、2HRZE/4HR,2HRZE/4HRE 多用于治疗失败或复发的患者,2HRZE/4HR 多用于初治的患者。

(3) 抗结核药物治疗效果及疗程:抗结核药物对 90% 女性生殖器结核有效。既往多采用1.5~2 年的长疗程治疗,近年采用异烟肼、利福平、乙胺丁醇、链霉素及吡嗪酰胺等抗结核药物联合治疗,其中异烟肼、利福平为主要基本组成,将疗程缩短为 6~9 个月,取得良好疗效。

(4) 抗结核药物不良反应:抗结核药物不良反应包括过敏反应、肝功能损害、胃肠道反应、血液系统粒细胞受损、中枢神经障碍、末梢神经炎、关节痛及视神经炎等。在治疗过程中出现药物不良反应,可采用下列处理方法:①必须掌握各类药物的不良反应:密切观察,及时发现,尽可能采取少而有效的剂量,不良反应的发生与剂量有关,尤其是肝损害与剂量和疗程有关;②改变用药途径:如口服引起胃肠道反应,可改用静脉滴注或肌内注射,以减轻胃肠道反应;③改变用药时间:将对胃肠道有刺激性反应的药物饭前改为饭后 1 小时服用,以减轻胃肠反应;④注意定期复查血常规、肝肾功能,并注意眼功能,通过对症治疗或调整方案,使患者既能够耐受,又不影响治疗效果,力争早诊断,早治疗。

2. 支持疗法　急性患者至少应休息 3 个月,慢性患者可以从事部分工作和学习,但要注意劳逸结合,加强营养,适当参加体育锻炼,增强体质。

3. 手术治疗　出现下列情况应考虑手术治疗:①盆腔结核包块经药物治疗后缩小,但不能完全消退;②盆腔结核包块治疗无效或治疗后又反复发作者;③已形成较大的包裹性积液者;

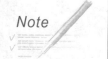

④子宫内膜结核内膜广泛破坏，药物治疗无效者。

　　为避免手术时感染扩散及减轻粘连对手术有利，术前应采用抗结核药物 1~2 个月，术后根据结核活动情况，病灶是否取净，继续使用抗结核药物治疗，以达到彻底治愈。

　　手术范围根据年龄及病变范围而定。对年轻妇女应尽量保留卵巢功能；对病变局限于输卵管，又迫切希望生育者，可行输卵管切除术，保留卵巢及子宫；若病变范围广，患者年龄较大，可行全子宫及双附件切除术。由于生殖器结核所致的粘连常较广泛而紧密，术前应口服肠道消毒药物并做清洁灌肠，术时应注意解剖关系，避免损伤。确诊为输卵管结核的患者不宜行输卵管通液术。虽然生殖器结核经药物治疗取得良好疗效，但治疗后的妊娠成功率极低，对希望妊娠者，可行辅助生育技术助孕。

【预防】

　　增强体质，做好卡介苗接种，积极预防肺结核、淋巴结核和肠结核等。

【小结】

　　女性生殖器结核是由结核分枝杆菌引起的女性生殖系统炎症，常继发于身体其他部位结核，以输卵管结核最常见，其次为子宫内膜结核，卵巢结核及宫颈结核较少见。

　　由于输卵管结核可致输卵管结构破坏、功能丧失，常导致不孕；输卵管炎症及与周围组织粘连，可致下腹痛；子宫内膜结核可导致月经失调。此外，可有结核的全身症状。妇科检查可以发现盆腔包块以及结节等。

　　由于生殖器结核的表现缺乏特异性，临床诊断较为困难，子宫内膜活检发现典型结核结节可诊断为内膜结核。子宫输卵管碘油造影可协助诊断输卵管结核。此外，若在经血、刮宫物或腹腔液中查到结核分枝杆菌即可确诊。诊断困难者，可行腹腔镜检查。

　　治疗以抗结核药物治疗为主，常用的抗结核药物：异烟肼、利福平、乙胺丁醇、链霉素及吡嗪酰胺。对药物治疗效果差或盆腔包块较大者行手术治疗。

【思考题】

　　1. 女性生殖器结核需要与哪些疾病鉴别？

　　2. 试述女性生殖器结核的抗结核治疗方案及副作用的预防。

　　　　　　　　　　　　　　　　　　　　　　　　　　　　　　　　　　（张卫社）

参考文献

　　1. 谢幸，苟文丽. 妇产科学. 第 8 版. 北京：人民卫生出版社，2013.

　　2. 曹泽毅. 中华妇产科学. 第 3 版. 北京：人民卫生出版社，2014.

　　3. 中华医学会妇产科学分会感染性疾病协作组. 盆腔炎症性疾病诊治规范（草案）. 中华妇产科杂志，2008，43（7）：556-558.

　　4. 中国卫生部. 中国结核病防治规划实施工作指南（2008 年版）. 北京：中国协和医科大学出版社，2008

　　5. Workowski KA，Berman S；Centers for Disease Control and Prevention（CDC）. Sexually transmitted diseases treatment guidelines，2010，59（RR-12）：1-110.

　　6. Centers for Disease Control and Prevention（CDC）. Update to CDC's Sexually transmitted diseases treatment guidelines，2010：oral cephalosporins no longer a recommended treatment for gonococcal infections. MMWR Morb Mortal Wkly Rep，2012，61（31）：590-594.

Note

7. Ross J,Judlin P,Jensen J. 2012 European guideline for the management of pelvic inflammatory disease. International journal of STD & AIDS,2014,25(1):1-7.

8. Dellinger RP,Levy MM,Rhodes A,et al. Surviving Sepsis Campaign:international guidelines for management of severe sepsis and septic shock,2012.Intensive Care Med,2013,39(2):165-228.

第二十三章 女性生殖内分泌疾病

第一节 卵泡的发育及周期性变化

【生殖细胞的变化】

女性在出生前,卵巢中有卵原细胞,含有 46 条染色体,进行有丝分裂(mitosis)。妊娠 3 个月时,胎儿卵巢中很多卵原细胞进入减数分裂,成为初级卵母细胞(primary oocyte)。出生后所有女性生殖细胞都成为初级卵母细胞,含有 46 条染色体,减数分裂停滞在前期的核网期(dictyotene),并可长期停滞于此阶段,最后能发育为成熟卵细胞的只有少数,大多数均发生凋亡。

有丝分裂时细胞复制遗传物质,之后分裂成两个细胞,最初卵原细胞各含有 46 条染色体(二倍体),有丝分裂形成 2 个相同细胞(46 条染色体)。减数分裂只限于生殖细胞,其特点为 DNA 复制一次,但分裂两次,结果细胞从二倍体变为单倍体(23 条染色体)(图 23-1)。

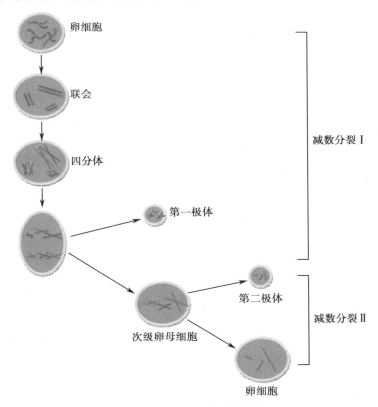

图 23-1 卵母细胞减数分裂

染色体在减数分裂中核网期发生联会,并形成四分体,此时可见父源染色体片段和母源染色体之间的相互交换。双线期的初级卵母细胞含 46 条染色体,DNA 已复制。第一次减数分裂发生在排卵前,形成次级卵母细胞,含 23 对染色体,同时释放出第一极体。第一极体含有少量胞浆,也含有 23 对染色体。第二次减数分裂发生在精子进入前,形成成熟卵母细胞,含有 23 条

Note

染色体,精子也含有 23 条染色体。精卵结合后,形成合子,含有 46 条染色体。

卵巢中的生殖细胞在胎儿 5 个月时数目含量最高,约 700 万。卵泡发育过程中伴有闭锁和卵母细胞凋亡。由于卵母细胞不断凋亡,出生时已减少为 200 万个,青春期约为 30 万个。95% 的卵泡开始发育后不久即发生闭锁。妇女的一生中在育龄期仅有 400~500 个卵泡完全发育成熟并排卵,绝经期女性卵巢无卵母细胞存在。

青春期前也有卵泡发育,但均于发育过程中闭锁。育龄女性每月有多个卵泡发育,伴有一个优势卵泡形成及排卵,其他都在发育过程中闭锁。绝经后绝大多数的卵泡都闭锁,可生存并可排卵的卵泡已不存在。

【卵泡发育过程】

卵巢内始基卵泡在胚胎期即已存在,在发育过程中不断发生闭锁。从青春期开始,在腺垂体促性腺激素作用下,始基卵泡开始发育,卵泡中只有一部分被募集并选择,最后每个月经周期有一个发育成优势卵泡而排卵。

1. 始基卵泡(primordial follicle)　始基卵泡在卵原细胞周围有一层扁平上皮细胞,外面有基底膜。直径约 0.03~0.06mm,每个卵原细胞具有 46 条染色体,进行有丝分裂。

2. 初级卵泡(primary follicle)和次级卵泡(secondary follicle)　此时单层上皮细胞转变成立方形颗粒细胞(granulosa cell),其中含初级卵母细胞,卵泡直径大于 0.06mm。次级卵泡直径达到 0.12mm。

3. 窦前卵泡(preantral follicle)　颗粒细胞增生达 6~7 层,直径约 0.12~0.20mm 大小,垂体促性腺激素对窦前卵泡无作用。颗粒细胞合成并分泌黏多糖,形成透明带。

4. 窦卵泡(antral follicle)　当卵泡直径为 0.2~0.4mm 时,颗粒细胞间产生液体,堆积形成腔隙。从窦卵泡以后发育到排卵前卵泡(graafian follicle)主要依靠促卵泡素刺激。此时卵泡直径达到 16mm。

5. 成熟卵泡　卵泡继续发育,不但卵泡液增多,体积也增大,整个卵泡移向卵巢表面。在发育的各个阶段都会发生大量卵泡闭锁,自然周期只有一个优势卵泡排卵。卵泡从进入生长期至排卵共需要 85 天,经过募集和选择达到成熟。卵泡发育过程中由卵泡膜细胞与颗粒细胞协同产生雌激素。成熟卵泡结构从外到内依次为(图 23-2):

(1)卵泡外膜:由致密的卵巢间质组织形成,与卵巢间质无明显界限。

(2)卵泡内膜:由卵巢皮质层间质细胞衍化而来的多边形细胞形成,血管丰富。

(3)颗粒细胞:呈立方形,与卵泡内膜层间有一层基底膜,无血管存在,其营养来自外围的卵泡内膜。

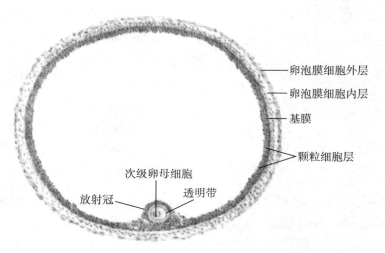

卵泡膜细胞外层
卵泡膜细胞内层
基膜
颗粒细胞层
次级卵母细胞
透明带
放射冠

图 23-2　成熟卵泡结构示意图

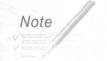

Note

（4）卵泡腔：颗粒细胞分泌的大量清亮的卵泡液将卵细胞和周围的颗粒细胞挤到卵泡一侧，形成卵泡腔。

（5）卵丘：颗粒细胞包绕卵细胞，突出于卵泡腔，形成卵丘。

（6）放射冠：直接围绕卵细胞的卵丘颗粒细胞，呈放射状排列而得名。

（7）透明带：在放射冠与卵细胞之间还有一层很薄的透明膜，由颗粒细胞产生并分泌的黏多糖物质形成，称为透明带。

【排卵】

卵母细胞的生长表现为细胞增大、透明带生成、微绒毛及裂隙连接点形成以及线粒体、内质网及高尔基体细胞器的重新组合。颗粒细胞和卵母细胞之间的联系主要依靠透明带，透明带中贯穿微绒毛，通过裂隙连接点，颗粒细胞可以为卵母细胞提供营养物质及信息。当优势卵泡发育成排卵前卵泡时，垂体分泌的黄体生成素（luteinizing hormone，LH）作用于卵泡外层的颗粒细胞，使得颗粒细胞产生孕酮和雌激素。在排卵前，卵母细胞受卵丘细胞 cAMP 抑制，减数分裂停滞。LH 峰出现后裂隙连接点消失，cAMP 降低，卵巢成熟抑制因子受到抑制，卵母细胞开始继续进行减数分裂。当突起于卵巢表面的卵泡完全成熟时，卵泡膜和卵巢包膜被卵泡液中所含的水解酶溶解、破裂，卵母细胞及其周围的卵丘（卵 - 冠 - 丘复合物）排出卵巢，即为排卵。排卵后，卵泡失去 LH 受体。排卵发生在月经来潮前 14 天左右，排卵可在两侧卵巢轮流发生或持续于某一侧。

【黄体形成和退化】

排卵后卵泡内血管破裂出血凝成血块，称为血体。毛细血管和成纤维细胞从周围基质增殖并贯穿基底膜进入卵泡。可能是受到泌乳素的刺激，2~3 天后 LH 受体恢复，卵泡恢复对 LH 的反应。颗粒细胞不再增殖，而是增大呈黄色，即黄素化细胞。卵泡壁破口被纤维蛋白修复，血块逐渐被吸收，血管侵入带入的脂质，形成黄体。黄体能产生孕激素和雌激素，至排卵后 7~8 天达高峰，称成熟黄体。若未受精，则黄体约于排卵后 9~10 天开始萎缩（黄体一般只维持约 14 天）。黄体萎缩后，体内雌孕激素水平下降，月经来潮。黄体退化后逐渐纤维化，成为白体（corpus albicans）。如果胚胎植入内膜，胚胎绒毛分泌人绒毛膜促性腺激素（human chorionic gonadotropin，hCG），则黄体不退化，继续分泌雌激素和孕酮，维持早孕，直至妊娠 8~10 周后黄体 - 胎盘转移发生，胎盘功能完全替代黄体功能。由于黄素化颗粒细胞、卵泡膜细胞、结缔组织及血管增生，妊娠 6 周时，黄体增大一倍；妊娠足月时，又缩小到正常非妊娠期大小。

【小结】

1. 卵泡的发育经历始基卵泡、初级和次级卵泡、窦前卵泡、窦卵泡和成熟卵泡过程。

2. 女性生殖细胞经过减数分裂发育为成熟的卵细胞。胎儿卵巢中卵原细胞进入减数分裂，出生时所有生殖细胞都成为初级卵母细胞。

3. 女性进入青春期后，卵泡周期性变化包括发育、排卵、黄体生成及退化过程。

【思考题】

1. 女性生殖细胞减数分裂过程中排出几个极体，都何时排出极体？在体外受精 - 胚胎移植过程中，如果行极体活检，所检查的是哪个极体？

2. 试述卵 - 冠 - 丘复合物的结构及其排出后生育卵泡发生的生理变化。

3. 排卵后 7~8 天黄体发育为成熟黄体，9~10 天开始萎缩。如果萎缩提前发生，患者会有什么症状？如果萎缩过程减慢，患者会有什么症状？

第二节　卵巢性激素的合成与分泌

卵巢合成及分泌的类固醇激素,也称甾体激素(steroid hormones),主要是雌激素和孕激素,以及少量雄激素。除甾体激素外,卵巢还合成和分泌多种肽类激素,参与卵巢功能及下丘脑、垂体功能的调节。

【性甾体激素的合成】

卵巢类固醇激素的合成由卵泡膜细胞及颗粒细胞共同完成。卵泡膜细胞在 LH 作用下合成孕激素,再转化成雄激素,这一过程在不同大小的卵泡中均能进行;在促卵泡激素(follicle stimulating hormone,FSH)作用下,颗粒细胞中的芳香化酶激活,将雄激素转化为雌激素。这种变化以两种细胞、两种促性腺激素学说为基础(图 23-3)。正常人类卵巢都产生三种性激素,即雌激素、孕激素及雄激素。

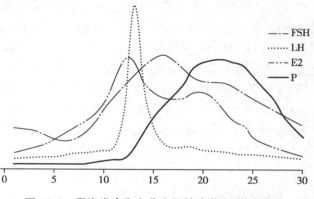

图 23-3　卵泡发育和血浆内促性腺激素、激素变化

胆固醇是所有甾体激素的前身,所有产生甾体的器官都可从乙酸盐合成胆固醇,胆固醇的另一来源是血液。性甾体激素的合成主要来源于低密度脂蛋白(low density lipoprotein,LDL)。LDL 和靶细胞膜的受体结合,进入细胞内,受体复合物与溶酶体融合,LDL 中的蛋白质被水解,释放的胆固醇酯再次水解后形成游离胆固醇。游离胆固醇被转运进入线粒体,其内的胆固醇支链分裂酶(side chain cleavage enzyme,SCCE),又称细胞色素酶 P450,将其转化为孕烯醇酮,从而产生孕酮及雄激素。另外一部分水解后形成的游离胆固醇,可以再酯化为胆固醇酯而储存,而原来的蛋白质覆盖物分解为氨基酸。

具体过程如图 23-4 所示:通过 C20~C22 裂解酶,胆固醇侧链裂解形成 C21 甾体。通过 3β-羟脱氢酶或 Δ5-4 异构化酶反应,将 C5 的双键转向 C4。17α- 羟化酶在 C17 处将羟基加入到 α 位上。侧链裂解将 C21 变化成 C19。芳香化即将双键引入 A 环,C19 变为 C18 甾体。17β-羟甾体氧化还原酶(脱氢酶)反应是双向的,即将 C17β 的羟基转化为酮基,或将酮基转化为羟基。

性甾体激素根据碳原子数可分为三类:①C21 系列,包括皮质素与孕激素,其基本结构为孕甾(烷)核;②C19 包括所有男性素,以雄甾(烷)核为基础;③C18 包括雌激素,如雌二醇(estradiol,E_2)、雌酮(estrone,E_1)及雌三醇(estriol,E_3),以雌甾(烷)为基础。

雄激素是雌激素的前体,由卵巢合成并分泌。循环中的睾酮,除来自卵巢外,尚可来自肾上腺皮质,是在垂体 LH 及 ACTH 的刺激下产生的。卵巢与肾上腺不同,缺乏 21- 羟化酶及 11β-羟化酶,故不产生盐皮质激素及糖皮质激素。

【卵巢甾体激素的作用机制】

血液中的性激素大部分与蛋白质结合,处于结合状态的性激素无生物活性,只有游离激素才有生物活性。激素在血液中循环,所有体内细胞皆暴露在激素中,但只有少数细胞即靶器官细胞对某种激素有反应。

循环中 40% 的雌激素与性激素结合球蛋白(sex hormone binding globulin,SHBG)结合,58%与白蛋白结合,只有 2% 是游离的,具有生物活性。SHBG 为肝脏分泌,雄激素抑制其分泌,雌激素、甲状腺素可促进其分泌。SHBG 可调节游离雌、雄激素的量,从而控制其生物活性。孕激素

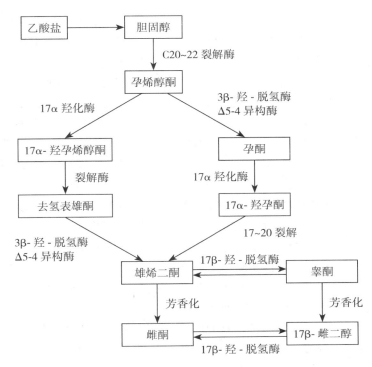

图 23-4 卵巢甾体激素的生物合成途径

和血液中的蛋白及皮质甾体结合球蛋白(cortico-steroid binding globulin,CSBG)结合。

甾体激素和肽类激素的作用机制不同。肽类激素为较大分子,相对分子质量约 10 000,不能进入细胞内,而是作用于细胞膜的表面,再将信息转入细胞内,可间接影响细胞内过程。甾体激素包括雄激素、雌激素、孕激素及肾上腺皮质激素,相对分子质量约为 300。这些激素在血中的浓度为 10^{-9}mol/L,在靶组织中,激素持续扩散进入细胞内使浓度上升,并和受体分子结合。每个细胞约有 10 000 个受体分子,结构为二聚体。一个受体分子可以和两个激素分子相结合,形成复合物。复合物进入细胞核与染色体接近,并与染色体非组蛋白的 AP3 部分结合。结合后受体分子的 B 亚基,决定了哪些基因被活化,而后二亚基解离;A 亚基作用于 DNA,使一分子 RNA 聚合酶占据启动点,开启 DNA 转录,产生一条 mRNA 作为蛋白制作的模板进入细胞质中,并在核糖体内(有的核糖体漂浮在细胞质内,有的和内质网表面相连)翻译成蛋白质的肽链。转录结束后激素和受体蛋白两者分离并脱离染色体。受体分子在此过程不被削减,再返回细胞质内,可再与激素结合,但激素已无活性。

【卵巢性甾体激素的代谢及生理作用】

1. 雌激素 卵巢主要合成 E_2 和 E_1 两种激素。在血液循环内尚有雌三醇,它是 E_2 和 E_1 的降解产物。雌二醇生物活性最强,雌三醇活性最弱。

(1) 雌激素周期变化:在卵泡开始发育时,只有少量雌激素分泌,随着卵泡渐趋成熟,雌激素分泌也逐渐增加,于排卵前形成一个高峰,排卵后分泌稍减少;约在排卵后 7~8 日黄体成熟时,形成第二高峰,但较平坦;排卵后 9~10 天黄体开始萎缩时,雌激素水平急剧下降,在月经前降至最低水平。

(2) 雌激素的生理作用:雌激素受体广泛分布于全身,除生殖系统、乳腺外,心、脑、骨、消化道等组织中也有表达。①对生殖器官的作用:A. 促进子宫发育,平滑肌细胞增生和肥厚;卵泡期促进子宫内膜增殖;排卵期使宫颈口松弛,使宫颈黏液内含的水分、盐类及糖蛋白增加,外观清亮、稀薄,有利于精子穿透;分娩前提高子宫平滑肌对缩宫素的敏感性。B. 促进输卵管纤毛上皮增生及腺体的增生和分泌,增强纤毛向子宫方向的摆动,促进输卵管肌层的发育,加强输卵管的

Note

蠕动,有利于将受精卵运送到子宫。C.促进阴道上皮细胞增生和角化,促进细胞内糖原储存,使其经阴道杆菌分解成为乳酸,阴道分泌物呈酸性,增强局部抵抗力。D.与 FSH 协同促进卵泡发育。E.促进外生殖器发育,使阴唇丰满,色素加深。②对乳腺和第二性征的作用:促进乳腺导管和结缔组织增生,乳头、乳晕着色,促进脂肪组织在乳腺的聚集,形成女性体征。促进其他第二性征的发育,如全身脂肪和毛发的分布,女性体态、音调等。③对骨骼的作用:促进成骨细胞功能,抑制破骨细胞分化,并抑制骨吸收及骨转换,促进骨中钙、磷的沉积。儿童期雌激素能促进长骨生长,加速骨成熟,使骨骺闭合。④对心血管系统的影响:提高血中高密度脂蛋白含量,降低低密度脂蛋白含量,促进胆固醇的代谢和转运,降低血中胆固醇浓度,防止动脉硬化。并能扩张血管,改善血供,维持血管张力,保持血流稳定,有利于防止冠状动脉硬化症。⑤其他:促进水、钠潴留,促进肝内多种蛋白质的合成,调节脂肪代谢,刺激肝脏胆固醇代谢酶的合成,使胆固醇与磷脂的比例下降。雌激素通过对下丘脑的正、负反馈作用,调节垂体促性腺激素的分泌。

2. 孕激素　在血液中主要以结合型存在,在肝内降解为孕二醇,从尿中排出。

(1)孕激素的周期变化:排卵前孕酮的产生较少,主要来自肾上腺。排卵后孕激素的分泌量开始增加,主要由卵巢颗粒黄体细胞和卵泡膜黄体细胞合成与分泌。在排卵后 7~8 日黄体成熟时,分泌量达高峰,以后逐渐下降,月经来潮时恢复到排卵前水平。

(2)孕激素的生理作用:①对生殖器官的作用:A.黄体期对抗雌激素的内膜增殖作用,使增生期子宫内膜转化为分泌期内膜,间质蜕膜样变,为受精卵着床做好准备;使宫颈口闭合,抑制宫颈黏液分泌,使黏液减少、变稠,不利于精子穿透;妊娠期抑制子宫肌层的收缩,使子宫松弛,降低妊娠子宫对缩宫素的敏感性。B.促进输卵管上皮的分泌,抑制输卵管平滑肌节律性收缩的振幅,抑制上皮纤毛生长,调节受精卵运行。C.使阴道上皮细胞脱落加快,角化细胞减少,中层细胞增多。②对乳腺和第二性征的作用:在已有的雌激素促使乳腺腺管发育的基础上,促进乳腺小叶及腺泡发育。③产热作用:孕激素刺激下丘脑体温调节中枢,使基础体温升高。正常妇女在排卵后基础体温可升高 0.3~0.5℃,这种基础体温的双相改变,可作为判断排卵的重要指标。④其他:孕激素能促使蛋白质分解,竞争醛固酮受体,促进水、钠的排泄;孕激素通过对下丘脑和垂体的负反馈作用,影响垂体促性腺激素的分泌。

3. 雄激素　女性雄激素的主要来源是肾上腺皮质,卵巢卵泡内膜细胞也分泌少量雄激素(主要是雄烯二酮),卵巢间质细胞和卵巢门细胞产生和分泌部分睾酮。雄激素是维持女性正常生殖功能的重要激素,可减缓子宫及其内膜的生长及增殖,抑制阴道上皮的增生和角化,促使阴蒂、阴唇的发育,促进阴毛、腋毛的生长,维持女性性欲。雄激素对机体的代谢功能也有重要的影响,能促进蛋白质的合成,使基础代谢率增加,刺激骨髓中红细胞的增生。在性成熟期前,促使长骨骨基质生长和钙的保留,性成熟后可导致骨骺的关闭,使生长停止。

【卵巢多肽激素】

卵巢除可产生性甾体激素外,还可以产生多种蛋白质,由颗粒细胞和卵泡膜细胞合成,对促性腺激素有重要调控作用。

1. 抑制素(inhibin)　由卵巢颗粒细胞分泌,相对分子质量为 32 000。可以反馈抑制腺垂体促卵泡激素的释放,调节卵泡的生成。其分子由两个亚基经二硫键连接而成,卵泡液和血清中也可以发现 a 亚单位,游离的 a 亚基与 b 亚基没有生物活性。抑制素可作为一种内分泌标记物,监测女性的性腺功能。

2. 松弛素(relaxin)　卵巢分泌的松弛素在妊娠期主要起松弛骨盆韧带,减少子宫收缩的作用。

3. 促卵泡激素抑释素(follistatin)　含 315 个氨基酸的单链多肽,经 FSH 诱导在颗粒细胞内合成。主要的生理作用是抑制腺垂体 FSH 的分泌,对卵泡的发育产生影响,并参与排卵过程。

4. 其他　卵巢还分泌激活素(activin)、卵巢的生长因子如表皮生长因子(epidermal growth

Note

factor,EGF)、碱性成纤维细胞生长因子(basic fibroblast growth factor,bFGF)及胰岛素样生长因子(insulin-like growth factor,IGF)、促性腺激素峰抑制因子(gonadotropin surge-inhibiting factor,GnSIF)等。

【小结】

1. 卵巢主要合成及分泌的类固醇激素,包括雌激素、孕激素及少量雄激素。除甾体激素外,还合成和分泌多种肽类激素。

2. 卵巢类固醇激素的合成以两种细胞、两种促性腺激素学说为基础。卵泡膜细胞在LH作用下合成孕激素,再转化成雄激素;颗粒细胞在FSH作用下,芳香化酶被激活,将雄激素转化为雌激素。

3. 血液中的性激素大部分与蛋白质结合,处于结合状态的性激素无生物活性,只有游离激素才有生物活性。

4. 雌激素主要在月经周期中促进子宫内膜增殖。孕激素在黄体期使增生期子宫内膜转化为分泌期内膜。雄激素可减缓子宫及其内膜的生长及增殖,维持女性性欲。

【思考题】

1. 雄激素对女性生长、发育及功能维持有很多重要作用,对于成年女性如何诊断雄激素过多症?雄激素过多后会产生哪些负面作用?

2. 简述女性月经周期促性腺激素、性激素及子宫内膜变化特点,哪些激素异常可以导致此规律性变化失常。

3. 围绝经期雌激素改变会导致女性哪些系统发生变化?都有哪些变化?

第三节　月经及女性生殖的神经 - 内分泌变化

神经内分泌指神经细胞具有内分泌的特征,其分泌物不像神经介质,并不进入突触间隙,而是进入血液循环,影响远处靶器官。

一、神经内分泌系统的解剖结构及功能

(一) 下丘脑的解剖结构

下丘脑位于脑的基底部,是间脑最下部的一个对称性结构。间脑的下方部位有一腔,即第三脑室。下丘脑被第三脑室分为左右两侧,形成第三脑室的底层及侧壁。下丘脑是内脏活动的高级整合中枢,它调节生殖过程、水平衡、摄食、体温及代谢等重要的生理过程。

下丘脑由神经细胞组成,分为:①前区或视上区;②中区或结节区:为弓状核所在,正中隆起是下丘脑的最基底部分,与垂体柄相连,直达神经垂体;③后区为乳头区,后面为脑干。神经细胞分组形成神经核,前区的视上核分泌加压素(vasopressin,VP),室旁核分泌催产素(oxytocin,OT),为大细胞神经内分泌系统,与神经垂体联系,称为视上 - 室旁垂体束,又称下丘脑 - 神经垂体系统。中区或结节区的弓状核(漏斗核)、腹内侧核、外侧核的神经纤维不含髓鞘或含髓鞘甚少,组成结节垂体束,为小细胞神经内分泌系统,向下终止于正中隆起及漏斗柄处,通过垂体门脉系统,将分泌的 GnRH 输入到腺垂体。

(二) 下丘脑激素的分泌与作用

下丘脑轴突抵达正中隆起的神经元产生的激素经门脉循环抵达垂体的靶细胞,刺激腺垂体

激素的释放,又称为下丘脑调节肽(hypothalamus regulatory peptide,HRP),主要包括促性腺激素释放激素(gonadotropin-releasing hormone,GnRH)、促甲状腺激素释放激素(thyrotropin releasing hormone,TRH)、促皮质素释放因子(corticotropin releasing factor,CRF)、促生长激素释放抑制因子(生长抑素)(growth hormone releasing inhibiting hormone,GHRIH 或 somatostatin)、生长激素释放激素(growth hormone releasing hormone,GHRH)、泌乳素释放抑制因子(prolactin inhibiting factor,PIF)、泌乳素释放因子(prolactin releasing factor,PRF)以及褪黑素刺激激素释放因子(melatonin stimulating hormone releasing factor,MSHRF)。

1. 促性腺激素释放激素　GnRH 是肽类激素,其十肽化学结构为:(焦)谷 - 组 - 色 - 丝 - 酪 - 甘 - 亮 - 精 - 脯 - 甘 -NH2。GnRH 中以 LH 释放激素为主,促使脑下腺垂体释放大量 LH 及较少的 FSH。在人的下丘脑,GnRH 主要集中在弓状核、内侧视前区与室旁核。其分泌特征是脉冲式释放,依月经周期的不同脉冲频率为 1 次 /60~120 分,调节 LH/FSH 的比值是 GnRH 脉冲式释放的最重要的功能。当 GnRH 的脉冲频率减慢时,血中 FSH 水平升高,LH 水平下降,这样 LH/FSH 值下降,反之,GnRH 的脉冲频率增加,使 LH/FSH 值上升。GnRH 也可调节腺垂体嗜酸性粒细胞泌乳素(prolactin,PRL)的分泌。GnRH 分泌的释放受很多神经介质控制,如去甲肾上腺素、多巴胺及内啡肽,甾体激素对其的调控也通过这些神经介质。弓状核上存在多巴胺、E_2 及 P 受体。其一方面受到神经系统高级中枢的调节,另一方面受靶腺细胞激素的反馈调节,分为:①长反馈:指卵巢甾体激素作用于下丘脑,引起 GnRH 分泌减少,如血 E_2 在 370pmol/L(100pg/ml)是负反馈,正常情况下 E_2 在 1110pmol/L(300pg/ml)是正反馈;②短反馈:垂体的 FSH 和 LH 作用于下丘脑,影响相应释放激素的分泌;③超短反馈:血液中的 GnRH 反过来作用于下丘脑,调节自身分泌。

2. 促甲状腺激素释放激素(TRH)　TRH 是三肽,其化学结构为:(焦)谷 - 组 - 脯 -NH_2。其主要作用于腺垂体促进促甲状腺激素(thyroid stimulating hormone,TSH)释放,血中 T_4 和 T_3 随 TSH 浓度上升而增加。TRH 除了刺激腺垂体释放 TSH 外,也促进泌乳素的释放。下丘脑存在大量的 TRH 神经元,它们主要分布于下丘脑中间基底部。除了下丘脑有较多的 TRH 外,在下丘脑以外的中枢神经部位,如大脑和脊髓,也发现有 TRH 存在,其作用可能与神经信息传递有关。

3. 促肾上腺皮质激素释放因子(CRF)　促肾上腺皮质激素释放激素为四十一肽,其主要作用是促进腺垂体合成与释放促肾上腺皮质激素(ACTH)。分泌 CRF 的神经元主要分布在下丘脑室旁核,其轴突多投射到正中隆起。下丘脑 CRF 以脉冲式释放,并呈现昼夜周期节律,其释放量在 6~8 点钟达高峰,在 0 点最低。这与 ACTH 及皮质醇的分泌节律同步。机体遇到的应激刺激,如低血糖、失血、剧痛以及精神紧张等,作用于神经系统不同部位,最后将信息汇集于下丘脑 CRF 神经元,然后通过 CRF 引起垂体 - 肾上腺皮质系统反应。

4. 其他　包括生长抑素(GHRIH)、生长素释放激素(GHRH)、泌乳素释放抑制因子(PIF)与泌乳素释放因子(PRF)以及褪黑素刺激激素释放因子(MSHRF)等。

(三)垂体及垂体分泌的激素

垂体由腺垂体(即前叶和中叶)和神经垂体(后叶)两部分组成。

1. 腺垂体激素

(1)促甲状腺激素(TSH):由 α 及 β 两条肽链(或称亚基)通过非共价键组合而成的糖蛋白激素。TSH 与促性腺激素的 α- 亚基相同而 β- 亚基各异。它促进甲状腺增生,加强该腺合成和分泌甲状腺激素。体内甲状腺激素分泌不足时,解除其对腺垂体的负反馈作用,则 TSH 分泌增强,导致甲状腺肥大。

(2)促肾上腺皮质激素(ACTH):三十九肽,促进肾上腺皮质的增生和肾上腺皮质激素的生成及分泌,是 α- 促黑素的前体。ACTH 临床上可用于治疗某些胶原性疾病、痛风、支气管哮喘等。

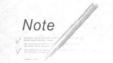

（3）促性腺激素：包括 LH 与 FSH。LH 与 FSH 都是由 α- 及 β- 亚基所组成的糖蛋白激素。两者协调作用，促进性腺的正常发育与性激素的合成和分泌。LH 对雌性可促使排卵，促进黄体生成并分泌孕酮。

（4）生长激素：含有两个二硫键的单条肽链的蛋白质激素。人类 GH 由 191 个氨基酸残基组成。它具有促进动物生长和发育的功能，并有种属特异性。其生物效应包括增加葡萄糖生物利用；促进糖原异生；促进脂解，使血浆游离脂肪升高；促进 DNA、RNA 及蛋白质的合成；刺激软骨、骨骼、肌肉和淋巴细胞增生等。幼年期 GH 分泌减退可引起身材异常矮小的"侏儒症"，GH 分泌过盛会引起巨人症，成年人则引起肢端肥大。

（5）泌乳素（PRL）：含 3 个二硫键的单条肽链的蛋白质激素。人的 PRL 由 199 个氨基酸残基组成。其重要的生理功能是促进乳腺生长与发育，还能刺激卵巢黄体分泌孕酮，因而与妊娠有关。妊娠期间 PRL 分泌增多，引起乳腺增生；授乳期间分泌更盛，促进乳汁的生成和分泌。PRL 分泌过盛会引起乳溢和性功能减退。

2. 神经垂体激素

（1）加压素的作用：加压素是一强血管收缩剂，作用于肾脏，有抗利尿作用，使水贮存。加压素的浓度受渗透压、血容量及外界刺激的影响，如疼痛、恐惧时上升。血管紧张素Ⅱ（angiotensin Ⅱ）也引起加压素的释放。在肾小管中缺乏加压素活性可致尿崩症，引起水分丢失。反之，有些脑疾病引起加压素升高可以引起不适当的水分潴留。还可增加促肾上腺皮质激素释放激素，刺激促肾上腺皮质激素分泌。

（2）催产素的作用：催产素在近足月妊娠母血及羊水中、胎儿小便及大便中均大量存在。在诱发产程中催产素不起作用，但在产程中可刺激子宫肌肉收缩，并在胎盘剥离后起到闭合血窦的作用。在产程后期，胎头已扩张阴道，这对催产素的释放是强刺激。妇女性交时发生性高潮也伴有催产素的增加。

（四）卵巢的激素分泌与作用（具体见本章第二节）。

二、下丘脑 - 垂体 - 卵巢激素的调节

下丘脑分泌 GnRH，在正中隆起处经垂体门脉系统到达腺垂体，使腺垂体分泌并释放 FSH 和 LH。这不仅是上一级控制下一级的功能，而且有下一级对上一级的反馈性调节。长反馈，即雌、孕激素直接影响下丘脑和垂体内分泌；短反馈即垂体促性腺激素影响下丘脑的内分泌；超短反馈即 GnRH 对自身（GnRH）分泌的影响。下丘脑、垂体和卵巢通过这种紧密的联系形成了一个闭合系统，维持着上述各种激素的相对平衡。由于下丘脑与中枢神经系统各部分联系复杂而广泛，来自内、外环境的各种激素信号可抵达下丘脑而影响此轴。来自卵巢的激活素、抑制素及卵泡抑素也作用于垂体。

应激及代谢会对下丘脑 GnRH 的分泌产生影响。女性体内外的环境发生变化时月经会出现紊乱。当正常的雌性动物的活动空间受到严重限制时或低血糖的情况下将会出现 LH 的脉冲分泌下降，但当卵巢去势后，上述情况下 LH 的脉冲分泌则无变化。这表明性腺可使下丘脑 GnRH 发生器对环境的变化更敏感。参加高强度训练的女运动员出现闭经和月经稀发是由于下丘脑 GnRH 脉冲发生器受到抑制，这种抑制作用不但与机体的脂肪量下降有关，而且由于高强度的训练使能量失衡，抑制了下丘脑 GnRH 脉冲发生器活动。

大量雌激素抑制下丘脑分泌促卵泡激素释放激素（FSH-RH），产生负反馈作用；同时又兴奋下丘脑分泌促黄体生成素释放激素（LH-RH），产生正反馈。大量孕激素对 GnRH 呈抑制作用（负反馈）。当下丘脑因受卵巢性激素负反馈作用的影响而使 GnRH 分泌减少时，垂体的促性腺激素释放也相应减少，黄体失去促性腺激素的支持而萎缩，由其产生的 E、P 也随之减少；子宫内膜萎缩、坏死、出血、剥脱，促成月经来潮。在卵巢性激素减少的同时，解除了对下丘脑

的抑制,下丘脑得以再度分泌 GnRH,于是又开始另一个新的周期。如此反复循环,使月经能规律来潮。

【小结】

　　1. 神经内分泌指神经细胞具有内分泌的特征,其分泌物进入血液循环,影响远处靶器官。

　　2. 腺垂体主要产生 FSH、LH、GH、PRL,神经垂体主要产生加压素和催产素。

　　3. 下丘脑 - 垂体 - 卵巢激素调节过程,下丘脑分泌 GnRH,使腺垂体分泌并释放 FSH 和 LH,而后卵巢分泌雌、孕激素;同时下级对上级也有反馈性调节。

【思考题】

　　1. 甲状腺功能异常通过何种内分泌途径影响女性生殖系统?
　　2. 试述节食减肥导致女性闭经的神经内分泌机制。
　　3. 试述卵巢激素的主要内分泌功能。

第四节　性　早　熟

【定义】

　　性早熟(sexual precocity)指女孩 8 岁以前出现第二性征[即乳房增大、和(或)阴唇阴蒂发育、和(或)阴毛腋毛生长]或月经来潮(周期性阴道出血)者。

　　【病因及分类】

　　1. GnRH 依赖性性早熟　GnRH 依赖性性早熟又称中枢性性早熟(central precocious puberty,CPP),或真性性早熟。由于下丘脑 GnRH 提前释放,使下丘脑 - 垂体 - 卵巢轴(HPO 轴)整体激活,患儿的内分泌改变和性器官、性征发育程序与正常青春发育相似,呈进行性直至完全性成熟且具备生育能力是 CPP 的重要特征,亦是与非 GnRH 依赖性早熟的鉴别要点。

　　(1) 特发性(体质性)性早熟:既无家族史又无器质性疾病,发动机制不完全明确,占全部性早熟的80%~90%。可能因调控青春发动的多个抑制性和兴奋性因子之间的平衡失调,使下丘脑 - 垂体 - 卵巢轴的功能过早激活。目前认为瘦素(leptin)可能是青春发育的最重要信号因子,故多见于营养过剩、肥胖的儿童。还有研究认为可能由于雌激素受体发生基因突变导致。

　　(2) 中枢神经系统(CNS)疾病:先天脑部发育异常或脑部肿瘤如错构瘤、神经胶质瘤、颅咽管瘤等,获得性脑炎、脑膜炎、放疗后、创伤后瘢痕等,均可导致 HPO 轴功能异常活跃。

　　(3) 原发甲状腺功能低下:可负反馈使促甲状腺素(TSH)分泌增多,继之促性腺激素增多而发生 CPP。

　　2. 非 GnRH 依赖性性早熟　非 GnRH 依赖性性早熟又称外周性性早熟,或假性性早熟。因内源性或外源性激素过早、过多地刺激靶器官所致。根据第二性征表形又分为:

　　(1) 同性性早熟:副性征与性别一致,女孩外周性性早熟很少见。①分泌雌激素的卵巢颗粒细胞瘤、卵泡膜细胞瘤、少数含内分泌腺的畸胎瘤、孤立性可自律性分泌雌激素的卵巢滤泡囊肿。②外源性雌激素摄入:误服或误用避孕药、营养品、美容霜等含雌激素的药品。目前对邻苯二甲酸二丁酯和邻苯二甲酸 -2- 乙基己酯研究很多,其为环境内分泌干扰物,常被作为塑料的增塑剂而被广泛应用于塑料制品的生产和加工中,如果儿童摄入相关污染的水源或食物也可发生轻型性早熟。③McCune-Albright 综合征:可能因基因突变,出现外周性性早熟、多发性骨纤维性

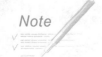

发育不良、皮肤咖啡色色素斑三联征。

（2）异性性早熟：指女孩 8 岁前出现男性副性征，又称矛盾性性早熟。①肾上腺病变：肾上腺性腺综合征、先天性肾上腺皮质增生、肾上腺肿瘤、21α-羟化酶或及 17α-羟化酶缺陷等，均因肾上腺合成过多雄激素，使女孩出现男性副性征；②分泌雄激素的卵巢肿瘤：睾丸细胞瘤、门细胞瘤、性腺母细胞瘤等均分泌雄激素；③特发性多毛和阴蒂肥大：无器质性病变，可能与靶器官雄激素受体过度敏感有关。需与多囊卵巢综合征（PCOS）和迟发性先天性肾上腺皮质增生症鉴别。

3. 不完全性（部分性）性早熟 不完全性（部分性）性早熟亦称青春发育期的变异，可能因靶器官过度敏感，出现单纯性阴毛早生、单纯性乳房过早发育。

【诊断与鉴别诊断】

1. 病史 询问第二性征出现的时间及顺序、是否符合女性青春发育规律（乳房先发育，继之乳晕、小阴唇着色、阴毛、腋毛呈现，最后才有初潮）；有无生长骤然加速（有加速是 CPP 重要特征）及月经来潮；有无头颅外伤、中枢感染、神经系统症状及智力情况。是否服用或接触含激素的药品或食物等。

2. 症状 有无头痛、癫痫、视力障碍，有无甲低等异常表现。

3. 体检 测量身高、体重，判断有无生长加速；注意甲状腺大小及有无甲状腺功能低下的体征；检查乳房大小、乳头及乳晕着色情况（按 Tanner 分期评估，见表 23-1）；观察有无腋毛、阴毛出现、多少及分布，检查外生殖器发育、有无阴蒂肥大，肛门指诊了解子宫发育及有无附件肿块等。

表 23-1 性发育 Tanner 分期

乳房	
一期（发育前期）	仅有乳头突出
二期（乳腺萌出期）	乳腺隆起，乳房和乳晕呈单个小丘状隆起，伴乳晕增大
三期	乳房和乳晕进一步增大，但两者仍在同一个丘状水平面上，乳晕色素加深
四期	乳头和乳晕突出于乳房丘面上，形成第二个小丘
五期（成熟期）	乳房增大，但乳房和乳晕又在同一个丘面上

4. 辅助检查

（1）盆腔 B 超探测子宫体长度 >3.5cm，内膜厚度 >5mm，卵巢容积 >1ml 或任何一侧卵巢有 4 个以上直径≥4mm 的卵泡，均提示已进入青春发育状态。若仅子宫大而卵巢无发育表现可能为外周性性早熟。同时可除外卵巢内分泌功能肿瘤引起的外周性性早熟。

（2）阴道脱落细胞表层细胞 >10%，提示血 E_2 水平已超出青春前期。

（3）测血清 LH>3IU/L、E_2>20pg/L，或 GnRH 激发试验。GnRH 激发试验方法：常规用 GnRH（戈那瑞林）2.5μg/kg 或 100μg/m² 静脉注射，于 0 分钟、30 分钟、60 分钟时采血样，测血清 LH 和 FSH 浓度（目前认为经典试验方法的 120 分钟点测量可省略），合成的 GnRH 类似物（GnRH-a）的激发作用比天然 GnRH 强，峰值在 60~120 分钟出现，但不推荐其在常规诊断中使用。用放射免疫法测定时，LH 峰值 >12IU/L，LH/FSH 为 0.66~1.00 均提示 CPP 可能；若 FSH 和 LH 反应低下提示外周性性早熟。如 LH 峰/FSH 峰 >0.3，但 <0.6 时，应结合临床密切随访，必要时重复试验，以免漏诊。

（4）手腕 X 平片评定骨龄，超过生活年龄 1 岁视为明显提前。要求读片人应熟悉评定标准和有好的重复性。

（5）CT 或 MRI 检查，可诊断脑部或肾上腺肿瘤；若垂体高度 >（正常儿童）1.2mm（青春前期

Note

平均 <9mm),提示其垂体性腺轴过早活动。眼底、脑电图等检查,均有助于诊断中枢神经病变或肿瘤。

(6) 测甲状腺、肾上腺皮质功能、生长激素等,用于除外其他内分泌疾病。

【女性性早熟的治疗】

1. 一般处理

(1) 对患儿进行心理疏导、医学知识宣教。

(2) 特发性乳房及阴毛过早发育者:多不很严重,调节体重多可自行消退,无须特殊治疗。但 8 岁前乳房超过 5cm,乳房及乳头继续增大、乳晕着色等应及时详细检查诊断。

(3) 特发性性早熟者:发育可能会逐渐减慢,需密切观察并注意身心保健。

2. 对症治疗

(1) 若服用过多含激素的食品或药物:应立即停止。必要时给予保肝、利尿,尽快排出体内过量激素。

(2) 若为卵巢肿瘤者,肿瘤切除后提前发育的副性征可自然消退。肾上腺皮质或中枢神经系统肿瘤者,应分别请泌尿或神经外科会诊并酌情手术治疗,包括肿瘤的手术摘除或放化疗、脑积水的引流减压等。

(3) 先天性肾上腺皮质增生或原发性甲状腺功能低下者,应与内科内分泌专家协同分别酌情予以皮质醇或补充甲状腺素替代治疗。

(4) McCune-Albright 综合征者,可使用芳香化酶抑制剂或合成孕激素(如酮康唑、达那唑、环丙孕酮),但对骨骼病变无治疗作用。

(5) 外科矫形:外生殖器男性化者可行外阴矫形手术。

3. 中枢性性早熟的药物治疗

(1) 治疗目的:最大限度地缩小患儿与同龄人间的差距,包括:①改善最终成年身高;②减缓第二性征的成熟速度;③推迟初潮早现;④保护相应的心理行为。

(2) 药物治疗的适应证及注意事项包括:①骨龄 > 生活年龄至少 2 岁;②预测成人身高 <150cm;③骨龄 / 身高年龄 >1,尤其是年龄 <7 岁;④每 3~6 个月复查 GnRH 激发试验、E_2、阴道涂片的成熟指数、骨龄、身高等;⑤若患儿在治疗前生长潜能差(遗传身高差)或骨龄已大于 12 岁,联合应用基因重组人生长激素每周 1.0IU/kg,可提高最终成年身高;⑥至少用 2 年才对最终成年身高有意义,建议在骨龄达 12~12.5 岁时停药;⑦停药后 1 年左右 H-P-O 轴多可恢复青春期功能,月经出现并基本规律。

(3) 药物选择:80 年代前孕激素治疗较普遍,通过负反馈抑制垂体分泌 LH、FSH,进而抑制雌激素。甲羟孕酮(安宫黄体酮)100~200mg/m² 每周或隔周肌注,或每日口服 10~30mg。但不能改善最终成人身高,且有潜在抑制肾上腺皮质功能的副作用。

20 世纪 80 年代以来推荐 GnRH-a 治疗,下调垂体的功能。GnRH-a 缓释剂型有曲普瑞林和亮丙瑞林,建议剂量为每 50~80μg/kg,每 4 周 1 次,每次最大总量为 3.75mg。维持剂量可因人而异,并根据治疗中监测药物反应及生长状况适时进行调整。

停药后监测:治疗结束后应每半年复测身高、体重和副性征恢复以及性腺轴功能恢复情况。一般在停止治疗后 2 年内呈现初潮。

GnRH-a 治疗中生长减速的处理:药物治疗半年内的生长速度与治疗前对比改变不明显,半年后一般回落至青春前期生长速率(5cm/ 年左右),部分患儿在治疗 1~2 年后生长速度 <4cm/ 年,此时 GnRH-a 继续治疗难以改善其成年期身高,尤其骨龄已≥12.0 岁。减少 GnRH-a 并不能改善生长,反而会有加速骨龄增长的风险。今年国际上多采用 GnRH-a 和基因重组人生长激素联合应用以克服生长减速,但如骨龄已≥13.5 岁,因骨生长板的生长潜能已耗竭,即使加用生长激素,生长改善亦不显著。

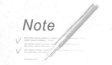
Note

【小结】

1. 性早熟定义为女孩 8 岁前第二性征发育或月经来潮。
2. 性早熟分为 GnRH 依赖型和非 GnRH 依赖型。
3. 中枢性性早熟主要治疗药物为 GnRH-a。

【思考题】

1. 女性性早熟是否可能影响长大后的持续机体雌激素水平,是否与乳腺癌等雌激素依赖性肿瘤相关?
2. 女性性早熟如何与先天性肾上腺皮质增生症相鉴别?主要依靠何种辅助检查措施?
3. 女孩 8 岁,乳房发育,无月经来潮,血激素检查血清 LH>3IU/L、E_2>76pmol/L,身高高于其他同龄儿童。①诊断及可能的病因机制?②主要治疗手段及目的是什么?

第五节 经前期综合征

经前期综合征(premenstrual syndrome,PMS)指在经前反复发生的涉及躯体和精神(情感、行为)两方面的症候群,包括烦躁、抑郁、疲劳,伴有腹部及四肢水肿、乳胀、头痛等,并且影响了妇女日常生活和工作。经前综合征容易发生在 30~40 岁生育过的妇女,90% 有周期性月经的妇女经前有生理改变,80%PMS 发生在生育年龄妇女,发病率为 2.5%~5%。大约 20% 的妇女因经前综合征需要寻求医师的帮助。近 10 年 PMS 的病因研究已深入到激素与应激反应,激素与神经递质的相互作用,对阐明 PMS 病因和病理生理起重要作用。

【病因和病理生理】

发病原因尚不清楚,与环境压力、个人的精神心理特征、中枢神经递质与卵巢甾体激素的相互作用以及前列腺素水平的变化有关。许多妇女在经前期所表现出的烦躁、抑郁等不稳定的紧张情绪,表明精神神经因素在 PMS 的发病中有重大意义,并与其严重程度相关。有关 PMS 病因和病理生理的研究涉及环境、激素、脑神经递质系统之间的相互作用,可能病理生理基础如下:

1. 有人认为经前综合征的症状是由于雌激素或孕激素过多或缺乏引起的,但并未发现激素异常与症状的一致性。
2. 周期性激素替代治疗中孕激素成分的副作用与经前综合征的症状十分相似,而且绝经前妇女症状与孕激素产生具有明显的时间关系。
3. 5 羟色胺和 β 内啡肽也与本病有关。
4. PMS 似乎夸大了终末器官对卵巢激素正常周期性变化的反应。
5. 前列腺素通过影响钠潴留、精神、行为、体温调节等引起 PMS 的有关症状。
6. 维生素 B_6 是合成多巴胺和 5- 羟色胺的辅酶,一些维生素 B_6 缺陷的妇女用避孕药证明了维生素 B_6 对减轻抑郁症状有效。许多研究表明维生素 B_6 在加用或不加用色氨酸的情况下对减轻 PMS 的某些症状有效。因此,认为 PMS 患者可能存在维生素 B_6 缺陷。

【临床表现】

1. 症状与月经的关系 典型的 PMS 症状常在经前 7~10 天开始,逐渐加重,至月经前最后 2~3 天最为严重,经潮开始后 4 天内症状消失。另有一种不常见的情况,即月经周期中存在两个不相连接的严重症状期,先是在排卵前后,然后经历一段无症状期,于月经前一周再出现症状,为 PMS 的特殊类型。

2. 症状特点与分组 PMS 的症状可分为精神和躯体两大类。

Note

(1) 精神症状:包括焦虑和抑郁。精神紧张,情绪波动,易怒,急躁失去耐心,微细琐事就可引起感情冲动乃至争吵、哭闹,不能自制。或没精打采,抑郁不乐,情绪淡漠,爱孤居独处,不愿与人交往和参加社会活动,失眠,注意力不集中,健忘,判断力减弱,害怕失控。有时精神错乱、偏执妄想,产生自杀念头。

(2) 躯体症状:包括水钠潴留、疼痛和低血糖症状。如手足与眼睑水肿,有的感乳房胀痛及腹部胀满,少数患者有体重增加。可有头痛、乳房胀痛、盆腔痛、肠痉挛等全身各处疼痛症状。

大多数妇女 PMS 有多种症状。严重的 PMS 均有精神症状,其中焦虑症状居多,占 70%~100%。60% 的 PMS 患者有乳房胀痛或体重增加的主诉;45%~50% 的患者有低血糖症状;约 35% 患者有抑郁症状,该组患者因有自杀意识,故对生命有潜在威胁。

【诊断与鉴别诊断】

1. 诊断标准　经前期综合征(PMS)既没有能供诊断的特定症状,也没有特殊的实验室诊断指标。诊断的基本要素是确定经前出现症状的严重性以及月经来潮后缓解的情况,不在经前发生的症状不属于 PMS。严重 PMS 的识别是根据对患者工作、社交和日常活动等方面能力受损的程度。

2. 诊断方法　根据病史,建立症状日记表,每天记录症状,至少连续记录 3 个周期。对 PMS 的主要症状进行评分,这是一种病人对自身症状的前瞻性(非回顾性)的主观报告,医师则根据"黄体期评分"和"卵泡期评分"作出诊断。体格检查有助于鉴别一些有类似症状的器质性病变,黄体期体格检查能发现乳房触痛。

3. 鉴别诊断　鉴别诊断需要识别一些引起类似症状的器质性或精神疾病,不在经前发生的症状不属 PMS;但有些经前加重的疾病,如偏头痛、盆腔子宫内膜异位症也都不属于 PMS。PMS 与精神病的鉴别十分重要,特别是对那种兼有两种疾病者,国外报道 PMS 患者约 30% 伴有精神病,50% 以上常伴有抑郁症,这类患者抑郁相关症状在经前加重。如果病史提示患者有精神病史或卵泡期的精神症状评分高,应指导患者到精神病科就诊。但有些患者不伴有精神病,可通过心理测试量表及皮质醇分泌节律检查与抑郁症相鉴别。

【治疗】

由于 PMS 的临床表现多样化,严重性不一,故不可能以一种治疗方法解决所有症状。临床医师必须根据该症的病理生理和精神社会学特点,设计个体化治疗方案以达到最大疗效。

1. 支持疗法　包括情感支持、饮食和行为训练及宣教等。

由于 PMS 病因不清,目前治疗仍完全凭经验进行。对轻症患者,倾听病人叙述和了解问题所在对于治疗是有帮助的。关于这些情况的生理学基础的教育和解释能够减轻失望和焦虑。然而,大多数找到医生的妇女还需要更多的帮助。瑜伽、催眠、音乐疗法、顺势疗法、针灸、自助等,对许多患者有益。在月经周期的后半段进行有氧体育锻炼是有效的。运动可以增加内啡肽产物,而且似乎具有一种"提高情绪"的作用。运动可以改善症状,因为运动可使妇女暂时脱离紧张的家庭环境。许多妇女喜欢以自助的形式进行这种治疗。

2. 药物治疗　适合于一般治疗无效的患者,应分析引起症状的病理生理,选择合适的药物。目前经双盲对照研究已证实治疗严重 PMS 的有效药物有三类,即 5- 羟色胺能抗抑郁药、促性腺激素释放激素增效药和抗焦虑药。

(1) 性激素

1) 孕酮:黄体期孕酮补充疗法长期应用于 PMS 的治疗。许多开放性临床试验报道有效,但一些较大规模设有对照的临床试验均未能证实。

2) 口服避孕药:采用含性激素的口服避孕药(OC)抑制排卵治疗 PMS 的疗效报道不一;总体上有效性未能得到证实(Graham CA,1992)。由于性激素本身的精神作用,较难预测个体反应,OC 中是否有特殊的剂型对治疗 PMS 有可靠的疗效尚有待证实,至少不应将 OC 作为 PMS 的一

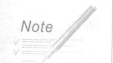
Note

线药物。

（2）达那唑：为 17α- 乙炔睾酮的衍生物，抗促性腺激素制剂，对下丘脑 - 垂体促性腺激素具抑制作用。初步临床报道指出达那唑 100~400mg/d 对消极情绪（negative affect）、疼痛及行为改变比安慰剂效果好；200mg/d 能有效减轻乳房疼痛。两篇双盲临床研究报道指出排卵后用达那唑也能降低经前症状，包括嗜睡、易怒及焦虑症，其效果明显优于安慰剂（Sarno AP，1987；Watts JF，1987）。对某些严重的 PMS 患者，可采用达那唑 200mg，每天 2 次达到治疗作用。但由于达那唑具有雄激素活性和致肝功能损害作用，限制了达那唑的临床应用，因此只有在其他治疗失败时，且症状十分严重时，才考虑达那唑治疗。

（3）促性腺素释放激素激动药（GnRH-a）：GnRH-a 在垂体水平通过降调节，抑制垂体促性腺激素分泌，造成低促性腺素低雌激素状态，可达到药物去势的效果。近年大多数临床对照研究已经证实各种类型的 GnRH-a 治疗 PMS 有效；但 GnRH-a 对那些同时存在的重型抑郁型精神障碍无效，尽管这些患者有经前症状加重、月经来潮后缓解的表现。这些结果表明限于经前发生的"抑郁症"的机制有区别于其他精神障碍。

（4）抗抑郁药：5 羟色胺缺乏的妇女对周期性变化的卵巢激素更敏感，故 SSRIs 可有效地减轻 PMS。常用法为以标准剂量整个周期给药，可以有效地改善心理症状。副作用可能限制长期使用。选择性 5- 羟色胺能类的抗抑郁药为治疗严重的 PMS 提供了一类新药。

（5）抗焦虑药：用于有明显焦虑及易怒的 PMS 患者。

（6）前列腺素抑制药：如甲灭酸（mefenamic acid）用于黄体期，能减轻 PMS 有关的许多躯体症状，用于有明显经前和经期疼痛不适，包括乳房胀痛、头痛、痛经、下半背痛及全身不适，于经前 12 天用药，250mg 每天 3 次。

（7）螺内酯：为一种醛固酮受体拮抗药，不仅具利尿作用，而且对血管紧张素功能有直接抑制作用，从而影响中枢的肾上腺素能活性。25mg 每天 2~3 次。

（8）溴隐亭：为多巴胺受体激动药，用药后对经前乳房疼痛有效，有些报道对 PMS 的情感症状也有效。但有少部分患者有恶心、头痛、呕吐、头晕、乏力等不良反应，餐中服用可减少不良反应。

（9）维生素 B_6：是多种神经传导介质合成的协同因子，包括 5 羟色胺和多巴胺。这种治疗可能对情绪和行为症状有效，但研究表明仅比安慰剂有较小的改善。过量还可能引起外周神经疾病。

3. 手术或放射措施　有建议采用手术切除卵巢或放射破坏卵巢功能治疗严重的 PMS。虽然已确定这种根治性治疗方法在顽固 PMS 能获成功，但卵巢切除的手术疗法应在其他方法均无效时，特别是已采用药物消除卵巢功能也无效时最后选用的一种手段，对中年及较年轻的妇女施用不妥。

【预后】

轻、中度 PMS 患者的症状经恰当的治疗均应得到改善。对严重的 PMS，SSRI 有效且无大的副作用，已成为治疗严重 PMS 的第一线药物，其次是三环类抗抑郁药、抗焦虑药和 GnRH 激动药；大多数严重 PMS 患者经上述药物的应用可明显地改善症状和提高生活质量。进一步研究阐明 PMS 的有关神经生物学机制，将会发掘出更多解除 PMS 的有效措施。

【小结】

1. 经前期综合征可有精神、躯体两方面症候群。
2. 经前期综合征药物治疗需与心理支持治疗相配合。

【思考题】

　　1. 有经前期综合征表现的女性应该如何进行自我保健?

　　2. 经前期综合征的临床综合治疗方案都有什么?

　　3. 育龄女性,30 岁,1 年来每次月经前 1 周出现情绪差、乳房胀痛、双下肢对称性水肿。①考虑诊断与主要治疗措施是什么?②应与何种疾病相鉴别及鉴别要点?

第六节　痛　经

　　痛经(dysmenorrhea)指月经期或月经前后发生在下腹部的一种痉挛性的疼痛,程度较重者可影响生活和工作。痛经分为原发性与继发性两种:原发性痛经无盆腔器质性病变,称为功能性痛经;继发性痛经通常是盆腔器质性疾病的症状,常见于子宫内膜异位症、子宫肌腺病、生殖道畸形、慢性盆腔炎、宫腔粘连及子宫肌瘤等疾病。

一、原发性痛经

【病因】

　　原发性痛经仅发生在有排卵的月经周期,无排卵月经无腹痛不适。研究表明排卵后孕酮能促进子宫内膜合成前列腺素;分泌期子宫内膜合成前列腺素 $F_{2\alpha}$($PGF_{2\alpha}$)的量高于 PGE_2。子宫内膜和血中前列腺素 $F_{2\alpha}$ 含量增高是造成痛经的决定性因素。前列腺素 $F_{2\alpha}$ 能在经前数小时开始刺激子宫肌层收缩,整个经期子宫内膜收缩呈节律性增强以致子宫张力升高;前列腺素 E_2 能抑制子宫收缩,使宫颈松弛。月经血含较多前列腺素 $F_{2\alpha}$ 和 PGE_2,而有痛经的患者血中前列腺素 $F_{2\alpha}$ 含量更高,常引起患者子宫过强收缩,甚至痉挛性收缩而导致痛经。此外,子宫肌壁缺血可产生剧烈疼痛。另外,有排卵的月经子宫内膜有时呈整块排出,可引起子宫不协调收缩,也是引起痛经的原因。但痛阈因人而异,并有心理因素影响。前列腺素 $F_{2\alpha}$ 进入血液循环还可引起胃肠道、泌尿道和血管等处的平滑肌收缩,可产生腹泻和头痛等症状。三维彩色超声发现,子宫内血液流通受到阻力会导致痛经,并在痛经患者的黄体中期阶段(周期的第 18~22 天)及月经的第 1 天使用彩色超声检查,痛经者血流搏动指数(PI)和阻力指数(RI)在行经第 1 天时明显高于黄体中期阶段,同时亦高于非痛经者月经第 1 天时。因此,月经期血流阻力也有所增高还可引起子宫血管收缩而导致疼痛。

【临床表现】

　　原发性痛经青少年期多见,初潮后 6~12 个月开始,30 岁后发生率下降。疼痛常在月经来潮前数小时开始,月经开始时疼痛逐步或迅速加剧,历时数小时至 2~3 日不等,但一般在 24 小时后逐渐减轻;疼痛常呈痉挛性,通常位于下腹痛,放射至腰骶部或大腿内侧,约半数患者伴有下背痛、恶心呕吐、腹泻、头痛及乏力;严重病例可发生晕厥而急诊就医。

【诊断与鉴别诊断】

　　根据初潮后一段时间月经转规律后出现经期下腹坠痛,基础体温测定证实痛经发生在排卵周期。诊断主要需排除盆腔器质性病变的存在,采集完整病史,做详细的体格检查,尤其妇科检查,必要时结合辅助检查,如超声、宫腔镜甚至腹腔镜检查。排除子宫内膜异位症、子宫腺肌病、黏膜下子宫肌瘤、宫腔粘连症及盆腔炎等引起的继发性痛经。妇科检查结合盆腔超声常可发现上述引起痛经的器质性病变。

　　对痛经程度的判定,往往根据疼痛对日常生活影响、全身症状和药物应用等综合判定。轻度:有疼痛,但不影响日常活动、工作,无全身症状,很少需用止疼药;中度:疼痛影响日常生活,工作能力有一定影响,很少有全身症状,需用止痛药,药物有效;重度:疼痛使日常生活、工作明显受影响,全身症状明显,止痛药效果不好。

【处理】

1. 心理治疗　因情绪不稳定,缺乏生理卫生知识,对月经惧怕心理,均可使痛阈下降。因此,应重视精神心理治疗,阐明月经期轻度不适是生理反应,解除患者惧怕心理。业已证明,疏通心理障碍对减轻症状有效。

2. 药物治疗

(1) 抑制排卵:口服避孕药抑制排卵能达到治疗目的,使血中 PG 水平降低,90% 患者能在服药周期解除症状。

(2) 前列腺素合成酶抑制药:由于前列腺素是引起痛经的原因,因此,抑制前列腺素合成酶的活性,减少前列腺素的释放量可防止过强的子宫肌收缩和痉挛而消除痛经。如吲哚美辛、阿司匹林,能使 PG 合成减少,但不能破坏已形成的 PG,应在经前 2~3 日开始服用,用至月经第 1~2 日;用法:阿司匹林 0.3g,每日 3 次或吲哚美辛 25mg,每日 3 次,痛经缓解率为 73%~90%。灭酸类药物能抑制 PG 合成,还能破坏经血中已存在的 PG。用法:常用氟芬那酸 100~200mg,每日 3 次,痛经缓解率为 77%~82%;甲芬那酸 250~500mg,每日 4 次,痛经缓解率 93%,于月经刚来时开始服药,持续 48~72 小时为佳。如上述方法疼痛缓解不完善,下周期开始增加剂量 50% 或加倍,维持量应如前。该类药的主要副作用为消化道症状及过敏反应。

(3) 钙拮抗药:可阻止钙离子通过细胞膜,从而抑制子宫收缩。常用硝苯地平 10mg,每 6~12 小时口服一次,一般不作为首选药。主要副作用为血压下降、心动过速、血管扩张性头痛及面部潮红。

(4) 中药:中医认为痛经是气血运行不畅,应用当归、芍药、茯苓、白术等药物可以通调气血,减轻痛经症状。研究证实方法可使血中 $PGF_{2\alpha}$ 水平降低。

(5) 经皮电神经刺激:用于药物治疗无效、副作用或不愿接受药物治疗者,为一种安全、有效的非药物治疗法。两阴性电极位于双侧脐旁 4cm,阳性电极位于耻骨联合上方,100Hz,强度 40~50mA。可能机制:大面积连续刺激皮区内的感觉神经纤维,使后角神经细胞处于饱和状态,从而阻断疼痛信息的传导;或诱导神经元释放内啡肽,缓解疼痛。

(6) 手术治疗:对于药物、理疗方法无效的顽固性痛经,选用骶前神经结切除术,效果良好,但手术有发生并发症风险,应作为二线治疗方法。

(7) 适度运动:一些研究发现,练瑜伽可减轻痛经的程度和缩短疼痛持续时间。于月经周期的黄体期练瑜伽,观察 3 个月经周期后发现练瑜伽后痛经程度和时间皆明显减轻和缩短。

【预防】

注意经期卫生,避免剧烈运动及过冷刺激,非经期加强体育锻炼,增强体质。避免不洁性生活。

二、继发性痛经

继发性痛经常与盆腔器质性疾病有关,如子宫内膜异位症、子宫腺肌症、盆腔感染、宫内节育器、宫腔狭窄、阴道横隔等。

首次发生常在初潮后数年,生育年龄多见。盆腔检查及辅助检查有异常发现,可以找到痛经的原因。治疗主要针对病因治疗。

很多研究表明即使有原发性疾病,痛经发生也常与前列腺素水平升高有关,应用前列腺素抑制药可对疼痛有所缓解。但前列腺素理论本身还不能解释原发性痛经和继发性痛经中的一些其他变化。年龄和分娩次数增加、酒精等能减少痛经的发生和严重程度;吸烟、暴露于寒冷的工作环境、紧张等可使原发性痛经加重。其他直接或间接影响尚待进一步研究。

Note

【小结】

1. 痛经指月经期或月经前后发生在下腹部的一种痉挛性的疼痛,程度较重者可影响生活和工作。痛经分为原发性与继发性两种,原发性痛经无盆腔器质性病变,称为功能性痛经,继发性痛经通常是盆腔器质性疾病的症状。

2. 原发性痛经的主要治疗药物为前列腺素合成抑制药、口服避孕药和钙拮抗药。

3. 继发性痛经的主要原发病为子宫内膜异位症、子宫腺肌症、盆腔感染、宫腔狭窄、阴道横隔等。

【思考题】

1. 继发性痛经可以由哪些原因引起?临床处理方法有哪些?

2. 27 岁女性,每次月经 1~2 天出现腹痛,伴腹泻,影响学习、工作,应用止痛药物可缓解,本次月经 1 天前,未自行用药,疼痛加重 2 小时,伴恶心、呕吐、大汗。①初步诊断是什么?②进一步检查有哪些?③应与何种疾病相鉴别?④试述治疗方案。

3. 原发性痛经产生疼痛的可能机制有哪些?与哪些药物治疗有靶向关系?

第七节   异常子宫出血

【定义】

异常子宫出血(abnormal uterine bleeding,AUB)是妇科常见的症状和体征,是一种总的术语,指与正常月经的周期频率、规律性、经期长度、经期出血量任何 1 项不符的、源自子宫腔的异常出血。

国际妇产科联盟(FIGO)2007 年发表了关于"正常和异常子宫出血相关术语"的共识,2011 年发表了"育龄期非妊娠妇女 AUB 病因新分类 PALM-COEIN 系统",统一用词,以指导临床治疗及研究。

【AUB 病因相关术语】

正常子宫出血即月经,规范的月经指标至少包括周期的频率和规律性、经期长度、经期出血量 4 个要素,我国暂定的术语标准见表 23-2,其他还应有经期有无不适,如痛经、腰酸、下坠等。

表 23-2   AUB 术语范围

月经临床评价指标	术语	范围
周期频率	月经频发	<21 天
	月经稀发	>35 天
周期规律性(近 1 年)	规律月经	<7 天
	不规律月经	≥7 天
	闭经	≥6 个月无月经
经期长度	经期延长	>7 天
	经期过短	<3 天
经期出血量	月经过多	>80ml
	月经过少	<5ml

根据出血时间分为：经间期出血（intermenstrual bleeding，IMB），不规则子宫出血，突破性出血（breakthrough bleeding，BTB）。出血较多者为出血（bleeding），量少者为点滴出血（spotting）。

慢性 AUB：指近 6 个月内至少出现 3 次 AUB，医师认为不需要紧急临床处理、但需进行规范诊疗的 AUB。急性 AUB：指发生了严重的大出血，医师认为需要紧急处理以防进一步失血的 AUB，可见于有或无慢性 AUB 病史的患者。

【AUB 病因】

AUB 病因分为两大类 9 个类型，按英语首字母缩写为"PALM-COEIN"，"PALM"存在结构性改变、可采用影像学技术和（或）组织病理学方法明确诊断，而"COEIN"无子宫结构性改变。

具体为：子宫内膜息肉（polyp）所致 AUB（简称：AUB-P）、子宫腺肌病（adenomyosis）所致 AUB（简称：AUB-A）、子宫平滑肌瘤（leiomyoma）所致 AUB（简称：AUB-L）、子宫内膜恶变和不典型增生（malignancy and hyperplasia）所致 AUB（简称：AUB-M）；全身凝血相关疾病（coagulopathy）所致 AUB（简称：AUB-C）、排卵障碍（ovulatory dysfunction）相关的 AUB（简称：AUB-O）、子宫内膜局部异常（endometrial）所致 AUB（简称：AUB-E）、医源性（iatrogenic）AUB（简称：AUB-I）、未分类（not yet classified）的 AUB（简称：AUB-N）。AUB-L 的肌瘤包括黏膜下（SM）和其他部位（O）。

功能失调性异常子宫出血强调的是排除器质性疾病，无排卵性功血即为 AUB-O，有排卵功血则涉及 AUB-O 和 AUB-E。

【AUB 病因诊断流程】

对 AUB 患者，首先要通过详细询问月经改变情况，确认其特异的出血模式。功能失调性异常子宫出血常表现为月经稀发、经期延长等。应注意询问性生活情况和避孕措施以除外妊娠或产褥期相关的出血，必要时测定血 hCG 水平。

初诊时进行全身检查及妇科检查，及时发现相关体征，如性征、身高、泌乳、体量、体毛、腹部包块等，有助于确定出血来源，排除子宫颈、阴道病变，发现子宫结构的异常，结合必要的辅助检查以明确 AUB 病因。

1. 确定 AUB 的出血模式　流程见图 23-5。

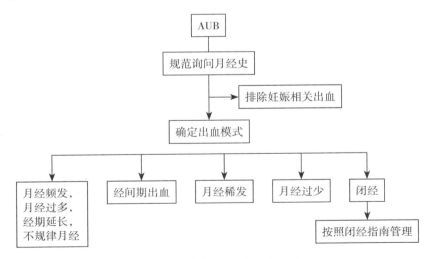

图 23-5　确定 AUB 的出血模式

2. 月经频发、月经过多、经期延长、不规律月经的诊断　流程见图 23-6。

3. 月经过少　是 AUB 的一种出血模式，在临床上常见。其病因可由于卵巢雌激素分泌不足、无排卵或因手术创伤、炎症、粘连等因素导致子宫内膜对正常量的激素不反应。诊治流程见图 23-7。

4. 月经稀发　诊治流程见图 23-8。

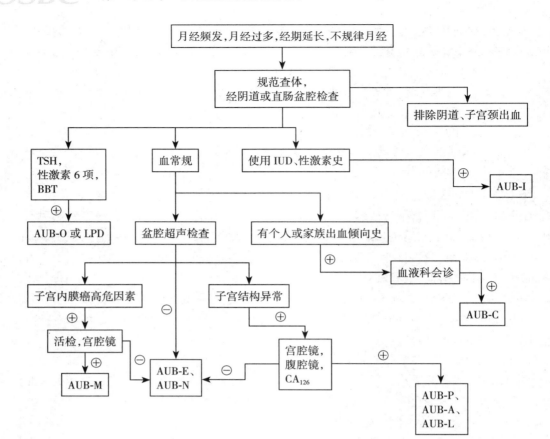

图 23-6　月经频发、月经过多、经期延长、不规律月经的诊断流程图

性激素 6 项包括 FSH、LH、催乳素（PRL）、雌二醇（E₂）、睾酮（T）、孕酮（P）；子宫内膜癌高危因素包括年龄≥45 岁、持续无排卵、肥胖；TSH：促甲状腺素；BBT：基础体温测定；IUD：宫内节育器；AUB：异常子宫出血；AUB-O：排卵障碍相关的 AUB；LPD：黄体功能不足；AUB-I：医源性 AUB；AUB-C：全身凝血相关疾病所致 AUB；AUB-M：子宫内膜恶病和不典型增生所致 AUB；AUB-E：子宫内膜局部异常所致 AUB；AUB-N：未分类的 AUB；AUB-P：子宫内膜息肉所致 AUB；AUB-A：子宫腺肌病所致 AUB；AUB-L：子宫平滑肌瘤所致 AUB

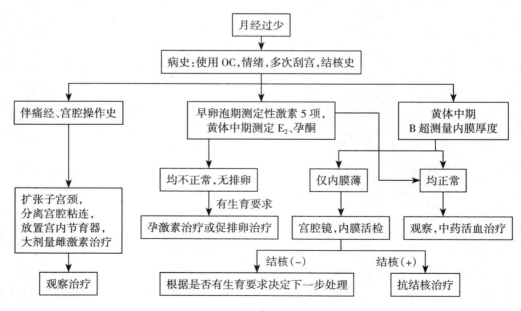

图 23-7　月经过少的诊治流程图

性激性 5 项包括 FSH、LH、催乳素（PRL）、雌二醇（E₂）、睾酮；OC：口服避孕药

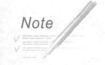

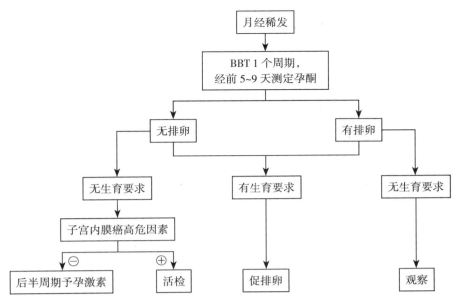

图 23-8 月经稀发的诊治流程图
BBT:基础体温测定

5. IMB　IMB 指有规律、在可预期的月经之间发生的出血,包括随机出现和每个周期固定时间出现的出血。按出血时间可分为卵泡期出血、围排卵期出血、黄体期出血。诊断流程见图 23-9。

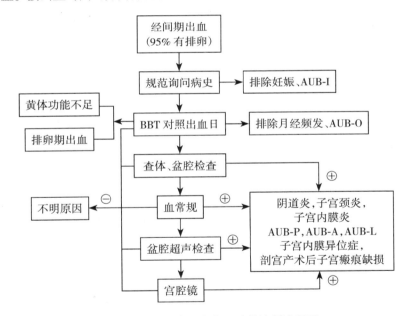

图 23-9　经间期出血(IMB)的诊断流程图
BBT:基础体温测定;AUB-I:医源性 AUB;AUB-O:排卵障碍相关的 AUB;AUB-P:子宫内膜息肉所致 AUB;AUB-A:子宫腺肌病所致 AUB;AUB-L:子宫平滑肌瘤所 AUB

【AUB 的临床表现及处理】

1. AUB-P　子宫内膜息肉可单发或多发,AUB 原因中 21%~39% 为子宫内膜息肉。临床上 70%~90% 的子宫内膜息肉有 AUB,表现为 IMB、月经过多、不规则出血、不孕。通常可经盆腔 B 超检查发现,最佳检查时间为周期第 10 天之前;确诊需在宫腔镜下摘除行病理检查。

直径 <1cm 的息肉若无症状,1 年内自然消失率约 27%,恶变率低,可观察随诊。对体积较大、有症状的息肉推荐宫腔镜下息肉摘除及刮宫,盲目刮宫容易遗漏。术后复发风险 3.7%~10.0%;

Note

对已完成生育或近期不愿生育者可考虑使用短效口服避孕药或左炔诺孕酮宫内缓释系统(LNG-IUS)以减少复发风险；对于无生育要求、多次复发者，可建议行子宫内膜切除术。对恶变风险大者可考虑子宫切除术。

2. AUB-A　子宫腺肌病可分为弥漫型和局限型(即为子宫腺肌瘤)，主要表现为月经过多和经期延长，部分患者可有 IMB、不孕。多数患者有痛经。确诊需病理检查，临床上可根据典型症状及体征、血 CA125 水平增高作出初步诊断。盆腔超声检查可辅助诊断，有条件者可行 MRI 检查。

治疗视患者年龄、症状、有无生育要求决定，分药物治疗和手术治疗。对症状较轻、不愿手术者可试用短效口服避孕药、促性腺激素释放激素激动剂(GnRH-a)治疗 3~6 个月，停药后症状会复发，复发后还可再次用药。近期无生育要求、子宫小于孕 8 周大小者也可放置 LNG-IUS；对子宫大于孕 8 周大小者可考虑 GnRH-a 与 LNG-IUS 联合应用。年轻、有生育要求者可用 GnRH-a 治疗 3~6 个月之后酌情给予辅助生殖技术治疗。无生育要求、症状重、年龄大或药物治疗无效者可行子宫全切除术，卵巢是否保留取决于卵巢有无病变和患者意愿。有生育要求、子宫腺肌瘤患者可考虑局部病灶切除 +GnRH-a 治疗后再给予辅助生殖技术治疗。(具体见子宫内膜异位症章节)

3. AUB-L　根据生长部位，子宫平滑肌瘤可分为影响宫腔形态的黏膜下肌瘤与其他肌瘤。子宫肌瘤可无症状、仅在查体时发现，但也常表现为经期延长或月经过多。黏膜下肌瘤引起的 AUB 较严重，通常可经盆腔 B 超、宫腔镜检查发现，确诊可通过术后病理检查。

治疗方案取决于患者年龄、症状严重程度、肌瘤大小、数目、位置和有无生育要求等。AUB 合并黏膜下肌瘤的妇女，需要行宫腔镜或联合腹腔镜肌瘤剔除术。对以月经过多为主、已完成生育的妇女，短效口服避孕药和 LNG-IUS 可缓解症状。有生育要求的妇女可采用 GnRH-a、米非司酮治疗 3~6 个月，待肌瘤缩小和出血症状改善后自然妊娠或辅助生殖技术治疗(具体见第十六章第二节)。

4. AUB-M　子宫内膜恶变和不典型增生是 AUB 少见但对女性健康危害大的类型。伴有细胞非典型性的子宫内膜增殖症是癌前病变，随访 13.4 年癌变率为 8%~29%。常见于多囊卵巢综合征(PCOS)、肥胖、使用他莫昔芬的患者，偶见于有排卵而黄体功能不足者，临床主要表现为不规则子宫出血，可与月经稀发交替发生。少数患者有 IMB 症状，常伴有不孕。确诊需行子宫内膜活检病理检查。对于年龄≥45 岁、长期不规则子宫出血、有子宫内膜癌高危因素(如高血压、肥胖、糖尿病等)、B 超提示子宫内膜过度增厚回声不均匀、药物治疗效果不显著者应行诊刮并行病理检查，有条件者首选宫腔镜直视下活检。

子宫内膜不典型增生的处理需根据内膜病变轻重、患者年龄及有无生育要求选择不同的治疗方案。年龄 > 40 岁、无生育要求的患者建议行子宫切除术。对年轻、有生育要求的患者，经全面评估和充分咨询后可采用全周期连续高效合成孕激素行子宫内膜萎缩治疗，如甲羟孕酮、甲地孕酮等，3~6 个月后行诊刮加吸宫(以达到全面取材的目的)。如内膜病变未逆转应继续增加剂量，3~6 个月后再复查。如果子宫内膜不典型增生消失则停用孕激素后积极给予辅助生殖技术治疗。在使用孕激素的同时，应对子宫内膜增生的高危因素，如肥胖、胰岛素抵抗同时治疗。子宫内膜恶性肿瘤诊治详见子宫内膜癌章节。

5. AUB-C　包括再生障碍性贫血、各类型白血病、各种凝血因子异常、各种原因造成的血小板减少等全身性凝血机制异常。研究认为月经过多的妇女中约 13% 有全身性凝血异常。凝血功能异常除表现为月经过多外，也可有 IMB 和经期延长等表现。

治疗应与血液科和其他相关科室共同协商，原则上应以血液科治疗措施为主，妇科协助控制月经出血。妇科首选药物治疗，主要措施为大剂量高效合成孕激素子宫内膜萎缩治疗，有时加用丙酸睾酮减轻盆腔器官充血。氨甲环酸、短效口服避孕药也可能有帮助。药物治疗失败或原发病无治愈可能时，可考虑在血液科控制病情、改善全身状况后行手术治疗。手术治疗包括子宫内膜切除术和子宫全切除术。

6. AUB-O　排卵障碍包括稀发排卵、无排卵及黄体功能不足，主要由于下丘脑-垂体-卵巢轴功能异常引起，常见于青春期、绝经过渡期，生育期也可因 PCOS、肥胖、高催乳素血症、甲状腺疾病等引起。

无排卵性 AUB 由单一雌激素的作用和波动、无孕酮对抗导致的出血，包括雌激素撤退性出血和雌激素突破性出血。在单一雌激素的持久刺激下，子宫内膜增生过长，若有一批卵泡闭锁或由于大量雌激素对 FSH 的负反馈作用，使雌激素水平突然下降，内膜因失去雌激素支持而剥脱，发生雌激素撤退性出血，与外源性雌激素撤药所引起的出血相似。少数无排卵妇女可有规律的月经周期，临床上称"无排卵月经"，多数不排卵女性表现为月经紊乱。失去正常周期和出血自限性，出血间隔长短不一，短者几日，长者数月，常误诊为闭经；出血量多少不一，出血量少者只有点状出血，多者大量出血，不能自止，导致贫血或休克。出血的类型取决于血清雌激素的水平及其下降速度、雌激素对子宫内膜持续作用的时间及子宫内膜的厚度。出血期间一般无腹痛或其他不适。同时患者可合并贫血表现、多毛、肥胖、泌乳、不孕等。

有排卵性 AUB 由于月经周期中有卵泡发育及排卵，但黄体期孕激素分泌不足或黄体过早衰退导致子宫内膜分泌反应不良和黄体期缩短。神经内分泌调节功能紊乱可导致卵泡期 FSH 不足，LH/FSH 比率异常或 LH 分泌异常等导致卵泡发育不良，雌激素分泌减少，从而对垂体及下丘脑正反馈不足；LH 脉冲峰值不高及排卵峰后 LH 低脉冲缺陷，使排卵后黄体发育不全，孕激素分泌减少；卵巢本身发育不良，卵泡期颗粒细胞 LH 受体缺陷，也使排卵后颗粒细胞黄素化不良，孕激素分泌减少，从而使子宫内膜反应不足。病理表现为分泌期腺体呈子宫内膜分泌反应欠佳，间质水肿不明显或腺体与间质发育不同步，或在内膜各个部位显示分泌反应不均，如在血管周围的内膜孕激素水平稍高，分泌反应接近正常，远离血管的区域则分泌反应不良。内膜活检显示分泌反应较实际周期日至少落后 2 日。临床表现月经前期少量阴道出血（spotting），月经周期可缩短或正常。

治疗原则是出血期止血并纠正贫血，血止后调整周期预防子宫内膜增生和 AUB 复发，有生育要求者促排卵治疗。止血的方法包括孕激素子宫内膜脱落法、大剂量雌激素内膜修复法、短效口服避孕药或高效合成孕激素内膜萎缩法和诊刮。辅助止血的药物包括氨甲环酸、酚磺乙胺、维生素 K 及中药等。青春期患者以止血、调整月经周期为主；生育期 AUB-O 以止血、调整月经周期、促排卵为主；绝经过渡期患者以止血、调整月经周期、减少经量、防止子宫内膜病变为主。

调整周期的方法主要是后半期孕激素治疗，青春期及生育年龄患者宜选用天然或接近天然的孕激素（如地屈孕酮），有利于卵巢轴功能的建立或恢复。短效口服避孕药主要适合于有避孕要求的妇女。对已完成生育或近 1 年无生育计划者可放置 LNG-IUS，可减少无排卵患者的出血量，预防子宫内膜增生。已完成生育、药物治疗无效或有禁忌证的患者可考虑子宫内膜切除术或切除子宫。促排卵治疗适用于无排卵有生育要求的患者，可同时纠正 AUB，具体方法取决于无排卵的病因。

刮宫术可迅速止血，并具有诊断价值，可了解内膜病理，除外恶性病变。对于绝经过渡期及病程长的育龄期患者应首先考虑使用刮宫术，对未婚无性生活史青少年除非要除外内膜病变，不轻易行刮宫术，仅适用于大量出血且药物治疗无效需立即止血或检查子宫内膜组织学者。对于超声提示宫腔内异常者可在宫腔镜下刮宫，以提高诊断率。

7. AUB-E　当 AUB 发生在有规律且有排卵的周期，特别是经排查未发现其他原因可解释时，可能是原发于子宫内膜局部异常所致。可表现为月经过多、IMB 或经期延长。月经过多可能由于调节子宫内膜局部凝血纤溶功能的机制异常，而淋漓出血可能是子宫内膜修复的分子机制异常，包括子宫内膜炎症、感染、炎性反应异常和子宫内膜血管生成异常等。目前尚无特异方法诊断子宫内膜局部异常,主要基于在有排卵月经的基础上排除其他异常后而确定。

对此类非器质性疾病引起的月经过多,建议先行药物治疗,推荐的药物治疗顺序为:① LNG-IUS,适合于近 1 年以上无生育要求者;②氨甲环酸抗纤溶治疗或非甾体类抗炎药(non-steroidalanti-inflammatory drugs,NSAID),可用于不愿或不能使用性激素治疗或想尽快妊娠者;③短效口服避孕药;④孕激素子宫内膜萎缩治疗,如炔诺酮 5mg,每日 3 次,从周期第 5 天开始,连续服用 21 天。刮宫术仅用于紧急止血及病理检查。对于无生育要求者,可以考虑保守性手术,如子宫内膜切除术。

8. AUB-I　AUB-I 指使用性激素、放置宫内节育器或可能含雌激素的中药保健品等因素而引起的 AUB。BTB 指激素治疗过程中非预期的子宫出血,是 AUB-I 的主要原因。引起 BTB 的原因可能与所用的雌、孕激素比例不当有关。避孕药的漏服则引起撤退性出血。放置宫内节育器引起经期延长可能与局部前列腺素生成过多或纤溶亢进有关;首次应用 LNG-IUS 或皮下埋置剂的妇女 6 个月内也常会发生 BTB。使用利福平、抗惊厥药及抗生素等也易导致 AUB-I 的发生。临床诊断需要通过仔细询问用药历史、分析服药与出血时间的关系后确定,必要时应用宫腔镜检查,排除其他病因。

有关口服避孕药引起的出血,首先应排除漏服,强调规律服用;若无漏服可通过增加炔雌醇剂量改善出血。因放置宫内节育器所致,治疗首选抗纤溶药物。应用 LNG-IUS 或皮下埋置剂引起的出血可对症处理或期待治疗,做好放置前咨询。

9. AUB-N　AUB 的个别患者可能与其他罕见的因素有关,如动静脉畸形、剖宫产术后子宫瘢痕缺损、子宫肌层肥大等,但目前尚缺乏完善的检查手段作为诊断依据;也可能存在某些尚未阐明的因素。目前暂将这些因素归于"未分类(AUB-N)"。

【小结】

1. 异常子宫出血(abnormal uterine bleeding,AUB)是妇科常见的症状和体征,是指与正常月经的周期频率、规律性、经期长度、经期出血量任何 1 项不符的、源自子宫腔的异常出血。

2. 青春期、绝经过渡期主要为排卵障碍相关的 AUB(简称:AUB-O)。

3. 排卵障碍包括稀发排卵、无排卵及黄体功能不足,主要由于下丘脑 - 垂体 - 卵巢轴功能异常引起,常见于青春期、绝经过渡期,生育期也可因 PCOS、肥胖、高催乳素血症、甲状腺疾病等引起。基础体温测定,无排卵型功血呈单向性,有排卵型功血为双向性。

【思考题】

1. 左炔诺孕酮宫内缓释系统作用于子宫内膜的机制? 应用后,患者的下丘脑 - 垂体 - 卵巢轴是否还有周期性改变?

2. 大剂量雌激素治疗 AUB-O 的作用机制。

3. 患者 38 岁女性,结婚 10 年不孕,月经周期紊乱,经期长短不一,经血量时多时少,基础体温测定为单向型,盆腔检查、超声未见明显异常。①初步诊断;②作何种辅助检查可确定诊断;③应用何种治疗方法最为合适?

（乔　杰）

参考文献

1. 曹泽毅 . 中华妇产科学 . 北京:人民卫生出版社,2010.

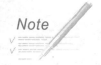

2. 张以文,田秦杰,陈子江,等. 异常子宫出血诊断与治疗指南. 中华妇产科杂志. 2014,49 (11):801-806.

3. Nouri M,Tavakkolian A,Mousavi SR. Association of dysfunctional uterine bleeding with high body mass index and obesity as a main predisposing factor. Diabetes Metab Syndr,2014,8(1):1-2.

4. Matteson KA,Raker CA,Clark MA,et al. Abnormal uterine bleeding,health status,and usual source of medical care:analyses using the Medical Expenditures Panel Survey. J Womens Health (Larchmt),2013,22(11):959-965.

5. Pitkin J. Dysfunctional uterine bleeding. BMJ,2007,334(7603):1110-1111.

6. ACOG Committee on Practice Bulletins—Gynecology. American College of Obstetricians and Gynecologists,ACOG practice bulletin:management of anovulatory bleeding. Int J Gynaecol Obstet,2001,72(3):263-271.

7. Bennett AR,Gray SH. What to do when she's bleeding through:the recognition,evaluation, and management of abnormal uterine bleeding in adolescents. Curr Opin Pediatr,2014,26(4): 413-419.

第八节　闭　经

闭经(amenorrhea)是妇科疾病中常见症状,表现为月经停止或无月经。根据既往有无月经来潮,将闭经分为原发性和继发性两类。原发性闭经(primary amenorrhea)诊断标准在不同人群中稍有差异,美国生殖学会闭经指南(2008 年)中定义为年龄超过 13 岁,第二性征尚未发育,月经未来潮者,或者年龄超过 15 岁,第二性征已发育,而月经仍未来潮者;而我国中华妇产科学会内分泌学组根据我国国情,将闭经定义为年龄超过 14 岁,第二性征尚未发育,月经未来潮者,或者年龄超过 16 岁,第二性征已发育,而月经仍未来潮者。继发性闭经(secondary amenorrhea)则指以往曾建立正常月经,但此后月经停止 6 个月,或按自身原来月经周期计算停止 3 个周期以上者。青春期前、妊娠期、哺乳期以及绝经后的月经不来潮均属生理现象,不属本节讨论范畴。

【分类】

按生殖轴病变和功能失调的部位分类,闭经可分为下丘脑闭经、垂体性闭经、卵巢性闭经、子宫性闭经和下生殖道发育异常导致的闭经。世界卫生组织(WHO)将闭经分为三类:Ⅰ型为无内源性雌激素产生,卵泡雌激素(FSH)水平正常或低下,催乳素(PRL)正常,无下丘脑 - 垂体病变的依据;Ⅱ型为有内源性雌激素产生,FSH 及 PRL 均正常水平;Ⅲ型为 FSH 升高,提示卵巢功能衰竭。

【病因】

正常月经的建立和维持有赖于下丘脑 - 垂体 - 卵巢轴的神经内分泌调节,以及靶器官子宫内膜对性激素的周期性反应和下生殖道通畅,任何一个环节发生障碍就会导致月经失调,甚至导致闭经。

(一)原发性闭经

较为少见,多为遗传学原因或先天发育缺陷引起。根据第二性征的发育情况,分为第二性征存在和第二性征缺乏两类。

1. 第二性征存在的原发性闭经

(1) 苗勒管发育不全综合征(Müllerian agenesis syndrome):又称 Mayer-Rokitansky-Kuster-Hauser syndrome,约占 20% 的青春期原发性闭经,患者促性腺激素正常,女性第二性征正常,外生殖器、输卵管、卵巢发育正常,主要异常表现为始基子宫或无子宫、无阴道。15% 患者伴肾畸形及

5%~12% 患者伴骨骼畸形。这是由于副中肾管发育障碍引起的先天性畸形,可能系基因突变所致,但染色体正常,为 46,XX。

(2) 雄激素不敏感综合征(androgen insensitivity syndrome):又称睾丸女性化完全型。为男性假两性畸形,染色体核型为 46,XY,性腺为睾丸,但未下降而位于腹腔内或腹股沟。睾酮水平虽在男性范围,由于胞浆缺乏睾酮受体,故睾酮不发挥生物学效应,但睾酮仍能通过芳香化酶转化为雌激素,故表型为女型,至青春期虽乳房隆起丰满,但乳头发育不良,乳晕苍白,阴毛、腋毛稀少。阴道为盲端,较浅短或呈凹陷状,子宫及输卵管阙如。

(3) 对抗性卵巢综合征(savage syndrome):也称为卵巢不敏感综合征,由于卵巢的胞膜受体缺陷,卵巢对促性腺激素无反应,不能负反馈抑制垂体。临床特征:①卵巢形态饱满,内多为始基卵泡及少数初级卵泡;②内源性促性腺激素特别是 FSH 升高;③卵巢对外源性促性腺激素不敏感;④多表现为原发性闭经,女性第二性征存在。

(4) 生殖道闭锁:任何生殖道闭锁引起的横向阻断均可导致闭经:如阴道横隔、无孔处女膜等。

(5) 真两性畸形:罕见,同时存在男性和女性性腺,染色体核型可为 46,XX 或 46,XY 或 46,XX/46,XY 嵌合体。女性第二性征存在。

2. 第二性征缺乏的原发性闭经

(1) 低促性腺激素性腺功能减退(hypogonadotropic hypogonadism):多因下丘脑 GnRH 分泌不足或垂体分泌促性腺激素不足而引起。其中最常见者是体质性青春发育延迟,其次为嗅觉缺失综合征(Kallmann's syndrome),为下丘脑 GnRH 分泌不足伴有嗅觉减退或丧失。以低促性腺激素、低性激素为特征,而女性内生殖器分化正常。

(2) 高促性腺激素性腺功能减退(hypergonadotropic hypogonadism):原发于性腺衰竭所致的性激素分泌减少,可引起反馈性的 FSH 和 LH 升高,常与生殖道异常合并出现。

1) 特纳综合征(Turner syndrome):属先天性性腺发育不全。性染色体异常,核型为 45,XO 或 45,XO/46,XX 嵌合型或 45,XO/47,XXX 嵌合型。表现为原发性闭经、卵巢不发育及第二性征发育不良。患者身材矮小,常有蹼颈、盾胸、后发际低、肘外翻、腭高耳低、鱼样嘴等体征,可伴主动脉缩窄及肾畸形、骨骼畸形、自身免疫性甲状腺炎、听力下降和高血压等。

2) 46,XX 单纯型生殖腺发育不全:体格发育无异常,卵巢呈条索状无功能实体,内无生殖细胞和卵泡,子宫发育不良,外生殖器为女型,第二性征发育差。

3) 46,XY 单纯型生殖腺发育不全:又称 Swyer 综合征。主要表现为条索状性腺及原发性闭经。体格发育无异常,具有女性生殖系统,但无青春期性发育,女性第二性征发育不良。由于存在 Y 染色体,患者在 10~20 岁时发生性腺母细胞瘤或无性细胞瘤的危险增高,确诊后应切除条索状性腺。

(二) 继发性闭经

继发性闭经发生率明显高于原发性闭经。其病因复杂,根据控制正常月经周期的 5 个主要环节,以下丘脑性闭经最常见,其他依次为垂体、卵巢、子宫及下生殖道发育异常所致的闭经。

(1) 下丘脑性闭经:为最常见的一类闭经,以功能性原因为主。

1) 精神应激(psychogenic stress):突然或长期精神压抑、紧张、忧虑、过度劳累、情感变化或环境变化等因素均引起神经内分泌障碍而导致闭经。其机制可能与应激状态下下丘脑分泌的促肾上腺皮质激素释放激素和皮质素分泌增加,进而刺激内源性阿片肽和多巴胺分泌,抑制下丘脑分泌促性腺激素释放激素和垂体分泌促性腺激素有关。

2) 体重下降和神经性厌食:中枢神经对体重急剧下降极为敏感,1 年内体重下降 10% 左右,即使在正常范围内也可引起闭经。严重的神经性厌食常由于内在情感的剧烈矛盾或为保持体型而强迫节食时发生,临床表现为厌食、极度消瘦、低促性腺激素性闭经、皮肤干燥,低体温、低

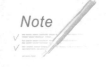

血压、各种血细胞计数及血浆蛋白低下,重症者可危及生命,其死亡率达 9%。持续进行性消瘦还可使 GnRH 降至青春期前水平,使促性腺激素和雌激素水平低下。过度节食,可导致体重急剧下降,最终导致下丘脑多种神经激素分泌降低,引起腺垂体激素分泌下降。

3) 运动性闭经:长期剧烈运动或高强度的训练等易致闭经,与患者心理背景、应激反应程度及体脂下降有关。初潮发生和月经的维持有赖于一定比例(17%~22%)的机体脂肪,肌肉 / 脂肪比率增加或总体脂肪减少可使月经异常。另外,运动剧增后 GnRH 的释放受到抑制,进一步 LH 释放受抑制,从而引起下丘脑性闭经。目前,研究认为体内脂肪减少和营养不良引起瘦素水平下降,是生殖轴功能受抑制的机制之一。

4) 药物性闭经:长期应用甾体类避孕药和其他某些药物,如吩噻嗪衍生物(奋乃静、氯丙嗪)、利血平等可导致闭经,偶尔也可出现异常乳汁分泌。其机制是药物抑制下丘脑分泌 GnRH 或多巴胺的释放,使催乳激素升高而导致闭经和溢乳。药物性闭经通常是可逆的,一般在停药 3~6 个月后月经自然恢复。

5) 颅咽管瘤:位于蝶鞍上的垂体柄漏斗部前方可发生颅咽管瘤,由先天性残余细胞发展形成,为垂体、下丘脑性闭经的罕见原因。瘤体增大压迫下丘脑和垂体柄时,可引起闭经、生殖器官萎缩、肥胖、颅压增高、视力障碍等症状,称为肥胖生殖无能营养不良症。

(2) 垂体性闭经:主要病变在垂体。腺垂体器质性病变或功能失调可影响促性腺激素的分泌,继而影响卵巢功能而引起闭经。

1) 垂体梗死:常见的为 Sheehan 综合征。由于产后大出血休克,使垂体缺血坏死,尤以腺垂体为敏感,促性腺激素分泌细胞发生坏死,也可累及促甲状腺激素、促肾上腺皮质激素分泌细胞。于是出现闭经、无泌乳、性欲减退、毛发脱落等症状,第二性征衰退,生殖器官萎缩,以及肾上腺皮质、甲状腺功能减退,出现畏寒、嗜睡、低血压及基础代谢率降低,可伴有严重而局限的眼眶后方疼痛、视野缺损及视力减退等症状。

2) 垂体肿瘤:位于蝶鞍内的腺垂体各种腺细胞可发生肿瘤,包括催乳激素腺瘤、生长激素腺瘤、促甲状腺激素腺瘤、促肾上腺皮质激素腺瘤以及无功能的垂体腺瘤。不同类型的肿瘤可出现相应激素所引起的不同症状,但都有闭经表现,这是因为肿瘤分泌激素抑制 GnRH 分泌或瘤体压迫分泌细胞,使促性腺激素分泌减少所致。常见的垂体催乳激素细胞肿瘤可引起闭经溢乳综合征。

3) 空蝶鞍综合征(empty sella syndrome):因蝶鞍隔先天性发育不全、肿瘤或手术等,使脑脊液流向蝶鞍的垂体窝,垂体受压缩小,而蝶鞍扩大,称为空蝶鞍。因压迫垂体而发生高催乳激素血症,常见症状为闭经,有时泌乳。X 线检查仅见蝶鞍稍增大,CT 或 MRI 检查可精确显示在扩大的垂体窝中见萎缩的垂体和脑脊液。

(3) 卵巢性闭经:卵巢分泌的性激素水平低下,子宫内膜不发生周期性变化而导致闭经。

1) 卵巢早衰(premature ovarian failure):40 岁前,由于卵巢内卵泡耗竭或医源性损伤导致卵巢功能衰竭称为卵巢早衰。病因可因遗传因素、自身免疫性疾病、医源性损伤(放疗、化疗对性腺的破坏或手术所致的卵巢血供受影响)或特发性原因引起。以低雌激素及高促性腺激素为特征,表现为继发性闭经,常伴围绝经期症状,卵巢内无卵母细胞或虽有原始卵泡,但对促性腺激素无反应或低反应。

2) 卵巢功能性肿瘤:分泌雄激素的卵巢支持 - 间质细胞瘤,产生过量的雄激素抑制下丘脑 - 垂体 - 卵巢轴功能而导致闭经。分泌雌激素的颗粒 - 卵泡膜细胞瘤,因持续分泌雌激素抑制了排卵,使子宫内膜持续增生而闭经。

3) 多囊卵巢综合征:以长期无排卵及高雄激素血症为特征。临床表现为闭经、不孕、多毛和肥胖(详见第二十三章第九节)。

(4) 子宫性闭经:闭经的原因在子宫。月经调节功能正常,第二性征发育也正常,但子宫内膜受到破坏或对卵巢激素不能产生正常的反应,从而引起闭经。

1)Asherman综合征:为子宫性闭经中最常见原因。因人工流产刮宫过度或产后、流产后出血刮宫损伤子宫内膜,导致宫腔粘连无月经产生而闭经。流产后感染、产褥感染、子宫内膜结核和宫腔手术后感染均可造成子宫性闭经。

2)子宫切除后或放射治疗后破坏子宫内膜而闭经。

3)宫颈管粘连:宫颈管锥切手术等可并发宫颈管狭窄、粘连,患者有月经产生,但不能流出,表现为闭经。

(5)其他内分泌功能异常:甲状腺、肾上腺等功能紊乱也可引起闭经,常见的疾病为甲状腺功能减退或亢进、肾上腺皮质功能亢进、肾上腺皮质肿瘤等。

【诊断】

闭经只是一种症状,诊断时首先必须寻找引起闭经的原因,确定病变部位,然后再确定是何种疾病所引起。

(一)病史

详细询问月经史,包括初潮年龄、第二性征发育情况、月经周期、经期、经量、闭经期限及伴随症状等。发病前有无任何导致闭经的诱因如精神因素、环境改变、体重增减、剧烈运动、各种疾病及用药影响等。已婚妇女则需注意其生育史及产后并发症。原发性闭经需了解其自幼生长发育过程,有无先天性缺陷或其他疾病以及家族史。

(二)体格检查

检查全身发育状况,有无畸形;测量体重、身高、四肢与躯干比例,五官生长特征;观察精神状态、智力发育、营养和健康情况。妇科检查应注意内、外生殖器的发育,有无先天性缺陷、畸形,腹股沟区有无肿块,第二性征如毛发分布、乳房发育是否正常,乳房有无乳汁分泌等。第二性征检查有助于鉴别原发性闭经的病因,缺乏第二性征说明从未受到过雌激素刺激。多数解剖异常可以通过体格检查发现,但无阳性体征不能完全排除有解剖异常。

(三)辅助检查

生育年龄妇女闭经应首先排除妊娠。通过病史及体格检查对闭经原因及病变部位有初步了解,再通过有选择的辅助检查明确诊断。

1.功能试验

(1)药物撤退试验:用于评估体内雌激素水平,以确定闭经程度。

1)孕激素试验(progestational challenge):为评估内源性雌激素水平的简单、快速方法。用黄体酮注射液,每日肌注20mg,连续5日;或口服甲羟孕酮,每日10mg,连用8~10日;其他药物用法见表23-3。停药后3~7日出现撤药出血(阳性反应),提示子宫内膜已受一定水平的雌激素影响,为Ⅰ度闭经。若孕激素试验无撤药出血(阴性反应),说明患者体内雌激素水平低下,应进一步做雌、孕激素序贯试验。

表23-3　孕激素试验药物指南

药物	剂量	用药时间
黄体酮针剂	每次20mg,1次/日,肌注	5日
醋酸甲羟孕酮	每次10mg,1次/日,口服	8~10日
地屈孕酮	每次10mg,2次/日,口服	10日
微粒化黄体酮	每次100mg,2次/日,口服或阴道	10日
黄体酮凝胶	每次90mg,1次/日,阴道	10日

Note

2）雌、孕激素序贯试验：嘱患者每晚睡前服戊酸雌二醇 2mg 或妊马雌酮 1.25mg，连续 21 日，最后 10 日加用甲羟孕酮 10mg，1 次 / 日，或地屈孕酮 10mg，2 次 / 日，停药后 3~7 日发生撤药出血为阳性，为Ⅱ度闭经，提示子宫内膜功能正常，对甾体激素有反应，闭经是由于患者体内雌激素水平低落所致，应进一步寻找原因。无撤药出血为阴性，则应重复一次试验，若仍无出血，提示子宫内膜有缺陷或被破坏，可诊断为子宫性闭经。

3）垂体兴奋试验：又称 GnRH 刺激试验，了解垂体对 GnRH 的反应性。注射 GnRH 后 LH 升高，说明垂体功能正常，病变在下丘脑；经多次重复试验，LH 无升高或升高不明显，说明垂体功能减退，如 Sheehan 综合征。

（2）激素测定：建议停用雌孕激素等药物至少两周以上行激素检测。

1）血甾体激素测定：雌二醇、孕酮及睾酮的放射免疫测定。血孕酮水平升高为排卵标志；若雌激素浓度低，提示卵巢功能不正常或衰竭；若睾酮值高，提示有多囊卵巢综合征、卵巢支持 - 间质细胞瘤等疾病可能。

2）血 PRL 及促性腺激素测定：PRL>25μg/L 时称为高催乳素血症（hyperprolactinemia）。PRL 升高者测定 TSH，TSH 升高为甲状腺功能减退；TSH 正常，而 PRL>100μg/L，应行头颅 MRI 或者 CT 检查，排除垂体肿瘤。PRL 正常应测定垂体促性腺激素。多次测定 FSH 升高提示卵巢功能低下或衰竭；若 LH 升高或者 LH/FSH 比大于 2~3 应高度怀疑为多囊卵巢综合征；若 FSH、LH 均 <5U/L，提示垂体功能减退，病变可能在垂体或下丘脑。

3）肥胖、多毛、痤疮患者还需要测定胰岛素、雄激素（血睾酮、硫酸脱氢表雄酮、尿 17- 酮等），以确定是否存在胰岛素抵抗、高雄激素血症或者 21- 羟化酶功能缺陷等。Cushing 综合征可通过测定 24 小时尿皮质醇或者 1mg 地塞米松抑制试验排除。

（3）影像学检查

1）盆腔 B 超检查：观察盆腔有无子宫，子宫形态、大小及内膜厚度，卵巢大小、形态，卵泡数目。

2）子宫输卵管造影：了解有无宫腔病变和宫腔粘连。

3）CT 或磁共振（MRI）：用于盆腔及头部蝶鞍区检查，了解盆腔肿块和中枢神经系统病变性质，诊断卵巢肿瘤、下丘脑病变、垂体微腺瘤、空蝶鞍等。

4）静脉肾盂造影：怀疑苗勒管发育不全综合征时，用以确定有无肾脏畸形。

（4）宫腔镜检查：能够准确了解子宫内膜情况及宫腔粘连程度。

（5）腹腔镜检查：能够直视下观察卵巢形态、子宫大小、形态，对诊断多囊卵巢综合征等有价值。

（6）染色体检查：对鉴别性腺发育不全病因及指导临床处理有重要意义。

（7）其他检查：如靶器官反应检查，包括基础体温测定、子宫内膜取样等。怀疑结核或血吸虫病应行内膜培养。

2. 闭经的诊断步骤　首先区分是原发性闭经还是继发性闭经。若为原发性闭经，首先检查乳房及第二性征、子宫的发育情况，然后按图 23-10 的诊断流程进行；若为继发性闭经，按图 23-11 的诊断流程进行。

【治疗】

1. 全身治疗　女性生殖器官是整体的一部分，闭经的发生与神经内分泌的调控有关。因此，全身体质性治疗和心理学治疗在闭经中占重要地位。若闭经由于潜在的疾病或营养缺乏引起，应积极治疗全身性疾病，提高机体体质，供给足够的营养，保持标准体重。若闭经由应激或精神因素引起，则应进行耐心的心理治疗，消除精神紧张和焦虑；肿瘤、多囊卵巢综合征等引起的闭经，应进行相应的特异性治疗。

2. 激素治疗　明确病变环节及病因后，给予相应激素治疗以补充机体激素不足或者拮抗其过多，达到不同的治疗目的。

Note

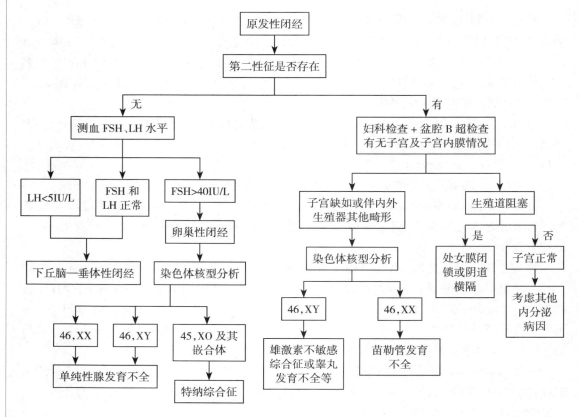

图 23-10 原发性闭经的诊断流程

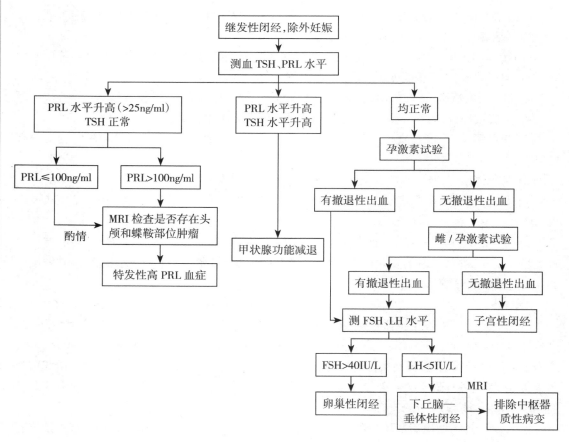

图 23-11 继发性闭经的诊断流程

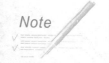

（1）性激素替代治疗：目的：①维持女性全身健康及生殖健康，包括心血管系统、骨骼及骨代谢、神经系统等；②促进和维持第二性征和月经。

主要治疗方案有：

1）雌激素替代治疗：适用于无子宫者。妊马雌酮0.625mg/d或戊酸雌二醇1mg/d，连服21日，停药1周后重复用药。

2）雌、孕激素人工周期治疗：适用于有子宫者Ⅱ度闭经。上述激素连服21日，最后10日同时给予醋酸甲羟孕酮6~10mg/d或地屈孕酮10mg，2次/日。

3）孕激素疗法：适用于体内有一定内源性雌激素水平的Ⅰ度闭经患者，可于月经周期后半期（或撤退出血第16~25日）口服醋酸甲羟孕酮，每日6~10mg或地屈孕酮10mg，1日2次，共10日。

（2）促排卵：适用于有生育要求的患者。

1）氯米芬：最常用的促排卵药物。适用于体内有一定内源性雌激素水平的无排卵患者。作用机制是通过竞争性结合下丘脑细胞内的雌激素受体，以阻断内源性雌激素对下丘脑的负反馈作用，促使下丘脑分泌更多的GnRH及垂体促性腺激素，从而促进卵泡发育。用法：50~200mg/d，口服，连续5日，自撤退出血第5日开始。用药剂量根据体重、BMI、年龄选择，从小量开始，若无效，下一周期可逐步加量。氯米芬主要的不良反应有：黄体功能不足、抗雌激素作用而导致的内膜生长不良和宫颈黏液变化和黄素化未破裂卵泡综合征等。

2）促性腺激素：适用于低促性腺激素闭经及氯米芬促排卵失败者，促卵泡发育的制剂：①尿促性素（hMG）：内含FSH和LH各75U；②促卵泡激素，包括尿提取FSH、纯化FSH、基因重组FSH。促成熟卵泡排卵的制剂为绒促性素（hCG）。常用hMG或者FSH和hCG联合用药促排卵。hMG和FSH一般每日剂量为75~150U，于撤退出血第3~5日开始，连续7~12日，通过B超等监测卵泡成熟时，再使用hCG5000~10 000U促排卵。可能的并发症为卵巢过度刺激综合征（ovarian hyperstimulation syndrome，OHSS）。

3）促性腺激素释放激素（GnRH）：用脉冲皮下注射或静脉给药，适用于下丘脑性闭经患者。

（3）溴隐亭（bromocriptine）：为多巴胺受体激动剂，适用于高催乳素血症伴正常垂体或垂体微腺瘤者。机制为通过与垂体多巴胺受体结合，直接抑制垂体PRL分泌，同时还可以直接抑制垂体分泌PRL的肿瘤细胞生长。单纯高PRL血症患者，每日2.5~5mg，一般在服药第5~6周月经恢复。垂体催乳素瘤患者，每日5~7.5mg，敏感者在服药3个月后肿瘤明显缩小，一般无须手术治疗。

（4）其他激素治疗

1）肾上腺皮质激素：适用于先天性肾上腺皮质增生所致闭经，一般用泼尼松或地塞米松。

2）甲状腺素：适用于甲状腺功能减退引起的闭经，如甲状腺素片。

3. 辅助生殖技术　详见第二十四章第二节辅助生殖技术。

4. 手术治疗　针对各种器质性病因，应先采取相应的手术治疗，必要时结合药物治疗，达到相应的目的。

（1）生殖道畸形：如处女膜闭锁、阴道横隔或阴道闭锁，均可通过手术切开或成形，使经血通畅。宫颈发育不良者若无法手术矫正，则应行子宫切除术。

（2）Asherman综合征：多采用宫腔镜直视下分离粘连，随后加用大剂量雌激素和放置宫腔内支撑的治疗方法。每日口服妊马雌酮2.5mg或戊酸雌二醇4mg，第3周始用醋酸甲羟孕酮每日10mg，共7日，根据撤药出血量，重复上述用药3~6个月。宫颈狭窄和粘连可通过宫颈扩张治疗。

（3）肿瘤：卵巢肿瘤一经确诊应予以手术治疗。对于垂体肿瘤患者，应根据肿瘤部位、大小及性质确定治疗方案。催乳素瘤常采用药物治疗，手术多用于药物治疗无效或者巨腺瘤产生压迫症状者。其他中枢神经系统肿瘤多采用手术和（或）放疗。含Y染色体的高促性腺激素闭经者，性腺易发生肿瘤，应行手术治疗。

【小结】

1. 任何闭经诊断前应首先排除妊娠。

2. 原发性闭经较为少见，常见原因有苗勒管发育不全综合征、性腺发育障碍及下丘脑功能障碍等。

3. 继发性闭经较原发性闭经更为常见。最常见为下丘脑闭经，以功能性原因为主，其他常见病因有多囊卵巢综合征、高泌乳素血症及卵巢早衰等，诊断需重视性激素检查及相关功能试验。

4. 针对不同病变环节及病因，分别采用全身治疗、药物治疗及手术治疗等。

【思考题】

1. 按生殖轴病变的部位分类，闭经可分为哪几类？各类型的闭经最常见的病因有哪些？

2. 闭经的治疗原则有哪些？

第九节　多囊卵巢综合征

多囊卵巢综合征（polycystic ovarian syndrome，PCOS）是最常见的妇科内分泌疾病之一。在临床上以雄激素过高的临床或生化表现、持续无排卵、卵巢多囊改变为特征，常伴有胰岛素抵抗和肥胖。其病因至今尚未阐明，目前研究认为，其可能是由于某些遗传基因与环境因素相互作用所致。因 Stein 和 Leventhal 于 1935 年首先报道，故又称 Stein-Leventhal 综合征。

【内分泌特征与病理生理】

内分泌特征：①雄激素过多；②雌酮过多；③黄体生成激素 / 促卵泡激素（LH/FSH）比值增大；④胰岛素过多。产生这些变化的可能机制：

1. 下丘脑 - 垂体 - 卵巢轴调节功能异常　由于垂体对促性腺激素释放激素（GnRH）敏感性增加，分泌过量 LH，刺激卵巢间质、卵泡膜细胞产生过量雄激素。卵巢内高雄激素抑制卵泡成熟，不能形成优势卵泡，但卵巢中的小卵泡仍能分泌相当于早卵泡期水平的雌二醇（E_2），加之雄烯二酮在外周组织芳香化酶作用下转化为雌酮（E_1），形成高雌酮血症。持续分泌的雌酮和一定水平雌二醇作用于下丘脑及垂体，对 LH 分泌呈正反馈，使 LH 分泌幅度及频率增加，呈持续高水平，无周期性，不形成月经中期 LH 峰，故无排卵发生。雌激素又对 FSH 分泌呈负反馈，使 FSH 水平相对降低，LH/FSH 比例增大。高水平 LH 又促进卵巢分泌雄激素，低水平 FSH 持续刺激，使卵巢内小卵泡发育停止，无优势卵泡形成，从而形成雄激素过多、持续无排卵的恶性循环，导致卵巢多囊样改变。

2. 胰岛素抵抗和高胰岛素血症　外周组织对胰岛素的敏感性降低，胰岛素的生物学效能低于正常，称为胰岛素抵抗（insulin resistance）。约 50% 患者存在不同程度的胰岛素抵抗及代偿性高胰岛素血症。过量胰岛素作用于垂体的胰岛素受体（insulin receptor），可增强 LH 释放并促进卵巢和肾上腺分泌雄激素，又通过抑制肝脏性激素结合球蛋白（sex hormone-binding globulin，SHBG）合成，使游离睾酮增加。

3. 肾上腺内分泌功能异常　50% 患者存在脱氢表雄酮（DHEA）及脱氢表雄酮硫酸盐（DHEAS）升高，可能与肾上腺皮质网状带 P450c17α 酶活性增加、肾上腺细胞对促肾上腺皮质激素（ACTH）敏感性增加和功能亢进有关。脱氢表雄酮硫酸盐升高提示过多的雄激素来自肾上腺。

【病理】

1. 卵巢变化　大体检查：双侧卵巢均匀性增大，为正常妇女的 2~5 倍，呈灰白色，包膜增厚、

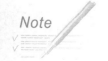
Note

坚韧。切面见卵巢白膜均匀性增厚,较正常厚 2~4 倍,白膜下可见大小不等、≥12 个囊性卵泡,直径在 2~9mm。镜下见白膜增厚、硬化,皮质表层纤维化,细胞少,血管显著存在。白膜下见多个不成熟阶段呈囊性扩张的卵泡及闭锁卵泡,无成熟卵泡生成及排卵迹象。

2. 子宫内膜变化　因无排卵,子宫内膜长期受雌激素刺激,呈现不同程度增殖性改变,如单纯型增生、复杂型增生,甚至呈不典型增生。长期持续无排卵增加子宫内膜癌的发生几率。

【临床表现】

PCOS 多起病于青春期,主要临床表现包括月经失调、雄激素过量和肥胖。

1. 月经失调　为最主要症状。多表现为月经稀发(周期 35 天 ~6 个月)或闭经,闭经前常有经量过少或月经稀发。也可表现为不规则子宫出血,月经周期或经期或经量无规律性。

2. 不孕　生育期妇女因排卵障碍导致不孕。

3. 多毛、痤疮　为高雄激素血症最常见表现。出现不同程度多毛,以性毛为主,阴毛浓密且呈男性型倾向,延及肛周、腹股沟或腹中线,也有上唇细须或乳晕周围有长毛出现等。油脂性皮肤及痤疮常见,与体内雄激素积聚刺激皮脂腺分泌旺盛有关。

4. 肥胖　50% 以上患者肥胖(身体质量指数≥25),且常呈腹部肥胖型(腰围 / 臀围≥0.80)。肥胖与胰岛素抵抗、雄激素过多、游离睾酮比例增加及瘦素抵抗有关。

5. 黑棘皮病　阴唇、颈背部、腋下、乳房下和腹股沟等处皮肤皱褶部位出现灰褐色色素沉着,呈对称性,皮肤增厚,质地柔软。

【辅助检查】

1. 基础体温测定　表现为单相型基础体温曲线。

2. B 型超声检查　见卵巢增大,包膜回声增强,轮廓较光滑,间质回声增强;一侧或两侧卵巢各有 12 个以上直径为 2~9mm 无回声区,围绕卵巢边缘,呈车轮状排列,称为"项链征"。连续监测未见优势卵泡发育及排卵迹象(图 23-12)。

3. 诊断性刮宫　应选在月经前数日或月经来潮 6 小时内进行,刮出的子宫内膜呈不同程度增殖改变,无分泌期变化。

4. 腹腔镜检查　见卵巢增大,包膜增厚,表面光滑,呈灰白色,有新生血管。包膜下显露多个卵泡,无排卵征象,无排卵孔、无血体、无黄体。镜下取卵巢活组织检查可确诊。

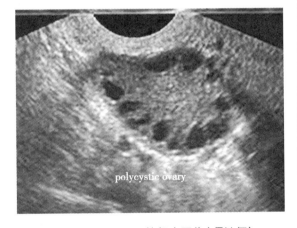

图 23-12　PCOS 的超声图像(项链征)

5. 内分泌测定

(1) 血清雄激素:睾酮水平通常不超过正常范围上限 2 倍,雄烯二酮常升高,脱氢表雄酮、硫酸脱氢表雄酮正常或轻度升高。

(2) 血清 FSH、LH:血清 FSH 正常或偏低,LH 升高,但无排卵前 LH 峰值出现。LH/FSH 比值≥2~3。LH/FSH 比值升高多出现于非肥胖型患者,肥胖患者因瘦素等因素对中枢 LH 的抑制作用,LH/FSH 比值也可在正常范围。

(3) 血清雌激素:雌酮(E_1)升高,雌二醇(E_2)正常或轻度升高,并恒定于早卵泡期水平,E_1/E_2>1,高于正常周期。

(4) 尿 17- 酮类固醇:正常或轻度升高。正常时提示雄激素来源于卵巢,升高时提示肾上腺功能亢进。

(5) 血清催乳激素(PRL):20%~35%PCOS 的患者可伴有血清 PRL 轻度增高。

(6) 其他:腹部肥胖型患者,应检测空腹血糖及口服葡萄糖耐量试验(OGTT),还应检测空腹

Note

胰岛素（正常 <20mU/L）及葡萄糖负荷后血清胰岛素（正常 <150mU/L）。肥胖型患者可有三酰甘油增高。

【诊断】

自 1935 年首次发现这一疾病以来，PCOS 的诊断一直存在较大争议。国际上先后出现了多个诊断共识，分别是美国国立卫生研究院（NIH）提出的 NIH 标准；欧洲生殖和胚胎医学会（ESHRE）与美国生殖医学会（ASRM）2003 年提出的鹿特丹（Rotterdam）标准以及美国雄激素学会（AES）提出的 AES 标准。2011 年，中国专家通过大样本资料的研究，完成了中国 PCOS 诊断标准的制定。目前，被广泛使用的是鹿特丹标准和中国诊断标准。这些标准符合各自制定的人群，但是在这些标准中都强调 PCOS 的诊断为排除性诊断。

1. 鹿特丹标准　①稀发排卵或无排卵；②高雄激素的临床表现和（或）高雄激素血症；③卵巢多囊改变：超声提示一侧或双侧卵巢直径 2~9mm 的卵泡≥12 个，和（或）卵巢体积≥10ml；④3 项中符合 2 项并排除其他高雄激素病因，如先天性肾上腺皮质增生、库欣综合征、分泌雄激素的肿瘤。

标准的判断：

（1）稀发排卵或无排卵：①判断标准：初潮 2~3 年不能建立规律月经；闭经（停经时间超过 3 个以往月经周期或≥6 个月）；月经稀发，即周期≥35 天及每年≥3 个月不排卵者（WHO Ⅱ类无排卵）。②月经规律并不能作为判断有排卵的证据。③基础体温（BBT）、B 超监测排卵、月经后半期孕酮测定等方法有助于判断是否有排卵。

（2）雄激素水平升高的临床表现：痤疮（复发性痤疮，常位于额、双颊、鼻及下颌等部位）、多毛（上唇、下颌、乳晕周围、下腹正中线等部位出现粗硬毛发）。

（3）雄激素水平升高的生化指标：总睾酮、游离睾酮指数或游离睾酮高于实验室参考正常值。

（4）多囊卵巢（polycystic ovary，PCO）诊断标准：一侧或双侧卵巢中直径 2~9mm 的卵泡≥12 个，和（或）卵巢体积≥10ml。

2. 中国标准　2011 年 12 月 1 日开始实施的中华人民共和国卫生行业标准—多囊卵巢综合征诊断（Ws330-2011）：①月经稀发或闭经或不规则子宫出血（必需条件）；②高雄激素的临床表现或高雄激素血症；③超声表现为 PCO 样。符合①+ ②/ ③仅为疑似 PCOS，确诊需排除其他可能引起高雄激素的疾病和引起排卵异常的疾病，如先天性肾上腺皮质增生、库欣综合征、分泌雄激素的肿瘤等。

【鉴别诊断】

1. 卵泡膜细胞增殖症　临床表现及内分泌检查与多囊卵巢综合征 PCOS 相仿但更严重，血睾酮高值，血硫酸脱氢表雄酮正常，LH/FSH 比值可正常。卵巢活组织检查，镜下见卵巢皮质黄素化的卵泡膜细胞群，皮质下无类似 PCOS 的多个小卵泡。

2. 肾上腺皮质增生或肿瘤　血清硫酸脱氢表雄酮值超过正常范围上限 2 倍时，应与肾上腺皮质增生或肿瘤相鉴别。肾上腺皮质增生患者的血 17α- 羟孕酮明显增高，ACTH 兴奋试验反应亢进，地塞米松抑制试验抑制率≤0.70。肾上腺皮质肿瘤患者对上述两项试验均无明显反应。

3. 分泌雄激素的卵巢肿瘤　卵巢睾丸母细胞瘤、卵巢门细胞瘤等均可产生大量雄激素。多为单侧、实性肿瘤。B 型超声、CT 或 MRI 可协助定位。

4. 其他　催乳激素水平升高明显，应排除垂体催乳激素腺瘤。

【治疗】

1. 调整生活方式　对肥胖型多囊卵巢综合征患者，应控制饮食和增加运动以降低体重和缩小腰围，可增加胰岛素敏感性，降低胰岛素、睾酮水平，从而恢复排卵及生育功能。

2. 药物治疗

（1）调节月经周期：定期合理应用药物，对抗雄激素作用并控制月经周期。

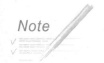

1）口服避孕药：为雌孕激素联合周期疗法，孕激素通过负反馈抑制垂体 LH 异常高分泌，减少卵巢产生雄激素，并可直接作用于子宫内膜，抑制子宫内膜过度增生和调节月经周期；雌激素可促进肝脏产生性激素结合球蛋白（SHBG），导致游离睾酮减少。常用口服短效避孕药，周期性服用，疗程一般为 3~6 个月，可重复使用。能有效抑制毛发生长和治疗痤疮。

2）孕激素后半周期疗法：可调节月经并保护子宫内膜。对 LH 过高分泌同样有抑制作用。亦可达到恢复排卵效果。

（2）降低血雄激素水平

1）糖皮质激素：适用于多囊卵巢综合征的雄激素过多为肾上腺来源或肾上腺和卵巢混合来源者。常用药物为地塞米松，每晚 0.25mg 口服，能有效抑制脱氢表雄酮硫酸盐浓度。剂量不宜超过每日 0.5mg，以免过度抑制垂体 - 肾上腺轴功能。

2）环丙孕酮（cyproterone）：为 17- 羟孕酮类衍生物，具有很强的抗雄激素作用，能抑制垂体促性腺激素的分泌，使体内睾酮水平降低。与炔雌醇组成口服避孕药，对降低高雄激素血症和治疗高雄激素体征有效。

3）螺内酯（spironolactone）：为醛固酮受体的竞争性抑制剂，抗雄激素机制是抑制卵巢和肾上腺合成雄激素，增强雄激素分解，并有在毛囊竞争雄激素受体作用。抗雄激素剂量为每日 40~200mg，治疗多毛需用药 6~9 个月。出现月经不规则，可与口服避孕药联合应用。

（3）改善胰岛素抵抗：对肥胖或有胰岛素抵抗患者常用胰岛素增敏药。二甲双胍（metformin）可抑制肝脏合成葡萄糖，增加外周组织对胰岛素的敏感性。通过降低血胰岛素水平达到纠正患者高雄激素状态，改善卵巢排卵功能，提高促排卵治疗的效果。常用剂量为每次口服 500mg，每日 2~3 次。

（4）诱发排卵：对有生育要求者在生活方式调整、抗雄激素和改善胰岛素抵抗等基础治疗后，进行促排卵治疗。氯米芬为一线促排卵药物，氯米芬抵抗患者可给予二线促排卵药物，如促性腺激素等。诱发排卵时易发生卵巢过度刺激综合征，需严密监测，加强预防措施。

3. 手术治疗

（1）腹腔镜下卵巢打孔术（laparoscopic ovarian drilling，LOD）：对 LH 和游离睾酮升高者效果较好。LOD 的促排卵机制为破坏产生雄激素的卵巢间质，间接调节垂体 - 卵巢轴，使血清 LH 及睾酮水平下降，增加妊娠机会，并可能降低流产的危险。在腹腔镜下对多囊卵巢应用电针或激光打孔，每侧卵巢打孔 4 个为宜，并且注意打孔深度和避开卵巢门。LOD 可能出现的问题有治疗无效、盆腔粘连及卵巢功能低下。

（2）卵巢楔形切除术：将双侧卵巢各楔形切除 1/3 可降低雄激素水平，减轻多毛症状，提高妊娠率。术后卵巢周围粘连发生率较高，临床已不常用。

案例

患者女，29 岁。因"月经稀发，结婚 3 年不孕，促排卵治疗 6 个月"于 2010 年 5 月 7 日来医院就诊。15 岁初潮，月经周期不规则，2~6 个月一次，曾经闭经 1 年，用黄体酮后才"来潮"。2009 年底，在当地医院口服氯米芬促排卵，共 6 个月，但一直未行超声监测，服药后有月经来潮，量少，未能妊娠。既往未患任何疾病，家族中无不孕病史。体检：身高 156cm，体重 65kg，呈腹部肥胖体征（腰围／臀围 >0.85），面部少量痤疮。右乳晕周围有两根长而黑的毛发，下腹正中、腋窝、四肢、外阴部毛发浓密。无黑棘皮病。妇科检查，子宫略小，余未见异常。辅助检查：阴道超声示双侧卵巢呈典型多囊卵巢样改变。性激素：FSH 5.23U/L，LH 11.12U/L，E$_2$ 132pmol/L，T 2.64nmol/L，PRL 26.0ng/ml，A$_2$ 3.8ng/ml（0.21~3.08ng/ml），SHBG 38nM，余正常。女方曾在当地行"子宫输卵管通液检查"提示通畅。男方精液检查正常。

病例特征

1. 月经稀发、闭经   月经周期 2~6 个月,闭经 1 年,使用黄体酮才能来月经。

2. 不孕 3 年。

3. 身体质量指数 26.7;有多毛、痤疮,超声提示多囊卵巢。

4. 激素指标   LH/FSH>2,A_2 轻度升高,T 在正常值上限,符合 PCOS 激素特征。OGTT 提示有胰岛素抵抗存在。

诊疗思路

1. 诊断   根据鹿特丹会议(2003)诊断标准和国内PCOS诊疗共识。该患者有如下特征:①稀发排卵和(或)无排卵;②有高雄激素血症和高雄激素临床表现;③多囊卵巢改变。本例三者均符合。PCOS 诊断成立。

2. 治疗

(1) 促排卵前准备:患者存在高雄激素血症和胰岛素抵抗以及轻度高脂血症,首先应该改变生活方式,减轻体重。可服用炔雌醇环丙孕酮和胰岛素增敏药 3 个月,改善胰岛素抵抗、高雄激素血症和代谢紊乱,降低黄体生成素水平。治疗后复查各项指标。

(2) 促排卵:可根据三线治疗法,首先仍使用氯米芬促排卵,超声和 LH 半定量/定量监测卵泡发育和排卵,指导性生活。如为氯米芬抵抗患者,可考虑来曲唑或小剂量 HMG 促排卵,注意预防卵巢过度刺激综合征(OHSS)发生。

【小结】

1. 本病起病多见于青春期,以雄激素过高的临床或生化表现、持续无排卵、卵巢多囊改变为特征。

2. 内分泌特征为血清 LH/FSH 升高,雄激素升高。

3. 治疗包括降低雄激素水平,调整月经周期,改善胰岛素抵抗,促排卵。

【思考题】

1. 多囊卵巢综合征患者性激素主要特点如何?

2. 多囊卵巢综合征诊断的鹿特丹标准(2003)是什么?

第十节   高催乳激素血症

各种原因导致血清催乳激素(PRL)>1.14nmol/L(25μg/L)的异常升高,称为高催乳激素血症(hyperprolactinemia)。在正常人群中发生率约为 0.4%。催乳素在妊娠期、哺乳期增高是生理现象,不在本节阐述范围内。

【病因和发病机制】

1. 下丘脑疾患   颅咽管瘤、炎症等病变影响催乳激素抑制因子(PIF)的分泌,导致催乳激素升高。

2. 垂体疾患   为引起高催乳激素血症最常见的原因,以垂体催乳激素瘤最常见。1/3 以上患者为垂体微腺瘤(直径 <1cm)。空蝶鞍综合征也可使血清催乳激素增高。

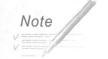
Note

3. 原发性甲状腺功能减退症　促甲状腺激素释放激素增多,刺激垂体催乳激素分泌。

4. 特发性高催乳素血症　血清催乳激素增高,多为 2.73~4.55nmol/L,但未发现垂体或中枢神经系统疾病。部分患者数年后发现垂体微腺瘤。

5. 药物性高催乳素血症　长期服抗精神病药、抗忧郁症药、抗癫痫药、抗高血压药、抗胃溃疡药和阿片类药物等均可引起血清催乳激素升高。这些药物多数是通过拮抗下丘脑催乳素释放抑制因子或兴奋催乳素释放因子引起催乳素升高。这种情况催乳素多轻度升高,一般 <4.55nmol/L。

6. 其他　多囊卵巢综合征、自身免疫性疾病、创伤(垂体柄断裂或外伤)等也可引起血清催乳素轻度或明显升高。

【临床表现】

1. 月经紊乱及不育　85% 以上患者有月经紊乱。生育年龄患者可不排卵或黄体期缩短,表现为月经少、稀发甚至闭经。青春期前或青春期早期妇女可出现原发性闭经,生育期后多为继发性闭经。无排卵可导致不育。

2. 溢乳　为本病的特征之一。闭经 - 溢乳综合征患者中约 2/3 存在高催乳激素血症,其中有 1/3 患垂体微腺瘤。溢乳通常表现为双乳流出或可挤出非血性乳白色或透明液体。

3. 头痛、眼花及视觉障碍　垂体腺瘤增大明显时,由于脑脊液回流障碍及周围脑组织和视神经受压,可出现头痛、眼花、呕吐、视野缺损及动眼神经麻痹等症状。

4. 性功能改变　由于垂体 LH 与 FSH 分泌受抑制,出现低雌激素状态,表现为阴道壁变薄或萎缩,分泌物减少,性欲减退。

【诊断】

1. 临床症状　对出现月经紊乱及不育、溢乳、闭经、多毛、青春期延迟者,应考虑本病。

2. 血液学检查　血清催乳激素 >1.14nmol/L(25μg/L)可诊断为高催乳激素血症。检测最好在上午 9~12 时。

3. 影像学检查　当血清催乳激素 >4.55nmol/L(100μg/L)时,应行垂体 MRI 检查,明确是否存在垂体微腺瘤或腺瘤。

4. 眼底检查　由于垂体腺瘤可侵犯和(或)压迫视交叉,引起视盘水肿;也可因肿瘤压迫视交叉致使视野缺损,因而眼底、视野检查有助于确定垂体腺瘤的大小及部位,尤其适用于孕妇。

案例

患者女,31 岁。以"结婚 4 年未孕,月经周期逐渐延长至闭经半年,轻度头晕、头疼 3 年"就诊。婚后 1 年不孕时曾在当地县医院诊治,给予"子宫输卵管通液"检查,提示通畅。3 年来常有轻度头晕、头疼。14 岁初潮,既往月经较规律,周期 32~35 天,经期 4~5 天。婚后月经周期渐延长,45~60 天,本次闭经 6 个月。体检:身高 158cm,体重 62kg,无多毛表现,无痤疮。双侧乳房可挤出白色乳汁。妇科检查未见异常。阴道超声:未探及异常。辅助检查:尿妊娠试验(-),血常规、肝肾功能及凝血功能均正常。性激素检查:FSH 7.5U/L,LH 11U/L,E$_2$ 122pmol/L,PRL 112ng/ml,T 1.85nmol/L。头颅蝶鞍 CT:垂体微腺瘤。男方精液检查正常。治疗经过:给予溴隐亭:每天 1 次,每次 1.25mg,逐渐增量,直至每日 3 次,每次 2.5mg,加用维生素 B$_6$ 口服。每月查 1 次 PRL,3 个月后完全正常,逐渐减量至维持量 1.25mg/d。口服溴隐亭后,乳汁分泌明显减少,2 个月后不能挤出,并有月经来潮。超声监测两个月经周期,无优势卵泡发育,第 3 个周期给予氯米芬 100mg 月经第 5 天口服,监测有排卵,指导性生活,成功妊娠,停服溴隐亭。足月分娩一女婴,健康。

【治疗】

确诊后应明确病因,及时治疗,治疗手段有药物治疗、手术治疗及放射治疗。

1. 药物治疗

(1) 甲磺酸溴隐亭(bromocryptine mesylate):系多肽类麦角生物碱,选择性激动多巴胺受体,能有效降低催乳激素。溴隐亭对功能性或肿瘤引起的催乳激素水平升高均能产生抑制作用。溴隐亭治疗后能缩小肿瘤体积,使闭经-溢乳妇女月经和生育能力得以恢复。在治疗垂体微腺瘤时,常用方法为:第 1 周 1.25mg,每晚 1 次;第 2 周 1.25mg,每日 2 次;第 3 周 1.25mg,每日晨服,2.5mg,每晚服;第 4 周及以后 2.5mg,每日 2 次,3 个月为一疗程。主要不良反应有恶心、头痛、眩晕、疲劳、嗜睡、便秘、直立性低血压等,用药数日后可自行消失。新型溴隐亭长效注射剂(parlodel)可克服口服造成的胃肠功能紊乱。用法为 50~100mg,每 28 日注射一次,起始剂量为 50mg。

(2) 喹高利特(quinagolide):为作用于多巴胺 D_2 受体的多巴胺激动药。多用于甲磺酸溴隐亭不良反应无法耐受时。每日 25μg,连服 3 日,随后每 3 日增加 25μg,直至获得最佳效果。

(3) 维生素 B_6:20~30mg,每日 3 次口服。和甲磺酸溴隐亭同时使用起协同作用。

2. 手术治疗　当垂体肿瘤产生明显压迫及神经系统症状或药物治疗无效时,应考虑手术切除肿瘤。手术前短期服用溴隐亭能使垂体肿瘤缩小,术中出血减少,有助于提高疗效。

3. 放射治疗　用于不能坚持或耐受药物治疗者;不愿手术者;不能耐受手术者。放射治疗显效慢,可能引起垂体功能低下、视神经损伤、诱发肿瘤等并发症,不主张单纯放疗。

【小结】

1. 高催乳素血症指各种原因导致血清催乳激素(PRL)异常升高。对出现月经紊乱及不育、溢乳、闭经、多毛、青春期延迟者,应考虑本病。溢乳是本病的特征之一。

2. 下丘脑疾患、垂体疾患以及甲状腺功能低下均可导致高催乳素血症。

3. 治疗前必须明确病因,做到对因治疗。如为垂体大腺瘤,则行手术治疗,并配合抑制泌乳的药物治疗。如为微腺瘤,可直接行抑制泌乳治疗。

【思考题】

垂体微腺瘤引起的高催乳素血症患者该如何治疗?

第十一节　绝经综合征

绝经综合征(menopause syndrome)指妇女绝经前后出现性激素波动或减少所致的一系列躯体及精神心理症状。绝经(menopause)分为自然绝经和人工绝经。自然绝经指卵巢内卵泡生理性耗竭所致的绝经;人工绝经指两侧卵巢经手术切除或放射线照射所致的绝经。人工绝经者更易发生绝经综合征。

【内分泌变化】

绝经前后最明显变化是卵巢功能衰退,随后表现为下丘脑-垂体功能退化,下丘脑、垂体、卵巢激素发生特征性变化(图 23-13)。

1. 雌激素　卵巢功能衰退的最早征象是卵泡对 FSH 敏感性降低,FSH 水平升高。绝经过渡早期雌激素水平波动很大,由于 FSH 升高对卵泡过度刺激引起雌二醇分泌过多,甚至可高于正常卵泡期水平,故整个绝经过渡期雌激素水平并非逐渐下降,只是在卵泡完全停止生长发育后,雌激素水平才迅速下降。绝经后卵巢极少分泌雌激素,但妇女循环中仍有低水平雌激素,主

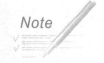
Note

要来自肾上腺皮质和来自卵巢的雄烯二酮经周围组织中芳香化酶转化的雌酮。绝经后妇女循环中雌酮（E_1）高于雌二醇（E_2）。

2. 孕酮 绝经过渡期卵巢尚有排卵功能，仍有孕酮分泌。但因卵泡期延长，黄体功能不良，导致孕酮分泌减少。绝经后无孕酮分泌。

3. 雄激素 绝经后雄激素来源于卵巢间质细胞及肾上腺，总体雄激素水平下降。其中雄烯二酮主要来源于肾上腺，量约为绝经前的一半。卵巢主要产生睾酮，由于升高的 LH 对卵巢间质细胞的刺激增加，使睾酮水平较绝经前增高。

4. 促性腺激素 绝经过渡期 FSH 水平升高，呈波动型，LH仍在正常范围，FSH/LH 仍 <1。绝经后雌激素水平降低，诱导下丘脑释放促性腺激素释放激素增加，刺激垂体释放 FSH 和 LH 增加，其中 FSH 升高较 LH 更显著，FSH/LH>1。卵泡闭锁导致雌激素和抑制素水平降低以及 FSH 水平升高，是绝经的主要信号。

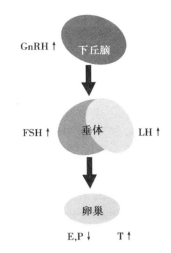

图 23-13 绝经后下丘脑 - 垂体 - 卵巢轴激素变化示意图

5. 促性腺激素释放激素 绝经后 GnRH 分泌增加，并与 LH 相平衡。

6. 抑制素 绝经后妇女血抑制素水平下降，较雌二醇下降早且明显，可能成为反映卵巢功能衰退更敏感的指标。

【临床表现】

1. 近期症状

（1）月经紊乱：为绝经过渡期的常见症状，由于稀发排卵或无排卵，表现为月经周期不规则、经期持续时间长及经量增多或减少。此期症状的出现取决于卵巢功能状态的波动性变化。

（2）血管舒缩症状：主要表现为潮热，为血管舒缩功能不稳定所致，是雌激素降低的特征性症状。其特点是反复出现短暂的面部、颈部及胸部皮肤阵阵发红，伴有轰热，继之出汗。一般持续 1~3 分钟。症状轻者每日发作数次，严重者十余次或更多，夜间或应激状态易促发。该症状可持续 1~2 年，有时长达 5 年或更长。潮热严重时可影响妇女的工作、生活和睡眠，是绝经后期妇女需要性激素治疗的主要原因。

（3）自主神经失调症状：常出现如心悸、眩晕、头痛、失眠、耳鸣等自主神经失调症状。

（4）精神神经症状：围绝经期（perimenopausal period）妇女常表现为注意力不易集中，并且情绪波动大，如激动易怒、焦虑不安或情绪低落、抑郁、不能自我控制等情绪症状。记忆力减退也较常见。

2. 远期症状

（1）泌尿生殖道症状：主要表现为泌尿生殖道萎缩症状，出现阴道干燥、性交困难及反复阴道感染，排尿困难、尿痛、尿急等反复发生的尿路感染。

（2）骨质疏松：绝经后妇女雌激素缺乏使骨质吸收增加，导致骨量快速丢失而出现骨质疏松。50 岁以上妇女半数以上会发生绝经后骨质疏松（postmenopausal osteoporosis），一般发生在绝经后 5~10 年内，最常发生在椎体。

（3）阿尔茨海默病（Alzheimer's disease）：绝经后期妇女比老年男性患病风险高，可能与绝经后内源性雌激素水平降低有关。

（4）心血管病变：绝经后妇女糖脂代谢异常增加，动脉硬化、冠心病的发病风险较绝经前明显增加，可能与雌激素低下有关。

【诊断】

根据病史及临床表现不难诊断。但需注意除外相关症状的器质性病变及精神疾病，卵巢功能评价等实验室检查有助于诊断。

1. **血清 FSH 值及 E₂ 值测定**　检查血清 FSH 值及 E_2 值了解卵巢功能。绝经过渡期血清 FSH>10U/L,提示卵巢储备功能下降。闭经、FSH>40U/L 且 E_2<10~20pg/ml,提示卵巢功能衰竭。

2. **氯米芬兴奋试验**　月经第 5 日起口服氯米芬,每日 50mg,共 5 日,停药第 1 日测血清 FSH>12U/L,提示卵巢储备功能降低。

案例

　　患者女,49 岁。因"月经不规律 8 个月,伴烦躁、头颈轰热感、多汗 1 年,停经 3 个月"就诊。平素月经正常,近 8 个月,周期 20~60 天,现停经 3 个月。近 1 年常有头颈部轰热感,伴出汗,常一天数次发作。情绪不稳定,易激动,焦虑不安,有时情绪低落、流泪、性欲低下。近半年睡眠质量差,早醒,疲倦感。曾就诊于神经内科,予镇静安眠药物,病情有好转,但仍常发作。体检未见明显异常。性激素:FSH 30.5U/L,LH 15.2U/L,E_2 120pmol/L。治疗经过:给予地屈孕酮每日两次,每次 10mg,共一周,撤退出血后,予克龄蒙周期性治疗,治疗后症状明显改善,未再出现轰热感和出汗,情绪也明显稳定,睡眠也有了一定的改善。嘱定期检查和治疗。

【治疗】

治疗目标:应能缓解近期症状,并能早期发现、有效预防骨质疏松症、动脉硬化等老年性疾病。

1. **一般治疗**　通过心理疏导,使绝经过渡期妇女了解绝经过渡期的生理过程,并以乐观的心态相适应。必要时选用适量镇静药以助睡眠,如睡前服用艾司唑仑 2.5mg。谷维素有助于调节自主神经功能,口服 20mg,每日 3 次。鼓励建立健康生活方式,包括坚持身体锻炼,健康饮食,增加日晒时间,摄入足量蛋白质及含钙丰富食物,预防骨质疏松。

2. **绝经激素治疗(menopausal hormone therapy,MHT)**　有适应证且无禁忌证时选用。激素替代疗法(hormonereplacementtherapy,HRT)是针对绝经相关健康问题而采取的一种医疗措施,可有效缓解绝经相关症状,从而改善生活质量。

(1)适应证

1)绝经相关症状:潮热、盗汗、睡眠障碍、疲倦、情绪障碍如易激动、烦躁、焦虑、紧张或情绪低落等。

2)泌尿生殖道萎缩相关的问题:阴道干涩、疼痛、排尿困难、性交痛、反复发作的阴道炎、反复泌尿系统感染、夜尿多、尿频和尿急。

3)低骨量及骨质疏松症:有骨质疏松症的危险因素(如低骨量)及绝经后期骨质疏松症。

(2)禁忌证:已知或可疑妊娠、原因不明的阴道流血、已知或可疑患有乳腺癌、已知或可疑患有性激素依赖性恶性肿瘤、最近 6 个月内患有活动性静脉或动脉血栓栓塞性疾病、严重肝及肾功能障碍、血卟啉症、耳硬化症、脑膜瘤(禁用孕激素)等。

(3)慎用情况:慎用情况并非禁忌证,但在 HRT 应用前和应用过程中,应该咨询相关专业的医师,共同确定应用 HRT 的时机和方式,并采取比常规随诊更为严密的措施,监测病情的进展。慎用情况包括:子宫肌瘤、子宫内膜异位症、子宫内膜增生史、尚未控制的糖尿病及严重高血压、有血栓形成倾向、胆囊疾病、癫痫、偏头痛、哮喘、高催乳素血症、系统性红斑狼疮、乳腺良性疾病、乳腺癌家族史,以及已完全缓解的部分妇科恶性肿瘤,如宫颈鳞癌、子宫内膜癌、卵巢上皮性癌等。

(4)制剂及剂量选择:主要药物为雌激素,可辅以孕激素。单用雌激素治疗仅适用于子宫已切除者,单用孕激素适用于绝经过渡期功能失调性子宫出血。剂量和用药方案应个体化,以最小剂量且有效为佳。

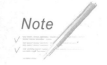

1）雌激素制剂：应用雌激素原则上应选择天然制剂。常用雌激素有：①戊酸雌二醇（estradiol valerate）：每日口服 0.5~2mg；②结合雌激素（conjugated estrogen）：每日口服 0.3~0.625mg；③17β-雌二醇经皮贴膜：有每周更换两次和每周更换一次剂型；④尼尔雌醇（nylestriol）：为合成长效雌三醇衍生物。每 2 周服 1~2mg。

2）组织选择性雌激素活性调节剂：替勃龙（tibolone），根据靶组织不同，其在体内的 3 种代谢物分别表现出雌激素、孕激素及弱雄激素活性。每日口服 1.25~2.5mg。

3）孕激素制剂：常用醋酸甲羟孕酮（medroxyprogesterone acetate，MPA），每日口服 2~6mg。近年来倾向于选用天然孕激素制剂，如微粒化孕酮（micronized progesterone），每日口服 100~300mg。

（5）用药途径及方案

1）口服：主要优点是血药浓度稳定，但对肝脏有一定损害，还可刺激产生肾素底物及凝血因子。用药方案：①单用雌激素：适用于已切除子宫的妇女；②雌、孕激素联合：适用于有完整子宫的妇女，包括序贯用药和联合用药。前者模拟生理周期，在用雌激素的基础上，每后半月加用孕激素 10~14 日。两种用药又分周期性和连续性，前者每周期停用激素 5~7 日，有周期性出血，也称为预期计划性出血，适用于年龄较轻、绝经早期或愿意有月经样定期出血的妇女；后者连续性用药，避免周期性出血，适用于年龄较长或不愿意有月经样出血的绝经后期妇女。

2）胃肠道外途径：能缓解潮热，防止骨质疏松，能避免肝脏首过效应，对血脂影响较小。①经阴道给药：常用药物有 E_3 栓和 E_2 阴道环（estring）及结合雌激素霜。主要用于治疗下泌尿生殖道局部低雌激素症状。②经皮肤给药：包括皮肤贴膜及涂胶，主要药物为 17β- 雌二醇，每周使用 1~2 次。可使雌激素水平恒定，方法简便。

（6）用药剂量与时间：选择最小剂量和与治疗目的相一致的最短时期，在卵巢功能开始衰退并出现相关症状时即可开始应用。需定期评估，明确受益大于风险方可继续应用。停止雌激素治疗时，一般主张应缓慢减量或间歇用药，逐步停药，防止症状复发。

（7）副作用及危险性

1）子宫出血：性激素补充治疗时的子宫异常出血，多为突破性出血，必须高度重视，查明原因，必要时行诊断性刮宫，排除子宫内膜病变。

2）性激素副作用：①雌激素：剂量过大可引起乳房胀、白带多、头痛、水肿、色素沉着等，应酌情减量，或改用雌三醇；②孕激素：副作用包括抑郁、易怒、乳房痛和浮肿，患者常不易耐受；③雄激素：有发生高血脂、动脉粥样硬化、血栓栓塞性疾病危险，大量应用出现体重增加、多毛及痤疮，口服时影响肝功能。

3）子宫内膜癌：长期单用雌激素，可使子宫内膜异常增殖和子宫内膜癌危险性增加，此种危险性依赖于用药持续时间长短及用药剂量大小。而联合应用雌孕激素，不增加子宫内膜癌发病风险。

4）卵巢癌：长期应用 HRT，卵巢癌的发病风险可能增加。

5）乳腺癌：应用天然或接近天然的雌孕激素可使增加乳腺癌的发病风险减小，但乳腺癌患者仍是 HRT 的禁忌证。

6）心血管疾病及血栓性疾病：绝经对心血管疾病的发生有负面影响，HRT 对降低心血管疾病发生有益，但一般不主张 HRT 作为心血管疾病的二级预防。没有证据证明天然雌孕激素会增加血栓风险，但对于有血栓疾病者尽量选择经皮给药。

7）糖尿病：HRT 能通过改善胰岛素抵抗而明显降低糖尿病风险。

3. 非激素类药物

（1）选择性 5- 羟色胺再摄取抑制药：盐酸帕罗西汀 20mg，每日 1 次早晨口服，可有效改善血管舒缩症状及精神神经症状。

（2）钙剂：氨基酸螯合钙胶囊每日口服 1 粒（含 1g），可减缓骨质丢失。

（3）维生素 D：适用于围绝经期妇女缺少户外活动者，每日口服 400~500U，与钙剂合用有利于钙的充分吸收。

【小结】

　　1. 绝经综合征指妇女绝经前后出现性激素波动或减少所致的一系列躯体及精神心理症状。

　　2. 近期表现主要为月经紊乱、血管舒缩功能不稳定、自主神经功能失调以及精神症状。远期可表现为泌尿生殖功能异常、骨质疏松及心血管系统疾病等。

　　3. 主要是采用激素补充治疗，并鼓励锻炼身体和健康饮食，建立健康生活方式。

【思考题】

绝经综合征者性激素的主要变化特征是什么？

（曹云霞）

参考文献

1. 谢幸，苟文丽. 妇产科学. 第 8 版. 北京：人民卫生出版社，2013.

2. 曹泽毅. 中华妇产科学. 第 3 版. 北京：人民卫生出版社，2014.

3. 张丽珠. 临床生殖内分泌与避孕症. 北京：科学出版社，2006.

4. 李蓉，乔杰. 生殖内分泌疾病诊断与治疗. 北京：北京大学医学出版社，2012.

5. 中华医学会妇产科学分会内分泌学组. 闭经诊断与治疗指南（试行）. 中华妇产科杂志，2011，46（9）：712-716.

6. 张以文，田秦杰，陈子江，等. 异常子宫出血诊断与治疗指南. 中华妇产科杂志. 2014.49（11）：801-806.

7. Carel JC，Leger J.Clinical practice.Precocious puberty.N Engl J Med，2008，358（22）：2366-2377.

8. Khurana S，Ranmal S，Ben-Jonathan N.Exposure of newborn male and female rats to environmental estrogens：Delayed and sustained hyperprolactinemiand alteration in estrogen receptor expression. Endocrinology，2005，141（10）：4512-4517.

9. Klenov VE，Jungheim ES. Obesity and reproductive function：a review of the evidence. Curr Opin Obstet Gynecol. 2014 ，26（6）：455-460.

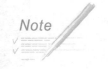
Note

第二十四章　不孕与计划生育

第一节　不　孕　症

不孕症（infertility）指育龄夫妇有正常性生活，未避孕1年未孕。对年龄大于35岁的女性，如果试孕6个月未孕就应开始诊疗。从未妊娠者称为原发性不孕；有过妊娠而后未避孕1年未孕者称为继发性不孕；由于男方因素造成的不孕称为不育；反复流产和异位妊娠而未能获得活婴属于不育范畴。不孕夫妇的受孕能力低于正常人群，对于大多不孕夫妇定义为生殖力降低（subfertility）更为准确。

不孕症发病率因国家、民族和地区不同存在差别，我国不孕症发病率为7%~10%。世界卫生组织已将不孕症归为疾病，不孕症患者夫妇承受着来自心理、生理、家庭和社会的压力，需要积极处理。

【正常妊娠的条件】

1．女性受孕必须具备的条件

（1）下丘脑-垂体-卵巢轴功能正常，卵子能正常发育成熟、排卵以及黄体功能健全。

（2）生殖系统发育正常、通畅，性生活正常，输卵管功能良好，可拾捡卵子，使之进入输卵管，并在壶腹部与精子相遇、受精，受精卵能移行至子宫腔。

（3）子宫内膜有与内分泌同步、协调的周期性改变，适合于胚胎着床、发育。

2．男性生育必须具备的条件

（1）下丘脑-垂体-睾丸轴功能正常，精子能正常发育成熟。

（2）生殖系统发育及功能正常，性交功能正常，能正常射精，精子能正常到达阴道，穿过宫颈管，到达输卵管与卵子受精。

【原因】

不孕的原因复杂，夫妇任何一方或双方异常都可导致不孕，另有部分夫妇以目前的诊断技术不能发现异常而归为不明原因不孕。不孕原因中女方因素占40%~50%，男方因素占25%~40%，不明原因占10%~20%。

1．女方因素　以排卵障碍和输卵管因素为主。

（1）排卵障碍：约占女方因素40%，导致排卵障碍的主要原因：①下丘脑-垂体-卵巢轴功能低下，表现为内源性雌激素低落，垂体促性腺激素FSH、LH水平低下，病变在下丘脑或垂体，可能原因有精神应激、环境改变、过度运动、神经性厌食、下丘脑及垂体肿瘤等功能障碍或器质性病变。②卵巢病变，垂体功能正常或亢进，病变在卵巢如先天性卵巢发育不良、多囊卵巢综合征、卵巢早衰、卵巢不敏感综合征等。③其他内分泌腺功能异常也能影响卵巢功能，如高催乳素血症、甲状腺功能异常，导致垂体促性腺激素分泌异常，抑制排卵。

（2）输卵管因素：约占女方因素40%，慢性输卵管炎（淋病奈瑟菌、结核分枝杆菌、沙眼衣原体）、子宫内膜异位症是引起输卵管伞端闭锁、积水或输卵管黏膜破坏的主要原因。

（3）子宫内膜异位症占10%。典型的症状为痛经和不孕，引起不孕的机制不完全清楚，可能与免疫机制紊乱引起的排卵障碍、输卵管功能异常以及子宫内膜容受性改变等多个环节有关。

Note

（4）子宫因素、子宫颈黏液分泌异常、宫颈炎症及宫颈解剖结构异常，影响精子上游；子宫内膜病变如子宫内膜炎、内膜息肉、结核、粘连，导致受精卵植入障碍；子宫黏膜下肌瘤和体积较大的肌壁间肌瘤等可导致不孕。

（5）生殖道发育畸形：主要有纵隔子宫、鞍状子宫、单角子宫和双子宫；先天性输卵管发育异常等，均可引起不孕和流产。

2. 男方因素　主要是生精异常和输精障碍。

（1）精子发生和成熟障碍：男性不育最常见的原因，表现为精子形态异常（畸精）、运动异常（弱精）或数量降低（少精）甚至无精。可能的原因有睾丸肿瘤、炎症，内分泌异常，染色体异常以及精索静脉曲张等。

（2）输精障碍：输精管堵塞，可以是先天性的或遗传缺陷，也可以因泌尿生殖道、生殖道手术瘢痕引起等。

（3）性功能异常：外生殖器发育不良或勃起障碍、早泄、不射精、逆行射精等使精子不能正常射入阴道内，可造成男性不育。

（4）免疫因素：在男性生殖道免疫屏障被破坏的条件下，精子、精浆在体内产生抗精子抗体（antisperm antibody，AsAb），使射出的精子产生凝集而不能穿过宫颈黏液。

3. 不明原因不孕（unexplained infertility，UI）　属于男女双方均可能存在不孕因素，占不孕病因的 10%~20%。患者夫妇有正常排卵，HSG 显示子宫输卵管形态正常，精液分析亦在正常范围。不明原因不孕夫妇可能有异常情况存在如卵子质量、输卵管功能或精子功能异常，目前的临床检查方法尚不能发现不孕的原因。

【检查步骤与诊断】

通过男女双方全面检查找出不孕原因是诊断不孕症的关键。

1. 男方检查

（1）询问病史：包括不育时间，了解性生活情况，性交频率，有无勃起和（或）射精困难。既往有无慢性疾病，如结核、腮腺炎等；个人职业和环境暴露史，吸烟、酗酒和吸毒史，药物使用及家族史等。

（2）体格检查：检查外生殖器有无畸形、感染和病变。

（3）精液分析：是评估男性生殖力的核心指标，为不孕夫妇初诊的第一步检查。男方一般需在检查前禁欲 2~7 天。为获得理想的结果最好重复一次精液分析，2 次检查间隔至少 1 个月。精液分析正常值（WHO 2010 第 5 版）：精液体积≥1.5ml，pH≥7.2，精子浓度≥15×10^6/ml，精子总数（每次射精）≥39×10^6，前向运动精子率（PR%）≥32%，精子总活力（PR+NP%）≥40%，正常形态精子率≥4%。

2. 女方检查

（1）病史：应仔细询问与不孕有关的病史，许多患者因不孕时间长，有复杂的就诊治疗史，应详细了解。现病史包括不孕年限，性生活情况，盆腔炎、盆腔手术史，不孕诊疗经过及近期辅助检查结果等；月经史包括初潮年龄、月经周期、经量及伴随症状；婚姻状况，孕产史及其并发症；有无结核病史，家族中有无遗传性疾病、出生缺陷史等。

（2）体格检查：注意全身发育及营养状况，第二性征发育，毛发分布、乳房泌乳及甲状腺情况，有无雄激素增高体征（多毛、痤疮、黑棘皮征）等；妇科检查：注意外阴发育、阴毛分布；子宫大小、形态和活动度，附件有无包块、压痛；子宫直肠窝触痛结节等。

（3）女性不孕特殊检查

1）基础体温测定：基础体温是测量机体静息状态下的体温，正常女性基础体温在排卵后较排卵前上升 0.3~0.5℃，形成双相体温，高温相持续 11~14 天，双相体温提示该周期排卵可能。

2）激素测定：月经周期第 2~3 日测定促卵泡激素（FSH）、黄体生成激素（LH）和雌二醇（E_2）

 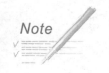

反映卵巢基础状态,黄体中期检测定孕酮(P),可了解是否排卵和黄体功能;促甲状腺激素(TSH)测定反映甲状腺功能,催乳激素(PRL)、睾酮(T)测定了解有无高催乳激素及高雄激素引起的内分泌紊乱。

3)B 型超声监测卵泡发育及排卵:推荐使用阴道超声,检测内容包括:子宫大小、肌层回声、内膜厚度回声和分型;卵巢体积、双卵巢内窦卵泡数、异常回声、优势卵泡监测;有无输卵管积水及盆腔包块等。三维超声对女性生殖道形态和畸形有较好的诊断价值。

4)输卵管通畅性检查:通常在男方精液检查和女方排卵功能评估后进行。①子宫输卵管造影(hysterosalpingography,HSG),能明确输卵管异常部位,并有一定治疗作用,是目前广泛应用的诊断价值较高的检查方法。HSG 可了解宫腔形态,输卵管走行、形态和位置以及盆腔造影弥散情况。②子宫输卵管超声造影,可在超声下观察子宫腔形态和占位,同时观察输卵管的通畅情况。③腹腔镜下通液,是判断输卵管通畅性的金标准。

5)宫腔镜检查:观察宫腔形态、内膜色泽和厚度,双侧输卵管开口,能发现宫腔粘连、黏膜下肌瘤、内膜息肉、子宫畸形等与不孕有关的病理情况并进行相应处理。

6)腹腔镜检查:直视下检查盆腔情况,观察子宫、输卵管、卵巢有无病变或粘连,发现子宫内膜异位症病灶,同时分离粘连和异位病灶电灼;进行输卵管通液试验,直接观察输卵管形态、通畅度及周围情况。女性不孕诊疗流程见图 24-1。

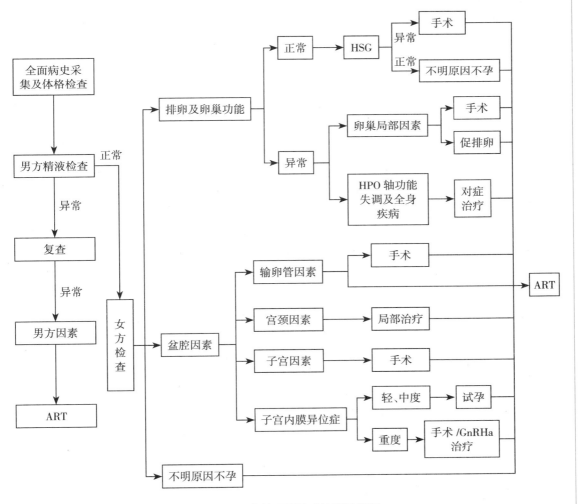

图 24-1　女性不孕诊疗流程示意图

【女性不孕的治疗】

年龄是不孕最重要的因素之一,选择恰当治疗方案应充分估计到女性卵巢的生理年龄、治疗方案合理性和有效性。尽量采取自然、安全、合理有效的治疗方案。首先应改善生活方式,增强体质,对超重者应控制体重,对瘦弱者应纠正营养不良和贫血;摒弃不良生活习惯,戒烟、戒毒、不酗酒;掌握性知识,了解排卵规律,适时性交,以增加受孕机会。对各种原因引起的不孕治疗根据诊断的顺序进行介绍。

1. 排卵障碍 药物治疗:常用的诱发排卵药物有氯米芬(clomiphene citrate,CC),尿促性素(urinary gonadotropins,HMG),重组 FSH(recombinant FSH,rFSH)和用于激发排卵的绒促性素(human chorionic gonadotropin,hCG)。此外,来曲唑(letrozole,LE)的促排卵作用已积累了相当的经验。

(1) 氯米芬:利用其与垂体雌激素受体结合产生低雌激素效应,反馈性诱导内源性促性腺激素分泌,促使卵泡生长。为诱发排卵的首选药物。适用于体内有一定雌激素水平者和下丘脑 - 垂体轴反馈机制健全的患者。使用方法为正常月经或药物撤退性出血的第 3~5 日起,每日口服 50mg(如每日 50mg 剂量无优势卵泡发育,下个周期可增加到每日 100mg,一般最大剂量不超过 150mg/d),连用 5 日,3 个周期为一疗程,排卵率达 70%~80%,周期妊娠率为 20%~30%。用药周期应行阴道超声监测卵泡生长,卵泡成熟后用 hCG 5000U 肌内注射,36~40 小时后可发生排卵。排卵后加用黄体酮 20~40mg/d 肌内注射或地屈孕酮片 20mg/d 口服或 hCG 2000U,隔 3 日肌内注射一次,进行黄体功能支持(图 24-2)。

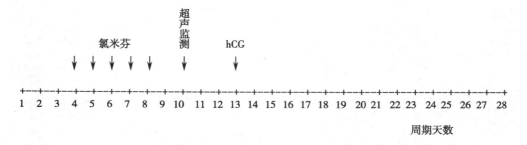

图 24-2 氯米芬促排卵周期治疗示意图

(2) 绒促性素:结构与 LH 极相似,常在促排卵周期卵泡成熟后一次性肌内注射 5000U,模拟内源性 LH 峰值作用,诱导卵母细胞成熟和排卵发生。

(3) 尿促性素:系从绝经后妇女尿中提取,75U 制剂中含 FSH 和 LH 各 75U,促使卵泡生长发育。于周期第 2~3 日起,每日或隔日肌注 HMG 75~150U,直至卵泡成熟。用药期间需阴道超声和(或)血雌激素水平监测卵泡发育情况,卵泡发育成熟后 hCG 5000U 肌内注射,促进排卵,排卵后的黄体支持与 CC 周期相同。

(4) 来曲唑:为第三代芳香化酶抑制药,用于不孕促排卵取得了很好的效果。作用机制与 CC 类似,用药期间抑制雌激素产生,反馈性诱导内源性 FSH 分泌,促使卵泡生长。同时 LE 使卵巢内雄激素水平升高,增加对 FSH 的敏感性。使用方法为月经周期的第 3~5 日起,每日口服 2.5~5.0mg,连用 5 日。由于 LE 的作用时间短,不出现由 CC 引起的宫颈黏液稠厚和子宫内膜薄等副作用,可用于 CC 抵抗或副作用大的情况下,临床妊娠率与 CC 相当且多胎妊娠率低。但目前 LE 用于促排卵尚未得到美国 FDA 批准,应谨慎使用并取得患者的知情同意。

2. 生殖道器质性病变

(1) 输卵管慢性炎症及阻塞的治疗

1) 一般疗法:对男方精液指标正常,女方卵巢功能良好、不孕年限 <3 年、生育要求不迫切的年轻患者先试行保守治疗,抗炎配合超短波、离子透入等促进局部血液循环,有利于炎症消除,

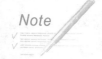

也可中药灌肠。

2) 输卵管成形术:对输卵管不同部位阻塞或粘连可行造口术、整形术、吻合术以及输卵管子宫移植术等,以达到输卵管再通目的。手术效果取决于伞端组织保留和完整程度。对中度以上的输卵管积水,主张行输卵管造口加近端结扎,阻断积水对子宫内膜环境造成的干扰,尽可能保留卵巢血供,为辅助生殖技术创造条件。

(2) 卵巢肿瘤:有内分泌功能的卵巢肿瘤可影响卵巢排卵;较大卵巢肿瘤可造成输卵管扭曲,导致不孕。对性质不明的卵巢肿瘤倾向于手术探查,根据术中病理诊断决定手术方式,考虑保留患者生育能力。

(3) 子宫病变:子宫黏膜下肌瘤、内膜息肉、子宫纵隔、宫腔粘连等影响宫腔环境,干扰受精卵着床和胚胎发育,可行宫腔镜下切除、粘连分离或矫形手术。

(4) 子宫内膜异位症:常致盆腔粘连、输卵管不通畅、子宫内膜对胚胎容受性下降及明显免疫性反应,影响妊娠各环节。首诊应进行腹腔镜诊断和治疗,对中重度病例术后辅以 GnRH-a 治疗 3~6 个周期;对复发性子宫内膜异位症和卵巢功能减退者,慎重手术;重症和复发者应考虑辅助生殖技术治疗。

(5) 生殖系统结核:活动期应行抗结核治疗,用药期间应严格避孕。因盆腔结核多累及输卵管和子宫内膜,多数患者需借助辅助生殖技术妊娠。

3. 不明原因不孕 对卵巢功能良好的年轻夫妇可先期待治疗至少 3 个周期,如未孕可促排卵加人工授精,部分可以获得妊娠。如经 3 次以上人工授精仍未妊娠可体外受精-胚胎移植治疗。

4. 辅助生殖技术 包括人工授精、体外受精-胚胎移植及其衍生技术等(详见下节)。

案例

某妇,28 岁,结婚 2 年未避孕未孕,夫妇同居,性生活正常。近 5 年月经一直不规则,周期 40 天到 3 个月不等,男方精液检查正常,女方 B 型超声发现双卵巢呈多囊样改变,月经第 3 天性激素检查睾酮增高,经调整月经周期降雄治疗 3 个月,睾酮降至正常后氯米芬促排卵治疗,于第 2 个治疗周期怀孕。

【小结】

1. 不孕诊断应从男女双方查找病因,女性不孕的主要原因有排卵异常和输卵管因素。
2. 在所有不孕病因中,促排卵治疗排卵障碍导致的不孕效果最好。
3. 输卵管堵塞导致的不孕,体外受精-胚胎移植是最佳治疗。

【思考题】

1. 试述女性不孕的检查项目和正确的检查步骤。
2. 无排卵性不孕促排卵治疗常用药物有哪几种?使用时应注意什么?

第二节　辅助生殖技术

辅助生殖技术(assisted reproductive techniques,ART)指通过医学辅助手段使不孕不育夫妇妊娠的技术,包括人工授精、体外受精-胚胎移植及一系列衍生技术。英国科学家罗伯特·爱德华兹因在体外受精技术领域的开创性贡献获得了 2010 年诺贝尔生理学和医学奖。

一、人工授精

人工授精（artificial insemination，AI）是将精子通过非性交方式注入女性生殖道内使其受孕的一种技术。按照精子来源可分为：使用丈夫精液人工授精（artificial insemination by husband，AIH）和使用供者精液人工授精（artificial insemination by donor，AID）。按国家法规，目前 AID 精子来源一律由卫生部认定的人类精子库提供。

夫精人工授精主要适用于宫颈因素，男方轻度少弱精和性功能障碍以及不明原因不孕。不可逆的无精症夫妇可选择供精人工授精。

目前临床上较常用的人工授精方法是宫腔内人工授精（intrauterine insemination，IUI）：将精液洗涤处理后去除死精子、白细胞和精浆，形态正常活力好的精子悬浮于 0.3~0.5ml 液体中，在女方排卵期间通过导管经宫颈管注入子宫腔内授精。

人工授精可在自然周期或促排卵周期进行，在促排卵周期中应控制卵泡数，在有 3 个以上优势卵泡发育周期，发生多胎妊娠的风险增加，应取消周期。

二、体外受精 - 胚胎移植

体外受精 - 胚胎移植（in vitro fertilization and embryo transfer，IVF-ET）技术是将卵子从女方卵巢取出，在体外与精子结合，受精后继续培养 3~5 日，再将发育到卵裂期或囊胚期的胚胎移植到子宫腔内，着床发育成胎儿的全过程，俗称"试管婴儿"。1978 年 7 月 25 日英国学者 Steptoe 和 Edwards 采用该技术诞生了世界第一例"试管婴儿"。我国大陆第一例"试管婴儿"于 1988 年在北京诞生。

IVF-ET 技术对大多数不孕夫妇来说是在其他治疗无效的情况下采取的治疗手段，但对双侧输卵管堵塞和严重的男方因素的不孕患者 IVF 是首选的治疗方法。

【IVF-ET 主要步骤】

1. 促排卵 药物促使多卵泡发育；通过阴道超声和血清激素测定监测卵泡发育及调整促排卵药物剂量；当卵泡接近成熟时肌内注射 hCG，促进卵子的最后成熟。一般在注射 hCG 后 34~36 小时取卵。

2. 取卵 在 B 超引导下进行，使用特殊的取卵针经阴道穿刺卵泡，吸出卵子。术前可使用少量镇静剂，一般不需要麻醉。

3. 体外受精和胚胎培养 取出的卵子在胚胎实验室与处理后的精子结合受精，行胚胎培养，正常发育胚胎在培养的第 3 日通常有 6~10 个细胞，继续培养到第 5 日会形成囊胚（图 24-3），实验室培养出优质胚胎是 IVF 成功的关键。

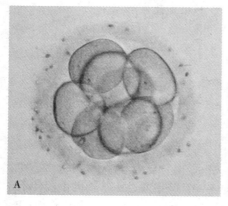
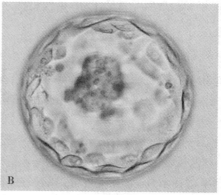

图 24-3 优质胚胎
A. 培养第 3 日 8 细胞胚胎；B. 培养到第 5 日扩张的囊胚

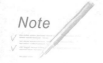
Note

4. 胚胎移植　一般选择在取卵后的第 3~5 天进行,使用特殊的移植管在 B 超引导下将胚胎移入母体子宫腔。为了降低多胎妊娠,一般 35 岁以下的女性第一次 IVF 移植胚胎不超过 2 枚。

5. 黄体支持　取卵后由于颗粒细胞丢失,需应用黄体酮进行黄体支持。移植后 10~14 天检测是否妊娠,如妊娠需继续使用黄体酮。

6. 胚胎冷冻　移植后多余的胚胎可冷冻保存。

【常见并发症】

1. 卵巢过度刺激综合征　在接受促排卵药物的患者中,约 20% 发生不同程度卵巢过度刺激综合征,重症者 1%~4%。其原因与促排卵药物使多个卵泡发育、血清雌二醇过高有关,hCG 可能会加重发病。主要病理改变为全身血管通透性增加。轻度仅表现为腹部胀满、卵巢增大;重度表现为腹部膨胀,大量腹水、胸腔积液,导致血液浓缩、重要脏器血栓形成、肝肾功能损害、电解质紊乱等严重并发症,严重者可导致死亡。治疗原则为扩容,增加胶体渗透压,防止血栓形成。

2. 多胎妊娠　促排卵药物的应用及多个胚胎移植致使多胎妊娠发生率高达 30% 以上。多胎增加母婴并发症,流产和早产发生率、围生儿患病率和死亡率均明显增加。通过控制移植胚胎数或单胚胎移植,多胎妊娠已明显降低。如发生多胎妊娠,可在孕早期施行选择性减胎,杜绝三胎(含三胎)以上妊娠。

【IVF 衍生技术】

IVF-ET 技术在全世界的迅速发展,推动了一系列辅助生殖相关的衍生技术的发展,包括配子和胚胎冷冻、卵胞浆内单精子注射(intra-cytoplasmic sperm injection,ICSI)、囊胚培养、胚胎植入前遗传学诊断(pre-implantation genetic diagnosis,PGD)、卵母细胞体外成熟(in vitro maturation,IVM)、赠卵和代孕等。

1. 卵细胞浆内单精子注射(ICSI)　1992 年 Palermo 等将精子直接注射到卵细胞浆内,获得正常卵子受精和卵裂过程,诞生人类首例单精子卵细胞浆内注射技术的"试管婴儿"。该技术诞生后得到迅速普及,主要用于治疗重度少、弱、畸形精子症的男性不育患者。ICSI 的主要步骤:去除卵丘颗粒细胞,通过显微操作将精子直接注射到卵母细胞浆内使卵子受精(图 24-4),其余步骤同常规 IVF。

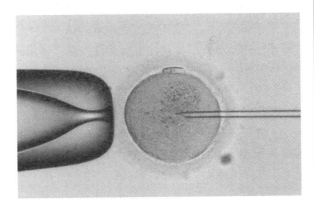

图 24-4　卵细胞浆内单精子注射(ICSI)

2. 胚胎植入前遗传学诊断(PGD)　1990 年该技术首先应用于 X- 连锁疾病的胚胎性别选择。技术步骤是从体外受精第 3 日的胚胎或第 5 日的囊胚取 1~2 个卵裂球或部分滋养层细胞进行遗传学检测,检出带致病基因和异常核型的胚胎,移植正常基因和核型的胚胎以得到健康的下一代。主要解决有严重遗传性疾病风险和染色体异常夫妇的生育问题,使得产前诊断提前到胚胎期。目前随着细胞和分子生物学技术的迅速发展,微阵列高通量芯片检测技术已用于临床,许多单基因疾病和染色体异常均能在胚胎期得到诊断,阻断了部分严重的遗传学疾病的发生。

案例

　　某妇,32 岁,双侧输卵管妊娠保守手术后未避孕未孕 1 年,输卵管碘油造影显示双侧输卵管不通。月经规则,男方精液检查正常,经充分术前准备行体外受精胚胎移植治疗。长方案超排卵,取卵 10 枚,9 枚正常受精,第 3 天移植 2 枚 8 细胞优质胚胎,术后 10 天妊娠试验阳性,孕 49 天 B 型超声检查证实为宫内单胎妊娠。

【小结】

　　1. 不明原因不孕通过控制性超排卵和人工授精治疗,妊娠率可达 10% 左右。
　　2. IVF 和(或)ICSI 技术使得以往不可能怀孕的夫妇得到了孩子。
　　3. 通过控制胚胎移植数降低多胎妊娠的发生。

【思考题】

　　1. 不孕症患者在什么情况下需要选用辅助生殖技术治疗?
　　2. 试述 IVF-ET 治疗的主要步骤和并发症。

第三节　避　　孕

　　避孕(contraception)指采用科学手段使妇女暂时不受孕。主要通过控制生殖过程中的 3 个关键环节达到避孕的目的:①抑制精子与卵子产生;②阻止精子与卵子结合;③使子宫环境不利于精子获能、生存,或不适宜受精卵着床和发育。理想的避孕方法,应符合安全、有效、简便、实用、经济的原则,不影响性生活及性生理。常用的女性避孕方法有药物避孕、工具避孕及外用避孕。男性避孕方法主要为阴茎套。

一、激素避孕

　　激素避孕(hormonal contraception)指用女性甾体激素避孕,是一种高效可逆的避孕方法。自 20 世纪 60 年代美国第一个复方口服避孕药 Enovid 上市以来,激素避孕方法一直显示可靠的避孕效果。甾体避孕药的激素成分是雌激素和孕激素。

　　【甾体激素避孕药的作用机制】

　　1. 抑制排卵　　避孕药中雌、孕激素负反馈抑制下丘脑释放 GnRH,抑制垂体分泌 FSH 和 LH,同时直接影响垂体对 GnRH 的反应性,导致无卵泡发育和排卵。

　　2. 改变宫颈黏液性状　　孕激素使宫颈黏液量减少,黏稠度增加,拉丝度降低,不利于精子穿透。

　　3. 改变子宫内膜形态与功能　　避孕药抑制子宫内膜增殖变化,使子宫内膜与胚胎发育不同步,不适于受精卵着床。

　　4. 改变输卵管的功能　　在雌、孕激素作用下,输卵管上皮纤毛功能、肌肉节段运动和输卵管液体分泌均受到影响,改变受精卵在输卵管内正常运输。

　　【甾体激素避孕药的种类】

　　我国 1960 年开始研制避孕药,1963 年成功研制出第一批甾体激素复方口服避孕药,以后不

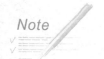

断研制出长效口服避孕药及避孕针,由于长效避孕制剂中激素含量高,现渐趋淘汰。随着激素避孕药应用的日益增多,第三代复方口服避孕药(combination oral contraceptives,COC)、贴皮剂、阴道药环、皮下埋置剂等激素避孕法应运而生。第三代 COC 的孕激素结构更接近天然黄体酮,有更强的孕激素受体亲和力,活性增强,避孕效果好。目前常用的激素避孕种类见表 24-1 和表 24-2。

表 24-1 常用女用甾体激素复方短效口服避孕药

名称	雌激素含量(mg)	孕激素含量(mg)	剂型
复方炔诺酮片(避孕片 1 号)	炔雌醇 0.035	炔诺酮 0.625	22 片 / 板
复方甲地孕酮片(避孕片 2 号)	炔雌醇 0.035	甲地孕酮 1.0	22 片 / 板
		炔诺酮 0.3	
复方避孕片(0 号)	炔雌醇 0.035	甲地孕酮 0.5	22 片 / 板
复方去氧孕烯片	炔雌醇 0.03	去氧孕烯 0.15	21 片 / 板
复方孕二烯酮片	炔雌醇 0.03	孕二烯酮 0.075	21 片 / 板
炔雌醇环丙孕酮片	炔雌醇 0.035	环丙孕酮 2.0	21 片 / 板
屈螺酮炔雌醇片	炔雌醇 0.03	屈螺酮 3.0	21 片 / 板
左炔诺孕酮 / 炔雌醇三相片			
第一相(1~6 片)	炔雌醇 0.03	左炔诺孕酮 0.05	21 片 / 板
第二相(7~11 片)	炔雌醇 0.04	左炔诺孕酮 0.075	
第三相(12~21 片)	炔雌醇 0.03	左炔诺孕酮 0.0125	

表 24-2 其他女用甾体激素避孕药

类别	名称	孕激素含量(mg)	剂型	给药途径
探亲避孕片	炔诺酮探亲片	炔诺酮 5.0	片	口服
	甲地孕酮探亲避孕片 1 号	甲地孕酮 2.0	片	口服
	炔诺孕酮探亲避孕片	炔诺孕酮 3.0	片	口服
	53 号避孕药	双炔失碳酯 7.5	片	口服
长效避孕针	醋酸甲羟孕酮避孕针	醋酸甲羟孕酮 150	针	肌内注射
	庚炔诺酮注射液	庚炔诺酮 200	针	肌内注射
皮下埋植剂	左炔诺孕酮硅胶棒Ⅰ型	左炔诺孕酮 36/ 根	6 根	皮下埋植
	左炔诺孕酮硅胶棒Ⅱ型	左炔诺孕酮 70/ 根	2 根	皮下埋植
	依托孕烯植入剂	依托孕烯 68	1 根	皮下埋植
阴道避孕环	甲地孕酮硅胶环	甲地孕酮 200 或 250	只	阴道放置
	左炔诺孕酮阴道避孕环	左炔诺孕酮 5	只	阴道放置

1. 口服避孕药(oral contraceptives,OC) 包括复方短效 OC、复方长效 OC 和探亲避孕药。

(1)复方短效 OC:为雌、孕激素组成的复合制剂。雌激素成分为炔雌醇,孕激素成分各不相同,构成不同配方及制剂。复方短效 OC 的主要作用为抑制排卵,正确使用避孕药的有效率接近100%。使用方法:①单相片在整个周期中雌、孕激素含量是固定的,国产药于月经第 5 日开始服第一片,连服药 22 日,停药 7 日后服第 2 周期。进口药于月经第 1 日服药,连服 21 日,停药7 日后服第 2 周期。若有漏服应及早补服,且警惕有妊娠可能。漏服 2 片,补服后要同时加用其他避孕措施。漏服 3 片应停药,待出血后开始服下一周期药。②双相片前 7 片孕激素剂量小,后 14 片孕激素剂量明显增加,雌激素在整个周期中含量是固定的,服用方法同上。③三相片中每一相雌、孕激素含量是根据妇女生理周期而制订不同剂量,药盒内的每一相药物颜色不同,每片药旁标有星期几,提醒按箭头所示顺序服药。三相片的服用方法也是每日 1 片,连服 21 日。

(2) 复方长效 OC:由长效雌激素和人工合成孕激素配伍制成,服药 1 次可避孕 1 个月。长效雌激素为炔雌醇环戊醚,简称炔雌醚(CEE)。口服后被胃肠道吸收,储存于脂肪组织内,缓慢释放,起长效避孕作用。避孕有效率达 96%~98%。复方长效 OC 激素含量大,不良反应较多,市场上已很少见。

(3) 探亲避孕药:探亲避孕药除双炔失碳酯外均为孕激素类制剂或雌、孕激素复合制剂。有抑制排卵、改变子宫内膜形态与功能、宫颈黏液变稠等作用。服用时间不受月经周期限制,适用于短期探亲夫妇。探亲避孕药的避孕效果可靠,但因激素剂量大,现已很少使用。

2. 长效避孕针   目前的长效避孕针有单孕激素制剂和雌、孕激素复合制剂两种,有效率达 98% 以上。尤其适用于对 OC 有明显胃肠道反应者。雌、孕激素复合制剂肌内注射 1 次可避孕 1 个月。首次于月经周期第 5 日和第 12 日各肌注 1 支,以后在每次月经周期第 10~12 日肌注 1 支。一般于注射后 12~16 日月经来潮。单孕激素制剂:醋酸甲羟孕酮避孕针,每隔 3 个月注射 1 针,避孕效果好;庚炔诺酮避孕针,每隔 2 个月肌注一次。长效避孕针有月经紊乱、点滴出血或闭经等副作用。单孕激素制剂对乳汁分泌影响小,可用于哺乳期妇女。

3. 缓释避孕药   缓释避孕药是以具备缓慢释放性能的高分子化合物为载体,一次给药在体内通过持续、恒定、微量释放甾体激素(主要是孕激素),达到长效避孕目的。目前常用的有皮下埋置剂、阴道药环、微球和微囊缓释避孕针、避孕贴片及含药的宫内节育器(详见"宫内节育器")。

(1) 皮下埋置剂:有效率达 99% 以上。皮下埋置剂最早用于临床是 Noplant I 型,含 6 根以硅胶为载体的棒,每根含左炔诺孕酮 36mg(LNG),总量 216mg。使用年限 5~7 年。以后生产 Noplant II 型,由 2 根硅胶棒组成,每根含 75mg,总量 150mg,有效期 5 年。皮下埋置剂于 1987 年引入我国,国产皮下埋置剂称左炔诺孕酮硅胶棒 I 型和 II 型,I 型与国外相同。II 型两根硅胶棒,每根含左炔诺孕酮 70mg,总量 140mg,使用年限 3~5 年。

皮下埋置剂的用法:月经周期头 7 日内均可放置,用 10 号套管针将硅胶棒在左上臂内侧埋入皮下,呈扇形。放置后 24 小时发挥避孕作用,每日释放左炔诺孕酮 30μg,平均年妊娠率为 0.3/100 使用者。由于其为单孕激素制剂,点滴出血和不规则出血是主要副作用,少数出现闭经,一般不需处理,随放置时间延长逐步改善。若流血时间长而不能耐受者,可给予雌激素治疗。少数妇女出现一些由于孕激素作用而产生的不良反应,如功能性卵巢囊肿、情绪变化、头痛等。

(2) 缓释阴道避孕环:以硅胶为载体含孕激素的阴道环。国产阴道环内含甲地孕酮,称甲地孕酮硅胶环,管断面直径 4mm、含甲地孕酮 200mg 或 250mg,每日释放 100μg。一次放置,避孕 1 年,经期不需取出。避孕效果好,不良反应与其他单孕激素制剂基本相同。

(3) 微球和微囊缓释避孕针:是近年发展新型缓释避孕针,采用具有生物降解作用的高分子聚合物与甾体激素避孕药混合制成微球或微囊,注入皮下,缓慢释放。

(4) 避孕贴片:避孕药放在特殊贴片内,粘贴在皮肤上,每日释放一定剂量,通过皮肤吸收达到避孕目的。每周 1 片,连用 3 周,停用 1 周,每月共用 3 片。

【甾体激素避孕药的禁忌证】

甾体激素避孕药适用于绝大多数生育年龄女性,但有下列情况时禁止使用:

1. 严重心血管疾病、血栓性疾病,如原发性高血压、冠心病、静脉栓塞等。雌激素有促凝功能,使心肌梗死及静脉栓塞发生率增高。

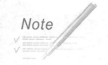

Note

2. 急、慢性肝炎或肾炎。

3. 恶性肿瘤,癌前病变。

4. 原因不明的闭经。

5. 哺乳期不宜使用 COC,因雌激素可抑制乳汁分泌。

6. 年龄 >35 岁的吸烟妇女服用避孕药会增加心血管疾病发病率,不宜长期服用。

7. 有严重偏头痛,反复发作者。

【甾体激素避孕药的不良反应及处理】

1. **类早孕反应**　服药初期约 10% 的妇女出现食欲缺乏、恶心、呕吐、乏力、头晕等类似妊娠早期的反应,一般不需特殊处理,坚持服药数个周期后不良反应自然消失。若症状严重,则考虑更换制剂或停药改用其他措施。

2. **阴道不规则流血**　服药期间阴道流血又称突破性出血。多数发生在漏服避孕药后,少数未漏服避孕药也能发生。轻者点滴出血,不用处理,随着服药时间延长而逐渐减少停止。流血偏多者每晚在服用避孕药的同时加服雌激素,直至停药。若流血似月经量或流血时间已近月经期,则停止服药,作为一次月经来潮。于出血第 5 日再开始服下一周期的药,或更换避孕药。

3. **闭经**　1%~2% 妇女发生闭经,常发生于月经不规则妇女。原有月经不规则妇女使用避孕药应谨慎。停药后月经不来潮需除外妊娠,停药 7 日后可继续服药,若连续停经 3 个月,需停药观察。

4. **体重及皮肤变化**　第一代和第二代避孕药中雄激素活性高,个别妇女服药后食欲亢进,体内合成代谢增强,体重增加;极少数妇女面部出现淡褐色色素沉着。第三代 OC 雄激素活性降低,孕激素活性高,用药量小,副作用明显降低,且能改善皮肤痤疮。雌激素引起的水钠潴留,也可致体重增加,新型避孕药屈螺酮炔雌醇片有抗盐皮质激素的作用,可减少水钠潴留。

5. **其他**　个别妇女服药后出现头痛、复视、乳房胀痛等,可对症处理,必要时停药做进一步检查。

【长期应用甾体激素避孕药对人体的影响】

1. **对机体代谢的影响**　长期应用甾体激素避孕药对代谢的影响与避孕药中雌、孕激素活性及剂量有关。常见的副作用都比较轻微。避孕药对糖代谢的影响主要与其中孕激素的剂量、活性和结构有关,孕激素的剂量越大,活性越高,对糖代谢的影响越大。但其中雌激素成分是否影响糖代谢尚有争议。部分使用者胰岛功能受到一定影响,可出现糖耐量异常,但无糖尿病征象,停药后恢复正常。对脂代谢的影响,目前认为雌激素成分使低密度脂蛋白(LDL)降低,高密度脂蛋白(HDL)升高,总胆固醇和三酰甘油升高。而孕激素成分可对抗雌激素的作用,使总胆固醇和三酰甘油降低,所以甾体激素避孕药对脂代谢并没有太多影响。新型制剂对总胆固醇和三酰甘油的影响更小。

2. **对心血管系统的影响**　长期应用甾体激素避孕药对心血管系统有一定的影响,增加卒中、心肌梗死的发病率。目前使用的低剂量甾体激素避孕药,发生心血管疾病的风险明显降低,尤其对年龄 <35 岁、无吸烟、无高血压史的妇女。

3. **对凝血功能的影响**　流行病学研究显示 OC 增加血栓风险,与雌激素成分和剂量有关。雌激素可使凝血因子增高,如纤维蛋白原的合成增加,促进血栓形成。使用较大剂量的雌激素可发生血栓性疾病,目前国内使用的甾体避孕药含雌激素 30~35μg(低于 50μg),属于低剂量甾体激素避孕药,不增加血栓性疾病的发病率。

4. **对肿瘤的影响**　COC 中的孕激素成分对子宫内膜有保护作用,可减少子宫内膜癌的发病率。长期服用 COC 也可降低卵巢癌的发病风险。长期用甾体激素避孕药是否增加乳腺癌的发生近年仍有争论,有待进一步研究。

5. 对子代的影响　有证据显示,使用复方短效 OC,停药后妊娠不增加胎儿畸形的发生率。第三代 OC 激素含量低,停药后即可妊娠,不影响子代生长与发育;长效避孕药内激素成分及剂量与短效避孕药有很大不同,停药后 6 个月妊娠安全。

二、宫内节育器

宫内节育器(intrauterine device,IUD)是一种安全、有效、经济、可逆的避孕工具,为我国育龄妇女的主要避孕措施。

【种类】

一般分为两大类。

1. 惰性 IUD(第一代 IUD)　由惰性材料如金属、硅胶、塑料等制成。由于金属单环脱落率及带器妊娠率高,1993 年已停止生产使用。

2. 活性 IUD(第二代 IUD)　其内含有活性物质如铜离子(Cu^{2+})、激素及药物等,这些物质能提高避孕效果,减少不良反应。分为含铜 IUD 和含药 IUD 两大类。

(1) 含铜 IUD:目前是我国应用最广泛的 IUD。在宫内持续释放具有生物活性、有较强抗生育能力的铜离子。从形态上分为 T 形、V 形、宫形等多种形态。不同形态的 IUD 根据含铜的表面积分为不同类型,避孕效果与含铜表面积成正比,不良反应主要表现为点滴出血。避孕有效率均在 90% 以上。①带铜 T 形 IUD(TCu-IUD):是目前临床常用的 IUD。TCu-IUD 按宫腔形态设计制成,呈 T 字形,根据铜表面积分为 TCu-200、TCu-220C、TCu380A 等,以聚乙烯为支架,在纵臂或横臂上绕有铜丝或铜套。铜丝易断裂,放置年限较短,一般放置 5~7 年;铜套 IUD 放置时间可达 10~15 年。TCu-IUD 带有尾丝,便于检查及取出。②带铜 V 型 IUD(VCu-IUD):是我国常用的 IUD 之一。呈 V 形状,横臂及斜臂绕有铜丝或铜套,由不锈钢做 V 支架,两横臂中间相套为中心扣,外套硅橡胶管,有尾丝。放置年限 5~7 年。带器妊娠率低、脱落率低,但因症取出率较高。③母体乐(MLCu375):1995 年引入我国,以聚乙烯为支架,呈伞状,两弧形臂上各有 5 个小齿,具有可塑性,铜表面积 $375mm^2$,可放置 5~8 年。④宫铜 IUD:在四川省应用广泛,形态更接近宫腔形状,不锈钢丝呈螺旋状内置铜丝,铜表面积 $300mm^2$,分大、中、小号,无尾丝,可放置 20 年左右。⑤含铜无支架 IUD:又称吉妮 IUD。已引入我国,为 6 个铜套串在一根尼龙线上,顶端有一个结固定于子宫肌层,使 IUD 不易脱落,悬挂在宫腔中。铜表面积 $330mm^2$,有尾丝,可放置 10 年。

(2) 含药 IUD:将药物储存在节育器内,通过每日微量释放提高避孕效果,降低不良反应。目前我国临床主要应用含孕激素 IUD 和含吲哚美辛 IUD。①左炔诺孕酮 IUD:又称曼月乐(mirena),以聚乙烯作为 T 形支架,人工合成孕激素——左炔诺孕酮储存在纵管内,纵管外包有含聚二甲基硅氧烷的膜控制药物释放,每日释放左炔诺孕酮 $20\mu g$,有效率达 99% 以上。主要不良反应为点滴出血甚至闭经。取器后恢复正常。放置时间为 5 年,含有尾丝。②含吲哚美辛 IUD:常用的产品有含铜 IUD、活性 γ-IUD。通过每日释放吲哚美辛,减少放置 IUD 后引起的月经过多等不良反应。

【作用机制】

IUD 的避孕机制至今尚未完全明了。大量研究表明,IUD 的抗生育作用主要是局部组织对异物的组织反应而影响受精卵着床。活性 IUD 的避孕机制还与活性物质有关。

1. 精子和胚胎的毒性作用

(1) IUD 由于压迫局部产生炎症反应,分泌的炎性细胞有毒害胚胎的作用。同时产生大量巨噬细胞覆盖于子宫内膜,影响受精卵着床,并能吞噬精子及影响胚胎发育。

(2) 铜离子具有使精子头尾分离的毒性作用,使精子不能获能。

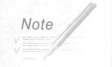

Note

2. 干扰着床

（1）长期异物刺激导致子宫内膜损伤及慢性炎症反应，产生前列腺素，改变输卵管蠕动，使受精卵运行速度与子宫内膜发育不同步，受精卵着床受阻。

（2）子宫内膜受压缺血及吞噬细胞的作用，激活纤溶酶原，局部纤溶酶活性增强，致使囊胚溶解吸收。

（3）铜离子进入细胞，影响锌酶系统如碱性磷酸酶和碳酸酐酶，阻碍受精卵着床及胚胎发育。并影响糖原代谢、雌激素摄入及 DNA 合成，使内膜细胞代谢受到干扰，使受精卵着床及囊胚发育受到影响。

3. 左炔诺孕酮 IUD 的避孕作用，主要是孕激素对子宫内膜的局部作用。

（1）腺体萎缩，间质蜕膜化，间质炎性细胞浸润，不利于受精卵着床；

（2）改变宫颈黏液性状，使宫颈黏液稠厚，不利于精子穿透；

（3）在少部分妇女可抑制排卵。

4. 含吲哚美辛 IUD　吲哚美辛抑制前列腺素合成，减少前列腺素对子宫的收缩作用，减少放置 IUD 后的出血。

【IUD 放置术】

1. 适应证　凡育龄妇女无禁忌证，要求放置 IUD 者。

2. 禁忌证

（1）妊娠或妊娠可疑。

（2）生殖道急性炎症。

（3）人工流产出血多，怀疑有妊娠组织物残留或有感染；中期妊娠引产、分娩或剖宫产胎盘娩出后子宫收缩不良，有出血或潜在感染可能。

（4）生殖器官肿瘤。

（5）宫颈内口过松、重度陈旧性宫颈裂伤或子宫脱垂。

（6）严重的全身性疾患。

（7）宫腔 <5.5cm 或 >9.0cm（除外足月分娩后、大月份引产后或放置含铜无支架 IUD）。

（8）近 3 个月内有月经失调、阴道不规则流血。

3. 放置时间

（1）月经干净 3~7 日无性交。

（2）人工流产后立即放置。

（3）产后 42 日恶露已净，会阴伤口已愈合，子宫恢复正常。

（4）剖宫产后半年放置。

（5）含孕激素 IUD 在月经第 3 日放置。

（6）自然流产于转经后放置，药物流产 2 次正常月经后。

（7）哺乳期放置应先排除早孕。

（8）性交后 5 日内放置为紧急避孕方法之一。

4. 放置方法　双合诊检查子宫大小、位置及附件情况。外阴阴道常规消毒铺巾，阴道窥器暴露宫颈后消毒宫颈与宫颈口，以宫颈钳夹持宫颈前唇，用子宫探针顺子宫位置探测宫腔深度。用放置器将节育器推送入宫腔，IUD 上缘必须抵达宫底部，带有尾丝者在距宫口 2cm 处剪断尾丝。观察无出血即可取出宫颈钳和阴道窥器。

5. 术后注意事项及随访

（1）术后休息 3 日，1 周内忌重体力劳动，2 周内忌性交及盆浴，保持外阴清洁。

（2）术后第 1 年 1、3、6、12 月进行随访，以后每年随访 1 次直至停用。随访了解 IUD 在宫腔内情况，发现问题及时处理，以保证 IUD 避孕的有效性。特殊情况随时就诊。

【IUD 取出术】

1. 适应证

（1）生理情况：①计划再生育或已无性生活不需避孕者；②放置期限已满需更换；③绝经过渡期停经 1 年内；④拟改用其他避孕措施或绝育者。

（2）病理情况：①有并发症及不良反应，经治疗无效；②带器妊娠，包括宫内和宫外妊娠。

2. 禁忌证

（1）有生殖道炎症时先给予抗感染治疗，治愈后再取出 IUD。

（2）全身情况不良或在疾病的急性期，应待病情好转后再取出 IUD。

3. 取器时间

（1）月经干净后 3~7 日为宜。

（2）带器早期妊娠行人工流产同时取器。

（3）带器异位妊娠术前行诊断性刮宫时，或在术后出院前取出 IUD。

（4）子宫不规则出血者，随时可取，取 IUD 同时需行诊断性刮宫，刮出组织送病理检查，排除内膜病变。

4. 取器方法　常规消毒后，有尾丝者用血管钳夹住尾丝轻轻牵引取出。无尾丝者需在手术室进行，按进宫腔操作程序操作，用取环钩或取环钳将 IUD 取出。取器困难可在 B 型超声下进行操作，必要时在宫腔镜下取出。

5. 注意事项

（1）取器前应做 B 型超声检查或 X 线检查确定节育器是否在宫腔内，同时了解 IUD 的类型。

（2）使用取环钩取 IUD 时应十分小心，不能盲目钩取，更应避免向宫壁钩取，以免损伤子宫壁。

（3）取出 IUD 后应落实其他避孕措施。

【IUD 的不良反应】

不规则阴道流血是放置 IUD 常见的不良反应，主要表现为经量增多、经期延长或少量点滴出血，一般不需处理，3~6 个月后逐渐恢复。少数患者放置 IUD 可出现白带增多或伴有下腹胀痛，应根据具体情况明确诊断后对症处理。

【放置 IUD 的并发症】

1. 节育器异位　原因：①子宫穿孔，操作不当将 IUD 放到宫腔外；②节育器过大、过硬或子宫壁薄而软，子宫收缩造成节育器逐渐移位达宫腔外。确诊节育器异位后，应经腹或在腹腔镜下将节育器取出。

2. 节育器嵌顿或断裂　由于节育器放置时损伤子宫壁或带器时间过长，致节育器部分嵌入子宫肌壁或发生断裂，应及时取出。若取出困难，应在 B 型超声下、X 线直视下或在宫腔镜下取出。

3. 节育器下移或脱落　原因：①操作不规范，IUD 放置未达宫底部；②IUD 与宫腔大小、形态不符；③月经过多；④宫颈内口过松及子宫过度敏感，常见于放置 IUD 后 1 年之内。

4. 带器妊娠　多见于 IUD 下移、脱落或移位。一经确诊，行人工流产同时取出 IUD。

三、其他避孕方法

其他避孕包括紧急避孕、外用避孕与自然避孕法等。

【紧急避孕】

1. 定义　无保护性生活后或避孕失败后几小时或几日内，妇女为防止非意愿性妊娠的发生而采用的补救避孕法，称为紧急避孕（emergency contraception）。包括放置 IUD 和口服紧急避孕药。

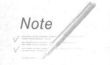

2. 适应证

（1）避孕失败：包括阴茎套破裂、滑脱；未能做到体外排精；错误计算安全期；漏服短效避孕药；IUD 脱落。

（2）性生活未使用任何避孕方法。

（3）遭到性暴力。

3. 方法

（1）IUD：带铜 IUD 可用于紧急避孕，特别适合希望长期避孕而且符合放置节育器者及对激素应用有禁忌证者。在无保护性生活后 5 日（120 小时）之内放入，有效率达 95% 以上。

（2）紧急避孕药种类及用法：主要有雌孕激素复方制剂、单孕激素制剂及抗孕激素制剂 3 大类。①雌、孕激素复方制剂：我国现有复方左炔诺孕酮片，含炔雌醇 30μg、左炔诺孕酮 150μg，剂量显著降低。服用方法：在无保护性生活后 72 小时内即服 4 片，12 小时再服 4 片。②单孕激素制剂：现有左炔诺孕酮片，含左炔诺孕酮 0.75mg。无保护性生活 72 小时内服 1 片，12 小时重复 1 片。正确使用的妊娠率仅 4%。③米非司酮（mifepristone）：为抗孕激素制剂。于 1993 年用于紧急避孕。在无保护性生活 120 小时之内服用米非司酮，每片 10mg 或 25mg，1 片即可。有效率达 85% 以上，妊娠率 2%。

4. 副作用　可能出现恶心、呕吐、不规则阴道流血及月经紊乱，一般不需处理。若月经延迟 1 周以上，需除外妊娠。米非司酮不良反应少而轻。

紧急避孕仅对一次无保护性生活有效，避孕有效率明显低于常规避孕方法，且紧急避孕药激素剂量大，副作用亦大，不能替代常规避孕法。

【外用避孕】

1. 阴茎套（condom）　也称避孕套，为男性避孕工具。作为屏障阻止精子进入阴道而达到避孕目的。阴茎套为筒状优质薄型乳胶制品，顶端呈小囊状，排精时精液潴留在囊内，容量为 1.8ml。阴茎套分为 29、31、33、35mm 4 种规格。现采用甲基硅油作为隔离剂，提高阴茎套透明度和润滑性，使用时的异物感也减轻。使用前应先行吹气检查有无漏孔，同时排去小囊内空气，射精后在阴茎尚未软缩时即捏住套口和阴茎一起取出。使用时选择合适阴茎套型号，不宜过大或过小。每次性交时应全程使用。一次性用品不能反复使用。正确使用避孕有效率达 93%~95%。阴茎套还具有防止性传播性疾病的作用，近年来受到全球重视。

2. 阴道套（vaginal pouch）　为女用避孕套（female condom），既能避孕，又能防止性传播疾病。目前我国尚无供应。

3. 外用杀精剂　外用杀精剂由活性成分壬苯醇醚与基质制成，为具有灭活精子作用的一类化学避孕制剂。目前临床常用的有避孕栓剂、片剂、膏剂、薄膜及凝胶剂等。壬苯醇醚为表面活性剂，有强烈杀精作用，能破坏精子细胞膜使精子失去活性；基质可使杀精剂扩散覆盖宫口，提高杀精效果。性交前置入女性阴道，应用时应注意：①每次性交前均使用。②片剂、栓剂和薄膜置入阴道后需等待 5~10 分钟，溶解后才能起效，而后开始性生活。若置入 30 分钟尚未性交，必须再次放置。③绝经过渡期妇女阴道分泌物少，不易溶解。最好选用凝胶剂。正确使用外用杀精剂，有效率达 95% 以上。通常与避孕隔膜或宫颈帽合用可增加有效性。

4. 安全期避孕　又称自然避孕，安全期避孕就是在排卵期内停止性生活的一种避孕方法。采用安全期避孕首先要准确地测定排卵期。用于测定排卵期的方法有日历表法、基础体温法和宫颈黏液观察法，各有其优缺点：日历表法适用于周期规则妇女，排卵通常发生在下次月经前 14 日左右，据此推算出排卵前后 4~5 日为易受孕期，其余时间视为安全期。但女性因环境和情绪变化使排卵提前或推迟，所以不够准确；基础体温测量比较麻烦且基础体温的曲线变化与排卵时间的关系并不恒定，不能准确测定排卵日期；宫颈黏液观察法正确性较高，能测定排卵期，但使用者必须经过培训，完全掌握后才能使用。因此，安全期避孕法并不十分可靠，不宜推广。

【小结】

1. IUD 是一种有效的避孕工具,育龄妇女无禁忌证都可选用。
2. 第三代 OC 激素含量低,副作用小,使用方便,避孕效果好。
3. 正确使用阴茎套,避孕效果好且可防止性传播疾病。

【思考题】

1. IUD 的避孕原理是什么?
2. 试述短效 OC 的适用人群和使用注意事项。

第四节　输卵管绝育术

输卵管绝育术(tubal sterilization)是一种安全、永久性节育措施,通过手术将输卵管结扎或用器械使输卵管腔粘连堵塞,阻断精子与卵子相遇而达到绝育。术后如果希望妊娠,需要通过输卵管复通手术。近年来由于辅助生殖技术的发展,输卵管绝育术后如希望妊娠,可选择 IVF 治疗。绝育方式有经腹、经腹腔镜或经阴道操作。

一、经腹输卵管结扎术

经腹输卵管结扎术是国内应用最广的绝育方法,具有切口小、组织损伤小、操作简易、安全、方便等优点。

1. 适应证　已有孩子不准备再生育,要求行绝育术的妇女;患严重全身疾病不宜生者。

2. 禁忌证　①24 小时内两次体温达 37.5℃或以上;②全身状况不佳,如心力衰竭、血液病等,不能胜任手术;③患严重的神经官能症;④各种疾病急性期;⑤腹部皮肤有感染灶或患有急、慢性盆腔炎。

3. 术前准备

(1) 手术时间选择:非孕妇女在月经干净后 3~4 日。人工流产或分娩后 48 小时内。哺乳期或闭经妇女应排除早孕后再行绝育术;

(2) 解除受术者思想顾虑,做好解释和咨询;

(3) 详细询问病史,并做全身检查与妇科检查,实验室检测阴道分泌物常规、血尿常规、凝血功能、肝功能等检查;

(4) 按妇科腹部手术前常规准备。

4. 手术步骤　采用硬膜外麻醉或全身麻醉。

(1) 排空膀胱,取仰卧位,留置导尿管。

(2) 手术野按常规消毒铺巾。

(3) 切口:取下腹正中耻骨联合上两横指(3~4cm)做 2cm 长纵切口,产后在宫底下 2~3cm 做纵切口。

(4) 寻找提取输卵管:为手术的主要环节。术者用左手食指经切口伸入腹腔,沿宫底后方滑向一侧宫角处,摸到输卵管后,右手持卵圆钳将输卵管夹住,轻提至切口外。此为卵圆钳取管法。亦可用指板法或吊钩法提取输卵管。见到输卵管伞端后证实为输卵管,术中须同时检查卵巢有无异常。

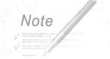

（5）结扎输卵管：输卵管结扎方法有抽心包埋法、输卵管银夹法和输卵管折叠结扎切除法。抽心包埋法具有血管损伤少、并发症少、绝育效果好等优点，目前广泛应用。手术方法：用两把鼠齿钳夹持输卵管，于输卵管峡部浆膜下注入 0.5% 利多卡因 1ml 使浆膜膨胀，用尖刀切开膨胀的浆膜层，再用弯蚊钳游离该段输卵管，剪除输卵管约 1cm 长，用 4 号丝线结扎输卵管两侧断端，用 1 号丝线连续缝合浆膜层，将近端包埋于输卵管系膜内，远端留于系膜外。同法处理对侧输卵管。

5. 术后并发症

（1）出血或血肿：过度牵拉损伤输卵管或输卵管系膜血管，引起腹腔内出血或血肿；

（2）感染：包括局部感染和全身感染，可能由于体内原有感染尚未控制或消毒不严造成；

（3）损伤：解剖关系辨认不清或操作粗暴可致膀胱、肠管损伤；

（4）输卵管再通：绝育术后有 1%~2% 再通率。术者操作时认真仔细，可防止误扎、漏扎输卵管，减少再通。

6. 术后处理　注意观察生命体征。术后 2 周内禁止性交。若为流产或产后绝育，应按流产后或产后注意事项处理。

二、经腹腔镜输卵管绝育术

1. 适应证　同经腹输卵管结扎术。

2. 禁忌证　主要为腹腔粘连、心肺功能不全、膈疝等，余同经腹输卵管结扎术。

3. 术前准备　同经腹输卵管结扎术，受术者应取头低臀高仰卧位。

4. 手术步骤　硬膜外麻醉或全身麻醉。脐孔下缘做 1cm 小切口，先用气腹针插入腹腔，充 CO_2 2~3L，然后插入套管针放置腹腔镜。在腹腔镜直视下将弹簧夹（alligator clip）或硅胶环（falope ring）置于输卵管峡部，以阻断输卵管通道。也可采用电凝法烧灼输卵管峡部 1~2cm。经统计各绝育术的再通率，以电凝术最低为 1.9‰，硅胶环为 3.3‰，弹簧夹高达 27.1‰。机械性绝育术与电凝术相比，毁损组织少，可能为以后输卵管复通提供更高成功率。

5. 术后处理　观察生命体征，静卧 4~6 小时后可下床活动。

经腹腔镜输卵管绝育术优点多，手术时间短，恢复快，但需要设备，费用较高。

三、经阴道输卵管绝育术

微小插入（micro insert）装置（图 24-5），美国 FDA2002 年批准临床使用。该装置在宫腔镜直视下放置于双侧输卵管近端，通过刺激周围组织增生使输卵管堵塞。手术操作方便，不需麻醉，术后恢复快，安全有效。但要注意的是，微小插入装置放入后并不立即发挥绝育作用，组织增生

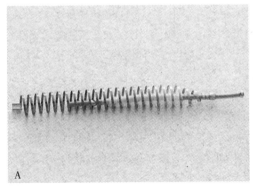
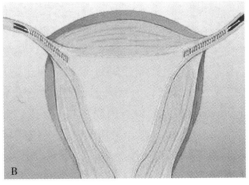

图 24-5　经阴道输卵管绝育
A. 微小插入装置；B. 微小插入装置放置于双侧输卵管近端

至输卵管完全堵塞需要 3 个月时间,所以在术后 3 个月造影确定输卵管完全堵塞前需加其他避孕措施。

【小结】

　　1. 输卵管绝育术是不可逆的永久性节育措施。
　　2. 手术方式有常规经腹、经腹腔镜和经宫腔镜三种,我国以经腹输卵管抽心包埋法应用最广。

【思考题】

　　1. 输卵管绝育与避孕的区别是什么?
　　2. 输卵管绝育术的方式有几种,各有何特点?

第五节　避孕失败的补救措施

　　人工流产(artificial abortion)指孕早期用人工方法终止妊娠的手术,主要应用于因避孕失败要求终止妊娠者。人工流产对妇女的的生殖健康有一定影响,是避孕失败的补救措施。做好避孕工作,避免或减少意外妊娠是计划生育工作的目的。

　　终止早期妊娠的方法有手术流产(surgical abortion)和药物流产(medical abortion)。

一、手术流产

　　手术流产是采用手术方法终止妊娠,包括负压吸引术(vacuum aspiration)和钳刮术(dilation and evacuation)。

　　适应证:因避孕失败要求终止妊娠者和各种疾病不宜继续妊娠者。

　　禁忌证:包括各种疾病的急性期或严重的全身疾病,生殖系统急性炎症,妊娠剧吐酸中毒尚未纠正者以及术前两次体温在 37.5℃以上。

　　1. 负压吸引术　利用负压吸引原理,通过吸管将妊娠物从宫腔内吸出,称为负压吸引术。适用于妊娠 10 周以内者。

　　(1)术前准备:①详细询问病史,进行全身检查及妇科检查;②尿 HCG 测定,超声检查确诊宫内妊娠;③阴道分泌物常规、血常规及凝血方面检测;④术前测量体温、脉搏、血压;⑤解除患者思想顾虑;⑥排空膀胱。

　　(2)手术步骤:受术者取膀胱截石位。常规消毒外阴和阴道,铺消毒巾。双合诊复查子宫位置、大小及附件等情况。阴道窥器扩张阴道,消毒阴道及宫颈管,用宫颈钳夹持宫颈前唇。顺子宫位置的方向,用探针探测宫腔方向及深度,根据宫腔大小选择吸管。宫颈扩张器扩张宫颈管,由小号到大号,循序渐进。扩张到比选用吸头大半号或 1 号。将吸管连接到负压吸引器上,将吸管缓慢送入宫底部,遇到阻力略向后退。按孕周及宫腔大小调节负压,一般控制在 400~500mmHg,按顺时针方向吸宫腔 1~2 圈。感到宫壁粗糙,提示组织吸净,此时将负压管折叠,取出吸管。用小号刮匙轻轻搔刮宫底及两侧宫角,检查宫腔是否吸净。必要时重新放入吸管,再次用低负压吸宫腔 1 圈。取下宫颈钳,用棉球拭净宫颈及阴道血迹,术毕。将吸出物过滤,测量血液及组织容量,检查有无绒毛。未见绒毛需送病理检查。

　　(3)注意事项:①正确判别子宫大小及方向,动作轻柔,减少损伤;②扩宫颈管时用力均匀,以防宫颈内口撕裂;③严格遵守无菌操作常规;④目前静脉麻醉应用广泛,应由麻醉医师实施和

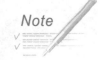

监护,以防麻醉意外。

2. 钳刮术　适用于妊娠 10~14 周。通过机械或药物方法使宫颈松软,然后用卵圆钳钳夹胎儿及胎盘,手术结束前应检查胎盘组织是否与妊娠月份相符,胎儿是否完整。由于此时胎儿较大、骨骼形成,容易造成出血多、宫颈裂伤、子宫穿孔等并发症,所以应尽量避免大月份钳刮术。余注意事项与负压吸引术相同。

3. 人工流产术并发症及处理

(1) 出血:多为妊娠物未及时排出,影响子宫收缩所致。应给予催产素,同时尽快清空子宫。

(2) 子宫穿孔:为人工流产术的严重并发症。发生率与手术者操作技术以及子宫本身情况(如哺乳期妊娠子宫,剖宫产后瘢痕子宫再次妊娠等)有关。手术时突然感到无宫底感觉,或手术器械进入深度超过原来所测得深度,提示子宫穿孔,应立即停止手术。穿孔小,无脏器损伤或内出血,手术已完成,可注射子宫收缩剂保守治疗,并给予抗生素预防感染。同时密切观察血压、脉搏等生命体征。若宫内组织未吸净,应由有经验医师避开穿孔部位,也可在 B 型超声引导下或腹腔镜下完成手术。破口大、有内出血或怀疑脏器损伤,应剖腹探查,根据情况做相应处理。

(3) 人工流产综合反应:指手术时疼痛或局部刺激,使受术者在术中或术毕出现恶心呕吐、心动过缓、心律不齐、面色苍白、头昏、胸闷、大汗淋漓,严重者甚至出现血压下降、昏厥、抽搐等迷走神经兴奋症状。一旦出现症状应立即停止手术,给予吸氧,一般能自行恢复。严重者可加用阿托品 0.5~1mg 静脉注射。术中动作轻柔,吸宫时掌握适当负压,减少不必要的反复吸刮,均能降低人工流产综合反应的发生率。

(4) 漏吸或空吸:施行人工流产术未吸出胚胎及绒毛而导致继续妊娠,称为漏吸。漏吸常因子宫畸形、位置异常或操作不熟练引起。一旦发现漏吸,应再次行负压吸引术。误诊宫内妊娠行人工流产术,称为空吸。术毕吸刮出物肉眼未见绒毛,要重复尿妊娠试验及 B 型超声检查,宫内未见妊娠囊,诊断为空吸,必须将吸刮的组织全部送病理检查,警惕宫外孕。

(5) 吸宫不全:指人工流产术后部分妊娠组织残留宫腔。与操作者技术不熟练或子宫位置异常有关,是人工流产术常见的并发症。当出现手术后阴道流血时间长,出血量多或出血停止后再现阴道流血,应考虑为吸宫不全,尿 hCG 检测和 B 型超声检查有助于诊断。无明显感染征象,应尽早行刮宫术,刮出物送病理检查。术后给予抗生素预防感染。若同时伴有感染,应控制感染后再行刮宫术。

(6) 感染:术后可发生急性子宫内膜炎、盆腔炎等,主要表现为体温升高、下腹压痛、不规则阴道流血等,应积极抗感染治疗。预防性使用抗生素可降低感染发生。

(7) 羊水栓塞:偶尔可见于钳刮术时。往往由于宫颈损伤、胎盘剥离使血窦开放,为羊水进入创造条件。处理应以预防为主,钳刮时应先破膜,待羊水流尽后再清宫,可避免羊水栓塞发生。即使并发羊水栓塞,其症状及严重性不如晚期妊娠发病凶猛。治疗见第十章第二节"羊水栓塞"。

(8) 远期并发症:有宫颈粘连、宫腔粘连、慢性盆腔炎、月经失调、继发性不孕等。

二、药物流产

药物流产是用药物而非手术终止妊娠的方法。优点:可比手术流产更早期使用;避免人工流产综合征;避免手术流产机械损伤造成的宫颈、宫腔粘连等。目前临床应用的药物为米非司酮和米索前列醇,米非司酮是一种类固醇类的抗孕激素制剂,具有抗孕激素及抗糖皮质激素作用。米索前列醇是前列腺素类似物,具有子宫兴奋和宫颈软化作用。两者配伍应用终止早孕完全流产率达 90% 以上。

1. 药物流产的适应证

(1) 妊娠≤49 日,本人自愿、年龄 <40 岁的健康妇女;

(2) 尿 hCG 阳性,B 型超声确诊为宫内妊娠;

(3) 人工流产术高危因素者,如瘢痕子宫、哺乳期、宫颈发育不良或严重骨盆畸形;

(4) 多次人工流产史,对手术流产有恐惧和顾虑心理者。

2. 药物流产的禁忌证

(1) 有使用米非司酮禁忌证,如肾上腺及其他内分泌疾病、妊娠期皮肤瘙痒史、血液病、血管栓塞等病史;

(2) 有使用前列腺素药物禁忌证,如心血管疾病、青光眼、哮喘、癫痫、结肠炎等;

(3) 其他:过敏体质、带器妊娠、宫外孕、妊娠剧吐,长期服用抗结核、抗癫痫、抗抑郁、抗前列腺素药等。

3. 用药方法 米非司酮分顿服法和分服法。顿服于用药第 1 日顿服 200mg。分服法 150mg 米非司酮分次口服,服药第 1 日晨服 50mg,8~12 小时再服 25mg;用药第 2 日早晚各服米非司酮 25mg;第三日上午 7 时再服 25mg。每次服药前后至少空腹 1 小时。顿服法于服药的第三日早上口服米索前列醇 0.6mg,前后空腹 1 小时;分服法于第三日服用米非司酮后 1 小时服米索前列醇。

服药后应严密观察,除了服药过程中可出现恶心、呕吐、腹痛、腹泻等胃肠道症状外,出血时间长、出血多是药物流产的主要不良反应,用药物治疗效果较差。极少数人可大量出血而需急诊刮宫终止妊娠,药物流产必须在有正规抢救条件的医疗机构进行。

【小结】

1. 人工流产是避孕失败的补救措施,对妇女的生殖健康有一定的影响,应做好避孕工作。

2. 负压吸引适用于 10 周内妊娠,安全有效。

3. 药物流产适用于≤49 日妊娠,出血时间长是药物流产的主要不良反应。

4. 应严格遵守操作常规,减少人工流产并发症的发生。

【思考题】

1. 试述人工流产对女性健康的危害。

2. 试述人工流产的常见并发症及其处理方法。

第六节 计划生育措施的选择

避孕方法知情选择是计划生育优质服务的重要内容,现有的避孕方法有各自的优缺点,男方可逆性避孕方法目前只有阴茎套,所以避孕方式对健康的影响主要是针对女方而言。通过广泛深入宣传、教育、培训和咨询,育龄妇女根据自身特点(包括家庭、身体、婚姻状况等),选择合适的安全有效的避孕方法。

【新婚期】

1. 原则 新婚夫妇年轻,尚未生育,应选择使用方便、不影响生育的避孕方法。

2. 选用方法 COC 使用方便,避孕效果好,不影响性生活,列为首选。男用阴茎套也是较理想的避孕方法,性生活适应后可选用阴茎套。还可选用外用避孕栓、薄膜等。由于尚未生育,一般不选用 IUD。不适宜用安全期、体外排精及长效避孕药。

【哺乳期】

1. 原则 不影响乳汁质量及婴儿健康。

2. 选用方法 阴茎套是哺乳期选用的最佳避孕方式。也可选用单孕激素制剂长效避孕针或皮下埋植剂,使用方便,不影响乳汁质量。哺乳期放置 IUD,操作要轻柔,防止子宫损伤。由于哺乳期阴道较干燥,不适用避孕药膜。哺乳期不宜使用雌、孕激素复合避孕药或避孕针以及安全期避孕。

【生育后期】

1. 原则　选择长效、安全、可靠的避孕方法,减少非意愿妊娠手术带来的痛苦。

2. 选用方法　各种避孕方法(IUD、皮下埋植剂、COC、避孕针、阴茎套等)均适用。根据个人身体状况进行选择,对某种避孕方法有禁忌证不宜使用。已生育两胎或两胎以上的妇女,可选用绝育术。

【绝经过渡期】

1. 原则　此期仍有排卵可能,应坚持避孕,选择以外用避孕药为主的避孕方法。

2. 选用方法　可选用阴茎套。原来使用 IUD 无不良反应可继续使用,至绝经后半年取出。绝经过渡期阴道分泌物较少,不宜选择避孕药膜,可选用避孕栓、凝胶剂。不宜选用复方避孕药及安全期避孕。

【小结】

1. 充分解释各类避孕方法的利弊,鼓励夫妇双方选择愿意接受的方便、有效的避孕方法。

2. 根据女性不同生育时期生理特点,指导选择合适的避孕方法。

【思考题】

计划生育措施的选择在不同年龄节育妇女有何不同?

(郭　丰)

参考文献

1. 丰有吉,沈铿. 妇产科学. 第 2 版. 北京:人民卫生出版社,2010.

2. 谢幸,苟文丽. 妇产科学. 第 8 版. 北京:人民卫生出版社,2013.

3. Lentz GM,Lobo RA,Gershenson DM,et al.Comprehensive Gynecology. 6th ed. USA:Elsevier,2012.

4. Practice Committee of American Society for Reproductive Medicine,Practice Committee of Society for Assisted Reproductive Technology .Criteria for number of embryos to transfer:a committee opinion. Fertility and　Sterility,2013,99(1):44-46.

5. Department of Reproductive Health.Medical eligibility criteria for contraceptive use,4th ed. WHO. 2010.

6. Greenberg JA. Hysteroscopic Sterilization:History and Current Methods. Rev ObstetGynecol,2008,1(3):113-121.

第二十五章　女性生殖器官发育异常

　　女性生殖器官和泌尿系统的胚胎发生都来自胚胎早期的间介中胚层(intermediate mesoderm)。决定卵巢分化的主要是性染色体所包含的基因,而决定生殖管道和外生殖器分化的是性激素。在胚胎发育形成过程中,内外源因素的干扰都可能导致发育异常。临床最常见的女性生殖器官发育异常由副中肾管系统融合不完全或融合异常导致。由于女性生殖器官与泌尿器官在起源上具有同源性、发育过程具有同步性,因此,某一系统的发育异常可影响另一系统。在生殖器官发育异常的诊断中,要注意判断有无合并泌尿系统发育异常。外生殖器官可在出生时得到诊断,其余女性生殖器官发育异常多在青春期因原发性闭经、腹痛或婚后性生活困难、流产或早产就医时被确诊。

第一节　女性生殖器官发生的胚胎学

　　配子在受精时染色体决定性别,但在胚胎发育早期,男女性生殖系统是相似的,在胚胎6周时,男女胚胎都具有两套生殖管道,这一阶段称为性未分化期。自胚胎期8周左右,女性生殖系统开始分化。女性生殖系统发生过程,包括生殖腺发生、生殖管道发生和外生殖器发生。

　　1. 生殖腺的发生　在胚胎第3~4周时,卵黄囊内胚层内出现多个大于体细胞的生殖细胞,称为原始生殖细胞(primordial germ cell)。胚胎第4~5周时,体腔背面肠系膜基底部两侧各出现2个由体腔上皮增生形成的隆起,称为泌尿生殖嵴(urogenital ridge),外侧隆起为中肾,内侧隆起为生殖嵴。在胚胎第4~6周末,原始生殖细胞沿肠系膜迁移至生殖嵴并被性索包围,形成原始生殖腺。原始生殖腺向睾丸或向卵巢分化,取决于有无睾丸决定因子(testis-determining factor,TDF)。目前研究认为,Y染色体短臂性决定区可能是睾丸决定因子所在的部位。缺乏Y染色体短臂性决定区基因决定了卵巢及其生殖细胞发育和形成。因此,无睾丸决定因子时,在胚胎第8周时,原始生殖腺即分化为卵巢。从性染色体为XY的女性患者中发现有Y染色体短臂性决定区的突变或缺失,和从性染色体为XX的男性患者中,发现有Y染色体短臂性决定区基因的存在,均证实Y染色体短臂性决定区在生殖腺分化中起关键作用,可能是决定性腺发育的调节基因之一。

　　2. 生殖管道的发生　在性未分化期,男女胚胎都具有两套生殖管道,其中一对为中肾管,为男性生殖管道始基;另一对为副中肾管,为女性生殖管道始基。两套管道的分化受到睾丸间质细胞产生的雄激素和睾丸支持细胞产生的抗副中肾管激素调控。女性胎儿体内无这两种激素,故中肾管退化,副中肾管充分发育形成女性内生殖器。生殖腺发育为卵巢时,中肾管退化,两侧副中肾管头段形成两侧输卵管,两侧中段和尾段开始并合,构成子宫及阴道上段。初并合时保持有中隔分为两个腔,约在胎儿12周末中隔消失,成为单一内腔。副中肾管最尾端与泌尿生殖窦(urogenital sinus)相连,并同时分裂增殖,形成一实质圆柱状体,称为阴道板。随后阴道板由上向下穿通,形成阴道腔。阴道腔与泌尿生殖窦之间有一层薄膜为处女膜。内生殖器的韧带则由生殖嵴的残余部分和中肾体的系膜合并形成。

　　3. 外生殖器的发生　胚胎初期的泄殖腔,分化为后方的直肠与前方的泌尿生殖窦。泌尿生

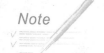

殖窦两侧隆起为泌尿生殖褶(urogenital fold)。褶的前方左右相会合呈结节形隆起,称为生殖结节,长大以后称为初阴;褶外侧隆起为左右阴唇阴囊隆起。若生殖腺为卵巢,约在第 12 周末生殖结节发育成阴蒂,两侧泌尿生殖褶不合并,形成小阴唇,左右阴唇阴囊隆起发育成大阴唇。尿生殖沟扩展,并与尿生殖窦下段共同形成阴道前庭。若生殖腺为睾丸,在雄激素作用下,初阴伸长形成阴茎,两侧的尿生殖褶沿阴茎腹侧面,从后向前合并成管,形成尿道海绵体部,左右阴唇阴囊隆起移向尾侧并相互靠拢,在中线处连接形成阴囊。

外生殖器分化虽受性染色体支配,但外生殖器向雌性分化是胚胎发育自然规律,不需雌激素作用,而向雄性分化必须有雄激素即睾酮的作用。因此,在分化前切除胚胎生殖腺,胚胎不受睾丸或卵巢产生的激素影响,其外生殖器必然向雌性分化,而给予雄激素则向雄性分化。外生殖器向雄性分化依赖睾酮存在,睾酮还需通过外阴局部靶器官组织中 5α- 还原酶作用,演化为二氢睾酮,与外阴细胞中相应的二氢睾酮受体相结合后,才能使外阴向雄性分化。因此,即使睾丸分泌睾酮,若外阴局部组织中缺乏 5α- 还原酶或无二氢睾酮受体存在,外生殖器仍向女性转化,表现为两性畸形。

女性生殖系统组织胚胎学形成过程的任何一个环节发生异常都可能导致畸形。常见发育异常分为:①正常管道形成受阻所致的异常,包括处女膜闭锁、阴道横隔、阴道纵隔、阴道闭锁和宫颈闭锁等;②副中肾管演化物发育不全所致的异常,包括无子宫、无阴道、子宫发育不良、单角子宫、始基子宫、输卵管发育异常等;③副中肾管演化物融合障碍所致的异常,包括双子宫、双角子宫和纵隔子宫等。

【小结】

　　性别是由染色体决定的。在胚胎发育早期男女胚胎都发生,具有两套生殖管道。原始生殖腺向睾丸或向卵巢分化,取决于有无睾丸决定因子(testis-determining factor, TDF)。两套管道的分化方向取决于睾丸间质细胞产生的雄激素和睾丸支持细胞产生的抗副中肾管激素调控,由于女性胎儿体内无这两种激素,因此中肾退化,副中肾管充分发育形成女性内生殖器。

【思考题】

　　泌尿生殖褶在女性外生殖器发育形成过程中最终分化形成哪些器官?

第二节　外生殖器发育异常

一、处女膜闭锁

处女膜闭锁(imperforate hymen)又称无孔处女膜,临床上较常见,系泌尿生殖窦上皮未能贯穿前庭部所致。在青春期初潮前无任何症状。初潮后因经血无法排出,可在多次月经来潮后,经血逐渐积聚,造成子宫、输卵管积血,甚至腹腔内积血(图 25-1),患者可因此出现周期性腹痛。输卵管伞端多因积血而粘连闭锁,故经血较少进入腹腔。处女膜闭锁女婴在新生儿期多无临床表现。偶有幼女因大量黏液积聚在阴道内,导致处女膜向外凸出而被发现。

绝大多数处女膜闭锁患者因无无月经来潮,且伴有出现进行性加剧的周期性下腹痛而就诊。严重者伴有便秘、肛门坠胀、尿频或尿潴留等症状。检查时见处女膜向外膨隆,表面呈紫蓝色,无阴道开口。当用食指放入肛门内,可打到阴道内有球状包块向直肠前壁突出。直肠 - 腹部

Note

诊时,在下腹部可扪及位于阴道包块上方的另一较小
包块(为经血潴留的子宫),压痛明显。若用手往下按
压此包块时,可见处女膜向外膨隆更明显。盆腔超声
检查能发现子宫及阴道内有积液。确诊后应立即手
术治疗。先用粗针穿刺处女膜正中膨隆部,抽出褐色
积血证实诊断后,即将处女膜做"X"形切开,引流积
血。积血大部排出后,常规检查宫颈是否正常,但不
宜进一步探查宫腔以免引起上行性感染。吸尽积血
后,切除多余的处女膜瓣,使切口呈圆形,再用 3-0 可
吸收缝线缝合切口边缘黏膜,以保持引流通畅和防止
创缘粘连。术后留置导尿管 1~2 日,外阴部置消毒会
阴垫,每日外阴护理 1~2 次,直至积血排净。术后给
予广谱抗生素和甲硝唑。

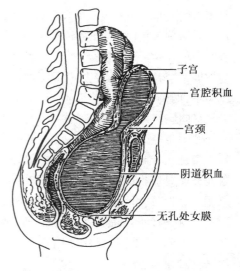

图 25-1   处女膜闭锁并阴道、宫腔积血

二、两性畸形

性发育异常是一组较为复杂的问题,直到现在为止,国际上尚缺少统一的分类标准。按照
Leon Speroff 提出的分类标准,可分为女性假两性畸形、男性假两性畸形、真两性畸形和性腺发
育不全。男女性别可根据性染色体、生殖腺结构、外生殖器形态以及第二性征加以区分。外生
殖器出现两性畸形(hermaphroditism),均是胚胎或胎儿在宫腔内接受过高或不足量雄激素刺激
所致。根据其发病原因,两性畸形分为:女性假两性畸形、男性假两性畸形和生殖腺发育异常
三类。生殖腺发育异常包括真两性畸形、混合型生殖腺发育不全和单纯型生殖腺发育不全三
种类型。

(一)女性假两性畸形(female pseudohermaphroditism)

患者染色体核型为 46,XX,生殖腺为卵巢,内生殖器包括子宫、卵巢和阴道均存在,外生殖
器出现部分男性化。男性化程度取决于胚胎暴露于高雄激素时期早晚和雄激素数量,患者可表
现为阴蒂中度粗大,严重时可出现阴唇后部融合和出现阴茎。雄激素过高的原因包括先天性肾
上腺皮质增生,或是非肾上腺来源。

1. 先天性肾上腺皮质增生(congenital adrenal hyperplasia,CAH)又称为肾上腺生殖综合征
(adrenogenital syndrome),为常染色体隐性遗传病,是最常见类型。基本病变为胎儿肾上腺合成
皮质醇的酶缺乏,其中以 21- 羟化酶缺乏最常见,比例约占 95%,最终导致 17a- 羟孕酮无法转
化为皮质醇。皮质醇合成量减少对下丘脑和垂体负反馈作用消失,导致垂体促肾上腺皮质激素
(ACTH)分泌增加,刺激肾上腺增生,促使其分泌皮质醇量趋于正常,但同时也刺激肾上腺网状
带产生异常大量雄激素,致使女性胎儿外生殖器不同程度男性化;此外,由于酶缺乏,可导致皮
质激素生物合成中的中间代谢产物聚集,部分产物具有生物活性,如皮质酮,可导致高血压和低
血钾。患者出生时即有阴蒂肥大,阴唇融合遮盖阴道口和尿道口,仅在阴蒂下方见一小孔,尿液
由此排出。严重者两侧大阴唇肥厚,形成皱褶,并有程度不等的融合,状似阴囊,但其中无睾丸;
子宫、卵巢、阴道均存在,但阴道下段狭窄,难以发现阴道口。随着婴儿长大,男性化日益明显,
阴毛和腋毛出现较早,至青春期乳房不发育,内生殖器发育受抑制,无月经来潮。虽幼女期身
高增长快,但因骨骺愈合早,至成年时反较正常妇女矮小。实验室检查可发现血雄激素含量增
高,血皮质醇偏低,尿 17 酮呈高值,血雌激素、FSH 皆呈低值,血清 ACTH 及 17a- 羟孕酮均显
著升高。

2. 孕妇于妊娠早期服用具有雄激素作用的药物,人工合成孕激素、达那唑或甲睾酮等都有
不同程度的雄激素作用。若用于妊娠早期保胎或服药过程中同时受孕,均可导致女胎外生殖器

男性化,类似先天性肾上腺皮质增生所致畸形,但程度轻,且在出生后男性化不再加剧,至青春期月经来潮,还可有正常生育。实验室检查时,血雄激素和尿 17 酮值均在正常范围。

(二)男性假两性畸形(male pseudohermaphroditism)

患者染色体核型为 46,XY,生殖腺为睾丸,无子宫,阴茎极小、生精功能异常,无生育能力。男性假两性畸形系因男性胚胎或胎儿在母体缺少雄激素刺激发育。发病机制:①促进生物合成睾酮的酶缺失或异常;②外周组织 5α- 还原酶缺乏;③外周组织和靶器官缺少雄激素受体或受体功能异常。男性假两性畸形多为外周组织雄激素受体缺乏,临床将此病称为雄激素不敏感综合征(androgen in-sensitivity syndrome),属 X 连锁隐性遗传,常在同一家族中发生。根据外阴组织对雄激素不敏感程度,又分为完全型和不完全型两种。

1. 完全型外生殖器为女性,又称为睾丸女性化综合征(testicular feminization syndrome)。患者体内睾酮经芳香化酶转化为雌激素,至青春期乳房发育丰满,但乳头小,乳晕较苍白,阴毛、腋毛多阙如,阴道为盲端,较短浅,无子宫。两侧睾丸正常大,位于腹腔内、腹股沟或偶在大阴唇内。血睾酮、FSH、尿 17- 酮均为正常男性水平,血 LH 较正常男性增高,雌激素略高于正常男性。

2. 不完全型较完全型少见,外阴多呈两性畸形,表现为阴蒂肥大或短小阴茎,阴唇部分融合,阴道极短或仅有浅凹陷。至青春期可出现阴毛、腋毛增多和阴蒂继续增大等男性改变。

对于这类患者要注意性腺恶变问题,恶变的发生率约为 5%,但随年龄增加,发生率增多,30岁后性腺恶变的发生率可达到 25%。

(三)生殖腺发育异常

1. 真两性畸形(true hermaphroditism)　患者体内睾丸和卵巢两种生殖腺同时存在,称为真两性畸形,是两性畸形最罕见的一种。可能一侧生殖腺为卵巢,另侧为睾丸;或每侧生殖腺内同时含卵巢及睾丸两种组织,称为卵睾(ovotestis);也可能一侧为卵睾,另一侧为卵巢或睾丸。染色体核型多为 46,XX,这些患者占 80%~90%,2/3 被当作男性抚养。其次为 46,XX/46,XY 嵌合型,46,XY 较少见。临床表现与其他两性畸形相同,外生殖器多为混合型,或以男性为主或以女性为主,但多有能勃起的阴茎,而乳房几乎均为女性型。体内同时有略高雌激素和雄激素水平。核型为 46,XX 者,体内雌激素水平达正常男性两倍。多数患婴出生时阴茎较大,往往按男婴抚育。但若能及早确诊,绝大多数患者仍以按女婴抚育为宜。个别有子宫患者在切除睾丸组织后,不但月经来潮,还具有正常生育能力。

2. 混合型生殖腺发育不全(mixedgonadaldysgenesis)　染色体核型为 45,X 与另含有一个 Y 的嵌合型,以 45,X/46,XY 多见。其他如 45,X/47,XYY;45,X/46,XY/47,XXY 亦有报道。混合型系指一侧为异常睾丸,另侧为未分化生殖腺、生殖腺呈索状痕迹或生殖腺阙如。患者外阴部分男性化,表现为阴蒂增大,外阴不同程度融合、尿道下裂。睾丸侧有输精管,未分化生殖腺侧有输卵管、发育不良子宫和阴道,不少患者有 Turner 综合征的躯体特征。出生时多以女婴抚养,但至青春期往往出现男性化,女性化者极少。若出现女性化时,应考虑为生殖腺分泌雌激素肿瘤所致。

3. 单纯型生殖腺发育不全(puregonadaldysgenesis)　染色体核型为 46,XY,但生殖腺未能分化为睾丸而呈索状,故无雄激素分泌,副中肾管亦不退化,患者表型为女性,但身体较高大,有发育不良子宫、输卵管,青春期乳房及毛发发育差,无月经来潮。

【诊断】

1. 病史和体检　应首先询问患者母亲在孕早期有无服用高效孕酮或达那唑类药物史,家族中有无类似畸形史,并详细体检。注意喉结、行为举止、乳腺发育情况、阴茎大小、尿道口位置,是否有阴道和子宫,直肠 - 腹部诊扪及子宫,说明多系女性假两性畸形,但应除外真两性畸形。若在腹股沟部、大阴唇或阴囊内扪及生殖腺,则为睾丸组织,但仍不能排除真两性畸形。

2. 实验室检查　染色体核型为 46,XX,血雌激素低值,血雄激素高值,尿 17- 酮及 17α-

羟孕酮均高值者,为先天性肾上腺皮质增生。染色体核型为 46,XY,血 FSH 值正常,LH 值升高,血睾酮在正常男性值范围,雌激素高于正常男性但低于正常女性值者,为雄激素不敏感综合征。

3. 生殖腺活检　真两性畸形常需通过腹腔镜检或剖腹探查取生殖腺活检,方能确诊。

【治疗】

确诊后应根据患者原社会性别、本人愿望及畸形程度予以矫治。原则上除阴茎发育良好者外,均宜按女性抚养。

1. 先天性肾上腺皮质增生　确诊后立即开始并终身给予可的松类药物,抑制促肾上腺皮质激素过量分泌和防止外阴进一步男性化及骨骺提前闭合,还可促进女性生殖器官发育和月经来潮,甚至有受孕和分娩可能。肥大阴蒂应部分切除,仅保留阴蒂头,接近正常女性阴蒂大小。外阴部有融合畸形者,应予以手术矫治,使尿道外口和阴道口分别显露在外。

2. 雄激素不敏感综合征　完全型及不完全型,均按女性抚育为宜。完全型患者待青春期发育成熟后,切除双侧睾丸防止恶变,术后长期给雌激素维持女性第二性征。不完全型患者有外生殖器男性化畸形,应提前做整形术并切除双侧睾丸。阴道过短影响性生活者,应行阴道成形术。

3. 混合型生殖腺发育不全或单纯型生殖腺发育不全染色体核型含有 XY 者,其生殖腺发生恶变频率较高,且发生年龄可能很小,应在确诊后尽早切除未分化生殖腺。

4. 真两性畸形　性别的确定主要取决于外生殖器功能状态,应将不需要的生殖腺切除,保留与其性别相适应的生殖腺。除阴茎粗大、能勃起且具有能推纳入阴囊内的睾丸可按男性抚育外,仍以按女性养育为宜。

【小结】

1. 常见的外生殖器发育异常包括处女膜闭锁和两性畸形。

2. 绝大多数处女膜闭锁患者无月经来潮,且伴有进行性加剧的周期性下腹痛。可根据临床表现和妇科检查明确诊断。处理方法为手术治疗。

3. 两性畸形均是胚胎或胎儿在宫腔内接受过高或不足量雄激素刺激所致,根据发病原因可分为女性假两性畸形、男性假两性畸形和生殖腺发育异常三类,确诊需要结合病史和临床表现、实验室检查结果,部分患者还需要接受生殖腺活检。治疗时需要结合患者原社会性别、本人愿望及畸形程度予以矫治。原则上除阴茎发育良好者外,均宜按女性抚养。

【思考题】

1. 处女膜闭锁的临床表现?

2. 两性畸形的治疗原则?

第三节　阴道发育异常

一、先天性无阴道

先天性无阴道(congenital absence of vagina)系因双侧副中肾管发育不全,阴道板及阴道索未能腔化所致。常合并泌尿道发育异常,几乎所有患者均合并无子宫或仅有始基子宫,极个别患者有发育正常的子宫,卵巢一般正常。

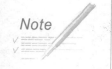

【临床表现及诊断】

患者于青春期后一直无月经来潮,或因婚后性交困难而就诊。检查时见外阴和第二性征发育正常,但无阴道口或仅在阴道外口处见一浅凹陷,有时可见到泌尿生殖窦内陷形成约 2cm 短浅阴道盲端。直肠 - 腹部诊和盆腔 B 型超声检查不能发现子宫。有发育正常的子宫者,表现为青春期时因宫腔积血而出现周期性腹痛。直肠 - 腹部诊扪及增大、有压痛的子宫。约 15% 患者合并泌尿道畸形。临床应与完全型雄激素不敏感综合征相鉴别。后者染色体核型为 46,XY,阴毛和腋毛极少,血睾酮值升高。

【治疗】

对成年女性有性生活需求的先天性无阴道患者,有短浅阴道者可先用机械扩张法,即按顺序由小到大使用阴道模型局部加压扩张,可逐渐加深阴道长度,直至能满足性生活要求为止。阴道模型夜间放置日间取出,便于工作和生活。不适宜机械扩张或机械扩张无效者,行阴道成形术。手术应在结婚前半年进行。手术方法有多种,常用腹膜代阴道法,以乙状结肠阴道成形术效果较好。

对有发育正常子宫的患者,月经初潮时即应行阴道成形术,同时引流宫腔积血并将人工阴道与子宫相接,以保留生育功能。无法保留子宫者应予切除。

二、阴道闭锁

阴道闭锁(atresia of vagina)因泌尿生殖窦未参与形成阴道下段所致。可分为下段闭锁型和完全闭锁型,以前者常见,闭锁常位于阴道下段,长约 2~3cm,其上正常。

【临床表现及诊断】

症状与处女膜闭锁相似,无阴道开口,但闭锁处黏膜表面色泽正常,亦不向外膨隆,肛查扪及向直肠凸出的阴道积血包块,其位置较处女膜闭锁高。

【治疗】

应尽早手术。术时应先切开闭锁段阴道,并游离积血下段的阴道黏膜,再切开积血包块,排净积血后,利用已游离的阴道黏膜覆盖创面。术后定期扩张阴道以防瘢痕挛缩。

三、阴道横隔

阴道横隔(transverse vaginal septum)系因两侧副中肾管会合后的尾端与尿生殖窦相接处未贯通或部分贯通。横隔可位于阴道内任何部位,以上中段交界处居多,其厚度约为 1cm,两侧均覆盖鳞状上皮。多数横隔为不完全型。

【临床表现及诊断】

完全性横隔较少见,多数是隔中央或侧方有一小孔,月经血自小孔排出。横隔位于上段者,不影响性生活,常系偶行妇科检查时发现。位置较低者少见,多因性生活不满意而就医。

【治疗】

可采用手术治疗,将横隔切开并切除其多余部分,最后缝合切缘以防粘连形成。术后短期放置模具防止瘢痕挛缩。若系分娩时发现横隔阻碍胎先露部下降,横隔薄者,当胎先露部下降至横隔处并将横隔撑得极薄时,将其切开后胎儿即能经阴道娩出;横隔厚者应行剖宫产(图 25-2A)。

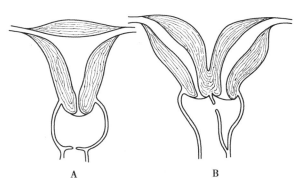

图 25-2　阴道横隔和阴道斜隔
A. 阴道横隔;B. 阴道斜隔

Note

四、阴道纵隔

阴道纵隔（longitudinal vaginal septum）系因双侧副中肾管会合后，其中隔未消失或未完全消失。阴道纵隔有两类，完全纵隔形成双阴道，常合并双宫颈、双子宫；如果纵隔偏向一侧形成阴道斜隔（图 25-2B），导致该侧阴道完全闭锁，出现因经血潴留形成阴道侧方包块。阴道斜隔常伴有同侧泌尿系发育异常，这类患者多为双宫体、双宫颈，也称为阴道斜隔综合征（Herlyn-Werner-Wunderlich Syndrome，HWWS）。

【临床表现及诊断】

绝大多数阴道纵隔无症状，有些是性交困难才诊断。若斜隔导致该侧阴道完全闭锁，可出现痛经。斜隔盲端的积血也可继发感染。另一些可能晚至分娩时产程进展缓慢才确诊。

【治疗】

斜隔妨碍经血排出或纵隔影响性交时，应将其切除，创面缝合以防粘连。若临产后发现纵隔阻碍胎先露部下降，可沿隔的中部切断，分娩后缝合切缘止血。因阴道纵隔不孕患者，切除纵隔可能提高受孕机会。

【小结】

1. 常见的阴道发育异常包括先天性无阴道、阴道闭锁、阴道横隔和阴道纵隔。
2. 体格检查和影像学检查是帮助明确诊断的重要方法。
3. 决定治疗方法时，需要结合患者的症状和性生活状态。

【思考题】

1. 先天性无阴道的处理方法有哪些？
2. 什么是阴道斜隔综合征？

第四节　子宫发育异常

一、先天性宫颈闭锁

先天性宫颈闭锁（congenital atresia of cervix）较罕见。

【临床表现及诊断】

若患者子宫内膜有功能时，青春期后可因宫腔积血而出现周期性腹痛，经血还能经输卵管逆流入腹腔，引起盆腔子宫内膜异位症和子宫腺肌病。

【治疗】

可手术穿通宫颈，使子宫与阴道相通。但手术后人工形成的宫颈管极易粘连再次闭合，导致宫腔再次积血而须切除子宫。宫颈未发育者，宜行子宫切除术。

二、子宫未发育或发育不全

1. 先天性无子宫（congenital absence of uterus）　系因两侧副中肾管中段及尾段未发育和汇合所致，常合并无阴道，卵巢发育正常，第二性征不受影响。直肠-腹部诊扪不到子宫。

2. 始基子宫（primordial uterus）　又称为痕迹子宫，系因两侧副中肾管会合后不久即停止发育，常合并无阴道。子宫极小，仅长 1~3cm，无宫腔。

3. 子宫发育不良（hypoplasia of uterus）　又称为幼稚子宫（infantile uterus），系因副中肾管会合后短时期内即停止发育。子宫较正常小，有时极度前屈或后屈。宫颈呈圆锥形，相对较长，宫体与宫颈之比为 1：1 或 2：3。患者月经量较少，不育。直肠-腹部诊可扪及小而活动的子宫。治疗方法可用小剂量雌激素加孕激素序贯用药，用药期间子宫可能会稍变大。一般可自月经第 5 日开始每晚口服妊马雌酮 0.625mg 或戊酸雌二醇 1mg，连服 20 日，服药后 11 日加服甲羟孕酮 8mg，每日 1 次，连用 10 日，共服 6~12 个周期，定期测子宫径线。

三、子宫体发育异常

临床上较常见。常见类型见图 25-3。

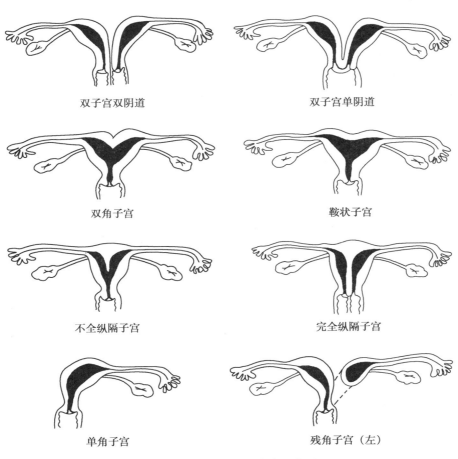

双子宫双阴道　　　　　　　　　　双子宫单阴道

双角子宫　　　　　　　　　　　　鞍状子宫

不全纵隔子宫　　　　　　　　　　完全纵隔子宫

单角子宫　　　　　　　　　　　　残角子宫（左）

图 25-3　子宫发育异常常见类型

1. 双子宫（uterus didelphys）　系因两侧副中肾管完全未融合，各自发育形成两个子宫和两个宫颈，阴道也完全分开，左右侧子宫各有单一的输卵管和卵巢。患者无自觉症状，通常在人工流产、产前检查甚至分娩时偶然发现。早期人工流产时可能误刮未孕侧子宫，以致漏刮胚胎，妊娠继续。妊娠者在妊娠晚期胎位异常率增加，分娩时未孕侧子宫可能阻碍胎先露部下降，子宫收缩乏力较多见，使剖宫产率增加。偶见两侧子宫同时妊娠、各有一胎儿者，这种情况属双卵受精。亦有双子宫、单阴道，或阴道内有一纵隔者，患者可能因阴道纵隔妨碍性交，出现性交困难或性交痛。

2. 双角子宫（uterus bicornis）和鞍状子宫（saddle form uterus）　因子宫底部融合不全呈双角者，称为双角子宫；子宫底部稍下陷呈鞍状，称为鞍状子宫。双角子宫一般无症状，仅妊娠时易发生胎位异常，以臀先露居多。双角子宫一般不需治疗，对于反复发生流产者，应行子宫

Note

整形术。

3. 纵隔子宫（uterus septus）　系因两侧副中肾管融合不全，在宫腔内形成纵隔。从子宫底至宫颈内口将宫腔完全隔为两部分为完全纵隔；仅部分隔开为不全纵隔。纵隔子宫易发生不孕、流产、早产和胎位异常；若胎盘附着在隔上，可出现产后胎盘滞留。纵隔子宫外形正常，经子宫输卵管造影或宫腔镜检查确诊。如果未对生育结果造成不良影响，一般可不处理。对有不孕和反复流产的患者，可在腹腔镜监视下通过宫腔镜切除纵隔，术后宫腔内置金属 IUD，防止创面形成粘连。

4. 单角子宫（uterus unicornis）　系因一侧副中肾管发育，另侧副中肾管未发育或未形成管道。未发育侧的卵巢、输卵管、肾常同时阙如。妊娠可发生在单角子宫，患者可无症状，但不孕、流产、早产发生率高。

5. 残角子宫（rudimentary horn of uterus）　系因一侧副中肾管发育正常，另一侧发育不全形成残角子宫，可伴有该侧泌尿系发育畸形。检查时易将残角子宫误诊为卵巢肿瘤。多数残角子宫与对侧正常宫腔不相通，仅有纤维带相连；偶亦有两者间有狭窄管道相通者。若残角子宫内膜无功能，一般无症状，不需治疗；若内膜有功能且与正常宫腔不相通时，往往因宫腔积血而出现痛经，甚至并发子宫内膜异位症，需切除残角子宫。若妊娠发生在残角子宫内，人工流产时无法探及，至妊娠 16~20 周时破裂而出现典型输卵管妊娠破裂症状，若不及时手术切除破裂的残角子宫，患者可因大量内出血而死亡。

【小结】

子宫发育异常可涉及子宫颈、子宫体和卵巢。临床中以子宫体发育异常常见，患者可无症状，多数患者因不孕或流产、早产而就诊。

【思考题】

试述子宫体发育异常的分类？

第五节　输卵管发育异常

输卵管发育异常包括：①单侧输卵管缺失：系因该侧副中肾管未发育；②双侧输卵管缺失：常见于无子宫或始基子宫患者；③单侧（偶尔双侧）副输卵管：为输卵管分支，具有伞部，内腔与输卵管相通或不通；④输卵管发育不全、闭塞或中段缺失：类似结扎术后的输卵管。

输卵管发育异常可能是不孕原因，亦可能导致输卵管妊娠，因临床罕见，几乎均为手术时偶然发现。除输卵管部分节段缺失可整形吻合外，其他均无法手术。希望生育者需借助辅助生育技术。

第六节　卵巢发育异常

卵巢发育异常包括：①单侧卵巢缺失：见于单角子宫；②双侧卵巢缺失：极少，一般为卵巢发育不全，卵巢外观细长而薄，色白质硬，甚至仅为条状痕迹，见于特纳（Turner）综合征患者；③多余卵巢：罕见，一般多余卵巢远离卵巢部位，可位于腹膜后；④偶尔卵巢可分裂为几个部分。

若卵巢发育异常影响卵巢内分泌功能，治疗方法以激素替代治疗为主。

（林仲秋）

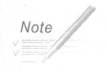

参考文献

1. 丰有吉,沈铿. 妇产科学. 第 2 版. 北京:人民卫生出版社,2010.

2. 谢幸,荀文丽. 妇产科学. 第 8 版. 北京:人民卫生出版社,2013.

3. S. Jean Emans,Marc R. Laufer,et al. Pediatric and Adolescent Gynecology. New York: Lippincott Williams & Wilkins,2011.

Note

第二十六章 乳 腺 疾 病

第一节 乳房的解剖特点

一、乳房形态学

(一)乳房的位置及外形

成年妇女乳房是两个半球形的性征器官,位于胸大肌浅面,约在第 2 和第 6 肋骨水平的浅筋膜浅、深层之间。内侧至胸骨旁线,外上方形成乳腺腋尾部伸向腋窝,称为 Spence 腋尾。

乳房中央为乳头,平第 4 肋间隙或第 5 肋,其表面有输乳管的开口。乳头由致密的结缔组织和平滑肌组成,平滑肌呈环行或放射状排列,起括约作用。乳头周围色素沉着的皮肤区,称为乳晕,表面有许多小隆起,其深面为乳晕腺,可分泌脂性物质,起润滑和保护乳头作用。乳头和乳晕的皮肤较薄弱,易于损伤。

妊娠和哺乳期乳腺腺体增生,乳房明显增大。停止哺乳以后,乳腺萎缩,乳房变小。老年妇女乳房萎缩更加明显。

(二)乳房的结构

乳房主要由 3 种结构组成:皮肤、皮下组织和乳腺腺体组织。乳房的皮肤很薄,包含毛囊、皮脂腺和汗腺。皮下组织包含脂肪组织、纤维组织、血管、神经和淋巴管。乳腺有 15~20 个腺叶,每一腺叶分成很多腺小叶,腺小叶由小乳管和腺泡组成,是乳腺的基本单位。每一腺叶有其单独的导管(乳管),腺叶和乳管均以乳头为中心呈放射状排列。小乳管汇至乳管,乳管开口于乳头,乳管靠近开口的 1/3 段略为膨大,是乳管内乳头状瘤的好发部位。

乳腺腺体后方为一层疏松的结缔组织,内含脂肪和淋巴管,称为乳房后筋膜或乳房后间隙,它的存在可以保证乳房在胸壁表面上下移动。此间隙炎症时容易向下扩展,故宜做低位切开引流术;乳腺癌时肿瘤细胞可经此间隙向深部转移。

乳腺叶和输乳管均以乳头为中心呈放射状排列。乳腺手术时应尽量做放射状切口,以减少对乳腺叶组织和输乳管的损伤。腺叶、小叶和腺泡间有结缔组织间隔,腺叶间还有与皮肤垂直的纤维束,上连浅筋膜浅层,下连浅筋膜深层,称乳房悬韧带(Cooper 韧带)(图 26-1),它们对乳腺起固定作用。乳腺癌早期,因乳房悬韧带受侵,纤维组织增生,韧带缩短,使表面皮肤产生一些凹陷,称为"酒窝症"(图 26-2)。

二、乳房的血管解剖

(一)乳腺动脉

乳腺的动脉血供主要来源于胸肩峰动脉、胸外侧动脉、胸最上动脉、胸廓内动脉、肋间动脉穿支等。

胸肩峰动脉多在胸小肌后方或上缘起自腋动脉,穿锁胸筋膜或胸小肌后分支分布于胸大、小肌,以及乳腺支供应乳腺深面。

胸外侧动脉起自腋动脉中段的下壁,向外下紧贴胸壁前锯肌表面,沿胸小肌下缘向下,供应

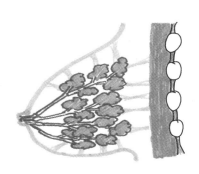

图 26-1 乳腺的结构

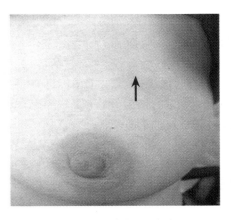

图 26-2 乳腺癌"酒窝症"

胸小肌、前锯肌,以及乳腺外侧部分。

胸最上动脉在胸小肌上缘起自腋动脉,直径较细,供应部分胸壁肌肉和内上部分乳腺。在行乳腺癌根治术时,应结扎该动脉,以免术后出血。

乳腺内侧的血供来源于胸廓内动脉和肋间动脉穿支。胸廓内动脉起源于锁骨下动脉第一段的下壁,沿胸骨侧缘外侧 1~2cm 处下行,行于肋软骨深面,壁层胸膜浅面。胸廓内动脉在 1~4 肋间有穿支穿肋间肌、胸大肌后支配乳腺内侧部分乳腺组织,在第 3、4 肋间水平面,该动脉的后方、壁层胸膜的前方有一层薄薄的胸横肌及其筋膜,在乳腺癌扩大根治术清扫内乳淋巴结时,注意保留胸横肌筋膜的完整性,可预防胸膜的破损。肋间动脉的穿支在 2~4 肋间较明显,其穿出点位于胸廓内动脉穿出点的外侧 2~3cm,供应胸肌及乳腺,在乳腺癌根治术时注意结扎,以免术后出血。

肩胛下动脉在肩胛下肌外侧缘由腋动脉下段发出,向下分出旋肩胛动脉后,下行与胸背神经相伴行,较少供应乳腺。但肩胛下动脉、静脉、神经在乳腺癌根治术、改良根治术和保乳手术的腋淋巴结清扫时均应予以保留,在乳腺切除、背阔肌皮瓣I期乳房再造手术时,该动、静脉和胸背神经的保留是手术成功的关键。

（二）乳腺静脉

乳腺的静脉回流是乳腺癌血行转移的最重要途径。在乳腺皮下浅筋膜浅层存在着丰富的乳腺静脉网,其中横向的静脉网汇合向内形成胸廓内静脉穿支注入胸廓内静脉,乳腺的纵向浅静脉向上与颈根部的浅静脉相交通,可注入颈前静脉。

胸肩峰静脉、胸外侧静脉、乳腺静脉、肩胛下静脉等与同名动脉相伴行,引流乳腺上、外侧的静脉血。肋间静脉注入奇静脉或半奇静脉,后两者与椎静脉相交通,乳腺癌细胞可经此途径较容易地进入椎静脉系统,从而引起椎骨、颅骨以及骨盆等的转移。

三、乳腺的淋巴引流

（一）乳腺内部的淋巴回流

乳腺表面皮肤的淋巴引流由浅层和深层淋巴管网组成。无瓣膜的浅层毛细淋巴管网与含瓣膜的深层淋巴管网在乳头、乳晕下方形成相对致密的网状结构,称为乳晕下淋巴管丛,即萨帕乳晕下丛（sappey subareolar plexus）。起源于小叶周围的乳腺内淋巴管,与各级导管相伴行,淋巴管之间相互吻合成网状,与乳晕下淋巴管丛垂直相交通,从表层到深层,淋巴液单向流动,离心流向腋窝和内乳淋巴结。

（二）乳腺外部的淋巴回流

乳腺外的淋巴引流区在生理状态下主要包括两大部分,即腋淋巴结区和内乳淋巴结区,据

Note

估计乳房的淋巴液约有 3% 回流到内乳淋巴结,97% 回流到腋淋巴结。

1. 腋淋巴结

(1) 腋淋巴结传统解剖学分群

1) 外侧群淋巴结:沿腋静脉的内侧排列的腋淋巴结,又称腋静脉淋巴结,在乳腺癌各式手术中清扫该组淋巴结时无须打开腋鞘,这样可有效地避免术后的同侧上肢水肿。

2) 前群淋巴结:位于前锯肌表面、胸小肌下缘,沿胸外侧动、静脉分布,又称为胸肌淋巴结。

3) 后群淋巴结:沿肩胛下血管分布,又称为肩胛下淋巴结,在清扫该群淋巴结时注意避免损伤胸背神经及肩胛下动、静脉,结扎切断肩胛下血管的乳腺支,以避免术后出血。

4) 中央群淋巴结:位于胸大肌外侧缘后方和胸小肌下方,是临床体检最易发现的淋巴结群,当上肢内收放松时,可以触及该群肿大淋巴结,这是腋淋巴结各群中淋巴结最大、数目最多的淋巴结群。

5) 尖群淋巴结:位于内侧至胸小肌,是乳腺癌根治术需清除的淋巴结群,其与锁骨上淋巴结相交通。

6) 胸肌间淋巴结:沿胸外侧神经分布于胸大、小肌之间,又称为 Rotter 淋巴结。

上述的腋各群淋巴结之间有着丰富的淋巴干相连接,各群淋巴结累及时均可以汇集到尖群淋巴结,而尖群淋巴结与锁骨上淋巴结、纵隔淋巴结相交通,其淋巴干可直接注入颈内静脉或锁骨下静脉,从而引发锁骨上、纵隔淋巴结转移或血行播散。

(2) 腋淋巴结临床分群:从乳腺癌的转移特征以及病理学角度出发的腋窝淋巴结分群目前已广泛应用于国内外的乳腺癌临床,此种分群方法以胸小肌为标志,将腋淋巴结分为三组:胸小肌下缘的所有腋淋巴结属于I组或称下群;胸小肌上、下缘之间淋巴结属于II组或称中群,包括胸小肌深面和胸大、小肌之间的淋巴结;胸小肌上缘的腋淋巴结属于III组或称为上群。

2. 内乳淋巴结　内乳淋巴结也是乳腺癌引流的第一站淋巴结,主要引流乳腺中央和内侧淋巴液。内乳淋巴结沿胸廓内动、静脉排列,向下与肝前上部、膈肌前半部及腹直肌上部等淋巴管网相交通,在 1~3 肋间较为恒定存在。

(三) 乳腺其他淋巴回流途径

在上述主要的引流途径因肿瘤转移、阻塞的情况下,还有一些次要的乳腺引流途径会表现出不同的临床征象,包括:

1. 锁骨上淋巴结　临床上锁骨上淋巴结转移较为常见,是乳腺癌术后随访的必查部位,不应遗漏。

2. 纵隔回流系统、膈下、腹膜下丛(gerota 路线)　乳腺内侧及下部的淋巴管以及内乳淋巴结链通过深筋膜淋巴管、腹直肌筋膜淋巴管均与膈下淋巴结相交通,乳腺癌可通过该途径引发膈下、肝脏、腹膜后淋巴结、腹腔转移。

3. 皮下淋巴管网　乳腺皮肤的淋巴管网与周围的皮肤淋巴管网互相交通,乳腺癌细胞进入乳腺皮肤的淋巴管后可向周围任何部位引流,在皮内播散,常见的有同侧乳房表面皮肤内、对侧乳房皮肤、上腹壁、背部、颈部、面部皮肤或皮下转移。当癌细胞在皮下淋巴管网引起阻塞诱发淋巴水肿时,乳腺的皮肤呈现出橘皮样变。

(四) 前哨淋巴结

前哨淋巴结指原发肿瘤引流区域淋巴结中的一站特殊的淋巴结,是原发肿瘤发生淋巴结转移所经的第一站淋巴结。如果前哨淋巴结已转移,则其他的腋淋巴结有可能存在癌转移,若前哨淋巴结无肿瘤转移,理论上原发肿瘤引流区域其他淋巴结不会发生肿瘤转移。目前,循证医学证据已经证实,乳腺癌前哨淋巴结活检(sentinel lymph node biopsy,SLNB)可准确评估腋窝淋巴结病理学状态,对于腋窝淋巴结阴性的患者,可安全有效地替代腋窝淋巴结清扫术(axillary lymph node dissection,ALND),显著降低由于腋窝淋巴结清扫引起的并发症,改善生活质量。

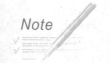

【小结】

1. 乳房的解剖特点是乳房疾病诊断和治疗的基础。
2. 乳腺的血管解剖和淋巴引流对乳腺癌的手术治疗具有重要的意义。

【思考题】

1. 乳腺的淋巴引流途径有哪些?
2. 前哨淋巴结的定义及临床意义?

第二节　乳房的生理性变化

女性从出生到逐渐衰老,经历不同的生理阶段。女性乳房的不同生理阶段,在雌激素、孕激素、生长激素、糖皮质激素、催乳素、催产素等多种激素的均衡协调、作用下,表现出不同的生理特征,可分为新生儿及儿童期、青春期、性成熟期、妊娠期及哺乳期、绝经期五个阶段。

一、新生儿及儿童期乳腺

出生后的4周内为新生儿期。由于在母体内受到胎盘及母体卵巢所产生的女性激素的影响,新生儿在出生后的1~2周内,乳腺上皮增生,导管上皮向导管腔内分泌少许乳汁样物质,导管腔增大,可出现乳房略隆起或乳头少许泌乳,这是正常的生理现象。随着脱离母体的时间延长,女性激素浓度在新生儿体内的逐渐降低,这种现象一般在出生后3~4周自然消退。

从出生后4周到12岁左右(青春期前)为儿童期,分为儿童早期和儿童后期。儿童早期(8岁以前)下丘脑 - 垂体 - 卵巢轴功能处于抑制状态;儿童后期(约8岁之后),下丘脑促性腺激素释放激素(gonadotropin releasing hormone,GnRH)抑制状态解除,但体内性激素水平仍达不到成熟阶段。儿童期内的乳腺保持相对稳定静止状态,男女性的乳腺基本上无本质的生理和解剖的差异,直到青春期的到来。

二、青春期乳腺

世界卫生组织(WHO)规定青春期为10~19岁,是儿童到成人的转变期,此时期内生殖器官、内分泌、体格逐渐发育至成熟。

青春期的发动通常始于8~10岁,这一时期下丘脑 - 垂体 - 卵巢轴功能的抑制状态解除,引起促性腺激素和卵巢性激素水平升高,生殖器官开始发育,并出现第二性征。乳腺发育既是最显著也是最早出现的第二性征。乳腺的发育表明卵巢已开始分泌雌激素,主要是 17-β 雌二醇,在与其他激素,如泌乳素、生长素等的共同参与下,乳腺由青春期前的相对静止状态过渡到发育状态:乳腺导管上皮细胞纵向生长,发出分支、终末导管形成乳芽,出现管腔,形成乳腺小叶结构;乳腺内的纤维结缔组织体积增大,弹性增加,乳腺内的血管增生;腺体周围脂肪组织增多。一般经过平均3.5年乳腺发育为成熟型。

青春期乳腺的发育可呈现出不均一性,即表现为部分区域乳腺发育相对成熟,而部分区域相对幼稚,临床上表现为部分区域有肿块感,或局限性增厚感,质地较韧,这属于生理现象。这种现象可逐渐消失,故可在不同的月经周期间随访,不要误以为乳腺肿瘤而盲目手术。此外,由于乳房体积增大较为迅速等原因,女孩可感到局部疼痛或胀痛,这也属生理现象。

三、性成熟期乳腺

性成熟期也称生育期。这一时期乳腺与子宫一样,是下丘脑 - 垂体 - 卵巢轴产生的性激素周期的效应器,乳腺基质和上皮随月经周期出现周期依赖性组织学变化。

月经周期的卵泡期,在促卵泡激素和黄体生成素的作用下,卵巢分泌的雌激素水平增加。雌激素刺激乳腺导管上皮及腺泡内膜上皮增殖;细胞器发生变化:高尔基复合体、核糖体和线粒体的体积和数量增加;细胞有丝分裂增加,细胞核密度增高,核仁增大。雌激素的增加也会对乳腺的微循环产生类组胺样效应,导致乳腺小叶内血管扩张、组织充血水肿。至排卵时,雌激素的合成和分泌达到高峰,排卵过后,雌激素分泌逐渐下降,而在黄体期中期,即孕激素合成最多的时期,雌激素的合成和分泌又达到另一个高峰。此时,孕激素诱发乳腺上皮发生变化,如乳腺导管扩张,腺泡上皮细胞分化为分泌细胞。由于性激素和其他激素的综合作用,小叶内脂质小体形成、顶浆分泌,乳腺进一步充血,至月经前 3~4 天最为明显。临床上,患者此时感到双乳胀痛,体检时腺体不均质、增厚或结节散在。随着月经来潮,血液中性激素水平急剧下降,乳腺的导管和小叶内腺上皮细胞萎缩、部分脱落,小叶内纤维组织的充血、水肿消退,乳腺结构恢复到排卵前状态,乳腺的胀痛、结节可部分或完全缓解。但这种恢复往往不能完全恢复到原来的状态,从而使乳腺在每一个周期的变化中积累一些增生的组织,随着积累次数的增多,乳腺呈现出不同区域增生状态的不均一性,通常表现为双乳外上象限局限性增厚或伴结节感,经前明显,月经期后有所减轻。由于乳腺腺体在月经来潮的 1 周左右受各种激素的影响较小,故这一时间是临床乳腺检查的最适宜时间。

四、妊娠期及哺乳期乳腺

妊娠期体内雌激素、孕激素、绒毛膜促性腺激素、催乳素等激素水平显著增高。在怀孕初期,乳腺的导管在高浓度雌激素的作用下,增生、分支、腺小叶增多、乳晕色素沉着;在孕激素的作用下,新的乳腺小叶形成,小叶内腺泡增多;在催乳素的作用下,孕前的腺泡双层腺上皮结构转化为单层腺上皮结构,再分化成初乳细胞层,部分分泌初乳到腺泡腔内。催乳素在孕 3 个月开始血浓度增高至正常生理浓度的 3~5 倍,刺激了乳腺腺上皮合成并少量分泌,但在高浓度的胎盘激素的对抗作用下,此期的乳腺尚无明显的泌乳活动。如果这些过程在妊娠 16 周后因流产或早产中断,乳房还是可以泌乳的。

催乳素在妊娠 10 周时开始增高,至分娩前达到最高峰。分娩后,由于孕妇体内雌、孕激素水平的迅速下降,解除了对催乳素的抑制作用,乳腺腺泡上皮分泌活跃,可很快授乳。催乳素水平在产后有所下降,但在每次哺乳过程中,婴儿的吸吮可通过乳头的神经 - 内分泌反射引起催乳素的大量分泌,短时间内可上升 10 倍以上,此期的乳腺可因腺泡及导管内存在大量乳汁而明显增大。断乳后,催乳素的分泌亦不再有明显的分泌高峰,乳汁的分泌将逐渐停止,腺泡逐渐萎缩,数目减少,导管内径变窄,间质内纤维增多,大约在断乳 3 个月后,乳腺基本恢复到妊娠前状态。

妊娠期乳腺,由于激素水平的显著增高,乳腺腺体增生,体积增大明显;哺乳期乳腺,由于泌乳及哺乳的功能需要,乳腺腺体丰富,且腺体中常常富含乳汁,使得妊娠期、哺乳期乳腺肿块通常具有以下特点:①肿块在大量激素的作用下生长较快;②由于乳腺体积增大,质韧,腺体内肿块常不易触及,一些病变往往不能及时发现。因此,妊娠期及哺乳期应注意对乳腺进行随访及必要的辅助检查。

五、绝经期乳腺

卵巢功能衰竭、月经停止为绝经期。这一时期随着卵巢功能减退,乳腺的上皮结构及间质

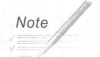

均发生退行性改变:导管系统、小叶腺泡结构逐渐萎缩,数量减少;间质的变化最为显著:结缔组织持续退变,脂肪堆积增加。

【小结】

1. 女性乳房的不同生理阶段具有不同的生理特征。

2. 了解月经周期中激素水平变化对乳腺组织的影响。

3. 妊娠期、哺乳期乳腺肿块的特点:生长较快且不易触及,临床上须注意随访及行必要的辅助检查。

【思考题】

1. 月经周期中激素水平变化对乳腺组织的影响?

2. 不同生理阶段的女性,乳腺疾病的诊断和治疗须注意什么?

第三节 乳房常见疾病

一、急性乳腺炎

急性乳腺炎可分为哺乳期乳腺炎和非哺乳期乳腺炎。

(一)哺乳期乳腺炎

哺乳期乳腺炎是哺乳期乳腺的急性炎症,尤以初产妇更为多见,可发生于整个哺乳期,多发生在产后 3~4 周。

【病因】

病因有以下两方面:①乳汁淤积:乳汁含有丰富的营养物质,是理想的培养基,乳汁淤积有利于入侵细菌的生长繁殖。②细菌入侵:乳头破损或皲裂后,细菌沿淋巴管入侵是感染的主要途径。细菌也可直接侵入乳管,上行至腺小叶而致感染。致病菌以金黄色葡萄球菌为主,其次为链球菌。

【病理生理】

哺乳期乳腺炎的病理生理过程即急性炎症的病理生理过程,致病菌引起乳腺组织炎性反应:①浆液渗出、纤维蛋白原渗出;②化脓菌(如葡萄球菌、链球菌、脑膜炎双球菌、大肠杆菌)感染引起中性粒细胞渗出,并有不同程度的组织坏死和脓液形成,此过程亦可由组织坏死继发感染产生;③炎症灶的血管损伤严重时,渗出物中含有大量红细胞;④细菌入血:少量的细菌进入血液循环后,如人体的免疫功能正常,则细菌可迅速被吞噬细胞、中性粒细胞清除,一般无明显毒血症表现,称为菌血症。当人体抵抗力减弱,或入侵的细菌毒力强、数量多,则细菌在血中生长繁殖而产生败血症。败血症过程中,细菌及其毒素作为一种启动因素,诱导机体释放多种生物活性物质,包括儿茶酚胺、组胺、激肽、花生四烯酸代谢物(血栓素、白三烯、前列腺素)、β-内啡肽、心肌抑制因子、肿瘤坏死因子(TNF)、白细胞介素 1(IL-1)、白细胞介素 6(IL-6)、血小板激活因子及氧自由基等,引起寒战、高热,微循环障碍、心肌抑制,肝、肾、肾上腺皮质损害,胃肠黏膜出血、脑水肿、肺水肿等一系列病理生理反应。

【临床表现】

初期:患者乳房肿胀疼痛,患处出现压痛性硬块,表面皮肤红肿,皮温高,同时可出现发热等全身症状。

进展期:疼痛呈搏动性,患者可有寒战、高热、脉搏加快等。患侧腋窝淋巴结常肿大,并有压痛。白细胞计数明显增高及核左移,CRP 增高。

脓肿形成期:炎症肿块常在数日内软化形成脓肿,表浅的脓肿可触及波动,深部的脓肿需穿刺才能确定。乳房脓肿可以是单房性的,也可因未及时引流而扩展为多房性;或向外穿破皮肤,或脓肿破溃入乳管形成乳头溢脓;同一乳房也可同时存在数个病灶而形成多个脓肿。深部脓肿除缓慢向外破溃外,也可向深部穿至乳房后间隙,形成乳房后脓肿。严重的急性乳腺炎可导致乳腺组织大块坏死。

败血症期:若乳腺炎症未得到正确的治疗,细菌入血,可致疾病迅速进展至败血症期。病人表现烦躁不安,脉搏细速,四肢厥冷,皮肤花斑,尿量减少及血压下降等,且可发生 DIC。

案例

患者产后 36 天,7 天前出现左乳外上疼痛,伴发热 2 天,无药物过敏。查体:双乳对称,左乳外上腺体增厚,触及约 4cm 团块,压痛,似有波动感。皮肤红肿,皮温高,左腋下及肿大淋巴结,约 1.5cm,压痛(+)。体温=38.2℃,血常规:WBC $12.9×10^9$/L,中性粒细胞比率 85.2%,CRP 21mg/L。超声检查:左乳外上弱低回声,39mm×32mm,左腋下一淋巴结,大小 18mm×10mm,形态规则,边界清,内见点状血流信号。乳腺炎可能。处置:①于左乳外上似波动感处穿刺,见脓性液体,遂行左乳脓肿切开引流术,庆大霉素 + 生理盐水冲洗脓腔,换药 qd。②青霉素静脉输液 3 天。③患侧乳房停止哺乳。

【诊断】

1. **病史**　哺乳期乳汁排出不畅,乳头皲裂或破损史。

2. **临床表现**　早期乳房肿胀,局部硬结,进而红、肿、热、乳房胀痛或搏动性疼痛,寒战、高热,形成脓肿可触及波动感。感染表浅者可自行破溃,患侧腋窝淋巴肿大、压痛,可并发败血症。

3. **辅助检查**　白细胞总数及中性粒细胞、CRP 均升高。

4. **穿刺**　波动处穿刺见脓液,脓液送细菌培养,以便指导抗生素的合理使用。

5. **组织活检**　脓肿灶周围大量的中性粒细胞浸润为其典型的镜下诊断特点(图 26-3)。

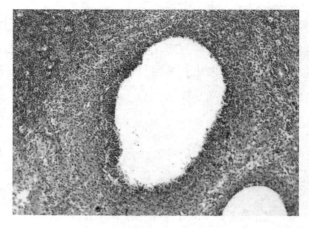

图 26-3　哺乳期乳腺炎病理诊断(×100)

【鉴别诊断】

1. **乳腺癌**　乳腺癌肿块质感通常较硬,有些坚硬如石,一侧单发,活动性差。实验室检查通常无血象改变。钼靶摄片可表现为肿块影、粗细不均钙化点、不正常血管影及边缘毛刺等。超声检查通常见低回声肿块,边缘欠清晰,后方回声衰减等。病理组织活检可明确诊断。

2. **乳腺结核**　乳腺结核除有局部肿块表现外,亦有全身表现,如盗汗、低热等;抗酸杆菌检查最终可明确诊断。病理切片中可找见干酪样坏死和结核杆菌。

3. **浆细胞性乳腺炎**　发生于非哺乳期,多数病人有乳头畸形、凹陷,或导管扩张。疾病早期无局部红肿,无发热及血象改变,合并细菌感染可出现发热及血象改变。病情可反复发作、长久不愈。病理报告中见浆细胞浸润显著。

4. 炎性乳癌　炎性乳腺癌乳房内可触及巨大肿块,皮肤红肿范围广,往往累及整个乳房 1/3 或 1/2 以上,其皮肤颜色为一种特殊的暗红或紫红色,皮肤肿胀,呈"橘皮样"。病人的乳腺一般 并无明显的疼痛和压痛,全身症状较轻,白细胞计数无增加,感染中毒症状也较轻微,或完全阙 如。但乳腺炎有时可触及不具体压痛的肿块,特别是同侧腋窝常有明显肿大转移的淋巴结。依 靠穿刺细胞学检查,可找到癌细胞确定诊断。

【处理】

治疗原则是消除感染、排空乳汁。早期呈蜂窝织炎表现时不宜手术。脓肿形成后若仍仅以 抗菌药治疗,则可致更多的乳腺组织受破坏,应在压痛最明显或可及波动感处穿刺,抽到脓液表 示脓肿已形成,脓液应做细菌培养及药物敏感试验。

1. 未形成脓肿期的治疗包括

(1) 患侧乳房暂停哺乳,以免影响婴儿健康。

(2) 排空乳汁,疾病早期排空乳汁及致病菌,可阻止疾病进程,甚至痊愈。

(3) 局部理疗、热敷,有利于炎症早期消散;水肿明显者可用 25% 的硫酸镁湿热敷。

(4) 抗菌药应用:因主要病原菌为金黄色葡萄球菌,可不必等待细菌培养的结果,应用青霉 素治疗,或用耐青霉素酶的氟氯西林等,或头孢类抗生素治疗。如治疗后病情无明显改善,则应 超声检查、穿刺以证明有无脓肿形成。抗菌药物可被分泌至乳汁,因此如四环素、氨基糖苷类、 磺胺药和甲硝唑等药物应避免使用,因其对婴儿有不良影响,而以应用青霉素、头孢菌素和红霉 素为安全。

(5) 中医药治疗:以疏肝清热、化滞通乳为主。可用蒲公英、野菊花等清热解毒类药物。

2. 脓肿形成期,治疗原则是及时切开引流,排出积脓。切开引流应注意:①为避免手术损伤 乳管而形成乳瘘,切口应按轮辐方向做放射状切 开,至乳晕处为止;深部脓肿或乳房后间隙脓肿, 可沿乳房下缘做弧形切口,经乳房后间隙引流之, 既可避免乳管损伤,亦有利于引流排脓;乳晕下脓 肿,应做沿乳晕边缘的弧形切口(图 26-4A)。②若 炎症明显而未见波动处,应在压痛最明显处进行 穿刺,及早发现深部脓肿。③脓肿切开后,以手指 深入脓腔,轻轻分离其间的纤维间隔以利引流彻 底。④为使引流通畅,可在探查脓腔时,找到脓腔 的最低部位,另加切口做对口引流(图 26-4B)。

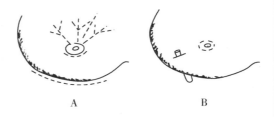

图 26-4
A. 哺乳期乳腺炎脓肿引流切口的选择;B. 脓肿 对口引流

一般发病 48 小时以后脓肿形成。此时采用抗菌药物治疗,可能暂时控制症状,但不能消除 脓肿,甚至导致更多的乳腺组织破坏,并且可能延迟脓肿的治愈,可导致慢性、厚壁脓肿的形成, 此类脓肿常需手术治疗。

【预防】

针对哺乳期乳腺炎病因,预防措施主要有以下两方面:①养成定时哺乳、婴儿不含乳头而睡 等良好习惯。每次哺乳应将乳汁吸空,如有淤积,可按摩或用吸乳器排尽乳汁。②注意乳头清洁, 哺乳前后乳头、乳晕擦洗;做好婴儿口腔清洁。

(二)非哺乳期乳腺炎

非哺乳期乳腺炎包括浆细胞性乳腺炎、肉芽肿性乳腺炎和其他乳腺炎症(如乳腺结核、乳腺 梅毒感染、乳腺真菌感染等),以浆细胞性乳腺炎多见。

浆细胞性乳腺炎是乳腺的一种慢性非细菌性炎症。可发生于女性各个年龄阶段,多发生在 中、老年女性,大多数病人有乳头内陷畸形。

Note

【病因病理】

浆细胞性乳腺炎的发生与乳头发育不良有关。乳头内翻、乳头分裂、乳头畸形等造成乳腺导管的扭曲、变形、堵塞,导管内分泌物难以排出,刺激管壁及周围组织,引起导管周围的化学性刺激和免疫性反应,大量淋巴细胞、浆细胞浸润,导致无菌性炎症,形成小的炎性包块。病情可反复发作,破溃后形成瘘管,也可以继发细菌感染,长久不愈。

【临床表现】

特点:①与妊娠哺乳无关,多数病人伴有乳头的各种畸形或导管扩张;②易反复发作,形成慢性炎性包块或长久不愈的乳晕旁瘘管。

浆细胞性乳腺炎发病突然,发展快。病人感乳房局部疼痛不适,并可触及肿块。肿块位于乳晕下或向某一象限伸展。肿块质硬、韧。表面呈结节样,界欠清,与胸壁无粘连。有的乳房皮肤有红肿,橘皮样,一般无发热等全身症状。少数伴有乳头溢液,乳头可有粉渣样物泌出,有异味。后期肿块发生软化,形成脓肿。脓肿破溃后流出混有粉渣样脓汁,并造成乳晕部瘘管。创口反复发作,渐成瘢痕,使乳头更内陷。有的病人局部肿块可持续不消长达数年。

【诊断】

1. 病史　发生于非哺乳期,多数病人有乳头畸形、凹陷,或导管扩张。病情反复发作、长久不愈。

2. 症状体征　由乳晕向某一象限延伸,质韧、界不清的肿块,疾病早期无局部红肿,无发热。

3. 辅助检查　早期无血象改变。合并细菌感染可出现发热及血象改变。

4. 组织活检　炎性细胞浸润,以浆细胞为主为镜下的典型表现(图 26-5,图 26-6)。

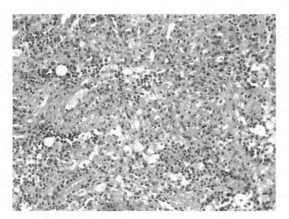

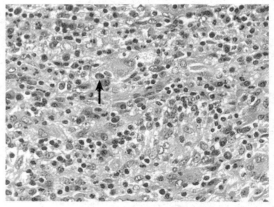

图 26-5　浆细胞性乳腺炎病理诊断(×200)　　图 26-6　浆细胞性乳腺炎病理诊断(×400,箭头所指为浆细胞)

【鉴别诊断】

须与乳腺癌、乳腺结核、炎性乳癌等鉴别诊断。

【处理】

1. 急性期消炎,因为不是细菌引起的,所以不必用抗菌药物,可用中药清热解毒,消肿散结。

2. 选择最佳手术时机最重要,发作间期是最佳手术时机。手术成功的关键是翻转乳晕,彻底清除病灶,清洁所有创面。

3. 脓肿形成时则做切开排脓,有瘘管者切除瘘管。

【预防】

1. 注意个人卫生,注意保持乳头乳晕区的清洁,适当帮助清除分泌物。

2. 增强体质,提高自身免疫力,注意劳逸结合,多参加体育锻炼,多进食富含维生素的新鲜蔬果。

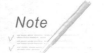

二、乳腺囊性增生病

乳腺囊性增生病也称慢性囊性乳腺病,为妇女多发病,可发生于青春期开始后任何年龄段妇女,是乳腺实质的良性增生。

【病因病理】

乳腺囊性增生病的病因系性激素代谢障碍所致,尤其是雌、孕激素比例失调,使乳腺实质增生过度和复旧不全。

月经周期的卵泡期,卵巢分泌的雌激素水平增加,刺激乳腺乳管伸长、分支,乳管上皮增殖,上皮细胞出现萌芽;黄体期中期,孕激素合成最多,此时,孕激素诱发乳腺上皮发生变化,如乳腺导管扩张,腺泡上皮细胞分化为分泌细胞。由于性激素和其他激素的综合作用,导致小叶内脂质小体形成和顶浆分泌。因此,整个月经周期中,女性激素的质和量的异常,以及部分乳腺实质成分中女性激素受体的质和量的异常,均可以导致乳房各部分的增生程度参差不齐。

增生可发生于腺管周围并伴有大小不等的囊肿形成;或腺管内表现为不同程度的乳头状增生,伴乳管囊性扩张,也有发生于小叶实质者,主要为乳管及腺泡上皮增生。

乳腺增生病按导管上皮增生的形态可将其分为三级。Ⅰ级:不伴有导管上皮增生,此级发生率为70%。Ⅱ级:伴有导管上皮增生,但上皮细胞不呈异型性,其发生率为20%。Ⅲ级:伴有导管上皮增生,且上皮细胞有异型性。Ⅲa级:上皮细胞呈轻度异型性,发生率为5%;Ⅲb级:上皮细胞呈重度异型性,发生率为5%,此级恶变率最高,可能恶变率为75%~100%。

【临床表现】

1. 发生于青春期开始后任何年龄段妇女。

2. 临床上突出的表现是乳房胀痛和团块,特点是部分病人具有周期性。疼痛与月经周期有关,疼痛性质分为胀痛、刺痛、窜痛、隐痛或触痛,乳房疼痛的表现常不稳定,在月经前可加重,月经来潮后减轻或消失,也常在情绪变化、劳累、天气变化时加重。有时整个月经周期都有疼痛。体检发现一侧或双侧乳腺有弥漫性增厚,颗粒状、结节状或片状腺体,大小不一,与周围乳腺组织分界不明显。少数病人可有乳头发痒、溢液。本病病程较长,发展缓慢。

【诊断与鉴别诊断】

1. 诊断　根据临床表现、超声及钼靶摄片检查诊断本病并不困难,确诊需要组织病理学检查。

2. 鉴别诊断

(1) 乳腺纤维腺瘤:乳房肿块大多为单侧单发,肿块多为圆形或卵圆形,边界清,活动度大,质韧,亦可多发,一般无乳房胀痛,无触痛。乳房肿块的大小性状不因月经周期而发生变化。患者年龄18~25岁最多见。辅助检查:钼靶摄片中乳腺纤维腺瘤常表现为圆形或卵圆形密度增高影及其特有的环形透明晕;超声检查可见回声均匀、界清的低回声结节。

(2) 乳腺癌:好发于中老年女性,肿块质地一般较硬,有的坚硬如石,肿块大多为单侧单发,界不清,活动度差,有时与皮肤及周围组织粘连,肿块与月经周期及情绪变化无关,可在短时间内迅速增大。辅助检查:钼靶摄片中乳腺癌常表现为界不清的,甚至边缘为毛刺样的密度增高影,可伴有泥沙样钙化;超声检查可见回声不均、界不清,后方回声衰减的低回声结节。

【处理】

主要是对症治疗,可用中药或中成药调理,包括疏肝理气、调和冲任及调整卵巢功能。常用如口服中药逍遥散3~9g,每日3次。对局限性乳腺囊性增生病,应在月经开始1周至10天内复查,若肿块变软、缩小或消退,则可予以随访观察并继续中药治疗。

若在治疗过程中肿块无明显消退,或在随访过程中,局部病灶有恶性病变可疑时,应予活检。

【预防】

生活规律、劳逸结合,保持性生活和谐。多运动,防止肥胖,提高免疫力。避免人流,产后哺乳,禁止滥用含雌激素保健品、补品。饮食多样化,多吃蔬菜和水果,多吃粗粮、坚果、黑木耳等食物。

三、乳房肿瘤

女性乳房肿瘤的发病率甚高,良性肿瘤中以纤维腺瘤为最多,约占良性肿瘤的 3/4,其次为导管内乳头状瘤,约占良性肿瘤的 1/5。恶性肿瘤绝大多数(98%)是乳腺癌,肉瘤甚为少见(约 2%)。男性患乳房肿瘤者极少,男性乳腺癌发病率约为女性的 1%。

（一）乳房纤维腺瘤

【病因】

本病产生的原因目前有两种学说:①雌激素学说:小叶内纤维细胞受到过量雌激素的刺激或对雌激素的敏感性异常增高所致,可能与环境中雌激素浓度增高或纤维细胞所含雌激素受体的量/质的异常有关。雌激素是本病发生的刺激因子,所以纤维腺瘤发生于卵巢功能期。②最近有研究认为纤维腺瘤为乳腺小叶在发育过程中变异的结果。

【临床表现】

高发年龄是 15~30 岁,好发于乳房外上象限,约 75% 为单发,少数属多发。除肿块外,病人常无明显自觉症状。肿块增大缓慢,表面光滑,易于推动。月经周期对肿块的大小无影响。

【诊断】

1. 病史　高发年龄是 15~30 岁。

2. 症状体征　可发生于乳房各个象限,但多发于外上象限单发或多发肿块,活动好,无触痛。

3. 辅助检查　钼靶摄片表现为圆形或卵圆形密度均匀的阴影,其周围可见有一圈环行的透明晕。超声检查相对于钼靶摄片在乳腺纤维腺瘤的诊断上更有优势,常表现为回声均匀、界清的低回声结节(图 26-7)。

4. 针吸细胞学检查　与病理诊断符合率达 90% 以上。

5. 病理检查　典型的镜下表现为间质和上皮成分不同程度的增生(图 26-8)。

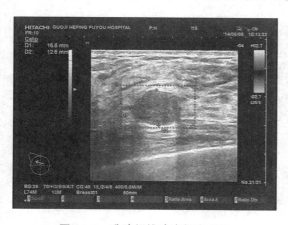
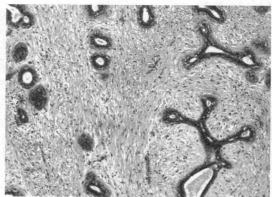

图 26-7　乳腺纤维腺瘤超声图像　　　　　图 26-8　乳腺纤维腺瘤病理诊断(×100)

【鉴别诊断】

1. 乳腺囊肿　也可表现为无痛性的乳房肿块,多为单侧单发,边界清楚,表面光滑有囊性感。乳腺积乳囊肿多发于妊娠哺乳期,肿块穿刺可予以鉴别。

2. 乳腺癌　发病年龄以 35 岁以上者多见,尤以中老年妇女多见。乳腺癌也可表现为无痛性的乳房肿块,多为单发。乳腺癌肿块可呈圆形或卵圆形,亦可呈不规则形,质地可坚硬如石,肿块表面欠光滑,活动度差,可与皮肤及周围组织发生粘连,肿块可迅速生长,同侧腋窝淋巴结常有肿大。乳房钼靶 X 线摄片可见肿块影、细小钙化点、异常血管影及毛刺等。必要时针吸细胞学检查及活组织病理检查可提供组织学证据进行鉴别。

【处理】

发现患者乳腺肿块符合纤维腺瘤特征,一般有两种选择:一为切除;一为超声引导下细针穿刺细胞学检查。

1. 手术切除　可以获得明确的诊断,去除患者的焦虑,切除后也减少了随访次数。由于妊娠可使纤维腺瘤增大,所以在妊娠前或妊娠后发现的纤维腺瘤一般都应手术切除。应将肿瘤连同其包膜整块切除,以其周围包裹少量正常乳腺组织为宜,肿块必须常规做病理检查。

2. 超声引导下针吸细胞学检查　筛选部分患者进行活检,其余患者进行临床随访。

【预防】

建立良好的饮食习惯,工作、生活规律。坚持每月月经结束后自检,30 岁以上的女性每年到乳腺专科进行体检,做到早发现早治疗。

（二）导管内乳头状瘤

导管内乳头状瘤患者的年龄分布为 20~75 岁,最多见于经产妇,40~50 岁。导管内乳头状瘤是发生于乳腺导管上皮的良性肿瘤,2003 版 WHO 乳腺肿瘤组织学分类将导管内乳头状瘤归为导管内乳头状瘤类,与导管内乳头状癌和囊内乳头状癌同属前驱病变。导管内乳头状瘤又分为中央型乳头状瘤和周围型乳头状瘤。中央型乳头状瘤指发生在大导管(主乳管或一、二、三级乳管)内乳头状瘤;周围型乳头状瘤是指发生在终末导管小叶单位的乳头状瘤,常为多发,其生物学特性倾向癌变。乳管内乳头状瘤 75% 病例发生在大导管近乳头的壶腹部。

【病因】

病因尚不明确,多数学者认为主要与雌激素水平增高或相对增高有关。由于雌激素的过度刺激,引起乳管扩张,上皮细胞增生,形成乳管内乳头状瘤。

【临床表现】

1. 乳头溢液　一般无自觉症状,常因乳头溢液污染内衣而引起注意,溢液可为血性(57%)、黄色或水样液体。个别患者可出现疼痛或有炎症表现。中央型乳头状瘤较易出现乳头溢液,而外周型很少出现溢液。

2. 乳腺结节、肿块　肿瘤小,常不能触及,偶有较大的肿块。中央型乳头状瘤,可在乳晕区触及直径为数毫米的小结节,多呈圆形、质软韧、可推动,轻压此结节,常可从乳头溢出血性液体。

案例

患者女,47 岁。两周前发现左侧内衣乳头处有血迹,挤压乳头见溢血。查体:双乳对称,腺体不均质增厚,左乳内上较明显,按压左乳乳晕 11 点处见单孔溢液,色暗红,量较多。钼靶摄片及超声检查均提示:双乳小叶增生;导管镜检查:左乳 11 点血性溢液乳管进镜 3.5cm,一级乳管、二级乳管,乳管壁毛糙,局部充血,乳管腔扩张内可见暗红色液体,管腔内可见大量炎性絮状物,管腔可见一肿物呈黄白色,呈不规则状,表面覆盖絮状物,肿物及絮状物堵塞管腔,下一级乳管未能探及。初步诊断:①左乳管内肿物,建议手术治疗。②左乳管炎伴导管扩张。乳头溢液涂片结果:见大量红细胞,少许淋巴细胞,极少量成团导管上皮细胞。处置:全麻下行左乳病变导管系统切除术,病理诊断:左乳导管内乳头状瘤伴导管上皮轻度增生。

Note

【诊断】

1. 病史　中老年妇女血性溢液病史,或在内衣上发现血性污迹。

2. 症状及体征　乳晕处触及结节、肿块,按压见乳头溢液。

3. 辅助检查

(1) 钼靶:由于乳管内乳头状瘤体积较小,钼靶摄片很难发现。当瘤体较大时,表现为导管扩张条索状阴影,或局部圆形致密影,边缘完整锐利,偶尔可见微小钙化。钼靶检查对本病的检出率低,但可用于鉴别排除乳腺癌因侵犯血管而引起的乳头出血。

(2) 乳腺导管造影检查:乳腺导管造影是将造影剂注入溢液导管后摄片的检查,乳腺导管内乳头状瘤显示导管突然中断,断端呈弧形杯口状影像,管壁光滑完整,可见到圆形或椭圆形充盈缺损,近侧导管显示明显扩张。乳腺导管造影不能直接观察到导管上皮及导管腔内的病变,但对术前定位手术范围有帮助。

(3) 乳管镜检查:可直接观察溢液乳管的上皮及管腔内的情况。导管内乳头状瘤为黄色或充血发红的实质性肿块,表面光滑,呈桑葚状突向腔内,或呈息肉样隆起,周围管壁光滑,无凹凸不平现象。乳管镜检查使导管内乳头状瘤的检出率提高,准确度达90%以上,并提供肿瘤的准确定位。

(4) 超声检查:具有无创性、无痛苦、简便易行的特点,超声可见扩张的导管及其内的液性暗区,较大的导管内乳头状瘤彩超可见到肿瘤影像。

(5) 溢液细胞学检查:将乳头溢液涂片进行细胞学检查,如能找到瘤细胞,则可明确诊断。但阳性率较低。

(6) 病理诊断:镜下特点为具有纤维血管轴心的良性乳头状病变,乳头衬覆上皮和肌上皮细胞,在导管腔内形成分支结构(图26-9,图26-10)。

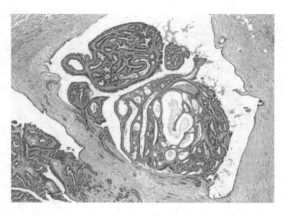
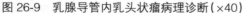
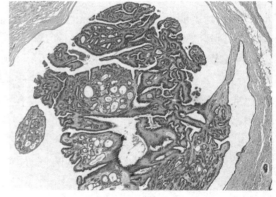

图26-9　乳腺导管内乳头状瘤病理诊断(×40)　　　　图26-10　乳腺导管内乳头状瘤病理诊断(×40)

【鉴别诊断】

本病应与乳腺囊性增生病、导管扩张症及浆细胞性乳腺炎、大导管或壶腹部炎症、导管内乳头状癌、Paget's病等相鉴别。

1. 乳腺囊性增生病　溢液多为浆液性或黄色,多为双侧溢液,临床上呈周期性疼痛,月经前疼痛明显,乳腺可扪及结节状物,韧且压痛。乳腺导管造影无充盈缺损的表现。

2. 导管扩张症及浆细胞性乳腺炎　乳腺导管扩张症是一种慢性良性疾病,乳管分泌物不仅刺激导管扩张,还可溢出管外,引起管周以浆细胞浸润为主的炎症反应,即为浆细胞性乳腺炎。病情反复发作者,可出现1个或多个边界不清的肿块,多位于乳晕区,位置与导管内乳头状瘤相同但肿块较大,质地坚实,与皮肤粘连者可出现橘皮样改变,乳头回缩甚至乳腺变形,腋窝可触及肿大淋巴结。乳管造影可显示大导管明显扩张、迂曲,失去正常的树枝状影像,但无充盈缺损。

3. 导管内乳头状癌　为原位癌。导管内乳头状癌以血性溢液为主，多为单侧单孔溢液。导管内乳头状癌若可触及肿块多位于乳晕区外，质地较硬，表面不光滑，活动度差，肿块常大于1cm。辅助检查可与导管内乳头状瘤鉴别，明确诊断应以病理学检查为准。

4. 乳头湿疹样乳腺癌（Paget's 病）　乳头表面有湿疹样改变，皮肤增厚，常伴有乳头刺痛、瘙痒和烧灼感等症状。增厚的皮肤往往与正常组织分界清楚，血性分泌物不多，须病理确诊。

【处理】

治疗以手术为主。术前需准确定位，在溢液的导管开口处注入 2% 亚甲蓝溶液，以便术中辨认受累导管；或术中用细针插入溢液导管作引导。术前两天勿挤压乳房，以免导管内积液排尽，术中不易辨认溢液导管。

手术方式：

1. 病变的乳管系统切除术　适宜于单管溢液的导管内乳头状瘤。切除病变导管及其周围的乳腺组织，注意切除范围要足够，以免复发。

2. 单纯乳房切除术　适用于年龄较大、乳管上皮增生活跃或间变者。术后病理报告为恶性者，行根治性手术。

（三）乳腺囊肿

乳腺囊肿好发于 30~50 岁的女性，分为单纯囊肿、积乳囊肿、混合囊肿。单纯囊肿在乳腺囊肿中最为多见。囊肿可见于乳房的任何部位，以发生于乳房深部者最为常见。

【病因病理】

单纯囊肿主要是由于内分泌紊乱引起导管上皮增生，管内细胞增多，导管延伸、迂曲、折叠，折叠处管壁因缺血而发生坏死，形成囊肿。

积乳囊肿又称乳汁潴留样囊肿，较单纯囊肿少见，主要由于哺乳期哺乳习惯不良、周围组织腺体增生、炎症或肿瘤组织压迫导致某一导管阻塞，引起乳汁瘀积而形成囊肿。若细菌侵入，继发感染，导致急性乳腺炎或乳腺脓肿。

混合囊肿是囊内含有液体与实体的囊肿，超声改变同时具有无回声与低回声改变。良性的混合囊肿包括脓肿、炎症、血肿、皮脂腺囊肿以及脂肪坏死等。混合囊肿中恶性病变的发生率20%~43%，所以应该进行活检。

【临床表现】

单纯囊肿单侧多见，较多位于乳腺周边部位，圆形或椭圆形，边界清楚，表面光滑，稍活动，触之囊性感，可有轻度触痛，一般无腋区淋巴结肿大。年轻妇女在哺乳期或之后发现乳房边界较清的肿物，按压后见乳汁溢出者，应想到积乳囊肿的可能。乳腺囊肿也可无明显的临床症状和体征，而是体检进行超声检查时发现。

【诊断】

乳腺囊肿的诊断依据病史、症状、体征及辅助检查。辅助检查包括：

1. 超声　对乳腺囊肿的诊断有优势。单纯囊肿常表现为单发的无回声结节，周边无明显血流信号（图 26-11），积乳囊肿多表现为弱低回声，周边可有血流信号。混合囊肿超声下探及混合回声，即无回声与低回声并存，且低回声常与囊壁相连，周边可有血流信号。

2. 钼靶　囊肿表现主要为圆形的、椭圆形的密度和乳腺组织相近的或增高的块

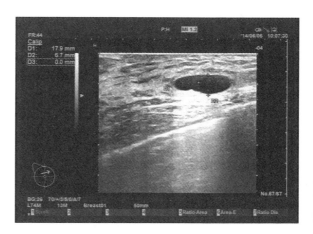

图 26-11　乳腺单纯囊肿超声图像

影,其内密度均匀,边缘光滑,和周边组织分界清楚,囊壁偶尔可见呈蛋壳样的斑片样钙化。因囊肿挤压周围的脂肪组织而在囊肿壁周围常出现"透亮晕"。

3. 囊肿穿刺、细胞学诊断 单纯囊肿穿刺见淡黄色或色清液体,积乳囊肿穿刺见乳汁样液体。混合囊肿若穿刺液为血性,则存在恶变可能,此时需穿刺吸取实性瘤体组织,细胞学诊断协助鉴别良、恶性。

【鉴别诊断】

本病需与乳腺增生、乳腺纤维腺瘤、乳腺癌等鉴别诊断。

【处理】

1. 手术治疗 囊肿多数需手术诊治。

2. 中医治疗 中医治疗以疏肝理气、活血化瘀为治疗原则,改善乳房肿块及其他不适症状。

【预防】

1. 生活规律,劳逸结合,不长期使用含有激素的保健品。

2. 情绪原因容易诱发乳腺囊肿,保持心情愉快,避免情绪波动。

3. 少吃油脂类食品,防止肥胖。

(四) 乳腺癌

乳腺癌是全球女性最常见的恶性肿瘤。据世界卫生组织国际癌症研究中心统计,2008 年全球女性乳腺癌新发病例达 138 万,占全部女性恶性肿瘤发病的 22.9%,而且乳腺癌发病率呈逐年增高的趋势。

【病因流行病学研究】

对于乳腺癌的病因,国内外开展了大量的研究,但是,大部分病因仍不甚明确。可以肯定的是,乳腺癌的发病机制十分复杂,是遗传因素、生活方式、环境暴露等多种因素及其相互作用的结果。

1. 家族史和遗传因素 具有乳腺癌家族史的女性,其乳腺癌发病风险高出一般人群 2~3 倍。女性乳腺癌最重要的特征基因是乳腺癌易感基因 -1(breast cancer susceptibility gene-1,BRCA-1)和乳腺癌易感基因 -2(breast cancer susceptibility gene-2,BRCA-2)。

2. 内源性激素 乳腺是多种内分泌激素的靶器官,如雌激素、孕激素及泌乳素等,其中雌酮及雌二醇对乳腺癌的发病有直接关系。

3. 外源性激素 口服避孕药(oral contraceptives,OC)长期服用增加乳腺癌患病风险。

4. 放射暴露 接受放射暴露时的年龄越小、放射剂量越大,乳腺癌危险度就越大。

5. 乳腺良性疾病及导管原位癌 纤维囊性疾病、纤维腺瘤患者患乳腺癌风险增高 2~3 倍。导管原位癌发展为浸润性癌症的概率为 30%。

美国病理学会支持 Dupont 和 Page 对乳腺良性疾病的分类方法,即分 3 类:①非增生性病变(单纯囊肿、汗腺化生、轻度增生);②不伴有非典型增生的增生性病变(导管内乳头状瘤、硬化性腺病、中度增生),发生乳腺癌的风险是非增生性病变的 1.5~2 倍;③伴有非典型增生的增生性病变(非典型导管增生、非典型小叶增生),发生乳腺癌的风险会提高 3.5~6 倍。

6. 肿瘤的分子遗传学特征 雌激素受体(estrogen receptor,ER)和孕激素受体(progesterone receptor,PR)阳性、高表达或基因多态性可增加乳腺腺体对雌、孕激素的敏感性,使乳腺癌的患病风险增高;人类表皮生长因子受体 -2(human epidermal growth factor receptor-2,HER-2/neu)原癌基因的扩增使乳腺癌发病风险增高,且与复发、轻移和预后不良有关。

7. 乙醇摄入 和肥胖一样,饮酒增高乳腺癌风险的机制是影响激素水平或代谢。

8. 体重增加及运动减少 成年阶段体重增加与绝经后乳腺癌危险增加持续相关。运动可以降低 BRCA-1 和 BRCA-2 突变携带者的癌症危险度。

9. 生育因素 月经初潮早、从未生育、生育第一胎年龄大与乳腺癌危险增加有关,与绝经前

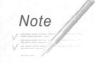
Note

及绝经后乳腺癌发病均有关。

　　10. 饮食　　大豆摄入可能是乳腺癌发病的保护因素,在中、重度饮酒者中,叶酸可能通过抵消乙醇的作用发挥保护作用。低脂饮食、水果、蔬菜、微量营养的摄入可能与乳腺癌危险度降低有关。西方饮食习惯(以虾、鸡肉、牛肉、猪肉、甜食为主)与绝经后女性乳腺癌危险度增高有关,中国传统饮食习惯(以豆腐、十字花科蔬菜、豆类和绿叶蔬菜为主)对乳腺癌有保护作用。

　　11. 主动及被动吸烟　　主动及被动吸烟者乳腺癌危险度均增加。

　　12. 地理环境因素　　西欧、北欧、北美地区乳腺癌发病率最高,非洲、亚洲地区发病率最低。发病率最高的西欧是发病率最低的东非地区的13.6倍,而低发地区居民移居至高发地区后,第二、三代移民的乳腺癌发病率逐渐升高。

【病理分型】

　　乳腺癌有多种分型方法,目前国内多采用以下病理分型。

　　1. 非浸润性癌　　包括导管内癌(ductal carcinoma in situ,DCIS)、小叶原位癌(lobular carcinoma in situ,LCIS)和乳头湿疹样乳腺癌。导管内癌:癌细胞未突破导管壁基底膜。小叶原位癌:癌细胞未突破末梢乳管或腺泡基底膜。乳头湿疹样乳腺癌:伴发浸润性癌者,不在此列。非浸润性癌属早期乳腺癌,预后较好。

　　2. 浸润性癌　　包括浸润性导管癌(invasive ductal carcinoma,IDC)和浸润性小叶癌(invasive lobular carcinoma,ILC)。浸润性导管癌:癌细胞突破管壁基底膜,开始向间质浸润。浸润性小叶癌:癌细胞突破末梢乳管或腺泡基底膜,开始向间质浸润,但仍局限于小叶内。

　　3. 浸润性特殊癌　　包括乳头状癌、髓样癌(伴大量淋巴细胞浸润)、小管癌(高分化腺癌)、腺样囊性癌、黏液腺癌、大汗腺样癌等。此型分化一般较高,预后尚好。

　　4. 浸润性非特殊癌　　包括浸润性小叶癌、浸润性导管癌、硬癌、髓样癌(无大量淋巴细胞浸润)、单纯癌、腺癌等。此型一般分化低,预后较上述类型差,且是乳腺癌中最常见的类型,但判断预后尚需结合疾病分期等因素。

　　5. 其他罕见癌　　分泌型癌、富脂质癌、腺纤维瘤癌变、伴化生癌等。

【临床表现】

　　1. 症状和体征　　乳腺癌的早期可无症状,随着病情发展,可能表现出局部及全身症状。

　　肿块是多数乳腺癌的首发症状。多数肿块位于外上象限,单发,通常病人无意中发现而就诊。肿块质硬,表面不光滑,与周围组织分界不清,活动欠佳。多数患者缺乏疼痛症状,故不易被早期发现。疼痛可表现为刺痛,胀痛或隐痛。随着肿瘤增大,乳房可局部隆起,若累及 Cooper 韧带,可形成“酒窝征”,若肿瘤直接与皮肤粘连也可能造成酒窝征,故此症状在乳腺癌较早时即可出现,在患侧手臂上抬时更为明显。乳腺癌患者可同时伴有乳头溢液,溢液可为血性(图26-12)、浆液性或脓性。

　　乳头乳晕区改变:①乳头回缩及朝向改变;②乳头的湿疹样改变:最初为乳头瘙痒,乳头上皮增厚、脱屑、渗液,烧灼感,继而乳头和乳晕皮肤粗糙、糜烂湿疹样,逐渐形成溃疡,覆盖痂皮。部分病例乳晕区可扪及肿块。

　　皮肤症状:①发红及肿胀:体积较大的肿瘤,可出现皮肤发红、表浅静脉怒张,肿瘤局部皮温升高。如皮下淋巴管被癌细胞堵塞,引起淋巴回流障碍,出现真皮水肿,皮肤呈“橘皮样”改变。乳腺癌皮肤红肿以炎性乳腺癌最为典型,皮肤颜色浅红或深红,逐渐蔓延,至少发展至整个乳房的

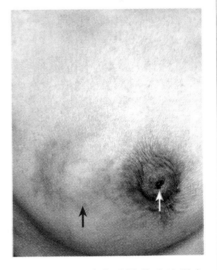

图 26-12　乳腺癌肿块伴乳头溢血
(箭头所指处为肿块及乳头溢血)

Note

1/3 或以上,乃至全乳。触诊可及病变处增厚、变硬,皮温增高,且肿胀、粗糙,橘皮样变。②皮肤破溃:肿瘤发展到晚期,肿块增大,如血供不足,皮肤发红,变薄,可发生破溃,常伴剧痛。由于创面有大量的坏死组织及血性分泌物渗出,患者常出现消瘦、贫血征象。③皮肤结节:结节分布在病变周围皮肤时,称卫星结节(图 26-13),它是癌细胞沿淋巴管、乳腺导管或皮下筋膜直接浸润皮肤所致。卫星结节可单个或数个,后者多呈分散分布。④铠甲癌:数个皮肤结节融合成片,覆盖整个患侧胸壁,可延及腋窝至背部,或超过胸骨中线,延伸到对侧胸壁。厚硬呈板块的皮肤好似古代士兵所穿的铠甲,故称为"铠甲癌"。

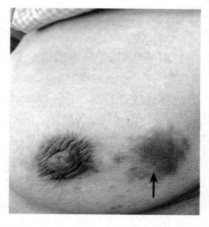

图 26-13　乳腺癌肿块伴皮肤卫星结节(箭头所指处为皮肤卫星结节)

区域淋巴结肿大:①腋淋巴结转移:最为常见,转移灶较小时,淋巴结不肿大,或肿大不明显,较难触及;②锁骨上淋巴结:位于左侧锁骨上窝或右侧锁骨上窝,病灶较硬,一般较小;③内乳淋巴结:转移常不显著,术前无确诊的方法。只有肿瘤生于乳房内侧部位时,在扩大根治手术时才能发现。

远处转移表现:乳腺癌可经血液或淋巴途径发生远处转移,好发部位以肺、胸膜、骨、肝、脑及软组织较多见。①肺及胸膜转移:肺是乳腺癌常见的转移部位,常表现为双肺散在分布的结节性病灶。可出现咳嗽、呼吸困难、咯血、胸痛等。胸膜转移主要表现为咳嗽、疲乏、虚弱、呼吸困难,部分患者有胸痛。②骨转移:最易受累的部位依次为脊柱、肋骨、骨盆及长骨,亦可出现在肩胛骨、颅骨等。主要表现为疼痛。③肝转移:肝转移灶较小时,并无特殊症状,当转移灶较大,或较广泛时可出现肝大、肝区疼痛、食欲下降、腹胀等。晚期可出现黄疸、腹水等症状。④脑转移:脑转移主要表现为脑膜及脑实质转移,头痛及精神状态改变是常有的症状,并可出现脑功能不全、视力障碍等。如脊膜受到侵及可出现背痛、感觉障碍、膀胱功能障碍、排尿困难等。

2. 转移途径

(1) 淋巴转移:①癌细胞沿同侧腋窝淋巴结、锁骨下淋巴结至锁骨上淋巴结途径转移,可经胸导管(左)或右淋巴管侵入静脉血流而向远处转移;②癌细胞沿内乳淋巴管、胸骨旁淋巴结到达锁骨上淋巴结,同样可入血流。

(2) 血行转移:乳腺癌是一种全身性疾病,有些乳腺癌早期已有血行转移。癌细胞可经淋巴途径进入静脉,也可直接侵入血液循环而致远处转移。最常见的远处转移依次为肺、骨、肝。

(3) 局部转移:癌细胞沿导管或筋膜间隙蔓延,继而侵及 Cooper 韧带和皮肤。

【诊断】

1. 病史、症状、体征　详细询问病史及临床检查,不能忽视一些早期乳腺癌的体征,如局部乳腺腺体增厚、乳头溢液、乳头糜烂、局部皮肤内陷等,对有高危因素的妇女,可应用辅助检查。

2. 辅助检查

(1) 钼靶:乳腺癌在钼靶摄片中的直接征象包括肿块结节影(图 26-14)和微小钙化(图 26-15,图 26-16)。70% 的导管内癌的检出归功于钼靶摄片发现的微小钙化灶。乳腺癌的钙化灶一般表现为泥沙样,成簇或沿导管呈区段分布,若在每平方厘米中有 15 个以上细小钙化点时,常需考虑为乳腺癌。

(2) 超声:乳腺癌超声下多表现为边界不清、回声不均匀、周边有血流信号、后方回声衰减的低回声结节或肿块,可竖直生长,多为高阻血流,阻力指数 RI>0.70(图 26-17~ 图 26-22)。

超声检查在乳腺肿瘤的诊断中也具有同样重要的价值,特别是弥补了钼靶摄片对 1cm,甚至是 1.5~2cm 以下肿块诊断能力不足的缺点。钼靶检查的优势在于对钙化影像诊断,而超声的优势在于对偏小肿块的诊断。钼靶和超声检查结合目前作为一线检测手段使乳腺肿瘤诊断的

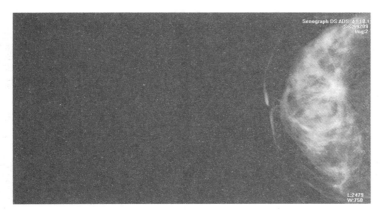

图 26-14　乳腺癌钼靶摄片:肿块影,边缘毛刺

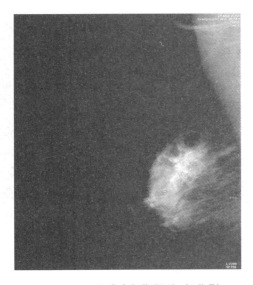

图 26-15　乳腺癌钼靶摄片:钙化影

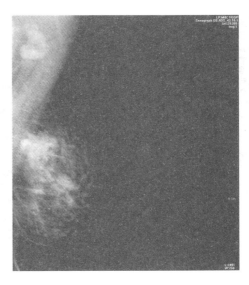

图 26-16　乳腺癌钼靶摄片:肿块伴钙化影,
腋下淋巴结肿大

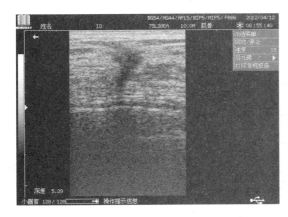

图 26-17　乳腺癌超声图像:肿块低回声,竖直生
长,纵横比 >1

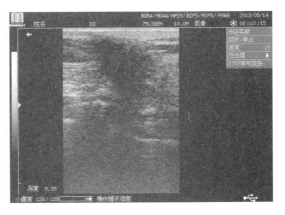

图 26-18　乳腺癌超声图像:肿块低回声,边缘不规
则、毛刺状

Note

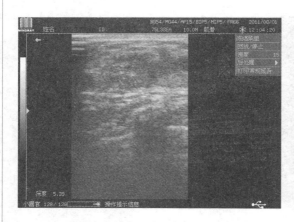

图 26-19　乳腺癌超声图像:肿块低回声伴钙化,边缘毛刺状

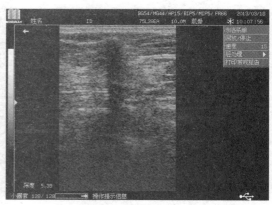

图 26-20　乳腺癌超声图像:肿块低回声,竖直生长,纵横比 >1,边缘毛刺状

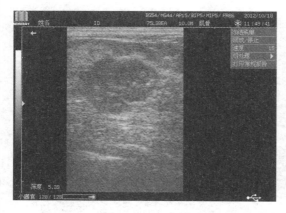

图 26-21　乳腺癌超声图像:肿块低回声伴钙化,边缘不整

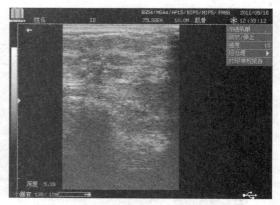

图 26-22　乳腺癌超声图像:肿块低回声伴钙化,边缘放射状

准确率有了更大的提高。

（3）MRI:有报道 MRI 在乳腺癌的早期诊断方面较钼靶检查有更大的特异性,特别是采用了造影剂增强之后,但临床应用中也发现 MRI 检查有一定的假阳性。

（4）乳管镜检查及乳头溢液涂片:乳管镜检查用于诊断临床不能扪及肿块的乳头溢液的患者,但诊断的准确性不够理想。

（5）肿瘤标志物检测:目前对于乳腺癌还没有一种理想的血清肿瘤标记物,外周血 CA153、CA125、CEA 对早期乳腺癌的敏感性和特异性都不高。目前主要应用于乳腺癌术后随访,提示肿瘤复发或远处转移的可能。

（6）细针吸取细胞学检查:用于临床可扪及的乳房肿块的诊断已数十年,敏感性为 72%~99%,特异性为 99%~100%。但对于临床不能触及的肿块,准确性不佳。而且由于为细胞学诊断,不能区分原位癌与浸润癌;此外也很难对不典型增生做出明确的诊断。

（7）粗针穿刺:钼靶或超声定位下的粗针穿刺活检,定位更准确,与手术的符合率为 87%~96%。但粗针活检可能会由于获取的组织不典型、获取组织量不足或不能完全切除病灶组织而引起组织学诊断上的"低估"。

（8）组织病理学诊断:为最终诊断(图 26-23~ 图 26-25)。

3. BI-RADS 分级　1992 年美国放射学会(American college of radiology,ACR)提出并推荐采用"乳腺影像报告和数据系统"(breast imaging-reporting and data system,BI-RADS),至 2003 年

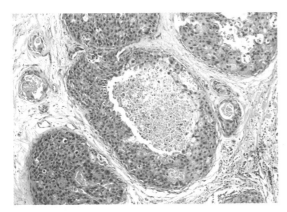

图 26-23 乳腺导管内癌病理诊断（×100）

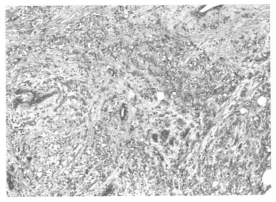

图 26-24 乳腺浸润性导管癌病理诊断（×100）

不仅被应用于指导乳腺 X 线诊断（第 4 版），也被扩展应用于乳腺超声和 MRI 诊断。BI-RADS 分级为 0~6 级：

（1）评估是不完全的

BI-RADS 0：需要召回，补充其他影像检查，进一步评估或与前片比较。

（2）评估是完全的——最后分类

BI-RADS 1：阴性，无异常发现。

BI-RADS 2：良性改变，肯定的乳腺良性肿块。

BI-RADS 3：可能是良性改变，建议短期随访。期望在短期（<1 年，一般为 6 个月）随访

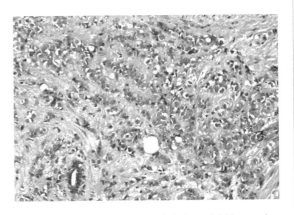

图 26-25 乳腺浸润性导管癌病理诊断（×200）

中稳定或缩小来证实良性判断。这一类的恶性率一般 <2%。

BI-RADS 4：可疑异常，要考虑活检。分成 4A、4B、4C：①4A：包括一组需活检但恶性可能性较低的病变；②4B：有恶性可能性；③4C：更进一步怀疑为恶性，但还未达到 5 类那样典型的一组病变。

BI-RADS 5：高度怀疑恶性（几乎肯定的恶性），临床应采取适当措施。

BI-RADS 6：已活检证实为恶性，应采取积极的治疗措施。

案例

患者女，49 岁。发现右乳上方近乳晕处肿块半年，近 1 个月增大，无疼痛、无乳头溢液。查体：双乳对称，右乳上方肿块约 2cm，界不清，活动欠佳，右腋下未及明显肿大淋巴结。钼靶摄片：右乳上方肿块伴钙化，BI-RADS：4B；超声检查示：右乳上方低回声，18mm×16mm，边缘毛刺，回声欠均，后方回声衰减，周边见血流信号，BI-RADS：4C。处置：全麻下行右乳肿块切除术。术中冷冻示：右乳浸润癌，遂在全麻下行右乳癌改良根治术。

---

4. 临床分期　目前最常用的国际抗癌协会建议的 TNM 分期。T：原发肿瘤的范围，临床分期须经体格检查或影像学检查。N：区域淋巴结受侵犯与否的状态。M：有无远处转移。

T0：原发癌瘤未查出。

Tis：原位癌（非浸润性癌及未查到肿块的乳头湿疹样乳腺癌）。

T1:癌瘤长径≤2cm。

T2:癌瘤长径>2cm,≤5cm。

T3:癌瘤长径>5cm。

T4:癌瘤大小不计,但侵及皮肤或胸壁(肋骨、肋间肌、前锯肌),炎性乳腺癌亦属之。

N0:同侧腋窝无肿大淋巴结。

N1:同侧腋窝有肿大淋巴结,尚可推动。

N2:同侧腋窝肿大淋巴结彼此融合,或与周围组织粘连。

N3:有同侧胸骨旁淋巴结转移,有同侧锁骨上淋巴结转移。

M0:无远处转移。

M1:有远处转移。

根据以上情况进行组合,可把乳腺癌分为以下各期:

0 期:Tis N0 M0;

Ⅰ期:T1 N0 M0;

ⅡA 期:T0 N1 M0,T1 N1 M0,T2 N0 M0;

ⅡB 期:T2 N1 M0,T3 N0 M0;

ⅢA 期:T0 N2 M0,T1 N2 M0,T2 N2 M0,T3 N1-2 M0;

ⅢB 期:T4 N0 M0,T4 N1 M0,T4 N2 M0;

ⅢC 期:T 任何 N3 M0;

Ⅳ期:T 任何 N 任何 M1。

【鉴别诊断】

1. **乳腺囊性增生病**　多见于中年妇女,特点是乳房胀痛,肿块可呈周期性,与月经周期有关。肿块或局部乳腺增厚与周围乳腺组织分界不明显。可观察 1 至数个月经周期,若月经来潮后肿块缩小、变软,则可继续观察,如无明显消退,可考虑做手术切除及活检。

2. **浆细胞性乳腺炎**　浆细胞性乳腺炎是乳腺组织的无菌性炎症,炎性细胞中以浆细胞为主。临床上 60% 呈急性炎症表现,肿块大时皮肤可呈橘皮样改变。40% 病人开始即为慢性炎症,表现为乳晕旁肿块,边界不清,可有皮肤粘连和乳头凹陷。急性期应予抗感染治疗,炎症消退后若肿块仍存在,则需手术切除,手术范围为包括周围部分正常乳腺组织的肿块切除术。

3. **乳腺结核**　乳腺结核是由结核杆菌所致的乳腺组织的慢性炎症。好发于中、青年女性。病程较长,发展较缓慢。局部表现为乳房内肿块,肿块质硬偏韧,部分区域可有囊性感。肿块边界有时不清,活动度可受限。可有疼痛,但无周期性。治疗包括全身抗结核治疗及局部治疗,手术范围包括周围正常乳腺组织在内的乳腺区段切除。

【处理】

手术治疗是乳腺癌的主要治疗方法之一,还有辅助化学药物、内分泌、放射、免疫治疗,以及生物治疗。

1. **手术治疗**　对病灶仍局限于局部及区域淋巴结的病人,手术治疗是首选。手术适应证为国际临床分期的 0 期、Ⅰ期、Ⅱ期及部分Ⅲ期的病人。已有远处转移、全身情况差、主要脏器有严重疾病、年老体弱不能耐受手术者属手术禁忌。

乳腺癌根治术自 1894 年 Halsted 提出以来,一直是治疗乳腺癌的标准术式。该术式的依据是乳腺癌转移的解剖学模式,即由原发灶转移至区域淋巴结,后发生血行转移。20 世纪 50 年代出现了扩大根治术,但随着手术范围的扩大,发现术后生存率并无明显改善,而术后并发症比率明显增加,患者的生存质量受到很大影响。这一事实促使不少学者思考手术范围与术后生存率之间是否存在直接的关系。20 世纪 80 年代,Fisher 对乳腺癌的生物学行为做了大量研究,提出乳腺癌自发病开始即是一个全身性疾病,因而力主缩小手术范围,而加强术后综合辅助治疗。

（1）乳腺癌根治术：整个乳房、胸大肌、胸小肌、腋窝及锁骨下淋巴结的整块切除。

（2）乳腺癌扩大根治术：即在上述清除腋下、腋中、腋上三组淋巴结的基础上，同时切除胸廓内动、静脉及其周围的淋巴结（即胸骨旁淋巴结）。

（3）乳腺癌改良根治术：有两种术式。一是保留胸大肌，切除胸小肌；二是保留胸大、小肌。前者淋巴结清除范围与根治术相仿，后者不能清除腋上组淋巴结。根据大量病例观察，认为Ⅰ、Ⅱ期乳腺癌应用根治术与改良根治术的生存率无明显差异，且该术式保留了胸肌，术后外观效果较好，目前已成为常用的手术方式。

（4）全乳房切除术：手术范围必须切除整个乳腺，包括腋尾部及胸大肌筋膜。该术式适宜于原位癌、微小癌及年迈体弱不宜做根治术者。

（5）保留乳房的乳腺癌根治术：手术包括完整切除原发灶及腋淋巴结清扫。原发灶切除范围应包括肿瘤及其周围包裹适量正常乳腺组织，需确保标本的边缘无肿瘤细胞浸润。该手术适合于临床Ⅰ、Ⅱ期的乳腺癌患者，且乳房有适当体积，术后能保持外观效果者。Ⅲ期患者（炎性乳腺癌除外）经术前化疗或术前内分泌治疗充分降期后也可以慎重考虑该术式。多中心或多灶性病灶、肿瘤切除后切缘阳性，再次切除后切缘仍阳性者禁忌施行该手术。保留乳房的乳腺癌切除术后必须辅以放疗、化疗等。

（6）前哨淋巴结活检（sentinel lymph node biopsy，SLNB）：前哨淋巴结指接受乳腺癌引流的第一站淋巴结，可采用示踪剂显示后切除活检。循证医学证据证实，乳腺癌前哨淋巴结活检是一项腋窝准确分期的微创活检技术。前哨淋巴结活检可准确评估腋窝淋巴结病理学状态，对于腋窝淋巴结阴性的患者，可安全有效地替代腋窝淋巴结清扫术，显著降低并发症，改善生活质量。若可手术乳腺癌患者腋窝淋巴结细针穿刺证实为淋巴结转移时可不必再进行前哨淋巴结活检。

关于手术方式的选择目前尚有分歧，但没有一个手术方式能适合各种情况的乳腺癌。手术方式的选择还应根据病理分型、疾病分期及辅助治疗的条件而定。

2. 术后辅助全身治疗　乳腺癌术后辅助全身治疗的选择应基于乳腺癌术后复发风险分组的个体化评估（表 26-1）与肿瘤病理分子分型（表 26-2）及对不同治疗方案的反应性。

表 26-1　乳腺癌术后复发风险的分组

危险度	判别要点
低度	无转移淋巴结 同时具备以下 6 条：标本中病灶大小（pT）≤2cm；分级 1 级[a]；瘤周脉管未见肿瘤侵犯[b]；ER 和（或）PR 表达；*HER-2/neu* 基因没有过度表达或扩增[c]；年龄≥35 岁
中度	1. 无转移淋巴结 同时以下 6 条至少具备 1 条：标本中病灶大小（pT）>2cm；分级 2~3 级；有瘤周脉管肿瘤侵犯；ER 和 PR 缺失；*HER-2* 基因过度表达或扩增；年龄 <35 岁 2. 淋巴结 1~3 枚阳性 但未见 *HER-2* 过度表达和扩增且 ER 和（或）PR 表达
高度	1. 淋巴结 1~3 枚阳性 同时 *HER-2* 过度表达或扩增或 ER 和 PR 缺失 2. 淋巴结≥4 枚阳性

a：组织学分级 / 核分级；b：瘤周脉管侵犯存在争议，它只影响腋淋巴结阴性的患者的危险度分级，但并不影响淋巴结阳性者的分级；c：*HER-2* 的测定必须是经由严格质量把关的免疫组化或 FISH 法、CISH 法

Note

表 26-2　乳腺癌分子分型的标志物检测和判定

分子分型	标志物	备注
Luminal A 型	"Luminal A 样" ER/PR 阳性且 PR 高表达 HER-2 阴性 Ki-67 低表达	ER、PR、Ki-67 表达的判定值建议采用报告阳性细胞的百分比。Ki-67 高低表达的判定值在不同病理实验中心可能不同,可统一采用 14% 作为判断 Ki-67 高低的界值。同时,以 20% 作为 PR 表达高低的判定界值 *,可进一步区分 Luminal-A 样和 Luminal-B 样(HER-2 阴性)
Luminal B 型	① "Luminal B 样(HER-2 阴性)" ER/PR 阳性 HER-2 阴性 且 Ki-67 高表达或 PR 低表达 ② "Luminal B-like(HER-2 阳性)" ER/PR 阳性 HER-2 阳性(蛋白过表达或基因扩增) 任何状态的 Ki-67	上述不满足"Luminal A 样"条件的 Luminal 样肿瘤均可作为"Luminal B 样"亚型
ERBB2+ 型	"HER-2 阳性" HER-2 阳性(蛋白过表达或基因扩增) ER 阴性和 PR 阴性	
Basal-like 型	"三阴性(非特殊型浸润性导管癌)" ER 阴性 PR 阴性 HER-2 阴性	三阴性乳腺癌和 Basal-like 型乳腺癌之间的吻合度约 80%。但是三阴性乳腺癌也包含一些特殊类型乳腺癌如髓样癌(典型性)和腺样囊性癌,这类癌的复发转移风险较低

* 以 20% 作为 PR 表达高低的判定界值,目前仅有 1 篇回顾性文献支持(参考文献,J Clin Oncol,2013,31:203-209)

　　乳腺癌术后复发风险分组用于全面评估患者手术以后的复发风险的高低,是制订全身辅助治疗方案的重要依据。根据治疗的反应性并同时参考患者的术后复发风险选择相应的术后辅助全身治疗(表 26-3)。

表 26-3　不同分子分型的推荐治疗

亚型	治疗类型	备注
"Luminal A 样"	大多数患者仅需内分泌治疗	一些高危患者需加用化疗
"Luminal B 样(HER-2 阴性)"	全部患者均需内分泌治疗,大多数患者要加用化疗	是否加用化疗需要综合考虑激素受体表达高低、复发转移风险,以及患者状态等
"Luminal B 样(HER-2 阳性)"	化疗 + 抗 HER-2 治疗 + 内分泌治疗	本亚型患者常规予以化疗
"HER-2 阳性(非 luminal)"	化疗 + 抗 HER-2 治疗	抗 HER-2 治疗对象:pT1b 及更大肿瘤,或淋巴结阳性
"三阴性(导管癌)"	化疗	
"特殊类型" *		
A. 内分泌反应型	内分泌治疗	
B. 内分泌无反应型	化疗	髓样癌(典型性)和腺样囊性癌可能不需要化疗(若淋巴结阴性)

* 特殊类型:内分泌反应型(筛状癌、小管癌和黏液腺癌);内分泌无反应型(顶浆分泌、髓样癌、腺样囊性癌和化生性癌)

(1) 乳腺癌术后辅助化疗:乳腺癌是实体瘤中应用化疗最有效的肿瘤之一,化疗在整个治疗中占有重要地位。由于手术尽量去除了肿瘤负荷,残存的肿瘤细胞易被化学抗癌药物杀灭。一般术后应早期、联合化疗,辅助化疗应达到一定剂量,以 6 个月左右为宜,能达到杀灭亚临床型转移灶的目的。

联合化疗方案,常用:①以蒽环类为主的方案,如 CAF、A(E)C、$FE_{100}C$ 方案(C:环磷酰胺,A:多柔比星,E:表柔比星,F:氟尿嘧啶)。虽然吡柔比星(THP)在欧美少有大组的循证医学资料,但在我国日常临床实践中,用吡柔比星代替多柔比星也是可行的。THP 推荐剂量为 $40\sim50mg/m^2$。②蒽环类与紫杉类联合方案,例如 TAC(T:多西他赛)。③蒽环类与紫杉类序贯方案,例如 AC→T/P(P:紫杉醇)或 FEC→T。④不含蒽环类的联合化疗方案,适用于老年、低风险、蒽环类禁忌或不能耐受的患者,常用的有 TC 方案及 CMF 方案(C:环磷酰胺,M:甲氨蝶呤,F:氟尿嘧啶)。

化学药物治疗的毒副反应包括骨髓抑制、胃肠道反应、脱发、多器官功能损害等,因此,首次化疗前应充分评估患者的脏器功能,检测方法包括血常规、肝肾功能、心电图等。以后每次化疗前应常规检测血常规和肝肾功能;使用蒽环类等心脏毒性药物前应常规做心电图和(或)左室射血分数(left ventricular ejection fraction,LVEF)测定;其他检查应根据患者的具体情况和所使用的化疗方案等决定。辅助化疗一般不与内分泌治疗或放疗同时进行,化疗结束后再开始内分泌治疗,放疗与内分泌治疗可先后或同时进行。

(2) 乳腺癌术后辅助内分泌治疗:20 世纪 70 年代发现了雌激素受体(estrogen receptor,ER),肿瘤细胞中 ER 含量高者,对内分泌治疗有效,而 ER 含量低者,对内分泌治疗效果差。手术切除的标本应测定 ER 和孕激素受体(progesterone receptor,PR)状态,若 ER 和(或)PR 阳性者应给予内分泌治疗。分为绝经前患者辅助内分泌治疗和绝经后患者辅助内分泌治疗。

绝经前患者辅助内分泌治疗:一般情况下,首选他莫昔芬 20mg/d×5 年。由于他莫昔芬长期口服可能导致子宫内膜增厚,建议服用过程中每半年至 1 年行 1 次妇科检查,B 超了解子宫内膜厚度。服用他莫昔芬 5 年后,患者仍处于绝经前状态,部分患者(如高危复发)可考虑延长服用至 10 年。其他的绝经前辅助内分泌治疗还包括卵巢去势和托瑞米芬治疗,用托瑞米芬代替他莫昔芬也是可行的。

绝经后患者辅助内分泌治疗:第三代芳香化酶抑制药可以用于所有绝经后的 ER 和(或)PR 阳性的乳腺癌,尤其是具备以下因素的患者:①高度复发风险患者;②对他莫昔芬有禁忌的患者;或使用他莫昔芬出现中、重度不良反应的患者;③使用他莫昔芬 20mg/d×5 年后的高度风险患者。芳香化酶抑制药一般用 5 年。其他的绝经后辅助内分泌治疗还包括他莫昔芬和托瑞米芬治疗。

芳香化酶抑制药可导致骨密度下降或骨质疏松,故在使用这些药物前常规推荐骨密度检测,药物使用过程中口服钙剂并每 6 个月监测 1 次骨密度。

(3) 乳腺癌术后辅助生物治疗:目前美国国家综合癌症网络(national comprehensive cancer network,NCCN)治疗指南中推荐使用的乳腺癌术后辅助生物治疗药物有曲妥珠单抗和帕妥珠单抗,它们是重组 DNA 衍生的人源化单克隆抗体,选择性地作用于人表皮生长因子受体-2(HER-2)细胞外的不同部位,从而阻断 HER-2 阳性的乳腺癌细胞的生长。HER-2 阳性指免疫组化法检测乳腺癌细胞 HER-2 蛋白表达为(+++),或原位杂交法(ISH)检测显示 HER-2 基因扩增为阳性。经免疫组化检测 HER-2 为(++)的患者应进一步做 ISH 明确是否有基因扩增。

原发浸润灶 >1.0cm 且 HER-2 阳性时,使用曲妥珠单抗 ± 帕妥珠单抗;原发肿瘤在 >0.5cm 但 <1.0cm 时,可考虑使用。相对禁忌证包括治疗前左室射血分数 LVEF<50%,或同期正在进行蒽环类药物化疗。

3. **术后辅助局部治疗——放射治疗** 放射治疗(radiotherapy,RT)是乳腺癌局部治疗手段之一,是在乳腺癌手术后,给予较高的放射剂量的治疗,为乳腺癌术后辅助治疗的重要组成部分,分为保乳术后的放疗和全乳切除术后的放疗。

（1）乳腺癌保乳术后的放疗：保乳术后的全乳放疗可以将早期乳腺癌保乳手术后的 10 年局部复发率降低到约原来的 1/3，所以原则上所有保乳手术后的患者都具有术后放疗的适应证。但 70 岁以上、病理分期Ⅰ期、激素受体阳性、切缘阴性的患者鉴于绝对复发率低，全乳放疗后乳房水肿、疼痛等不良反应消退缓慢，可以考虑单纯内分泌治疗而不行放疗。

（2）乳腺癌全乳切除术后的放疗：全乳切除术后放疗可以使腋窝淋巴结阳性的患者 5 年局部 - 区域复发率降低到原来的 1/4 左右。全乳切除术后，具有下列预后因素之一，则符合高危复发，应给予放疗：①原发肿瘤最大直径≥5cm，或肿瘤侵及乳腺皮肤、胸壁。腋窝淋巴结转移≥4枚。②淋巴结转移 1~3 枚的 T1/T2，目前的资料也支持术后放疗的价值。其中包含至少下列一项因素的患者可能复发风险更高，术后放疗更有意义：年龄≤40 岁，腋窝淋巴结清扫数目 <10 枚时转移比例 >20%，激素受体阴性，HER-2/neu 过表达等。

接受辅助化疗的患者应在末次化疗后 2~4 周内开始放疗。内分泌治疗与放疗、曲妥珠单抗治疗可同时使用。

4. 术前新辅助化疗及新辅助内分泌治疗 局部晚期乳腺癌（locally advanced breast cancer, LABC）指乳腺癌在乳房内的病变浸润范围广，或同时有较重区域淋巴结受累，但临床未发现有远处转移。新辅助化疗（neoadjuvant chemotherapy, NCT）是局部晚期乳腺癌或炎性乳腺癌的规范疗法，指在手术或手术加放疗的局部治疗前，以全身化疗为乳腺癌的第一步治疗，后再行局部治疗。乳腺肿瘤组织必须先经组织病理学诊断确诊为癌，并获得 ER、PR、HER-2/neu 及 Ki-67 等免疫组化指标后，方可行新辅助化疗。细胞学诊断不能作为病理诊断标准。

新辅助化疗可以使肿瘤降期以利于手术，或变不可手术为可手术。对于肿瘤较大且有保乳意愿的患者可以提高保乳率。但是一部分患者（<5%）在新辅助化疗的过程中可能出现进展，甚至丧失手术的机会。因此，若肿瘤对新辅助化疗初始治疗方案不敏感，即 2 个周期化疗后肿瘤无变化或反而增大时，应根据实际情况考虑是否需要更换化疗方案或采用其他疗法。接受有效的新辅助化疗之后，即使临床上肿瘤完全消失，也必须接受既定的后续治疗，包括手术治疗，并根据手术后病理结果决定进一步辅助治疗的方案。

在化疗方案上，应同时包括紫杉类和蒽环类药物，也可以选择单独含有蒽环类和紫杉类的联合化疗方案，HER-2 阳性者应同时应用抗 HER-2 的药物：①蒽环类与紫杉类联合方案，如 A(E)T、TAC（T：多西他赛）；②蒽环类与紫杉类序贯方案，如 AC→P 或 AC→T（P：紫杉醇）；③以蒽环类为主的化疗方案，如 CAF、FAC、AC、CEF 和 FEC 方案（C：环磷酰胺；A：多柔比星，或用同等剂量的吡柔比星；E：表柔比星；F：氟尿嘧啶）；④其他化疗方案，如 PC（P：紫杉醇）。

案例

患者女，55 岁。发现左乳肿块 7 个月，疼痛 1 月余。查体：双乳不对称，左乳明显大于右乳，左乳外侧肿块约 8cm，表面凸凹不平，界不清，活动不佳，皮下粘连 (+)，左腋下触及肿大淋巴结，约 2.5cm，固定。钼靶摄片：左乳肿块，BI-RADS：5；超声检查示：左乳外侧低回声（76mm×62mm），左腋下淋巴结（23mm×21mm），BI-RADS：5。处置：局麻下行左乳肿块 BARD 针（粗针）穿刺术，术中冷冻报告：左乳浸润癌。遂行 TAC 方案新辅助化疗。第 1、第 2 次化疗结束后超声复查：左乳外侧低回声（43mm×28mm），左腋下淋巴结（16mm×12mm），BI-RADS：6。疗效达到部分缓解（PR），则继续完成第 3、第 4 次化疗。后超声复查：左乳外侧低回声（25mm×14mm），左腋下淋巴结（12mm×9mm），BI-RADS：6。遂全麻下行左乳癌根治术。术后病理：肿瘤位于左乳外侧，大小 2cm×1.6cm×1.1cm，浸润性导管癌Ⅲ级，淋巴管浸润 (+)，腋下淋巴结见肿瘤转移：13/22，免疫组化：ER (++)，PR (+)，HER-2 (+)，Ki67：23%。术后继续完成第 5~6 次化疗、放疗、内分泌治疗。

新辅助内分泌治疗：绝经后激素受体强阳性的患者可考虑使用芳香化酶抑制药进行新辅助内分泌治疗。新辅助内分泌治疗应持续 5~8 个月或至最佳疗效。HER-2 阳性患者新辅助治疗，曲妥珠单抗联合化疗与单用化疗相比能够显著提高病理完全缓解（pCR）率。

5. 复发、转移乳腺癌的治疗　复发和转移乳腺癌是难以治愈的疾病。治疗的主要目的是缓解症状、提高生活质量和延长患者生存期。复发或转移部位病灶应先进行活检，尤其是孤立性病灶，以明确诊断和重新评估肿瘤的 ER、PR 和 HER-2 状态。

复发、转移乳腺癌的治疗首先应给予全身药物治疗，只有当全身药物治疗取得很好的疗效时，才可考虑姑息性的局部治疗，以巩固全身治疗的效果。全身药物治疗包括：复发、转移乳腺癌的内分泌治疗；复发、转移乳腺癌的化疗和 HER-2 阳性的复发、转移乳腺癌的治疗。局部治疗包括姑息性手术及放疗。

（1）复发、转移乳腺癌的内分泌治疗：对于以下复发或转移性乳腺癌，应采用内分泌治疗：①ER 和（或）PR 阳性；②转移灶仅局限于骨或软组织；③无症状的内脏转移；④复发距手术时间较长，一般 >2 年；⑤原则上内分泌治疗适合于激素受体阳性的患者，但是如果是受体不明或受体为阴性的患者，只要其临床病程发展缓慢，也可以试用内分泌治疗。

绝经后内分泌治疗药物包括：芳香化酶抑制药包括非甾体类（阿那曲唑和来曲唑）和甾体类（依西美坦）、雌激素受体调变剂（他莫昔芬和托瑞米芬）、雌激素受体下调剂（氟维司群）、孕酮类药物（甲地孕酮）、雄激素（氟甲睾酮）、大剂量雌激素（乙炔基雌二醇）。

绝经前患者的内分泌治疗包括：他莫昔芬、LHRH 类似物（戈舍瑞林和 leuprolide）、外科手术去势、孕酮类药物（甲地孕酮）、雄激素（氟甲睾酮）和大剂量雌激素（乙炔基雌二醇）。

（2）复发、转移乳腺癌的化疗：具备以下 1 个因素即可考虑首选化疗：①激素受体阴性。②有症状的内脏转移。③激素受体阳性，但对内分泌治疗耐药。④年龄 <35 岁。

推荐的首选化疗方案包括单药序贯化疗或联合化疗。与单药化疗相比，联合化疗通常有更好的客观缓解率和疾病至进展时间，然而联合化疗的毒性较大且生存获益有限。需要使肿瘤迅速缩小或症状迅速缓解的患者可选择联合化疗，耐受性和生活质量作为优先考虑因素的患者可选择单药序贯化疗。所有的用于辅助化疗的单药和联合用药方案都可用于复发、转移乳腺癌的化疗，其他有效的单药还包括环磷酰胺、顺铂、依托泊苷、长春花碱、米托蒽醌和氟尿嘧啶，口服或静脉给药方案。

（3）HER-2 阳性的晚期乳腺癌治疗：适应证为 HER-2/neu 阳性的复发或转移性乳腺癌。

曲妥珠单抗单药治疗 HER-2 阳性转移性乳腺癌有一定疗效，但更多临床研究显示，曲妥珠单抗与化疗药物联合效果更好。蒽环类化疗失败的 HER-2 阳性乳腺癌，曲妥珠单抗联合紫杉醇或多西他赛，可以作为首选的一线方案。紫杉类治疗失败的 HER-2 阳性乳腺癌，曲妥珠单抗可以联合长春瑞滨、铂类、卡培他滨、吉西他滨等其他化疗药物。研究结果显示，曲妥珠单抗联合阿那曲唑一线治疗 HER-2 阳性同时 ER/PR 阳性晚期乳腺癌，无进展生存期、临床获益率和至疾病进展时间均显著优于阿那曲唑单药。

曲妥珠单抗治疗后若疾病出现进展可以选择以下治疗措施：继续使用曲妥珠单抗，更换其他化疗药物、拉帕替尼联合卡培他滨、曲妥珠单抗联合拉帕替尼的非细胞毒药物的方案、曲妥珠单抗联合多西他赛和帕妥珠单抗。

（4）双膦酸盐的应用：双膦酸盐是焦膦酸盐分子的稳定类似物。破骨细胞聚集于矿化骨基质后，通过酶水解作用导致骨重吸收，而双膦酸盐可以抑制破骨细胞介导的骨重吸收作用。双膦酸盐可以抑制破骨细胞成熟，抑制成熟破骨细胞的功能，抑制破骨细胞在骨质吸收部位的聚集，抑制肿瘤细胞扩散、浸润和黏附于骨基质。

适应证：高钙血症；骨痛；治疗和预防骨相关事件（skeletal related events，SREs）。SREs 对乳腺癌骨转移患者的生活质量具有至关重要的影响，它包括病理性骨折、脊髓压迫、为了缓解骨痛或预防和治疗病理性骨折或脊髓压迫而进行的放疗、骨骼手术、改变抗癌方案以治疗骨痛、恶性肿瘤所导致的高钙血症。目前在乳腺癌骨转移中使用双膦酸盐的主要目的是降低 SREs 的发生率。

【预防】

乳腺癌的预防可分为三级预防。一级预防：针对病因学预防；二级预防：乳腺癌的早期发现，将提高乳腺癌的生存率；三级预防：对已经诊断、治疗的乳腺癌病人，减轻病人痛苦，提高生存质量和延长生存期等综合措施。

乳腺癌的致病因素较复杂，通常多种因素共同作用引起肿瘤发生，仅一级预防，即从病因学上直接阻断，事实上比较困难。因此，在尽可能地进行一级预防的同时，也必须进行二级预防，即早发现、早诊断、早治疗。通过在疾病的早期阶段进行阻断，防止或减缓病程进展，患者仍然能够获得较好的预后，延长生存时间。所谓三级预防，强调了在积极治疗的同时，也应兼顾患者的生存质量。

【小结】

1. 乳腺是多种内分泌激素的靶器官，乳腺疾病的发生与激素水平或乳腺激素受体的质和量有关。

2. 乳腺癌典型的临床表现是发现质硬、无痛、边界不清、短期内增大的肿块，钼靶和超声是首选的辅助检查，组织病理学诊断是确诊的金标准。乳腺癌的治疗需根据病人的临床、组织病理及分子分型等各项指标制订个体化、综合的治疗方案。

【思考题】

1. 哺乳期乳腺脓肿的治疗原则有哪些？

2. 如何鉴别导管内乳头状瘤引起的乳头溢血与乳腺癌侵犯血管引起的乳头溢血？

3. 乳腺癌前哨淋巴结活检的意义有哪些？

（程蔚蔚）

参考文献

1. 陈孝平,汪建平. 外科学. 第 8 版. 北京：人民卫生出版社,2013.

2. 邵志敏,沈镇宙,徐兵河. 乳腺肿瘤学. 上海：复旦大学出版社,2013.

3. 沈镇宙,邵志敏. 乳腺肿瘤学. 上海：上海科学技术出版社,2004.

4. 中国抗癌协会乳腺癌专业委员会. 中国抗癌协会乳腺癌诊治指南与规范（2013 版）. 中国癌症杂志,2013,23（8）:637-684.

5. National Comprehensive Cancer Network. NCCN Clinical Practice Guidelines in Oncology（NCCN Guidelines）—Breast Cancer. 2014. NCCN.org.

6. Prat A,Cheang MC,Martín M,et al. Prognostic significance of progesterone receptor-positive tumor cells within immunohistochemically defined luminal A breast cancer. J Clin Oncol. 2013,31(2):203-209.

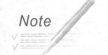

第二十七章　妇　女　保　健

妇女保健（women's health care）是以妇女群体为研究服务对象，运用现代医学科学技术，研究女性身体健康和各个生理发育阶段的特点，以及不同阶段面临的健康问题和相关疾病。综合运用临床医学、保健医学、预防医学、心理学、营养学的知识和技术，制定有效的防治措施，保护和促进妇女身体健康、生殖健康和身心健康。

第一节　常见妇科肿瘤的筛查

随着全球人口老龄化及环境污染的加剧，癌症的发病率逐年增加，恶性肿瘤已成为现代社会威胁人类生命最严重的疾病之一。2012年中国肿瘤年报显示，癌症已成为我国城市首位死亡病因，面对恶性肿瘤患者逐年增加的趋势，对恶性肿瘤已从单纯治病走向防治结合。

一、子宫颈癌的筛查

【流行趋势】

子宫颈癌是威胁广大女性健康的妇科恶性肿瘤，发病率在我国女性生殖道恶性肿瘤中位居第一。全世界每年约有50万宫颈癌新发病例，其中80%的病例分布在发展中国家，我国每年有新发病例13.15万，占世界宫颈癌新发病例的1/3，每年有2万~3万女性死于宫颈癌。据世界卫生组织（WHO）报道，宫颈癌发病率最高的国家是智利（15.4/10万），其次是中国（14.6/10万），第3位是委内瑞拉（11.2/10万），日本最低（2.4/10万），我国宫颈癌分布主要在中西部地区，且农村高于城市，山区高于平原。宫颈癌死亡率居前三位的是山西（20.74/10万）、内蒙古（17.23/10万）、陕西（16.64/10万）。低发区有北京（2.54/10万）、上海（3.80/10万）。据调查死亡率超过15/10万的省（区）有山西、内蒙古、陕西、湖北、湖南、新疆。地理分布反映了宫颈癌的发生与经济发展有关，在经济、文化、卫生水平较低的地区农业人员的比例明显高于其他人群。在地理分布上，从内蒙古到湖南形成了自北向南的宫颈癌高死亡条形地带。

流行病学资料显示已建立筛查体系的国家，子宫颈癌的发病率和死亡率都已大幅度下降，我国宫颈癌的死亡率从20世纪70年代到20世纪90年代下降约69%。90年代我国普查资料显示，小于30岁已婚女性，宫颈癌少见，超过30岁后宫颈癌发病率明显升高，55~65岁是高发年龄段，65岁后呈下降趋势。近20年宫颈癌发病又有增高趋势，每年以2%~3%速度上升，发病年轻化十分明显，发病率高峰年龄45~49岁，20~25岁新发病例屡见不鲜。这与欧美等西方国家报道一致。过去宫颈鳞癌占90%以上，腺癌和非鳞癌不足10%，现在宫颈鳞癌占75%，非鳞癌占25%。因此，随着患者发病年龄和病理类型的变化，宫颈癌前病变的筛查和治疗显得日趋重要。

【筛查现状】

欧洲一些国家自20世纪中期开始开展宫颈癌筛查，欧盟15个成员国陆续实施了宫颈癌筛查计划，但仅有少数成员国实施了全国大规模筛查。挪威仅有5%人口筛查覆盖率，30年间，宫颈癌死亡率仅下降10%，而实施全国性筛查的芬兰和冰岛覆盖率分别为80%和90%，同时宫颈癌死亡率分别下降了 50% 和 80%。

非洲国家由于缺少筛查基础设施、人员和资金，筛查覆盖率极低，致使南非等地区宫颈癌发病率 30/10 万。我国台湾自 1985 年开展宫颈癌筛查，截止到 2001 年，其发病率、死亡率分别下降了 29% 和 50%。中国宫颈癌通过大规模筛查，从 20 世纪 70 年代 10.7/10 万降至 20 世纪 90 年代 3.89/10 万，下降了约 65%，成绩显著。尽管如此，成功的宫颈癌筛查计划需要政府投入大量人力、财力及医疗技术支持，并持续开展，不断完善筛查计划，扩大筛查覆盖率才能取得明显的防癌效果。

在我国现有诊断的宫颈癌中，50% 患者从未进行筛查，10% 患者 5 年之内未作过筛查。虽然已有 HPV 疫苗上市，即使所有 12 岁以下女性注射了疫苗，最乐观地讲也要 30 年后才能单靠接种疫苗预防宫颈癌。

为提高广大女性健康水平，2009 年至 2011 年，政府财政投资 3.55 亿元对全国 221 个县的 1169 万农村女性进行宫颈癌检查，筛查主要采用宫颈细胞学传统巴氏方法，共检出宫颈癌及癌前病变 1.6 万余例。2008 年北京市在全国率先启动免费宫颈癌筛查试点，3 年完成筛查 986 277 人次，检出宫颈癌及癌前病变 905 例，大量癌前病变的发现和确诊为患者节约了治疗成本，同时延长了患者的生存时期，并改善了生存质量。

【普查策略】

2004 年 WHO 公布了宫颈癌防治和研究取得了三大突破性进展，指出宫颈癌是唯一病因明确（HPV 感染）的癌症，是唯一可以通过 HPV DNA 检测早期发现和预防的癌症，唯一可通过免疫接种全面预防和根治的恶性肿瘤。

宫颈癌前病变即宫颈高级别上皮内病变，与宫颈浸润癌有着共同的发病因素，癌前病变没有明显症状和体征，患者很难主观发现就医。因此，宫颈癌前病变的筛查确诊与治疗就成为宫颈癌筛查的重要组成部分。

大量研究证实，正常宫颈发生癌前病变是一个漫长且可逆的重要时段，宫颈癌的预防就是宫颈癌前病变的早期诊断、早期治疗。随着宫颈癌防治策略前移，宫颈癌前病变的筛查和治疗，大大降低了宫颈癌的发病率。

【筛查效果】

发达国家通过有组织的宫颈癌筛查，宫颈癌发病率减少了 30%~60%，英国和澳大利亚从 1991~2000 年宫颈癌发病率减少 33%，宫颈癌死亡率减少 36%。美国实行全民性宫颈癌筛查，每年有 53% 以上女性进行 1 次以上宫颈癌筛查，宫颈癌发病率从 1998 年的 10.2/10 万降至 2002 年的 8.5/10 万。印度农村的一项长达 8 年的前瞻性研究发现与对照组相比，HPV DNA（HC2）筛查可明显降低晚期宫颈癌发生率和死亡率。2005 年，WHO 发表声明称，HPV DNA 检测可作为宫颈癌初筛手段，并可降低宫颈癌的发病率和死亡率。

（一）子宫颈癌前病变的筛查

子宫颈上皮内瘤变是一组与宫颈癌密切相关的癌前病变，反映了宫颈癌发生、发展的连续病理过程，包括宫颈非典型增生与原位癌。根据 HPV 感染、生物学特征、病理相关性及潜在进展为浸润癌的风险度将 CIN 分为低级别鳞状上皮内病变（CIN1、湿疣）和高级别鳞状上皮内病变（CINⅡ、CINⅢ、原位癌）。

CIN 妇女高发年龄为 25~35 岁，早于宫颈癌高峰发病年龄。美国肿瘤学会推测美国 CIN 发生率为 2%~5%；我国 2001 年对宫颈癌高发地区山西襄垣县研究调查，CIN 发生率约为 9%。流行病学研究发现 CIN 发生与性活跃、人乳头瘤病毒感染、吸烟、性生活过早（<16 岁）、性传播性疾病、经济状况低下、口服避孕药和免疫抑制相关。

（二）宫颈上皮内瘤变的转归

在 CINI 级患者中，60% 的病变可以自行消退，20% 病变持续存在，只有 15% 病变可进展，属低级别病变。CINⅡ级和 CINⅢ级进展的风险分别为 30% 和 45%，进展为浸润癌的风险分别是

Note

正常的 14.5 倍和 46.5 倍。CIN 级别越高,发展到浸润癌的概率越高。持续感染 HPV 高危型者进展可能性大,HPV-16 阳性的 CIN 有 29% 病变进展。随年龄的增长,CIN 的逆转率逐渐下降,从 CIN 到宫颈癌的自然演变过程一般需 10 年左右。

（三）宫颈上皮内瘤变的诊断

宫颈癌前病变患者多无临床症状,多经体检或筛查发现。年轻女性久治不愈的宫颈糜烂,或更年期后仍有宫颈糜烂,阴道接触性出血,要高度警惕宫颈癌前病变。诊断应遵循三阶梯步骤,即细胞学 - 阴道镜检 - 组织学检查（Cytology-Colposcopy-Histology,CCH）规范化诊治。

1. 宫颈细胞学检查　宫颈巴氏涂片法,临床广泛应用已有 70 余年,成功地将宫颈癌发病率和死亡率降低约 70%。但由于巴氏涂片假阴性漏诊率高,已逐渐被更先进的检查方法替代。宫颈薄层液基细胞学检查（TCT）,是 1996 年美国 FDA 通过上市的一项细胞学检查新技术,可以明显提高宫颈癌及癌前病变的检出率。

2. HPV 检测　研究证实几乎所有宫颈癌病理样本均能找到 HPV 病毒,HPV 在 CINI、CINII 和 CINIII 中的检出率分别是 30%、55% 和 65%,正常人群中 HPV 检出率不到 4%。使用杂交捕获（HC2）或 PCR 检测 HPV DNA,具有 97%~100% 的阴性预测值,如能与 TCT 联合检测阴性预测值可达到 100%,已成为宫颈癌筛查的重要手段。

HPV 筛查尚有争议,但质疑并非来自学术,而是从卫生经济学考虑。HPV 与细胞学联合检测筛查有明显的合理性,HPV 阳性是宫颈病变的基本依据,也是 CINII、CINIII 发生的重要条件,连续两次阴性,5~8 年不会罹患宫颈癌。HPV 检测是不能明确意义的非典型鳞状细胞（ASCUS）和低级别鳞状上皮内瘤变（LSIL）最好的分流方法。ASCUS 和 LISL 占到细胞学实验 10% 的样本,而其中 15%~30% 是高级别上皮内瘤变（CINII,CINIII）,HPV 检测可简单明确将高危者分离出来,HPV（+）患者 CINI 的发生率是 HPV（-）的 3.8 倍;而在 CINII、III 的患者,前者是后者的 12.7 倍。HPV 还可用于各级 CIN 及宫颈癌治疗后的随诊,CIN 患者发生癌的概率比正常人高 4~5 倍;危险来自残留和复发,HPV 检测（-）无瘤生存率 100%,HPV（+）无瘤生存率只有 56%。

3. 电子阴道镜可将宫颈图像放大,结合醋酸、碘应用,可以发现宫颈病变部位,为宫颈的病理检查提供合适的组织标本。

4. 宫颈组织病理检查是诊断宫颈癌前病变的"金标准"。

（四）宫颈上皮内瘤变的诊断流程

美国妇产科学会建议年龄超过 18 岁,有性活动女性,每年进行 1 次宫颈细胞学检查,连续 3 次获得正常结果,则可由医生决定对低度危险者逐渐减少检查次数。我国幅员辽阔,人口众多,经济文化和医疗卫生发展不平衡,难以在全国范围内做到上述普查,只有在条件允许的情况下,完善和实施筛查工作。

细胞学检查结果不是宫颈病变的最后诊断,组织学诊断是进一步处理的重要依据,如细胞学检查结果多次异常而阴道镜检查正常者可进行宫颈诊断性锥切,以明确诊断。

（五）宫颈癌筛查与确诊技术流程

子宫颈癌是女性生殖道发病率和死亡率最高的恶性肿瘤,人乳头瘤病毒（HPV）感染是宫颈癌发生的基本因素,持续的高危型 HPV 感染可引发宫颈病变和宫颈癌。随着宫颈癌发病率上升,发病年轻化和病理类型的变化,宫颈癌严重威胁妇女的健康与生命。筛查成为宫颈癌防治之始,宫颈癌的预防就是癌前病变或 CIN 的早期诊断与治疗。

1. 确定检查对象　以人群为基础开展宫颈癌筛查,21 岁以上有性生活的女性可进入筛查人群。北京市筛查人群为 35~64 岁有性生活女性,各地区可根据当地情况确定检查对象。根据检查地区人口、适龄女性人数,登记接受宫颈癌筛查女性的详细信息,合理计划和分配接受筛查人群,使适龄女性每 1~2 年接受一次宫颈癌筛查,对所有接受宫颈癌筛查的个人资料进行统一编码（识别区、县、乡、街、社区和年份）。

2. 健康教育与知识问卷调查　在辖区内对宫颈癌防治的重要意义广泛宣传,提高适龄女性对宫颈癌防治知识的知晓率和自我保健意识。对接受宫颈癌筛查的部分女性进行问卷调查,按照统一制订的宫颈癌防治知识问卷及评价标准,进行宫颈癌知晓率调查评价。

3. 检查内容与方法

采集相关病史

(1) 年龄、受教育程度、妊娠次数、分娩史、月经史、避孕史、宫颈肿瘤史、既往疾病史、宫颈癌筛查史、筛查结果。

(2) 妇科盆腔检查

1) 外生殖器检查。

2) 阴道窥阴器检查:检查宫颈、阴道有无异常。①阴道分泌物增多及红肿;②有溃疡或水疱;③宫颈接触性出血;④宫颈或阴道壁肿块。

3) 内生殖器双合诊检查。

(3) 阴道分泌物检查:明确有无以下感染:假丝酵母菌、滴虫、线索细胞、阴道清洁度,根据结果判断有无临床意义。

(4) 宫颈细胞学检查:为宫颈癌筛查检测的重要部分,可采用常规巴氏涂片或液基细胞学方法。(详见第二十九章第一节)

(5) 阴道镜检查:阴道镜检查适应证;阴道镜检查基本内容;阴道镜检查操作规范。(详见第三十章第二节)

(6) 宫颈病变病理诊断标准:①阴性 / 炎症;② CIN I 低度鳞状上皮内病变(LSIL),即湿疣病变;③ CIN II 中度;④ CIN III 重度;⑤宫颈腺上皮内肿瘤 CGIN;⑥高级别 CGIN 即原位腺癌(AIS);⑦微小浸润癌(鳞癌和腺癌);⑧宫颈浸润癌。

【筛查分类】

1. 机会性筛查　即非规划性普查人群,产科门诊、计划生育门诊和因其他妇科疾病就诊时接受的宫颈癌前病变或宫颈癌的筛查。

2. 横断面筛查　选择具有临床治疗意义且能治愈或能显著延长患者生存时期的宫颈癌前病变(CIN II/III/ 原位癌)的检出例数作为筛查效果指标。

3. 模拟队列终生筛查　选择某一年全段的队列人群≥30 岁开始,采用某种筛查策略进行周期性筛查直至 65 岁终止,计算出筛查出宫颈癌前病变(CIN II/CIN III/ 原位癌)的例数,以及筛查导致的队列人群宫颈癌终生发病风险下降幅度,并以此作为终生筛查效果的指标。

【筛查方案】

中国癌症研究基金:含专家根据卫生经济发展状况及发病提出三种筛查方案。

最佳方案:液基细胞学(TCT)+ 人乳头瘤病毒(HPV)。

一般方案:细胞学刮片(Pap smear)+ 人乳头瘤病毒(HPV)。

基本方案:肉眼、碘、醋酸染色检查(VIA、VILI)。

【筛查制度】

起始年龄:平均 30 岁

终止年龄:65 岁

筛查间隔:1 次 / 年

连续 2 次正常可延至 1 次 /3 年

二、子宫内膜癌的筛查

【流行趋势】

子宫内膜癌发病占女性生殖道恶性肿瘤的 20%~30%,子宫内膜癌在发达国家中发病率居

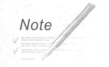

女性生殖道恶性肿瘤首位,死亡率居第二位。我国 20 世纪 80 年代后子宫内膜癌发病数以对数的速度增长,北京市 1993~2004 年 18 个区县共 44 万人妇科住院疾病谱调查显示,子宫内膜癌已超过了宫颈癌成为女性生殖道最常见的恶性肿瘤。子宫内膜癌好发绝经前后的妇女,高发年龄 50~60 岁。由于人类寿命的延长和生活方式的改变,肥胖人群增多,内膜癌高危组织类型增加,年轻患者日趋增多,死亡率也明显上升。因此,子宫内膜癌的筛查也日益受到关注。

【筛查现状】

在子宫内膜癌发病中,早期病例占 80% 以上,经过治疗五年生存率可达到 90%。如能通过筛查发现围绝经期妇女中的子宫内膜癌前病变,通过早期诊断、早期治疗,就能大大降低子宫内膜癌的死亡率,但对子宫内膜癌尚没有成熟的筛查方法。90% 的子宫内膜癌病例见于绝经期妇女,最常见的临床症状是阴道不规则出血,缺乏特异性症状。I型子宫内膜癌占 85%~90%,多具备高血压、肥胖、糖尿病三联症状,病理类型多为分化较好的子宫内膜样腺癌。II型子宫内膜癌占子宫内膜癌 10%~15%,与激素刺激无关,组织类型常为分化差的浆液性癌、透明细胞癌。因此,需关注具有子宫内膜癌高发病因素的人群,如初潮早绝经晚的围绝经期妇女、雌激素及他莫昔芬治疗史、多囊卵巢综合征、肥胖、未生育、不孕、高血压、糖尿病、卵巢功能性肿瘤、子宫内膜增生、乳腺癌及绝经前后不规则阴道流血的女性,通过辅助检查的方法进行诊断。

【筛查策略】

对子宫内膜癌高危人群进行综合筛查。

子宫内膜癌高危女性包括:①有 Lynch 综合征遗传变异携带者;②家族变异携带者;③家族中有直肠癌显性遗传成员,但本人未进行遗传学筛查。

1. 经阴道超声检查子宫内膜厚度具有较大临床意义。一项大样本多中心的临床研究显示,经阴道彩色多普勒超声筛查绝经妇女,子宫内膜厚度 >5mm,子宫内膜癌及内膜非典型增生的灵敏度和特异性分别为 80.5% 和 85.7%。经阴道超声检查可以作为子宫内膜癌筛查方法之一。

2. 对子宫内膜癌高危人群应用内膜取样器取子宫内膜微量组织进行病理学检查,对子宫内膜癌和非典型增生诊断有较高的符合率,且损伤小,可用于内膜癌筛查。子宫内膜组织学检查是子宫内膜癌诊断的金标准。

3. 通过血清学标志物 CA125 和人附睾蛋白(HE4)的检测对诊断子宫内膜癌有参考价值。

4. 宫腔细胞学检查 采用特制的器具对子宫内膜癌细胞进行采集取样,进行子宫内膜细胞病理学检查,特异性为 84%,但细胞学检查仍不能替代病理组织学检查。由于子宫内膜细胞学检查缺乏被认可的细胞学诊断标准,至今未得到广泛应用。

三、卵巢癌筛查

【流行趋势】

卵巢恶性肿瘤是女性生殖器官最常见的恶性肿瘤之一,发病率低于宫颈癌和子宫内膜癌。由于卵巢深匿于盆腔,缺乏特异性临床症状,早期病变不易发现,一旦出现症状多为疾病晚期。近年来,有效的药物方案的应用,使卵巢生殖细胞肿瘤的治疗效果显著提高,死亡率从 90% 降为 10%,紫杉醇和铂类药物联合应用,使卵巢上皮癌的五年生存率接近 50%,但死亡率仍居妇科恶性肿瘤的首位。其主要原因是 70% 的患者初次就诊已为晚期,经治疗后最终 70% 的患者出现耐药,复发难以治愈。在早期诊断、手术、化疗、放疗、免疫治疗方面存在诸多问题和争议。

【筛查现状】

卵巢恶性肿瘤可发生于不同年龄段的妇女,组织类型繁多,临床表现、分子生物学行为各有不同,发病原因至今不明。与发病相关的危险因素:①遗传因素:占 5%~10% 的上皮癌具有乳腺癌、结肠癌或子宫内膜癌个人史或卵巢癌家族史;②遗传卵巢癌综合征 *BRCA1/BRCA2* 基因表达

Note

阳性者,患病危险率高达 50%,并随年龄增长,危险增加;③不孕、未产或排卵时间延长,即初潮早、绝经晚;④卵巢癌三联症,即年龄 40~60 岁,表现为卵巢功能障碍,胃肠道症状;⑤卵巢囊性或囊实性肿块,具有发病相关危险因素的女性被列入高危人群,通过检查浓缩高危人群并进行筛查和检测。

【筛查策略】

至今仍无成熟的卵巢癌筛查方案,临床主要以血清学肿瘤标志物联合 B 超进行筛查。对于家族性遗传性卵巢癌,60% 的女性 *BRCA1* 阳性,有一定筛查意义,但检查费用较昂贵,是否符合人种、国情尚需探讨。

1. 肿瘤标志物

(1) CA125:80% 的卵巢上皮癌患者 CA125 水平高于 35kU/ml,90% 以上的晚期卵巢癌患者 CA125 的变化与病情复发率或恶化一致,尤其对浆液性腺癌有特异性。

(2) HE4:人附睾蛋白是一种新的卵巢癌肿瘤标记物,正常情况下,HE4 在人体内有非常低的表达,但在卵巢癌组织和血清中高度表达,可用于卵巢癌的早期检测。88% 的卵巢癌患者发现 HE4 升高,如与 CA125 相比,HE4 的敏感度更高,特异性更强。在疾病早期无症状阶段 HE4 敏感度是 82.7%,而 CA125 仅有 45.9%,特异性 HE4 高达 99%,CA125 仅 20%。HE4 与 CA125 联合应用诊断卵巢癌的敏感性可增加到 92%,假阴性减少 30%,大大增加了卵巢癌诊断准确性。

(3) CA199 和 CEA:在卵巢上皮癌中也会升高,尤其对卵巢黏液性癌的诊断价值较高。

(4) AFP:对卵巢内胚窦瘤的诊断有特异性价值,在未成熟畸胎瘤,混合型无性细胞瘤中含卵黄囊成分,>25μg/L 有诊断意义。

2. 阴道超声 超声可观测盆腔肿瘤大小、部位、质地、血流信号是否丰富。良恶性判断依据经验而定,诊断符合率可达 80%~90%,并可对附件肿块进行定期检测。对于卵巢肿块性质为囊实性、血流丰富、内有乳头的病例要尽早手术探查。

3. 预防性输卵管切除 因子宫良性病变切除子宫的同时切除双侧输卵管。有研究证实保留卵巢的腹腔镜全子宫切除,同时切除双侧输卵管,在降低卵巢癌发病率的同时,短期内不影响卵巢的储备功能。

4. 预防性卵巢输卵管切除 对于有卵巢癌家族史、乳腺癌术后 *BRCA1/BRCA2* 基因高表达者,建议预防性行双侧卵巢输卵管切除,可降低卵巢癌和卵巢转移癌的发生。

【小结】

子宫颈癌是起源于子宫颈高级别上皮瘤变,液基细胞联合 HPV 检测是宫颈癌最佳的筛查方案,筛查发现 CIN 并及时治疗宫颈高级别病变,是预防宫颈癌最有效的措施。

子宫内膜癌好发于绝经前后女性,分为激素依赖型(Ⅰ型)和非激素依赖型(Ⅱ型),对具备子宫内膜癌高发病人群进行阴道超声、宫腔镜下诊断性刮宫等综合筛查可早期诊断、早期治疗子宫内膜的癌前病变和早期内膜癌。

卵巢癌可发生于不同年龄段的女性,是妇科死亡率最高的恶性肿瘤,早期诊断困难,至今无成熟的筛查方案,对与发病相关的高危人群,临床主要以血清学肿瘤标志物联合超声进行筛查。

【思考题】

1. 宫颈低级别鳞状上皮内瘤变与高级别鳞状上皮内瘤变的临床转归与处理有何区别?

2. 预防性 HPV 疫苗的临床应用能否根除宫颈癌?

3. 子宫内膜癌的综合筛查方法有哪些？

4. 卵巢癌发病相关危险因素有哪些？

第二节　乳腺癌的筛查

乳腺癌是成年女性健康的第一杀手，国际癌症协会调查显示每 8 位西方女性就有 1 位遭受乳腺癌的威胁。我国乳腺癌的发病率正以每年 2%~4% 的速度递增，北京市肿瘤研究所调查数据显示，2011 年北京市乳腺癌发病率为 66.08/10 万，高居北京市女性恶性肿瘤之首。

【流行趋势】

乳腺癌已成为全球范围内女性最常见的恶性肿瘤之一，也是引起女性死亡的重要原因，根据乳腺癌发病趋势，预计 2030 年，乳腺癌发病人数和死亡人数分别达到 264 万和 170 万。

2011 年全球癌症统计报告显示，全球乳腺癌新发病例 1 383 500 例，占恶性肿瘤新发病例总数的 23.0%，发病呈快速增长趋势，乳腺癌高发地区为北美、西欧、澳大利亚、南部欧洲等。由于筛查有效，高发地区的死亡率总体呈下降趋势。

随着我国改革开放加快、国民经济快速增长，乳腺癌的发病也呈快速增长，增长速度远高于世界平均增长速度，死亡率缓慢上升，趋势从 20 世纪 90 年代 3.0/10 万上升至 2004 年的 6.3/10 万，发病年龄趋于年轻化，我国女性乳腺癌中位年龄是 48 岁，比西方国家早了 10 年。

【筛查策略】

基于钼靶的筛查模式是获普遍认可的乳癌筛查方法，大量临床研究数据显示钼靶筛查可降低 30% 乳癌的死亡率。影响筛查效果的主要因素是初筛的年龄和筛查频率，年轻乳腺癌更难以筛查，且浸润性强，预后差，50 岁以上女性从筛查中获益更大。美国妇产科学会推荐 40~49 岁女性每 1~2 年，50 岁以上每年接受 1 次钼靶检查，美国预防服务工作组建议 50~75 岁女性，每两年接受 1 次钼靶筛查。针对乳腺密度较高的女性，超声辅助钼靶的筛查模式是最有效的筛查模式，可提高 55% 的检出率。传统的乳腺癌临床触诊检查主要适用于没有条件应用钼靶筛查地区的可触及的乳腺病变，乳腺触诊检查可以发现部分早期乳腺癌。对于 20~39 岁的女性人群，乳腺触诊检查是唯一推荐的乳癌筛查方法，但对于 40 岁以上人群，乳腺触诊检查通常作为钼靶的辅助检查措施。CHIARELLEI 等队列研究结果显示：单纯应用钼靶的灵敏度为 88.6%，而钼靶与乳腺触诊检查相结合可使筛查的灵敏度提高至 94.6%。

【筛查效果】

20 世纪美国的纽约健康保障计划是第一个评估临床乳腺检查联合钼靶摄片筛查效果的多中心随机对照试验，每年 1 次，历时 4 年，经 18 年随访，研究组的乳腺癌死亡率较对照组下降了 23%。之后全球多个国家开展了以钼靶检查的 RCT，参加女性超过 50 万，历时 10 余年，经 20 年随访，研究组比对照组死亡率下降了 30%，成效显著。最近 Schopper 等对澳大利亚、加拿大、瑞士等 10 个国家乳腺癌筛查数据进行 Meta 分析，结果发现采用钼靶 X 线检查进行乳癌筛查可使乳腺癌死亡率下降 24%~48%。

【筛查现状】

2009~2011 年期间，我国政府高度重视乳癌筛查工作，财政拨付资金 2.07 亿，对全国 200 个县的 46 万农村女性进行乳癌初步筛查，并对可疑病例进行乳腺超声或钼靶检查，确诊乳腺癌 631 例。2008 年北京市在全国率先启动了免费乳癌筛查试点，2009 年在全市推开，共完成乳癌筛查 816 031 人，筛查女性平均年龄 48 岁，60% 女性为初中以下文化程度，70% 女性为农民及无职业人员，共筛查出乳腺癌前病变及乳癌 409 人，检出乳腺良性疾病 208 665 人。大量癌前病变的确诊和治疗，有效地降低了乳癌的发生率和死亡率。乳腺临床检查项目包括：①乳腺临床检查；②乳腺超声检查；③超声筛查出可疑病例的行乳腺钼靶检查。

Note

【常见乳腺疾病】

(详见第二十六章第三节)

【乳癌筛查与确诊】

1. 确立筛查人群　以人群为基础开展乳腺癌筛查,人群为 35~64 岁女性,掌握接受乳腺癌筛查女性占女性人群比例,合理计划分配应授受筛查女性人数,每 2 年接受一次乳腺癌筛查。

2. 筛查人群编号　对所有授受筛查个人资料统一编码,共计 12 位,其 1~2 位为年份编码,3~4 位为区县编码,5~6 位为街乡编码,7~8 位为社区编码,9~12 位为检查对象顺序编码。

3. 健康教育与知识问卷调查　在辖区内对乳腺癌防治的重要意义广泛宣传,提高广大适龄女性对乳腺癌防治知识的知晓和自我保健意识,主动接受筛查。对接受筛查部分女性进行乳腺癌防治问卷调查,回答正确率达 70% 以上为知晓。

4. 筛查流程(图 27-1)

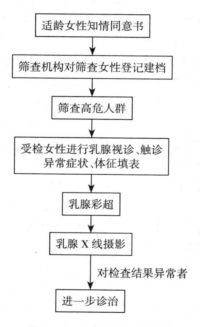

图 27-1　乳腺癌筛查流程图

5. 乳腺临床检查　早期乳腺癌可无任何临床表现,仅有影像学异常,月经规律者检查选择在两次月经中间进行,检查取坐位,两臂自然下垂或置于膝上,与医师面对面而检查。如遇乳房肥大下垂,肿物位置较深可结合仰卧检查,肩下垫一枕头使胸部隆起,乳房变平坦,便于发现较小病变(详见第二十六章第三节)。

【小结】

乳腺癌是全球范围女性最常见的恶性肿瘤,发病呈现快速增长及年轻化趋势。钼靶与乳腺触诊检查可将筛查的灵敏度提高至 94.6%,成为乳腺癌筛查的最佳方案。乳腺癌前病变的确诊和治疗可有效降低乳腺癌的发生率和死亡率。

【思考题】

1. 乳腺癌的筛查流程是什么?

2. 乳腺癌最有效的复查方法有哪些?

3. 乳腺癌筛查的最佳方案是什么?

第三节　健康咨询与预防接种

通过对不同生理阶段女性进行健康维护咨询,让女性系统地了解各个发育阶段的生理特点,对健康的评估和对营养的特殊需求,进行社会心理学、心血管疾病、代谢性疾病和肿瘤发病相关因素及危害健康的危险行为的评估,使广大女性能够从健康咨询中得到与其年龄和自身危险因素相关健康维护的建议,实现医疗保健重点从疾病治疗向预防的转变。

一、女性各期健康咨询(表 27-1)

表 27-1　女性各期健康咨询

年龄组	性征(生育计划)	健身和营养	社会心理学评估	心血管危险因素	健康／危险行为
青春期 (13~18 岁)	第二性征发育 危险性行为 防止非意愿／意外怀孕 推迟性生活 采取避孕,包括紧急避孕 预防性传播疾病 性伴选择 隔离保护	锻炼: 饮食／营养评估(包括饮食失调) 叶酸补充 钙质摄入 (1300mg/d)	自杀:抑郁症状 人际关系／家庭关系 性取向与性别认同 个人发展目标 行为／学习障碍 陋习／被忽视 愉快的学习经历 同伴关系 约会强奸预防	家族史 高血压 血脂异常 肥胖 糖尿病	保健(包括牙齿),氟化物补充 预防损伤 运动与体育 听力 职业危害 娱乐伤害 安全驾驶 安全帽使用 紫外线暴露 烟草、酒精、其他药物使用
生育期 (19~39 岁)	选择避孕预防意外怀孕,包括紧急避孕 生殖健康计划 婚前检查 产前诊断 危险行为 预估和遗传咨询 性功能 预防性传播疾病 性伴选择 隔离保护	锻炼: 饮食／营养评估(包括饮食失调) 叶酸补充 (0.4mg/d) 钙质摄入	人际关系／家庭关系 亲密伴侣的暴力 约会强奸预防 工作满意度 生活方式／压力 睡眠障碍	家族史 高血压 血脂异常 肥胖 糖尿病 生活方式	乳房自查 乳腺肿瘤药物预防(大于 35 岁的高危妇女) 保健(包括牙齿) 身体质量指数(BMI≥30) 损伤预防 运动与体育 听力 职业危害 娱乐伤害 安全驾驶 安全带／帽使用 紫外线暴露 自杀行为:抑郁症状 烟草、酒精、其他药物使用

Note

续表

年龄组	性征（生育计划）	健身和营养	社会心理学评估	心血管危险因素	健康/危险行为
围绝经期绝经后期（40~64岁）	危险行为 选择避孕预防意 外怀孕,包括紧 急避孕 性功能 预防性传播疾病 性伴选择 隔离保护	锻炼: 饮食/营养评估 叶酸补充 钙质摄入（1500mg/d）	人际关系/家庭关系 亲密伴侣的暴力 退休计划 工作满意度 生活方式/压力 睡眠障碍	家族史 高血压 血脂异常 肥胖 糖尿病 生活方式	阿司匹林可减少中风危险（55~79岁年龄组） 乳腺肿瘤药物预防（高危妇女） 保健（包括牙齿） 损伤预防 运动与体育 听力 职业危害 娱乐伤害 安全驾驶 安全帽使用 紫外线暴露 自杀行为:抑郁症状 烟草、酒精、其他药物使用
老年期（>65岁）	性功能 性行为 性传播疾病 性伴选择 隔离保护	锻炼: 饮食/营养评估 钙质摄入	陋习/被忽视 生活方式/压力 抑郁/睡眠障碍 家庭关系 工作/退休计划	高血压 血脂异常 肥胖 糖尿病 久坐的生活方式	阿司匹林预防（≤79岁） 乳房自查 乳腺肿瘤药物预防（高危妇女） 听力 激素替代 保健（包括牙齿） 损伤预防 运动与体育 听力 职业危害 娱乐伤害 安全驾驶 安全帽使用 紫外线暴露 自杀行为:抑郁症状 烟草、酒精、其他药物使用 视力/青光眼

二、HPV 疫苗预防接种

宫颈癌主要病因是人乳头瘤病毒 HPV 感染。目前预防 HPV 感染的疫苗有两种,HPV-16/18 型二价疫苗和 HPV-6/11/16/18 型四价疫苗。这两种疫苗可有效预防 HPV-16/18 型感染相关的宫颈上皮内瘤变（CIN）。

根据生物学特征和致瘤力不同,HPV 可分为高危型和低危型,HPV-16/18 型是最常见的高危类型,可引起 70% 宫颈癌和 50% 宫颈高级别病变。HPV-6,11 型属低危型,可导致 90% 生殖道疣。因此,HPV 疫苗可预防 70% 的宫颈癌。

预防性疫苗是通过动员机体的体液免疫产生抗 HPV 感染的中和性抗体,从而产生牢固和持久的抗病毒反应以预防 HPV 感染和防止 HPV 相关疾病发生。2006 年经美国食品药品管理局（FDA）批准,预防高危型 HPV16,18 以及预防低危型 HPV6,11 疫苗上市。

治疗性疫苗是通过细胞免疫和体液免疫共同作用来治疗已感染 HPV 或已有宫颈病变的患者,治疗性 HPV 疫苗目前还在临床试验阶段,未正式投入临床使用。

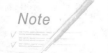
Note

　　HPV 疫苗接种适用于 9~26 岁女性，美国癌症协会推荐常规 HPV 疫苗主要用于 11~12 岁女性，对于错过接种机会或需要完成疫苗接种的 13~18 岁女性也同样适用。半年内接种 3 次可提供至少 5 年的保护作用。青少年群体的大规模接种可减少这一常见致命感染的发生，可大大降低生殖道癌前病变、疣样病变和宫颈浸润癌的发生率。目前没有足够数据支持和反对 19~26 岁女性普遍接种 HPV 疫苗，故应充分了解早期 HPV 感染的风险和接种疫苗的裨益。但女性无论是否接种疫苗，宫颈上皮内瘤变和宫颈癌筛查都应持续进行。

　　随着预防性 HPV 疫苗在世界范围的应用，年轻妇女中的生殖器疣的发生率已降低，高级别宫颈病变也逐渐减少。未接种疫苗女性发生高级别宫颈病变的概率是接种女性的 2.4 倍，临床试验表明预防性疫苗对 HPV-16/18 型相关的宫颈病变有效率达 97%~100%。四价疫苗可预防的型别有限，故在发展中国家仍以宫颈癌前期病变筛查，早期诊断、早期治疗的二级预防为主导。

【小结】

　　妇女保健工作是以群体为服务对象，以生殖健康为核心，服务范围为妇女一生各个时期，涉及计划生育指导、妇女劳动保护和常见肿瘤防治。要针对妇女一生各期的生理特点制订不同的保健措施，定期进行妇女常见疾病和子宫颈癌、子宫内膜癌、乳腺癌的筛查，做到早发现、早诊断、早治疗，践行医疗保健重点从疾病到预防的转变。

【思考题】

　　1. 妇女一生各期的健康咨询和保健各有什么特点？
　　2. 预防性 HPV 疫苗的临床应用能彻底根除子宫颈癌吗？

（辛晓燕）

参考文献

　　1. 曹泽毅. 中华妇产科学. 第 3 版. 北京：人民卫生出版社，2011.
　　2. 张为远，吴玉梅. 宫颈病变与宫颈癌. 北京：人民卫生出版社，2012.
　　3. 丰有吉，沈铿. 妇产科学. 第 2 版. 北京：人民卫生出版社，2011.
　　4. 谢幸，苟文丽. 妇产科学. 第 8 版. 北京：人民卫生出版社，2011.

Note

第二十八章　常见症状的鉴别与诊断

　　妇科患者出现的常见症状包括阴道流血、白带异常、下腹痛、外阴瘙痒和下腹肿块等。妇科疾病与年龄关系密切，年龄对妇科疾病的诊断具有重要参考价值，不同年龄女性出现的症状相同，但其原因可能不同，故在诊断和处理妇科疾病时应综合年龄、病史及实验室检查结果鉴别诊断。

一、阴道流血

　　为女性患者就诊时最常见的主诉，指妇女生殖道任何部位的出血，包括宫体、宫颈、阴道和外阴等处。虽然绝大多数出血来自宫体，但无论其源自何处，除正常月经外，均称"阴道流血"。阴道流血也可为凝血功能异常的一种表现，如白血病、再生障碍性贫血、特发性血小板减少性紫癜以及肝功能损害等。

　　1. 原因　根据患者年龄及性生活等情况鉴别阴道流血的病因。

　　(1) 若患者为青春期女性：应首先排除卵巢内分泌功能变化引起的子宫出血，包括无排卵性功能失调性子宫出血及排卵性月经失调两类。另外月经间期卵泡破裂，雌激素水平短暂下降也可致子宫出血。

　　(2) 若患者为生育期女性且性生活正常：应首先考虑与妊娠有关的子宫出血，常见的有先兆流产、不全流产、异位妊娠、妊娠滋养细胞疾病、产后胎盘部分残留、胎盘息肉和子宫复旧不全等。其次考虑卵巢内分泌功能变化引起的出血，包括无排卵性和排卵性异常子宫出血，以及月经间期卵泡破裂。最后考虑生殖器炎症，如外阴出血见于外阴溃疡、尿道肉阜等；阴道出血见于阴道溃疡、阴道炎；宫颈出血见于急、慢性宫颈炎，宫颈糜烂，宫颈溃疡，宫颈息肉等；子宫出血见于急、慢性子宫内膜炎，慢性子宫肌炎，急、慢性盆腔炎等；以及生殖器肿瘤，如子宫肌瘤、宫颈癌、子宫内膜癌等。此外，性交所致处女膜或阴道损伤、放置宫内节育器、雌激素或孕激素使用不当(包括含性激素保健品使用不当)也可引起不规则阴道出血。

　　(3) 若患者为绝经过渡期和绝经后女性：应首先排除生殖器肿瘤，如外阴癌、阴道癌、宫颈癌、子宫内膜癌、子宫肉瘤、绒毛膜癌、某些具有内分泌功能的卵巢肿瘤。其次考虑生殖器炎症，如外阴炎、阴道炎、宫颈炎和子宫内膜炎等，以及卵巢内分泌功能变化引起的子宫出血，如无排卵性功能失调性子宫出血。

　　(4) 若患者为儿童期女性：首先排除损伤、异物和外源性性激素等因素，如外阴、阴道骑跨伤、幼女玩弄别针等而放入阴道而引起的出血。其次考虑有性早熟或生殖道恶性肿瘤可能。新生女婴出生后数日有少量阴道流血，系因离开母体后雌激素水平骤然下降，子宫内膜脱落所致。

　　(5) 与全身疾病有关的阴道流血：如白血病、再生障碍性贫血、特发性血小板减少性紫癜以及肝功能损害等均可导致子宫出血。

　　2. 临床表现　阴道流血的形式：

　　(1) 经量增多：月经周期基本正常，但经量多(大于80ml)或经期延长，为子宫肌瘤的典型症状，其他如子宫腺肌病、排卵性月经失调、放置宫内节育器，均可有经量增多。

　　(2) 周期不规则的阴道流血：多为无排卵性功能失调性子宫出血，但围绝经期妇女应注意排除早期子宫内膜癌。性激素药物应用不当或使用避孕药后也会引起周期不规则阴道流血。

（3）无任何周期可辨的长期持续阴道流血：多为生殖道恶性肿瘤所致，首先应考虑宫颈癌或子宫内膜癌的可能。

（4）停经后阴道流血：若患者为育龄妇女，伴或不伴有下腹疼痛、恶心等症状，应首先考虑与妊娠有关的疾病，如流产、异位妊娠、葡萄胎等；若患者为青春期无性生活史女性或围绝经期女性，多为无排卵性功能失调性子宫出血，但应排除生殖道恶性肿瘤。

（5）阴道流血伴白带增多：一般应考虑晚期宫颈癌、子宫内膜癌或子宫黏膜下肌瘤伴感染。

（6）接触性出血：于性交后或阴道检查后立即有阴道出血，色鲜红，量可多可少，应考虑急性宫颈炎、早期宫颈癌、宫颈息肉或子宫黏膜下肌瘤可能。

（7）月经间期出血：发生于下次月经来潮前 14~15 日，历时 3~4 日，一般出血量少于月经量，偶可伴有下腹疼痛和不适。此类出血是月经间期卵泡破裂、雌激素水平暂时下降所致，又称排卵期出血。

（8）经前或经后点滴出血：月经来潮前数日或来潮后数日持续少量阴道流血，常淋漓不尽。可见于排卵期月经失调或为放置宫内节育器的不良反应。此外，子宫内膜异位症亦可能出现类似情况。

（9）绝经多年后阴道流血：一般流血量较少，历时 2~3 日即净，多为绝经后子宫内膜脱落引起的出血或萎缩性阴道炎；若流血量较多，流血持续不净或反复阴道流血，应考虑子宫内膜癌的可能。

（10）间歇性阴道排出血性液体：应警惕有输卵管癌可能。

（11）外伤后阴道流血：常见于骑跨伤后，流血量可多可少。

二、白带异常

白带（leucorrhea）为女性阴道内的少量分泌液，是由阴道黏膜渗出物，宫颈管、子宫内膜及输卵管腺体分泌物等混合而成。其形成与雌激素作用有关，一般在经前后 2~3 日，排卵期及妊娠期增多，青春期前及绝经后较少。正常白带呈白色稀糊状或蛋清样，高度黏稠，无腥臭味，量少，对妇女健康无不良影响，称为生理性白带。若出现生殖道炎症，特别是阴道炎和急性宫颈炎或发生癌变时，白带数量显著增多且性状亦有改变，称为病理性白带。临床常见类型：

1. 透明黏性白带　外观与正常白带相似，但量显著增多，可考虑卵巢功能失调、阴道腺病或宫颈高分化腺癌等疾病的可能。

2. 灰黄色或黄白色泡沫状稀薄白带　为滴虫阴道炎的特征，可伴外阴瘙痒，常见于经期前后、妊娠期或产后等。

3. 凝乳块状或豆渣样白带　为假丝酵母菌阴道炎的特征，常伴严重外阴瘙痒或灼痛，呈白色膜状覆盖于阴道黏膜表面。

4. 灰白色匀质鱼腥味白带　常见于细菌性阴道病，有鱼腥味，伴外阴轻度瘙痒。

5. 脓性白带　色黄或黄绿，黏稠，多有臭味，为细菌感染所致。可见于淋病奈瑟菌阴道炎、急性宫颈炎及宫颈管炎。阴道癌或宫颈癌并发感染、宫腔积脓或阴道内异物残留等也可导致脓性白带。

6. 血性白带　白带中混有血液，呈淡红色，血量多少不一，可由宫颈癌、子宫内膜癌、输卵管癌、宫颈息肉、宫颈柱状上皮异位合并感染或子宫黏膜下肌瘤等所致。放置宫内节育器亦可引起血性白带。

7. 水样白带　持续流出洴水样乳白色白带且具奇臭者，多见于宫颈管腺癌、晚期宫颈癌、阴道癌或黏膜下肌瘤伴感染。间断性排出清澈、黄红色或红色水样白带，应考虑输卵管癌可能。

三、下腹痛

下腹痛为妇女常见的症状，多为妇科疾病所引起，但也可来自内生殖器以外的疾病。临床上应根据下腹痛起病缓急、部位、性质、时间及伴随症状考虑各种不同妇科情况。下腹痛常分为急性下腹痛与慢性下腹痛两种。

1. **急性下腹痛**　起病急剧，疼痛剧烈，常伴有恶心、呕吐、出汗及发热等症状。

(1) 下腹痛伴阴道流血：有或无停经史。此类下腹痛多与病理妊娠有关，反复隐痛后突然出现撕裂样剧痛者，应想到输卵管妊娠破裂型或流产型的可能。若由输卵管妊娠所致，疼痛也可向全腹部扩散，随后疼痛略有缓解或肛门坠胀感；若为流产所致，常表现为下腹中部阵发性疼痛。

(2) 下腹痛伴发热：有或无寒战。多为内生殖器炎症，如盆腔炎症疾病、子宫内膜炎或输卵管卵巢囊肿。转移性右下腹痛应注意为急性阑尾炎的典型疼痛特点。

(3) 下腹痛伴附件肿块：常为卵巢非赘生性囊肿或卵巢肿瘤扭转、子宫浆膜下肌瘤扭转，也可能是输卵管妊娠。右下腹痛伴肿块，还应考虑阑尾周围脓肿的可能。

2. **慢性下腹痛**　起病缓慢，多为隐痛或钝痛，病程长。多数患者并无盆腔器质性疾病。

(1) 月经期慢性下腹痛：经期出现腹痛，或为原发性痛经，或有子宫内膜异位症的可能；周期性下腹痛但无月经来潮多为经血排出受阻所致，见于先天性生殖道畸形或术后宫腔、宫颈管粘连等。

(2) 月经间期慢性下腹痛：发生于月经间期，在月经周期中间出现一侧下腹隐痛，应考虑为排卵性疼痛；与月经周期无关的慢性下腹痛见于下腹部手术组织粘连、子宫内膜异位症、慢性附件炎、残余卵巢综合征、盆腔静脉淤血综合征及妇科肿瘤等。

(3) 人工流产或刮宫术后也可有慢性下腹痛。其疼痛原因为宫颈或宫颈部分粘连，经血倒流入腹腔刺激腹膜所致。

年龄对判断腹痛病因起到重要作用：①青春期前女性的急性下腹痛多由卵巢囊肿蒂扭转所致。②青春期女性的急性下腹痛常由痛经、卵巢肿瘤蒂扭转所致；慢性下腹痛多由处女膜闭锁、阴道横隔等引起积血所致。③性成熟女性的急性下腹痛多由痛经、异位妊娠、急性盆腔炎、卵巢肿瘤蒂扭转、破裂、流产所致；慢性下腹痛多由子宫内膜异位症、炎症、盆腔内炎性粘连所致。④围绝经期女性的急性下腹痛常由卵巢肿瘤破裂、蒂扭转所致，慢性下腹痛多为生殖器炎症、盆腔内炎性粘连、晚期恶性肿瘤引起。

四、外阴瘙痒

外阴瘙痒（pruritus vulvae）是妇科患者常见症状，多由外阴各种不同病变引起，也可由全身其他疾病引起。当瘙痒严重时，患者坐卧不安，甚至影响工作与生活。

1. **原因**

(1) 局部原因：外阴阴道假丝酵母菌病和滴虫阴道炎是引起外阴瘙痒的最常见原因。细菌性阴道病、萎缩性阴道炎、阴虱、疥疮、蛲虫病、寻常疣、疱疹、湿疹、外阴鳞状上皮增生，药物过敏或化妆品刺激及不良卫生习惯等，也常是引起外阴瘙痒的原因。

(2) 全身原因：糖尿病、黄疸，维生素 A、B 族缺乏，重度贫血、白血病、妊娠期肝内胆汁淤积症等。

除局部原因和全身原因外，还有查不出原因的外阴瘙痒。

2. **临床表现**

(1) 外阴瘙痒部位：外阴瘙痒多位于阴蒂、小阴唇、大阴唇、会阴甚至肛周等皮损区。长期搔抓可出现抓痕、血痂或继发毛囊炎。

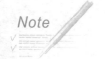
Note

（2）外阴瘙痒症状与特点：外阴瘙痒常为阵发性发作，也可为持续性，通常夜间加重。瘙痒程度因不同疾病和不同个体而有明显差异。外阴上皮良性或恶性病变以外阴瘙痒和皮损久治不愈且患者年龄较大为主要特征。外阴阴道假丝酵母菌病、滴虫阴道炎以外阴瘙痒、白带增多为主要症状。外阴鳞状上皮增生以外阴奇痒为主要症状，伴有外阴皮肤色素脱失。蛲虫病引起的外阴瘙痒以夜间为甚。糖尿病患者尿糖对外阴皮肤刺激，特别是并发外阴阴道假丝酵母菌病时，外阴瘙痒特别严重。无原因的外阴瘙痒一般仅发生在生育年龄或绝经后妇女，外阴瘙痒症状严重，甚至难以忍受，但局部皮肤和黏膜外观正常，或仅有抓痕和血痂。黄疸，维生素 A、B 族缺乏，重度贫血、白血病等慢性疾病患者出现外阴瘙痒时，常为全身瘙痒的一部分。妊娠期肝内胆汁淤积症也可出现包括外阴在内的全身皮肤瘙痒。

五、下腹部肿块

下腹部肿块是妇科患者就医时的常见主诉。肿块可能是患者本人或家属无意发现，或因其他症状（如下腹痛、阴道流血等）做妇科检查时或行 B 型超声检查盆腔时发现。女性下腹肿块可以来自子宫与附件、肠道、腹膜后、泌尿系统及腹壁组织。根据肿块质地不同，分为囊性和实性。囊性肿块多为良性病变，如充盈膀胱、卵巢囊肿、输卵管卵巢囊肿、输卵管积水等。实性肿块除妊娠子宫、子宫肌瘤、卵巢纤维瘤、盆腔炎性包块等为良性外，其他实性肿块均应首先考虑为恶性肿瘤。

下腹部肿块可以是子宫增大、子宫附件肿块、肠道肿块、泌尿系肿块、腹壁或腹腔肿块。

1. **子宫增大**　位于下腹正中且与宫颈相连的肿块，多为子宫增大。子宫增大的原因：

（1）妊娠子宫：育龄妇女有停经史，下腹部扪及包块，应首先考虑为妊娠子宫。停经后出现不规则阴道流血，且子宫增大超过停经周数者，可能为葡萄胎。妊娠早期子宫峡部变软，宫体似与宫颈分离，此时应警惕将宫颈误认为宫体，将妊娠子宫误认为卵巢肿瘤。

（2）子宫肌瘤：子宫均匀增大，或表面有单个或多个球形隆起。子宫肌瘤典型症状为月经过多。带蒂的浆膜下肌瘤仅蒂与宫体相连，不扭转无症状，妇科检查时有可能将其误诊为卵巢实性肿瘤。

（3）子宫腺肌病：子宫均匀增大，通常不超过手拳大小，质硬。患者多伴有逐年加剧的痛经、经量增多及经期延长。

（4）子宫恶性肿瘤：老年患者子宫增大且伴有不规则阴道流血，应考虑子宫内膜癌。子宫增长迅速伴有腹痛及不规则阴道流血，可能为子宫肉瘤。有生育史或流产史，特别是有葡萄胎史，子宫增大且外形不规则及子宫不规则出血时，应想到子宫绒毛膜癌的可能。

（5）子宫畸形：双子宫或残角子宫可扪及子宫另一侧有与其对称或不对称的包块，两者相连，硬度也相似。

（6）经血外流受阻：患者至青春期无月经来潮，有周期性腹痛并扪及下腹部肿块，应考虑处女膜闭锁或阴道无孔横隔。宫腔积脓或积液也可使子宫增大，见于子宫内膜癌合并宫腔积脓。

2. **子宫附件肿块**　附件（adnexa）包括输卵管和卵巢。输卵管和卵巢常不能扪及。当子宫附件出现肿块时，多属病理现象。临床常见的子宫附件肿块：

（1）输卵管妊娠：肿块位于子宫旁，大小、形状不一，有明显触痛。患者多有短期停经史，随后出现阴道持续少量流血及腹痛史。

（2）附件炎性肿块：肿块多为双侧性，位于子宫两旁，与子宫有粘连，压痛明显。急性附件炎症患者有发热、腹痛。慢性附件炎性疾病患者，多有不育及下腹隐痛史，甚至出现反复急性盆腔炎症发作。

（3）卵巢非赘生性囊肿：多为单侧、可活动的囊性包块，直径通常不超过 8cm。黄体囊肿可在妊娠早期扪及。葡萄胎常并发卵巢双侧或一侧黄素囊肿。卵巢子宫内膜异位囊肿多为与子宫有粘连、活动受限、有压痛的囊性肿块。输卵管卵巢囊肿常有不孕或盆腔感染病史,附件区囊性块物,可有触痛,边界清或不清,活动受限。

(4)卵巢赘生性肿块:无论肿块大小,其表面光滑、囊性且可活动者,多为良性囊肿。肿块为实性,表面不规则,活动受限,特别是盆腔内扪及其他结节或伴有胃肠道症状者,多为卵巢恶性肿瘤。

3. 肠道及肠系膜肿块

(1)粪块嵌顿:肿块位于左下腹,多呈圆锥状,直径 4~6cm,质偏实,略能推动。排便后肿块消失。

(2)阑尾周围脓肿:肿块位于右下腹,边界不清,距子宫较远且固定,有明显压痛伴发热、白细胞增多和红细胞沉降率加快。初发病时先有脐周疼痛,随后疼痛逐渐转移并局限于右下腹。

(3)腹部手术或感染后继发的肠管、大网膜粘连:肿块边界不清,叩诊时部分区域呈鼓音。患者以往有手术史或盆腔感染史。

(4)肠系膜肿块:部位较高,肿块表面光滑,左右移动度大,上下移动受限制,易误诊为卵巢肿瘤。

(5)结肠癌:肿块位于一侧下腹部,呈条块状,略能推动,有轻压痛。患者多有下腹隐痛、便秘、腹泻,或便秘、腹泻交替以及粪便带血史,晚期出现贫血、恶病质。

4. 泌尿系肿块

(1)充盈膀胱:肿块位于下腹正中、耻骨联合上方,呈囊性,表面光滑,不活动。导尿后囊性肿块消失。

(2)异位肾:先天异位肾多位于髂窝部或盆腔内,形状类似正常肾,但略小。通常无自觉症状。静脉尿路造影可确诊。

5. 腹壁或腹腔肿块

(1)腹壁血肿或脓肿:位于腹壁内,与子宫不相连。患者有腹部手术或外伤史。抬起患者头部使腹肌紧张,若肿块更明显,多为腹壁肿块。

(2)腹膜后肿瘤或脓肿:肿块位于直肠和阴道后方,与后腹壁固定,不活动,多为实性,以肉瘤最常见;亦可为囊性,如良性畸胎瘤、脓肿等。静脉尿路造影可见输尿管移位。

(3)腹腔积液:大量腹腔积液常与巨大卵巢囊肿相混淆。腹部两侧叩诊浊音,脐周鼓音为腹水特征。腹水合并卵巢肿瘤,腹部冲击触诊法可发现潜在肿块。

(4)盆腔结核包裹性积液:肿块为囊性,表面光滑,界限不清,固定不活动。囊肿可随患者病情加剧而增大或好转而缩小。

(5)直肠子宫陷凹囊(脓)肿:肿块呈囊性,向后穹隆突出,压痛明显,伴发热及急性盆腔腹膜炎体征。后穹隆穿刺抽出脓液可确诊。

【小结】

　　阴道流血、白带异常、下腹痛、外阴瘙痒以及下腹包块是妇科患者就诊的常见症状。在诊断和处理妇科疾病时,应详细询问病史,结合患者年龄、症状、体征及辅助检查鉴别诊断。

【思考题】

1. 某性成熟且性生活正常女性出现阴道不规则流血要考虑哪些疾病?
2. 鉴别腹痛原因要考虑患者哪些因素?

(程文俊)

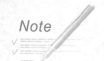
Note

参考文献

1. 丰有吉,沈铿. 妇产科学. 第 2 版. 北京:人民卫生出版社,2010.
2. 谢幸,苟文丽. 妇产科学. 第 8 版. 北京:人民卫生出版社,2013.

Note

第二十九章　妇产科常用特殊检查

第一节　生殖道脱落细胞学检查

生殖器官上皮细胞经常有脱落更新,有病变的上皮细胞也会发生自然脱落,进入生殖器官管腔排出体外。这些自然脱落的上皮细胞称为生殖道脱落细胞。女性生殖道上皮细胞受雌、孕激素的影响出现周期性变化,检查生殖道脱落细胞可反映体内性激素水平,了解生殖器官的生理改变;通过查找病变的脱落细胞可初步筛查生殖道恶性肿瘤及观察其治疗效果。

【生殖道细胞学检查方法】

1. 涂片种类与标本采集方法

(1) 阴道涂片:在已婚妇女阴道侧壁上 1/3 处轻轻刮取黏液及细胞,薄而均匀地涂于清洁的载玻片上,避免将阴道壁深层细胞刮下混入黏液中而影响诊断。载玻片置 95% 乙醇中固定。对无性生活的妇女,阴道分泌物极少者,可将浸湿的消毒棉签伸入阴道,在其侧壁上 1/3 处轻卷后取出棉签,涂于玻片上并于 95% 乙醇中固定。阴道涂片的主要目的是了解卵巢功能。

(2) 宫颈刮片:以宫颈外口为圆心,用木质铲形刮板在宫颈外口鳞 - 柱状上皮交接处轻轻刮取一周,均匀地涂布于载玻片上。刮取时避免损伤组织引起出血而影响检查结果;若白带过多,先用无菌干棉球轻轻擦净黏液,再刮取标本。宫颈刮片做巴氏涂片检查是筛查早期子宫颈癌的重要方法。但是该法获取细胞数目较少,制片也较粗劣,故多推荐宫颈管涂片法。

(3) 宫颈管涂片:先将宫颈表面分泌物拭净,将“细胞刷”(cytology brush)插入宫颈管内,达宫颈外口上方 10mm 左右,在宫颈管内旋转 360° 后取出,旋转式均匀涂布于玻片上并立即固定,做巴氏涂片检查;或者洗脱于保存液中,做液基细胞学检测(liquid-based cytologic test,LCT)或薄层液基细胞学检查(thinprep cytologic test,TCT)。也可用小型刮板探入宫颈管内,轻轻刮取一周做涂片。“细胞刷”取材效果优于棉拭子。与巴氏涂片检查相比,LCT 和 TCT 所制备的单层细胞涂片效果清晰,阅片容易,提高了样本收集率和宫颈异常细胞检出率。此外,该技术一次取样可多次重复制片并可供做高危型 HPV DNA 检测和自动阅片。LCT 或 TCT 技术可用于妇女宫颈癌的筛查。

(4) 宫腔吸片

1) 宫腔直接抽吸:将干燥消毒的注射器连于直径 1~5mm 不同型号的无菌塑料管,用无菌大镊子将塑料管另一端送入子宫腔内达宫底部,一边上下左右转动方向,一边轻轻抽吸注射器;将吸出物涂于载玻片上固定、染色。取出吸管时停止抽吸,以免将宫颈管内容物吸出。

2) 宫腔灌洗法:用注射器将 10ml 无菌 0.9% 氯化钠注射液经无菌塑料管注入宫腔,轻轻抽吸洗涤内膜面,收集洗涤液,离心后取沉渣涂片。

宫腔吸片法特别适合于绝经后出血妇女。宫腔吸片标本中可能含有输卵管、卵巢或盆腹腔上皮细胞成分。疑宫腔内有恶性病变时,可采用宫腔吸片,较阴道涂片及诊刮阳性率高。与诊刮效果相比,此法简单、取材效果好、患者痛苦小、易于接受,但取材不够全面。

2. 染色方法　细胞学染色方法有巴氏染色法(papanicolaou stain)、邵氏染色法及其他改良染色法等多种方法。巴氏染色法既可用于检查雌激素水平,也可用于筛查癌细胞,是最常用的

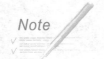

染色方法。

3. 辅助诊断技术   可采用免疫细胞化学、原位杂交技术、影像分析、流式细胞仪测量及自动筛选或人工智能系统协助诊断。

【用生殖道脱落细胞筛查妇科肿瘤】

1. 癌细胞特征

(1) 细胞核改变:核形态不规则、大小不等;核增大、核质比例失常;核深染、深浅不一;核膜增厚、不规则;染色质分布不均,颗粒变粗或凝聚成团;核分裂异常;核仁增大变多、畸形裸核。

(2) 细胞形态改变:细胞大小不等,形态各异;细胞质减少,若变性其内出现空泡。

(3) 细胞间关系改变:癌细胞可单独或成群出现,排列紊乱。早期癌涂片背景干净清晰,晚期癌涂片背景较脏,见成片坏死细胞、红细胞及白细胞等。

2. 阴道细胞学诊断的报告形式   有巴氏 5 级分类法(分级诊断)和宫颈阴道细胞学 TBS(描述性诊断)两种报告形式。TBS 受到国内、外广泛推荐应用。

(1) 阴道细胞学巴氏(5 级)分类法(分级诊断)

1) 诊断标准,见表 29-1。

表 29-1   阴道细胞学巴氏分类法

分类		诊断	细胞学表现
巴氏Ⅰ级		正常	为正常阴道细胞涂片
巴氏Ⅱ级	ⅡA	炎症或良性改变	细胞核增大、淡染或双核,核染色质较粗、分布尚均匀,也可见核周晕
	ⅡB		个别细胞核异质明显,但又不支持恶性
巴氏Ⅲ级		可疑癌	核异质,核大深染、核形不规则或双核。对不典型细胞,性质尚难确定
巴氏Ⅳ级		高度可疑癌	细胞有恶性特征,但涂片中恶性细胞较少
巴氏Ⅴ级		癌	癌细胞典型,量多

2) 巴氏分级法的缺点:①各级别间缺乏严格的区分标准;②报告者对确定级别参与主观因素太多,缺乏对异常细胞表现的客观描述;③假阴性和假阳性比例较高;④对"可疑癌"的概念界定不清,既可以指 CIN,也可以指可疑浸润癌,临床上能见到 CINⅠ同时伴微小浸润癌病例;⑤把不典型细胞全部视为良性细胞学改变欠妥;⑥细胞学诊断术语与组织病理学诊断术语缺乏对应性,也未包括非癌的诊断。

(2) 宫颈阴道细胞学 TBS(阴道细胞学描述性诊断):宫颈阴道细胞学 TBS(又称 TBS 分类法)即贝塞斯达系统(the Bethesda system,TBS)的英文缩写,1988 年由美国国立癌症研究所(National Cancer Institute,NCI)于美国马里兰州蒙哥马利县贝塞斯达城制订;1991 年和 2001 年又进行了两次修订,是一种统一的术语和规范的诊断报告形式,为临床医师提供参考。TBS2001 诊断报告包含:①标本涂片制作形式与质量;②对涂片细胞学表现进行描述;③做出细胞病理学诊断和提出进一步诊治的建议等内容(表 29-2)。

表 29-2   TBS 诊断报告主要内容

报告项目	项目内容
1. 标本类型	①直接涂抹;②液基片;③其他
2. 标本适合性	①满意;②不满意(注明原因)
3. 解释 / 结果	(1)未见上皮内病变细胞和恶性细胞:①病原微生物;②非瘤样发现;③其他:子宫内膜细胞

Note

续表

报告项目	项目内容
3. 解释 / 结果	（2）上皮细胞异常 1）鳞状上皮细胞：①不典型鳞状细胞（ASC）；②不能排除高级别鳞状上皮内病变（ASC-H）；③低度鳞状上皮内病变（LSIL），包含 HPV 感染 / 轻度不典型增生 /CINⅠ；④高度鳞状上皮内病变（HSIL）包括中度和重度不典型增生 /CINⅡ、CINⅢ和原位癌；⑤鳞状细胞癌。 2）腺上皮细胞：①不典型腺上皮细胞（AGC）；②宫颈原位腺癌（AIS）；③腺癌：宫颈内膜腺癌。 3）其他恶性肿瘤：需要特殊说明

宫颈细胞学检查是 CIN 及早期子宫颈癌筛查的基本方法，也是诊断的必需步骤，相对于高危 HPV 检测，细胞学检查特异性高，但敏感性较低。建议应在性生活开始 3 年后，或 21 岁以后开始进行宫颈细胞学检查，并结合 HPV DNA 定期复查。

【用生殖道脱落细胞评估卵巢内分泌功能】

临床上检查阴道上 1/3 段阴道侧壁脱落细胞的变化，了解体内雌激素水平和有无排卵。常用阴道上皮成熟指数、致密核细胞指数、嗜伊红细胞指数和角化指数 4 种指数反映体内雌激素水平。

1. 成熟指数（maturation index，MI）　在低倍显微镜下观察计算 300 个鳞状上皮细胞，计算阴道底层、中层、表层 3 层上皮细胞各层的百分比。描述方法为：按底层 / 中层 / 表层顺序，以整数记录，如 5/60/35 表示底层细胞占 5%，中层细胞占 60%，表层细胞占 35%。若底层细胞百分率高称左移，提示不成熟细胞增多，反映雌激素水平下降；若表层细胞百分率高称右移，表明雌激素水平升高。有雌激素影响的涂片基本上无底层细胞，表层细胞 <20% 表明有雌激素轻度影响，表层细胞 >60% 表明有雌激素高度影响。

2. 致密核细胞指数（karyopyknotic index，KI）　方法是从视野中数 100 个表层细胞，计数致密核细胞的百分数。致密核细胞的百分数即为致密核细胞指数 KI。KI 指数越高，表示上皮越成熟，雌激素水平越高。

3. 嗜伊红细胞指数（eosinophilic index，EI）　计算鳞状上皮细胞中表层红染细胞的百分率，称为嗜伊红细胞指数，用以反映雌激素水平。指数越高，提示上皮细胞越成熟。

4. 角化指数（cornification index，CI）　指鳞状上皮细胞中表层（最成熟细胞层）嗜伊红致密核细胞的百分率，用以表示雌激素的水平。

【生殖道脱落细胞涂片辅助诊断妇科内分泌疾病】

通过检查生殖道脱落细胞成熟指数或嗜伊红细胞指数辅助诊断月经失调或闭经。

1. 功能失调性子宫出血

（1）无排卵性功能失调性子宫出血：涂片显示中至高度雌激素影响，MI 右移。但也有较长期处于低至中度雌激素影响。

（2）排卵性月经失调：涂片显示有周期性变化，排卵期出现高雌激素影响，MI 明显右移，EI 可达 90%。但排卵后细胞堆积和皱褶较差或持续时间短，EI 虽有下降但仍偏高。

2. 闭经　阴道涂片检查见有正常周期性变化，提示闭经原因在子宫，如子宫内膜结核、宫颈宫腔粘连等。涂片见中层和底层细胞多，表层细胞极少或无，无周期性变化，提示病变在卵巢，如卵巢早衰。涂片表现不同程度雌激素低落，或持续雌激素轻度影响，提示闭经由垂体或下丘脑或其他全身性疾病引起。

【生殖道脱落细胞涂片辅助诊断生殖道感染性炎症】

1. 细菌性阴道病　细菌性阴道病常由乳杆菌、球菌、加德纳菌和放线菌等引起，涂片中炎性

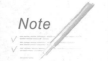

阴道上皮细胞表现为：细胞质内有空泡，细胞核周有空晕，细胞核呈豆状核、核破碎或核溶解。

2. 衣原体性子宫颈炎　在宫颈涂片上可见化生的细胞质内有球菌样物及嗜碱性包涵体，感染的细胞肥大多核。

3. 病毒感染　以人乳头瘤病毒（HPV）和单纯疱疹病毒（HSV）Ⅱ型常见。

（1）HPV 感染：感染 HPV 的鳞状上皮细胞涂片见挖空细胞、不典型角化不全细胞及反应性外底层细胞。挖空细胞表现为上皮细胞内有 1~2 个增大的核，核周有透亮空晕环或致密的透亮区。

（2）HSV 感染：早期表现为感染细胞核增大，染色质呈"水肿样"退变，染色质变细，均匀分布在整个胞核中，呈淡嗜碱性染色，犹如毛玻璃状。细胞多呈集结状，有许多核。晚期可见嗜伊红染色的核内包涵体，周围呈清亮晕环。

【小结】

1. 生殖道脱落细胞学检查可反映体内性激素水平，了解生殖器官的生理改变；通过查找病变的脱落细胞可初步筛查生殖道恶性肿瘤及观察其治疗效果。

2. 涂片种类与标本采集方法主要有阴道涂片、宫颈刮片、宫颈管涂片和宫腔吸片等方法。

3. 阴道细胞学诊断的报告形式有巴氏 5 级分类法和宫颈阴道细胞学 TBS 两种。近年国内、外更多地使用 TBS。

4. 宫颈细胞学检查是 CIN 及早期子宫颈癌筛查的基本方法和诊断的必需步骤。

【思考题】

1. TBS 分类法是如何起源的？

2. 巴氏分级法的缺点有哪些？

3. 生殖道脱落细胞学检查在临床上有什么应用价值？

第二节　宫颈脱落细胞 HPV DNA 检测

根据人乳头瘤病毒（human papilloma virus，HPV）的致癌潜能，分为高危型（high risk）HPV 和低危型（low risk）HPV 两类。高危型 HPV 的持续感染是促使子宫颈癌发生的最主要因素。HPV-16、18、31、33、35、39、45、51、52、56、58、59、66、68 为高危型。HPV-16、18 型是全球各地区最主要的感染型别。

80% 妇女会在一生中感染过 HPV 病毒，10%~15% 的 35 岁以上妇女呈 HPV 持续感染状态，具有较高的患子宫颈癌的风险。大于 30 岁的妇女如果 HPV-16 或 18 阳性，虽然细胞学检查正常，仍有 1/10 的感染者患有 CINⅢ或原位癌；HPV-16 或 18 阳性的大于 25 岁的妇女，约有 1/4 在 3 年后发展为 CINⅢ。早期发现 HPV 感染、准确分型和病毒定量是防治子宫颈癌的重要措施之一。宫颈脱落细胞 HPV DNA 检测已成为筛查子宫颈癌及其癌前病变常规手段。

【HPV 检测方法】

目前在临床上更多地采用检测 HPV 基因序列的方法：聚合酶链式反应（polymerase chain reaction，PCR）扩增 HPV DNA 和杂交捕获 HPV DNA。美国 FDA 已批准三种 HPVDNA 检测方法：①Hybrid Capture2（HC-2）（USA，2003）；②Cervista HR HPV（USA，2009）；③Cobas HPV（USA，2011）。

1. PCR 法检测 HPV DNA　目前用于 HPV DNA 检测的 PCR 方法主要有 PCR 荧光法（Cobas4800 HPV 检测系统，USA，2011）。该方法基于 real-time PCR 原理，将荧光基团和荧光淬灭基团掺入到 HPV DNA 互补的 DNA 片段(探针)中,进行 PCR 反应。通过检测荧光强度达到诊断目的。Cobas4800 HPV 检测系统是被美国 FDA 批准的用于临床的 PCR 荧光法 HPV 诊断试剂。用结合不同荧光染料的探针检测 16、18、31、33、35、39、45、51、52、56、58、59、66、68 等 14 种高危型 HPV,并同时对 16、18 分型。

另外,PCR- 反向点杂交(膜杂交)和流式荧光杂交法(透景 Luminex)也属于 PCR 检测 HPV DNA 的方法。

2. 杂交捕获光学信号放大技术检测 HPV DNA

(1) 第二代杂交捕获技术(Qiagen hybrid capture 2,Digene HC2,USA,2003):含有目标 DNA 的宫颈脱落细胞裂解后,与特定的 HPV RNA 探针杂交,产生 RNA∶DNA 杂合物。RNA∶DNA 杂合物被包被在微孔表面的抗 RNA∶DNA 杂合物抗体捕获并固定到微孔表面。然后将标记有多个碱性磷酸酶分子的抗 RNA∶DNA 杂合物抗体与固定到微孔表面的 RNA∶DNA 杂合物结合。碱性磷酸酶使化学发光底物发光被检测。本方法可同时检测 16、18、31、33、35、39、45、51、52、56、58、59、68 等 13 种 HPV 高危型。检测敏感度达 95%,特异度 85%。宫颈上皮病变阴性预测率高达 99%。目前临床上用于子宫颈癌的筛查和复查。

(2) 酶切信号放大法(Cervista HR HPV 检测,USA,2009):该方法使用 Invader 酶切化学信号放大技术。从宫颈脱落细胞中提取 HPV DNA 与探针寡核苷酸和 Invader 寡核苷酸 DNA 探针结合,形成可由 Cleavase 酶特异性识别、切割的分子结构。断开的 HPV DNA 片段与带有荧光基团和荧光淬灭基团的 "FRET" 寡核苷酸结合形成二次被 Cleavase 酶识别、切割的分子结构,FRET 寡核苷酸链被切割,释放荧光信号被捕捉测定。酶切信号放大法(Cervista HPV HR)可以检测 16、18、31、33、35、39、45、51、52、56、58、66、68 型 HPV。可与 67 和 70 型发生交叉反应,从而产生假阳性。

杂交捕获光学信号放大技术的优势在于在一个反应体系中完成全部反应,直接检测特定核酸序列,不需要 PCR 反应,实验稳定而不易污染,结果准确可靠。

【HPV 检测的适用对象】

2013 年世界卫生组织指南《子宫颈癌前病变筛查与管理》对检查对象和检查间隔做出建议:

1. 接受检查对象　HPV 感染普遍存在于性活跃的年轻妇女,且多为一过性感染。由于 30 岁以上妇女罹患宫颈癌的风险较高,WHO 推荐只对 30 岁以上妇女进行高危型 HPV 检查,对 30~49 岁妇女优先进行筛查。

2. 筛查间隔

1) 对于 HPV 检查阴性的妇女,筛查间隔时间至少 5 年。

2) 对于 HPV 检查阳性的妇女,进一步接受醋酸着色肉眼观察试验(VIA)或阴道镜检查,阳性者确定治疗方法。已接受宫颈病变治疗的妇女,可在 1 年后进行随访复查。

3) 对于 HPV 检查阳性,而 VIA 试验阴性者或阴道镜检查阴性者,3 年内重新筛查。

【检查注意事项】

1. 月经正常的妇女,月经来潮后 10 至 18 天为最佳检查时间;

2. 检查前 48 小时内不要冲洗阴道或上药,禁止性交。

【HPV 检测的临床意义】

检测高危型 HPV 感染是早期发现子宫颈癌及其癌前病变的重要措施之一。

1. 高危型 HPV 检测是初筛子宫颈癌的重要方法　2013 年版《世界卫生组织(WHO)指南:子宫颈癌前病变筛查与管理》建议:"采用 HPV 检测或 HPV 检测 +VIA 均可作为进行宫颈癌初筛的方法;采用 HPV 检测进行宫颈癌初筛优于 VIA 初筛,优于细胞学 + 阴道镜检查。"高危型 HPV 检测对宫颈上皮病变的阴性预测值可达 99.7%,如果将高危型 HPV 检测与宫颈细胞学筛查联合应用,宫颈上皮病变的阴性预测值可达 100%,即 HPV DNA 和宫颈细胞学检查均阴性者,宫颈癌发病的风险几乎为零。

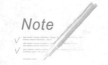

2. 高危型 HPV 基因型分型检测可以预测子宫颈癌风险 感染 HPV-16 或 HPV-18 的 ASCUS 或 LSIL 患者发展为 CINⅢ的几率显著高于其他 HPV 型。对 30 岁以上妇女 HPV-16 或 HPV-18 阳性,而细胞学改变阴性感染者,坚持定期随访,是及早发现宫颈癌的重要措施。

3. 高危型 HPV 检测结果可以分流子宫颈癌初筛患者 高危型 HPV 检测阳性的 ASCUS 或 LSIL 患者需要进一步进行阴道镜检查及活检,对 HPV DNA 检测为阴性患者进行严密随诊,减少过度诊断和治疗。

4. HPV 检测监测宫颈病变手术效果 宫颈锥切术后半年到一年 HPV 转阴,提示病灶切除较彻底;继续阳性,提示病灶留有残余,或复发。

【HPV 检测的筛查策略】

美国阴道镜与子宫颈病理学会(American Society for Colposcopy and Cervical Pathology, ASCCP)2013 年筛查指南建议如下,见图 29-1。

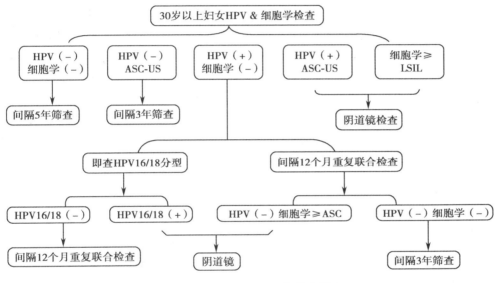

图 29-1 ASCCP 2013 年筛查指南

【小结】

1. 高危型 HPV 的持续感染是促使子宫颈癌发生的最主要因素。HPV16、18 型是全球各地区最主要的感染型别。

2. 美国 FDA 已批准三种 HPV DNA 检测方法:① Hybrid Capture 2(HC-2)(USA,2003);② Cervista HR HPV(USA,2009);③ Cobas HPV(USA,2011)。

3. 2013 年世界卫生组织指南《子宫颈癌前病变筛查与管理》对检查对象作出建议:由于 30 岁以上妇女罹患宫颈癌的风险较高,WHO 推荐只对 30 岁以上妇女进行高危型 HPV 检查,对 30~49 岁妇女优先进行筛查。

4. 检测高危型 HPV 感染是早期发现子宫颈癌及其癌前病变的重要措施之一。

【思考题】

1. 引起人类宫颈癌的主要因素是什么?
2. 目前主要用于检测 HPV DNA 的方法有哪些?

Note

3. HPV 检查阴性的妇女,筛查间隔是多长时间?

4. HPV 检查阳性,而 VIA 试验阴性者或阴道镜检查阴性者,筛查间隔是多长时间?

第三节　妇科肿瘤标志物检查

肿瘤标志物(tumor marker)是存在于组织、血液、体液或排泄物中由肿瘤细胞异常表达增高的蛋白质或生物活性物质。通过检测这些物质,有助于肿瘤诊断及疗效观察。由于肿瘤标志物检测方法有多种,各方法间的标准界定值与计算方法略有差异,本文正常界定值仅供参考。

【糖蛋白类标记物】

1. 癌抗原 125(cancer antigen 125,CA125)

(1) 临床应用:CA125 是目前全世界应用最广泛的卵巢上皮性肿瘤标志物,卵巢浆液性腺癌阳性表达准确率可达 80% 以上,是鉴别盆腔肿物、监测卵巢癌治疗后病情进展和判断预后的良好指标。其中:① CA125 水平高低可反映肿瘤大小,但当肿瘤直径小于 1cm 时,血浆 CA125 可以在正常水平。②手术和化疗后可使血清 CA125 水平迅速下降。治疗有效时,CA125 水平下降 30% 以上,或在 3 个月内降至正常。治疗后血浆 CA125 持续高水平提示术后有肿瘤残留。③经治疗后 CA125 水平持续升高或一度降至正常水平随后再次升高,提示肿瘤复发或转移。一般认为,持续 CA125>35U/ml,在 2~4 个月内肿瘤复发率达 90% 以上。④患有输卵管腺癌、子宫内膜癌、宫颈癌时,患者 CA125 水平也会升高。对腺癌复发的诊断敏感性达 60%~80%;当血清 CA125>40U/ml 时,肿瘤侵及子宫浆肌层的可能性达 90%。⑤子宫内膜异位症患者血 CA125 水平增高,但很少超过 200U/ml。

(2) 检测方法:临床上通常采用放射免疫测定方法(RIA)或酶联免疫测定法(ELISA))检测患者血清 CA125,血清检测阈值为 35U/ml。现有标准试剂盒可用于检测。

2. NB/70K

(1) 临床应用:50% 的早期卵巢癌患者 NB/70K 阳性;对卵巢上皮性肿瘤敏感性达 70%;卵巢黏液性囊腺癌也可呈阳性。NB/70K 与 CA125 互补检测,可提高肿瘤检出率,特别对卵巢癌患者早期诊断有益。

(2) 检测方法:测定多选用单克隆抗体进行放射免疫测定方法(RIA),正常血清检测阈值为 50AU/ml。

3. 糖类抗原 199(carbohydrate antigen 199,CA199)

(1) 临床应用:50% 的卵巢上皮性肿瘤有 CA199 阳性表达;卵巢黏液性腺癌阳性表达率可达 76%;浆液性肿瘤为 27%。子宫内膜癌及子宫颈管腺癌也可阳性。

(2) 检测方法:采用单抗或双抗固相放射免疫分析(IRMA)法和 ELISA 法,95% 健康人血清 CA199 上限为 2.7×10^4U/L,99% 范围上限为 3.7×10^4U/L。

4. 鳞状细胞癌抗原(squamous cell carcinoma antigen,SCCA)

(1) 临床应用:70% 以上的子宫颈鳞癌患者血清 SCCA 水平升高。血浆 SCCA 水平与子宫颈鳞癌病情进展及临床分期有关,肿瘤侵及淋巴结时,SCCA 显著升高,治疗后,SCCA 水平持续下降。若化疗后 SCCA 持续上升,提示肿瘤对此化疗方案不敏感。SCCA 升高提示肿瘤复发,对复发癌有很好的监测作用。SCCA 水平升高早于影像学发现。另外,外阴及阴道的鳞状上皮细胞癌敏感性为 40%~50%。

(2) 检测方法:通常采用 RIA 和 ELIS 或化学发光方法检测血清或血浆 SCCA,血浆 SCCA 正常阈值为 1.5μg/L。

5. 人附睾蛋白 4(human epididymis protein 4,HE4)

(1) 临床应用:HE4 在正常卵巢无表达,在子宫内膜中度表达。分泌型 HE4 在卵巢癌患者血清中呈高水平表达。表达 HE4 的早期卵巢癌,治疗效果相对较好;表达 HE4 的晚期卵巢癌预后极差。HE4 作为诊断卵巢癌独立肿瘤标志物,其灵敏度 72.9%,特异度为 95%。HE4 联合 CA125 检测对卵巢癌有更准确的预测性,灵敏度可达 92.9%,特异度达 95%。HE4 联合 CA125 对上皮性卵巢癌早期诊断、病情监测和术后复发监测及与良性肿瘤鉴别有非常高的临床价值。

HE4 对子宫内膜癌的诊断也有一定的敏感性,其测定值与子宫内膜癌的分期程度密切相关。

(2) 检测方法:可采用 ELISA 法或电化学发光法进行检测。这两种方法都有标准试剂盒可用,血清阈值为 150pmol/L。

6. 血清 CA724

(1) 临床应用:卵巢癌时 CA724 异常升高。CA724 与 CA125 联合检测诊断原发性及复发性卵巢肿瘤,特异性可达 100%。

(2) 检测方法:可采用 ELISA 法或电化学发光法进行检测,血清阈值为 0~150pmol/L。

【胚胎性抗原类标记物】

1. 甲胎蛋白(α-fetal protein,AFP)

(1) 临床应用:卵巢的生殖细胞肿瘤可以分泌 AFP,使血清 AFP 水平明显升高。卵黄囊瘤(内胚窦瘤)患者血浆 AFP 水平常 >1000μg/L,卵巢胚胎性癌和未成熟畸胎瘤血浆 AFP 水平也可升高,部分也可 >1000μg/L。经手术或化疗后,血浆 AFP 转阴或消失。若血浆 AFP 转阴后又升高,即使临床上无症状,也可能有隐性复发或转移,应严密随访,及时治疗。AFP 对卵巢恶性生殖细胞肿瘤尤其是内胚窦瘤的诊断及监视有较高价值。

(2) 检测方法:通常采用 RIA 或 ELISA 检测甲胎蛋白,血清正常值为 <20μg/L。

2. 癌胚抗原(carcino-embryonic antigen,CEA)

(1) 临床应用:癌胚抗原在子宫颈癌、子宫内膜癌、卵巢上皮性癌、阴道癌等有阳性表达。卵巢黏液性腺癌 CEA 阳性率最高,可达 100%;其次为 Brenner 瘤;子宫内膜样癌及透明细胞癌 CEA 也有相当程度的阳性率;浆液性肿瘤阳性率相对较低。高水平的 CEA 表达主要见于卵巢黏液性低分化癌和宫颈黏液性腺癌。血浆 CEA 水平持续升高的患者常发展为复发性卵巢肿瘤,且生存时间短。借助 CEA 测定手段,动态监测跟踪各种妇科肿瘤的病情变化和观察治疗效果有较高临床价值,但对肿瘤早期诊断作用不大。

(2) 检测方法:常采用 RIA 或 ELISA 检测 CEA。不同的检测方法,其血浆正常阈值也不同,但一般 <2.5μg/L。一般认为,当 CEA>5μg/L 时,可视为异常。

3. 人绒毛膜促性腺激素(human chorionic gonadotropin,hCG)

(1) 临床应用:健康非孕妇女血 hCG<25IU/L。

1) 患妊娠滋养细胞疾病时,血 hCG 浓度多在 100 000U/L 以上。滋养层细胞肿瘤手术 3 周后,尿 hCG 应 <50IU/L;术后 8~12 周,呈阴性。如术后血 hCG 不降或降后再升,提示可能有残留或复发。

2) 患胚胎癌、卵巢混合性生殖细胞肿瘤时,血 hCG 也大幅度升高。血 hCG 浓度与肿瘤细胞数量有很好的相关性,对滋养细胞疾病、胚胎癌和卵巢混合性生殖细胞肿瘤有特别的诊断价值。

(2) 检测方法:一般使用血清进行检测。检测方法:①胶乳凝集抑制试验和血凝抑制试验;②放射免疫试验(RIA);③酶联免疫吸附试验(ELISA);④单克隆抗体胶体金试验。

【雌、孕激素受体】

1. 临床应用　卵巢恶性肿瘤组织的 ER 和 PR 含量和阳性率均低于正常组织;ER 和 PR 均呈阳性表达的卵巢恶性肿瘤患者平均存活时间长于 ER 和 PR 均呈阴性表达的患者。ER 和 PR 阳性子宫内膜癌患者生存状况得到改善;在高级别浆液性癌,ER 和 PR 表达水平愈低,肿瘤分化程度愈低,恶性程度愈高,易发生肌层浸润及淋巴结转移。ERα 的过表达可能是乳腺癌和卵巢恶性肿瘤的标志物。ER 和 PR 水平是临床选择内分泌治疗的依据,确定子宫内膜癌、卵巢癌分化程度的指标。

　　2. 检测方法　　目前临床上还没有用于检测血清受体水平的方法。可测定组织匀浆 ER 和 PR，或对组织切片进行免疫组化染色进行定性检测。

【妇科肿瘤相关的致癌基因】

　　1. Myc 基因　　Myc 基因属于原癌基因，是细胞周期的正性调节基因。在卵巢恶性肿瘤、子宫颈癌和子宫内膜癌等妇科恶性肿瘤可发现 Myc 基因异常表达。20% 的卵巢肿瘤患者有 Myc 基因过度表达，多发生在浆液性肿瘤。而 30% 的子宫颈癌有 Myc 基因过度表达，表达量可高于正常 2~40 倍。Myc 基因的异常扩增意味着患者预后极差。

　　2. K-ras 基因　　在子宫颈癌和子宫内膜癌均发现 K-ras 基因突变。该基因突变可能是I型子宫内膜癌发生的早期事件。伴有 K-ras 基因突变的肿瘤细胞在组织学上表现更强的侵袭性。20%~35.5% 的卵巢恶性肿瘤有 K-ras 基因的突变，其中多见于浆液性肿瘤；K-ras 过度表达提示病情已进入晚期或有淋巴结转移，可作为判断卵巢恶性肿瘤预后的指标。子宫颈癌 K-ras 基因异常发生率为 40%~100%；在 K-ras 基因异常的子宫颈癌患者中，70% 患者同时伴有 Myc 基因的扩增或过度表达，提示这两种基因共同影响子宫颈癌的预后。

　　3. C-erbB2 基因　　C-erbB2 基因也称 HER2/neu 基因，在II型子宫内膜癌中高表达，特别是浆液性乳头状癌；并与子宫内膜癌的分化程度、肌层浸润、淋巴结转移呈正相关，有可能作为判断子宫内膜癌的预后指标。20%~30% 的卵巢癌患者有 C-erbB2 基因的异常表达，并预示预后不佳。通过组织化学方法可较容易地检测到细胞及其间质中 C-erbB2 阳性蛋白抗原。

　　4. C-met 基因　　C-met 在子宫内膜癌中的表达率明显高于非典型性增生过长和正常增生期子宫内膜。随子宫内膜癌组织学分级增高，C-met 表达异常率也增高，且与子宫内膜癌恶性程度呈正变关系，可成为判断预后的参考指标。

【妇科肿瘤相关的肿瘤抑制基因】

　　1. p53 基因　　是与人类肿瘤关系最密切的抑癌基因。无突变的 p53 蛋白半衰期极短，不能被检测到。但是基因突变引起蛋白氨基酸改变，其半衰期呈百倍延长，出现 p53 蛋白聚积，可通过免疫组化法检测出突变型 p53。p53 蛋白阳性表达率在非典型性子宫内膜增生过长为 30%，在I型子宫内膜癌达 55%，II型子宫内膜癌达 75%。伴有 p53 表达的患者病程进展快，预后较差。50% 卵巢恶性肿瘤有 p53 基因的变异，这种突变在晚期患者中远远高于早期患者，提示预后不良。当 HPVs 基因产物 HPV-16 和 HPV-18 与 P53 蛋白结合后能使后者失活，促进子宫颈癌发生。

　　2. nm23 基因　　又名肿瘤转移抑制基因。nm23-H1 在高级别的 CIN 和晚期宫颈癌组织中表达下降，与宫颈癌的进展和预后关系密切。因此，nm23 基因是预测宫颈癌侵袭性和预后的重要标志物。nm23 的表达水平与卵巢恶性肿瘤的转移侵袭性呈负相关关系，nm23 表达受抑制则伴随卵巢癌淋巴结转移和远处转移。

【小结】

　　1. 肿瘤标志物（tumor marker）是存在于组织、血液、体液或排泄物中由肿瘤细胞异常表达增高的蛋白质或生物活性物质。

　　2. 已在临床上进行检查的糖蛋白类肿瘤标志物有 CA125、NB/70K、CA199、SCCA、HE4 和血清 CA724。

　　3. 已在临床上进行检查的胚胎性抗原类标记物有 AFP、CEA 和 hCG。

　　4. ER 和 PR 水平是临床选择内分泌治疗的依据，确定子宫内膜癌、卵巢癌分化程度的指标。

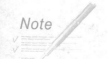

【思考题】

1. 与妇科肿瘤相关的致癌基因有哪些?
2. 与妇科肿瘤相关的抑癌基因有哪些?

第四节　女性生殖器官活组织检查

生殖器官活组织检查是从生殖器官病变处或可疑部位钳取小部分组织做病理学检查,简称"活检",作为诊断的最可靠依据。

一、局部活组织检查

(一)外阴活组织检查

【适应证】

1. 确定外阴色素减退疾病的类型及排除恶变者。
2. 对外阴部赘生物或溃疡明确诊断,排除恶变。
3. 诊断外阴部特异性感染,如外阴结核、外阴尖锐湿疣、阿米巴感染等。

【禁忌证】

月经期、外阴急性化脓性感染、黑色素瘤。

【检查方法】

患者取膀胱截石位,常规外阴消毒,铺盖无菌孔巾,暴露取材部位。取材部位以 0.5% 利多卡因做局部浸润麻醉后用活检钳钳取少量组织,小赘生物可自蒂部剪下,置 10% 甲醛溶液中固定,后送病理检查。手术局部用无菌纱布压迫止血。病灶面积大者行部分切除。

(二)阴道活组织检查

【适应证】

阴道赘生物、阴道溃疡灶。

【禁忌证】

急性外阴炎、阴道炎、子宫颈炎和急性盆腔炎。

【检查方法】

患者取膀胱截石位,阴道窥器暴露活检部位并消毒。活检钳钳取可疑部位组织,对表面有坏死的可疑病灶,要取至深层新鲜组织,置 10% 甲醛溶液中固定后送病理检查。手术局部用无菌纱布压迫止血,必要时阴道内放置无菌带尾纱布或棉球压迫止血,嘱其 24 小时后自行取出。

(三)宫颈活组织检查

【适应证】

1. 肉眼观察或阴道镜检查时发现宫颈有可疑恶性病变区。
2. 宫颈脱落细胞学涂片检查有巴氏Ⅲ级及以上细胞;宫颈脱落细胞学涂片检查巴氏Ⅱ级经抗感染治疗后仍为Ⅱ级;TBS 分类鳞状上皮细胞异常 LSIL 及以上者。为明确诊断,确定病变程度而采取本法。

【检查注意事项】

1. 患有阴道炎症(阴道毛滴虫及真菌感染等)应治愈后再取活检。
2. 妊娠期原则上不做活检,以避免流产、早产,但临床高度怀疑子宫颈恶性病变者仍应检查。
3. 月经前期和月经期不宜做活检,以免与活检处出血相混淆,且月经来潮时创口不易愈合,有增加内膜切口种植的机会。

【检查方法】

1. 患者取膀胱截石位,阴道窥器暴露宫颈,用干棉球揩净宫颈黏液及分泌物后常规消毒。

2. 在阴道镜直视下用活检钳在宫颈外口鳞 - 柱状上皮交接处的 3 点、6 点、9 点和 12 点处做 4 处取材,或特殊病变处取材。临床已明确为子宫颈癌,只为明确病理类型或浸润程度时可做单点取材。宫颈阴道部碘试验有助于医生迅速确定活检部位,在可疑癌变部位取材。

3. 宫颈局部填带尾无菌纱布或棉球压迫止血,嘱患者 24 小时后自行取出。

4. 活检组织置 10% 甲醛溶液中固定后送病理检查。

二、诊断性宫颈锥切术

宫颈锥切术是环宫颈外口呈圆锥形切下病变部分宫颈组织的手术。宫颈锥切术兼有宫颈活组织检查和治疗宫颈病变的双重作用。

【检查和治疗目的】

1. 宫颈刮片细胞学检查严重异常,而阴道镜检查不能明确性质或宫颈多处活检及分段诊刮均未发现病灶,需进一步明确诊断。

2. 宫颈病变深达宫颈管,超出阴道镜检查视野,需明确病变性质。

3. 宫颈刮片细胞学检查与宫颈活检组织学诊断存在明显不一致,需要完整组织进一步病理诊断。

4. 宫颈活检为 CINⅢ或原位癌或可疑为早期浸润癌,为明确病变累及程度及确定手术范围。

5. 慢性宫颈炎患者宫颈肥大、增生、外翻者,经保守治疗效果不佳者,可做小范围宫颈锥切术治疗,同时做病理诊断。

【手术注意事项】

1. 手术时间　一般选择:①用于诊断者在月经干净后至距下次月经来潮之前 1 周;②同时用于治疗者在月经干净后 3~7 天;③绝经后妇女随时可进行。

2. 无外阴、阴道、盆腔的急慢性炎症。

3. 有血液病或凝血功能障碍者禁止检查。

4. 术后用抗生素预防感染。

5. 术后 6 周探查宫颈管有无狭窄。

6. 术后 2 个月内禁性交及盆浴。

【手术步骤】

1. 冷刀锥切

(1) 腰麻或硬膜外麻醉下,患者取膀胱截石位,外阴、阴道消毒,铺无菌巾。

(2) 导尿后,阴道窥器暴露宫颈,再次消毒宫颈、阴道。

(3) 宫颈钳钳夹宫颈前唇向外牵引,扩张宫颈管并做宫颈管搔刮术。

(4) 宫颈做碘试验,标记不着色区。

(5) 在病灶或碘不着色区外 0.5cm 处,以宫颈口为中心,用手术刀在宫颈表面做环形切口,切开宫颈上皮及少许皮下组织,深约 0.2cm。按 30°~50° 倾斜角向内切向宫颈管,可深入宫颈管1.0~2.5cm,呈锥形切除部分宫颈。

(6) 在切下的宫颈标本 12 点处做一标志,以 10% 甲醛固定,送病理检查。

(7) 创面止血,可用无菌纱布压迫,也可电凝止血。若有动脉出血,可用肠线缝扎止血,同时给予止血药物。

(8) 计划行子宫切除术者,可将宫颈前后唇相对缝合,封闭创面止血,并于 48 小时内完成子宫切除术。无短期内行子宫切除术者,则应行宫颈成形缝合术或荷包缝合术。术毕,探查宫颈

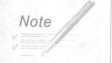
Note

管是否通畅,然后宫颈口放置碘仿纱条。

(9) 术后阴道内放置油纱 12 小时,并留置导尿管 24 小时,持续开放。

2. LEEP

(1) 患者排空膀胱后取膀胱截石位,消毒外阴、阴道,铺无菌洞巾。

(2) 用带排烟管的窥器暴露宫颈,再次消毒宫颈、阴道。

(3) 宫颈钳钳夹宫颈前唇向外牵引,扩张宫颈管并做宫颈管搔刮术。

(4) 宫颈做醋酸试验,标记白色区。

(5) 将电流分散垫放在患者臀部下方紧贴皮肤。

(6) 局部麻醉:于宫颈外口外 0.5cm 的 4 点及 8 点处分别注射 1% 的利多卡因。

(7) 选择合适尺寸 LEEP 电圈刀头,保证一次性完整切除转化区。

(8) 选择适当的切割功率及切割方式。

(9) 采用边到边直线移动法时,将 LEEP 电圈刀头于宫颈 9 点处垂直进入,继之水平移动至 3 点处滑出。

(10) 采用 360° 环切时,从宫颈的任一点切入,旋转 360° 后,将锥形标本完整切除。切除高度上皮内病变(HSIL)时,可在转化区病变边缘进出。

(11) 子宫颈管切割深度为 1.0~2.5cm。

(12) 在切下的宫颈标本 12 点处做一标志,以 10% 甲醛固定,送病理检查。

(13) 使用球形电极对出血部位进行电凝止血后,退出阴道窥器。

【手术刀具选择】

1. 用于诊断目的者,宜采用冷刀或 LEEP,保证宫颈标本边缘组织完整,便于病理诊断。

2. 单纯用于治疗者,可选用任何刀具,如冷刀、LEEP、电刀或激光。

三、诊断性刮宫

诊断性刮宫简称诊刮,是诊断宫腔疾病最常采用的方法。其目的是刮取子宫内膜和内膜病变,活组织病理检查,协助诊断。可疑同时有宫颈管病变时,需对宫颈管及子宫腔分别进行诊断性刮宫,简称分段诊刮。

(一)普通诊断性刮宫

【适应证】

1. 有助于月经失调类型和卵巢功能障碍的诊断。

2. 检查不孕症病因。

3. 用于异常阴道流血原因的诊断 异常阴道流血多由子宫内膜增生、子宫内膜息肉、黏膜下子宫肌瘤、子宫内膜结核所致,取内膜活检可诊断出血的原因,以作为治疗的参考。

4. 子宫内膜癌诊断 约 10% 的绝经后阴道流血由子宫内膜癌引起。

5. 诊断和治疗宫腔粘连。

【检查时机】

1. 了解卵巢功能,有无排卵,一般在月经来潮 12 小时内自宫腔前、后壁各取一条内膜;闭经后如能排除妊娠则随时可取。

2. 功能失调性子宫出血者,如疑为子宫内膜增生症,应于月经前 1~2 日或月经来潮 6 小时取材;疑为子宫内膜不规则脱落时,则应于月经第 5~7 日取材。

3. 原发性不孕者,应在月经来潮前 1~2 日取材。如为分泌相内膜,提示有排卵;内膜仍呈增殖期改变则提示无排卵。

4. 疑有子宫内膜结核,应于经前 1 周或月经来潮 6 小时内诊刮,刮宫时要特别注意刮子宫两角部。诊刮前 3 日及术后 4 日每日肌内注射链霉素 0.5~0.75g 及口服异烟肼 0.25~0.3g,以防诊刮引起结核病灶扩散。

5. 疑有子宫内膜癌者随时可取。

【检查方法】

1. 排尿后,受检者取膀胱截石位,内诊查明子宫大小及位置。

2. 常规消毒外阴、阴道,铺孔巾。阴道窥器暴露宫颈,再次消毒宫颈及宫颈外口。

3. 以宫颈钳夹持宫颈前唇或后唇,用探针测量宫腔深度和探查子宫位置。

4. 用宫颈扩张器扩张宫颈至内膜刮匙可进入宫腔为止。

5. 将内膜刮匙送达子宫底部,由内向外沿宫腔周壁及两侧宫角有序刮取内膜组织,置于无菌纱布上,注意避免来回刮取。术毕,取下宫颈钳,收集全部内膜组织固定于 10% 甲醛溶液中,送病理检查。

(二)分段诊断性刮宫

指先刮取宫颈管黏膜组织,再刮取子宫腔内膜,将刮出物分别装瓶、固定送病理检查的诊断性刮宫方法。

【适应证】

分段诊断性刮宫适用于鉴别子宫颈癌或子宫内膜癌及其他子宫恶性肿瘤,并可了解癌灶范围。检查时先不探查宫腔深度,以免将宫颈管病变组织带入宫腔,混淆诊断。适用于绝经后子宫出血老年患者或疑有子宫内膜癌待排除宫颈癌者。

【检查方法】

1. 排尿后,受检者取膀胱截石位,内诊查明子宫大小及位置。

2. 常规消毒外阴、阴道,铺孔巾。阴道窥器暴露宫颈,再次消毒宫颈及宫颈外口。

3. 以宫颈钳夹持宫颈前唇或后唇。

4. 用小刮匙自宫颈内口至外口依次刮取宫颈管 1 周,刮取的宫颈管组织置于无菌纱布上。

5. 将内膜刮匙送达子宫底部,由内向外沿宫腔周壁及两侧宫角有序刮取内膜组织,置于另一块无菌纱布上。术毕,取下宫颈钳。

6. 收集全部宫颈管组织和子宫内膜组织,分别置入盛有 10% 甲醛溶液的两个标本瓶中固定,做好标记,送病理检查。

(三)诊断性刮宫术注意事项及手术并发症

【注意事项】

1. 患急性、亚急性阴道炎,宫颈炎、盆腔炎时禁止检查。

2. 患严重全身性疾病时禁止检查。

3. 体温超过 37.5℃者禁止检查。

4. 术后 2 周内禁止性交和盆浴。

5. 长期有阴道流血者,术前、术后应给予抗生素预防感染。

6. 有可能所取组织没有取到病理改变部位,出现漏诊。

7. 避免反复、过度、用力搔刮,以防子宫内膜损伤引起宫腔粘连导致闭经。

8. 若刮出物肉眼观察高度怀疑为癌组织,停止刮宫,以防出血及癌扩散。若肉眼观察未见明显癌组织时,应全面刮宫,以防漏诊。

【手术并发症】

1. 术中、术后大出血,严重者可致休克,严重者需切除子宫;

2. 子宫穿孔,严重者需切除子宫;

3. 继发感染,引起宫颈炎、子宫内膜炎、宫腔粘连;

4. 宫颈管粘连导致宫腔积血、感染;

5. 术中、术后引发心脑血管疾病;

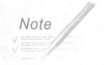

6. 并发有高血压、心脏病、糖尿病、肝肾功能不全者、静脉血栓等全身疾病者,手术可导致这些并发疾病加重或出现心、脑血管意外。

【小结】

1. 生殖器官活组织检查常用的方法有局部活组织检查、诊断性宫颈锥切术和诊断性刮宫。

2. 局部活组织检查包含外阴活组织检查、阴道活组织检查和宫颈活组织检查。

3. 月经前期和月经期不宜做活检,有增加内膜切口种植的机会。

4. 宫颈活检为 CIN Ⅲ 或原位癌或可疑为早期浸润癌,为明确病变累及程度及确定手术范围需做诊断性宫颈锥切术。

5. 诊断性宫颈锥切术用于诊断目的者,宜采用冷刀或 LEEP,保证宫颈标本边缘组织完整,便于病理诊断;单纯用于治疗者,可选用任何刀具,如冷刀、LEEP、电刀或激光。

6. 分段诊断性刮宫适用于鉴别子宫颈癌或子宫内膜癌及其他子宫恶性肿瘤,并可了解癌灶范围。

【思考题】

1. 诊断性刮宫术的注意事项有哪些?

2. 诊断性刮宫术的手术并发症有哪些?

3. 诊断性宫颈锥切术的检查和治疗目的是什么?

第五节　女性内分泌激素测定

常见的女性内分泌激素主要有下丘脑 - 垂体 - 卵巢轴、胎盘滋养细胞和胰岛分泌的激素及胰岛素。测定下丘脑 - 垂体 - 卵巢轴各激素水平,对于女性生殖内分泌疾病、不孕、性功能障碍的诊断、疗效观察、预后评估具有重要意义。胎盘、滋养细胞分泌的激素在妊娠滋养细胞疾病、生殖细胞肿瘤以及妊娠期糖尿病的诊断和判断预后上起作用。多囊卵巢综合征(PCOS)、子宫内膜癌及妊娠期糖尿病等存在胰岛素抵抗。口服葡萄糖耐量试验(OGTT)和胰岛素释放试验可作为这些疾病的辅助诊断和治疗指导的依据。激素测定一般抽取外周静脉血进行。女性内分泌激素测定有多种方法和测定试剂盒,各方法和试剂盒间的标准界定值以及计算方法略有差异,本文正常界定值仅供参考。

一、下丘脑促性腺激素释放激素测定

(一) GnRH 刺激试验(垂体兴奋试验)

【原理】

黄体生成素释放激素(luteinizing hormone releasing hormone,LHRH)是一种人工合成的 10 肽拟 GnRH,对垂体释放黄体生成素(luteinizing hormone,LH)作用明显大于促卵泡激素(follicle stimulating hormone,FSH)。给受试者注射人工合成的 LHRH 后,在不同时相抽取末梢静脉血测定 LH 含量,以了解垂体功能。垂体功能良好,LH 水平升高;垂体功能不良,则反应性不良,LH 水平不升高。

【方法】

上午 8 时静脉注射 LHRH 100μg(溶于 0.9% 氯化钠溶液 5ml 中),于注射前和注射后 15 分钟、

Note

30 分钟、60 分钟和 90 分钟分别取静脉血 2ml,测定 LH 值。

【结果分析】

1. 正常反应　静注 LHRH 后,LH 值比基值升高 2~3 倍,高峰出现在 15~30 分钟。

2. 活跃反应　高峰值比基值升高 5 倍。

3. 延迟反应　高峰出现时间迟于正常反应出现的时间。

4. 无反应或低弱反应　注入 GnRH 后 LH 值无变动或稍有上升但不足 2 倍。

【临床意义】

1. 青春期延迟　GnRH 兴奋试验呈正常反应。

2. 垂体功能减退　希恩综合征、垂体手术或放射治疗时,GnRH 兴奋试验呈无反应或低弱反应。

3. 下丘脑功能减退　可能出现延迟反应或正常反应。

4. 卵巢功能不全　FSH、LH 基值均 >30U/L,GnRH 兴奋试验呈活跃反应。

5. 多囊卵巢综合征　LH/FSH 比值≥2~3,GnRH 兴奋试验呈现活跃反应。

6. 中枢性性早熟诊断　常规用 GnRH 2.5μg/kg,免疫化学发光法测定,血中 LH 峰值 >5.0IU/L、LH 峰 /FSH 峰 >0.6 即可诊断中枢性性早熟。

(二)氯米芬试验

【原理】

氯米芬(clomiphene)为非甾体类雌激素拮抗药,兼有微弱的雌激素作用。氯米芬与下丘脑雌激素受体竞争性结合,阻断血清雌激素对下丘脑促性腺激素释放激素细胞的负反馈作用,导致 GnRH 释放,促进垂体大量分泌促性腺激素,刺激卵泡生长、成熟,继而雌激素释放量进一步增加,通过正反馈激发垂体释放 LH 达峰值,诱发排卵。因此,借助这一作用评估闭经患者下丘脑 - 垂体 - 卵巢轴的功能,鉴别下丘脑和垂体病变。

【方法】

月经来潮第 5 日开始每日口服氯米芬 50~100mg,连服 5 日,服药后 LH 可增加 85%,FSH 增加 50%。停药后 LH、FSH 即下降。在停药后的第 5~9 日,若再出现 LH 上升达排卵期水平,则诱发排卵,为排卵型反应;若停药后 20 日不再出现 LH 上升,为无反应。分别在服药第 1、3、5 日测 LH、FSH,第 3 周或经前抽血测孕酮。

【临床意义】

1. 下丘脑病变　下丘脑病变时对 GnRH 兴奋试验有反应,而对氯米芬试验无反应。

2. 青春期延迟　通过 GnRH 兴奋试验判断青春期延迟是否为下丘脑、垂体病变所致。

二、垂体激素测定

(一)促性腺激素测定

【生理作用】

FSH 和 LH 是腺垂体分泌的糖蛋白激素,受 GnRH 和雌、孕激素的正、负反馈调节。FSH 的生理作用主要是促进卵泡成熟及分泌雌激素。LH 的生理作用主要是促进卵泡排卵并形成黄体。黄体分泌孕激素和雌激素。LH 陡峰是监测排卵的重要指标。绝经期妇女卵巢功能退化,导致血中 FSH 和 LH 水平大幅度升高。

【正常值】

见表 29-3 和表 29-4。

【临床应用】

1. 协助判断闭经原因　FSH 及 LH 水平低于正常值,提示闭经原因在腺垂体或下丘脑。FSH 及 LH 水平均高于正常,闭经原因在卵巢。

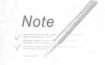
Note

表 29-3　血 FSH 正常值	
测定时期	正常值范围（U/L）
卵泡期	1~9
排卵期	6~26
黄体期	1~9
绝经期	30~118

表 29-4　血 LH 正常值	
测定时期	正常值范围（U/L）
卵泡期	1~12
排卵期	16~104
黄体期	1~12
绝经期	16~66

2. 了解排卵情况　测定 LH 峰值可以估计排卵时间及了解排卵情况,有助于不孕症的治疗。

3. 诊断多囊卵巢综合征　血中 LH 高水平,FSH 低水平,LH/FSH≥2~3,提示卵巢不能排卵及形成黄体,无孕激素反馈抑制垂体分泌 LH,有助于诊断多囊卵巢综合征。

4. 诊断性早熟　真性性早熟由促性腺激素分泌增多引起,FSH 及 LH 呈周期性变化。假性性早熟的 FSH 及 LH 水平较低,且无周期性变化。FSH 及 LH 监测有助于区分真性和假性性早熟。

（二）催乳素测定

【生理作用】

催乳素（prolactin,PRL）由腺垂体分泌,受下丘脑催乳激素抑制激素和催乳激素释放激素的双重调节。PRL 的主要功能是促进青春期女性和孕妇乳房导管及腺体的发育,促进产妇泌乳。PRL 还参与对生殖功能的调节,与 LH 共同促进卵巢黄体形成,分泌孕激素。有激素活性 PRL 是由 199 个氨基酸构成的糖蛋白单体,也称"小分子 PRL",分子量为 22 000。在血中还存在着占分泌总量 20% 左右的呈二聚体或多聚体的"大分子 PRL""大大分子 PRL"及"巨分子 PRL"。临床测定的 PRL 是各种 PRL 的总和。因此,血中 PRL 的测定值与生物学作用不一定平行。

【正常值】

见表 29-5。

表 29-5　不同生理期 PRL 正常值

生理期	正常值范围
绝经前	70.81~566.5mmol/L
绝经后	58.09~416.4mmol/L

【临床应用】

1. 闭经、不孕及月经失调者无论有无泌乳均应测 PRL,以除外高催乳激素血症。

2. 垂体肿瘤患者伴 PRL 异常增高时,应考虑有垂体催乳素瘤。

3. PRL 水平升高还见于性早熟、原发性甲状腺功能低下、卵巢早衰、黄体功能欠佳、长期哺乳、神经精神刺激、药物作用（如氯丙嗪、避孕药、大量雌激素、利血平等）因素等。

4. PRL 水平降低多见于垂体功能减退、单纯性催乳激素分泌缺乏症等。

三、卵巢和肾上腺性激素测定

（一）雌激素测定

【生理作用】

雌激素（E）分为雌二醇（estradiol,E_2）及雌三醇（estriol,E_3）和雌酮（estrone,E_1）。雌激素中 E_2 活性最强,主要在卵巢产生,对维持女性生殖功能及第二性征有重要作用。肾上腺皮质分泌的雄烯二酮在外周血经芳香化酶转化为雌酮。E_3 是雌酮和雌二醇的降解产物。妊娠期间胎盘产生大量 E_3,测血或尿中 E_3 水平可反映胎儿胎盘功能状态。

青春期后,E_2 水平在月经周期中随卵巢内分泌周期性变化而波动。绝经后妇女卵巢功能衰退,雌激素主要为雌酮,E_2 水平低于卵泡期早期。

Note

【正常值】

见表 29-6、表 29-7。

表 29-6　不同生理期血 E_2、E_1 正常参考值

生理期	E_2（pmol/L）	E_1（pmol/L）	生理期	E_2（pmol/L）	E_1（pmol/L）
青春前期	18.35~110.10	62.9~162.8	黄体期	179.83~1068	125~377.4
卵泡期	99.09~447.7	125~377.4	绝经期	<73.4~146.8	
排卵期	348.7~1589	125~377.4			

表 29-7　不同生理期血 E_3 正常参考值

生理期	E_3（μ/L）	生理期	E_3（μ/L）
妊娠 24~28 周	>4	妊娠 36~38 周	16.7~23
妊娠 28~32 周	7.4~8.5	妊娠 38~40 周	17.7~25
妊娠 32~36 周	9.3~13	妊娠 >40 周	19.3~30

【临床应用】

1. 监测卵巢功能　测定血 E_2 或 24 小时尿总雌激素水平。

（1）判断闭经原因：①激素水平符合正常的周期变化，表明卵泡发育正常，应考虑为子宫性闭经；②雌激素水平偏低，闭经原因可能为原发或继发性卵巢功能低下或受药物影响而抑制卵巢功能，也可见于下丘脑 - 垂体功能失调、高催乳激素血症等。

（2）诊断无排卵：雌激素无周期性变化，常见于无排卵性功能失调性子宫出血、多囊卵巢综合征、某些绝经后子宫出血。

（3）监测卵泡发育：应用药物诱导排卵时，测定血中 E_2 作为监测卵泡发育、成熟的指标之一，用以指导 hCG 用药及确定取卵时间。

（4）女性性早熟：8 岁以前出现第二性征发育，血 E_2 水平升高 >275pmol/L，可作为诊断性早熟的参考。

（5）协助诊断多囊卵巢综合征：E_1 升高 E_2 正常或轻度升高，恒定于卵泡期水平，E_1/E_2 > 1。

2. 监测胎儿 - 胎盘单位功能　足月妊娠 E_3 尿排出量平均为 88.7nmol/24h。妊娠 36 周后，尿 E_3 排出量连续多次 <37nmol/24h 或骤减 30%~40% 以上，提示胎盘功能减退；<22.2nmol/24h 或骤减 >50%，提示胎盘功能显著减退。

（二）孕激素（孕酮）测定

【生理作用】

人体孕激素由卵巢、胎盘和肾上腺皮质产生。月经周期正常的妇女在卵泡期血中孕激素含量极低。排卵后黄体产生大量孕激素，血中水平迅速上升，于 LH 高峰后第 6~8 天达高峰，月经前 4 日逐渐下降至卵泡期水平。

孕妇自妊娠时起黄体分泌的孕激素持续增加，使血清孕激素水平随孕期增加而稳定上升。从妊娠 7 周开始胎盘逐渐取代卵巢黄体分泌孕激素。

【正常值】

见表 29-8。

表 29-8　血孕酮正常范围（nmol/L）

测定时期	正常值范围	测定时期	正常值范围
卵泡期	<3.2	妊娠中期	159~318
黄体期	9.5~89	妊娠晚期	318~1272
妊娠早期	63.6~95.4	绝经后	<2.2

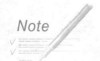
Note

【临床应用】

1. 监测排卵　　血孕酮水平 >15.9nmol/L,提示有排卵。使用促排卵药物,用孕酮水平监视排卵。当孕酮水平提示排卵,无其他不孕原因者,应考虑黄素化未破裂卵泡综合征可能,需 B 型超声观察卵泡发育程度和排卵过程,以除外本病。原发性和继发性闭经、无排卵性月经或无排卵性功能失调性子宫出血、多囊卵巢综合征、口服避孕药或长期使用 GnRH 激动剂,均可使孕酮水平下降。

2. 了解黄体功能　　黄体期血孕酮水平低于生理值,提示黄体功能不足;月经来潮 4~5 日血孕酮仍高于生理水平,提示黄体萎缩不全。

3. 观察胎盘功能　　妊娠期胎盘功能减退时,血中孕酮水平下降。

(1) 死胎诊断:单次血清孕酮水平≤15.6nmol/L(5ng/ml),提示为死胎。

(2) 先兆流产诊断:孕早期孕酮水平低,存在流产的可能;先兆流产时孕酮值呈进行性下降,有可能流产。

4. 鉴别异位妊娠　　孕酮水平 >78.0nmol/L(25ng/ml),基本可除外异位妊娠。

5. 孕酮替代疗法的监测　　孕早期切除黄体侧卵巢后,应用天然孕酮替代疗法时应监测血清孕酮水平。

(三) 雄激素测定

【生理作用】

肾上腺皮质是女性体内雄激素的主要来源,其次是卵巢,发挥维持女性第二性征和性欲的作用。绝经前,血清睾酮水平标志卵巢产生雄激素,绝经后肾上腺皮质成为产生雄激素的最主要部位。

【正常值】

见表 29-9。

表 29-9　血总睾酮正常范围(nmol/L)

测定时期	正常值范围	测定时期	正常值范围
卵泡期	<1.4	黄体期	<1.7
排卵期	<2.1	绝经后	<1.2

【临床应用】

1. 卵巢男性化肿瘤的诊断　　当血中总睾酮浓度超过 7nmol/L 时,应当考虑卵巢男性化肿瘤。

2. 多囊卵巢综合征　　患者血清雄激素可能正常,也可能升高。若治疗前雄激素水平升高,治疗后应下降。可作为评价疗效的指标之一。

3. 肾上腺皮质增生或肿瘤时,血清雄激素异常升高。

4. 两性畸形的鉴别　　男性假两性畸形及真两性畸形,睾酮水平在男性正常范围内;女性假两性畸形则在女性正常范围内。

5. 女性多毛症诊断　　血清睾酮水平正常时,多系毛囊对雄激素敏感或游离型睾酮增多或肝脏合成性激素结合球蛋白(sex hormone-binding globulin,SHBG)减少所致。

6. 雄激素制剂应用监测　　应用具有雄激素作用的内分泌药物如达那唑等时,用药期间有时需做雄激素测定。

7. 高催乳激素血症　　有雄激素过多症状和体征,雄激素水平在正常范围者,应测定血清催乳素水平。

四、胎盘绒毛组织激素测定

(一) 人绒毛膜促性腺激素测定

【生理作用与生理变化】

人绒毛膜促性腺激素(human chorionic gonadotropin,hCG)是由胎盘合体滋养层细胞分泌的一种糖蛋白激素,由 α 和 β 两个不同亚基组成。α 亚基与 FSH、LH 和 TSH 氨基酸组成相似,相互间能发生交叉反应。β 亚基为人绒毛膜促性腺激素特有,故临床检测 β-hCG。

hCG 具有 FSH 和 LH 的功能,使月经黄体增大成为妊娠黄体,促进雌激素和孕酮形成,维持胚胎发育;hCG 吸附于滋养细胞表面,以免胚胎滋养层细胞被母体淋巴细胞攻击;hCG 刺激胎儿睾丸分泌睾酮促进男性性分化;能与母体甲状腺细胞 TSH 受体结合,具有 TSH 活性。

受精卵着床滋养层形成时即开始产生 hCG,约 1 日后能测到血浆 hCG。在排卵后 14 日约达 100U/L,妊娠 8~10 周达峰值($5 \times 10^4 \sim 10 \times 10^4$U/L),以后迅速下降,在妊娠中晚期,hCG 仅为高峰时的 10%。

【正常值】

见表 29-10。

表 29-10　不同时期血清 β-hCG 浓度

期别	参考范围 U/L	期别	参考范围 U/L
非孕妇女	<25	孕 40 日	>2000
孕 20 日	>25	孕 8~10 周	$5 \times 10^4 \sim 10 \times 10^4$
孕 30 日	>100	滋养细胞疾病	>100 000

【临床应用】

1. 诊断早期妊娠　血 hCG 定量免疫测定 >25U/L 为妊娠阳性。

2. 异位妊娠　血尿 β-hCG 维持在低水平,间隔 2~3 日测定无成倍上升,应怀疑异位妊娠。

3. 滋养细胞肿瘤的诊断和监测　hCG 水平是诊断妊娠滋养细胞肿瘤的主要依据。

(1) 葡萄胎:子宫≥妊娠 12 周,血 β-hCG 浓度常明显大于正常孕周的正常值,或 >100kU/L,且维持高水平不降或持续上升,提示葡萄胎。

(2) 葡萄胎后滋养细胞肿瘤:葡萄胎排空后,排除妊娠物残留或再次妊娠,血 hCG 测定 4 次呈高水平平台状态,持续 3 周以上;或血 hCG 测定 3 次呈上升且幅度大于 10%,持续 2 周以上,则应考虑葡萄胎后滋养细胞肿瘤。

(3) 非葡萄胎后滋养细胞肿瘤:分娩、流产或异位妊娠治疗 4 周后,血 hCG 仍呈持续高水平,或一度下降后复升高,排除妊娠物残留或再次妊娠后,结合其他临床症状可诊断妊娠滋养细胞肿瘤。

4. 性早熟类型鉴别诊断　下丘脑或松果体胚细胞绒毛膜瘤、肝胚细胞瘤、卵巢无性细胞瘤、未成熟畸胎瘤均可分泌 hCG。性早熟儿童,如果血 hCG 升高,应考虑这些肿瘤的存在。

5. 肿瘤标志物　卵巢腺癌以及某些类型的肠癌、肝癌、肺癌、胰腺癌、胃癌也可分泌 hCG,在成年妇女引起月经紊乱。因此,成年妇女突然发生月经紊乱伴 hCG 升高时,应考虑到上述肿瘤的异位分泌。

(二) 人胎盘生乳素测定

【生理作用】

人胎盘生乳素(human placental lactogen,hPL)是由胎盘合体滋养细胞合成的多肽类激素,有促进母体乳腺腺泡发育,通过增加蛋白质合成促进胎儿生长的作用。其在母血中的浓度与胎盘的大小有关,因而也与胎儿生长发育有关,可间接反映胎儿发育状况。

HPL 自妊娠 5 周时即能从孕妇血中测出。随妊娠进展,HPL 水平逐渐升高,于孕 39~40 周时达高峰,产后迅速下降。

【正常值】

见表 29-11。

表 29-11　不同时期血 HPL 正常范围（mg/L）

时期	正常范围	时期	正常范围
非孕期	<0.5	孕 30 周	2.8~5.8
孕 22 周	1.0~3.8	孕 40 周	4.8~12.0

【临床应用】

1. 监测胎盘功能　于妊娠 35 周后连续动态检测 HPL，血清 HPL 值均 <4mg/L 或突然下降 50% 以上，提示胎盘功能减退。

2. 糖尿病合并妊娠的辅助诊断　糖尿病合并妊娠时胎盘较大，HPL 值可能偏高。

【小结】

1. 测定下丘脑—垂体—卵巢轴各激素水平，对于女性生殖内分泌疾病、不孕、性功能障碍的诊断、疗效观察、预后评估具有重要意义。

2. 胎盘、滋养细胞分泌的激素在妊娠滋养细胞疾病、生殖细胞肿瘤以及妊娠期糖尿病的诊断和判断预后上起作用。

3. 口服葡萄糖耐量试验（OGTT）和胰岛素释放试验可作为多囊卵巢综合征（PCOS）、子宫内膜癌及妊娠期糖尿病等疾病的辅助诊断和治疗指导的依据。

4. 女性内分泌激素测定项目主要有 GnRH 刺激试验、氯米芬试验、促性腺激素测定、催乳素测定、雌激素测定、孕激素（孕酮）测定、雄激素测定、人绒毛膜促性腺激素测定、人胎盘生乳素测定等。

【思考题】

1. 人胎盘生乳素测定的临床意义是什么？

2. 氯米芬试验的临床意义是什么？

3. 促性腺激素测定的临床意义是什么？

4. 雌激素测定的临床应用有哪些？

5. 人绒毛膜促性腺激素测定的临床应用有哪些？

第六节　羊　水　检　查

羊水检查是经羊膜腔穿刺取羊水进行羊水成分分析的一种出生前的诊断方法。应用羊水细胞可以进行判断胎儿性别、羊水细胞培养行染色体核型分析、酶的分析、宫内感染病原体检测、胎儿血型判断等。目前常用于胎儿肺成熟度判断、宫内感染病原体检测和产前诊断。

【检查目的】

1. 判断胎儿肺成熟度　需引产的高危妊娠在分娩前检查胎儿成熟度，选择引产时间，以降低围生期死亡概率。

2. 产前诊断胎儿先天性发育异常

（1）孕妇妊娠早期感染风疹病毒、巨细胞病毒等，曾接触过大剂量电离辐射，存在引发先天发育缺陷儿的可能。

（2）曾有染色体异常儿分娩史者。

（3）夫妇一方或双方有染色体异常或亲代有代谢缺陷病者。

（4）35~40 岁以上高龄孕妇,易发生胎儿染色体异常。

（5）超声检查疑有神经管缺陷,或母血甲胎蛋白异常升高者,需胎儿染色体检查。

3. 因遗传性发育缺陷筛查而进行胎儿性别诊断。

4. 诊断宫内感染　某些病毒或弓形虫引起亚临床的宫内感染,流产或早产风险增高。

5. 胎儿血型诊断,以预防母胎血型不合。

【羊水采集方法及注意事项】

1. 术前准备

（1）孕周选择:产前诊断者,宜在妊娠 16~22 周。此时子宫轮廓清楚,羊水量相对较多,易于抽取,不易伤及胎儿,且羊水细胞易存活,培养成功率高。

（2）穿刺部位定位:①手法定位:助手固定子宫,于宫底下 2~3 横指中线或两侧选择囊性感明显部位作为穿刺点;②B 型超声定位:穿刺前可先行胎盘及羊水暗区定位标记后操作,穿刺时尽量避开胎盘,在羊水量相对较多的暗区进行;也可在 B 型超声引导下直接穿刺。

2. 方法　孕妇排尿后取仰卧位,腹部皮肤常规消毒,铺无菌孔巾。在选择好的穿刺点用 0.5% 利多卡因行局部浸润麻醉。用 22 号或 20 号腰穿针垂直刺入腹壁,穿刺阻力第一次消失表示进入腹腔。继续进针又有阻力表示进入宫壁,阻力再次消失表示已达羊膜腔。拔出针芯即有羊水溢出。抽取所需羊水量。将针芯插入穿刺针内,迅速拔针,敷以无菌干纱布,加压 5 分钟后胶布固定。

3. 注意事项

（1）严格无菌操作,以防感染。

（2）穿刺针应细,进针不可过深过猛,尽可能一次成功,避免多次操作。最多不得超过两次。

（3）穿刺前应查明胎盘位置,勿伤及胎盘。经胎盘穿刺者,羊水可能经穿刺孔进入母体血液循环而发生羊水栓塞。穿刺与拔针前后应注意孕妇有无呼吸困难、发绀等异常。警惕发生羊水栓塞可能。

（4）抽不出羊水常因针被羊水中的有形物质阻塞,用有针芯的穿刺针可避免。有时穿刺方向、深度稍加调整即可抽出羊水。

（5）抽出血液,出血可来自腹壁、子宫壁、胎盘或刺伤胎儿血管,应立即拔出穿刺针并压迫穿刺点,加压包扎。若胎心无明显改变,1 周后再行穿刺。

（6）医护人员应严密观察受术者穿刺后有无不良反应。

【临床应用】

1. 胎儿肺成熟度检查

（1）卵磷脂与鞘磷脂比值（L/S）测定:胎儿肺泡Ⅱ型上皮细胞分泌的表面活性物质,能使胎肺表面张力减低,有助于预防新生儿呼吸窘迫综合征（neonatal respiratory distress syndrome,NRDS）的发生。肺泡表面活性物质的主要成分为磷脂。羊水 L/S 比值可用于判断胎肺的成熟度。

（2）磷脂酰甘油（phosphatidyl glycerol,PG）测定:PG 占肺泡表面活性物质中总磷脂的 10%。但它的出现极具特异性。妊娠 35 周后出现,代表胎儿肺已成熟,以后继续增长至分娩。PG 测定判断胎儿肺成熟度优于 L/S 比值法。糖尿病合并妊娠时,即使 L/S 比值 >2,而未出现 PG,则胎儿肺仍不成熟。

2. 细胞遗传学及先天性代谢异常的检查　多在妊娠 16~21 周进行。

（1）染色体异常:诊断染色体（常染色体及性染色体）数目异常或结构异常。近年国外已经把 Array-CGH 技术应用于临床,除了常规的染色体数目异常,还能诊断染色体微插入、微缺失等染色体结构畸形。

（2）先天性代谢异常:经羊水细胞培养做某些酶的测定,可诊断因遗传基因突变引起的蛋白质或酶的功能异常或缺乏。如测定氨基己糖酶 A 活力,诊断类脂质蓄积引起的黑蒙性家族痴呆

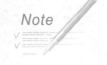

病;测定半乳糖 -1- 磷酸盐尿苷酰转移酶,诊断半乳糖血症等。

(3) 基因病:从羊水细胞提取胎儿 DNA,针对某一基因作直接或间接分析。近年已能应用合成 DNA 化学、重组 DNA 技术及分子克隆等技术,相互结合做遗传病的基因诊断。目前能进行产前诊断的基因病包括地中海贫血、苯丙酮尿症、血友病甲及乙、假肥大型进行性肌营养不良症等。

3. 检测宫内感染　孕妇有风疹病毒等感染时,可行羊水的病原体或特异性的生物标志物检测。如羊水白细胞介素 -6 升高,可能存在亚临床的宫内感染,流产或早产风险增高。

4. 协助诊断胎膜早破　对可疑胎膜早破者,可用 pH 试纸检测阴道内排液的 pH。胎膜早破时,因羊水偏碱性,pH 应 >7。亦可取阴道后穹隆处液体一滴置于玻片上,烘干后在光镜下检查,胎膜早破时可见羊齿植物叶状结晶和少许毳毛。

【小结】

1. 应用羊水细胞可以进行判断胎儿性别、羊水细胞培养行染色体核型分析、酶的分析、宫内感染病原体检测、胎儿血型判断等。

2. 羊水检查的临床应用主要有

(1) 胎儿肺成熟度检查。

(2) 细胞遗传学及先天性代谢异常的检查:多在妊娠 16~21 周进行。

(3) 检测宫内感染:孕妇有风疹病毒等感染时,可行羊水的病原体或特异性的生物标志物检测。

(4) 协助诊断胎膜早破:对可疑胎膜早破者,可用 pH 试纸检测阴道内排液的 pH。

【思考题】

羊水检查的临床应用有哪些?

第七节　输卵管通畅检查

输卵管通畅检查是通过向输卵管管腔内注入液体或显影液,观察其充盈情况或通过顺畅情况,以了解输卵管腔的形态、输卵管是否畅通及输卵管发生阻塞(梗阻)的部位。常用方法有输卵管通液术、子宫输卵管造影术。近年随着内镜的临床应用,已普遍采用腹腔镜直视下输卵管通液检查、宫腔镜下经输卵管口插管通液检查和腹腔镜联合检查等方法,以提高检查的准确度。

一、输卵管通液术

输卵管通液术(hydrotubation)是检查输卵管是否通畅的一种方法,对部分输卵管阻塞病例有一定的治疗功效。检查者通过导管向宫腔内注入液体,根据注液阻力大小、有无回流及注入液体量和患者感觉等判断输卵管是否通畅。由于操作简便,无需特殊设备,广泛应用于临床。

【适应证】

1. 不孕症,男方精液正常,疑有输卵管阻塞者。

2. 检验和评价输卵管绝育术、输卵管再通术或输卵管成形术的效果。

3. 疑有输卵管黏膜轻度粘连,有疏通作用。

【禁忌证】

1. 内外生殖器急性炎症或慢性炎症急性或亚急性发作。

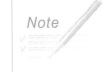

2. 月经期或有不规则阴道流血。

3. 可疑妊娠。

4. 严重的全身性疾病,如心、肺、肾功能异常,不能耐受手术者。

5. 体温高于 37.5℃。

【检查时机】

月经干净 3~7 日内,术前 3 日禁性生活。

【术前准备】

1. 术前半小时肌内注射阿托品 0.5mg 解痉。

2. 患者排空膀胱。

3. 常用器械　阴道窥器、宫颈钳、妇科钳、宫颈导管、Y 形管、压力表、注射器等。

4. 常用液体　生理盐水或抗生素溶液(庆大霉素 8 万 U、地塞米松 5mg、透明质酸酶 1500U、注射用水 20~50ml),可加用 0.5% 的利多卡因 2ml 以减轻输卵管痉挛。

【方法】

1. 患者取膀胱截石位,外阴、阴道常规消毒后铺无菌巾,双合诊了解子宫位置及大小。

2. 放置阴道窥器充分暴露宫颈,再次消毒阴道穹隆及宫颈。以宫颈钳钳夹宫颈前唇,沿宫腔方向置入宫颈导管,并使其与宫颈外口紧密相贴。

3. 用 Y 形三通管将宫颈导管与压力表相连。压力表应高于接管水平,以免注射液进入压力表。

4. 将注满生理盐水(含庆大霉素 8 万单位)的注射器(20ml 以上),排除空气后连接到 Y 形三通管的另一只接口上,缓慢推注注射器,使宫颈导管内充满生理盐水,压力不超过 160mmHg (21.3kPa)。

5. 观察推注时阻力大小、经宫颈注入的液体是否回流、患者下腹部是否疼痛等。

6. 术毕取出宫颈导管,再次消毒宫颈、阴道,取出阴道窥器。

【结果判定】

1. 输卵管梗阻闭塞　勉强注入 4~5ml 生理盐水即感有阻力,压力表显示压力持续上升而无下降,患者感下腹胀痛,停止推注后液体又回流至注射器内,表明输卵管阻塞。

2. 输卵管通畅　顺利推注 20ml 生理盐水无阻力,压力维持在 60~80mmHg(8.0kPa)以下,或推注开始时稍有阻力,随后阻力消失,无液体回流,患者也无不适感,提示输卵管通畅。

3. 输卵管通而不畅　注射液体有阻力,停止推注后无液体回流至注射器内或有轻微反流。患者感轻微腹痛。

4. 输卵管再通　闭塞的输卵管,经再加压又能推进生理盐水,提示原有阻塞管腔的轻度粘连已被分离,输卵管有不同程度再通。

【注意事项】

1. 所用无菌生理盐水温度需接近体温,以免液体过冷而致子宫、输卵管痉挛,液体过热烫伤内膜。

2. 注入液体时必须使宫颈导管紧贴宫颈外口,以防止液体外漏。

3. 术后 2 周禁盆浴及性生活,酌情给予抗生素预防感染。

二、子宫输卵管造影

子宫输卵管造影(hysterosalpingography,HSG)是通过导管向宫腔及输卵管注入造影剂,行 X 线透视并摄片,根据造影剂在输卵管及盆腔内的显影情况了解输卵管是否通畅、阻塞部位及输卵管腔和子宫腔形态。该检查对输卵管阻塞诊断准确率可达 80%,兼有一定的治疗作用。

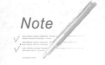

【适应证】

1. 了解输卵管是否通畅及输卵管腔形态、阻塞部位。

2. 通过对子宫腔形态的观察,了解是否存在宫腔粘连、子宫黏膜下肌瘤、子宫内膜息肉、子宫腔内异物等。

3. 辅助诊断非活动期内生殖器结核和子宫内膜炎。

4. 了解是否存在宫颈内口松弛、宫颈及子宫畸形及畸形类型,诊断习惯性流产。

【禁忌证】

1. 内、外生殖器急性或亚急性炎症。

2. 严重的全身性疾病,不能耐受手术。

3. 妊娠期、月经期。

4. 产后、流产、刮宫术后 6 周内。

5. 碘过敏者。

【检查时机】

月经干净 3~7 日内进行。术前 3 日禁止性生活。

【术前准备】

1. 术前做碘过敏试验。

2. 术前半小时肌内注射阿托品 0.5mg 解痉。

3. 术前排空膀胱,便秘者术前行清洁灌肠,以使子宫保持正常位置,避免出现外压假象。

4. 设备及器械　X 线放射诊断仪、宫颈导管、阴道窥器、宫颈钳、长弯钳、20ml 注射器。

5. 造影剂　目前用于妇产科临床的造影剂有碘化油和有机碘化物两大类。有机碘化物又有以泛影葡胺为代表的离子型造影剂和以碘海醇为代表的非离子型造影剂。40% 碘化油密度大,显影效果好,刺激小,过敏少,但检查时间长,吸收慢,易引起异物反应,形成肉芽肿或形成油栓。离子型有机碘化物 76% 泛影葡胺液吸收快,检查时间短,但子宫输卵管边缘部分显影欠佳,细微病变不易观察,不良反应发生率高,机体的耐受性差,部分患者在注药时有刺激性疼痛。非离子型碘造影剂碘海醇较离子型毒副作用小,不良反应发生率低,机体的耐受性好。

【方法】

1. 患者取膀胱截石位,常规消毒外阴、阴道,铺无菌巾,检查子宫位置及大小。

2. 以阴道窥器扩张阴道,充分暴露宫颈,再次消毒宫颈及阴道穹隆,用宫颈钳钳夹宫颈前唇,探查宫腔。

3. 若用碘化油,将 40% 碘化油充满宫颈导管,以排出空气;沿宫腔方向将宫颈导管置入宫颈管内;徐徐注入碘化油,在 X 线透视下观察碘化油流经宫腔及输卵管情况并摄片;24 小时后再摄盆腔平片,以观察腹腔内有无游离碘化油。若用泛影葡胺液或碘海醇造影,应在注射后立即摄片,10~20 分钟后第二次摄片,观察造影液流入盆腔情况。

4. 注入碘化油后子宫角圆钝,输卵管不显影,则考虑输卵管痉挛,可保持原位,肌注阿托品0.5mg,20 分钟后再透视、摄片,或停止操作。下次摄片前先使用解痉药物。

【结果评定】

1. 正常子宫、输卵管　宫腔呈倒三角形,双侧输卵管显影形态柔软,24 小时后(碘海醇造影10~20 分钟后)摄片盆腔内见弥散的造影剂。

2. 宫腔异常　患子宫内膜结核时子宫失去原有的倒三角形态,内膜呈锯齿状不平;患子宫黏膜下肌瘤时可见宫腔充盈缺损;子宫畸形时有相应显示。

3. 输卵管异常　输卵管结核显示输卵管形态不规则、僵直或呈串珠状,有时可见钙化点。输卵管积水见输卵管远端呈气囊状扩张。24 小时后盆腔 X 线摄片未见盆腔内散在造影剂,说明输卵管不通。输卵管发育异常,可见过长或过短的输卵管、异常扩张的输卵管、输卵管憩室等。

【注意事项】

1. 造影剂充盈宫颈导管时必须排尽空气,以免空气进入宫腔造成充盈缺损,引起误诊。

2. 宫颈导管与宫颈外口必须紧贴,以防造影剂流入阴道内。

3. 宫颈导管不要插入太深,以免损伤子宫或引起子宫穿孔。

4. 推注造影剂时用力不可过大,推注速度不可过快,以免损伤输卵管,造成输卵管穿孔。

5. 有输卵管切除手术史,特别是腹腔镜输卵管切除手术史者,加压注入造影剂时易发生输卵管断端复通,造影剂泄漏,造成患侧输卵管通畅及输卵管存在假象。因此,禁止加压注入造影剂。输卵管切除后输卵管断端复通影像特点:造影剂从复通漏孔处呈喷射状流出,受到肠管或阔韧带阻挡,造影剂沿肠管或阔韧带缝隙流动,形成两条以上细长显影带,形状似输卵管,并有大量造影剂在患侧盆腔堆积。但多条显影带可加以区别。

6. 透视下发现造影剂进入异常通道,同时患者出现咳嗽,应警惕发生油栓,立即停止操作,取头低脚高位,严密观察。

7. 造影后2周禁盆浴及性生活,可酌情给予抗生素预防感染。

8. 有时因输卵管痉挛造成输卵管不通的假象,必要时重复进行。

9. 输卵管造影有伪影显影的可能,不表明输卵管存在。

三、妇科内镜输卵管通畅检查

妇科内镜输卵管通畅检查:包括腹腔镜直视下输卵管通液检查、宫腔镜下经输卵管口插管通液检查和腹腔镜联合检查等方法。

1. 腹腔镜直视下输卵管通液检查　可以直接观察输卵管外观形态以及与盆腔毗邻器官的解剖关系是否正常;同时通过导管向宫腔、输卵管注入亚甲蓝染料,腹腔镜直视输卵管伞端亚甲蓝流出情况,判断输卵管通畅情况。检查准确率高达90%~95%。检查应在月经干净3~7天内进行。检查的适应证、禁忌证及副作用同腹腔镜检查和子宫输卵管造影。

2. 宫腔镜下经输卵管口插管通液检查　对于HSG提示输卵管通而不畅的患者,可在月经干净3~7天内做此项检查。在做宫腔镜检查的同时,直视下将外径1.4mm、内径0.8mm医用宫腔镜输液导管经操作孔插入至输卵管开口处,注入含亚甲蓝的生理盐水5ml(生理盐水20ml、地塞米松5mg、庆大霉素8万U、普鲁卡因2ml配制)。根据推注阻力大小及有无液体回流,判断输卵管的通畅程度:①推注亚甲蓝液无阻力或阻力小,无回流,宫腔清晰,表明输卵管通畅;②推注亚甲蓝有一定阻力、无回流或阻力小、有部分回流,表明输卵管通而不畅;③推注亚甲蓝液阻力极大,液体无法注入或亚甲蓝液全部回流,表明输卵管阻塞。对通液有阻力者,可再加压推注生理盐水30ml,以分离输卵管腔内粘连。如患者疼痛剧烈,立刻停止推注,以防输卵管破裂。检查的适应证、禁忌证同宫腔镜和输卵管通液术。由于宫腔镜下经输卵管口插管通液检查通液压力比普通输卵管通液术大数倍,除对粘连和轻、中度阻塞的输卵管腔有较好的分离、疏通作用外,也有较高的的输卵管间质部穿孔发生率。对有腹腔镜或开腹切除输卵管病史者,有更高的输卵管切除断端穿孔发生率,应慎用。

3. 腹腔镜联合检查　将腹腔镜与宫腔镜联合进行输卵管通畅检查。

内镜手术对器械要求较高,价格昂贵,故并不推荐作为常规检查方法。通常仅对不孕、不育患者行内镜检查及同时治疗时例行输卵管通液检查。内镜检查操作步骤见第三十章,其他注意事项同上。

【小结】

1. 输卵管通畅检查常用的方法有输卵管通液术、子宫输卵管造影术、腹腔镜直视下输卵管通液检查、宫腔镜下经输卵管口插管通液检查和腹腔镜联合检查等方法,以提高检查的准确度。

2. 输卵管通液术的检查时机是在月经干净 3~7 日内进行,术前 3 日禁性生活。

3. 输卵管梗阻闭塞时,勉强注入 4~5ml 生理盐水即感有阻力,患者感下腹胀痛,停止推注后液体又回流至注射器内。

4. 子宫输卵管造影是通过导管向宫腔及输卵管注入造影剂,行 X 线透视并摄片,了解输卵管是否通畅、阻塞部位及输卵管腔和子宫腔形态的方法。

5. 造影剂有碘化油和有机碘化物两大类。

6. 妇科内镜输卵管通畅检查包括腹腔镜直视下输卵管通液检查、宫腔镜下经输卵管口插管通液检查和腹腔镜联合检查等方法。

【思考题】

1. 子宫输卵管造影的适应证有哪些?

2. 如何判定输卵管通液术的结果?

第八节　影　像　检　查

影像检查包括超声、X 线、计算机体层成像(CT)、磁共振成像(MRI)、正电子发射体层显像(PET)等,因其对人体损伤小、诊断准确而广泛应用于妇产科领域。

一、超声检查

(一) B 型超声检查

B 型超声检查是应用二维超声诊断仪,在荧屏上以强弱不等的光点、光团、光带或光环,显示探头所在部位脏器或病灶的断面形态及其与周围器官的关系,并可做实时动态观察和照相。检查途径有经腹壁及经阴道两种。

1. 经腹壁超声检查　选用弧阵探头和线阵探头,常用频率为 3.5MHz。检查前适度充盈膀胱,形成良好的"透声窗",便于观察盆腔内脏器和病变。探测时患者取仰卧位,暴露下腹部,检查区皮肤涂耦合剂。检查者手持探头,以均匀适度压力滑行探测观察。根据需要做纵断、横断或斜断等多断层面扫描。

2. 经阴道超声检查　选用高频探头(5.0~7.5MHz),可获得高分辨率图像。检查前探头需常规消毒,套上一次性使用的橡胶套(常用避孕套),套内外涂耦合剂。检查前患者排空膀胱,取膀胱截石位,将探头轻柔地放入患者阴道内,旋转探头,调整角度以获得满意切面。经阴道超声检查分辨率高,尤其适合肥胖患者或盆腔深部器官的观察。但对超出盆腔肿物,无法获得完整图像。无性生活史者不宜选用。

(二) 彩色多普勒超声检查

彩色多普勒超声一般指用相关技术获得的血流多普勒信号经彩色编码后实时地叠加在二维图像上,形成的彩色多普勒超声血流图像。因此,彩色多普勒超声既具有二维超声的结构图像,又同时提供了血流动力学信息。现今的彩色多普勒还具有频谱多普勒功能,提供用于评估血流状态的参数,其中在妇产科领域常用的 3 个参数为阻力指数(resistance index,RI)、搏动指数(pulsation index,PI)和收缩期／舒张期(systolic phase/ diastolic phase,S/D)。彩色多普勒超声也包括腹部和阴道探头。患者检查前的准备、体位及方法与 B 型超声检查相同。

(三)三维超声诊断

三维超声诊断(3-dimension ultrasound imaging,3-DUI)是将二维超声及彩色多普勒超声采集的二维图像通过计算机软件重建,形成立体的三维图像。三维超声在用于胎儿畸形和妇科疾病尤其妇科肿瘤的诊断方面具有独特优势。

(四)超声造影

超声造影(ultrasonic contrast)是利用造影剂增强"后散射"回声,提高图像分辨力的一种超声诊断技术。微气泡(直径小于 10 微米)对一定频率的声波产生数倍于发射频率的回波(谐波),人体组织无此特性。将含有惰性气体或空气的微气泡造影剂注入血管内,通过血液循环到达靶器官或靶组织,或注入空腔器官腔内,使微泡造影剂对谐波背向散射强度远高于人体组织,形成超声造影剂灌注部位与周围组织声阻抗差,有效地增强实质性器官或空腔器官的超声影像和血流多普勒信号,提高图像的对比分辨率。

(五)超声检查在产科领域中的应用

1. B 型超声检查　通过 B 型超声检测胎儿发育是否正常,有无胎儿畸形,可测定胎盘位置和胎盘成熟度以及羊水量等。

(1)早期妊娠:停经 35 日时,宫腔内见到圆形或椭圆形妊娠囊,图像见圆形光环,中间为羊水呈无回声区;妊娠 6 周时,可见到胚芽和原始心管搏动;妊娠 8 周初具人形,可测量头臀长度(CRL)。停经 12 周前,测量胎儿 CRL 能较准确地估计孕周,即孕周 =CRL+6.5,误差在 4 日内。停经 9~14 周超声检查可以排除严重的胎儿畸形,如无脑儿。超声测量胎儿颈项透明层(NT)、鼻骨长度等,可作为孕早期染色体疾病筛查的指标。

(2)中晚期妊娠

1)胎儿主要的生长径线测量:表示胎儿生长发育的径线有双顶径(biparietal diameter,BPD)、胸径(thoracal diameter,TD)、腹径(abdominal diameter,AD)和股骨长度(femur length,FL)等。其中 BPD 表示胎儿总体发育情况(BPD≥8.5 提示胎儿成熟),FL 表示胎儿长骨发育情况,AD 表示胎儿软组织的发育。但是,由于胎儿的头颅、胸腔和腹腔的形状不是标准的圆形,BPD、TD 和 AD 可分别由头围(head circumference,HC)、胸围(thoracic circumference,TC)和腹围(abdominal circumference,AC)取代。

2)估计胎儿体重:胎儿体重是判断胎儿成熟度的一项重要指标。超声估测胎儿体重的方法有多种,如胎儿 AC 预测法、BPD 与 AC 联合预测法、FL 与 AC 联合预测法。超声仪器多带有根据多参数(AC、BPD、FL)推算胎儿体重的公式,输入相关参数可直接获得胎儿体重。

3)胎盘定位和胎盘成熟度检查:妊娠 12 周后胎盘显示为轮廓清晰的半月形弥漫光点区,轮廓清楚,通常位于子宫前壁、后壁和侧壁。胎盘位置判定对临床有指导意义,如行羊膜穿刺术时可避免损伤胎盘和脐带,协助判断前置胎盘和胎盘早剥等。随孕周增长,胎盘逐渐发育成熟。根据胎盘的绒毛板、胎盘实质和胎盘基底层 3 部分结构变化,将胎盘成熟度分级:0 级为未成熟,多见于中孕期;Ⅰ级为开始趋向成熟,多见于孕 29~36 周;Ⅱ级为成熟期,多见于孕 36 周以后;Ⅲ级为胎盘已成熟并趋向老化,多见于孕 38 周以后。目前国内常用的胎盘钙化分度是:Ⅰ度:胎盘切面见强光点;Ⅱ度:胎盘切面见强光带;Ⅲ度:胎盘切面见强光圈(或光环)。

4)探测羊水量:羊水呈无回声暗区、清亮。妊娠晚期,羊水中有胎脂,表现为稀疏点状回声漂浮。最大羊水暗区垂直深度(AFV)≥8cm 时为羊水过多;≤2cm 为羊水过少。以脐水平线和正中线做坐标,将子宫分为四个象限,测量四个象限最大羊水暗区垂直深度,四者之和为羊水指数(AFI)。AFI≥25cm 诊断为羊水过多。AFI≤5cm 诊断为羊水过少。

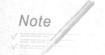

（3）异常妊娠

1）诊断葡萄胎：典型的完全性葡萄胎声像特点：①子宫大于相应孕周；②宫腔内无胎儿及其附属物；③宫腔内充满弥漫分布的蜂窝状大小不等的无回声区，其间可见边缘不整、境界不清的无回声区，或合并宫腔内出血图像；④当伴有卵巢黄素囊肿时，可在子宫一侧或两侧探到大小不等的单房或多房的无回声区。

2）鉴别胎儿是否存活：胚胎停止发育则妊娠囊变形、缩小，胚芽枯萎，胎心搏动消失。胎死宫内声像图表现为胎体萎缩，胎儿轮廓不清，颅骨重叠，无胎心及胎动，脊柱变形，肋骨排列紊乱，胎儿颅内、腹内结构不清，羊水暗区减少等。

3）判断异位妊娠：宫腔内无妊娠囊，附件区探及边界不十分清楚、形状不规则包块。若在包块内探及圆形妊娠囊，其内有胚芽或原始心管搏动，则能在流产或破裂前确诊。若已流产或破裂时，直肠子宫陷凹或腹腔内可见液性暗区。

4）判断前置胎盘：胎盘组织部分或全部覆盖宫颈内口。

5）判断胎盘早剥：胎盘与子宫肌壁间出现形状不规则的强回声或无回声区。

6）探测多胎妊娠：妊娠早期见两个或多个妊娠囊或胚芽；中晚期可见两个或多个胎头光环，两条或多条脊椎像或心脏搏动像。

（4）胎儿畸形

1）脑积水：脑积水为胎儿晚发畸形。典型表现：胎头双顶径与头围明显大于孕周，头体比例失调，头围大于腹围；侧脑室与颅中线的距离大于颅骨与颅中线距离的1/2；颅中线偏移，颅内大部为液性暗区。

2）无脑儿：在胎儿颈部上方探不到胎头光环；胎头轮廓可呈半月形弧形光带；眼眶部位可探及软组织回声，似青蛙眼；常伴羊水过多或脊柱裂。

3）脊柱裂：超声扫查脊柱时，应注意脊柱的连续性与生理性弯曲。开放性脊柱裂可见两排串珠状回声，但不对称；或一排不整齐或串珠样回声，形状不规则、不清晰或中断。纵切时，脊柱裂部位呈不规则"八"形，横切呈"V"形。

4）多囊肾：多为双侧，肾体积明显增大，外形不规则呈多囊状。肾实质内见多个大小不等的蜂窝状无回声区，常看不清正常结构，可合并羊水过少，膀胱不显示。

2. 彩色多普勒超声检查　应用彩色多普勒超声进行母胎血流监护，可获取母体和胎儿血管，如孕妇双侧子宫动脉（R-LAU）、胎儿脐动脉（UA）、脐静脉（UV）、静脉导管（DV）、大脑中动脉（MCA）和脑大静脉（VCM）等的血流超声参数。并依据母胎多血管血流动力学参数（PI）和血流波形改变进行脐动脉血流分级（BFC）、子宫动脉评分（UAS）和胎盘评分（PLS），从而对胎盘功能进行综合评价，判断胎儿宫内慢性缺氧状态，发现胎儿循环衰竭征象。

（1）母体血流：子宫动脉血流是评价子宫胎盘血液循环的一项良好指标。RI、PI 和 S/D 均随孕周增加而减低并具有明显相关性，阻力升高预示子宫-胎盘血流灌注不足，血流波形在舒张期初出现切迹与子痫前期有关。此外，还可测定卵巢和子宫胎盘床血流。

（2）胎儿血流：对胎儿的脐动脉（UA）、脐静脉（UV）、静脉导管（DV）、大脑中动脉（MCA）、脑大静脉（VCM）、主动脉及肾动脉等进行监测，特别是脐带血流变化的测定是母胎血流监测的常规内容。正常妊娠期间，脐动脉血流 RI、PI 和 S/D 与妊娠周数密切相关。脐动脉血流阻力升高与胎儿窘迫、胎儿生长受限、子痫前期等有关。若舒张末期脐动脉血流消失进而出现反流，提示胎儿处于濒危状态。

（3）胎儿心脏：可以从胚胎时期原始心管一直监测到分娩前胎儿心脏和大血管的解剖结构及活动状态。通常在孕 20~24 周进行超声心动图检查。主要针对有心脏病家族史、心脏畸形胎儿生育史、环境化学物接触史、胎儿心率异常或常规超声检查怀疑胎儿心脏畸形的高危孕妇。

3. 三维超声扫描技术　能准确显示物体的表面结构和精确测量不规则物体的体积，在观察胎儿外形和脏器结构方面较有优势,有助于提高胎儿体表及内脏畸形诊断的准确性。三维超声透明成像模式可以用于观察胎儿骨骼及显示骨骼畸形。

（六）超声检查在妇科领域的应用

1. B 型超声检查

（1）子宫肌瘤:声像图为子宫体积增大,形态不规则,肌瘤常为低回声、等回声或中强回声。B 型超声可对肌瘤进行较精确定位,准确区分肌壁间肌瘤、黏膜下肌瘤及浆膜下肌瘤。

（2）子宫腺肌病和腺肌瘤:子宫腺肌病的声像特点是子宫均匀性增大,子宫断面回声不均;子宫腺肌瘤时子宫呈不均匀增大,其内散在小蜂窝状无回声区。

（3）盆腔炎性疾病:盆腔炎性包块与周围组织粘连,境界不清;积液或积脓时为无回声或回声不均。

（4）盆腔子宫内膜异位症:与周围组织较少粘连的异位症囊性肿块,边界清晰;而与周围粘连的囊性肿块,边界不清。囊肿大小不等,多为中等大小,内可见颗粒状细小回声或因血块机化呈较密集粗光点影像。

（5）卵巢肿瘤:良性肿瘤声像图为卵巢增大,内为单房或多房的液性无回声区,常无乳头,边缘清楚。恶性肿瘤为肿块边缘不整齐、欠清楚,囊壁上有乳头,内部回声强弱不均或无回声区中有不规则强回声团,常累及双侧卵巢并伴腹水。

（6）卵泡发育监测:通常自月经周期第 10 日开始监测卵泡大小,正常卵泡每日增长 1.6mm,排卵前卵泡约达 20mm。

（7）宫内节育器探测:扫查子宫体能准确显示宫内节育器形状和在宫腔内位置。可诊断节育器位置下移、嵌顿、穿孔或子宫外游走。嵌顿的节育器可在超声引导下取出。

（8）介入超声的应用:阴道超声引导下对成熟卵泡进行采卵;对盆腔肿块进行穿刺,确定肿块性质,并可注入药物进行治疗。介入超声还可用于减胎术。

2. 彩色多普勒超声检查　能判断盆、腹腔肿瘤的血流动力学及分布,有助于鉴别诊断。

3. 三维超声扫描技术　可较清晰地显示组织或病变的立体结构,呈现二维超声难以达到的立体逼真图像,有助于诊断盆腔脏器疾患,特别是良、恶性肿瘤的诊断和鉴别诊断。

二、X 线检查

X 线检查借助造影剂可了解子宫腔和输卵管腔内形态,为诊断先天性子宫畸形和输卵管通畅程度常用的检查方法。胸部 X 线摄影是诊断妇科恶性肿瘤肺转移的重要手段。

（一）诊断先天性子宫畸形

1. 单角子宫造影　仅见一个梭形宫腔,只有一个子宫角和一条输卵管,偏于盆腔一侧。

2. 双子宫造影　见两个子宫腔,每个子宫有一个子宫角和一条输卵管相通。两个宫颈可共有一个阴道,或有纵隔将阴道分隔为二。

3. 双角子宫造影　见一个宫颈和一个阴道,两个宫腔。

4. 鞍形子宫造影　见子宫底凹陷,犹如鞍形。

5. 纵隔子宫　可分为完全性和部分性纵隔子宫。完全性纵隔子宫造影见宫腔形态呈两个梭形单角子宫,但位置很靠近;部分性纵隔子宫造影见宫腔大部分被分隔成二,呈分叉状,宫体部仍为一个腔。

（二）X 线胸片

主要用于妇科恶性肿瘤肺转移的诊断。X 线胸部平片检查是诊断侵蚀性葡萄胎和绒毛膜癌肺转移的首选方法。侵蚀性葡萄胎和绒毛膜癌肺转移的 X 线征象多种多样,最初为肺纹理增粗,随即发展为串珠样、粟粒样和片状阴影,片状阴影继续发展融合成结节状或棉球状阴影,边缘模糊或清楚,为典型表现;可同时伴有单侧或双侧气胸、胸腔积液。结节状或棉球状阴影可逐渐融合成团块状。团块阴影常出现在晚期病例中。

三、计算机体层扫描检查

计算机体层扫描（computerized tomography，CT）的基本原理是 X 线对人体不同密度组织的穿透能力不同，从而产生所接收的信号差异，再由计算机对数字信息进行处理，显示出图像。CT 的特点是分辨率高，能显示肿瘤的结构特点、周围侵犯及远处转移情况，可用于各种妇科肿瘤治疗方案的制订、预后估计、疗效观察及术后复发的诊断。如对卵巢肿瘤诊断的准确性79.1%~83%，敏感性 73.9%，特异性 81.8%，但对卵巢肿瘤定位诊断特异性不如 MRI。

四、磁共振成像检查

磁共振成像（magnetic resonance imaging，MRI）是利用人体组织中氢原子核（质子）在磁场中受到射频脉冲的激发而发生磁共振现象，产生磁共振信号，经过电子计算机处理，重建出人体某一层面图像的成像技术。MRI 检查无放射性损伤，无骨性伪影，对软组织分辨率高，尤其适合盆腔病灶定位及病灶与相邻结构关系的确定。磁共振成像能清晰地显示肿瘤信号与正常组织的差异，故能准确判断肿瘤大小、性质及转移情况，被广泛应用于妇科肿瘤的诊断和手术前的评估。

目前 MRI 在产科领域也得到应用。胎儿 MRI 可克服超声观察视野小、软组织对比度较差的缺点，孕妇腹部肥厚的脂肪、肠道气体、盆腔骨骼，胎儿羊水较少、胎位不正等不影响其成像质量，可以照片的形式清晰地显示胎儿解剖细节结构，对于复杂病理表现或畸形显像良好。三维胎儿 MRI 容积再现（volume rendering，VR）图比三维超声更清晰地显示胎儿的体表容貌，明显提高诊断胎儿颜面畸形的准确性，是对超声产前影像诊断的重要补充方法。由于 MRI 的热效应是潜在危险因素，不建议早期妊娠行 MRI 检查。对于孕中晚期胎儿，MRI 检查仅用于超声诊断难以确定的病例。目前认为适合 MRI 检查的胎儿需大于孕 18 周。胎儿 MRI 主要用于：

（1）中枢神经系统成像：评价胎儿的脑发育状况和胎儿中枢神经系统发育畸形，如脑室扩大、胼胝体发育不全、皮层发育畸形、后颅窝异常、脑缺血或出血等。

（2）面颈部成像：发现唇腭裂、下颌短小、眼距异常、颈面部血管瘤等。三维 MRI VR 图可以清晰显示胎儿的额头、鼻梁、鼻翼、鼻孔、耳朵、脸颊、嘴唇、下颌的形态，并展示胎儿的面部容貌和表情。三维 MRI 用于诊断胎儿颜面畸形，可明显提高其准确性。

（3）胸部成像：诊断先天性膈疝（CDH）、肺隔离症（BPS）、气道闭锁以及胎儿肺部容积测量。

（4）腹部成像：MRI 视野大，可观察胎儿整体情况，诊断先天性肠道闭锁、先天性脐疝、腹壁裂、肝脏囊肿、先天性巨结肠以及躯干部复杂畸形等。对于胎儿肠道穿孔引起的胎粪性腹膜炎的诊断，MRI 比超声诊断更敏感。

（5）泌尿系统成像：诊断多囊肾、马蹄肾、异位肾、肾盂积水、膀胱输尿管反流、脐尿管未闭等畸形。

（6）四肢成像：三维扫描序列通过图像多平面重组（MPR）、VR 和最大密度投影（MIP）等扫描后处理技术，直观反映胎儿肢体的体表特征（胎儿照片），诊断长骨的发育缺陷，如手、足缺失畸形，短肢畸形、关节畸形、马蹄内翻足、多指（趾）畸形等。

（7）胎盘、脐带和羊水成像：可发现脐带绕颈、单脐动脉、双脐动脉、脐带长度异常、脐动脉纤细、胎盘囊肿、绒毛膜下出血、宫腔内粘连、前置胎盘、羊水过多、羊水过少等产科异常。

但是胎儿 MRI 在先天性心脏畸形、尿道下裂、肛门闭锁、胆囊阙如、鼻骨短、手指数量异常和眼距异常等诊断上仍有一定的漏诊率。

五、正电子发射体层显像

正电子发射体层显像(positron emission tomography,PET)是一种通过示踪原理,以显示体内脏器或病变组织生化和代谢信息的影像技术,为功能成像。目前 PET 最常用的示踪剂为 ^{18}F 标记的脱氧葡萄糖(^{18}F-FDG),其在细胞内的浓聚程度与细胞内糖代谢水平高低呈正相关。由于恶性肿瘤细胞内糖酵解代谢率明显高于正常组织和良性肿瘤细胞,因此,PET 被用于妇科恶性肿瘤的早期诊断、鉴别诊断及预后评价等。PET 可发现 10mm 以下的肿瘤,诊断各种实体瘤的准确率达 90% 以上,高于传统的结构成像技术。PET 假阳性主要见于子宫内膜异位症、盆腔急性炎症以及育龄妇女卵巢月经末期的高浓聚等。PET-CT 是将 PET 与 CT 两种不同成像原理的扫描设备同机组合。利用同一扫描床对病变同时进行 PET 和 CT 扫描图像采集,用同一个图像处理工作站对 PET 图像和 CT 图像进行融合。融合后的图像既显示病灶的精细解剖结构,又显示病灶的病理生理变化,明显提高诊断的准确性,弥补了 PET 不能良好显示解剖结构的缺陷,从而实现功能与结构成像的有机融合。

【小结】

1. 妇产科影像检查包括超声、X 线、计算机体层成像(CT)、磁共振成像(MRI)、正电子发射体层显像(PET)等。

2. 超声检查检测胎儿发育、胎儿畸形,测定胎盘位置和胎盘成熟度、羊水量,诊断异常妊娠、诊断子宫疾病和盆腔子宫内膜异位症、诊断卵巢肿瘤、监测卵泡发育。

3. X 线胸部平片检查是诊断侵蚀性葡萄胎和绒毛膜癌肺转移的首选方法。

4. 计算机体层扫描检查能显示肿瘤的结构特点、周围侵犯及远处转移情况,可用于各种妇科肿瘤治疗方案的制订、预后估计、疗效观察及术后复发的诊断。

5. 磁共振成像检查能清晰地显示肿瘤信号与正常组织的差异,故能准确判断肿瘤大小、性质及转移情况,被广泛应用于妇科肿瘤的诊断和手术前的评估。

6. 磁共振成像检查胎儿可清晰地显示胎儿解剖细节结构,明显提高诊断胎儿颜面畸形的准确性,是对超声产前影像诊断的重要补充方法。

【思考题】

1. 胎儿 MRI 主要有哪些临床应用?
2. 正电子发射体层显像的基本原理是什么?

(付　艳)

参考文献

1. 丰有吉,沈铿.妇产科学.第2版.北京:人民卫生出版社,2010.

2. 谢幸,苟文丽.妇产科学.第8版.北京:人民卫生出版社,2013.

3. 世界卫生组织.《世界卫生组织(WHO)指南:子宫颈癌前病变筛查与管理》("即筛即治"策略推荐摘要).2013.

4. DeChemey AH,Nathan L.现代妇产科疾病诊断与治疗.第9版.刘新民,宋玉琴,万小平,等译.北京:人民卫生出版社,2004.

5. Anthony JN,Peter JH.Clinical Oncology:Basic Principles and practice. 4th ed. The great britain:Hodder Arnold,2009.

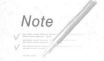
Note

6. Nogami Y, Banno K, Irie H, et al. The efficacy of preoperative positron emission tomography-computed tomography (PET-CT) for detection of lymphnode metastasis in cervical and endometrial cancer: clinical and pathological factors influencing it. Jpn J Clin Oncol, 2015, 45 (1): 26-34.

Note

第三十章　妇产科内镜及其应用

内镜检查（endoscopy）是用连接于摄像系统和冷光源的探视镜头，检查人体体腔及脏器内部结构改变的方法。可以利用内镜在直视下对体腔内组织或器官进行检查或手术。仅在镜下检查病变称诊断内镜（diagnostic endoscopy），在镜下同时对疾病进行治疗则称手术内镜（operative endoscopy）。妇产科常用的内镜有胎儿镜（fetoscope）、阴道镜（colposcope）、宫腔镜（hysteroscopy）、腹腔镜（laparoscope）和输卵管镜（falloposcopy）等。

第一节　胎儿镜检查

胎儿镜检查（fetoscope）是用直径 0.5~2mm 的纤细光纤内镜，以套管针通过孕妇腹壁穿刺，经子宫壁进入羊膜腔，观察胎儿形体，采集脐血或胎儿组织等进行各种相关检查，以及对胎儿进行宫内治疗的方法。近年来，国内已有医院陆续开展了胎儿镜的检查和治疗，取得了较好的效果。但此项检查为有创检查，目前临床上尚未得到普及应用。

【适应证】

1. 怀疑胎儿体表畸形　超声诊断困难，或者高度可疑存在体表畸形，如唇腭裂、多指（趾）、并指（趾）、脊柱裂、脑脊膜膨出、腹裂、外生殖器畸形。

2. 抽取脐血　协助诊断胎儿有无镰状细胞贫血、地中海贫血、遗传性免疫缺陷、血友病和酶缺陷等遗传性疾病，鉴别胎儿血型（Rh 及 ABO），染色体分析等。

3. 胎儿组织活检　如胎儿皮肤及肌肉活检，可发现大疱病、鱼鳞病等遗传性皮肤病。

4. 其他的胎儿畸形　如胎儿先天性膈疝、胎儿后尿道瓣膜病变、胎儿脑积水等。

5. 双胎输血综合征 II、III 期治疗。

6. 单卵多胎妊娠的选择性减胎。

【禁忌证】

1. 有先兆流产症状者。

2. 体温高于 37.5℃。

3. 有出血倾向（血小板≤70×10^9/L，凝血功能检查有异常）。

4. 有急性盆腔炎或宫腔感染征象。

5. 无明显指征的单纯性别鉴定。

【胎儿镜检查时间】

一般检查时间根据羊水量、胎儿大小、脐带粗细和检查目的而定。一般来说，妊娠 15~17 周时，羊水达足够量，胎儿也较小，适宜观察胎儿外形。妊娠 18~22 周时，羊水继续增多，脐带增粗，适宜做脐血取样及胎儿宫内治疗。妊娠 22 周后，羊水透明度下降，不利于胎儿外形的观察。

【操作步骤】

1. 术前按下腹部手术常规备皮，排空膀胱，术前 10 分钟肌内注射哌替啶 10mg。手术需在手术室进行，采用局麻或全身麻醉，孕妇取仰卧位。

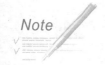

Note

2. 在 B 型超声引导下选择穿刺点,一般选择宫体部无胎盘附着区;要求套管刺入子宫时能避开胎盘且面对胎儿腹侧,尽可能靠近脐带,手术严格无菌操作。

3. 常规消毒腹部皮肤,根据穿刺套管直径,在下腹部脐耻之间做相应大小的皮肤切口,深达皮下。助手协助固定子宫,在皮肤切口垂直穿刺套管针,进入羊膜腔后抽出针芯,见羊水涌出,先抽取羊水 15ml 送检,再换上胎儿镜,进行相应的诊断和治疗。

4. 接上冷光源观察胎儿外形;根据检查目的抽脐血、胎儿组织活检或实施治疗。

5. 检查完毕,将胎儿镜连同套管退出,纱球压迫腹壁穿刺点 5 分钟,包扎。平卧 3~5 小时,观察母体脉搏、血压、胎心率、有无子宫收缩及有无羊水及血液溢漏。一般不用抑制宫缩药物,因子宫肌松弛不利于子宫壁创口闭合,有发生羊水溢出导致流产的风险。

【注意事项】

1. 术前超声定位胎盘位置,选择后壁胎盘患者进行手术。如为前壁胎盘则需要胎儿镜转换器进行操作,手术相对较困难。

2. 穿刺时尽量避开胎盘附着部位。

3. 术中尽可能远离脐带根部的大血管,激光凝结时需要小心操作,距离胎盘血管约 1cm 处进行操作。

4. 如穿刺透过胎盘需要监测胎盘出血的情况,及时发现胎盘后血肿、绒毛膜后血肿以及羊膜后血肿。

5. 需要有经验的超声医师与手术医师的配合,指导穿刺孔位置并且对于胎儿情况进行连续的监测。

6. 根据手术情况酌情应用抗生素。

7. 肥胖患者需要认真评估手术的风险。

8. 术中羊水污染(胎盘出血)或者羊水有污染导致视野不清晰手术失败。

9. 胎儿活动频繁可能影响手术操作,导致手术失败。

10. 操作要轻柔、仔细。胎儿镜检查容易引起羊膜腔感染、出血、胎盘及胎儿损伤、流产及胎死宫内等并发症,操作前应与患者及家属充分沟通,理解手术风险及可能出现的并发症。

【并发症】

1. 感染　胎儿镜检查是经体表进入羊膜腔的有创检查方法,可引起母体和胎儿的感染。术后发热、腹部疼痛、血白细胞升高,甚至羊水细菌培养阳性是孕妇或胎儿感染的征兆。确诊后抗感染治疗。

2. 出血　胎儿镜检查过程中损伤腹壁或子宫壁血管可引起出血。手术后出血,患者可出现腹部疼痛、腹壁血肿。视出血量采取相应处置。

3. 引起流产或胎儿死亡　手术过程损伤胎盘和脐带或者造成羊水渗漏,可引起流产或胎儿死亡。

4. 羊水渗漏　羊水由穿刺点漏出羊膜囊外,沿羊膜 - 子宫壁间隙渗出,经宫颈、阴道流出体外。若术后阴道流水增多,应考虑羊水渗漏,取阴道后穹隆处液体测酸碱度。若 pH>7 或有羊齿状结晶,可诊断。不需特殊处理,临床上可按胎膜早破保守治疗。

5. 周围脏器损伤　如肠管损伤等。

【胎儿镜手术】

经胎儿镜行胎儿宫内手术是近年发展的一门新技术,我国尚未普遍开展。目前主要的适应证:①选择性减胎:对多胎妊娠中患先天异常胎儿实施胎儿镜减胎术,保留正常胎儿;②双胎输血综合征:胎儿镜下激光凝固吻合支血管;③宫内输血:借助胎儿镜经脐静脉对严重溶血性贫血胎儿行宫内输血。

【小结】

1. 胎儿镜检查主要应用于产前胎儿体表畸形及遗传性疾病的诊断,并可对胎儿进行宫内治疗。但为有创检查,目前临床上尚未普及应用。

2. 胎儿镜检查时间根据羊水量、胎儿大小、检查目的等而定。操作时注意无菌,并尽量避开胎盘。

3. 胎儿镜检查容易引起羊膜腔感染、出血、胎盘及胎儿损伤、流产及胎死宫内、羊水渗漏等并发症,操作前应与患者及家属充分沟通。

【思考题】

1. 如何看待胎儿镜检查的风险及其所涉及的伦理问题?

2. 胎儿镜检查操作中应注意的问题?

第二节　阴道镜检查

阴道镜是一种体外双目立体放大镜式的光学窥镜,可将局部放大 10~40 倍。其用于外阴、阴道和宫颈上皮结构及血管形态的观察,可以发现与癌有关的异型上皮、异型血管,指导可疑病变部位的定位活组织检查,辅助诊断宫颈上皮内瘤变(CIN)及早期宫颈癌,也用于外阴皮肤和阴道黏膜的相应病变和相关疾病的观察,以提高宫颈疾病及外阴阴道疾病的确诊率。阴道镜分为三种:光学阴道镜、电子阴道镜和光 - 电一体的阴道镜,均可与计算机和监视器相连。现代电子阴道镜由摄像机、监视屏、冷光源、支架及一些辅助配件构成,可将被检查的部位显示在监视屏上进行观察。阴道镜观察不到宫颈管,对鳞柱移行带位于宫颈管内者(多发生在绝经后)的应用受到限制。

【适应证】

1. 宫颈刮片细胞学检查巴氏Ⅱ级以上及 TBS 示 LSIL 及以上、ASCUS 伴 HPV DNA 阳性或 AGC 者。

2. HPV DNA 检测 16 或 18 阳性者。

3. 临床可疑病史或体征　如接触性出血、异常排液,宫颈外观异常如慢性宫颈炎(宫颈假性糜烂或不对称糜烂、息肉)、白斑、红区或可疑癌等。

4. 宫颈锥切术前确定病变范围。

5. 可疑病变处指导性活检。

6. 宫颈糜烂、尖锐湿疣等。

7. 慢性宫颈炎长期治疗无效。

8. 阴道和外阴病变　阴道和外阴上皮内瘤样变、早期阴道癌、阴道腺病、梅毒、结核、尖锐湿疣等。

9. 宫颈、阴道及外阴病变治疗后复查和评估。

10. 其他如 CIN 及早期宫颈癌术前了解阴道壁受累情况等。

【操作步骤】

阴道镜检查前应排除阴道毛滴虫、假丝酵母菌、淋病奈瑟菌等感染。检查部位出血或阴道、子宫颈急性炎症,不宜进行检查,应先治疗。检查前 24 小时内应避免阴道、宫颈操作及治疗(冲洗、上药、妇科检查、活检、性交等),以减少对检查部位的刺激和干扰。遇有检查部位出血或阴道、宫颈急性炎症,不宜进行检查。

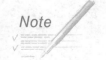
Note

1. 患者取膀胱截石位,用生理盐水湿润阴道窥器(不使用润滑剂),暴露宫颈穹隆部及阴道穹隆部。首先肉眼检查宫颈形态、大小、色泽,有无糜烂、白斑、赘生物及分泌物性质等。棉球轻轻擦除宫颈分泌物。

2. 调整阴道镜和检查台高度以适合检查,将镜头放置距外阴 10cm 的位置(镜头距宫颈15~20cm 处),镜头对准宫颈或病变部位,打开光源(使用电子阴道镜,连接好监视器),调节阴道镜物镜焦距使物像清晰。先用低倍镜观察宫颈外形、颜色、血管及有无白斑。必要时用绿色滤光镜片并放大 20 倍观察,使血管图像更清晰;进行更精确的血管检查时,可加红色滤光镜片。

3. 为区分正常与异常、鳞状上皮和柱状上皮,可借助于以下溶液:

(1) 3% 醋酸溶液(蒸馏水 97ml+ 纯冰醋酸 3ml):即醋酸白试验,用 3% 醋酸棉球浸湿宫颈表面,使柱状上皮迅速肿胀、发白,呈葡萄状改变,数秒钟后,鳞 - 柱状上皮交界处非常清晰。上皮内癌时,细胞含蛋白质较多,涂醋酸后蛋白质凝固,上皮变白。

(2) 碘溶液(蒸馏水 100ml+ 碘 30g+ 碘化钾 0.6g):即碘试验,用复方碘溶液棉球浸湿宫颈,使富含糖原的成熟鳞状上皮被碘染成棕褐色,称为碘试验阳性;未成熟化生上皮、角化上皮及非典型增生上皮、癌变上皮内不含糖原而均不被碘着色,柱状上皮因雌激素水平低也不着色,称为碘试验阴性。观察不着色区域的分布,在异常图像部位或可疑病变部位取多点活检送病理检查。

(3) 40% 三氯醋酸(蒸馏水 60ml+ 纯三氯醋酸 40ml):使尖锐湿疣呈刺状突起,与正常黏膜界限清楚。

4. 观察内容　宫颈大小,糜烂样组织范围,宫颈黏膜有无外翻;上皮有无异常、病变范围;血管形态、毛细血管间距离等。

【结果判断】

1. 正常图像　包括上皮及血管图像。

(1) 正常上皮:可见 3 种变化:①鳞状上皮:粉红色,光滑。醋酸白试验上皮不变色,碘试验阳性。②柱状上皮:原始鳞 - 柱状上皮交界处位于宫颈管外口(柱状上皮外移),镜下明显呈微小乳头状。醋酸白试验后,乳头肿胀呈葡萄状,涂碘不着色。乳突合并炎症时,可见表面血管增多、水肿,临床上将这种柱状上皮称为假性糜烂(pseudo erosion)。绝经后,女性激素减少,原始鳞 - 柱状上皮交界处回缩宫颈管内,一般在镜下无法见到。③正常转化区:又称移行带区,是原始鳞 - 柱状上皮交界处与生理鳞 - 柱状上皮交界处之间的化生区。阴道镜下见毛细血管丰富,形态规则,呈树枝状;由化生上皮环绕柱状上皮形成葡萄状小岛,厚度不等的新生鳞状上皮,呈粉红色;在化生上皮区内可见针眼状的凹陷为腺体开口,常被新生上皮覆盖致黏液潴留而形成潴留囊肿(宫颈腺囊肿),呈环形灰色斑。醋酸白试验后化生上皮与圈内的柱状上皮界限明显。涂碘后,碘着色深浅不一。病理学检查为鳞状上皮化生。

(2) 正常血管:血管图像为均匀分布的小微血管点。

2. 异常图像　包括上皮及血管的异形改变,几乎均出现在转化区内,碘试验均为阴性。

(1) 上皮变化:有 3 种异常:①白斑:又称单纯性白斑、真性白斑、角化病。呈白色斑片,边界清楚,略隆起,表面无血管,不涂醋酸也可见;病理学检查为角化不全或角化过度,故又称角化病,有时为人乳头瘤病毒感染。在白斑深层或周围可能有恶性病变,应常规取活组织检查。②白色上皮:涂醋酸后呈白色斑块,边界清楚,无血管区多为化生上皮或棘上皮。白色上皮越厚,细胞不典型性越明显。有时,HPV 亚临床感染亦呈白色上皮改变。病理学检查可能为化生上皮或上皮内瘤变。③角化腺开口:分 5 型。Ⅰ型:腺口凹凸无白环;Ⅱ型:腺口周围呈细白环;Ⅲ型:腺口边界模糊不隆起的白环;Ⅳ型:腺口周围粗大明显隆起的白环;Ⅴ型:腺口呈明显实性白点(白色腺体)。白色腺体及其开口处白环主要见于炎症及不典型增生,大而成堆的白色腺体结合其他异常图像应考虑原位癌及早期浸润癌。

(2) 血管改变:可见 3 种异常:①点状血管:血管异常增生的早期变化,是位于乳头中的毛细血管,表现为醋酸白背景下有极细的红色小点(点状毛细血管),常与上皮性质有关。细点状血管与低级别上皮内瘤变或炎症有关;粗点状血管常与高级别上皮内瘤变和原位癌有关。②镶嵌(mosaic):又称白斑镶嵌。由与表面平行的血管构成,血管之间为病变上皮,形成不规则镶嵌。醋酸白试验呈白色,边界清。若表面呈不规则突出,将血管推向四周,提示细胞增生过速,应注意癌变。病理学检查常为上皮内瘤变。③异型血管:血管管径、大小、形态、分支、走向及排列等极不规则,血管间距离明显增大,分布紊乱,形态各异,可呈螺旋形、逗点形、发夹形、树叶形、线球形、杨梅形等改变。病理学检查可以为各种级别的宫颈上皮内瘤变及浸润癌。

3. 早期宫颈浸润癌　常见醋白上皮、点状血管、镶嵌的"三联征"。醋白上皮浓厚,呈灰白色或牡蛎白,黄白色,表面结构不清,呈云雾、脑回、猪油状,表面稍高或稍凹陷。醋白上皮出现快,持续时间长,常 >3 分钟,病变广泛。点状血管和(或)镶嵌粗大而不规则。局部血管异常增生,血管扩张,失去正常血管分支形态,间距增加,走向紊乱,形态特殊,血管突破镶嵌结构是早期的先兆征象,可见异型血管呈螺旋形、发夹或逗点形、蝌蚪形等。醋酸白试验后,表面呈玻璃样水肿或熟肉状,常合并有异形上皮。碘试验阴性或着色极浅。

【临床应用价值】

1. 阴道镜最主要的临床应用价值是进一步评价异常细胞学。由于阴道镜检查不能观察细胞的细微结构,只能观察病变引起的局部上皮及血管的形态学改变,因此,不能确诊病变性质,只能提供可能的病变部位。凡阴道镜下怀疑宫颈、阴道癌变,均应在阴道镜指导下行活组织检查,根据病理学明确诊断,提高活检的阳性率。

2. 宫颈刮片细胞学检查和阴道镜检查的联合应用,可以提高宫颈癌的早期诊断水平,对指导宫颈活检、早期诊断宫颈癌有重要临床价值。细胞学检查阳性而活检阴性者,应做阴道镜检查。

【小结】

1. 阴道镜检查用于辅助诊断宫颈上皮内瘤变(CIN)及早期宫颈癌,也用于外阴皮肤和阴道黏膜的相应病变和相关疾病的观察,可提高疾病的确诊率。

2. 醋酸白试验、碘试验有助于区分正常细胞与异常细胞、鳞状上皮和柱状上皮。

3. 阴道镜检查的结果判断主要包括上皮及血管的图像,异形改变几乎均出现在转化区内。故对转化区位于宫颈管内者(多发生在绝经后),其应用受到限制。

【思考题】

1. 阴道镜检查的适应证有哪些?
2. 早期宫颈浸润癌的阴道镜检查特征有哪些?

第三节　宫腔镜检查与治疗

宫腔镜是一种用于宫腔及宫颈管病变诊断和治疗的妇科内镜。应用膨宫介质扩张宫腔,通过插入宫腔的光导玻璃纤维直接观察或连接于摄像系统和监视屏幕,将宫腔、宫颈管内图像放大显示,观察宫颈管、宫颈内口、子宫内膜及输卵管开口的生理与病理变化,诊断宫腔及宫颈管病变称宫腔镜检查(hysteroscopy)术。宫腔镜分硬镜和软镜,硬镜又有直管镜和弯管镜之分。根据临床的不同需要,镜体的直径有所不同,有细至 2mm 宫腔镜,可在无须扩张宫颈管的情况下进行检查。大多数宫腔和宫颈管病变可以在宫腔镜检查的同时进行治疗。镜下针对病变组织

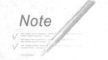
Note

直观准确行子宫内膜定位活检并送病理检查,避免或减少盲目诊刮。同时也可直接在宫腔镜下手术治疗。

【适应证】

可疑宫腔内的病变,均为宫腔镜检查的适应证。

1. 异常子宫出血。

2. 宫腔内占位性病变。

3. 宫内节育器异常及宫内异物。

4. 不孕、不育。

5. 宫腔粘连。

6. 子宫畸形。

7. 宫腔影像学检查异常。

8. 宫腔镜术后相关评估。

9. 阴道排液和(或)幼女阴道异物。

10. 子宫内膜癌和宫颈管癌手术前病变范围观察及镜下取活检。

【禁忌证】

绝对禁忌证:无。

相对禁忌证:①体温 >37.5℃;②子宫活跃性大量出血、重度贫血;③急性、亚急性生殖道或盆腔炎症;④近期(3 个月内)有子宫穿孔史;⑤宫腔过度狭小或宫颈管狭窄、坚硬、难以扩张;⑥浸润性宫颈癌、生殖道结核未经抗结核治疗;⑦严重的内、外科合并症不能耐受手术者。

【操作步骤】

1. 术前准备及麻醉

(1) 检查时间:月经干净后 1 周内为宜。此时子宫内膜处于增生期早期,薄且不易出血,黏液分泌少,宫腔病变易见。

(2) 常规检查及阴道准备:仔细询问病史,进行全身检查、妇科检查、宫颈脱落细胞学及阴道分泌物检查。

(3) 术前禁食:根据麻醉方法决定是否禁食。局部浸润麻醉和镇痛时,不需禁食;区域麻醉或全身麻醉时,需要禁食 6~8 小时;另外,单极电切(凝)手术前应排空肠道。

2. 术时处理

(1) 麻醉:应根据患者年龄、宫颈条件、是否存在合并症、对疼痛的耐受性;术前对手术难度、时间的预计以及手术器械条件等因素综合评价后确定。宫腔镜检查一般无须麻醉或行宫颈局部麻醉;宫腔镜手术多采用静脉麻醉或硬膜腔外麻醉。

(2) 能源:高频电发生器为宫腔镜手术最常选用的能源。有单极、双极电切及电凝之分。激光和微波也可用于宫腔镜手术。手术前,安装好能源,在体外测试后,再进入宫腔内操作。

(3) 膨宫介质的选择:常用生理盐水和 5% 葡萄糖液。膨宫介质的选择取决于所选用能源种类。使用双极电凝或电切时,应选用生理盐水作为膨宫介质,具有安全、易得、廉价的优点,已经成为最常用的膨宫介质,并且可减少过量低渗液体灌注导致的灌流液过量吸收综合征。单极电凝或电切时,膨宫介质必须选用 5% 葡萄糖液。对合并有糖尿病的患者可选用 5% 甘露醇膨宫。

(4) 手术操作:患者取膀胱截石位,消毒外阴、阴道,铺无菌巾单,妇科检查确认子宫方位后,置入阴道窥器暴露宫颈,宫颈钳夹持宫颈,消毒颈管,探针探清宫腔深度及屈度,扩张宫颈管至大于镜体外鞘直径半号。设定电切和电凝输出功率,接通液体膨宫泵,调整压力,以最低有效输出功率和最低有效膨宫压力为基本原则。排空灌流管内气体后,以膨宫液膨开宫颈,宫腔镜直视下按其宫颈管轴径缓缓插入宫腔,冲洗宫腔内血液至液体清净,调整液体流量,使宫腔内压达到所需压力,宫腔扩展即可看清宫腔和宫颈管。

Note

1) 观察宫腔:按顺序全面检视宫腔,可先观察宫腔全貌,然后依次查看两侧宫角、输卵管开口,宫底,宫腔前、后、侧壁,在将宫腔镜退出过程中观察宫颈内口和宫颈管情况。

2) 手术处理:宫腔镜检查明确诊断后即可根据病情进行相应的手术处理。用时短、简单的手术操作可在确诊后立即施行,如节育环嵌顿、易切除的内膜息肉、内膜活检等。有合并症、估计手术时间较长、难度较大的宫腔镜手术如黏膜下子宫肌瘤切除术,子宫中隔切除术和子宫内膜切除术等可以安排住院后进行,以便手术后观察。

3. 术后随访及处理

(1) 门诊宫腔镜手术者,术后观察 30 分钟,酌情给予抗生素预防感染。

(2) 住院宫腔镜手术者,按麻醉方式不同,进行相应的术后常规处理。注意阴道流血、腹痛情况和生命体征。

【并发症】

1. 子宫穿孔　多为机械性损伤。主要发生在宫腔粘连分解、子宫中隔矫形、Ⅱ型子宫黏膜下肌瘤切除和子宫内膜切除等较为困难的手术过程中。宫颈条件不良时也时有发生。子宫穿孔总体发生率为 1%~2%。一经发现,应立即停止手术,根据穿孔时手术情况密切观察,并及时进行相应处理。若病人生命体征尚平稳,经检查确定子宫穿孔小,阴道流血少时可以在宫颈注射缩宫素或垂体后叶素促进子宫收缩,并应用抗生素预防感染。

2. 出血　子宫肌层切割过深、损伤深肌层血管时,容易发生宫壁出血。少数情况下,也可发生在手术后数日。

3. 灌流液过量吸收综合征　宫腔镜手术中膨宫压力与用非电解质灌流介质可使液体介质进入患者体内,当超过人体吸收阈值时,可引起体液超负荷及稀释性低钠血症,并引起心、脑、肺等重要脏器的相应改变,出现一系列临床表现,包括心率缓慢、血压升高或降低、恶心、呕吐、头痛、视物模糊、焦躁不安、精神紊乱和昏睡等,如诊治不及时,将出现抽搐、心肺功能衰竭甚至死亡。处理原则:吸氧、利尿、治疗低钠血症、纠正电解质紊乱和水中毒,处理急性左心功能衰竭、防治肺和脑水肿。特别注意稀释性低钠血症的纠正,应按照补钠量计算公式计算并补充:所需补钠量 =(正常血钠值 – 测得血钠值)52%× 体重(kg)。开始补给量按照计算总量的 1/3 或 1/2 补给,根据患者神志、血压、心率、心律、肺部体征及血清 Na、K、Cl 水平的变化决定后续补给量。切忌快速、高浓度静脉补钠,以免造成暂时性脑内低渗透压状态,使脑组织间的液体转移到血管内,引起脑组织脱水,导致大脑损伤。宫腔镜双极电系统以生理盐水作为宫腔内灌流介质,发生低钠血症的风险降低,但仍有液体超负荷的危险。预防:应尽量缩短手术时间,并仔细计算进入患者体内的灌流液入量出量差值,当达到 1000ml 时,应严密观察生命体征,酌情测定血清电解质变化,当达到 2000ml 时,应密切观察患者生命体征,尽快结束手术,并给予相应处理。

4. 气体栓塞　手术操作中的组织气化和室内空气可能经过宫腔创面开放的血管进入静脉循环,导致气体栓塞。气体栓塞发病突然,进展快,早期症状如呼气末 PCO_2 下降、心动过缓、PO_2 下降,心前区闻及大水轮音等;继之血流阻力增加、心排出量减少,出现发绀、低血压、呼吸急促、心肺功能衰竭而死亡。处理:立即停止操作,正压吸氧,纠正心肺功能衰竭;同时输入生理盐水促进血液循环,放置中心静脉导管,监测心肺动脉压。预防:①避免头低臀高体位;②手术前排空注水管内气体;③进行宫颈预处理,避免粗暴扩宫致宫颈裂伤;④加强术中监护与急救处理。

5. 其他　泌尿系及肠管等腹腔脏器损伤、盆腔感染、心脑综合征和术后宫腔粘连等。

【小结】

1. 宫腔镜主要用于宫腔及宫颈管病变的诊断和治疗,镜下诊断直观准确,并可行子宫内膜定位活检,避免或减少盲目诊刮。同时也可直接行手术治疗。

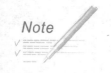

2. 宫腔镜操作的主要并发症有子宫穿孔、出血、灌流液过量吸收综合征、气体栓塞及腹腔脏器损伤、感染等。

【思考题】

1. 宫腔镜检查和治疗的适应证有哪些？
2. 宫腔镜操作中的注意事项有哪些？

第四节　腹腔镜检查与治疗

腹腔镜手术是在密闭的盆、腹腔内进行检查或治疗的内镜手术操作。将接有冷光源照明的腹腔镜经腹壁插入腹腔,连接摄像系统,将盆、腹腔内脏器显示于监视屏幕上,手术医师通过视屏检查诊断疾病称为诊断性腹腔镜手术(diagnostic laparoscopy);在腹腔外操纵进入盆、腹腔的手术器械,在直视屏幕下对疾病进行手术治疗称为手术性腹腔镜手术(operative laparoscopy)。

【适应证】

腹腔镜手术通常作为下述病症的首选手术方法,能有效地明确诊断并进行相应的处理。

(1) 急腹症:如异位妊娠、卵巢囊肿蒂扭转、卵巢囊肿破裂等。

(2) 附件包块:如卵巢良性肿瘤、输卵管系膜囊肿、附件炎性包块等。

(3) 内异症。

(4) 慢性盆腔痛。

(5) 不孕症。

(6) 其他:如盆腹腔内异物、子宫穿孔等。

另外,腹腔镜也作为下述病症可选择的手术方法。

(1) 子宫肌瘤:在腹腔镜下进行子宫肌瘤剔除术或子宫切除术等。

(2) 子宫腺肌病:在腹腔镜下进行子宫腺肌病病灶切除或子宫切除术等。

(3) 早期子宫内膜癌、早期宫颈癌、早期卵巢交界性肿瘤及卵巢上皮性癌(卵巢癌)等;在腹腔镜镜下进行肿瘤分期、再分期手术以及早期宫颈癌保留生育功能的手术。

(4) 盆底功能障碍性疾病:进行腹腔镜盆底重建手术。

(5) 生殖器官发育异常:进行人工阴道成形术等。

(6) 妊娠期附件包块。

(7) 其他需要切除子宫和(或)附件的疾病等。

【禁忌证】

1. 绝对禁忌证

(1) 严重的心、脑血管疾病及肺功能不全。

(2) 严重的凝血功能障碍、血液病。

(3) 膈疝。

2. 相对禁忌证

(1) 广泛盆腹腔内粘连。

(2) 巨大附件肿物。

(3) 肌壁间子宫肌瘤体积较大(直径≥10cm)或者数目较多(≥4个)而要求保留子宫者。

(4) 晚期或广泛转移的妇科恶性肿瘤。

【术前准备】

1. 术前检查　血常规、尿常规、血型（包括 Rh 血型）、凝血功能、肝肾功能、电解质、病毒八项、心电图、胸片、妇科 B 超等检查,老年或怀疑手术耐受力差的患者需进行心肺功能评估。宫颈细胞学检查、卵巢肿瘤患者可行肿瘤标志物检查（CA125、CA199、CA724、CEA、AFP、HE-4 等）。根据病情行盆腹腔 CT、MRI 检查等。

2. 皮肤准备　按照腹部及会阴部手术进行准备,注意脐部清洁。

3. 阴道准备　术前可行阴道冲洗。

4. 肠道准备　术前需禁食 6 小时以上,必要时可行灌肠或清洁灌肠。

5. 膀胱准备　排空膀胱、导尿或留置导尿。

【操作步骤】

1. 腹腔镜检查

(1) 体位、麻醉:仰卧位或膀胱截石位,可根据手术要求放置举宫器或肩托。在手术时取头低臀高（脚高）并倾斜 15°~25° 位,使肠管滑向上腹部,暴露盆腔手术野。麻醉首选全身麻醉。

(2) 人工气腹:患者先取平卧位,距脐孔旁 2cm 处用布巾钳向上提起腹壁,用气腹针于脐孔正中处与腹部皮肤呈 90° 穿刺进入腹腔,连接自动 CO_2 气腹机,充入 CO_2,维持腹腔压力达 12~15mmHg,停止充气,拔去气腹针。也可直接切开脐孔中央皮肤放置腹腔套管。

(3) 放置腹腔套管:根据套管针外鞘直径,切开脐孔正中皮肤 10~12mm,布巾钳提起腹壁,用套管针从切开处垂直穿刺腹腔,当套管针从切口穿过腹壁筋膜层时有突破感时,将套管针方向转 45° 朝向盆腔方向穿刺,穿过腹膜层进入腹腔,去除套管针芯,连接好 CO_2 气腹机,将腹腔镜从套管鞘进入腹腔,打开冷光源,即可见盆腔视野。

(4) 置举宫器:有性生活者常规消毒外阴、阴道后,放置举宫器。

(5) 盆腔探查:按顺序常规检查盆腔内各器官。探查后根据盆腔内各器官疾病进行进一步操作。

2. 腹腔镜手术　人工气腹及进入腹腔方法同诊断性腹腔镜操作。进行腹腔镜下治疗性手术需要在腹壁不同部位穿刺形成 2~3 个放置手术器械的操作孔,其步骤如下:

(1) 操作孔穿刺:根据不同的手术种类选择下腹部不同部位的第二、三、四穿刺点,一般选择在左右下腹部相当于麦氏切口位置的上下。将腹腔镜直视下对准穿刺部位,通过透光,避开腹壁血管,特别是腹壁下动脉,根据手术器械直径切开皮肤 5mm 或 10mm,垂直于腹壁用 5mm 或 10mm 的套管穿刺针在腹腔镜的监视下穿刺进入盆腔。

(2) 手术操作基础:必须具备以下操作技术方可进行腹腔镜手术治疗:①用腹腔镜跟踪、暴露手术野;②熟悉镜下解剖;③熟悉镜下组织分离、切开、止血技巧;④镜下套圈结扎;⑤熟悉腔内打结、腔外打结技巧;⑥熟悉腔内缝合技巧;⑦掌握各种电能源手术器械及其他能源使用技术;⑧熟悉取物袋取出组织物的技巧。

(3) 手术操作原则:遵循微创原则,按经腹手术的操作步骤进行镜下手术。

(4) 手术结束:用生理盐水冲洗盆腔,检查无活动性出血,无内脏损伤,停止充入 CO_2 气体,并放尽腹腔内 CO_2,取出腹腔镜及各穿刺点的套管鞘,10mm 以上的穿刺切口需要缝合。

【术后处理】

1. 穿刺口　用无菌创可贴覆盖。

2. 导尿管　手术当日需要留置导尿管。根据手术方式决定术后留置导尿管时间。

3. 抗生素　清洁手术无须使用抗生素。其他根据手术情况酌情使用抗生素预防感染。

【并发症及其防治】

1. 大血管损伤　妇科腹腔镜手术穿刺部位邻近后腹膜腹主动脉、下腔静脉和髂血管,损伤这些大血管,可能危及患者生命,应避免此类并发症发生。一旦发生,建议立即中转开腹止血,

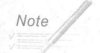

修补血管。腹膜后大血管损伤可见于闭合式穿刺和腹主动脉旁淋巴结和(或)盆腔淋巴结切除手术过程中误伤,开放式或直视下穿刺、熟练的开腹手术经验、娴熟的腹腔镜手术技巧和熟悉腹膜后血管解剖结构可使损伤几率减少。

2. 腹壁血管损伤　第二或第三穿刺应在腹腔镜直视下避开腹壁血管进行。对腹壁血管损伤应及时发现并在腹腔镜监视下电凝或进行缝合止血。

3. 术中出血　出血是手术性腹腔镜手术中常见的并发症。手术者应熟悉盆腹腔解剖,熟练掌握手术操作技术,熟练应用各种腹腔镜手术能源设备及器械的使用方法。

4. 脏器损伤　主要指与内生殖器官邻近的脏器损伤,如膀胱、输尿管及肠管损伤,多因组织粘连导致解剖结构异常、电器械使用不当或手术操作不熟练时容易发生。若损伤应及时修补,以免发生严重并发症。未能在手术中发现的肠道损伤,特别是脏器电损伤将导致术后数日发生肠瘘、腹膜炎,严重者可导致全身感染、中毒性休克。

5. 与 CO_2 气腹有关的并发症　皮下气肿、术后上腹部不适及肩痛是常见的与腹腔 CO_2 气腹有关的并发症。皮下气肿是由于腹膜外充气或套管针切口太大或套管针多次进出腹壁使气体进入皮下所致,避免上述因素可减少皮下气肿的发生。上腹部不适及右肩疼痛是由于 CO_2 气腹对膈肌刺激所致,术后数日内症状减轻或消失。如手术中发现胸壁上部及颈部皮下气肿,应该立即停止手术,及时检查各穿刺孔是否存在腹腔气腹皮下泄漏并及时降低气腹压力。另外还有气胸和气体栓塞,气体栓塞少见,一旦发生有生命危险。

6. 其他术后并发症　①腹腔镜手术中电凝、切割等能量器械引起的相应并发症;②腹腔镜切口疝,大于 10mm 直径的穿刺孔,其筋膜层应予以缝合;③穿刺口不愈合、穿刺口痛、术后尿潴留可发生于手术后,但较少有发生。

【小结】

1. 腹腔镜检查与治疗已广泛应用于妇科疾病的诊断和治疗,其具有切口美观、术野清晰、术后恢复快等优势。

2. 腹腔镜手术前应充分肠道准备;术中操作孔穿刺应避开腹壁血管,避免腹腔脏器损伤;术中操作遵循微创原则,按经腹手术的操作步骤进行镜下手术。

3. 腹腔镜手术的主要并发症有大血管损伤、腹壁血管损伤、术中出血、脏器损伤以及与 CO_2 气腹有关的并发症等。

【思考题】

1. 腹腔镜操作中套管针穿刺的注意事项及可能造成的损伤有哪些?

2. 试述腹腔镜操作的并发症及其防治。

(程文俊)

参考文献

1. 丰有吉,沈铿. 妇产科学. 第 2 版. 北京:人民卫生出版社,2010.

2. 谢幸,苟文丽. 妇产科学. 第 8 版. 北京:人民卫生出版社,2013.

3. 中华医学会妇产科学分会妇科内镜学组. 妇科腹腔镜诊治规范. 中华妇产科杂志,2012,47(9):716-718.

4. 中华医学会妇产科学分会妇科内镜学组. 妇科宫腔镜诊治规范. 中华妇产科杂志,2012,47(7):555-558.

Note

5. Berek JS. Berek & Novak's Gynecology. 15th ed.New York：Lippincott Williams & Wilkins，2011.

6. Philip JD，William TC. Clinical Gynecologic Oncology.8th ed. St. Louis：W.B. Saunders company，2012.

第三十一章　肿瘤的遗传咨询与靶向治疗

恶性肿瘤是人体细胞生长失控,具备侵袭和转移特性的一组疾病。人体内部的遗传突变、激素作用、免疫状态、代谢改变,以及外部的烟草、病原微生物、化学致癌物和放射线等因素相互作用引起人体细胞不同的基因突变(gene mutation),这些遗传学和表观遗传学(epigenetics)变化的积累导致肿瘤的发生和进展。因此,通过对肿瘤基因组(cancer genomics)和表观基因组学(epigenomics)的研究,不断获取肿瘤的遗传学和表观遗传学知识可以帮助人们深入理解肿瘤的生物学特性,明确肿瘤的发生和发展机制,绘制肿瘤基因型到表型的图谱,帮助医生鉴别易患肿瘤的高危人群,提高检测恶性肿瘤的能力,在对肿瘤患者实施手术、放疗、化疗、激素治疗、免疫治疗和靶向治疗的基础上,提供新的肿瘤筛查、诊断、治疗模式和预防策略。

第一节　肿瘤的遗传咨询

人类肿瘤细胞的遗传突变包括部分染色体缺失、遗传物质的重复和重排、各种类型的非整倍体、多倍体和基因突变或甲基化状态的改变。这些突变大多数发生在人的体细胞中,引起绝大多数的肿瘤,而那些源自父母的遗传突变所致的遗传性肿瘤综合征只占所有肿瘤的5%~10%。通过研究遗传性肿瘤综合征的分子改变可以阐明遗传性肿瘤的发生机制,不仅有益于肿瘤易感个体的诊断与治疗,还有助于揭示散发性肿瘤的发生原因。基因检测可以使遗传性肿瘤综合征家族中的成员明确其是否携带致癌的基因突变。遗传咨询能够帮助患者及其血亲决定是否可以从基因检测当中获益,并知晓基因突变带来的影响及风险,学会预估和处理所面临的复杂医疗问题。

一、遗传咨询的定义及目的

遗传咨询(genetic counseling)指受过专门训练的医务人员与一个遗传性疾病家庭成员就该病的发生或发生风险等问题进行沟通的过程,旨在帮助患者及亲属理解该遗传病的诊断、可能的原因和可行的处理;明白遗传因素所起的作用及在特定血亲中发病的风险;减少内疚或自责感并恢复自尊;表明他们对复发风险、生育、遗传检测、治疗处理的意见;明确在目前情况下有关患病风险、疾病负担、家庭的目标和价值取向的合适态度;对本人和(或)近亲的病情,以及(或)患病风险做出最合适的判断;熟悉并能够寻求心理辅导、社会服务以及经济支持等资源。

二、肿瘤遗传咨询及特点

肿瘤遗传咨询是指应用不断增加的基因和基因组检测技术,鉴定患遗传性肿瘤风险的个体及其家庭的跨学科临床实践,或称为遗传性肿瘤的风险评估。确定并解释一个特定个体或家庭患恶性肿瘤的遗传性风险因素是一个非常复杂的过程,还涉及心理、社会和伦理方面的问题。

1. 遗传性肿瘤风险评估过程要点

(1)接诊咨询对象:与患者建立融洽的关系,沟通咨询程序;判定其进行遗传性肿瘤风险评估的动机;解释有关概念;鉴别可能存在的禁忌证(抑郁、强迫等)。

（2）记录患者及家庭的肿瘤病史：绘制系谱图（包括双方家系3~4代人的情况，现在年龄，死亡年龄）；记录有关的医学信息（一般情况、手术史、主要疾病）；所患肿瘤的诊断特点（原发病灶、确诊年龄、病理特征、治疗情况）；内源性致癌风险因素（初潮年龄、生育史）；影响疾病外显的因素（手术、药物预防、早期死亡、断代家庭）；健康习惯（吸烟、饮酒、锻炼、饮食、用药、应用激素）；肿瘤筛查史（乳腺X线、磁共振、结肠镜检查）；获取能证实所患肿瘤病因或特点的其他材料（病理报告、临床病历、死亡证明）。

（3）评估社会心理及人际关系状态：了解个人社会史及社会心理史；评估家庭关系及沟通情况；个人、家人和亲属对肿瘤的接触及知晓程度；支持系统；与健康、疾病、遗传学等相关的文化及宗教信仰。

（4）讨论肿瘤遗传学的基本原理：用患者可以理解的术语讲述医学、遗传学以及检测技术信息；解释遗传性肿瘤与散发性肿瘤的区别，描述遗传性肿瘤的特点；解释与孟德尔相关及其他的遗传方式。

（5）依据个人和家族病史进行诊断及鉴别诊断：确定与遗传性肿瘤相关的特点或类型（恶性和良性）；评价组织病理学特征、雌/孕激素受体（ER/PR）表达情况、微卫星不稳定性、免疫组织化学结果对肿瘤的影响；考虑影响诊断的因素（有限的家庭结构、缺少信息、性别限制性表达、差异性表达、有限的疾病外显度、预防性手术、化学药物预防）；明确诊断和鉴别诊断。

（6）估计突变可能性：应用遗传性癌突变可能性分析模式（如BRCAPRO模式：一个软件化的统计模型，基于个人或家庭乳腺癌和卵巢癌病史，来评估携带*BRCA1*和*BRCA2*基因恶性突变个体患癌的可能性）；解释激素受体状态、免疫组织化学和微卫星不稳定性结果的意义；对不能完成遗传学检查者使用经验风险模式（如Gail法：结合四个相对风险相关因素，即初潮年龄、乳腺活检样本数、初次活产年龄和一级亲属患乳腺癌的人数，从一组白人乳腺癌病历对照研究得到的预测患浸润性乳腺癌绝对风险的方法）计算发病风险。

（7）选择基因检测方法：确定患者最合适的基因检测方法；如果有一种以上的方法，依序选择（包括生殖细胞检测、肿瘤分析）；理解检测方法（技术种类、局限性、敏感性、特异性、研究性或临床检验项目）；选定检测单位；获取所需标本。

（8）知情同意：描述基因检测过程，可能的检测结果（阳性、真阴性、不提供信息），费用及实验周期；注明心理、文化、沟通、伦理事宜；患者的考虑与焦急之处；遗传歧视；潜在的强迫感；匿名保护、隐私、守密；与家庭中高危成员沟通遗传信息；对子女的检测；其他替代的检测方法。

（9）查体：完成特定的查体以鉴定与遗传性肿瘤综合征相关的特点，包括皮肤、头发、舌头、甲状腺、胸部、腹部检查；遵循肿瘤筛查指南进行临床乳腺检查、结肠镜检和前列腺筛查。

（10）解释检测结果：解释基因检测结果（敏感性、特异性、意义以及局限性）；考虑心理、伦理的因素；明确高危家庭成员也能从基因检测以及增加的筛查和预防措施中获益；与高危家庭成员讨论沟通结果；做好患者与高危家庭成员的下一步安排。

（11）制订个体化的处理计划：应用循证指南和医疗资源制订个体化的风险处理建议，包括合适的风险筛查计划；防癌或减癌方法（手术、药物预防）；对不提供信息的基因检测结果者进行风险经验评估；对患者及高危家庭成员推荐合适的研究建议和临床试验；向患者告知个体化的风险处理方案。

（12）病案管理：对每一病例绘制系谱，患者资料记录入档；跟踪记录并随访。

2. **遗传性肿瘤风险评估特点** 肿瘤的遗传咨询主要基于对基因检测阳性结果的分析，尚缺少大样本家系长期观察的医学证据。因此，基因检测对于遗传性肿瘤来说是预测性的，而不是诊断性的。有害的基因突变增加个体患癌的机会或风险，但并不意味着具有基因突变的个体必然发生肿瘤，而且目前对他们患癌的时间和严重程度也都做不到准确预测。另外，有的肿瘤发生虽呈现家族聚集性，但可能是由于共同的生活环境或方式的影响，并不一定是由基因突变所

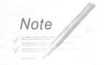

致,例如吸烟在家庭成员中可引发类似的肿瘤。但是某些因素,例如肿瘤的类型、患病的年龄却可能提示遗传性肿瘤综合征的存在。

在某些情况下,对患癌风险基因检测结果阳性个体的其他家庭成员,也需要进行相应的突变基因的检测。此时,让已接受基因检测的个体与其亲属分享所获得的遗传信息,使其他家庭成员获悉家族中已发现的基因突变情况,了解家族史和其他因素,以及来自遗传咨询医师的评估和建议,再做出个人是否进行基因检测的决定。

因此,对肿瘤患者的遗传咨询,不仅需要咨询者具有遗传学、肿瘤学方面的专业知识和与患者及其家庭成员沟通交流的技巧,而且要比绝大多数临床专业服务花费更多的时间。

三、遗传病家族史

1. 系谱图 家族(病)史指与家族内每个成员患病相关的遗传关系,当用标准化的符号和术语绘图表示时,通常称为系谱图(pedigree)。完整的系谱图应该包括个体的性别、性状表现、年龄、亲子关系、代数以及在世代中的位置(图 31-1)。当收集家族中全部成员的病史、症状、体征、实验室检查和特殊检查,对疾病进行诊断并完成系谱分析之后,通常就可以明确该家族中是否患有遗传病及其遗传方式,如常染色体显性或隐性遗传、X-连锁显性或隐性遗传等(图 31-2)。

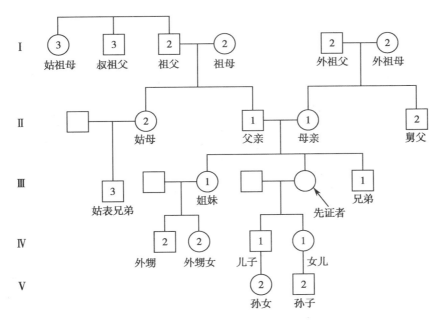

图 31-1 先证者与其一级、二级和三级血亲的系谱图

BRCA1和BRCA2基因突变系谱图

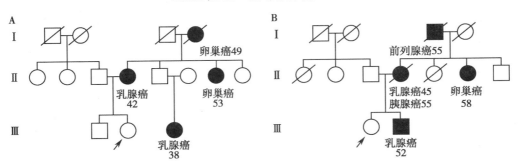

图 31-2 *BRCA1* 基因突变(A)和 *BRCA2* 基因突变(B)系谱两个突变基因均呈常染色体显性遗传方式

2. 家族病史的重要性及特点　当家族病史被用来评估易患肿瘤的风险时,必须考虑其准确性和完整性。采集可能有误的家族病史、不了解家族其他成员的患癌状况、家族内成员过少或早逝等都可能对遗传咨询产生不利影响,从而降低家族病史在遗传性肿瘤诊断中的敏感性。另外,年龄、生育和月经史、口服避孕药、激素替代治疗、乳腺或卵巢手术史、射线暴露、饮酒、运动等都与乳腺癌、卵巢癌的发生有关。

可以提示咨询对象具有遗传性肿瘤综合征的家族史特点包括:

（1）发生比通常发病年龄更早诊断的肿瘤。

（2）一个人发生几种不同类型的肿瘤。

（3）肿瘤出现在对称性器官的双侧,如双侧的肾癌或乳腺癌。

（4）几个近亲患同一类型的肿瘤,如母亲、女儿和姐妹都患乳腺癌。

（5）不常见的特殊类型肿瘤,如男性乳腺癌。

（6）发生与遗传性肿瘤综合征有关的出生缺陷,如特定的非恶性皮肤增生物或骨骼异常。

（7）属于已知具有某种特定遗传性肿瘤综合征机会增加的种族成员,以及具有一个或几个上述特征的人员。

具备患遗传性肿瘤高风险、准备进行遗传学检测的人,在决定是否做基因检测之前,建议他们接受遗传咨询。因为通过遗传咨询可以帮助他们根据个人的具体情况,考虑进行基因检测是否合适,选择哪些(种)特异性检测以及检测技术的准确性,了解基因检测的风险、获益和检测的局限性,对病情判定无帮助结果出现的可能性,还可以排除不必要的基因检测。

四、遗传学检测

1. 遗传学检测的定义及作用　遗传学检测(genetic testing)(也叫基因检测)指检查一个人的染色体、基因和蛋白质的遗传性改变,即基因突变。通过基因检测可以明确一种病症是否确实属于特定的遗传综合征,也可确定家族中已知携带肿瘤相关基因突变、而没有发病的家庭成员是否具有相同的遗传突变。

2. 基因检测的对象　当咨询对象符合下述三条标准时,应当接受确定患癌风险的基因检测:①具有提示患遗传性肿瘤风险家族史的高危个体;②对检测结果可以给予合理解释,即能够明确告诉是否存在特异性的遗传性改变;③检测结果可以帮助指导咨询对象的未来治疗。

3. 遗传学检测的基因　已鉴定的遗传性肿瘤综合征可能超过60多种,可以分为遗传性乳腺癌和卵巢癌,遗传性消化道恶性肿瘤,白血病及淋巴瘤,生殖泌尿道、中枢神经系统、血管和内分泌系统肿瘤易感综合征以及免疫缺陷综合征等。许多引起已知遗传性肿瘤综合征的基因突变已经被确定,多数呈常染色体显性遗传方式,少数为常染色体隐性遗传方式,其中部分已可以检测其致病基因突变(表31-1)。

表 31-1　部分与遗传性肿瘤易感的相关基因

综合征（OMIM 登记号）	原发癌	遗传方式	基因
遗传性乳腺癌和卵巢癌（113705,600185）	乳腺癌、卵巢癌	显性	BRCA1,BRCA2
李 - 佛美尼综合征（151623）	乳腺癌、肉瘤、脑肿瘤、肾上腺癌	显性	P53
多发性错构瘤综合征（158350-PTEN,612105-Killin）	乳腺癌、甲状腺癌、子宫内膜癌	显性	PTEN,KILLIN
运动失调性毛细血管扩张症（208900）	白血病	隐性	ATM

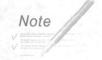
Note

续表

综合征（OMIM 登记号）	原发癌	遗传方式	基因
林奇综合征（120435,613244-EPCAM/TACSTD1）	结肠、子宫内膜癌；胃、肝胆管、卵巢、胰腺、肾盂、小肠和输尿管癌	显性	*MLH1*,*MSH2*（包括 *EPCAM*),*MSH6*,*PMS2*
家族性腺瘤性息肉病（175100）	结肠癌、胃、十二指肠、壶腹部癌	显性	*APC*
遗传性弥漫性胃癌（137215）	胃癌、乳腺小叶癌	显性	*CDH1*
家族性黏膜皮肤色素沉着胃肠道息肉病（175200）	结肠、小肠、乳腺、卵巢和胰腺癌	显性	*STK11*
遗传性胰腺癌（600185,260350）	胰腺癌、乳腺和卵巢癌	显性	*BRCA2*,*PALB2*
范科尼贫血（227650）	先天性再障	隐性	*FANCA*,B,C,D2,E,F,G,I,L,M,N
视网膜母细胞瘤（180200）	视网膜母细胞瘤、骨肉瘤	显性	*RB1*
霍奇金淋巴瘤（236000）	霍奇金淋巴瘤	隐性	*KLHDC8B*
X- 连锁淋巴增生综合征（308240）	淋巴瘤	X- 连锁隐性	*SH2D1A*
遗传性斑痣性错构瘤（193300）	血管网织细胞瘤、肾癌嗜铬细胞瘤、内淋巴囊肿瘤	显性	*VHL*

注：OMIM entry,在线人类孟德尔遗传数据库（Online Mendelian Inheritance in Man）登记号

BRCA1 和 *BRCA2* 基因是遗传性乳腺癌或卵巢癌的易感基因,前者位于 17 号染色体长臂（17q）,编码区含 5600 碱基对,有 22 个外显子,后者位于 13 号染色体长臂（13q）,编码区含 11 500 碱基对,有 27 个外显子。这两个基因突变的特点：①有害突变遍布整个基因,几乎每个外显子都存在有害突变,而且没有明显的突变"热点",*BRCA1* 的基因突变多见于第 11 外显子；②突变数量大,种类多,已鉴定的 *BRCA1* 和 *BRCA2* 基因突变均超过 1000 多种,包含所有的突变类型,如等位基因杂合性丢失、截短突变、译码突变、错义突变、插入、缺失和剪接位点突变。近来对大样本携带 *BRCA* 基因突变的乳腺癌和卵巢癌者的全基因组测序,新发现了许多位于不同染色体上、与乳腺癌和卵巢癌有关的基因,具有高低不等的外显度,包括 *P53*、*CDH1*、*PIK3CA*、*MYC*、*ATM*、*CHEK2* 等基因。对这些基因的检测,有助于遗传性乳腺和卵巢癌携带者患病风险的判定。

4. 影响基因突变携带者患癌的因素 基因突变可以通过不同的机制增加携带者的患癌风险。临床实践中主要关注的是那些在癌细胞或生殖细胞存在或缺失的、对患者临床处理有作用的基因突变。

（1）突变基因的功能：基因突变可以引起细胞的多种功能改变,与引起其他细胞功能异常的基因突变相比,与细胞生长控制和 DNA 损伤修复相关基因的突变更容易引起患癌风险的增加。

（2）遗传性肿瘤综合征的遗传方式：即突变的基因为常染色体显性或常染色体隐性遗传方式。如属于常染色体显性遗传方式,正常双拷贝基因中的一个拷贝突变就足以增加个体的患癌机会,这种患者的父母之一也会表现该突变基因的作用,传递这个突变的双亲是一个携带者。

当为常染色体隐性遗传方式时,增加的患癌风险源自从其父母各得到了同一基因的突变拷贝。虽然其父母也是突变基因的携带者,但每人还有该基因的一个正常拷贝,通常情况下不会增加他们本人的患癌风险。

另一种易患肿瘤突变的遗传方式是 X- 连锁隐性遗传方式。正常男性有一个 X 染色体,正常女性有两个 X 染色体。当女性有一个易患肿瘤的基因突变位于 X 染色体时,另一个正常拷贝

Note

的存在并不增加其患癌风险。如遗传其中一个突变基因拷贝的儿子,则增加了子代患癌的风险。

(3)基因突变的显性状态:通常情况下,突变的肿瘤易感基因为人群中少见、高度外显(相对危险度高≥5),表型效应值大的基因,如 P53、APC、CDH1、BRCA1 和 BRCA2 基因等;人群中常见的高频风险等位基因,低度外显(相对危险度 <1.5),如 FGFR2、MDSB 基因等。当高度外显的突变基因存在不完全外显性时,即使不同的个体分别携带一个拷贝的显性易患肿瘤基因突变、两个隐性易患肿瘤基因突变、或男性携带一个拷贝 X- 连锁隐性突变,他们可能不会罹患肿瘤,表示只有部分突变基因的携带者显示出突变基因的作用。另外,突变的不同表达程度也使不同患者症状的严重性之间存在差异。

5. 基因检测结果的判定　基因检测的结果可以是阳性、阴性、真阴性、无意义阴性、假阴性、意义不明和良性的多态性。

(1)阳性结果意味着在实验室发现了一个特异性的遗传变异或突变,与一种遗传性肿瘤综合征有关。阳性结果可以用于:

1)肯定一种遗传性肿瘤综合征的诊断。

2)显示未来发生一种特定肿瘤的风险增加;同时也给具有这些基因突变的个体提供机会,让他们采取降低患肿瘤的风险或提前发现肿瘤的步骤,包括:提前检查的年龄或经常检测肿瘤的征象;通过药物或手术切除风险组织器官,降低患肿瘤风险;改变个人生活习惯,如戒烟、多运动、吃健康食物以减少特定肿瘤的风险。

3)表明某人携带某种特定的遗传改变,虽不增加其本人患肿瘤的风险,但其子女如果也遗传了父母各自的异常基因的一个拷贝,可以增加他们患肿瘤的风险。

4)提出需要进一步检测的建议。

5)为帮助家庭中其他成员了解自身健康状况提供重要的信息。

6)易患肿瘤风险的产前基因检测阳性结果可能对是否继续妊娠产生影响。

7)种植前基因诊断的结果可以指导医生决定将哪个胚胎植入母亲的子宫。

8)可以影响已经确诊为肿瘤病人的治疗。例如,有些遗传性肿瘤综合征影响其细胞 DNA 的损伤修复能力,如果具有这样遗传改变的患者接受常规剂量的放疗或化疗,他们可能经历严重的、可能威胁生命的治疗副作用。在治疗开始前了解患者的遗传改变特点,医生可以修正治疗方案,减少严重的副作用。

(2)阴性结果是指在设计的基因检测实验中没有发现特异的基因改变。这种结果是与一个有特异性的、致癌的遗传突变已经存在的家庭进行咨询时最有意义的结果。在这种情况下,阴性结果显示,接受检测的个体没有遗传存在于该家族的基因突变。因此,该家庭成员没有检测的遗传性肿瘤综合征,没有增加患遗传性肿瘤的风险。这种检测结果称为“真阴性”。真阴性结果并不意味着该个体没有患肿瘤风险,而是其患肿瘤的风险可能与整个群体患肿瘤的风险相一致。

(3)无意义阴性指当受检者具有明显的肿瘤家族史,但家族中还没有发现与一种遗传性肿瘤综合征有关的已知突变。这时,一个阴性的结果则被定义为“无意义的阴性”,亦即不能提供有用的信息,这样的结果不能提示被检测者是否具有一个有害突变。因为,通过特异性基因检测没有发现的突变(假阴性),不可能告诉某人是否具有一个有害突变,或该个体在这个基因中真的没有易患肿瘤的遗传改变。

(4)意义不明可以指意外发现,即基因检测结果与待检的基因序列无关,但可能对医生、患者或其家庭有医学价值。也可指检测出了一个在其他人的肿瘤中尚未发现的基因改变,对此人的检测结果可能报告为“意义未明确的变异”(variant of unknown significance,VUS)。这种结果也可解释为“意义不明”,也就是说检测结果对咨询对象当前的医疗处理不能提供帮助。

(5)如果检测结果显示与整个群体中未患肿瘤的人群遗传改变相同,这种改变则成为一种多态性。人群中通常每个人都具有的遗传变异,即多态性与任何疾病的风险增加无关。

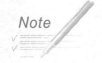

五、女性常见遗传性肿瘤的遗传咨询

遗传性乳腺癌和卵巢癌是女性常见的遗传性肿瘤,占此类肿瘤的 7%~10%。携带肿瘤易感基因 *BRCA1* 或 *BRCA2* 生殖细胞突变的女性,可能发生遗传性乳腺癌或卵巢癌综合征,一生中患乳腺癌的风险为 85%,患卵巢癌的风险为 46%。如果携带来源于生殖细胞的 DNA 错配修复基因 *MLH1*、*MSH2* 或 *MSH6* 突变,则可能发生林-奇综合征,一生中有 40%~60% 机会患子宫内膜癌和结直肠癌,并有 9%~12% 的机会患卵巢癌。

1. 患乳腺癌或卵巢癌风险增高的家族病史　在收集完整的家族病史的基础上,如发现下述情况,则考虑系患遗传性乳腺癌或卵巢癌的高危家族,其女性成员具有易患遗传性乳腺癌或卵巢癌的风险(表 31-2)。

表 31-2　对患遗传性乳腺癌和卵巢癌/输卵管癌/腹腔癌可能性增加患者的遗传评估推荐指南

具有下述情况的女性患者:

1. 患上皮性卵巢癌/输卵管癌/腹腔癌;
2. 年龄≤45 岁时患乳腺癌;
3. 患乳腺癌且近亲在年龄≤50 时患乳腺癌或近亲患有与年龄无关的上皮性卵巢癌/输卵管癌/腹腔癌;
4. 年龄≤50 时患乳腺癌且少于 2 个一级或二级女性亲属的寿命超过 45 岁;
5. 患乳腺癌且≥2 个近亲患有与年龄无关的乳腺癌;
6. 患乳腺癌且≥2 个近亲患胰腺癌、浸润性前列腺癌(格里森评分≥7);
7. 两个乳腺原发癌(包括双侧乳腺癌或同侧乳腺出现两个或更多明显分离的原发癌);
8. 年龄≤60 时患三阴性[雌、孕激素受体(ER、PR)和人表皮生长因子受体(HER2)均阴性]的乳腺癌;
9. 患乳腺癌且为德系犹太人后裔;
10. 患胰腺癌且≥2 个近亲患乳腺癌、上皮性卵巢癌/输卵管癌/腹腔癌、胰腺癌或浸润性前列腺癌(格里森评分≥7)。

女性非癌患者但具有下述情况:

1. 一个一级或几个近亲符合上述其中一个标准;
2. 一个近亲携带已知的 *BRCA1* 或 *BRCA2* 基因突变;
3. 一个男性亲属患乳腺癌。

同样,如发现下述情况,则考虑系患林奇综合征的高危家族(表 31-3)。

表 31-3　对患林奇综合征可能性增加患者的遗传评估推荐指南

1. 患子宫内膜癌或结直肠癌且免疫组化染色显示一个 DNA 错配修复蛋白(MLH1,MSH2,MSH6,PMS2)微卫星不稳定丢失。
2. 存在与年龄无关的同步的、异时的子宫内膜癌、结直肠癌或其他与林奇综合征相关的肿瘤(胃、卵巢、胰腺、输尿管和肾盂、胆道、脑肿瘤,Muir-Torre 综合征中的皮脂腺腺瘤和角化棘皮瘤以及小肠癌)。
3. 年龄小于 60 岁时患结直肠癌且其病理显示存在肿瘤浸润淋巴细胞、癌周淋巴细胞、类 Crohn 淋巴反应、黏液/印戒细胞分化或髓样生长类型。
4. 一个或更多的一级亲属患子宫内膜癌或结直肠癌并伴发林奇综合征相关的肿瘤,其中一个癌症在 50 岁以前确诊。
5. 两个或更多的一级或二级亲属患子宫内膜癌或结直肠癌并伴发与年龄无关的林奇综合征相关的肿瘤。
6. 患者的一个一级或二级亲属携带一个已知的错配修复基因突变。

2. 常见风险因素与 *BRCA* 基因突变携带者患癌的关系　除了家族史外,年龄也与遗传性乳腺癌或卵巢癌发病风险有关。*BRCA1* 基因突变携带者的卵巢癌发病风险从 40 岁时开始增高;乳腺癌的发病风险从 36~39 岁时开始增高,到 40 岁时风险增加 2%~3%;而 *BRCA2* 基因突变携带者的卵巢癌发病风险从 45 岁时开始增高;乳腺癌的风险从 44~46 岁时开始增高,到 50 岁时

Note

风险增加了 2%~3%。

另外，与散发性乳腺癌或卵巢癌发生有关的风险因素，例如月经、生育和口服避孕药等也与 BRCA 基因突变携带者的肿瘤发生有关。对于 BRCA1 和 BRCA2 基因突变携带者来说，初潮年龄小于或等于 11 岁时，患乳腺癌的风险增加，对卵巢癌的发病风险无影响；初产年龄超过 30 岁时，减低 BRCA1 基因突变携带者患乳腺癌的风险，但增加 BRCA2 基因突变携带者患乳腺癌的风险，与卵巢癌的发病风险无关；产次可降低患乳腺癌的风险，也可降低 BRCA1 基因突变携带者患卵巢癌的风险，但可增加 BRCA2 基因突变携带者患卵巢癌的风险；使用口服避孕药可以降低患卵巢癌的风险；母乳喂养时间超过一年，对患乳腺癌有保护作用，对卵巢癌的发生无影响；乳腺组织密度增高的影像学改变不增加患乳腺癌的风险；青春期的运动可延缓乳腺癌的发生；脂肪性食物和饮酒对患乳腺癌和卵巢癌的风险作用尚不确定。但是，有些因素，如妊娠或青春期内源性或外源性雌激素的刺激，使携带 BRCA1 或 BRCA2 突变的乳腺细胞产生不同的 DNA 修复、细胞增生和分化反应过程，可能促进癌症的发生。

3. 遗传性乳腺癌或卵巢癌的防治策略　通过基因检测后，一旦咨询对象被确定为 BRCA 基因突变携带者，咨询医生只有让他们知晓相关遗传性肿瘤的预防、早期检查和治疗方案，才能帮助本人和家庭从中获益（图 31-3）。

为减低 BRCA 基因突变携带者的患癌风险，可以每年采用乳房 X 线摄影和磁共振检查，监测乳腺癌的发生；也可选用他莫昔芬进行药物预防，可以降低 62% 的乳腺癌患病风险，其主要对 BRCA2 基因突变携带者有效；对卵

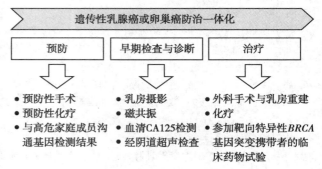

图 31-3　遗传性乳腺癌或卵巢癌防治一体化

巢癌的监测，可选择两年一次的血清 CA125 检测和经阴道超声检查的方法；口服避孕药可以降低 50% 的卵巢癌患病风险；还可选择包括双侧预防性乳房切除术和输卵管卵巢切除术。实施预防性乳房切除术和输卵管卵巢切除术，不仅可以降低她们的患癌风险，还可以降低其癌症特异性和整体的死亡率。资料显示，预防性乳房切除术后这些携带者患乳腺癌的风险下降 90% 以上，而预防性卵巢切除后卵巢癌的患病风险减少了大约 80%。

从生殖方面考虑，具有这些基因突变的女性携带者可考虑计划生育，也可以口服避孕药。一般来讲，当前服药，可以轻微增加乳腺癌的相对风险，停止用药后，负面影响消失。然而，口服避孕药对抵抗卵巢癌具有的长期效果，可以降低 50% 的卵巢癌患病风险。由于携带 BRCA1 或 BRCA2 基因突变的女性有 50% 的机会将相同的突变传递给子代，因此，除应避免妊娠外，还可在早孕期进行绒毛基因检测或中孕期羊水细胞基因检测。发现胎儿有基因异常，进行选择性流产，或进行胚胎种植前基因诊断，将基因正常的胚胎植入，帮助患者完成生育正常胎儿的心愿。

【小结】

1. 肿瘤遗传咨询是医务工作者对肿瘤患者及其亲属提供的一项针对性咨询服务。通过病史采集、查体和基因检测，综合分析作出相应诊断，并依据循证指南和医疗资源制订个体化的处理方案。

2. 遗传性乳腺癌和卵巢癌是女性最常见的遗传性肿瘤综合征，与 BRCA1 和 BRCA2 基因突变有关。

【思考题】

1. 一份完整的肿瘤患者家族史应该记录的主要内容有哪些?
2. 对肿瘤患者或亲属患肿瘤时应注意收集哪些信息?
3. 提示患遗传性肿瘤的特点有哪些?

第二节　肿瘤的靶向治疗

肿瘤的靶向治疗(target therapy)指采用针对在肿瘤生长和进展过程中起关键作用的分子特异性药物治疗肿瘤。只有不断发现各种肿瘤组织中分子改变的特点,明确其对肿瘤病理变化的影响,研制靶向调节这些分子表达的药物,并检测肿瘤患者存在的特异性分子,才能实施精准杀伤患者肿瘤细胞的靶向治疗。

一、肿瘤的分子改变

肿瘤的分子表达特点已经对许多肿瘤的分类和治疗产生了重要的影响。目前,肿瘤的分类不再单纯依靠传统组织学改变和发生的部位,而是根据肿瘤组织中存在的关键分子改变,分为不同的分子亚型。这些分子变化呈现特殊的临床表现和药物的不同反应,对肺癌、乳腺癌和卵巢癌等常见肿瘤的诊断和治疗具有指导作用。

1. 子宫颈癌的分子分型　子宫颈癌是发展中国家女性最常见的妇科恶性肿瘤。虽然实施早期筛查明显降低了子宫颈鳞状细胞癌的发病率和死亡率,但子宫颈腺癌的发生率仍呈上升趋势。持续性高危型人乳头瘤病毒感染是浸润型鳞状细胞癌发生的必要因素,其潜在的致癌作用归因于 *HPV E6* 和 *E7* 基因的表达。这些产物通过分别与细胞周期调节因子产物 p53 和 Rb 蛋白作用,干扰宿主细胞周期调控,与其他分子改变长期共同作用,则导致子宫颈癌的发生。

在子宫颈上皮癌中,鳞状细胞癌占 70%~80%,腺癌占 15%~25%,其他为腺鳞癌、神经内分泌癌和未分化癌等。通过对子宫颈癌组织的分子检测,发现高危型 HPV DNA 的检出率达 95% 以上,其中 HPV-16 型的感染率可达 70%;还存在体细胞 DNA 拷贝数增加,如 5 号染色体短臂的(5p)的 *RNASEN*、*POLS*、*SKP2* 基因,20 号染色体长臂(20q11.2)的 *KIF3B*、*RALY* 和 *E2F1* 基因等,以及基因表达改变,包括较为常见的 *BRAF*、*CDKN2A*、*CTNNB1*、*FBXW7*、*FGFR2*、*FGFR3*、*FOXL2*、*RAS*、*PIK3CA*、*PPP2R1A* 和 *PTEN* 基因,其中 *PIK3CA* 基因的突变率可达 24%,*FBXW7* 基因的突变率可达 15%,*PTEN* 基因的突变率可达 16%。

与鳞癌相比,子宫颈腺癌淋巴受累多、易远处转移、预后差,不同分期的患者生存率均低。这些临床表现的差异可能与它们之间明显不同的分子改变有关。通过大样本的基因组表达分析发现,除了子宫颈鳞癌与腺癌共有的 HPV-16 型 DNA 整合、*PIK3CA*、*ERBB2*、*PTEN*、*LKB1*、*C-Myc*、*CCND1* 等基因改变外,两种癌症之间的确存在基因表达谱的差异。例如,*FBXW7*、*MAPK1*、*EP300*、*NFE2L2* 等基因突变仅见于或主要发生在子宫颈鳞癌,而 *ELF3*、*CBFB* 基因则仅见于子宫颈腺癌,另外,HPV-18 型感染也多见于子宫颈腺癌(表 31-4)。因此,面对不同类型宫颈癌临床表现的差异和晚期宫颈癌对化疗和放疗反应差的现状,要提高子宫颈癌的治疗效果,不仅要考虑患者高危型人乳头瘤病毒感染及其整合位点的因素,还应尽可能地将关于子宫颈癌遗传学和表观遗传学改变的知识用于宫颈癌的诊断、病变进展的预测和治疗反应的处理。

Note

表 31-4　子宫颈鳞癌与腺癌分子改变的特点

基因	子宫颈鳞癌（%）	子宫颈腺癌（%）	基因	子宫颈鳞癌（%）	子宫颈腺癌（%）
HPV16	60	65	EP300	16	
TP53	6	13	HLA-B	9	
PIK3CA	14~37	16~25	MAPK1	8	
KRAS	8	17	STK11	4	
PTEN	13	4	ELF3		13
FBXW7	15		CBFB		8

2. 子宫内膜癌的分子分型　子宫内膜癌是常见的妇科恶性肿瘤，不到 10% 的病例与遗传性基因突变有关，包括 MLH1、MSH2、MSH6、PMS2、PTEN 和 EPCAM 基因。大多数子宫内膜癌患者在早期被诊断，施行手术并酌情辅以放疗，预后较好。但是，晚期和术后复发的患者需要化疗，即使给予最恰当的方案，两组的治疗反应率才分别达到 40%~78% 和 15%~30%，平均无进展生存期仅为 6 个月，平均总体生存期间为 12 个月。因此，这些患者迫切需要新的治疗方法。

依据发病原因和临床表现，通常将子宫内膜癌分为 I 型和 II 型，或子宫内膜样癌和非子宫内膜样癌。前者占散发性子宫内膜癌的 80%，与雌激素长期暴露有关，多见于绝经前和围绝经妇女；病变常为低级别癌，分化良好，病变经历了子宫内膜增生的过程，预后较好；分子改变的特点包括 PTEN 基因功能缺失、PI3K-AKT 信号通路失调和因 DNA 错配基因异常引起的微卫星不稳定。后者占 20%，包括分化差的高级别的子宫内膜样癌、浆液性乳头状癌、透明细胞癌和癌肉瘤，与雌激素无关；有萎缩性子宫内膜病变史，病情进展快速，发现时多属于局部晚期或已转移，多见于绝经后的老年妇女；最常见的分子改变为 p53、EZH2、p16 基因突变和表皮生长因子信号通路异常（表 31-5）。

表 31-5　不同类型子宫内膜癌的分子改变特点

癌症特征	子宫内膜样癌（%）	非子宫内膜样癌（%）	癌症特征	子宫内膜样癌（%）	非子宫内膜样癌（%）
非整倍体	10~50	70~95	EGFR 过表达	46	34
PTEN 蛋白缺失	80	5	EZH2 过表达	8	63
PTEN 突变	30~50	0~11	HER-2 过表达	3~10	32
PIK3CA 突变	20~52	20~33	HER-2 扩增	1	17
PIK3R1 突变	21~43	12	β-catenin 突变	15~50	0~3
AKT1 突变	2~3	13	p53 突变	20	90
BRAF 突变	0~23	11	p16 过表达	5~38	63~100
KRAS 突变	8~43	0~10	pFAK 过表达	2	59
IGFIR 过表达	78	不清楚	E-cadherin 缺失	5~53	60~90
FGFR2 突变	12~16	1	微卫星不稳定	15~25	15~25

由于晚期子宫内膜癌和术后复发患者的治疗效果不满意，患者 5 年存活率一直无明显的改善，这促使人们研制更多的能结合不同类型子宫内膜癌中分子改变的靶向药物，其中有许多已进入临床试验阶段（表 31-6）。子宫内膜增生受类固醇激素的控制，通过激活下游的生长因子及其酪氨酸激酶受体形成复杂的网络调节细胞的功能。RAS/RAF/MAPK 和 PTEN/PI3K/Akt/mTOR 两个信号通路是子宫内膜癌的关键信号通路，采用影响这些通路中关键分子的靶向药物将对子宫内膜癌的治疗产生积极的作用，改善患者的预后。

表 31-6　正在进行的靶向子宫内膜癌的临床试验

抑制剂	分子靶点	分期	单一 / 联合用药
Temsirolimus	mTOR	Ⅱ / Ⅰ	联合
Ridaforolimus	mTOR	Ⅱ	联合
MK2206	AKT	Ⅱ	单用
XL147	PI3K	Ⅱ / Ⅰ	联合 / 单用
BEZ235	PI3K/mTOR	Ⅱ	单用
XL147/MSC1936369B	PI3K/MEK	Ⅰ	联合
GSK1120212/GSK2110183	MEK/AKT	Ⅰ	联合
FP-1039	FGF	Ⅱ	单用
Trastuzumab	HER-2	Ⅱ	联合
BIBF 1120	VEGFR/FGFR/PDGFR	Ⅱ	单用
TKI258	RTKs	Ⅱ	单用
Sunitinib	RTKs/mTOR	Ⅱ	单用
Olaparib	PARP	Ⅰ	联合

3. 卵巢癌的分子分型　卵巢上皮癌是最常见的卵巢恶性肿瘤,也是恶性程度最高的妇科肿瘤,晚期病人预后很差,5 年生存率低(45%)。临床上一直按女性生殖道被覆的上皮类型,将卵巢上皮癌分为浆液性、黏液性、子宫内膜样、透明细胞和移行细胞癌,并且认为癌的发生起源于卵巢上皮,其后化生,产生不同细胞类型的卵巢癌。近来依据卵巢癌组织病理学和分子遗传学改变,可将卵巢上皮癌分为两大类,即Ⅰ型和Ⅱ型卵巢上皮癌。前者的癌前病变来自卵巢,包括低级别浆液性、黏液性、低级别子宫内膜样、透明细胞和移行细胞癌,后者的癌前病变尚不清楚,癌变可能起源于输卵管和(或)卵巢,包括高级别浆液性癌、高级别子宫内膜样癌、未分化癌和癌肉瘤。

两种类型中主要以高级别浆液性癌、未分化癌和癌肉瘤(70%)、子宫内膜样癌(10%)、透明细胞癌(10%)、黏液性癌(3%)和低级别浆液性癌(<5%)亚型为主,占总比例的 95% 以上。通过流行病学和遗传风险因素特点、癌前病变、转移类型、癌症发生过程中的分子改变、化疗反应以及预后等方面的分析,这些类型的卵巢癌属于明显不同的疾病。

Ⅰ型卵巢癌占卵巢癌发生率的 25%,死亡率的 10%。癌细胞增生不很活跃,呈现从卵巢良性腺瘤或腺纤维瘤,逐渐演变为非典型增生或交界性瘤,最终发展为浸润性癌的细胞形态和分子表达谱的连续性变化。在诊断时,病变通常局限于卵巢,为单侧病变,通常存在一系列基因的体细胞突变,如 *KRAS*、*BRAF*、*PTEN*、*PIK3CA* 和 *ERBB2* 基因,但基因组稳定,没有 *p53* 基因突变。

Ⅱ型卵巢癌占卵巢癌发生率的 75%,死亡率为 90%。癌细胞生长迅速,易早期转移,诊断时多为晚期,呈现遗传高度不稳定,大多数发生 *P53* 突变,几乎一半的病例有 *BRCA1/2* 基因突变、高甲基化或功能失调(表 31-7)。这些分子改变特点为卵巢上皮癌患者的个体化治疗,包括预防性治疗和靶向治疗创造了有利的条件。

表 31-7　两种类型卵巢癌的临床病理特征和分子遗传学改变

	Ⅰ型	Ⅱ型
增生行为	不活跃	活跃
诊断时间	早期	晚期

Note

续表

	Ⅰ型	Ⅱ型
5 年存活率	约 55%	约 30%
化疗敏感度	中低（子宫内膜样癌高）	高
组织学分型 / 癌前病变	子宫内膜样癌 / 子宫内膜异位症；透明细胞癌 / 子宫内膜异位症；黏液性癌 / 黏液性囊腺瘤，子宫内膜异位症，畸胎瘤，卵巢良 / 恶性布伦纳氏瘤；低级别浆液性癌 / 浆液性囊腺瘤，腺纤维瘤，非典型增生性浆液瘤，Mullerian 管上皮样囊肿；移行细胞癌 / 卵巢布伦纳瘤	高级别浆液性癌 / 可能源自输卵管 - 卵巢表面上皮；分泌细胞过度生长、*P53* 突变、浆液性输卵管上皮内损伤引起的浆液性输卵管上皮内癌；未分化癌；癌肉瘤
遗传不稳定性	不是非常不稳定	非常不稳定
PTEN 突变	15%~20%	低
HNF-1 *beta* 过表达	90%	低
ARID1A 突变	40%~50%	未发现
CTNNB1 突变	30%	低
PIK3CA	20%	低
微卫星不稳定	50%	8%~28%
KRAS 突变	30%~65%	低
BRAF 突变	30%~65%	低
TP53 突变	低	50%~80%
HER2/neu 过表达	低	20%~67%
AKT 过表达	低	12%~30%
p16 失活	低	15%
HLA-G 过表达	低	61%
APO-E 过表达	12%	66%
BRCA1/BRCA2 突变	低	高
Ki67 增生指数	10%~15%	50%~75%

二、靶向药物及常用靶点

1. 靶向药物的命名　如同任何药物一样，每种治疗肿瘤的靶向药物也有几个不同的名称。首先，具有一个或多个由制备时的化合物命名，如果研制成功，则获得一个通用名，然后再起一个制药公司上市的商品名。如小分子 STI571 是 2- 苯氨嘧啶的衍生物，以 *bcr-abl* 融合基因为靶点，抑制 BCR-ABL 酪氨酸激酶活性，还有 imatinib 和 Gleevec™ 等名称。

靶向药物的名称还可以提供药物的类型和细胞靶点的线索。单克隆抗体药物英文名称中的词干，"-mab"表示单克隆抗体，额外的亚词干，指明复合物的来源，如，"-ximab"指人 - 鼠嵌合性抗体，"-zumab"指人源化的鼠抗体，"-mumab"指完整的人源化抗体，而小分子结尾的词干，"-ib"指该药物具有蛋白激酶抑制特性。单克隆抗体和小分子药物均在其名称的中间有一个额外的词干，描述分子的靶点，如单克隆抗体名称包含"-ci-"，指循环系统靶点，包含"-li（m）-"的，指免疫系统的靶点，包含"-tu-"的，指肿瘤靶点，而小分子药物名称包含"-tin-"，指酪氨酸激酶抑制药，"-zom-"指蛋白酶体抑制药，"-cicli-"指细胞周期素依赖性激酶抑制药，"-parib-"指聚腺苷二磷酸核糖聚合酶抑制药。在通用名前的英文前缀属于每一个靶向药物专有。

2. 妇科肿瘤的常用靶点及通路　从理论上讲,凡是能影响肿瘤细胞生长、分化、代谢、凋亡、耐药、免疫逃逸和肿瘤微环境中血管形成、肿瘤干细胞(cancer stem cell)和肿瘤相关细胞生长的分子及信号通路都可以成为肿瘤靶向治疗的靶点。目前,临床上主要应用的靶向药物可分为单克隆抗体和小分子药物两大类。治疗性单克隆抗体靶向细胞膜受体或细胞内生长因子,在某些情况下,可与放射性核素或毒素分子结合,将这些细胞毒性分子引导到肿瘤细胞上的靶点。小分子药物可以穿过细胞膜与细胞内的靶分子结合,起到干涉靶蛋白质酶活性的作用。在妇科肿瘤治疗中,成功应用的靶向治疗药物主要包括针对血管内皮生长因子及受体、磷脂酰肌醇 -3- 激酶 / 蛋白激酶 B(PI3K/AKT)信号通路、表皮生长因子受体信号通路和多信号通路靶向药物等。

血管生成是供给营养物质、氧、生长因子和肿瘤扩散的关键步骤。直径超过 1mm 的肿瘤的生长必须有新生血管的形成。宿主组织中的现有血管会为肿瘤供血,而侵袭性的肿瘤细胞也能形成微血管通道为新血管生成提供支持。血管内皮生长因子(VEGF)通路的激活是血管生成的关键步骤,该通路的活化促进了内皮细胞的永生化、存活和迁移,导致血管的生长。VEGF 还可引起细胞的通透性和血管的渗透性增加,在卵巢癌和子宫内膜癌中 VEGF 基因过表达,与肿瘤的转移和患者的预后不良有关。常见靶向血管内皮生长因子的药物如下(图 31-4),其中酪氨酸激酶抑制药索拉非尼、舒尼替尼、帕唑帕尼、西地尼布、布立尼布还可抑制 PDGFRs、c-KIT 和 FLT3 等其他酪氨酸激酶受体的活性。

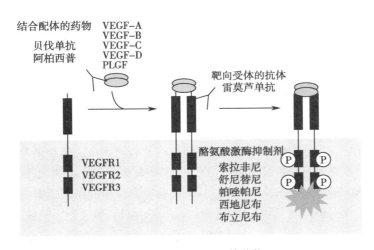

图 31-4　靶向 VEGF 的药物

在卵巢癌、子宫内膜癌、宫颈癌等很多实体瘤中都发现表皮生长因子受体通路有一系列继发性遗传学改变,并已作为肿瘤靶向治疗的靶点。该通路涉及四个酪氨酸激酶的细胞表面受体,即 EGFR、HER2/neu、Her-3 和 Her-4,每个受体都有特定的系列配体,EGFR 常见配体包括表皮生长因子、转化生长因子 α 等。表皮生长因子受体可激活一系列的细胞存活通路,如 Ras/Raf/MEK 和 PI3K 通路,并负向调控细胞凋亡,促进侵袭;还可调控肿瘤微环境,加强血管内皮细胞的增殖能力,促进血管生成。

用于妇科肿瘤的表皮生长因子受体靶向药物有吉非替尼、厄罗替尼、西妥昔单抗、曲妥珠单抗、帕妥珠单抗和马妥珠单抗等。虽然有一些临床使用有效的报道,但其独立使用的可行性还需要更多的临床资料支持,对妇科肿瘤治疗的有效性尚需进一步验证。

三、应用靶向治疗的策略

与传统的化学治疗药物相比,靶向药物能够针对肿瘤细胞生长和肿瘤微环境中的关键分子发挥作用,可显著减少化疗的副作用,但也可产生耐药性或其他副作用。对于妇科恶性肿瘤,要

Note

求靶向治疗不仅能够抑制恶性肿瘤的生长,降低这些恶性肿瘤的病死率,而且可以减少与肿瘤治疗相关疾病的发病率。只有深入理解妇科恶性肿瘤整体病理性改变的分子基础,研制新的靶向治疗药物并经过大样本的临床试验,才能达到通过靶向治疗提高妇科恶性肿瘤患者治疗效果的目标。

1. 靶向治疗的策略　　目前,结合妇科恶性肿瘤的分子表达谱的研究结果和已有靶向药物的临床应用和临床试验报告,选用靶向药物治疗时需要考虑以下几点。

(1) 确定药物靶点及通路:最有效的靶点应是引发肿瘤的"驱动突变",最有希望的靶向药物是能发挥抗肿瘤血管形成、纠正同源重组缺陷、针对 Ras/Raf/MEK 和 PI3K/AKT/mTOR 通路的靶点药物。

(2) 明确患者对药物反应的预测或预后指标,即选择合适用药的患者,使患者获益最大化。

(3) 事先了解新药产生耐药的机制,并设法避免。

(4) 结合临床前资料,确定单用靶向药物或联合用药的治疗方案。

(5) 选择靶向药物的使用剂量和治疗时间。

(6) 注意药物的毒副作用,如使用贝伐单抗后出现的血压升高、皮肤黏膜出血增加及血栓形成等。

2. 贝伐单抗对卵巢上皮癌的治疗　　VEGF 介导的血管形成对正常卵巢功能的维持发挥重要的作用,包括控制卵泡的形成与发育以及黄体的维持。VEGF 过表达和血管形成增加与卵巢癌的发生发展关系密切,血清中 VEGF 含量升高与卵巢癌患者的高死亡率或复发有关。因此,许多抗血管形成分子都作为晚期卵巢癌患者的潜在的治疗用药。

贝伐单抗是一个重组的人源化单克隆抗体,可以靶向 VEGF 家族的不同亚型。除与细胞毒性药物结合,用于非小细胞肺癌、转移性结直肠癌、转移性肾癌、转移性乳腺癌等实体肿瘤外,还被欧洲药品管理局批准,作为一线药物与卡铂和紫杉醇联合,用于晚期卵巢上皮癌、输卵管癌或原发性腹腔癌症,也可与卡铂和吉西他滨联合,治疗顺铂敏感的初次复发的卵巢癌。

国外进行的四个随机、双盲的晚期和复发性卵巢癌的Ⅲ期临床试验结果显示,贝伐单抗与化疗药联用的标准治疗方案可以提高患者的治疗效果,明显改善了患者的无进展生存期和客观缓解率,中性粒细胞减少症、疼痛、高血压、蛋白尿、出血等副作用都得到了解决,也未发现新的安全性问题。但由于没有确定对贝伐单抗治疗反应的预测指标,可能会影响最有可能获益的患者选择接受治疗。目前,还在进行评估贝伐单抗与其他新型靶向药物联合应用的安全性和有效性的临床试验,并开始依据对卵巢癌细胞、肿瘤微环境和间质分子改变,探索基于上皮性卵巢癌生物学特点的靶向治疗(图 31-5)。

随着对癌基因、抑癌基因、表观遗传学调节、miRNA 基因和细胞信号通路的深入研究,加之新技术的不断引入和靶点范围的扩大,例如,采用 RNA 干涉方法沉默肿瘤发生中特殊基因的表达,选择肿瘤干细胞、肿瘤微环境和免疫细胞作为新的治疗靶点等,将会有更多新的靶向治疗药物问世,逐步实现基于肿瘤患者分子改变谱的个体化治疗。

【小结】

1. 利用肿瘤的分子表达特点可以进行肿瘤的分类和治疗。

2. 参与肿瘤发生和进展的关键分子,特别是"驱动突变"的分子可以成为抗肿瘤药物的有效靶点。

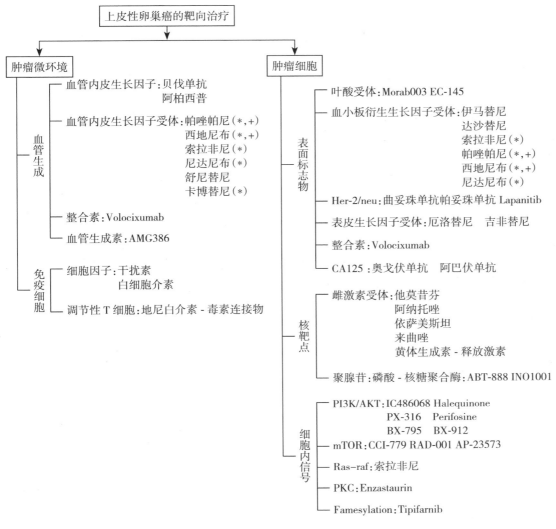

图 31-5　基于上皮性卵巢癌生物学特点的靶向治疗策略
*：Ⅱ期临床试验；＋：Ⅲ期临床试验

【思考题】

1. 试述Ⅱ型卵巢癌的分子改变特点及与靶向药物治疗的关系。
2. 试述选择妇科恶性肿瘤靶向治疗药物的注意事项。

（李　旭）

参考文献

1. Philip JD, William TC. Clinical Gynecologic Oncology.8th ed. St. Louis：W.B. Saunders company, 2012.

2. Vasudev NS, Reynolds AR. Anti-angiogenic therapy for cancer：current progress, unresolved questions and future directions. Angiogenesis.2014, 17(3)：471-494.

3. Cragun D, Pal T. Identification, Evaluation, and Treatment of Patients with Hereditary Cancer Risk within the United States.ISRN Oncol, 2013, 2013：260847.

4. Lancaster JM, Powell CB, Chen LM, et al. Society of Gynecologic Oncology statement on risk assessment for inherited gynecologic cancer predispositions. Gynecol Oncol, 2015, 136(1)：3-7.

Note

5. Weitzel JN, Blazer KR, Macdonald DJ, et al. Genetics, genomics, and cancer risk assessment: State of the Art and Future Directions in the Era of Personalized Medicine.CA Cancer J Clin. 2011, 61 (5): 327-359 .

6. Bookman MA, Gilks CB, Kohn EC, et al. Better therapeutic trials in ovarian cancer.J Natl Cancer Inst, 2014, 106 (4): dju029.

7. Wright AA, Howitt BE, Myers AP, et al.Oncogenic mutations in cervical cancer: genomic differences between adenocarcinomas and squamous cell carcinomas of the cervix.Cancer. 2013, 119 (21): 3776-3783.

8. Spaans VM, Trietsch MD, Crobach S, et al. Designing a high-throughput somatic mutation profiling panel specifically for gynaecological cancers.PLoS One, 2014, 9 (3): e93451.

9. Westin SN, Broaddus RR. Personalized therapy in endometrial cancer: challenges and opportunities.Cancer BiolTher, 2012, 13 (1): 1-13.

10. González Martín A, Redondo A, Jurado M, et al. GEICO (Spanish Group for Investigation on Ovarian Cancer) treatment guidelines in ovarian cancer 2012. Clin Transl Oncol, 2013, 15 (7): 509-525.

第三十二章　妇产科常见手术

第一节　围术期准备

妇产科手术是涉及妇产科、手术室、麻醉科工作人员共同配合完成的外科医疗活动。在实施手术前,医护人员、患者及家属均要做好一系列围术期准备工作。

一、思想准备

1. 医务人员　医务人员必须认真了解患者的精神心理状态、对治疗疾病的信心。同时医务人员必须掌握该患者的手术适应证,准备工作应充分,按照《手术风险评估制度》对手术范围、手术难度、手术风险、利弊及预期手术时间等进行综合评估。

2. 患者及家属　患者及家属对于手术都会有顾虑和恐惧心理,医务人员必须针对其思想情况做必要解释,消除顾虑、使其充满信心并积极配合医务人员。

二、手术前常规化验检查

1. 血、尿常规,凝血功能及相关检查,肝、肾功能,血型,传染指标检测,心电图,胸片,这些是术前的必做项目。

2. 高龄全麻患者(65 岁以上)需测定血糖、血脂、电解质,并增加做心肺功能等检查。

3. 患者住院时间超过 2 周或病情急剧变化者,术前应重新对患者进行评估。

4. 急诊术前可根据病人的病情对一些不能即刻出结果的化验先留取标本,并于抢救后及时查对化验结果。

三、其他辅助检查

根据病情需要,可行消化道、泌尿道等其他系统检查。

四、术前阴道准备

术前 3 日安尔碘Ⅲ型黏膜消毒剂或 1‰苯扎溴铵溶液擦洗阴道,每日一次。

五、术前常规肠道准备

1. 经腹或腹腔镜下行子宫附件切除、子宫切除术或腹腔镜探查术,术前 1 日行肥皂水灌肠一次,或酌情行清洁灌肠及肠道准备。

2. 广泛子宫切除术、卵巢癌肿瘤细胞减灭术等需做肠道准备。

3. 疑异位妊娠者,手术前禁止灌肠。

六、术前特殊肠道准备

盆腔粘连重,手术时有损伤肠道可能或疑肿瘤转移者,手术前应做肠道准备。

1. 术前 3 日无渣流质饮食。

2. 术前 3 日口服肠道抑菌药物,常用药物:卡那霉素 1g,每日 2 次;甲硝唑 0.4g,每日 3 次;维生素 K_4 4mg,每日 3 次。

3. 术前晚及术日晨清洁灌肠。

七、术前皮肤准备

1. 腹部手术   腹部备皮范围从剑突下水平直至耻骨联合上缘,两侧至腋前线,阴毛剃净。

2. 会阴部手术   备皮范围包括整个外阴部、肛门部及大腿中上 1/2。

八、术前其他准备

1. 手术前一日晚 10 点后禁饮食。

2. 执行《手术分级授权管理制度》,对手术进行分级,对手术医师进行分级及授权,明确各级医师的手术范围。

3. 执行《手术安全核查制度》,接患者入手术室前,必须仔细核对床号、姓名、性别、住院号,核实手术方式,标记手术部位,摘除首饰及配件,取下非固定义齿。

4. 凡感染性疾病术前需准备培养管,以便术中采样做细菌培养及药敏,作为手术后用药参考。

5. 备好术前、术中用药。

6. 手术时需做冷冻切片者应先与病理科联系,做好进行冷冻切片准备。

7. 麻醉科医生访视患者,决定麻醉方式,评估麻醉风险,告知患者委托人或患者本人麻醉风险。

九、术前沟通签字

1. 术前沟通   术前由术者或第一助手(主治医师以上)向患者和家属做好手术知情沟通,并记录在病案内,沟通内容包括:

(1) 患者病情、术前诊断及总体预后。

(2) 拟行手术方式、风险和预期治疗效果。

(3) 可能发生的并发症和预防并发症的措施。

(4) 可供患者选择的其他手术方式和非手术疗法。

(5) 术中和术后可能使用的血或血制品及使用所带来的风险,其他可供选择的替代品。

2. 签署相关法律文书   依法完成术前相关法律文书签订。包括诊疗委托书、输血治疗同意书、手术知情同意书、重大手术通知书、麻醉知情同意书、特殊材料选择同意书等。

十、手术后护理

1. 手术完毕,患者由麻醉科医师护送回病室,并向值班护士交待手术过程及护理注意事项。

2. 术后密切观察患者生命体征。术后血压监测,半小时一次,至少 6 次,并记录;或者术后 24 小时内持续心电监护。在手术创面大、渗血多或合并心脏病者,则应延长血压监测时间。必要时进入重症监护室(ICU)进行监护。

3. 手术后为减轻伤口疼痛,可给予镇静剂、止痛剂或者带持续镇痛泵。

4. 根据手术范围、手术后患者全身情况、肠功能的恢复及饮食情况等决定是否需补液、补液内容及补液量等。

5. 饮食

(1) 小手术或非腹部手术、手术时间短、麻醉反应不大者,术后可随患者需要给流食、半流食或普食。

(2) 全子宫切除术或其他大手术,手术当日禁食,术后第 1 日流食;待胃肠功能恢复,肛门自

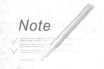
Note

动排气后,半流食;排便后改普食。

6. 术后呕吐、腹胀

(1) 手术后短期呕吐,常由麻醉反应引起,可选阿托品 0.5mg 肌注,或枢丹(盐酸恩丹西酮注射液)4mg 肌注,或欧贝(盐酸昂丹司琼注射液)8mg 肌注。

(2) 一般患者在手术后 48 小时内可自行排气。若 48 小时后仍无自动排气,反而腹胀较剧,则应排除粘连引起的肠梗阻或麻痹性肠梗阻。除外上述情况后,可给腹部热敷、肌注新斯的明 0.5~1mg、放置肛管排气及温肥皂水灌肠等。

7. 胃、肠减压管的管理　应注意减压管是否通畅,引流液的色泽、量、性质等,并记录之,以便调整补液量。

8. 引流管的管理　放置腹部 - 盆腔或阴道 - 盆腔引流管者,注意检查引流管是否通畅,引流液的量、色泽、性质等,并记录之。一般 24~72 小时取出,如排液多或者需要腹腔药物治疗,可适当延长留置时间。放置腹部切口、腹股沟或者外阴部的负压引流管,引流量多时适当延长放置时间。

9. 起床活动

(1) 根据患者手术创伤程度,鼓励患者尽早采用床上活动或下床活动,并根据患者全身情况逐渐增加活动量。早日起床活动有利于肠蠕动的恢复,增进食欲,减少肺部并发症及预防血栓等。

(2) 老年患者,特别是全身麻醉后,或患有慢性支气管炎、肺气肿等,应协助定期翻身,鼓励咳嗽,有利于预防肺部感染或促进炎症的消退。

(3) 有下肢静脉血栓形成高危因素者,术中术后下肢穿弹力袜,术后按摩,早日下床活动,可同时加用抗凝的低分子肝素等防止血栓形成。

【小结】

　　在实施妇产科手术前后,医护人员、患者及家属要做好一系列围术期准备和护理,术前包括思想准备、各器官系统耐受手术风险评估、阴道及肠道准备等;术前沟通签字是很重要的,使患者及家属充分了解手术获益及风险。术后严密监测生命体征、指导饮食、适时补液等,纠正呕吐、腹胀等常见术后症状,帮助患者快速恢复健康。

【思考题】

1. 在什么情况下,术前需要做肠道准备,如何准备?
2. 如何预防术后血栓形成?

第二节　外阴阴道手术

一、前庭大腺手术

(一) 前庭大腺囊肿切除术(excision of Bartholin's gland cyst)
【适应证】
前庭大腺囊肿反复发作非急性感染期,为达到根治目的要求手术切除者。
【禁忌证】
前庭大腺囊肿急性感染期或脓肿已形成。

【术前准备】

1. 月经干净 3~7 日内手术。

2. 术前安尔碘Ⅲ型黏膜消毒剂擦拭外阴、阴道,每日 1 次,共 3 日。

3. 排空膀胱。

4. 术前 0.5~1 小时应用抗生素。

【麻醉与体位】

硬膜外麻醉、骶麻或局部浸润麻醉。患者取膀胱截石位。

【手术步骤】

1. 在小阴唇内侧黏膜与皮肤交界处偏黏膜侧,做一与囊肿纵径相近的纵切口,切口长度以距囊肿上、下两端各 0.5~1cm 为宜(图 32-1)。

2. 分离囊肿与阴道黏膜间结缔组织,以鼠齿钳夹持囊壁作牵引,钝性加锐性完整游离囊壁到根部(图 32-2),钳夹切断缝扎囊壁基部组织与血管(图 32-3),切除囊肿。

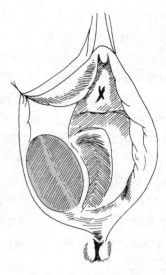

图 32-1　手术切口

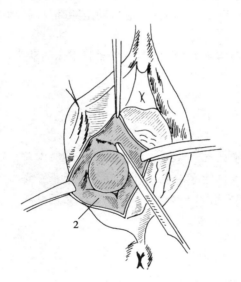

图 32-2　剥离腺体

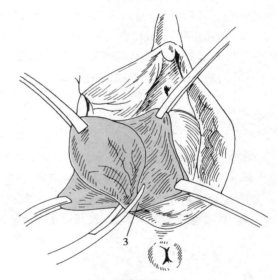

图 32-3　钳夹基部组织和血管

3. 2-0 肠线 / 可吸收线或 4 号丝线,自基底部由里向外行荷包状或间断缝合,关闭残腔。

4. 修剪多余的皮肤和黏膜,用 3-0 肠线 / 可吸收线或 1 号丝线间断缝合阴道黏膜,如囊肿切除后残腔大者,可考虑放置橡皮片引流。

【术后处理】

1. 术后每日安尔碘Ⅲ型黏膜消毒剂清拭外阴,共 3~5 日。

2. 应用有效抗生素 24~48 小时。

3. 注意观察手术部位有无血肿。

4. 术后 24 小时拔除引流皮片,如需拆线,术后 5 天拆线。

(二)前庭大腺脓肿切开引流术 (incision and drainage of Bartholin's gland abscess)

【适应证】

前庭大腺脓肿形成或囊肿局部已有波动者。

【禁忌证】

前庭大腺急性炎症期,尚未形成脓肿。

【术前准备】

1. 术前安尔碘Ⅲ型黏膜消毒剂擦拭外阴、阴道,每日 1 次,共 3 天。

2. 术前 0.5~1 小时应用抗生素。

3. 排空膀胱。

【麻醉与体位】

局部浸润麻醉或阴部神经阻滞麻醉。患者取膀胱截石位。

【手术步骤】

1. 在小阴唇内侧黏膜与皮肤交界处,沿脓肿的直径弧形切开,切口长度应与脓肿长度等长,以利彻底引流。

2. 排除脓液,清洗脓腔,用生理盐水及抗生素液反复冲洗脓腔,放置皮片引流。

【术后处理】

1. 术后每日消毒液冲洗外阴,便后清洗。

2. 术后 24 小时去除皮片引流。

3. 当无分泌物排出或脓腔变浅时应用 1:5000 高锰酸钾或其他外阴消毒液坐浴,每日 1 次。

4. 应用抗生素治疗。

5. 禁性生活 1 个月。

二、无孔处女膜切开术

【适应证】

1. 青春期一经确诊为先天性无孔处女膜,即应手术,以免经血潴留日久,导致阴道子宫腔积血,继发输卵管感染、粘连、破裂及子宫内膜异位症等并发症。

2. 幼女可待发育稍成熟后再行手术。

【术前准备】

常规消毒外阴,术前排空膀胱。

【麻醉与体位】

局部浸润麻醉或腰骶部麻醉。患者取膀胱截石位。

【手术步骤】

1. 在经期于阴道口膨隆处中央行穿刺,抽出少量淤积的经血证实为无孔处女膜(图 32-4)。如在月经来潮前手术,切开前以金属导尿管入膀胱作引导,以免误伤膀胱。必要时,在闭锁的处

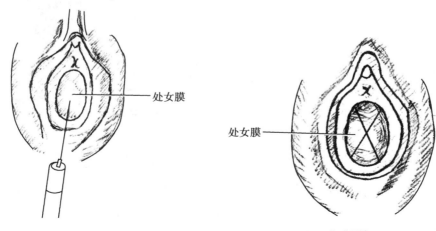

图 32-4　抽取经血　　　　　　　　图 32-5　"X"形切口

Note

女膜内注入亚甲蓝以助识别阴道。如闭锁部位高,且间隔的组织较厚时,可用金属导尿管插入尿道、膀胱,以示指伸入肛门做标志,引导切割闭锁处,以避免损伤尿道、膀胱或直肠。

2. 左手戴双重手套,食指入肛门,向阴道顶起作引导,于阴道口膨隆处做"X"形切口,达处女膜环(图 32-5),切开后的阴道口应能通过两指。

3. 切开闭锁的处女膜后,潴留的暗黑色黏稠经血流出,拭净阴道内积血,查看宫颈。如宫颈较窄,应用小号宫颈扩张器予以扩张,使宫腔内积血流出。输卵管积血多能逐渐排出,不可揉捏按压腹部,以免破裂或使更多积血流入腹腔。

4. 修剪处女膜切缘,形成圆形阴道处女膜口(图 32-6)。

5. 处女膜切缘出血处用 0-0 号肠线作间断缝合(图 32-7)。

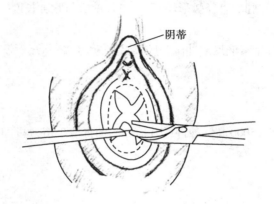

图 32-6　修剪处女膜切缘

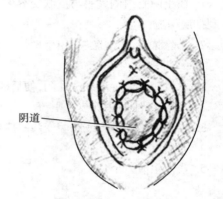

图 32-7　间断缝合切缘

【术后处理】

1. 清洗外阴,不宜坐浴或阴道灌洗,以防上行性感染。

2. 半卧位休息,术后即可坐起或下床活动,以利经血流出。

3. 对闭锁位置高,组织厚者,可放置阴道模具。

三、会阴切开术

【适应证】

1. 外阴组织紧张者。

2. 初产妇产钳术、胎头吸引术及臀位助产术。

3. 第二产程延长者。

4. 缩短第二产程。

5. 早产儿防止颅内出血者。

【术前准备】

常规外阴消毒、导尿。

【麻醉与体位】

阴部神经阻滞及局麻。患者取膀胱截石位。

【手术步骤】

1. 会阴侧切术　当宫缩时,左手中、示指伸入阴道内,撑起左侧阴道壁,用会阴切开剪刀自会阴后联合中线向产妇左侧 45°方向剪开会阴,

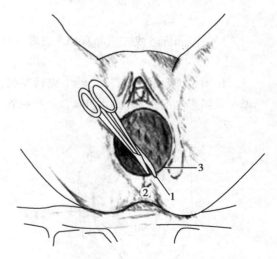

图 32-8　会阴切开途径
1. 会阴侧切术;2. 会阴正中切开术;3. 会阴旁正中切开术

长 4~5cm(图 32-8)。胎儿胎盘娩出后,用 2-0 可吸收缝线间断缝合阴道黏膜(图 32-9)和肛提肌。用 2-0 可吸收缝线间断缝合皮下组织及 3-0 可吸收缝线缝合皮肤(图 32-10)。

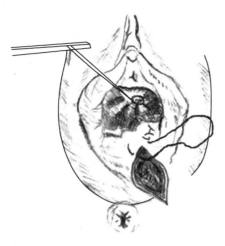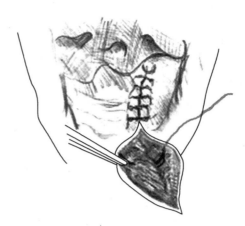

图 32-9　缝合阴道黏膜(阴道内填有纱布)　　图 32-10　缝合皮下会阴(阴道内填有纱布)

2. 会阴正中切开术　于会阴后联合中间切开,长 2.5~3cm(图 32-8)。胎儿胎盘娩出后,用 2-0 可吸收缝线间断缝合阴道黏膜及肌肉,亦可将肌肉与皮下组织并一层间断缝合(图 32-10), 3-0 可吸收缝线缝合皮肤。

3. 会阴旁正中切开术　损伤前庭大腺(Bartholin 腺)和前庭球(图 32-8),出血多。

【术后处理】

1. 会阴擦洗,每日 2 次。

2. 术后 3~5 天拆线。

3. 酌情应用抗生素。

四、产钳术

产钳术(forceps delivery)是利用产钳作为牵引力或旋转力,以纠正胎头方位、协助胎头下降及胎儿娩出的产科手术。根据手术时胎头双顶径及骨质最低部在骨盆内位置的高低而分为出口产钳、低位产钳、中位产钳术及高位产钳术 4 类。不用分开阴唇在阴道口就能看到胎儿头皮,胎头骨质部分已经达到骨盆底,矢状缝位于骨盆出口平面的前后径上;胎方位为枕左前、枕右前、枕左后或枕右后,胎头达到会阴部,旋转不超过 45° 为出口产钳。胎头骨质部分达到或超过 +2 水平但未达到骨盆底,旋转小于或大于 45° 为低位产钳。胎头骨质部分位于 0 和 +2 之间为中位产钳;胎头骨质部分位于 0 或以上为高位产钳。

【适应证】

1. 第二产程延长者。

2. 胎儿窘迫或有合并症需要缩短第二产程者。

3. 有子宫瘢痕者。

4. 颏前位或臀后位出头困难者。

【术前准备】

1. 常规外阴消毒,导尿。

2. 初产妇行会阴切开术。

【麻醉与体位】

双侧阴部神经阻滞及局麻。患者取膀胱截石位。

【手术步骤】

1. 若为枕前位、枕后位或枕横位,可先徒手转胎头,使矢状缝与骨盆出口前后径方向一致。

2. 以左手持左钳柄,使钳叶垂直向下,撑开阴道壁,右手掌面向上伸入胎头与阴道后壁之间,将左钳叶沿右手掌伸入掌与胎头之间,右手指引钳叶向胎头左侧及向内滑行,同时钳柄逐渐向下并微向逆时针方向旋转,最后钳叶与钳柄在同一水平位上,左钳叶置于胎头左侧顶颞部(图 32-11)。

3. 右手垂直持右钳柄,左手伸入胎头与阴道右后壁之间。将右叶产钳置于左叶产钳上面,按放置左叶产钳法放置右叶产钳,使其达左钳叶相对应的位置(图 32-12)。

4. 检查无阴道壁或宫颈组织夹入后,合拢钳锁,向外向下牵拉产钳(图 32-13)。

5. 胎头枕骨结节越过耻骨弓下方时,逐渐将钳柄向上提,使胎头仰伸而娩出(图 32-14)。

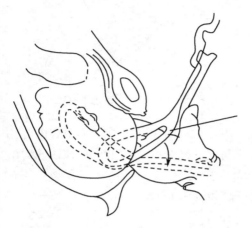
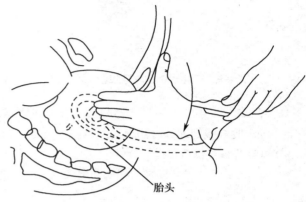

图 32-11　安放左钳柄　　　　　　　　　图 32-12　安放右钳柄

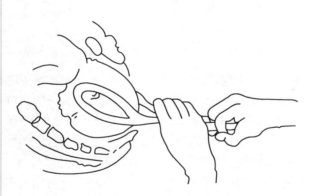
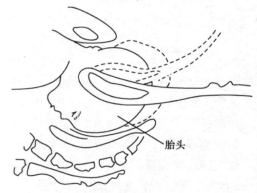

图 32-13　向外向下牵拉产钳　　　　　　图 32-14　钳柄向上提,撤下产钳

6. 撤下产钳,娩出胎体及胎盘,缝合软产道。

【术后处理】

1. 会阴擦洗,每日 2 次。

2. 术后 3~5 天拆线。

3. 酌情应用抗生素。

4. 产程长者,留置导尿 24 小时。

【小结】

　　常见的外阴阴道妇科手术包括前庭大腺切除术、前庭大腺脓肿切开引流术、无孔处女膜切开术;常见的外阴阴道产科手术包括会阴切开术及产钳术。患者常规取膀胱截石位。常用的麻醉有硬膜外麻醉、骶管阻滞麻醉及局部浸润麻醉。

Note

【思考题】

1. 经阴道分娩时,会阴侧切术、会阴正中切开术及会阴旁正中切开术的优点和缺点各是什么?
2. 如何做妇科常规外阴阴道手术的术前准备?

第三节　子 宫 手 术

一、宫颈活检术

【适应证】

1. 宫颈赘生物需要确诊者。
2. 宫颈细胞巴氏Ⅲ级及以上者或阴道脱落细胞学检查找到癌细胞需经病理证实者。
3. 薄层液基细胞学检查提示不明意义的非典型鳞状上皮(ASCUS),或者为低度上皮内病变(LSIL)或高度上皮内病变(HSIL)。
4. 阴道镜检查发现可疑病变或临床检查可疑宫颈癌或癌前病变者。

【禁忌证】

生殖器官急性炎症或阴道有明显感染征象。

【术前准备】

1. 常规阴道分泌物检查。
2. 排空膀胱。

【麻醉与体位】

不需要麻醉,患者取膀胱截石位。

【手术步骤】

1. 安尔碘Ⅲ型黏膜消毒剂消毒外阴阴道。
2. 铺无菌洞巾。
3. 阴道窥器暴露宫颈,擦去宫颈黏液,安尔碘Ⅲ型黏膜消毒剂消毒宫颈,用活检钳钳取病变部位组织,阴道镜检查可疑处或碘试验不着色处及 3、6、9、12 点处,于鳞柱状上皮交界处各取约直径为 0.5cm 的组织。
4. 宫颈局部填塞带尾线纱布或棉球压迫止血,必要时缝合止血。

【术后处理】

1. 宫颈活检组织装瓶、固定,送病理学检查。
2. 纱布压迫止血者,24 小时取出。

二、宫颈息肉摘除术

【适应证】

宫颈息肉。

【禁忌证】

生殖道急性炎症。

【术前准备】

1. 月经干净 3~7 天内手术。
2. 术前常规检查阴道分泌物。
3. 术前子宫颈细胞学检查,必要时行阴道镜检查。
4. 排空膀胱。

Note

【麻醉与体位】

无须麻醉,患者取膀胱截石位。

【手术步骤】

1. 安尔碘Ⅲ型黏膜消毒剂常规消毒外阴、阴道,铺无菌洞巾。

2. 阴道窥器暴露宫颈,擦去宫颈黏液,安尔碘Ⅲ型黏膜消毒剂消毒宫颈。

3. 蒂部细的小息肉可用长弯钳钳夹后向同一方向旋转扭断;蒂部粗的息肉需先扩张子宫颈后再钳夹、扭转;子宫颈管内的小息肉可在扩宫后用锐利的小刮匙去除。宽底无蒂的息肉可用电刀切除。

4. 蒂部出血,可填塞无菌纱布或纱球压迫止血,也可局部电凝、微波止血。蒂部粗者可结扎或用丝线缝扎。

【术后处理】

1. 阴道填塞纱布或纱球者,24 小时取出。

2. 适当休息,禁止盆浴及性生活 1 个月。

3. 切除的息肉 10% 甲醛固定,送病理学检查。

4. 术后 1 个月门诊复查。

三、子宫肌瘤切除术

子宫肌瘤切除术(hysteromyomectomy)是切开子宫肌层,将肌瘤从假包膜中剔除,然后整形缝合子宫的手术。此术式使患者术后能继续行经,并恢复和改善生育能力。可通过腹腔镜、宫腔镜、经腹(开腹)和经阴道(非宫腔镜)等多种途径完成。

【适应证】

1. 子宫肌瘤为原发不孕或习惯性流产的主要原因之一,男女双方检查有生育可能者。

2. 子宫肌瘤有变性或数目不多者,患者年轻(年龄≤45 岁)需要保留子宫者。

3. 子宫肌瘤患者年轻而没有子女者,或已有子女,但对摘除子宫有顾虑,要求保留子宫者。

4. 子宫肌瘤引起月经紊乱、经量过多、合并贫血、肿瘤较大,需要保留生育功能的患者。

【禁忌证】

1. 异常子宫出血,疑有生殖器官恶性病变可能者。

2. 各种疾病的急性期或严重的全身性疾患。

3. 盆腹腔急性炎症期,或慢性炎症急性、亚急性发作。

4. 月经期或阴道流血时间过长,疑有盆腔潜在感染,未治疗者。

5. 子宫腺肌瘤。

【术前准备】

1. 宫颈细胞学检查,排除宫颈病变。

2. 不规则阴道出血者,注意排除子宫内膜病变。

3. 检查有无阴道和盆腔感染。

4. 月经干净 3~7 天内手术为最佳。

5. 术前 0.5~1 小时用抗生素。

【麻醉与体位】

持续性硬膜外麻醉或者气管内插管全身麻醉。患者取仰卧位。

【手术步骤】

经腹(开腹)子宫肌瘤切除术。

1. 切口　下腹正中左旁纵行切口或耻骨联合上 2 横指横行切口,逐层切开腹壁各层。

2. 探查　了解子宫肌瘤大小、部位、深浅、数目,以决定子宫切口。

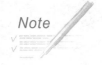
Note

3. 暴露盆腔　分离与子宫、附件粘连的大网膜和肠管后排垫肠管,暴露盆腔手术野。

4. 阻断子宫血供　上提子宫体部,在子宫峡部左右侧阔韧带无血管区各做一小切口,用胶管止血带分别穿过小切口,汇合于子宫前方,束扎子宫动、静脉,暂时阻断两侧子宫动脉上行支。亦可垂体后叶素宫体肌注刺激子宫收缩。

5. 切开子宫肌壁和肌瘤包膜　在肌瘤表面血管较少的部位,视肌瘤大小行纵形、梭形或弧形切口,深至肌瘤包膜。

6. 剔除肌瘤　钳夹提拉肌瘤瘤核,并沿瘤核表面钝性分离包膜(图 32-15),至基底部血管较多时,分次钳夹血管,切除肿瘤,缝扎或结扎残端。

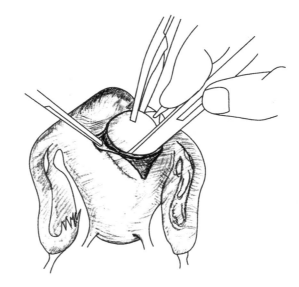

图 32-15　切除单个肌瘤结节

7. 缝合关闭瘤腔　修剪肌瘤包膜和多余的子宫肌壁,用可吸收线行"8"字或连续缝合 1~2 层,封闭瘤腔(图 32-16)。

8. 缝合浆肌层　用可吸收线行间断、"8"字或者连续缝合浆肌层,必要时可连续缝合包埋切缘。

9. 彻底止血　松开止血带,观察子宫肌壁切口是否出血,必要时缝扎止血。

10. 关腹　冲洗子宫切口和盆腹腔,必要时放置腹腔引流管,分层缝合腹壁各层。

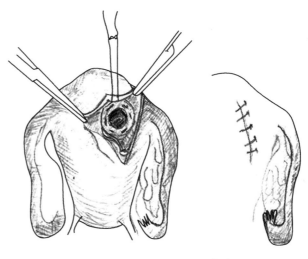

图 32-16　关闭子宫壁的瘤腔

【术后处理】

1. 注意外阴清洁,如术中可能进入宫腔,术前 3 小时内至术后 24 小时内预防性应用抗生素,注意患者体温变化。

2. 术后保留导尿管 24 小时。

3. 术后可适当用缩宫素,注意阴道流血情况。

4. 如需拆线,术后 7 天拆线。

5. 长期随诊,注意有无肌瘤复发。

6. 术后常规避孕 0.5~2 年,浆膜下肌瘤或者对子宫损伤小的情况下,术后 3 个月可考虑妊娠。

四、子宫切除术

子宫切除术(hysterectomy)按手术途径分为经腹部、经腹腔镜和经阴道 3 种。按照手术范围分为次全子宫切除术、全子宫切除术、次广泛子宫切除术和广泛性子宫切除术。全子宫切除术又分为筋膜外全子宫切除术和筋膜内全子宫切除术 2 种(图 32-17,图 32-18)。每种术式各具有其手术指征,各具有优缺点。

(一) 次全子宫切除术(subtotal hysterectomy)

次全子宫切除术又称部分子宫切除术,手术切除子宫体,保留子宫颈。

Note

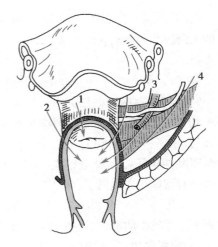

图 32-17　按照手术范围分类子宫切除术

```
        ┌ 次全子宫切除术
        │                  ┌ 筋膜内全子宫切除术
子宫切除术 ┤ 全子宫切除术 ┤
        │                  └ 筋膜外全子宫切除术
        │ 次广泛子宫切除术
        └ 广泛子宫切除术
```

图 32-18　子宫切除术的主要方式
1. 筋膜内子宫切除术；2. 筋膜外子宫切除术；
3. 次广泛子宫切除术；4. 广泛子宫切除术

【适应证】

1. 子宫体部及附件良性肿瘤或病变需要切除子宫，宫颈无明显病变，年龄在 45 岁以下或要求保留宫颈者。

2. 子宫破裂、子宫内翻、产后大出血等紧急情况，必须切除子宫者。

3. 因各种原因须切除子宫，但切除宫颈异常困难者。

4. 必须切除子宫，但合并严重全身性疾病，对手术耐受性较差者。

5. 子宫体部及附件恶性肿瘤姑息性手术者。

【禁忌证】

1. 宫颈有严重病变，如宫颈上皮内瘤变或宫颈细胞学检查有可疑者，不宜保留宫颈。

2. 子宫肌瘤恶变或有其他子宫恶性病变者。

3. 盆腹腔急性炎症期，或慢性炎症急、亚急性发作。

4. 各种疾病的急性期或严重的全身性疾患，不能承受手术者。

5. 月经期或阴道流血时间过长，疑有盆腔潜在感染，未治疗者。

【术前准备】

1. 妇科检查确定子宫及附件病变程度和范围，以及子宫大小、位置、活动度、与附件和邻近脏器关系。

2. 宫颈细胞学检查，排除宫颈病变；不规则阴道出血者，注意排除子宫内膜病变。

3. 检查有无阴道和盆腔感染。

4. 月经干净 3~7 天为最佳时机。

【麻醉与体位】

持续性硬膜外麻醉或者气管内插管全身麻醉。患者取仰卧位。

【手术步骤】

经腹（开腹）次全子宫切除术。

1. 切口　同子宫肌瘤切除术。

2. 探查盆腔　了解子宫、附件及与周围脏器的关系。怀疑肿瘤恶变时，还应探查横隔、肝、脾、胃、肾、肠、大网膜以及淋巴结转移等。探查完毕，以盐水大纱布垫开肠管，充分暴露手术野。

3. 提拉子宫　用 2 把长弯血管钳，沿宫角直达卵巢固有韧带下方夹持子宫两侧向上牵引。

4. 缝扎圆韧带　以组织钳提起圆韧带，在距子宫附着点 2~3cm 处，用中弯血管钳钳夹，切

Note

断,以 7 号丝线或 1-0 可吸收线贯穿缝合结扎远侧端(图 32-19)。

　　5. 处理附件　如不保留卵巢,将子宫及输卵管、卵巢向上向侧方提拉,术者用手指或血管钳将阔韧带向前顶起,避开血管打洞,以 3 把粗中弯血管钳,向外向内,并排钳夹住骨盆漏斗韧带,钳夹后检查无其他组织,于第 2、3 把钳子之间切骨盆漏斗韧带,7 号丝线贯穿缝扎两次。对侧同法处理。如保留附件,用中弯钳夹住输卵管峡部及卵巢固有韧带,切断,7 号丝线贯穿缝扎两次(图 32-20)。

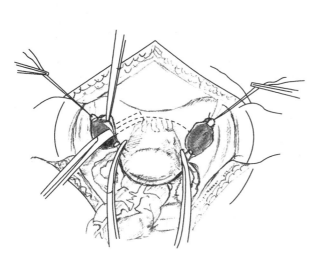

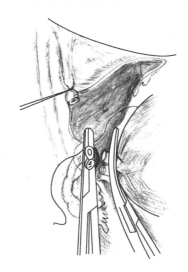

图 32-19　子宫切除术(结扎圆韧带和分离膀胱子宫腹膜)　　　　图 32-20　结扎子宫角的血管

　　6. 剪开膀胱腹膜反折,下推膀胱　于子宫侧圆韧带断端处,在阔韧带两叶之间,插入钝头剪刀,沿子宫附着的边缘,分离并剪开阔韧带前叶及膀胱腹膜反折,直达对侧圆韧带断端下方阔韧带处(图 32-19)。亦可用无齿镊子提起膀胱腹膜反折中央的疏松游离部分,剪开(图 32-21,图 32-22),并向两侧剪开达双侧圆韧带断端处。以血管钳提起膀胱腹膜反折边缘,用手指或刀柄,沿膀胱筋膜间的疏松组织,向下及两侧钝行剥离推开膀胱,达拟切除部分稍下,相当子宫内口略下,侧边达宫颈旁 1cm。

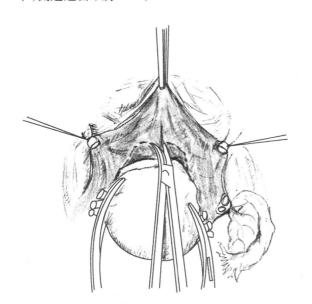

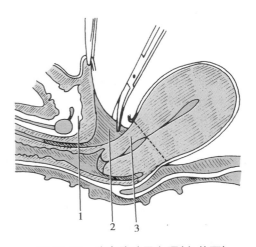

图 32-21　分离膀胱子宫膈(手术视野)　　　　图 32-22　分离膀胱子宫膈(矢状面)
　　　　　　　　　　　　　　　　　　　　1. 牵拉的膀胱;2. 牵拉的膀胱子宫膈结缔组织;3. 子宫颈

Note

7. 分离及剪开阔韧带后叶　贴近子宫剪开阔韧带后叶达子宫骶骨韧带附近,轻轻推开阔韧带内疏松组织,暴露出子宫动、静脉。

8. 处理子宫血管　2 把直扣血管钳和 1 把弯扣血管钳,于子宫峡部水平垂直钳夹切断子宫动、静脉,断端以 10 号丝线和 7 号丝线各做一道贯穿缝扎(图 32-23)。对侧同法处理。

9. 切除子宫体　于子宫内口水平楔形切除宫体,组织钳将宫颈残端提起。宫颈断端用安尔碘Ⅲ型黏膜消毒剂消毒后,用 1-0 可吸收线做"8"字或间断缝合。

10. 宫颈残端悬吊(非必需步骤)　用 10 号丝线将圆韧带及附件残端分别缝合固定于宫颈残端两侧。

11. 重建盆腔腹膜　检查清理宫颈断端创面,止血后,从一侧盆漏斗韧带断端开始,将腹膜提起,以 1 号丝线或 3-0 可吸收线做连续或间断缝合,直达对侧盆漏斗韧带断端,缝合时将各断端翻在腹膜外,使盆腔腹膜化。

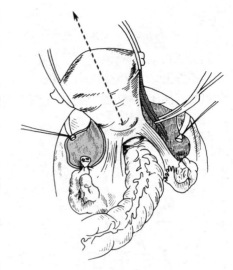

图 32-23　钳夹右侧子宫血管

12. 关腹　冲洗盆腹腔,必要时放置引流管,分层缝合腹壁各层。

【术后处理】

1. 保留导尿管 24 小时。

2. 应用抗生素预防感染 24~48 小时。

3. 术后半个月内不宜活动过多,1 个月内禁止性生活。

(二) 筋膜外全子宫切除术 (extrafascial total hysterectomy)

【适应证】

1. 子宫肌瘤等良性疾病需要切除子宫,子宫颈有严重病变,或年龄较大的妇女。

2. 早期子宫恶性肿瘤,如子宫内膜癌、宫颈原位癌。

3. 盆腔炎性肿块、结核性包块等经非手术治疗无效者。

【禁忌证】

1. 子宫肌瘤合并有宫颈癌ⅠA2 期以上者或较高期的子宫或附件恶性肿瘤患者不宜行单纯全子宫切除术。

2. 盆腹腔急性炎症期,或慢性炎症急性、亚急性发作。

3. 各种疾病的急性期或严重的全身性疾患,不能承受手术者。

4. 月经期或阴道流血时间过长,疑有盆腔潜在感染,未治疗者。

5. 需要保留生育功能者。

【术前准备】

同次全子宫切除术。

【麻醉与体位】

同次全子宫切除术。

【手术步骤】

1. 从开腹至处理子宫血管的手术步骤同子宫次全切除术。

2. 处理主韧带和子宫骶骨韧带　向头侧提拉子宫,进一步下推膀胱至宫颈外口水平以下,同时向两边缓慢推挤开输尿管。推开膀胱,摆正子宫位置,以直扣钳紧贴宫颈同时钳夹骶主韧带(或先后钳夹一侧主韧带及子宫骶骨韧带)。紧贴子宫颈切断。10 号丝线缝合断端。必要时重复钳夹、切断、缝扎,直至宫颈旁组织完全切断,宫颈充分游离。同法处理对侧。

3. 切除子宫　提起子宫,以纱布垫围绕子宫颈,在阴道前穹隆处横切小口,自此沿穹隆环状切断阴道,子宫随之切除。1 块小纱布拭去宫颈及阴道黏液下推入阴道,阴道断端以 4 把组织钳钳夹牵引。

4. 缝合阴道断端　阴道断端以安尔碘Ⅲ型黏膜消毒剂消毒,取出围绕宫颈的纱布,以 1-0 可吸收线连续锁扣式缝合或"8"字间断缝合。

5. 缝合盆腔腹膜　同次全子宫切除术。

6. 关腹　冲洗盆腹腔,分层缝合腹壁各层。术毕消毒后取出阴道内纱布。

【术后处理】

1. 保留导尿管 24 小时。

2. 应用抗生素预防感染 24~48 小时。

3. 阴道断端出血　全子宫切除术后 2 天,可能有少量阴道出血,多为术中残留的阴道积血,不需处理。术后 7 天左右,由于缝线吸收和脱落,可发生局部少量渗血,多为淡红或浆液性渗出,持续至 2~3 周逐渐减少而消失。若出血持续时间较长,应注意有无感染,进行检查,根据情况处理。如术后短时间内发生阴道活动性出血,应立即进行检查,找出原因,如系断端出血,可用纱布压迫,如为活动性出血,应立即局部结扎或钳夹止血,量多者应重新打开腹腔止血。术后 2 周后突然大量出血,多因线结脱落或感染,断端感染裂开者,可用安尔碘Ⅲ型黏膜消毒剂纱布压迫,如为盆腔血肿,必要时开腹止血。

4. 术后半个月内不宜活动过多,1 个月内禁止性生活。

（三）筋膜内全子宫切除术（intrafascial total hysterectomy）

手术切除子宫体部及宫颈筋膜以内宫颈组织。

【适应证】

子宫及宫颈良性病变,已排除宫颈癌或子宫内膜癌。

【禁忌证】

同筋膜外全子宫切除术。

【术前准备】

同筋膜外全子宫切除术。

【麻醉与体位】

同筋膜外全子宫切除术

【手术步骤】

1. 从开腹至处理子宫血管的手术步骤同筋膜外全子宫切除术。

2. 切除子宫　环绕子宫颈周围填入小纱布一块,尽可能上提子宫,环形切开子宫峡部 3~5cm,钳夹并下推宫颈四壁筋膜,沿宫颈筋膜深面逐渐向下切开,切除子宫体部及筋膜内宫颈组织（图 32-24）。将宫颈外口筋膜上提,与宫颈内口处筋膜对合后钳夹,以止血和牵引。

3. 缝合宫颈筋膜　取出环绕切缘的纱布,用安尔碘Ⅲ型黏膜消毒剂擦拭宫颈残端,并向阴道内塞入小纱布一块,然后用 2-0 可吸收线连续扣锁缝合宫颈筋膜边缘一圈,间断"8"字关闭宫颈筋膜内缘。

4. 创面检查　包括各缝合点、分离创面有无活动性出血,有否组织器官损伤和被缝扎等。有活动性出血者应缝扎止血。

5. 重建盆腹膜　冲洗、清理手术创面,2-0 可吸收缝

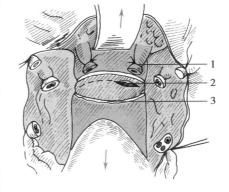

图 32-24　筋膜内子宫切除术

1. 膀胱子宫韧带;2. 打开阴道的途径;

3. 切断并回缩的子宫阴道筋膜

线间断缝合关闭盆腹膜,包埋双侧附件、圆韧带断端和宫颈筋膜残端。

【术后处理】

同筋膜外全子宫切除术

五、剖宫产术

剖宫产术指妊娠 28 周后,切开腹壁与子宫壁,取出体重 1000g 以上的胎儿及胎盘。

【适应证】

1. 产道异常

(1) 头盆不称:骨盆显著狭小或畸形;相对性头盆不称者,经过充分试产胎头仍未入盆者。

(2) 软产道异常:瘢痕组织或盆腔肿瘤阻碍先露下降者;宫颈水肿坚硬不易扩张者;先天性发育异常。

2. 产力异常　原发或继发性宫缩乏力经处理无效者。

3. 胎儿异常

(1) 胎位异常:横位,颏后位,高直后位;枕后位或枕横位合并头盆不称或产程延长阴道分娩有危险及困难。

臀位合并以下情况放宽剖宫产指征:足先露,骨盆狭窄,胎膜早破,胎头过度仰伸,宫缩乏力,完全臀位而有不良分娩史者,估计胎儿在 3500g 以上者。

(2) 胎儿窘迫:经吸氧等处理无效,短期内不能阴道分娩。

(3) 脐带脱垂:胎儿存活。

(4) 胎儿过大:估计大于 4000g,可疑头盆不称。

4. 妊娠合并症

(1) 产前出血:如前置胎盘,胎盘早剥。

(2) 瘢痕子宫:有前次剖宫产史,前次的手术指征在此次妊娠依然存在,或估计原子宫切口愈合欠佳者,以及前次剖宫产切口位于子宫体部;如曾做过子宫肌瘤剔除术且切入宫腔者,此次亦应考虑剖宫产术。

(3) 妊娠合并症或并发症病情严重者不易耐受分娩过程,需做选择性剖宫产,如妊娠合并严重的心脏病、糖尿病、肾病等;先兆子痫前期或子痫控制 2 小时短期内不能经阴道分娩者,肝内胆汁淤积症等。

(4) 做过生殖道瘘修补或陈旧性会阴Ⅲ度撕裂修补术者。

(5) 先兆子宫破裂无论胎儿存活与否均应做剖宫产术。

(6) 高龄初产妇,多年不育或药物治疗后受孕者,或有难产史而无活婴者。

(7) 胎儿珍贵:如以往有难产史又无胎儿存活者,反复自然流产史.迫切希望得到活婴者,均应适当放宽剖宫产指征。

(8) 胎儿畸形:如双胎联胎。

【禁忌证】

死胎、严重畸形或生后无存活能力的胎儿经过处理后能阴道分娩者,应视为剖宫产禁忌。

【术前准备】

1. 术前查血常规、凝血功能及尿常规。

2. 术前常规备皮、备血、留置导尿管。

3. 若为选择性剖宫产,术前晚进流食,术日晨禁食。

4. 术前禁用呼吸抑制药如吗啡等,以防新生儿窒息。

5. 胎儿未成熟者应用促胎肺成熟药物,做好常规新生儿复苏和急救准备。

6. 产妇有酸中毒、脱水、贫血等合并症,术前应予以纠正。

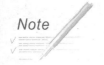

7. 做好新生儿复苏准备,必要时请新生儿科医生协助。

【麻醉与体位】

1. 麻醉　产妇无合并症者可选用单次硬膜外麻醉、腰麻或联合麻醉;产妇合并有先兆子痫、心脏病、癫痫、精神病等,宜采用连续硬膜外麻醉以减少刺激;脊管麻醉禁忌者选全身麻醉。

2. 体位　患者取仰卧位。

【分类及其适用范围】

剖宫产术式有子宫下段剖宫产术、子宫体部剖宫产术、腹膜外剖宫产术。

1. 子宫下段剖宫产术为目前临床上最常用的剖宫产术,切口在子宫下段,术时出血少,也便于止血;子宫切口因有膀胱腹膜反折覆盖,伤口愈合较好,瘢痕组织少,术后与大网膜、肠管的粘连或腹膜炎较少见;术后切口愈合好,再次分娩时子宫破裂率较低,故该术式已成为目前临床上常规剖宫产术的方法。子宫下段切口有两种,即纵切口及横切口,前者用于下段较长而胎头较低者,前置胎盘胎盘位于子宫下段前壁者。其余多选用下段横切口。

2. 子宫体部剖宫产术(又称古典式剖宫产术)切口在子宫体部,为纵行切口,操作简单,无损伤子宫动静脉危险。但术中出血多,术后伤口愈合较差;切口易与大网膜、肠管、腹壁粘连,术后肠胀气、肠麻痹也易发生;再次分娩时易发生子宫破裂,故多已被子宫下段剖宫产所代替。其适应证为子宫下段前壁前置胎盘、下段窄或形成不好或第二次剖宫产粘连严重者;强迫体位,子宫下段无法暴露者;子宫极度前倾无法暴露下段者;子宫下段被肌瘤占据或被肿瘤侵蚀难暴露者;子宫局部痉挛性缩窄环,只有切开缩窄环才可取出胎儿者;头先露已深入骨盆者;胎儿联体畸形者。

3. 腹膜外剖宫产术为一种不进入腹腔而通过子宫下段切口娩出胎儿的手术方式。适用于合并宫内感染或可疑感染而需剖宫产者。因其操作较复杂,费时亦长,有胎儿窘迫存在或胎儿巨大者,操作不熟练者不适用。尤其存在下列情况时,禁忌行腹膜外剖宫产术:①需探查盆腹腔的剖宫产术,如妊娠合并子宫肌瘤、畸形子宫妊娠、子宫先兆破裂或破裂者、需紧急行剖宫产手术者;②前置胎盘、胎盘附着在子宫下段前壁时;③胎儿宫内窘迫或需迅速娩出胎儿时;④估计有产后出血风险,需要徒手按摩子宫、子宫捆绑术或子宫动脉结扎者,如巨大儿或双胎。

【手术步骤】

(一) 子宫下段剖宫产术(low-segment cesarean section)

1. 切口　取下腹正中切口、正中旁切口或横切口。

2. 逐层入腹暴露子宫下段,在子宫下段膀胱反折腹膜交界处下2~3cm弧形剪开腹膜反折,撕至11~12cm。用弯止血钳提起下缘,用手指钝性分离膀胱与子宫壁之间疏松组织。暴露子宫肌壁6~8cm。

3. 横行切开子宫下段肌壁约3cm长小口,用手指向两侧撕开子宫下段肌层宽约10cm后破膜,羊水吸出后,术者右手从胎头下方进入宫腔,将胎头慢慢托出子宫切口(图32-25),助手同时压宫底协助娩出胎头。胎头高浮娩头困难者可产钳协助娩出胎头。胎头过低出头有困难时,台下助手戴消毒无菌手套,由阴道向上推胎头助娩。胎头娩出后立即挤出新生儿口鼻黏液。若为臀位,则牵一足或双足,按臀牵引方式娩出胎儿。单臀则不必牵双足,同头位娩出法娩出胎臀,或牵引胎儿腹股沟,以臀助产方式娩出胎儿。

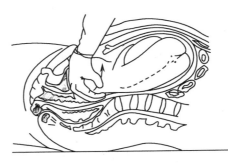

图 32-25　头先露胎儿徒手娩出

4. 胎儿娩出后,助手立即在宫底注射缩宫素20U。

5. 术者再次清理呼吸道,断脐后交台下处理。用组织钳夹住子宫切口的血窦。

6. 胎盘可自娩,亦可徒手剥离,查胎盘、胎膜是否完整。

7. 干纱布擦拭宫腔,用 1-0 可吸收缝线连续缝合子宫肌层,间断缝合 1 次。

8. 检查子宫切口和缝合处有无出血后,2-0 可吸收缝线连续缝合膀胱腹膜反折。

9. 探查双附件有无异常。

10. 逐层关腹。

(二) 子宫体部剖宫产术 (corporeal Cesarean section)

1. 切口　取下腹正中或正中旁纵行切口。

2. 逐层进腹,暴露子宫,于腹壁与子宫壁间堵塞纱布垫,以推开肠管,防止宫腔内容物溢入腹腔。

3. 于腹膜反折上纵行切开子宫体部,扩大切口至 10cm 左右。破膜后,按臀牵引分娩机转从切口娩出胎儿,用手挤出胎儿口、鼻腔中的液体,娩出胎盘。1-0 可吸收缝线连续对合缝合肌层的内 2/3,不穿透内膜,间断或连续缝合浆肌层。1 号丝线连续褥式内翻缝合浆膜层。

4. 探查双附件有无异常,常规关腹。

(三) 腹膜外剖宫产术 (extraperitoneal cesarean section)

1. 侧入式

(1) 切口:取下腹正中纵行切口、正中旁纵行切口或耻骨联合上 2 横指横切口长约 10~12cm。依次切开皮肤、皮下组织、腹直肌前鞘,分离腹直肌及锥状肌,显露腹膜筋膜及膀胱。

(2) 触摸膀胱顶缘的界限:沿腹壁切口左侧缘,分离腹壁后间隙,暴露膀胱前壁及左侧窝。分离深度以不超过腹壁下动脉为宜。用拉钩提起左侧腹壁,暴露膀胱左侧缘及其外侧的脂肪堆。

(3) 分离脂肪堆,暴露三角区:将脂肪堆向外侧推,三边由腹壁下动脉、腹膜返折及膀胱侧壁构成。子宫肌壁构成了三角区的底,其表面附着子宫前筋膜。

(4) 将子宫膀胱反折腹膜下 1cm 处的宫颈前筋膜钳起,将其横行切开,达子宫右侧缘。从宫颈前筋膜下游离切口以下的膀胱后壁,从宫颈前筋膜外游离宫颈前筋膜以上的膀胱后壁,在此过程中,如左侧脐圆韧带使子宫下段肌层不会充分暴露,钳夹、切断、结扎,留线。

(5) 一手提起腹膜反折,另手提起膀胱,拉紧膀胱与腹膜反折间之筋膜,剪开筋膜,显露子宫下段肌层。

(6) 余同子宫下段剖宫产术,最后使膀胱复位,查无出血,间断或 "8" 字缝合宫颈前筋膜,结扎脐圆韧带两断端留线,缝合腹壁各层。

2. 顶入式

(1) 切开腹壁,显露膀胱筋膜,步骤同侧入式。于膀胱顶缘下 2cm 处,切开膀胱筋膜,用血管钳伸入筋膜切口内分清层次,边分离,边沿膀胱边缘剪开直达侧方中部,同法切开对侧筋膜。

(2) 钳起膀胱筋膜的上切缘,用剪刀向膀胱顶部稍加分离即达膀胱前反折。于近膀胱肌层处将脐中韧带钳夹、切断、结扎,此后一直游离至膀胱后腹膜反折完全显露为止。

(3) 将腹膜向上、膀胱向下牵拉,使膀胱肌层与腹膜间界限扩大。切开宫颈前筋膜,并向左右扩大约 10cm。用手指伸入筋膜切口内,向下钝性分离,充分显露子宫下段。余同侧入式。

3. 顶 - 侧结合式

(1) 切开腹壁等操作与侧入式相同。

(2) 提起膀胱筋膜,做一小横切口,提起筋膜切缘,以食指入筋膜切口内向膀胱顶部及两侧钝性分离,右侧达脐旁韧带,左侧达膀胱中部。

(3) 剪开筋膜,向上提拉,以手固定腹膜,另手下推膀胱。

(4) 分离膀胱左侧至左脐旁韧带,将膀胱左侧脂肪同筋膜推向外侧,显露膀胱左侧窝,找到腹膜反折,辨认三角区。

(5) 于三角区腹膜反折缘下方钳夹并剪开宫颈前筋膜,左右钝性分离,显露子宫下段肌层,余同侧入式和顶入式。

【术后处理】

1. 术后注意阴道出血情况,应用缩宫素。

2. 术后留置导尿管 24 小时,去除导尿管后可适当起床活动。

3. 应用抗生素预防感染。

4. 术后 7 天拆线,横切口 5 天拆线。

【小结】

　　在妇科,术者要与患者和家属术前沟通,使其充分了解保留子宫、切除子宫的利和弊后,选择手术方式。在产科,术者根据自己对每种剖宫产术式的掌握程度及各种术式的适应证和禁忌证,选择手术方式。

【思考题】

1. 筋膜内全子宫切除术与筋膜外全子宫切除术,切除的子宫韧带有什么不同?

2. 腹膜外剖宫产术和子宫下段剖宫产术的优缺点各是什么?

第四节　附　件　手　术

常见输卵管卵巢手术有:输卵管切除术、输卵管结扎术、输卵管吻合术、输卵管卵巢切除术、卵巢肿瘤剥除术。

一、输卵管切除术

【适应证】

1. 经非手术治疗无效的慢性输卵管炎,输卵管积水、积脓、积血。

2. 输卵管妊娠。

3. 输卵管良性肿瘤。

4. 其他手术时预防性切除输卵管。

【禁忌证】

1. 患者一般情况太差或合并严重内、外科疾病不能耐受剖腹手术者。

2. 急性盆腔炎症,未形成局限性脓肿者。

【术前准备】

同全子宫切除术。

【麻醉与体位】

同全子宫切除术。

【手术步骤】

1. 切口　做下腹正中纵行切口长 8~10cm。

2. 探查盆腔　探查子宫、附件与周围脏器,输卵管本身是否粘连,有者予以分离,使附件解剖关系正常,并检查卵巢能否保留等,决定是否单纯切除输卵管。

3. 切除输卵管　将病变的输卵管提起,使输卵管系膜展平。再用两把弯或直的血管钳自伞端输卵管系膜向子宫角部钳夹。在两血管钳钳夹中间切断。用 7 号丝线贯穿缝扎近卵巢侧的系膜断端。如系膜长可分次钳夹。缝扎可在每次钳夹、切断后进行,也可待全部系膜切断后进行(图

Note

32-26,图 32-27)。如果是部分输卵管切除,
则在输卵管峡部予以钳夹(图 32-28),切断,
用 7 号丝线结扎。如果是全部输卵管切除,
则将子宫角(输卵管间质部)做楔形切除,立
即用 2-0 可吸收缝线 "8"字肌层缝扎,止血。

4. 包埋系膜残端   如残端间距稍大,
可用 3-0 可吸收缝线缝合韧带腹膜,覆盖系
膜残端。子宫角部以圆韧带覆盖。如此蒂
残端间距小,各残端缝扎合拢,连同子宫角
部都可用圆韧带包埋。

5. 常规逐层关腹

【术后处理】

1. 注意外阴清洁,预防性应用抗生素
或不用抗生素。

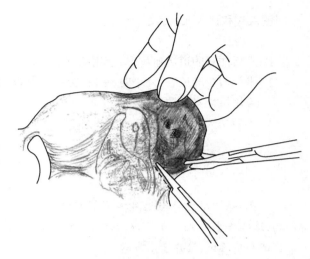

图 32-26   输卵管妊娠时输卵管全切术

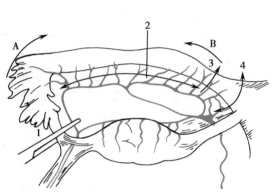

图 32-27   输卵管全切除术
A. 由外向内;B. 由内向外
1.结扎并切断输卵管卵巢韧带;2.切断输卵管系膜;
3.切断输卵管子宫段;4.切断子宫角处输卵管

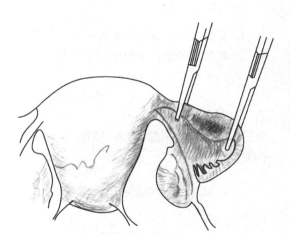

图 32-28   输卵管妊娠时输卵管部分切除术

2. 术后保留导尿管 24 小时。

3. 术后 6~7 天拆线。

4. 术后 1 个月内禁止性生活。

二、输卵管结扎术

【适应证】

符合绝育条件且无禁忌证者。

【禁忌证】

各种急性传染病或慢性疾病身体状况不能胜任手术者,或 24 小时内两次体温超过 37.5℃
者暂缓手术。

【术前准备】

1. 手术时间   选择在月经干净后 3~7 天,流产或分娩后宜在 48 小时内手术。

2. 全身及妇科检查,术前备皮及排空膀胱,查血常规、凝血功能、尿常规。

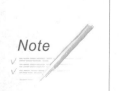

【麻醉与体位】

局麻、腰麻或硬膜外麻醉;取仰卧位。

【手术步骤】

1. 切口　下腹正中切口或横切口,长为 2~3cm。一般在耻骨联合上 3~4cm,产后或中孕引产后则在宫底下方 2~3cm 处。

2. 纠正子宫位置　开腹后用食指探及宫底后部,将宫体顶向前方。或将卵圆钳放入耻骨联合下方滑至子宫前壁,继续滑至宫底,紧贴后壁滑入直肠凹,张开卵圆钳(间距 2~3cm),向前上方稍提,使子宫为前位。

3. 提取输卵管

(1) 卵圆钳取管法:将无齿卵圆钳放入耻骨联合后方,沿宫体滑至宫角处,张开卵圆钳斜向上方夹取输卵管,提至切口,亦可在手指引导下夹取输卵管。

(2) 指板取管法:食指沿宫底滑至输卵管后方将其挑起,另手持指板沿食指掌面进入腹腔达输卵管前方,将输卵管夹在指板与食指掌面之间,并向伞端移动,以夹住输卵管中段,提至切口,用组织钳夹持输卵管。

(3) 输卵管钩取管法:右手持钩,弯向前,背朝后,自子宫前壁沿宫底滑至宫角后方,紧贴阔韧带后叶,将钩向前上方提起。

(4) 内诊直视取管法:助手经阴道将子宫向切口反向托起,使宫角接近切口,直视取管。

4. 结扎输卵管

(1) 抽芯包埋法:夹住输卵管峡部两端,用 0.5% 普鲁卡因 1~2ml 注入浆膜下,使浆膜与输卵管管芯分开,纵行切开浆膜 1~2cm,钳夹、分离、切除管芯 0.5~1cm。4 号丝线结扎两断端,近端包埋于系膜内,远端固定于浆膜外,1 号丝线连续缝合浆膜切口。

(2) 袖套结扎法:于峡部浆膜下注射 0.5% 普鲁卡因 1~2ml,使浆膜与输卵管管芯分离,在峡部近端将浆膜与管芯一起剪断,用小血管钳钳夹住管芯两断端,剥离管芯约 1cm,4 号丝线结扎两端,近端管芯即回缩于浆膜套口内,远端露于浆膜外,1 号丝线缝合远端浆膜并固定外露之远端。

(3) 输卵管折叠结扎切断法:于峡部提夹输卵管,使之折叠(图 32-29),距钳夹顶端 1~1.5cm 处血管钳横夹输卵管,压挫肌层,4 号丝线缝扎经过压挫的系膜,结扎压痕处,于结扎线以上剪去输卵管(图 32-30)。

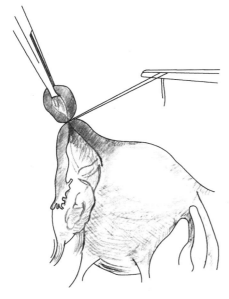

图 32-29　结扎输卵管

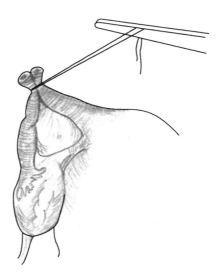

图 32-30　切除输卵管

Note

（4）输卵管伞端包埋法：于阔韧带前叶腹膜接近伞端处做一与输卵管垂直切口，长约 2cm。1 号丝线缝穿输卵管浆肌层前后各一针，勿穿透内膜，将输卵管伞部引入阔韧带切口内，引出打结。1 号丝线间断缝合阔韧带切缘与输卵管浆肌层，以封闭切口。

（5）输卵管伞端切除法：钳夹输卵管伞端，切除后用 4 号丝线缝扎残端，继之包埋于阔韧带前叶内。

（6）输卵管切除法：钳夹输卵管系膜达宫角部，再用血管钳夹住输卵管根部，切除输卵管，4 号丝线缝扎残端，以圆韧带覆盖之。

【术后处理】

1. 术后 7 天拆线。

2. 1 个月内禁止性生活。

三、输卵管吻合术

【适应证】

1. 确诊为输卵管阻塞引起的不孕者。

2. 输卵管结扎术后要求恢复生育能力者。

【禁忌证】

1. 急性盆腔炎。

2. 全身严重疾病。

【术前准备】

1. 行子宫输卵管造影检查以明确输卵管阻塞的部位及宫腔有无病变，手术时间要在造影 3 个月后施行。

2. 术前备皮，留置导尿管，肠道准备。

3. 手术时间在月经干净后 3~7 天为宜，此时输卵管黏膜较薄，断端容易对合，故增殖早期是最好的手术时机。

4. 手术时可配合使用眼科放大镜或手术显微镜，并备齐显微外科所用器械。

5. 术前在阴道内填塞消毒纱布以便使子宫靠近腹壁。

6. 术前准备无创伤缝合线。

【麻醉与体位】

腰麻或硬膜外麻醉，取仰卧位。

【手术步骤】

1. 下腹部纵（横）切口进腹，提起子宫达切口处，子宫后方放盐水垫托起子宫，输卵管放于手术切口外。切口以刚好夹住固定子宫为宜。

2. 从输卵管伞端逆行通水，找到梗阻部位。

3. 注入生理盐水 1ml 于阻塞的输卵管浆膜下，呈一白色水泡状。

4. 纵行切开水疱的浆膜 1cm，分离、暴露输卵管管腔。

5. 剪去阻塞段输卵管管腔和周围的瘢痕，暴露输卵管两端断端，显微镜下使两端管腔大小相似。

6. 血管夹固定两端并使断端管腔靠拢、对正，7-0 无创缝线间断缝合两端输卵管，以 2~4 针为宜。

7. 6-0 无创缝线横行缝合输卵管浆膜面。缝好输卵管后，应从伞端逆行通水，以证实管腔已通畅。

8. 同法处理对侧输卵管。

9. 常规逐层关腹。

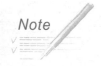

Note

【术后处理】

1. 注意外阴清洁,预防性应用抗生素。酌情应用抗组胺药物,以减轻吻合口水肿。

2. 术后保留导尿管 1 天,术后 6~7 天拆线。

3. 术后行输卵管通液 1 次,下次月经干净后 3~7 天再通液 1 次。

4. 术后 3 个月行子宫输卵管造影术,术后半年可妊娠。

四、输卵管卵巢切除术

【适应证】

1. 输卵管卵巢炎性包块、输卵管卵巢囊肿及脓肿、输卵管卵巢良性肿瘤。

2. 输卵管、卵巢子宫内膜异位症。

3. 卵巢去势手术。

【禁忌证】

1. 患者一般情况差不能耐受手术者。

2. 患者合并严重内、外科疾病不宜手术者。

【注意事项】

1. 巨大卵巢囊肿自切口娩出时,必须缓慢,以防血压骤然下降。

2. 大卵巢囊肿若徒手娩出困难或娩出时可能致囊肿破裂者,可行穿刺放囊液,穿刺点周围用干纱布保护,以免囊液溢入腹腔。

3. 取下的卵巢肿瘤须剖视,送冷冻切片检查,以确定良恶性。

【术前准备】

同全子宫切除术。

【麻醉与体位】

同全子宫切除术。

【手术步骤】

1. 切口　取下腹正中纵切口,或取下腹横切口。

2. 探查腹腔　探查子宫附件及其与周围的关系。有粘连者,钝性 + 锐性分离粘连,使输卵管卵巢与子宫恢复解剖关系。

3. 处理骨盆漏斗韧带　用组织钳提起输卵管峡部及卵巢固有韧带,将骨盆漏斗韧带伸展。用两把长弯止血钳钳夹漏斗韧带所有血管,在两血管钳中间间断。以圆针 2-0 可吸收缝线贯穿缝扎漏斗韧带两断端,近盆壁端可再扎一次,如果骨盆漏斗韧带蒂宽,止血钳又接近输卵管,不会损伤输尿管。但如果漏斗韧带因炎症缩短,则应特别注意输尿管与卵巢血管之间的关系,必要时可将漏斗韧带腹膜剪开,直视下避开输尿管,分离血管而结扎(图 32-31)。

4. 切除病变的附件　将病变的输卵管卵巢提起,用两把长止血钳钳夹近子宫的输卵管、卵巢固有韧带及其前后侧阔韧带腹膜,切开血管钳间组织,取下病变的输卵管卵巢,并以圆针 2-0 可吸收缝线贯穿缝扎近子宫端的断端。如果剩余的阔韧带前后叶腹膜透明,也可分别予以剪开至子宫角部,最后于子宫角部钳夹切断、缝扎卵巢固有韧带及输卵管。如果输卵管近间质部被炎症累及,则输卵管间质部做楔形切除(见输卵管切除术)。

5. 包埋断端　子宫角部创面用圆韧带覆盖。如残端间隔稍大,则用 2-0 可吸收缝线直接缝合阔韧带前后叶腹膜而包埋断端。

6. 常规关腹

【术后处理】

1. 注意外阴清洁,预防性应用抗生素或不用抗生素。

2. 术后保留导尿管 24 小时。

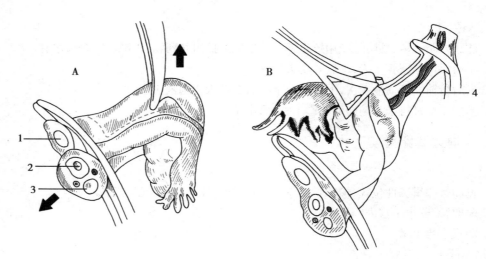

图 32-31　附件切除术
A. 切断圆韧带,游离附件;B. 钳夹卵巢悬韧带
1. 圆韧带;2. 输卵管;3. 卵巢固有韧带;4. 卵巢悬韧带

3. 术后 7 天拆线。

五、卵巢肿瘤剥除术

【适应证】

1. 赘生性囊肿,如滤泡囊肿、黄体囊肿、卵巢冠囊肿、巧克力囊肿等。

2. 卵巢良性肿瘤,如畸胎瘤、浆液性囊腺瘤等。

3. 未达绝经期的妇女患双侧良性肿瘤要求保留卵巢功能者。

【禁忌证】

1. 卵巢肿瘤过大,无正常卵巢组织者。

2. 卵巢肿瘤合并感染者。

3. 怀疑恶性者。

【术前准备】

同卵巢切除术。

【麻醉与体位】

同卵巢切除术。

【手术步骤】

1. 切开腹壁　根据肿瘤大小选择切口大小,以能将肿瘤从切口取出为准。

2. 探查及取出卵巢　如有粘连,先行分离。

3. 切开卵巢皮质　肿瘤周围以盐水垫,沿卵巢肿瘤与正常卵巢组织分界处弧形切开卵巢皮质。

4. 剥离肿瘤　鼠齿钳提起切缘,以手指或刀柄进行分离,完整剥离肿瘤。

5. 剖视切除肿瘤。

6. 缝合卵巢　如创面有出血,先用细丝线结扎止血,内部以 3-0 可吸收缝线间断缝合 1 层或 2 层。如创缘不整齐,先修剪整齐,包膜连续扣锁或褥式缝合。

7. 检查缝合的卵巢有无出血。如有出血,先压迫止血,如不奏效,则缝扎止血。

8. 仔细检查对侧卵巢有无异常。

9. 常规缝合腹壁各层。

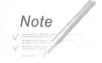

【术后处理】

1. 注意外阴清洁,预防性应用抗生素。

2. 术后保留导尿管 1 天。

3. 术后 7 天拆线。

4. 术后 1 个月内禁止性生活。

【小结】

　　附件手术是输卵管和卵巢的手术,输卵管结扎术和吻合术是计划生育手术,属于妇产科小手术,但也要认真仔细,掌握适应证及禁忌证,防止并发症的发生;卵巢肿瘤手术术中要行快速冰冻病理学检查明确肿瘤性质后,根据患者年龄、生育要求、随访条件等综合考虑手术范围,签署知情同意书后再手术。

【思考题】

请描述输卵管切除术、卵巢切除术和输卵管卵巢切除术的手术范围。

(李奇灵)

参考文献

1. 段华.林仲秋.妇科手术彩色图解.南京:江苏科学技术出版社,2013.

2. 李全德.高荣莲.实用妇产科手术彩色图谱.上海:第二军医大学出版社,2001.

3. 史常旭.现代妇产科手术与技巧.第 2 版.北京:人民军医出版社,2008.

4. 张怡.简明妇产科小手术图解.第 2 版.长沙:湖南科学技术出版社,2003.

5. Donald R. Ostergard,Michael L. Berman,Bill Yee.Atlas of Gynecologic Surgery. 纪新强,译.北京:人民卫生出版社,2003.

6. 约翰.M.莫纳汉,铁托.洛佩斯,劳伊.奈克.Bonney 妇科手术学.陈晓军,丰有吉,译.上海:上海科学技术出版社,2007.

7. Pierre KAMINA.妇产科手术解剖图谱.龙雯晴,译.北京:北京大学医学出版社,2007.

中英文名词对照索引

667